R. Brunkhorst, J. Schölmerich (Hrsg.)
Innere Medizin
Differenzialdiagnostik und Differenzialtherapie

Reinhard Brunkhorst, Jürgen Schölmerich (Hrsg.)

Innere Medizin

Differenzialdiagnostik und Differenzialtherapie

Klug entscheiden – gut behandeln

3. Auflage

Elsevier GmbH, Hackerbrücke 6, 80335 München, Deutschland
Wir freuen uns über Ihr Feedback und Ihre Anregungen an kundendienst@elsevier.com

ISBN 978-3-437-21921-4

Alle Rechte vorbehalten
3. Auflage 2021
© Elsevier GmbH, Deutschland

Wichtiger Hinweis für den Benutzer
Ärzte/Praktiker und Forscher müssen sich bei der Bewertung und Anwendung aller hier beschriebenen Informationen, Methoden, Wirkstoffe oder Experimente stets auf ihre eigenen Erfahrungen und Kenntnisse verlassen. Bedingt durch den schnellen Wissenszuwachs insbesondere in den medizinischen Wissenschaften sollte eine unabhängige Überprüfung von Diagnosen und Arzneimitteldosierungen erfolgen. Im größtmöglichen Umfang des Gesetzes wird von Elsevier, den Autoren, Redakteuren oder Beitragenden keinerlei Haftung in Bezug auf jegliche Verletzung und/oder Schäden an Personen oder Eigentum, im Rahmen von Produkthaftung, Fahrlässigkeit oder anderweitig, übernommen. Dies gilt gleichermaßen für jegliche Anwendung oder Bedienung der in diesem Werk aufgeführten Methoden, Produkte, Anweisungen oder Konzepte.

Für die Vollständigkeit und Auswahl der aufgeführten Medikamente übernimmt der Verlag keine Gewähr.
Geschützte Warennamen (Warenzeichen) werden in der Regel besonders kenntlich gemacht (®). Aus dem Fehlen eines solchen Hinweises kann jedoch nicht automatisch geschlossen werden, dass es sich um einen freien Warennamen handelt.

Bibliografische Information der Deutschen Nationalbibliothek
Die Deutsche Nationalbibliothek verzeichnet diese Publikation in der Deutschen Nationalbibliografie; detaillierte bibliografische Daten sind im Internet über https://www.dnb.de/ abrufbar.

21 22 23 24 25   5 4 3 2 1

Für Copyright in Bezug auf das verwendete Bildmaterial siehe Abbildungsnachweis.

Das Werk einschließlich aller seiner Teile ist urheberrechtlich geschützt. Jede Verwertung außerhalb der engen Grenzen des Urheberrechtsgesetzes ist ohne Zustimmung des Verlages unzulässig und strafbar. Das gilt insbesondere für Vervielfältigungen, Übersetzungen, Mikroverfilmungen und die Einspeicherung und Verarbeitung in elektronischen Systemen.

Um den Textfluss nicht zu stören, wurde bei Patienten und Berufsbezeichnungen die grammatikalisch maskuline Form gewählt. Selbstverständlich sind in diesen Fällen immer alle Geschlechter gemeint.

Planung: Uta Lux
Projektmanagement: Sophie Eckart, München
Redaktion: Michaela Mohr/Michael Kraft, mimo-booxx|textwerk., Augsburg
Herstellung: Renate Hausdorf, Gräfelfing
Satz: Thomson Digital, Noida/Indien
Druck und Bindung: Printer Trento, Trento/Italien
Umschlaggestaltung: SpieszDesign, Neu-Ulm
Bildquelle Cover: @Scanrail – stock.adobe.com

Aktuelle Informationen finden Sie im Internet unter **www.elsevier.de**

Vorwort zur dritten Auflage

Bereits nach drei Jahren erscheint die dritte Auflage unseres Buches „Differenzialdiagnose und Differenzialtherapie in der Inneren Medizin". Unter dem Motto „Klug entscheiden – gut behandeln" fassen schlüssig gegliederte Algorithmen, die von präzisen Texten begleitet sind, das internistische Wissen übersichtlich zusammen. Junge Ärztinnen und Ärzte nutzen das Buch bei ihren komplexen Entscheidungen, die häufig unter zeitlichen und ökonomischen Zwängen getroffen werden müssen. Studentinnen und Studenten schätzen den differenzialdiagnostischen und differenzialtherapeutischen Ansatz, weil er den Lernzielen der medizinischen Fakultäten zunehmend entspricht. Dies und die sehr gute Arbeit unserer Autorinnen und Autoren sind die Gründe für den großen Erfolg dieses Lehrbuches, der die Voraussetzung für die schnelle Neuauflage war.

Die Herausgeber sind dankbar, dass uns der Verlag eine schnelle Aktualisierung der Inhalte in kurzer Frist ermöglicht hat. Damit wird das Buch der immer kürzer werdenden Halbwertzeit des medizinischen Wissens gerecht und bleibt eine zuverlässige, aktuelle Ergänzung zu den medizinischen Plattformen im Internet. Gerade im Bereich der Diagnostik und der Therapie, den Schwerpunkten unseres Formats sind neue Erkenntnisse an der Tagesordnung – die klinisch relevanten sind unmittelbar in die Ihnen jetzt vorliegende dritten Auflage eingeflossen.

Leider konnten nicht alle Autoren, die schon die erste und zweite Auflage mitgestaltet haben, diesmal mitarbeiten. Wir möchten ihnen, aber auch den vielen verbliebenen und neuen Autoren für ihre gute Arbeit noch einmal ausdrücklich danken. Die Vielzahl der Autorinnen und Autoren, die allesamt ausgewiesene Vertreter ihrer internistischen Schwerpunkte sind, macht unser Buch so wertvoll.

Auch beim Vorwort zur dritten Auflage müssen wir darauf hinweisen, dass kurz gefasste Algorithmen nur einen kleinen Teil der Fähigkeiten vermitteln können, die uns zu guten Ärzten, die hoffentlich kluge und richtige Entscheidungen treffen, machen. Die individuellen medizinischen und menschlichen Bedürfnisse des einzelnen Patienten müssen Eingang in unsere Entscheidungen finden und sind genauso vielfältig wie die Menschen die dahinterstehen.

Hannover und Hofheim, November 2020
Die Herausgeber

Hinweis zu Evidenzgrad, Empfehlungsstärke und ökonomischen Aspekten:
Die empfohlenen Therapien in Teil 2 werden, wenn möglich, mit Evidenzgrad und Empfehlungsstärke angegeben. Diese Werte entsprechen in der Regel den jeweiligen Leitlinien nationaler und internationaler Fachgesellschaften. Die Graduierungen können daher in manchen Fällen uneinheitlich sein. Es gilt jedoch stets, dass die niedrigere numerische Angabe (z. B. Evidenzgrad Ia) einer höheren Evidenz entspricht und dass die Angabe „A" die stärkste Empfehlung darstellt.

Die Angaben zur sozioökonomischen Bewertung sind meist persönliche Einschätzungen des jeweiligen Autors und an den derzeit gültigen Kosten für Medikamente und Medizintechnik in Deutschland orientiert.

Benutzerhinweise

Das Buch besteht aus zwei Teilen:
    Teil 1 (roter Teil): Vom Symptom zur Diagnose
    Teil 2 (blauer Teil): Von der Diagnose zur Therapie

In jedem Teil sind die Kapitel alphabetisch sortiert:
    in Teil 1 nach Symptomen und in Teil 2 nach Diagnosen.

In den Algorithmen wird folgende Farbgebung verwendet:
    Teil 1: Symptom: blauer Kasten, Diagnose roter Kasten
    Teil 2: Bekannte Diagnose: roter Kasten, Therapie: blauer Kasten

In den differenzialdiagnostischen Tabellen in Teil 1 wird die relative Häufigkeit durch die Anzahl der Pluszeichen angegeben:
    von ++++ (sehr häufig) bis + (selten)

Vorwort zur ersten Auflage

Patienten durch die Festlegung des richtigen diagnostischen und therapeutischen Pfades Leid zu ersparen, ist für uns Mediziner Pflicht und intellektueller Reiz gleichermaßen. Ein erfahrener und im Hinblick auf die richtige Diagnose treffsicherer Arzt genießt zu Recht hohes Ansehen.

Die medizinischen Untersuchungsmethoden sind heute in den meisten Fällen hinreichend genau, um Krankheiten mit lebensbedrohlichen Konsequenzen erkennen zu können. Neben der nach wie vor unentbehrlichen und im Hinblick auf den diagnostischen Wert unübertroffenen Anamneseerhebung und der körperlichen Untersuchung gibt es aber inzwischen eine nur schwer überschaubare Zahl komplizierter und aufwändiger technischer Methoden und Laboruntersuchungen. Gleichzeitig stellen sich in der medizinischen Diagnostik neue Herausforderungen: Viele Diagnosen müssen in Eile gestellt werden. Der Sinn einer diagnostischen Maßnahme muss sorgfältig abgewogen werden. Der erwartete Nutzen muss dem Risiko, den Kosten und der Beeinträchtigung des Patienten gegenübergestellt werden. Grundsätzlich ist Diagnostik nur „nützlich" (wirtschaftlich und zumutbar), wenn die Diagnose Konsequenzen für die Behandlung des Patienten hat. Nur in seltenen Fällen ist eine diagnostische Maßnahme „um der Gewissheit willen" berechtigt.

Die Differentialdiagnose unterschiedlicher Symptome ist daher in der inneren Medizin wesentlicher Bestandteil der Aus- und Weiterbildung.

Ist die Diagnose erst einmal gestellt, sind erneut Entscheidungen zu fällen, die dann im Wesentlichen die Wahl des therapeutischen Verfahrens und der erforderlichen Kontrollen des Therapieerfolges und des weiteren Verlaufes beinhalten. Angesichts der großen Anzahl denkbarer Optionen muss auch dieser Auswahlprozess in Studium und Weiterbildung intensiv gelernt und geübt werden.

Das Ziel des vorliegenden Buches ist, in zwei Teilen genau diese Prozesse an insgesamt etwa 100 Symptomen bezüglich des diagnostischen Vorgehens und an etwa genauso vielen Diagnosen bezüglich des differentialtherapeutischen Vorgehens darzustellen, um den Studenten in die Lage zu versetzen, Symptome zu bewerten und eigenständig eine Stufendiagnostik zu planen. Dabei soll jeder Handlungsschritt begründet werden. Im zweiten Teil soll dann ausgehend von der Diagnose ein therapeutischer Stufenplan geübt werden und Schritt für Schritt begründbar sein.

Jedes Symptom und jede Diagnose werden auf einer Doppelseite dargestellt, wobei eine Seite einem Algorithmus reserviert ist und auf der anderen Seite ein erklärender Fließtext den Entscheidungsbaum erläutert und begründet.

Das Prinzip der Algorithmen wurde gewählt, um der Komplexität der Erstellung eines Diagnose- und Therapieplanes gerecht zu werden. Die Einwände gegen ein solches Vorgehen sind den Herausgebern und Autoren sehr wohl bewusst: Eine Krankheit kann besonders im Verlauf und bei nicht selten multimorbiden Patienten nicht immer in das „Korsett" eines Algorithmus geschnürt werden. Das Vorhandensein paralleler Erkrankungen und Komplikationen wird unzureichend Berücksichtigung finden können.

Wir sehen auf der anderen Seite die Vorteile: Notwendige Basiskenntnisse können durch Algorithmen systematisch abgefragt und gelernt werden. Die große Zahl der diagnostischen und therapeutischen Möglichkeiten wird gewichtet und eingeordnet.

Wir hoffen, dass diese Art der Darstellung das Lernen ebenso wie das rasche Nachschlagen erleichtert und zudem den Studenten und angehenden Ärzten in Weiterbildung Anlass gibt, sich an ein begründetes und logisches Vorgehen sowohl bei der Diagnostik als auch bei der Therapie zu gewöhnen.

Hannover und Regensburg, April 2010
Die Herausgeber

Anschriften der Herausgeber und Autoren

Herausgeber

Prof. Dr. med. Reinhard Brunkhorst
Klinik für Nephrologie, Angiologie,
Hypertensiologie und Rheumatologie
Klinikum Siloah Hannover und
KfH Nierenzentrum
Pelikanplatz 25
30711 Hannover

Prof. Dr. med. Jürgen Schölmerich
Germanenstraße 8b
65719 Hofheim

Autoren

Prof. Dr. med. Hans-Dieter Allescher
Klinikum Garmisch-Partenkirchen
Zentrum für Innere Medizin
Gastroenterologie, Hepatologie, Stoffwechsel & Nephrologie
Auenstraße 6
82467 Garmisch-Partenkirchen

Prof. Dr. med. Thomas Berger
Universitäts-Klinik für Neurologie
Medizinische Universität Wien
Währinger Gürtel 18-20
A-1090 Wien

Prof. Dr. med. Peter Berlit
Generalsekretär
Schriftleiter DGNeurologie
Deutsche Gesellschaft für Neurologie
Reinhardtstraße 27 C
10117 Berlin

Franziska Bertram
Orchideenstieg 14
22297 Hamburg

Prof. Dr. med. Cornelius Bollheimer
Medizinischen Klinik VI – Klinik für Altersmedizin
Uniklinik RWTH Aachen
Morillenhang 27
52074 Aachen

Dr. med. Herbert Bruckmayer
Kreisklinik Trostberg
Siegerthöhe 1
83308 Trostberg

Peter Brunotte
KRH – Klinikum Nordstadt
Neurologische Klinik
Haltenhoffstraße 41
30167 Hannover

Prof. Dr. med. Roland Büttner
Klinik für Innere Medizin 1
Krankenhaus St. Josef
Landshuter Straße 65
93053 Regensburg

Dr. med. Klaus-Peter Czudaj
Clemenshospital Münster
Klinik für Innere Medizin II – Pneumologie
Düesbergweg 124
48153 Münster

PD Dr. med. Dominic Dellweg
Pneumologie 1
Fachkrankenhaus Kloster Grafschaft GmbH
Akademisches Lehrkrankenhaus der Philipps-Universität Marburg
Annostraße 1
57392 Schmallenberg Grafschaft

Prof. Dr. med. Matthias Dollinger
Medizinische Klinik I
Klinikum Landshut
Robert-Koch-Straße 1
84034 Landshut

Dr. med. Dorothee Dorlars
Klinikum Kassel GmbH
Mönckebergstraße 41–43
34125 Kassel

Prof. Dr. med. Matthias Ebert
II. Medizinische Klinik
Universitätsmedizin Mannheim
Medizinische Fakultät Mannheim der
Ruprecht-Karls-Universität Heidelberg
Theodor-Kutzer-Ufer 1–3
68167 Mannheim

Prof. Dr. med. Matthias Eder
Klinik für Hämatologie, Hämostaseologie,
Onkologie und Stammzelltransplantation
Medizinische Hochschule Hannover
Carl-Neuberg-Straße 1
30625 Hannover

PD Dr. med. Esther Endlicher
Praxis Dr. Arnold/Dr. Beer
Gewerbepark C15
93059 Regensburg

Dr. med. Markus Fahlbusch
Urologie-Hannover-Zentrum
Georgstraße 19
30159 Hannover

Prof. Dr. med. Peter Fickert
Klinische Abteilung für Gastroenterologie und Hepatologie
Universitätsklinik für Innere Medizin
Auenbruggerplatz 15
A-8036 Graz

Dr. med. Gabriele Fluhr
Krankenhaus Salem
Zeppelinstr. 11–33
69121 Heidelberg

Tobias Freundt
KRH Klinikum Siloah, Klinik für Pneumologie, Intensiv- und Schlafmedizin
Stadionbrücke 4
30459 Hannover

Prof. Dr. med. Baptist Gallwitz
Medizinische Klinik IV
Universitätsklinikum Tübingen
Otfried-Müller-Straße 10
72076 Tübingen

Mirja Geelvink
Medizinischen Klinik VI – Klinik für Altersmedizin
Uniklinik RWTH Aachen
Morillenhang 27
52074 Aachen

Prof. Dr. med. Alexander L. Gerbes
Medizinische Klinik und Poliklinik II
Klinikum der Universität München
Campus Großhadern
Marchioninistr. 15
81377 München

PD Dr. med. Jens Gerth
Klinik für Innere Medizin II
Heinrich-Braun-Klinikum
Standort Zwickau
Karl-Keil-Straße 35
08060 Zwickau

PD Dr. med. Beate Gleissner
Ärztecentrum Bäch
Seestraße 164
CH-8806 Bäch

Prof. Dr. med. Thomas Glück
Kreisklinik Trostberg
Siegerthöhe 1
83308 Trostberg

Dr. med. Stefan K. Gölder
III. Medizinische Klinik
Klinikum Augsburg
Stenglinstraße 2
86156 Augsburg

Laura Gottschalk
Israelitisches Krankenhaus
Medizinische Klinik
Orchideenstieg 14
22297 Hamburg

Prof. Dr. med. Oliver Gross
Klinik für Nephrologie und Rheumatologie
Universitätsmedizin Göttingen
Robert-Koch Straße 40
37075 Göttingen

Prof. Dr. med. Dietrich Gulba
Klinik für Innere Medizin und Pneumologie
Katholisches Klinikum Oberhausen
Standort St. Marien-Hospital
Nürnberger Straße 10
46117 Oberhausen

Prof. Dr. med. Marianne Haag-Weber
Klinikum St. Elisabeth
Nephrologie
St.-Elisabeth-Straße 23
94315 Straubing

Prof. Dr. med. Viola Hach-Wunderle
Krankenhaus Nordwest
Gefäßzentrum – Sektion Angiologie
Steinbacher Hohl 2–26
60488 Frankfurt am Main
und
Praxis Innere Medizin/Gefäßkrankheiten
Fahrgasse 89
60311 Frankfurt am Main

Dr. med. Michael Hamm
HELIOS Lungenklinik Diekholzen gGmbH
Bahnberg 5
31199 Diekholzen

Prof. Dr. med. Thomas R. W. Herrmann
Klinikdirektor Urologie
Urologische Klinik Spital Thurgau
Kantonsspital Frauenfeld
Postfach
CH-8501 Frauenfeld

Dr. med. Walter Hermann
Facharzt Innere Medizin/Rheumatologie/Physikalische Medizin
Oberarzt Abteilung Rheumatologie
Kerckhoff-Klinik GmbH
Benekestraße 2–8
61231 Bad Nauheim

Prof. Dr. med. Felix J. F. Herth
Dep. of Pneumology and Critical Care Medicine
Thoraxklinik
Universität Heidelberg
Röntgenstraße 1
69126 Heidelberg

Dr. med. Mirja Hickstein
Fachärztin für Innere Medizin
Gemeinschaftspraxis Kollenrodtstraße 20
30163 Hannover

Dr. med. Silke Hörnschemeyer-Decker
Klinikum Region Hannover Nordstadt
Neurologische Klinik
Haltenhoffstraße 41
30167 Hannover

Prof. Dr. med. Axel Holstege
Am Vogelherd 34
84028 Landshut

PD Dr. med. Oliver Kastrup
Klinik für Neurologie und klinische Neurophysiologie
Philippusstift
Hülsmannstraße 17
45355 Essen

Prof. Dr. med. Ahmed A. Khattab
Cardiance Clinic
Zentrum Staldenbach 5/7
CH-8808 Pfäffikon SZ

Priv.-Doz. Dr. Jutta Keller
Israelitisches Krankenhaus
Medizinische Klinik
Orchideenstieg 14
22297 Hamburg

Dr. med Philipp Klemm
Alicestraße 5,
61231 Bad Nauheim

Prof. Dr. med. Gunnar Klein
Herz im Zentrum Hannover
Praxis & Klinik für Kardiologie,
Rhythmologie & Elektrophysiologie
Georgstraße 10/14
30159 Hannover

Dr. med. Stefan Köppen
Medizinische Klinik II
HELIOS Klinikum Hildesheim GmbH
Senator-Braun-Allee 33
31135 Hildesheim

Prof. Dr. med. Michael Kreuter
Zentrum für interstitielle und seltene Lungenerkrankungen
Thoraxklinik – Universitätsklinikum Heidelberg
Röntgenstr. 1
69126 Heidelberg

Prof. Dr. med. Markus A. Kuczyk
Medizinische Hochschule Hannover
Klinik für Urologie und Urologische Onkologie
Carl-Neuberg-Straße 1
30625 Hannover

Prof. Dr. med. Frank Lammert
Klinik für Innere Medizin II
Universitätsklinikum des Saarlandes
Kirrberger Straße 100
66421 Homburg

Prof. Dr. med. Ulf Landmesser
Medizinische Klinik für Kardiologie
Charité – Universitätsmedizin Berlin
Hindenburgdamm 30
12200 Berlin

Dr. med. Thea Laurentius
Medizinischen Klinik VI - Klinik für Altersmedizin
Uniklinik RWTH Aachen
Morillenhang 27
52074 Aachen

Prof. Dr. med. Markus Lerch
Klinik für Innere Medizin A
Universitätsklinikum Greifswald
Ferdinand-Sauerbruch-Straße
17475 Greifswald

Prof. Dr. med. Guntram Lock
Albertinen-Krankenhaus
Klinik für Innere Medizin
Süntelstraße 11a
22457 Hamburg

Prof. Dr. med. J.-Matthias Löhr
Gastrocentrum
Karolinska Institutet
CLINTEC, C1:77
SE-14186 Stockholm

Dr. med. Hans Peter Lorenzen
KRH Klinikum Siloah
Klinik für Nephrologie, Angiologie und Rheumatologie
Stadionbrücke 4
30459 Hannover

Prof. Dr. med. Gert Mayer
Medizinische Universität Innsbruck
Universitätsklinik für Innere Medizin IV –
Nephrologie und Hypertensiologie
Anichstraße 35
A-6020 Innsbruck

Dr. med. Stephanie Mayer
Klinik und Poliklinik für Innere Medizin III
Universitätsklinikum Regensburg
Franz-Josef-Strauß-Allee 11
93042 Regensburg

Prof. Dr. med. Julia Mayerle
Medizinische Klinik und Poliklinik II
Klinikum der LMU München-Großhadern
Marchioninistraße 15
81377 München

Dr. med. Martina Mayr
Rotkreuzklinikum München
Abteilung für Geriatrie
Nymphenburger Straße 163
80634 München

Prof. Dr. med. Axel S. Merseburger
Klinik für Urologie
Universitätsklinikum Schleswig-Holstein
Campus Lübeck
Ratzeburger Allee 160
23538 Lübeck

Prof. Dr. med. Gerhard A. Müller
Universität Göttingen
Klinik für Nephrologie und Rheumatologie
Robert-Koch-Straße 40
37075 Göttingen

Prof. Dr. med. Ulf Müller-Ladner
Justus-Liebig-Universität Gießen
Kerckhoff Klinik
Abt. Rheumatologie und klin. Immunologie
Benekestraße 2–8
61231 Bad Nauheim

Prof. Dr. med. Karsten Müssig
Klinik für Innere Medizin
Niels-Stensen-Kliniken
Franziskus-Hospital Harderberg
Alte Rothenfelder Straße 23
49124 Georgsmarienhütte

Prof. Dr. med. Ralph Naumann
Medizinische Klinik III
(Hämatologie, Medizinische Onkologie und Paliativmedizin)
St. Marien-Krankenhaus Siegen
Kampenstr. 51
57072 Siegen

Dr. med. Michael Nebel
KfH Nierenzentrum Köln-Merheim
Ostmerheimerstr. 212
51109 Köln

Dr. med. Jost Niedermeyer
Herz- und Diabeteszentrum Nordrhein-Westfalen
Universitätsklinik der Ruhr-Universität Bochum
Abt. Allg. & Interv. Kardiologie
Georgstr. 11
32545 Bad Oeynhausen

Prof. Dr. med. Florian Obermeier
Praxiszentrum Alte Mälzerei
Galgenbergstraße 25
93053 Regensburg

Prof. Dr. med. Peter Otto
Lerchenweg 1
30938 Burgwedel

Dr. med. Jens Panse
Universitätsklinikum Aachen
Medizinische Klinik IV
Onkologie/Hämatologie
Pauwelsstraße 30
52074 Aachen

Prof. Dr. med. Klaus G. Parhofer
Medizinische Klinik II – Großhadern
Klinikum der Universität München
Marchioninistraße 15
81377 München

Prof. Dr. med. Susanne Petri
Medizinische Hochschule Hannover
Klinik für Neurologie
Carl-Neuberg-Straße 1
30625 Hannover

Prof. Dr. med. Michael Pfeifer
Pneumologische Abteilung
Klinik Donaustauf
Ludwigstraße 68
93093 Donaustauf

Prof. Dr. med. Antje Prasse
Klinik für Pneumologie
Medizinische Hochschule Hannover
Carl-Neuberg-Straße 1
30625 Hannover

Prof. Dr. med. Ulrike Raap
Universitätsklinik für Dermatologie
Klinikum Oldenburg AöR
Rahel-Straus-Straße 10
26133 Oldenburg

Prof. Dr. med. Walter Reinisch
Univ.-Klinik Innere Medizin III
Abt. Gastroenterologie und Hepatologie
Medizinische Universität Wien
AKH Wien
Währinger Gürtel 18–20
A-1090 Wien

Prof. Dr. med. Gert Richardt
Segeberger Kliniken GmbH
Herzzentrum
Am Kurpark 1
23795 Bad Segeberg

Dr. med Katrin Richter-Bastian
Rheumazentrum Mittelhessen
Sebastian-Kneipp-Straße 36
35080 Bad Endbach

Dr. med. Felix Rockmann
Notfallzentrum
Krankenhaus Barmherzige Brüder Regensburg
Prüfeningerstraße 86
93049 Regensburg

Prof. Dr. med. Bernd Salzberger
Stabstelle Infektiologie
Universitätsklinikum Regensburg
93042 Regensburg

Prof. Dr. med. Tilman Sauerbruch
Universität Bonn
Sigmund-Freud-Straße 25
53105 Bonn

Dr. med. Philippe Schafhausen
Hubertus Wald Tumorzentrum
Universitäres Cancer Center Hamburg (UCCH)
Klinik und Poliklinik für Onkologie, Hämatologie und KMT mit Sektion Pneumologie
Universitätsklinikum Hamburg Eppendorf
Martinistraße 52
20246 Hamburg

PD Dr. med. Carsten Schmidt
Medizinische Klinik II
Gastroenterologie, Hepatologie, Endokrinologie, Diabetologie und Infektiologie
Klinikum Fulda
Universitätsmedizin Marburg - Campus Fulda
Pacelliallee 4
36043 Fulda

Prof. Dr. med. Bernd Schönhofer
Klinikum für Pneumologie,
Internistische Intensiv- und Schlafmedizin
KRH Klinikum Siloah-Oststadt-Heidehaus
Stadionbrücke 4
30459 Hannover

Dr. med. Friedrich Schorr
Klinik für Innere Medizin/Gastroenterologie
Marienhospital Bottrop gGmbH
Josef-Albers-Straße 70
46236 Bottrop

Dr. med. Christoph Schrader
Medizinische Hochschule Hannover
Neurologische Klinik mit Klinischer Neurophysiologie
Carl-Neuberg-Straße 1
30625 Hannover

Dr. med. Michael Schumann
Medizinische Klinik für Gastroenterologie,
Infektiologie und Rheumatologie
Charité – Universitätsmedizin Berlin
Campus Benjamin Franklin
Hindenburgdamm 30
12200 Berlin

Prof. Dr. med. Andreas Schwartz
KRH Klinikum Nordstadt und AKK Laatzen
Haltenhoffstraße 41
30173 Hannover

Prof. Dr. med. Jochen Seufert
Abteilung Endokrinologie und Diabetologie
Klinik für Innere Medizin II
Universitätsklinikum Freiburg
Medizinische Fakultät der Universität Freiburg
Hugstetter Straße 55
79106 Freiburg

Prof. Dr. med. Britta Siegmund
Medizinische Klinik für Gastroenterologie,
Infektiologie, Rheumatologie
Charité – Universitätsmedizin Berlin
Campus Benjamin Franklin
Hindenburgdamm 30
12200 Berlin

Dr. med. Peter Simon
Klinik für Innere Medizin A
Universitätsklinikum Greifswald
Ferdinand-Sauerbruch-Straße
17475 Greifswald

PD Dr. med. Peter Staib
Klinik für Hämatologie und Onkologie
St.-Antonius Hospital
Dechant-Deckers-Straße 8
52249 Eschweiler

Prof. Dr. med. Andreas Stallmach
Klinik für Innere Medizin IV
(Gastroenterologie, Hepatologie und Infektiologie)
Universitätsklinikum Jena
Am Klinikum 1
07743 Jena

Prof. Dr. med. Erwin Stark
Neurologische Klinik
Sana Klinikum Offenbach GmbH
Starkenburgring 66
63069 Offenbach am Main

Prof. Dr. med. Bernhard Steinhoff
Epilepsiezentrum Kork
Landstraße 1
77694 Kehl-Kork

Prof. Dr. med. Johannes Strunk
Klinik für Rheumatologie
Krankenhaus Porz am Rhein gGmbH
Urbacher Weg 19
51149 Köln

Dr. med. Ingo H. Tarner
Kerckhoff-Klinik GmbH
Abt. f. Rheumatologie, Klinische Immunologie,
Osteologie und Physikalische Medizin
Benekestraße 2–8
61231 Bad Nauheim

PD Dr. med. Christian Teschendorf
Klinik für Innere Medizin
St.-Josefs-Hospital
Wilhelm-Schmid-Straße 4
44263 Dortmund

Dr med Theodoros Thomas, Endokrinologe
Leof. Kifisias 5,
11523, Athen
Griechenland

Prof. Dr. med. Herbert Tilg
Universitätsklinik für Innere Medizin I
Medizinische Universität Innsbruck
Anichstraße 35
A-6020 Innsbruck

PD Dr. med. Ralph Tölg
Segeberger Kliniken GmbH
Herzzentrum
Am Kurpark 1
23795 Bad Segeberg

Prof. Dr. med. Michael Trauner
Medizinische Universität Wien
Abteilung für Gastroenterologie und Hepatologie
Universitätsklinik für Innere Medizin III
Währinger Gürtel 18–20
1090 Wien

Dr. med. Jenny Unterkofler
Medizinischen Klinik VI – Klinik für Altersmedizin
Uniklinik RWTH Aachen
Morillenhang 27
52074 Aachen

Prof. Dr. med. Peter Wagener
Mundsburger Damm 2
22087 Hamburg

Dr. med. Manuel Wallbach
Universitätsmedizin Göttingen
Klinik für Nephrologie und Rheumatologie
Robert-Koch-Straße 40
37075 Göttingen

Prof. Dr. med. Thomas Weiss
Medizinische Klinik I
Diakovere Henriettenstift
Marienstraße 72–90
30171 Hannover

Prof. Dr. med. Fritz von Weizsäcker†
(Der Autor Fritz von Weizsacker ist am 19.11.2019 ermordet worden.)
Innere Medizin I
Akademisches Lehrkrankenhaus der Charité
Schlosspark-Klinik
Heubnerweg 2
14059 Berlin

PD Dr. med. Martin Welker
Universitätsklinikum Frankfurt
Zentrum für Innere Medizin
Medizinische Klinik 1
Theodor-Stern-Kai 7
60590 Frankfurt

Prof. Dr. Dr. med. Hans-Jürgen Welkoborsky
KRH Klinikum Nordstadt
Klinik für Hals-, Nasen-, Ohrenheilkunde
Haltenhoffstraße 41
30167 Hannover

Prof. Dr. med. Tobias Welte
Klinik für Pneumologie
Medizinische Hochschule Hannover
Carl-Neuberg-Straße 1
30625 Hannover

Prof. Dr. Burkhard Wiechens
Vormals Chefarzt der Klinik für Augenheilkunde, Klinikum Region Hannover
Augenärztliche Gemeinschaftspraxis Kiel
Steinstraße 1
24118 Kiel

Prof. Dr. med. Uwe Wiegand
Klinik für Kardiologie
Sana Klinikum Remscheid GmbH
Burger Straße 211
42859 Remscheid

Prof. Dr. med. Reiner Wiest
Universitätsklinik für Viszerale Chirurgie und Medizin
Bauchzentrum Bern
Inselspital
Murdenstraße
CH-3006 Bern

Dr. med. Jürgen Wilke
Kreisklinik Trostberg
Siegerthöhe 1
83308 Trostberg

Dr. med. Ulrike Woenckhaus
Caritas-Krankenhaus Bad Mergentheim
Medizinische Klinik 1
Uhlandstraße 7
97980 Bad Mergentheim

Prof. Dr. med. Gunter Wolf, MHBA
Klinik für Innere Medizin III
Universitätsklinikum Jena
Am Klinikum 1
07747 Jena

Prof. Dr. med. Christian Wrede
Helios-Klinikum Berlin-Buch
Notfallzentrum
Schwanebecker Chaussee 50
13125 Berlin

Autoren, die an der 2. Auflage mitgewirkt haben:

Prof. Dr. med. Markus Gaubitz
Dr. med. Christiane Girlich
Dr. med. Wolf Harms

Prof. Dr. med. Martin Holtmann
Prof. Dr. med. Jürgen Tebbenjohanns
Prof. Dr. med. Fritz von Weizsäcker †

Abkürzungen

1,25-(OH)$_2$-D$_3$	1,25-Dihydroxycholecalciferol
10-JFR	10-Jahres-Frakturrisiko
25-(OH)-D$_3$	25-Hydroxycholecalciferol
A.	Arterie
AAV	ANCA-assoziierte Vaskulitiden
ABC	Abatacept
ACA	Anticentromer-Antikörper
ACD	Anämie chronischer Erkrankungen (Anemia of Chronic Disease)
ACE	angiotensin converting enzyme
ACTH	adrenokortikotropes Hormon
ADA	American Diabetes Association
ADH	antidiuretisches Hormon (Adiuretin, Vasopressin)
ADM	Adalimumab
ADPKD	autosomal-dominante polyzystische Nierenerkrankung
5-ASA	5-Aminosalicylsäure
AEG	adenocarcinoma of esophagogastric junction (gastroösophagealer Übergang)
AEP	akustisch evozierte Potenziale
AFL	alkoholische Fettleber
AFP	Alpha-Fetoprotein
AG	Atemgeräusch
AGS	androgenitales Syndrom
AHP	akute hepatische Porphyrie
aHUS	atypisches hämolytisch-urämisches Syndrom
AIDS	acquired immunodeficiency syndrome
AIHA	Immunhämolyse (autoimmunhämolytische Anämie)
AIN	akute interstitielle Nephritis
AIP	akute interstitielle Pneumonie
AK	Antikörper
AKR	Anakinra
AL(A)T	Alaninaminotransferase (ältere Bezeichnung GPT)
ALL	akute lymphatische Leukämie
ALP	alkalische Phosphatase
AMA	antimitochondriale Antikörper
AMD	altersbedingte Makuladegeneration
AML	akute myeloische Leukämie
ANA	antinukleäre Antikörper
ANCA	Granulozyten-Zytoplasma-Antikörper (anti-neutrophil cytoplasmatic antibodies)
ANF	antinukleärer Faktor
Anti-CCP	Antikörper gegen zyklisches zitrulliniertes Peptid
Anti-GBM	Antikörper gegen die glomeruläre Basalmembran
Anti-HBc	Antikörper gegen Hepatitis-B-core-Antigen
ANV	akutes Nierenversagen
AP	alkalische Phosphatase
ARDS	adult respiratory distress syndrome (akute respiratorische Insuffizienz)
ARVD	arrhythmogene rechtsventrikuläre Kardiomyopathie
AS(A)T	Aspartataminotransferase (ältere Bezeichnung GOT)
ASH	alkoholische Steatohepatitis
ASL	Antistreptolysin
ASR	Achillessehnenreflex
ASS	Acetylsalicylsäure
AST	Aspartataminotransferase
ATG	Anti-Thymozyten-Globulin
AVK	arterielle Verschlusskrankheit
AZA	Azathioprin
BAL	bronchoalveoläre Lavage
BAL/AUL	akute biphänotypische/undifferenzierte Leukämien
BASDAI	bath ankylosing spondylitis disease activity index
BB	Blutbild
BGA	Blutgasanalyse
BMI	Body-Mass-Index
BNP	brain-type natriuretic peptide (Brain-Typ-natriuretisches Peptid)
BSG	Blutkörperchensenkungsgeschwindigkeit
BSV	Bandscheibenvorfall
BVAS	Birmingham Vasculitis Activity Score
BWK	Brustwirbelkörper
BWS	Brustwirbelsäule
BZ	Blutzucker
Ca	Kalzium
cAMP	zyklisches Adenosinmonophosphat
cANCA	anti-neutrophile zytoplasmatische Antikörper mit zytoplasmatischem Fluoreszenzmuster (anti-neutrophil cytoplasmatic antibodies)
CaSR	calcium-sensing rezeptor
CBAVD	kongenitale beidseitige Aplasie des Vas deferens
CCC	cholangiozelluläres Karzinom
CCP	zyklisches zitrulliniertes Peptid
cCT	zerebrale CT
CD55	DAF, decay accelerating factor
CD59	MAC-IP, membrane attack complex inhibitory protein
CDC	centers for disease control and prevention
CDT	Carbohydrate-Deficient-Transferrin
CEA	carcino-embryonales Antigen
CED	chronisch-entzündliche Darmerkrankungen
CEP	kongenitale erythropoetische Porphyrie
CEUS	contrast enhanced ultrasonography, Kontrastmittelsonographie
CEZ	Certolizumab pegol
CFTR	cystic fibrosis transmembrane regulator
CHE	Cholezystektomie
CHP	chronische hepatische Porphyrie
CIDP	chronische inflammatorische demyelinisierende Polyneuropathie
CL$^-$	Chlorid
CK	Kreatinkinase
CKD	chronische Nierenerkrankung (chronic kidney disease)
CLL	chronisch-lymphatische Leukämie
CML	chronisch-myeloische Leukämie
CMML	chronisch-myelomonozytäre Leukämie
CMPN	chronisch-myeloproliferative Neoplasie
cMRT	zerebrale MRT
CMT I	Charcot-Marie-Tooth-Erkrankung Typ I
CMV	Zytomegalievirus
COPD	chronic obstructive pulmonary disease (chronisch-obstruktive Atemwegserkrankung)
CPAP	continuous positive airway pressure
CRF	corticotropin releasing factor
CRH	corticotropin releasing hormone, Corticoliberin
CRP	C-reaktives Protein
CT	Computertomographie
CTA	CT-Angiographie
CTX	Chemotherapie
Cu	Kupfer
CVI	chronische venöse Insuffizienz
CyA	Cyclosporin A

CYC	Cyclophosphamid		FAG	Fluoreszenzangiographie
d	Tag		FAI	freier Androgen-Index
DAA	direct-acting antiviral agents, direkt antivirale Substanzen		FDG	Fluordesoxyglukose
DCM	dilatative Kardiomyopathie		Fe	Eisen
DD	Differenzialdiagnose		FFP	fresh frozen plasma
dDAVP	Desmopressin: synthetisches, oral, nasal und intravenös verfügbares ADH-Analogon		FHHC	familiäre hypokalzurische Hyperkalzämie
			FISH	Fluoreszenz-in-situ-Hybridisierung
DES	medikamentenfreisetzender Stent (drug eluting stent)		FMS	Fibromyalgie-Syndrom
DFS	krankheitsfreies Überleben (disease-free-survival)		FNH	fokale noduläre Hyperplasie
DHEAS	Dehydroepiandrosteronsulfat		FSGS	fokal segmentale Glomerulosklerose
DIC	disseminated intravascular coagulation (disseminierte intravaskuläre Gerinnung, Verbrauchskoagulopathie)		FSH	follikelstimulierendes Hormon
			fT3	freies Trijodthyronin (Thyroxin)
			fT4	freies Tetrajodthyronin
Diff-BB	Differenzialblutbild		FUO	fever of unknown origin (Fieber unbekannter Ursache)
DIP	distales Interphalangealgelenk		G	Grading = histopathologischer Differenzierungsgrad eines Tumors, i. d. R. G1 (hohe Differenzierung) bis G4 (fehlende Differenzierung)
DLCO	Diffusionskapazität der Lunge für Kohlenmonoxid (CO)			
D. m.	Diabetes mellitus			
DMARD	disease modifying antirheumatic drugs		GAD	Glutamatdecarboxylase
DMP	diabetische Makulopathie		GBS	Guillain-Barré-Syndrom
DNA (DNS)	deoxyribonucleic acid (Desoxyribonukleinsäure)		GCP	Good Clinical Practice
DOAK	direkte orale Antikoagulanzien		GF	Gesichtsfeld
DOPA	Dopamin		GFR	glomeruläre Filtrationsrate
DOTA	tetra-aza-cyclododecane-tetraacetic acid		ggf.	gegebenenfalls
DPP4	Dipeptidyl-Peptidase-4		GGT	Gamma-Glutamyltransferase
DSA	digitale Subtraktionsangiographie		GH	growth hormone (Wachstumshormon, Syn.: Somatotropin)
dsDNA-AK	Antikörper gegen doppelsträngige Desoxyribonukleinsäure			
			GHRH	growth hormone releasing hormone
DVO	Dachverband Ostologie		GIT	Gastrointestinaltrakt
DXA	dual-energy x-ray absorptiometry		GK	Glaskörper
E2	Estradiol		GLP	Glucagon-like peptide
EBUS	endobronchialer Ultraschall		GOM	Golimumab
EBV	Epstein-Barr-Virus		GOT	Glutamat-Oxalazetat-Transaminase
Echo	Echokardiographie		GN	Glomerulonephritis
ECoch	Elektrocochleographie		GnRH	Gonadotropin-Releasing-Hormon
EEG	Elektroenzephalogramm		GPA	Granulomatose mit Polyangiitis
EF	Ejektionsfraktion		GPI	Glykosyl-Phosphatidyl-Inositol
eGFR	estimated glomerular filtration rate (geschätzte glomeruläre Filtrationsrate)		GPT	Glutamat-Pyruvat-Transaminase
			GT	Gesamttestosteron
EGFR	epidermal growth factor receptor		γ-GT	Gamma-Glutamyltransferase
EK	Erythrozytenkonzentrat		h	Stunde
EKG	Elektrokardiogramm		H	Wasserstoff
EM	Erythema migrans		HAV	Hepatitis-A-Virus
EMG	Elektromyographie		Hb	Hämoglobin
ENA	extractable nuclear antigens (extrahierbare nukleäre Antigene = Autoantikörper gegen extrahierbare nukleäre Antigene)		HBsAG	Hepatitis-B-surface-Antigen
			HBV	Hepatitis-B-Virus
			HCC	hepatozelluläres Karzinom
ENG	Elekroneurographie		hCG	humanes Choriongonadotropin
EO	endokrine Orbitopathie		HCM	hypertrophe Kardiomyopathie
EP	evozierte Potenziale		HCO_3^-	Bikarbonat
EPP	erythropoetische (erythrohepatische) Protoporphyrie		HCQ	Hydroxychloroquin
EPU	elektrophysiologische Untersuchung		Hct	Hämatokrit
EPT	endoskopische Papillotomie		HCV	Hepatitis-C-Virus
ERC	endoskopisch retrograde Cholangiographie		HDL	high-density lipoprotein
ERCP	endoskopisch retrograde Cholangio-Pankreatikographie		HDV	Hepatitis-D-Virus
			HEP	hepatoerythropoietische Porphyrie
ERD	erosive Refluxkrankheit		HEV	Hepatitis-E-Virus
ESD	endsystolischer Durchmesser		HF	Herzfrequenz
ESWL	extrakorporalen Stoßwellenlithotripsie		HFE	Genlokus
ETC	Etanercept		HH	Hornhaut
EUS	endoskopischer Ultraschall		HHL	Hypophysenhinterlappen
EUS-FNP	endoskopischer Ultraschall mit Feinnadelpunktion		HIPA	heparininduzierter Plättchenaktivierungstest
ev.	eventuell			
EZV	Extrazellulärvolumen		HIT	heparininduzierte Thrombozytopenie
F	Fluor			

HIV	human immunodeficiency virus (humanes Immundefizienzvirus)	KPPE	komplizierter parapneumonischer Pleuraerguss
Hkt	Hämatokrit	KRK	kolorektales Karzinom
HL	Hodgkin-Lymphom	KRS	kardiorenales Syndrom
HLA	human leucocyte antigen	LADA	latent autoimmune diabetes in adults
HNPCC	hereditary non-polyposis colon cancer	Lj.	Lebensjahr
HOCM	hypertroph-obstruktive Kardiomyopathie	LDH	Laktatdehydrogenase
HP	Helicobacter pylori	LDL	low-density lipoproteins
HPLC	high pressure/performance liquid chromatography	LE	Lungenembolie
HPT	Hyperparathyreoidismus	LEF	Leflunomid
HR	high resolution	LH	luteinisierendes Hormon
HRCT	hochauflösendes (high resolution) CT	LK	Lymphknoten
HRT	Hormonersatztherapie	LKM	liver-kidney microsomal antibodies
HSV	Herpes-simplex-Virus	LOH	Late-onset Hypogonadismus
HU	Hounsfield-Unit	LQTS	langes QT-Syndrom
HUS	hämolytisch-urämisches Syndrom	LSM	Lebensstilmodifikation
HVL	Hypophysenvorderlappen	LTX	Lebertransplantation
HWS	Halswirbelsäule	LWK	Lendenwirbelkörper
HZV	Herpes-zoster-Virus	LWS	Lendenwirbelsäule
IA-2	Inselzellantigen 2, Tyrosinphosphatase	LV	linksventrikulär
IAA	Insulin-Autoantikörper	M.	Morbus
ICA	Inselzell-Antikörper	MAIPA	Monoclonal Antibody-specific Immobilization of Platelet Antigen
ICD	implantierbarer Kardioverter-Defibrillator	MCH	mean corpuscular hemoglobin (mittlerer korpuskulärer Hämoglobingehalt)
i. d. R.	in der Regel		
IEL	intraepitheliale Lymphozyten	MCHC	mean corpuscular hemoglobin concentration (mittlere korpuskuläre Hämoglobinkonzentration)
IF	Immunfluoreszenz		
IFP	idiopathische Fazialisparese	MCP	Metakarpophalangealgelenk
Ig	Immunglobulin	MCTD	mixed connective tissue disease
IGF	insulin-like growth factor	MCV	mean corpuscular volume (mittleres korpuskuläres Volumen)
IGF-1	insulin-like growth factor 1		
IGFBP-3	IGF-Bindungsprotein 3	MDP	Magen-Darm-Passage
IGRA	Interferon-Gamma-Release Assay	MDS	myelodysplastisches Syndrom
IHA	idiopathischer Hyperaldosteronismus	MEN	multiple endokrine Neoplasie
IIP	idiopathische interstitielle Pneumonien	MGUS	monoklonale Gammopathie unklarer Signifikanz
IKZ	Inkubationszeit	MIBG	Meta-Iodo-Benzyl-Guanidin (Szintigraphieverfahren)
IL	Interleukin	MIBI	Methyl-Iso-Butyl-Isonitril (Szintigraphieverfahren)
IL12/23-I	Interleukin 12/23-Inhibitor	MMF	Mycophenolatmofetil
IL17-I	Interleukin 17-Inhibitor	6-MP	6-Mercaptopurin
IL-2R	Interleukin 2-Rezeptor	MPL	myoproliferative leukemia virus oncogene
ILE	interstitielle Lungenerkrankung	MPN	myeloproliferative Neoplasie
IMH	intramurales Hämatom	MRA	Magnetresonanzangiographie
INR	international normalized ratio	MRC	Magnetresonanz-Cholangiographie
INF-α	Interferon-α	MRCP	Magnetresonanz-Cholangio-Pankreatikographie
INX	Infliximab	MRT	Magnetresonanztomographie
IPF	idiopathische pulmonale Fibrose	MTP	Metatarsophalangealgelenk
i. Pl.	im Plasma	MTX	Methotrexat
iPTH	intaktes Parathormon	N.	Nervus
i. S.	im Serum	Na	Natrium
ITP	idiopathische thrombozytopenische Purpura, Immunthrombozytopenie	NaCl	Natriumchlorid (Kochsalz)
		NAFL	nichtalkoholische Fettleber
i. U.	im Urin	NAIT	neonatale Alloimmunthrombozytopenie
i. v.	intravenös	NASH	nichtalkoholische Steatohepatitis
IVIG	intravenöse Immunglobuline	NAT	Nukleinsäureamplifikationstechniken
J.	Jahre	NET	neuroendokriner Tumor
JAK	Januskinase	NERD	nichterosive Refluxkrankheit
JÜR	Jahresüberlebensrate	NG	Nebengeräusch
KCE	Keratoconjunctivitis epidemica	NHL	Non-Hodgkin-Lymphome
KCl	Kaliumchlorid	NLG	Nervenleitgeschwindigkeit
KHK	koronare Herzerkrankung	NN	Nebenniere
KM	Knochenmark	NNH	Nasennebenhöhlen
KM	Kontrastmittel	NNR	Nebennierenrinde
KMUS	kontrastmittelunterstützte Sonographie	NOAK	neue orale Antikoagulanzien

NPH	neutrales Protamin Hagedorn	RIX	Rituximab
NSAID	non-steroidal anti-inflammatory drugs, nichtsteroidale Antiphlogistika	RNS	Ribonukleinsäure
		Ro-AK	Teilfraktion der ENA
NSAR	nichtsteroidale Antirheumatika	RPGN	rapid progrediente Glomerulonephritis
NSCLC	non small cell lung cancer	RPI	Retikulozyten-Produktions-Index
NT-proBNP	N-terminales Propeptid des Brain-Typ-natriuretischen Peptids	RR	Blutdruck gemessen mit der Riva-Rocci-Methode
		rtPA	rekombinanter Gewebeplasminogenaktivator
NTX	Nierentransplantation	RTA	renal-tubuläre Azidose
NYHA	New York Heart Association	RTX	Strahlentherapie
OAD	orales Antidiabetikum	s.	siehe
OAE	otoakustische Emissionen	SAB	Subarachnoidalblutung
o. B.	ohne Befund	s. c.	subkutan
ÖGD	Ösophagogastroduodenoskopie	SCLC	small cell lung cancer
OGTT	oraler Glukosetoleranztest	SCT	Stammzelltransplantation
OR	Odds ratio	SD	Schilddrüse
OSAS	obstruktives Schlafapnoesyndrom	SD	standard deviation (Standardabweichung)
PO_4^{3-}	Phosphat	SEP	somatosensorisch evozierte Potenziale
PA	pulmonal-arteriell	SGA	small for gestational age
PAS	periodic acid-Schiff reaction	SH	Sulfonylharnstoff
PAVK	periphere arterielle Verschlusskrankheit	SHBG	Sexualhormon-bindendes-Globulin
PAU	penetrierender arteriosklerotischer Ulkus	sIL-2-Rezeptor	löslicher Interleukin-2-Rezeptor
PB	peripheres Blut	SIRS	systemic inflammatory response syndrome
PBG	Porphobilinogen	SHT	Schädel-Hirn-Trauma
PCI	perkutane koronare Intervention	SKS	Sinusknotensyndrom
PCO_2	Kohlendioxid-Partialdruck	SLA	soluble liver antigen
PCO-Syndrom	Syndrom der polyzystischen Ovarien	SLE	systemischer Lupus erythematodes
PCR	Polymerase-Kettenreaktion	SMA	smooth muscle antibodies
PCT	Porphyria cutanea tarda	s. o.	siehe oben
PCT	Prokalzitonin	SO	Sphinkter Oddi
PDE	Phosphodiesterase	SQTS	kurzes QT-Syndrom
PDE4-I	Phosphodiesterase 4-Inhibitor	SRT	stereotaktische Radiotherapie
PDR	proliferative diabetische Retinopathie	SSc	Systemische Sklerose
PET	Positronen-Emissions-Tomographie	SS(T)	Schwangerschaft(stest)
PG	Prostaglandin	SSZ	Sulfasalazin
pHTP	primärer Hyperparathyreoidismus	EHEC-HUS	Shigatoxin produzierendes E.-coli-induziertes HUS
PIP	proximales Interphalangealgelenk	St. p.	Status post (Zustand nach)
PML	progressive multifokale Leukenzephalopathie	sTfR	löslicher Transferrin-Rezeptor
PNH	paroxysmale nächtliche Hämoglobinurie	STH	somatotropes Hormon (Somatotropin)
PNL	perkutane Nephrolithotripsie	s. u.	siehe unten
p. o.	per os	SWK	Sakralwirbelkörper
PO_2	Sauerstoff-Partialdruck	SZT	Stammzelltransplantation
PPI	Protonenpumpeninhibitor	TAVI	kathetergestützter perkutaner Aortenklappenersatz
PSA	prostataspezifisches Antigen	TBB	transbronchiale Biopsie
PSG	Polysomnographie	Tbc	Tuberkulose
PTA	perkutane transluminale Angioplastie	Tc	Technetium
PTCD	perkutane transhepatische Cholangiographie und Drainage	TCR	T-Zell-Rezeptor
		TEA	Thrombendarteriektomie
PTH(rp)	Parathormon (related peptide)	TEE	transösophageale Echokardiographie
PTS	postthrombotisches Syndrom	THT	Tuberkulinhauttest
PTT	partiel thromboplastin time (partielle Thromboplastinzeit)	TIPS	transjugulärer intrahepatischer portosystemischer Shunt
		TKI	Tyrosinkinaseinhibitor
RA	rheumatoide Arthritis	TLCO	Transferfaktor für Kohlenmonoxid
RAST	Radio-Allergo-Sorbent-Test	TMA	thrombotische Mikroangiopathie
RCM	restriktive Kardiomyopathie	TNF	Tumornekrosefaktor
RCT	randomized controlled trial, randomisierte kontrollierte Studie	TOZ	Tocilizumab
		TPO	Thrombopoietin
RDW	red cell distribution width = Erythrozytenverteilungsbreite	TRAS	Thrombopoietin-Rezeptor-Agonisten
		TSH	thyreoideastimulierendes Hormon
REM	rapid eye movement	TTKG	transtubulärer Kaliumkonzentrationsgradient
RF	Raumforderung	TTP	thrombotisch-thrombozytopenische Purpura
RG	Rasselgeräusche	TVT	tiefe Venenthrombose
rhRF	rheologische Risikofaktoren	u. a.	unter anderem

UICC	Union internationale contre le cancer
UKPPE	unkomplizierter parapneumonischer Pleuraerguss
UN	urea nitrogen (Harnstoff)
URS	semiregide oder flexible ureterrenoskopische Lithotripsie und Konkrementextraktion
u. U.	unter Umständen
V.	Vena
v. a.	vor allem
V. a.	Verdacht auf
VATC	videoassistierte thorakoskopische Chirurgie
VATS	videoassistierte Thorakoskopie
VDI	Vasculitis Damage Index
VEP	visuell evozierte Potenziale
VIP	vasoaktives intestinales Peptid
VIPom	VIP-produzierender Tumor
Vit.	Vitamin
VKA	Vitamin-K-Antagonisten
VOD	Venenverschlusskrankheit
VSC	volatile sulphur compounds (flüchtige Schwefelverbindungen)
VZV	Varizella-Zoster-Virus
WHO	World Health Organization
z. A.	zum Ausschluss
z. B.	zum Beispiel
Z. n.	Zustand nach
ZnT8	Zinktransporter 8
ZNS	zentrales Nervensystem
ZVD	zentraler Venendruck

Abbildungsnachweis

Der Verweis auf die jeweilige Abbildungsquelle befindet sich bei allen Abbildungen im Werk am Ende des Legendentextes in eckigen Klammern. Alle nicht besonders gekennzeichneten Grafiken und Abbildungen © Elsevier GmbH, München. Die Algorithmen wurden von Stefan Dangl, München, nach Vorlagen der Autoren angefertigt.

F847-004	Haak, T/et al.: Therapie des Typ-1-Diabetes. In: Diabetologie und Stoffwechsel, Volume 13(S 02), Pages S120-S130, Georg Thieme Verlag KG, 2018
F847-005	Landgraf, R/et al.: Therapie des Typ-2-Diabetes. In: Diabetologie und Stoffwechsel, Volume 13(S 02), Pages S144-S165, Georg Thieme Verlag KG, 2018
G906	Brunkhorst R/ Schölmerich J: Differenzialdiagnostik und Differenzialtherapie in der Inneren Medizin, 2.A. Elsevier, 2018.
L157	Susanne Adler, Lübeck
P804	Prof. Dr. med. Johannes Strunk, Klinik für Rheumatologie, Köln
P805	Dr. med. Stefan Gölder, III. Medizinische Klinik, Klinikum Augsburg
R240	Gernot Rassner: Dermatologie, 9.A. Elsevier Urban & Fischer Verlag, 2009.
V898	AliveCor Ltd, Slough.

Inhaltsverzeichnis

Teil I Vom Symptom zur Diagnose	1
Akute Oberbauchschmerzen	2
Akutes Abdomen	4
Anämie	6
Analschmerz	8
Antriebslosigkeit	10
Anurie/Oligurie	12
Appetitstörung	14
Arterielle Hypertonie	16
Aszites	18
Atemnot	20
Aufstoßen	22
Bauchkolik	24
Beinschwellung	26
Bluthusten	28
Blutungsneigung	30
Bradykardie	32
BSG-Erhöhung	34
Chronische Oberbauchschmerzen	36
Claudicatio	38
CRP-Erhöhung	40
Durchfall	42
Dysurie	44
Epileptischer Anfall	46
Epistaxis	48
Erbrechen (Emesis)	50
Erektile Dysfunktion	52
Erytheme	54
Exantheme	56
Exophthalmus	60
Exsikkose	62
Extremitätenschmerz	64
Fazialisparese	66
Fettleber	68
Fieber	70
Fieber unbekannter Ursache (FUO)	72
Flush	74
Gelenkschwellung, Gelenkschmerz	76
Geschmacksstörungen	78
Gewichtsverlust	80
Gewichtszunahme	82
Hämaturie	84

Halbseitenlähmung	86
Halsschmerzen	88
Halsschwellungen	90
Heiserkeit	92
Hirsutismus	94
Hodenschwellung	96
Hörstörungen	98
Hörsturz	100
Husten	102
Hyperglykämie	106
Hyperkaliämie	108
Hyperkalzämie	110
Hypernatriämie	112
Hyperurikämie	114
Hypoglykämie	116
Hypogonadismus	118
Hypokaliämie	120
Hypokalzämie	122
Hyponatriämie	124
Hypotonie	126
Ikterus	128
Ileus	130
Infertilität	132
Jucken (Pruritus)	134
Knochenschmerz	136
Knochenschwund	138
Körpergeruch	140
Koma	142
Kopfschmerzen	144
Leberherd	146
Leibesumfangszunahme	148
Leistungsknick	150
Leukopenie	152
Leukozytose	154
Lipaseerhöhung	156
Lymphknotenschwellung	158
Mediastinalverbreiterung	160
Metabolische Alkalose	162
Metabolische Azidose	164
Meteorismus	166
Mundgeruch	168
Muskelkrämpfe	170
Muskelschmerzen	172
Muskelschwäche	174
Nebennierenincidentalom	176
Niereninsuffizienz	178

Nykturie 180	Sprech-/Sprachstörungen 222
Nystagmus 182	Stimmstörungen 224
Obstipation 184	Stridor 226
Ödeme 186	Synkope 228
Okkulte Blutung: positiver Haemokkulttest 188	Tachykardie 230
Parästhesien 190	Tagesschläfrigkeit 232
Parkinson-Syndrom 192	Thoraxschmerz 234
Pleuraerguss 194	Thrombophilie 236
Polydipsie 196	Tinnitus 238
Polyurie 198	Transaminasenerhöhung 240
Proteinurie 200	Tremor (Zittern) 242
Rückenschmerzen 202	Unterbauchschmerzen 244
Schlafstörungen 204	Untere gastrointestinale Blutung 246
Schluckauf 206	Urämie 248
Schluckstörung (Dysphagie) 208	Urtikaria 250
Schock 210	Visusverlust 252
Schwindel 212	Wachstumsstörungen/Kleinwuchs 254
Sehstörungen: Doppeltsehen, Schielen 214	Zyanose 256
Sensibilitätsstörungen 216	Zyklusstörungen 258
Sodbrennen 218	Zytopenie im peripheren Blut 260
Splenomegalie 220	Zytose im peripheren Blut 262

Teil II Von der Diagnose zur Therapie 265

Akrale Durchblutungsstörungen 266

Akromegalie 268

Akute Bronchitis 270

Akute interstitielle Nephritis (AIN) 272

Akute Leukämie 274

Akute Pankreatitis 278

Akuter Gefäßverschluss der Extremitäten 280

Akutes Nierenversagen 282

Ankylosierende Spondylitis 284

Aortenaneurysma/Aortendissektion 286

Arthrosen 288

Asthma bronchiale 290

Bronchialkarzinom 292

Cholelithiasis 294

Cholezystitis und Cholangitis 296

Chronische Bronchitis 298

Chronische lymphatische Leukämie 300

Chronische myeloische Leukämie 302

Chronische Pankreatitis 304

Chronische venöse Insuffizienz 306

Colitis ulcerosa 308

COPD 310

Degenerative Wirbelsäulenveränderungen 312

Diabetes mellitus Typ 1 314

Diabetes mellitus Typ 2 316

Dumping-Syndrom 318

Erworbene Herzklappenfehler 320

Essenzielle arterielle Hypertonie 322

Fettstoffwechselstörungen 326

Fibromyalgie-Syndrom 328

Gallenblasentumoren 330

Gastritis 332

Gastroösophageale Refluxkrankheit 334

Gicht 336

Glutensensitive Enteropathie, Zöliakie 338

Granulomatose mit Polyangiitis (GPA) 340

Hämorrhoidalleiden 342

Harnblasenkarzinom 344

Harnwegsinfektionen 346

Hepatorenales Syndrom 348

Hepatozelluläres Karzinom 350

Herzinsuffizienz 352

Herzrhythmusstörungen 354

HIV-Infektion und AIDS 356

Hodgkin Lymphom 358

Hypertensive Krise/Hypertensiver Notfall	360
Hyperthyreose	362
Hypoparathyreoidismus	364
Hypophyseninsuffizienz	366
Hypothyreose	368
Immunthrombozytopenie (ITP)	370
Infektiöse Arthritis	372
Infektiöse Endokarditis	374
Interstitielle Lungenerkrankungen	376
Ischiassyndrom	378
Kardiomyopathien	380
Kardiorenales Syndrom	382
Kolorektales Karzinom	384
Koronare Herzerkrankung (KHK)	386
Leberzirrhose	388
Lungenembolie	390
Lyme-Borreliose	392
Magenkarzinom	394
Malassimilationssyndrom	396
Meningitis	398
Mesenterialgefäßverschluss	400
Metabolisches Syndrom	402
Migräne	404
Morbus Basedow	406
Morbus Crohn	408
Multiples Myelom/Plasmozytom	410
Myelodysplastisches Syndrom (MDS)	412
Myeloproliferative Erkrankungen	414
Myokarditis/Perikarditis	416
Nebennierenrindeninsuffizienz	418
Nephrotisches Syndrom	420
Neuroendokrine Neoplasien	422
Nierenzellkarzinom	424
Non-Hodgkin-Lymphome	426
Obere gastrointestinale Blutung	428
Ösophaguskarzinom	430
Osteoporose	432
Pankreaskarzinom	434
Phäochromozytom	436
Pneumonie (ambulant erworbene)	438
Pneumothorax	440
Poly- und Dermatomyositis	442
Polyneuropathie	444
Polyzystische Nierenerkrankung	446
Porphyrien	448
Postcholezystektomiesyndrom	450

Primärer Hyperparathyreoidismus 452	Thrombotische Mikroangiopathie 480
Prolaktinom 454	Thyreoiditis 482
Prostatakarzinom 456	Tiefe Venenthrombose 484
Psoriasisarthritis 458	Toxische Leberschäden 486
Reaktive Arthritis 460	Tuberkulose 488
Reizdarmsyndrom 462	Ulkuskrankheit 490
Rheumatoide Arthritis 464	Urolithiasis 492
Sarkoidose 466	Varikose 494
Schlaganfall 468	Vaskulitiden 496
Sepsis 470	Virushepatitis 498
Systemischer Lupus erythematodes (SLE) 472	Wurzelkompressionssyndrom 500
Systemische Sklerose (Sklerodermie) 474	Literaturverzeichnis 503
Thrombopenie 476	Register 519
Thrombo- und Varikophlebitis (oberflachliche Thrombose) 478	

Teil 1
Vom Symptom zur Diagnose

J. Keller, L. Gottschalk, P. Layer

Akute Oberbauchschmerzen

Definition

Akute epigastrische supra- oder periumbilikale Schmerzen sind häufig und treten meist in Kombination mit weiteren dyspeptischen Symptomen wie Druck- oder Völlegefühl, Aufstoßen, Übelkeit oder Sodbrennen auf ➤ chronische Oberbauchschmerzen. Liegt ein schweres Krankheitsbild vor mit heftigen Bauchschmerzen, zusätzlicher peritonealer Symptomatik (Abwehrspannung), Störung der Darmperistaltik (Ileus, Stuhl- und Windverhalt) und/oder Kreislaufschock, spricht man von einem ➤ akuten Abdomen.

Anamnese

Zunächst sollte eine Schmerzanamnese durchgeführt werden, um mögliche Differenzialdiagnosen enger eingrenzen bzw. (akuten) Handlungsbedarf besser einschätzen zu können. Hier empfiehlt sich z. B. das OPQRST-Schema, welches Beginn (Onset), verstärkende/lindernde Faktoren (Provocation/Palliation), Schmerzcharakter (Quality), Ort sowie Ausstrahlung (Radiation), Stärke (Severity) und Verlauf (Time) abfragt. Dies lässt zudem eine orientierende Differenzierung zwischen viszeralen (von Eingeweiden ausgehend, schwer lokalisierbar, dumpf, drückend, krampfartig oder wellenförmig, häufig vegetative Begleitsymptome) und somatischen Schmerzen (durch Alteration des Peritoneums, schärfer, genauer lokalisierbar und kontinuierlich, ggf. reflektorische Bauchdeckenspannung) zu.

Die anschließende Anamnese sollte neben Fragen zu Begleitsymptomen (Übelkeit, Erbrechen, Stuhlgang, Miktion?), Vorerkrankungen (z. B. Gallensteine? KHK?) und auslösenden Faktoren (z. B. fettreiche Mahlzeiten? Alkoholexzess?), eine Reise-, Umgebungs- und Familienanamnese beinhalten.

Untersuchungen

Erhebung der Vitalparameter: Hypotonie und Tachykardie sind Hinweise auf eine Schocksymptomatik und sprechen damit für ein ➤ akutes Abdomen, welches eine Notfalldiagnostik erfordert. (Hohes) Fieber sowie Tachypnoe und eine reduzierte Sauerstoffsättigung zählen ebenfalls zu den Red Flags und können für einen gefährlichen Verlauf sprechen.

Die körperliche Untersuchung mit Fokus auf das Abdomen kann bereits das Stellen einer gezielteren Verdachtsdiagnose ermöglichen (z. B. Murphy-Zeichen bei akuter Cholezystitis oder die verschiedenen Appendizitiszeichen). Ein gespanntes, stark druckschmerzhaftes Abdomen mit Abwehrspannung und ggf. hochgestellten oder fehlenden Darmgeräuschen spricht für ein akutes Abdomen ❶. Oberbauchschmerzen ohne akutes Abdomen ❷ können je nach zugrunde liegender Ursache auch mit einer unauffälligen körperlichen Untersuchung einhergehen. Meist besteht jedoch ein Druckschmerz im Bereich des Oberbauchs. Weitere potenzielle Untersuchungsbefunde sind wie die zugrunde liegenden Ursachen äußerst variabel. Darüber hinaus ist zu bedenken, dass sich intrathorakale Erkrankungen (KHK/Hinterwandinfarkt, basale Pleuritis) auch bzw. ausschließlich mit Schmerzausstrahlung in das Abdomen manifestieren können.

Die körperliche Untersuchung wird ergänzt durch ein **basales Laborprogramm** (Blutbild, Elektrolyte und Retentionswerte, BSG/CRP, Leber- und Pankreasenzyme, Elektrophorese, Troponin, Urinstatus, Blutkultur [bei Fieber], ggf. Blutgasanalyse.) sowie **Abdomensonographie** und **EKG** ❸. Diese Untersuchungen klären in einem Teil der Fälle die Diagnose (z. B. Gallenkolik bei Cholezystolithiasis) ❹, sodass dann eine gezielte Therapie erfolgen kann. Bei Patienten ohne Alarmsymptome (z. B. Hinweise auf gastrointestinale Blutung) und mit unauffälligen Befunden in der Basisdiagnostik ❺ ist eine symptomatische probatorische medikamentöse (z. B. PPI oder Spasmolytika) und diätetische Therapie gerechtfertigt. Sollten die Beschwerden hierunter nicht innerhalb kurzer Zeit abklingen ❻ sowie bei Patienten mit Alarmsymptomen oder auffälligen, aber nicht wegweisenden Befunden in der Basisdiagnostik ❼ sind weitere Untersuchungen, in erster Linie eine Ösophagogastroduodenoskopie (ÖGD) indiziert. Die sonstigen Maßnahmen richten sich nach Lokalisation und Charakteristik des Beschwerdebildes sowie etwaigen Begleitsymptomen und schließen weitere **endoskopische, röntgenologische** und **Laboruntersuchungen** ein.

Differenzialdiagnosen

Ursachen akuter Oberbauchschmerzen		
Mögliche Erkrankungen	Häufigkeit	Weiterführende Untersuchungen
Gastroenteritis	++++	meist selbstlimitiert, ggf. Stuhluntersuchungen, Endoskopie
Gallenkolik	+++	Sonographie
akute Cholezystitis	+++	Sonographie
Ulcus ventriculi/duodeni	+++	ÖGD
akute Appendizitis (beginnende Symptomatik)	+++	Sonographie
akute Pankreatitis	+++	Sonographie/CT
akute Pyelonephritis	+++	Urinuntersuchung
Mesenterialinfarkt	++	Gefäßdarstellung (Duplex-Sonographie, CT-/MRT-Angiographie)
basale Pneumonie	++	Röntgen Thorax
Herzinfarkt	++	EKG, Troponin
Milzinfarkt	++	Sonographie/Angio-CT
Urämie	+	Laboruntersuchungen
Hepatitis	+	Laboruntersuchungen, ggf. Sonographie
familiäres Mittelmeerfieber	+	Laboruntersuchungen
Porphyrie	+	Laboruntersuchungen
diabetische Pseudoperitonitis	+	Laboruntersuchungen

Akute Oberbauchschmerzen

```
                    ┌─────────────────────────────┐
                    │  Akute Oberbauchschmerzen   │
                    └──────────────┬──────────────┘
                                   ▼
                    ┌─────────────────────────────┐
                    │          Anamnese           │
                    └──────────────┬──────────────┘
                                   ▼
                    ┌─────────────────────────────┐
                    │   körperliche Untersuchung  │
                    └──┬───────────────────────┬──┘
                      (1)                     (2)
                       ▼                       ▼
           ┌───────────────────┐   ┌───────────────────────────┐
           │  akutes Abdomen   │   │ mäßige bis starke         │
           │                   │   │ Beschwerden,              │
           │                   │   │ kein akutes Abdomen       │
           └─────────┬─────────┘   └─────────────┬─────────────┘
                     ▼                          (3)
           ┌───────────────────┐                 ▼
           │ Notfalldiagnostik!│   ┌───────────────────────────┐
           │ (Labor,           │   │   Basislabor,             │
           │ Abdomensonographie│   │   Abdomensonographie, EKG │
           │ radiologische     │   └──┬──────────┬──────────┬──┘
           │ Untersuchungen),  │    (4)        (5)        (7)
           │ Chirurg hinzuziehen│    ▼          ▼          ▼
           └─────────┬─────────┘
                     ▼
```

Appendizitis, Pankreatitis etc. (▶ akutes Abdomen)	Klärung der Diagnose (z.B. Gallenkolik, Cholezystitis, akute Pankreatitis)	keine Alarmsymptome, unauffällige Befunde	Alarmsymptome, Risikofaktoren, auffällige Befunde

probatorische Therapie nach Symptomatik, z.B. PPI, Spasmolytikum, ggf. Diät

ÖGD, ggf. weitere endoskopische, radiologische oder Laboruntersuchungen

beschwerdefrei — anhaltend Symptome — (6) — organische Ursache (z.B. Ulkus, Gastritis) — funktionelle Ursache

A. Stallmach, C. Schmidt

Akutes Abdomen

Definition

Der Begriff „akutes Abdomen" ist ein Sammelbegriff für verschiedene Erkrankungen, die mit einer akut einsetzenden, rasch progredienten Symptomatik einhergehen. Kennzeichnend ist die Trias:

- starke anhaltende Bauchschmerzen
- abdominale Abwehrspannung
- Schocksymptomatik.

Sehr häufig liegt eine potenziell letal verlaufende Erkrankung zugrunde.

Anamnese

Trotz des häufig hohen Zeitdrucks ist eine genaue Anamneseerhebung notwendig ❶. Die Fragen konzentrieren sich auf die **Art** (akut vs. chronisch), **Lokalisation** und **Begleitsymptomatik** des aufgetretenen Schmerzes. Der Schweregrad der Schmerzen korreliert nicht immer mit der Stärke des schädigenden Stimulus. Eine Ausnahme bildet der **akute, vernichtende Schmerz** bei einer **Hohlorganperforation** mit den darauffolgenden Zeichen des „brettharten Abdomens".

Die Beziehung des Schmerzes zu anderen Faktoren wie Nahrungsaufnahme oder Menstruationszyklusphase kann zusätzliche Hinweise ergeben. Assoziierte Symptome wie Gewichtsverlust, Veränderungen der Stuhlgewohnheiten, Übelkeit und Erbrechen sowie ein Ikterus sind von diagnostischer Bedeutung.

Die abdominale Symptomatik kann insbesondere beim **älteren Patienten** oder **Kleinkind** fehlgedeutet werden, da sie häufig keine klaren Angaben über Beginn und Entwicklung machen und auch die Symptome gelegentlich nur mild sein können.

Untersuchungen

Durch eine sorgfältige körperliche Untersuchung ❷ einschließlich **Inspektion** (Distension des Abdomens, Darmsteifungen im Rahmen einer Hyperperistaltik), **Auskultation** (Vorhandensein oder Fehlen von Darmgeräuschen) und **Perkussion** des Abdomens (Raumforderungen, Aszites, Gasbildung) sowie **Palpation** der Bauchdecken (diffuse oder lokale Abwehrspannung, Loslassschmerz) und **rektale Untersuchung** können häufig richtungsweisende Befunde erhoben werden.

Da eine drohende oder vorhandene Schocksymptomatik typisch für das akute Abdomen ist, ist bei der körperlichen Untersuchung eine Dokumentation der **Vitalparameter** (Puls, Blutdruck, Atemfrequenz, Temperatur) zwingend erforderlich.

Es ist von zentraler Bedeutung, die **vitale Gefährdung** für den Patienten rasch **abzuschätzen,** ggf. auf eine zeitraubende Diagnostik zu verzichten und durch einen chirurgischen Eingriff (Probelaparotomie) die Diagnose zu stellen und gleichzeitig eine Therapie zu ermöglichen ❸.

Differenzialdiagnosen

Ursachen eines akuten Abdomens		
Mögliche Erkrankungen	Häufigkeit	Weiterführende Untersuchungen
akute Cholezystitis	++++ (10–35 %)	Schmerz im rechten Oberbauch, Sonographie ❹, Leukozytose
akute Appendizitis	++++ (10–25 %)	Schmerz McBurney, Temperaturdifferenz, Leukozytose, Sonographie ❹
akute Pankreatitis	++++ (10 %)	Lipase, Sonographie, CT ❹
Divertikulitis	+++ (8 %)	Schmerz im linken Unterbauch, Leukozytose, Sonographie, CT ❹
Infektionen (Clostridium difficile – Toxinbildung, tuberkulöse Peritonitis, Enterovireninfektion, Ruptur einer Echinokokkuszyste)	+++	mikrobiologische Diagnostik ❹
Entzündung/Peritonitis (Ulkusperforation, Ruptur von Pankreaspseudozysten, Milzruptur bei infektiöser Mononukleose, intraabdominale Blutungen)	++	CT, Sonographie (freie Flüssigkeit) ❹
vaskuläre Ursachen (Embolie, Mesenterialischämie, Milz- oder Niereninfarkt, Aortenaneurysma, Vaskulitis)	++	Sonographie, CT, Angiographie ❹
gynäkologische Ursachen (Extrauteringravidität, Stieldrehung einer Ovarialzyste, Endometriose, Salpingitis)	+	β-HCG, Sonographie ❹
urogenitale Ursachen (Zystitis, Pyelonephritis, akuter Harnverhalt, Konkrementobstruktion)	+	Urinstatus, Sonographie, Urogramm ❹
extraabdominale Ursachen (Angina pectoris, Myokardinfarkt, Perikarditis, basale Pneumonie)	(+)	EKG, Röntgen Thorax, Troponin ❹
metabolische Ursachen (Porphyrie, Urämie, Pseudoperitonitis diabetica)	(+)	Familienanamnese, Labor ❹
Intoxikationen (Bleiintoxikation)	(+)	Labor ❹

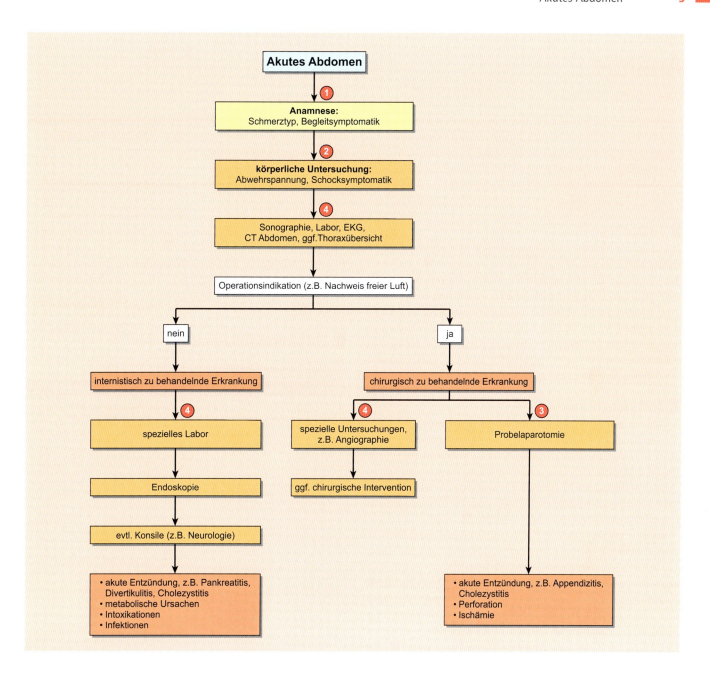

J. Panse

Anämie

Definition

Nach WHO-Definition besteht eine Anämie bei Hämoglobin-(Hb)-Konzentrationen bei **Frauen < 12 g/dl,** bei **Männern < 13 g/dl.** Hb-Werte sind immer Summe aus Erythrozytenproduktion und -abbau bzw. -verlust, da das blutbildende System ein dynamisches Organ darstellt!

Anamnese

Pathologische Blutbilder i. S. e. **Anämie** sind oft Zufallsbefunde. Da **immer abklärungsbedürftig**, erfolgt die Anamnese ❶ häufig nach der Diagnose. Vor dem ethnisch/familiären Hintergrund (Hämoglobinopathien/Enzymdefekte!) sollten Ernährung, Alkoholkonsum, Medikamenteneinnahme, Beruf (Bleiexposition in 150 Berufsgruppen), Vorerkrankungen und Operationen (Gastrektomie) erfragt werden. Obligat sind Schwangerschafts- und Menstruationsanamnese sowie Fragen nach Blutungszeichen, Infekten und B-Symptomen als Hinweis auf systemische Erkrankungen.

Untersuchungen

Bei **akuten Anämien** stehen Symptome der Hypotension im Vordergrund, daneben Blässe (Nagelbett, Konjunktiven) und Ikterus, ggf. mit Schmerzen (hämolytische Anämie, Sichelzellkrise). **Chronische Anämien** bleiben lange symptomlos. Typisch sind Schwäche, Leistungsknick und (Belastungs-)Dyspnoe. Petechien, Hämatome, Lymphadenopathie und Splenomegalie (hämatologische Grunderkrankung) geben weitere Hinweise ❷.

Erythrozytenindices und der **Retikulozyten-Produktions-Index (RPI)** ❷ führen zur exakten **funktionellen Anämieeinteilung.** Ein RPI < 2,5 bei normaler Nierenfunktion/adäquater Erythropoetinproduktion spricht für eine **Bildungs- bzw. Reifungsstörung** ❸. Unauffällige Erythrozytenindices ❹ zeigen **Hypoproliferation** durch **Knochenmarkpathologien** ❺ (Neoplasien) oder durch **verminderte Stimulation** ❻ (Nephro-, Endokrinopathie, Infektion) an. Ursachen **mikrozytärer Anämien** ❼ sind Eisenmangel ❽, Thalassämien ❾, die sideroachrestische Anämie und Bleiexposition ❿. Differenzialdiagnostisch entscheidend ist der **Eisenstatus** (Ferritin, sTfR), die Beurteilung des **Blutausstrichs** (Anisozytose) bzw. die RDW und die **Hb-Elektrophorese** (Thalassämie). Wichtig ist die Abgrenzung der Anämie chronischer Erkrankungen **(ACD)** ❿, der eine Eisenverwertungsstörung durch Hepcidinerhöhung zugrunde liegt. Eine **Makrozytose** ⓫ kann durch Alkoholismus, Hepatopathie, Hypothyreose und Artefakte (Agglutination, Hyperglykämie, Leukozytose) entstehen, hier hilft der Blutausstrich. Folsäure- und Vitamin-B$_{12}$-Mangel bedingen **megaloblastäre Anämien** ⓬ (MCV > 110 fl, LDH ↑↑), entscheidend ist der Megaloblastennachweis im Knochenmark (DD: refraktäre Anämie).

Ein RPI > 2,5 ohne **Hämolysezeichen** (LDH ↑, Haptoglobin ↓) weist auf Blutverlust und intakte Erythropoese bzw. Regeneration durch Therapie mit Fe, Vitamin B$_{12}$, Folsäure ⓭ hin. Bei Hämolyseverdacht erfolgt ein **Coombstest** zum Nachweis einer Immunhämolyse (AIHA) ⓮, bei negativem Coombstest gibt der Blutausstrich Hinweise auf Fragmentationssyndrome, Membrandefekte (Sphäro-, Eliptozyten) und Sichelzellen ⓯. Ist der Blutausstrich nicht wegweisend, müssen medikamentöse, toxische, physikalische Ursachen, Enzymopathien (Favismus), Hämolyse bei Lebererkrankungen, die PNH und Hämoglobinopathien in Betracht gezogen werden ⓰.

Differenzialdiagnosen

Ursachen von Anämien		
Mögliche Erkrankungen	Häufigkeit	Weiterführende Untersuchungen
Eisenmangel (weltweit häufigste Ursache parasitäre Erkrankungen)	++++	Abklärung obligat → Urin-Stix, Ösophagogastroduodenoskopie (ÖGD), Koloskopie, iatrogen?
ACD	++++	CRP, Akutphaseparameter, ggf. Tumorsuche, Klinik rheumatoider Erkrankung?
megaloblastäre Anämien	+++	Methylmalonat/Homocystein ↑; ÖGD obligatorisch, Schilling-Test = Goldstandard, oft verzichtbar: Intrinsic-Faktor-, Belegzell-, Schilddrüsen-AK; V. a. Folsäuremangel → immer Mitbestimmung von Vitamin B$_{12}$
Immunhämolyse (AIHA)	++	Suche nach Grunderkrankung (Lymphom, Kollagenose, Infektion) oder Auslöser (Medikamente), Differenzierung von Kälte-(IgM) und Wärme-(IgG)Antikörpern
Fragmentationssyndrom	++	Thrombozyten ↓ →, Thrombotische Mikroangiopathie (TMA), DIC, Thrombozyten normal → mechanische Ursache (z. B. künstliche Herzklappe)
PNH	+	GPI-verankerte Oberflächenmarker (CD55, CD59, CD16, CD24)
hereditäre Sphärozytose	+	MCHC > 36 %; RDW ↑; (Eosin-5-Maleimid Bindung = EMA-Test)

Anämie

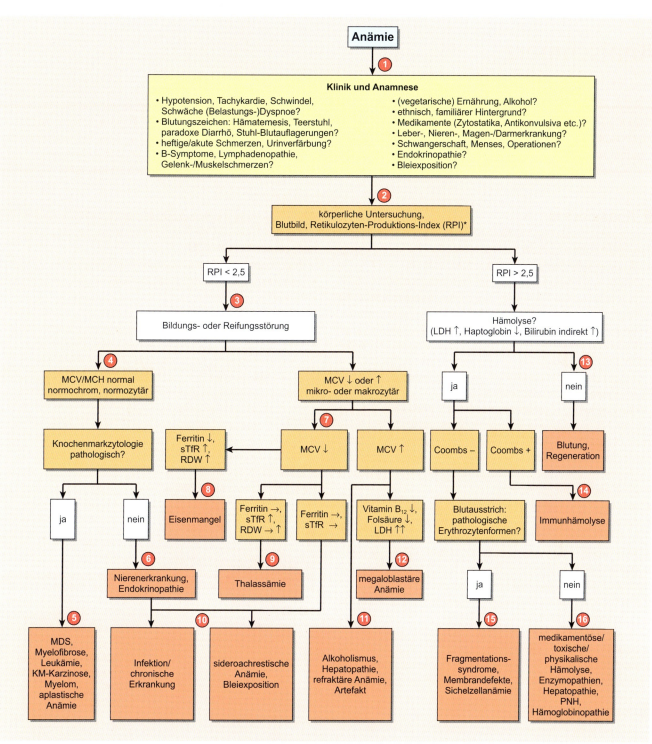

* Der RPI beschreibt die Regenerationsfähigkeit des Erythrons; bei intakter Erythropoese ist der RPI meist > 3.
Je ausgeprägter die Anämie (Hkt. ↓), desto länger ist die Retikulozytenverweildauer (physiologisch 1 Tag)
im Blut (= SHIFT**), zudem muss die gemessene Retikulozytenzahl Hkt.-abhängig nach unten korrigiert werden.
Daraus ergibt sich der RPI:

$$\frac{\%\ \text{Retikulozyten} \times \text{bestimmter Hkt.}}{\text{SHIFT in Tagen} \times 0{,}45\ (\text{Soll-Hkt.})}$$

** SHIFT (in Tagen): Hkt. 0,45 ~ 1,0; Hkt. 0,35 ~ 1,5; Hkt. 0,25 ~ 2,0; Hkt. 0,15 ~ 2,5

Besondere Abkürzungen: sTfR = löslicher Transferrin-Rezeptor
 RDW = red cell distribution width, Erythrozytenverteilungsbreite
 PNH = paroxysmale nächtliche Hämoglobinurie

P. Otto

Analschmerz

Definition

Der Analschmerz ist definiert durch schwer lokalisierbare quälende dumpfe, drückende, ziehende oder krampfartige Missempfindungen im Analbereich, nicht selten mit Ausstrahlung zum Kreuzbein. Eine Sonderform sind die **Tenesmen**: krampfartig zwanghafter, oft unergiebiger Stuhldrang oder Stuhlentleerungen bei entzündlichem Reizzustand, z. B. bei Colitis ulcerosa.

Anamnese ❶

Eine genaue Schmerzanalyse ❷ umfasst Qualität, Auslösung und Entwicklung bzw. Dauer der Schmerzen. Sie lässt meist eine weitgehende Eingrenzung bis hin zur exakten Diagnose zu.

Da der Hämorrhoidalkomplex im anästhetischen Schleimhautbereich liegt, weisen **Schmerzen bei einem Hämorrhoidalleiden** immer auf eine anodermale Mitbeteiligung wie Vorfall, inkarzerierter prolabierter Hämorrhoidalknoten, Thrombose, Reizung („Anitis") oder eine begleitende anale Erkrankung wie Fissur, inkomplette Fistel, auch Karzinom hin.

Umschriebene Krankheitsbilder wie Fissur, Fistel, inkarzerierter Hämorrhoidalprolaps oder intersphinkterer Abszess lösen **lokalisierbare, scharfe, schneidende, stechende, drückende Schmerzen** aus. Flächenhafte, entzündliche Veränderungen wie Anitis, perianale Dermatitis sind dagegen mit **diffusen, brennenden, auch juckenden Missempfindungen** verbunden.

Weitere wichtige diagnostische Hinweise ergeben sich durch Beachtung der **Schmerzauslösung:**
- **spontan:** anale Thrombose, inkarzerierter Hämorrhoidalprolaps
- **defäkationsabhängig:** Fissur, inkarzerierter Hämorrhoidalprolaps
- **beim Sitzen, auf Druck:** Abszess, Thrombose, inkarzerierter Hämorrhoidenprolaps

Auch die **Schmerzdauer und -entwicklung** kann weiterhelfen:
- **akut:** Fissur, anale Thrombose, inkarzerierter Hämorrhoidenprolaps
- **chronisch:** Fistel – „Intervallschmerz" (mehrere Minuten nach Defäkation): inkomplette Fistel.
- Der Pruritus ani ist eine Sonderform des analen Schmerzes und stellt eine spezifische Reizantwort der Analregion dar.

Untersuchungen

Die **körperliche Untersuchung** ❸ umfasst:
- **Inspektion** der Analregion einschließlich der Nates (Gesäßbacken): akute oder chronische Ekzeme, Fistelmündungen, periproktitische Abszesse, Mariskien (Hautfalten), perianale Thrombosen, prolabierende Hämorrhoidalknoten.
- äußere **Palpation** und **digital-rektale Untersuchung:** schmerzhafte Schwellung (Abszess), derber Strang (Fistelverlauf), Leistenlymphknoten, indolente derbe Areale (Analrandkarzinome!), angeborene oder erworbene Stenosen, palpable Resistenzen im Analkanal, Beurteilung der Prostata, bei Verdacht auf akute Analfissur, vorher Lokalanästhesie wegen begleitendem schmerzhaften Sphinkterkrampf!
- **Untersuchung Analkanal** mit dem Spreizspekulum: Beurteilung des Anoderms zur Fistel- bzw. Fissursuche.

Bildgebende Verfahren ❹:

Prokto- und Sigmoidokoloskopie ermöglichen eine:
- Beurteilung des Hämorrhoidalkomplexes
- Beurteilung der Rektum- und Sigmaschleimhaut
- Erfassung tiefsitzender Malignome
- Erfassung punktförmiger Blutungen: Folge einer Entzündung
- Diagnose des Rektumprolapssyndroms, des partiellen oder kompletten inneren Rektumprolaps (Funktionsproktoskopie).

CT und MRT dienen zur:
- überlagerungsfreien Darstellung aller anatomischen Strukturen des Beckens und Analbereichs
- Abszess- und Fisteldiagnostik
- Darstellung der Lagebeziehung zu den muskulären Strukturen.

Die **anale Endosonographie** (EAUS) erfasst exakt die einzelnen Muskelanteile des analen Sphinkterapparates und seiner benachbarten Strukturen und ermöglicht so den Nachweis entzündlicher und tumoröser Sphinkterinfiltrationen.

Differenzialdiagnosen

Ursachen von Analschmerzen		
Mögliche Erkrankungen	Häufigkeit	Weiterführende Untersuchungen
Hämorrhoidalleiden (❺, ❿)	+++	Inspektion, digital-rektale Untersuchung, Proktoskopie
Pruritus ani ❺	+++	Inspektion, digital-rektale Untersuchung, Proktoskopie
Analfissur ❻	+/++	Lokalanästhesie, digital-rektale Untersuchung, Spekulumuntersuchung
Analthrombose ❼	+/++	Inspektion
Anal-/Rektumkarzinom oder Rezidiv ❽	+/++	digital-rektale Untersuchung, Proktoskopie, Sigmoidokoloskopie, EAUS
periproktitischer Abszess/Analfistel ❾	+	Inspektion, äußere Palpation, digital-rektale Untersuchung, Spekulumuntersuchung, Proktoskopie, EAUS, MRT

Analschmerz

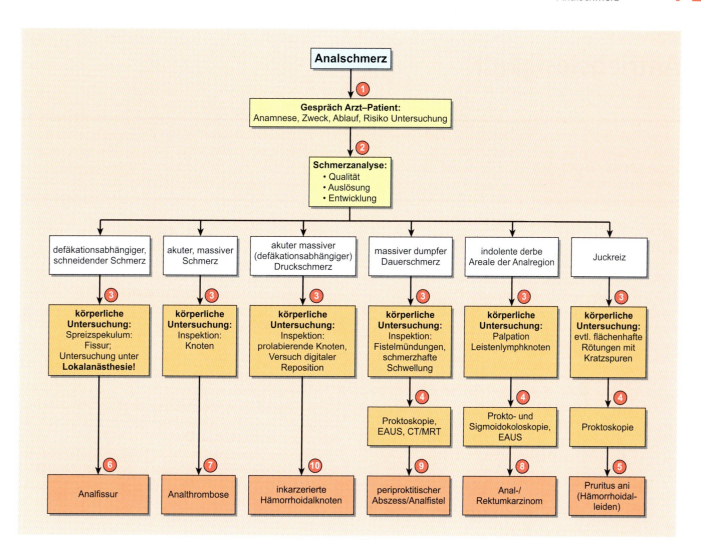

M. Hickstein

Antriebslosigkeit

Definition

Antriebslosigkeit bezeichnet den Zustand eines Patienten, der von ihm selbst oder seiner Umgebung als Schwäche auf psychischer und/oder auf physischer Ebene empfunden wird. Der Betroffene fühlt sich nicht mehr in der Lage, den Aktivitäten des täglichen Lebens nachzukommen. Der Patient äußert Abgeschlagenheit, Müdigkeit oder Erschöpfung. Ein antriebsloser Mensch wirkt häufig lethargisch, geistig träge und abgestumpft und ist kaum zu Aktivitäten zu motivieren.

Anamnese ❶

Beschwerdebeginn und Kontextfaktoren sind zu eruieren. Redestil und Flüssigkeit des Patientenberichts lassen erste Aufschlüsse über das Krankheitsbild zu. Fragen nach Niedergeschlagenheit und Interesselosigkeit dienen einer ersten Einschätzung einer möglichen **depressiven Symptomatik.** Die Fremdanamnese einer Bezugsperson gibt oft wichtige ergänzende Hinweise.

Die **vegetative Anamnese** und **Medikamentenanamnese** sowie eine behutsame **Sozial- und Familienanamnese** liefern weitere wertvolle Informationen. Besteht der Verdacht auf Gedächtnis- und/oder Konzentrationsstörungen, ist die Erhebung des kognitiven Status, ggf. mit Hilfe standardisierter Leistungstests, aufschlussreich.

Körperliche und weiterführende Untersuchungen

Bei der kompletten **körperlichen Untersuchung** ist unter anderem auf Hautturgor, Lymphknotenschwellungen oder endokrinologische Stigmata ❷ zu achten.

Laboruntersuchungen sollten stets im Rahmen einer Stufendiagnostik erfolgen. Als Basislabor bieten sich an: Blutbild, BSG oder CRP, Elektrolyte, Kreatinin, Glucose, TSH etc. ❸.

In Abhängigkeit von diesen Befunden und dem klinischen Bild erfolgen dann ggf. die **erweiterte Labor-** sowie die **apparative Diagnostik.** Aufgrund der mannigfaltigen Differenzialdiagnosen fällt diese sehr unterschiedlich aus ❹.

Ergeben sich Hinweise auf psychische Ursachen der Antriebslosigkeit, sollte eine **neurologisch-psychiatrische Diagnostik** folgen ❺.

Die Schnittmenge psychischer und somatischer Beschwerden sowie Erkrankungen ist bei diesem Symptom besonders groß.

Differenzialdiagnosen

Ursachen für Antriebslosigkeit		
Mögliche Erkrankungen	Häufigkeit	Weiterführende Untersuchungen
Stoffwechselerkrankungen, Endokrinopathien ❻	++	außer Basislabor: fT₃, fT₄, Schilddrüsen-AK, HbA1c, Nierenwerte, Lipidstatus, Kortisol basal, BGA; Sonographie, Röntgen, CT, MRT, Szintigraphie, endokrinologische Funktionstests
onkologische/hämatologische Erkrankungen ❼	+++	Differenzialblutbild, Eisen, Ferritin, Transferrinrezeptor, Serum-/Immun-Elektrophorese, ggf. Tumormarker; Beckenkammpunktion, Bildgebung
Vergiftung und Medikamentenüberdosierung ❽	++++	Alkohol-/Medikamentenspiegel, Urin-Toxikologie, Lebersyntheseparameter, Differenzialblutbild, Nierenwerte, Gerinnung, Konzentration der toxischen Stoffe
Infektionen ❾	+++	Reiseanamnese, Labor, serologische und mikrobiologische Untersuchungen, Bildgebung
chronische Lungenerkrankungen ❿	++++	BGA, Differenzialblutbild, Bildgebung, Lungenfunktion, ggf. Schlaflabor
gastrointestinale und Lebererkrankungen ❿	++++	Lebersyntheseparameter, Lipase, serologische Untersuchungen, ggf. Autoantikörper; Bildgebung, Endoskopie, Biopsie
Herz-Kreislauf-Erkrankungen ❿	++++	indikationsbezogen: CK, CK-MB, Myoglobin, Troponin; EKG, Echokardiographie, Doppler/Duplex, Ergometrie, 24-h-EKG und -Blutdruck
Nierenerkrankungen ❿	++++	Nierenretentionswerte, Elektrolyte, Kreatinin-Clearance, BGA, Differenzialblutbild, Lipidstatus, Urinanalysen
Mangelerkrankungen ⓫	++	Eisenstoffwechsel, Vitaminkonzentrationen, Gesamtprotein, BMI, Bildgebung, alimentäre von somatischen Ursachen (wie Tumorkachexie) abgrenzen
rheumatischer Formenkreis ⓭	+	Basislabor, rheumatologische Untersuchungen, Autoantikörper, Bildgebung
andere (chronisches Schmerzsyndrom, chronisches Müdigkeitssyndrom)	+++	Ausschlussdiagnose
psychiatrische/neurologische Erkrankungen ⓬	+++	spezifische Exploration und Diagnostik, Fragebogen, Demenztest, ggf. Bildgebung

Antriebslosigkeit

Antriebslosigkeit

① **Anamnese:**
- Redestil und -fluss des Patienten (leises, langsames Sprechen, Auffälligkeiten in Mimik, Formulierungsweise und Artikulation; Stimmung des Patienten)
- Sozial-/Familienanamnese (tägliche Lebens-/Arbeitsgewohnheiten, familiäres Umfeld)
- vegetative und Medikamentenanamnese
- eventuell Erhebung des mentalen Status
- nach Niedergeschlagenheit und Interesselosigkeit fragen, ggf. Depressionsfragebogen, z. B. PHQ-9

② **körperliche Untersuchung:**
z.B. Hautturgor, Lymphknotenschwellungen, endokrinologische Stigmata

Hinweise auf psychische Ursache

⑤ neurologisch-psychiatrische Diagnostik, ggf. Labor, apparative Diagnostik

Psychiatrie: Depression, Angststörung, affektive Störung, Suchterkrankung, Anorexie, Bulimie, Psychose, Schizophrenie, Burnout-Syndrom u.a.

⑫ **Neurologie:** neurodegenerative Erkrankungen wie Morbus Parkinson, demenzielle Symptome, entzündliche oder ischämische ZNS-Erkrankungen, neuromuskuläre Erkrankungen, chronic fatigue syndrome (CFS) u.a.

Hinweise auf somatische Ursache

③ Basislabor: Blutbild, BSG, CRP, Kreatinin, Natrium, Kalium, Kalzium, Gesamteiweiß, Leberwerte, Glukose, TSH, ggf. Medikamentenspiegel, kapilläre Blutgasanalyse und Serum-Elektrophorese

④ erweitertes Labor; ggf. Bildgebung, Funktionstests, Tumorsuche, Alkohol- und Medikamentenspiegel, Mikrobiologie, apparative und weiterführende Diagnostik

⑥ **Stoffwechselerkrankungen und Endokrinopathien**, z.B.: Hypothyreose, Diabetes mellitus, M. Addison, HVL-Insuffizienz, Hyponatriämie

⑦ **onkologische und hämatologische Erkrankungen**, z.B.: Anämie, Eisenmangel, Tumorerkrankungen, Lymphome, Leukämien, MDS

⑧ **Vergiftung und Medikamentenüberdosierung**, z.B.: Überdosierung (z.B. Sedativa, Analgetika, Kardiaka u.a.), Suchterkrankung, Alkoholabhängigkeit

⑨ **akute und chronische Infektionen**, z.B.: virale oder bakterielle Infekte, Tuberkulose, HIV/AIDS

⑩ **chronische Lungen-, Herz-Kreislauf-, gastrointestinale, Nierenerkrankungen**, z.B.: Lungenemphysem, Schlafapnoe-Syndrom, Hypotonie, Niereninsuffizienz u.a.

⑪ **Mangelerkrankungen**, z.B.: Vitamin-, Eisenmangel, Unterernährung, Exsikkose

⑬ **rheumatische Erkrankungen** z.B. rheumatoide Arthritis, Kollagenosen inkl. Begleitbeschwerden wie Fatigue oder Nebenwirkungen systemischer Medikamente

Abkürzungen: MDS = myelodysplastisches Syndrom
HVL = Hypophysenvorderlappen

J. Gerth, G. Wolf
Anurie/Oligurie

Definition

Unter einer Anurie versteht man eine Diuresemenge < 100 ml/d, unter einer Oligurie von < 500 ml/d.

Anamnese

Zunächst sollte nach **renalen Vorerkrankungen** (auch Nierenerkrankungen bei Angehörigen) bzw. Erkrankungen mit einem Risiko für die Nierenfunktion gefragt werden. Dies sollte auch eine Recherche bzgl. evtl. verfügbarer Vorbefunde der Nierenfunktion einschließen (Hausarzt kontaktieren). Weitere Fragen betreffen die **Dauer** der Oligurie/Anurie und das **Miktionsverhalten** vor deren Eintritt (Dysurie, Pollakisurie, Hämaturie bzw. schäumender Urin als Hinweis auf eine Proteinurie), um Hinweise auf Harnabflussstörungen, aszendierende Harnwegsinfektionen oder intrinsische Nierenerkrankungen zu erhalten ❶.

Bei älteren Patienten sollte die etwaige **Trinkmenge** abgeschätzt werden, um die Möglichkeit eines prärenalen Nierenversagens im Rahmen einer Exsikkose beurteilen zu können ❶.

Ferner sollten evtl. **Symptome einer Systemerkrankung** bzw. Vaskulitis, Auslandsaufenthalte, Tierkontakte und Berufs- sowie Medikamentenanamnese bzw. Kontrastmitteleinsatz eruiert werden. Daneben sind kurzfristig zurückliegende Zustände mit instabilem Kreislauf von Interesse, die auf ein akutes, prärenales Nierenversagen bzw. eine ischämische Tubulusnekrose hinweisen können ❶.

Untersuchungen

Die **körperliche Untersuchung** ❷ konzentriert sich auf den Volumenstatus und die Kreislaufsituation, um ein prärenales Nierenversagen frühzeitig erkennen und behandeln zu können. Niedriger Blutdruck und (Erfordernis-)Tachykardie weisen auf eine Kreislaufinsuffizienz als Ursache der Oligurie/Anurie hin.

Weiterhin wird überprüft, ob ein **Klopfschmerz** in den Nierenlagern vorhanden oder eine gefüllte Harnblase zu tasten ist. Auf Zeichen einer Systemerkrankung im Sinne von Haut- und Gelenkveränderungen ist zu achten. Zeichen einer länger bestehenden Niereninsuffizienz sind: blasse Haut und Schleimhäute, graues Hautkolorit, urämischer Foetor und Kratzspuren an der Haut (urämischer Pruritus).

Differenzialdiagnostisch wegweisend ist eine **Ultraschalluntersuchung** der Nieren und der Harnblase, durch die eine bestehende chronische Nierenschädigung bis hin zu Schrumpfnieren diagnostiziert werden kann. In Bezug auf ein akutes Nierenversagen ist die Sonographie nur bedingt hilfreich. Die Sonographie der Nieren dient aber auch dazu, eine Harnstauung bzw. ein Harnabflusshindernis zu erkennen ❸.

Mit der Bestimmung der **Nierenretentionsparameter** lässt sich das Ausmaß der Niereninsuffizienz feststellen. Tägliche Kontrollen der Retentionswerte im Vergleich zu etwaigen Vorbefunden erlauben eine Aussage zur Genese der Nierenerkrankung (akut vs. chronisch) sowie zur Notwendigkeit des Zeitpunktes weiterführender Diagnostik- und Therapiemaßnahmen einschließlich der Einleitung einer Nierenersatztherapie. Die Gewinnung geringer Urinmengen kann dazu beitragen, eine Harnwegsinfektion bzw. eine intrinsisch renale bzw. glomeruläre Erkrankung durch Untersuchung auf Protein-, Leukozyt- und Erythrozyturie zu diagnostizieren ❸.

Weitere laborchemische Analysen dienen einerseits dazu, bereits manifestierte Folgeerkrankungen einer chronischen Niereninsuffizienz, z. B. eine renale Anämie, eine metabolische Azidose bzw. einen sekundären Hyperparathyreoidismus zu erkennen ❸. Andererseits sollten Spezialuntersuchungen wie die Bestimmung verschiedener Auto-Antikörper (ANCA, Anti-GBM-Antikörper, ANA, ENA), eines Blutausstrichs zur Detektion von Fragmentozyten, die Bestimmung freier Leichtketten zum Ausschluss einer Autoimmunerkrankung, einer thrombotischen Mikroangiopathie oder einer Leichtkettenerkrankung/Myelomniere dienen. Zur Sicherung einer solchen Diagnose ist dann meist die zügige Nierenbiopsie erforderlich.

Differenzialdiagnosen

Ursachen von Anurie/Oligurie		
Mögliche Erkrankungen	Häufigkeit	Weiterführende Untersuchungen
prärenales Nierenversagen ❹		
vermindertes Intravasalvolumen, z. B. Pankreatitis	+++	Anamnese, klinische Untersuchung
vermindertes intraarterielles Blutvolumen, z. B. Leberzirrhose, nephrotisches Syndrom, Herzinsuffizienz	++	Anamnese, klinische Untersuchung, Labordiagnostik, Echokardiographie
gestörte intrarenale Hämodynamik durch präglomeruläre Vasokonstriktion (z. B. NSAR) und postglomeruläre Vasodilatation (z. B. ACE-Hemmer)	++	Medikamentenanamnese
erhöhte Kapazität des Gefäßsystems, z. B. Sepsis, Anaphylaxie	+++	klinische Untersuchung, Labordiagnostik
intrarenales Nierenversagen ❺		
akute Glomerulonephritis	+	Labor-, Urindiagnostik, Nierenbiopsie
interstitielle Nephritis	+	Anamnese, Labordiagnostik, Nierenbiopsie

Anurie/Oligurie

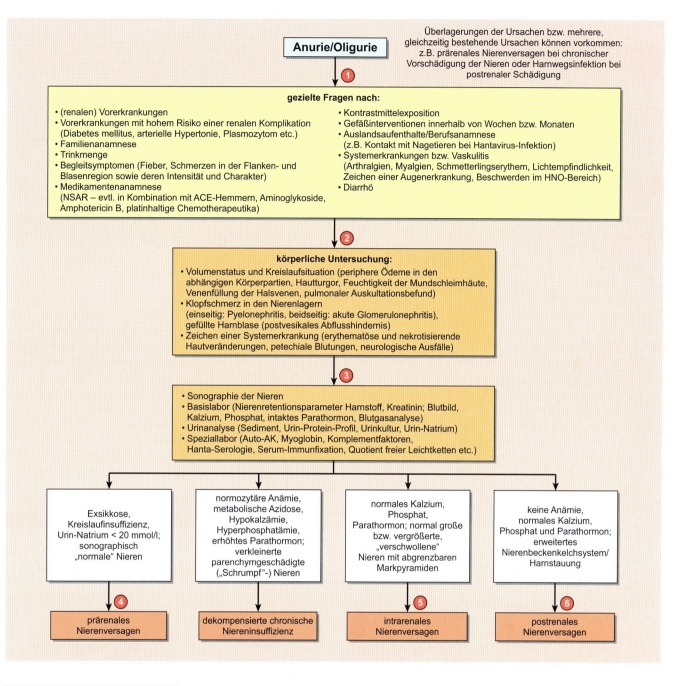

Ursachen von Anurie/Oligurie (Forts.)		
Mögliche Erkrankungen	Häufigkeit	Weiterführende Untersuchungen
akute Tubulusnekrose (ischämisch, toxisch)	+	Anamnese, klinische Untersuchung, Nierenbiopsie
renovaskuläre Erkrankungen (arterielle Verschlüsse, Thrombembolien, Dissektionen)	+	Duplexsonographie, Schnittbilduntersuchungen, Angiographie
postrenales Nierenversagen ❻		
Obstruktion des oberen Harntraktes, intrinsisch z. B. Lithiasis, Urothelkarzinom; extrinsisch z. B. M. Ormond	++	Sonographie, CT/MRT

Ursachen von Anurie/Oligurie (Forts.)		
Mögliche Erkrankungen	Häufigkeit	Weiterführende Untersuchungen
Obstruktion des unteren Harntraktes, z. B. benigne Prostatahyperplasie, Harnblasenkarzinom, Phimose	+++	Sonographie, Zystoskopie
neurogene Blase	+	Zystomanometrie, Miktionszysturethrographie, Urodynamik

Ch. Wrede

Appetitstörung

Definition
Ein quantitativ oder qualitativ verändertes Verlangen nach Nahrung wird als Appetitstörung bezeichnet.

Anamnese

Die Art und Dauer der Appetitstörung sind für die weitere Differenzialdiagnose wegweisend. Ein **qualitativ veränderter Appetit** ❶ kann durch physiologische Veränderungen, z. B. während einer Schwangerschaft ❷, ausgelöst werden. Pathologische qualitative Veränderungen, z. B. Abneigung gegenüber Fleisch, können neben einer quantitativen Störung im Sinne einer Appetitabnahme bei Tumorerkrankungen ❸ auftreten. Die gesteigerte orale Aufnahme von bestimmten essbaren Substanzen, z. B. Stärke, Erdnüsse, oder nicht essbaren Substanzen wie Haare, Erde, wird als Pica-Syndrom ❹ bezeichnet. Diesem liegt meist eine neurologisch-psychiatrische Grunderkrankung zugrunde, es kann jedoch auch zu verschiedenen internistischen und chirurgischen Komplikationen, z. B. Bezoaren im Gastrointestinaltrakt (➤ Abb. 1), führen.

Eine **quantitative Veränderung des Appetits** ❺ sollte nach plötzlich aufgetretener und länger bestehender Appetitstörung unterschieden werden. Alle akuten internistischen Erkrankungen ❻, insbesondere solche mit Beteiligung des Magen-Darm-Trakts, können zu einem reduzierten Appetit führen. Die meisten Medikamente können ebenfalls zu Appetitlosigkeit führen ❼, exemplarisch werden hier Antibiotika, Chemotherapeutika und Antiepileptika genannt. Zur weiteren Abklärung sind die Anamnese, Klinik und Untersuchungsergebnisse wegweisend.

Länger bestehende Appetitstörungen gehen in der Regel mit einer gleichsinnigen Veränderung des Gewichts einher. Im Alter ist der Appetit häufig reduziert. Eine Abnahme des Appetits kann bei chronischen Magen-, Darm- und Lebererkrankungen vorkommen, eine gleichzeitig vorliegende B-Symptomatik kann auf eine Tumorerkrankung ❸ hinweisen. Eine Appetitstörung mit intermittierendem Heißhunger insbesondere bei Mädchen sollte an eine Anorexia nervosa oder eine Bulimie ❽ denken lassen. Zudem gehen Depressionen oder Burnout-Syndrome häufig mit einer Appetitlosigkeit einher.

Differenzialdiagnostisch abzugrenzen sind Nahrungsmittelunverträglichkeiten, die zu verändertem Essverhalten führen, beispielsweise bei Magenulzera (scharfe Gewürze), Cholezystolithiasis (fettreiche Speisen) oder Malassimilationssyndromen (z. B. Gluten).

Untersuchungen

Die körperliche Untersuchung gibt zunächst Hinweise auf den **Ernährungsstatus**, der bei länger bestehender Appetitstörung in der Regel reduziert ist. **Ernährungsbedingte Mangelzustände** an Vitaminen und Spurenelementen können zu charakteristischen Symptomen, z. B. Mundwinkelrhagaden bei Eisenmangel oder eine atrophische Glossitis bei Vitamin-B_{12}-Mangel führen. Tumorerkrankungen gehen oft mit Lymphknotenvergrößerungen oder anderen tastbaren Raumforderungen einher. Bei kurzfristiger Appetitstörung im Rahmen einer akuten Erkrankung steht die jeweilige Klinik im Vordergrund.

Differenzialdiagnosen

Ursachen von Appetitstörungen		
Mögliche Erkrankungen	Häufigkeit	Weiterführende Untersuchungen
Appetitstörung bei akuter Erkrankung	++++	Abklärung der Erkrankung
Appetitstörung bei Tumorerkrankungen	+++	Tumorsuche und -staging
Medikamentennebenwirkung	++	Absetzen des Medikaments (wenn möglich)
Schwangerschaft	++	Schwangerschaftstest
Depression, Burnout	++	psychiatrische/psychologische Abklärung
Anorexie, Bulimie	+	psychiatrische Abklärung
Pica-Syndrom	–	psychiatrische Abklärung

Appetitstörung

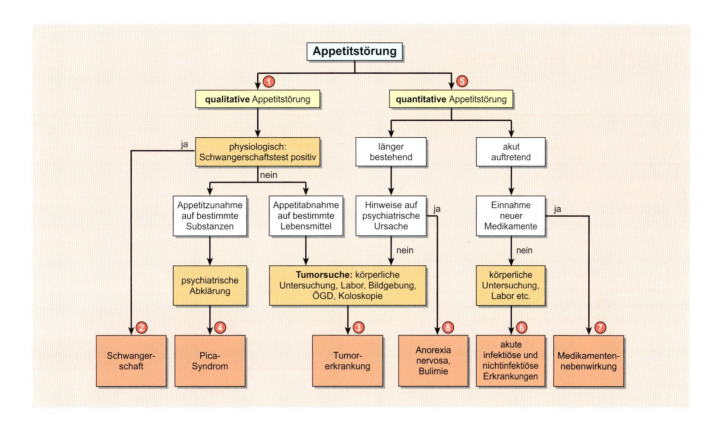

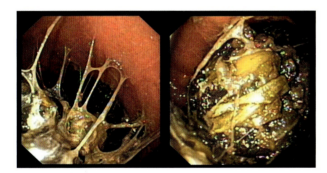

Abb. 1 Endoskopisches Bild eines Bezoars im Magen (a) und (b), der dunkle Haarballen ist gut zu erkennen. [P805]

R. Brunkhorst

Arterielle Hypertonie

Definition

Die arterielle Hypertonie ist eine Erhöhung des nach der Methode von Riva-Rocci (RR) gemessenen Blutdrucks am Oberarm über 140/90 mmHg in der Praxis, bzw. 130/80 mmHg in der 24h-RR-Messung (> Essenzielle arterielle Hypertonie).

Anamnese

Bei der Anamneseerhebung ❶ sollte nach möglichen Ursachen und Folgeschäden der Hypertonie geforscht werden (Evidenzgrad Ic). Eine positive Familienanamnese und eine längere Vorgeschichte mit hypertensiven Blutdruckwerten sprechen für die Diagnose einer **essenziellen Hypertonie** (Evidenzgrad Ib). Eine **sekundäre Hypertonie** entwickelt sich relativ häufiger vor dem 40. und nach dem 55. Lebensjahr. Die Einnahme östrogenhaltiger Medikamente oder von Nebennierensteroiden sowie Lakritze muss erfragt werden. Hinweise auf **renoparenchymatöse Erkrankungen** wie rezidivierende Pyelonephritiden oder Ödemneigung bei **glomerulären Erkrankungen** sollten ebenso Beachtung finden wie das Vorhandensein von Flankenschmerzen oder Hämaturie. Rasche Gewichtszunahme ist mit einem **Cushing-Syndrom,** Gewichtsabnahme und anfallsartiger Blutdruckanstieg sind mit einem **Phäochromozytom** vereinbar. Nach dem Vorhandensein von kardiovaskulären Komplikationen eines schon länger bestehenden Bluthochdrucks muss sorgfältig geforscht werden.

Untersuchungen

Die **körperliche Untersuchung** ❷ umfasst die Blutdruckmessung an beiden Armen und ggf. auch an den Beinen im Liegen und im Stehen. Bei einem Unterschied über 20 mmHg zwischen den Extremitäten kann eine vorgeschaltete Gefäßstenose (z. B. Aortenisthmusstenose) vorliegen. Auch abgeschwächte Fußpulse können ein entsprechendes Zeichen sein. Wiederholte Messungen (nach 5 Minuten) im Sitzen helfen, einen situationsbedingten Blutdruckanstieg auszuschließen.

Schon der Aspekt kann zur Diagnose eines **Cushing-Syndroms** bzw. den Folgen einer Steroideinnahme (Stammfettsucht, Stiernacken, Akne, Striae) führen. Die Untersuchung des **Augenhintergrunds** ist obligatorisch.

Das Abdomen sollte sorgfältig links und rechts der Mittellinie auskultiert werden, da systolische/diastolische Strömungsgeräusche für eine **Nierenarterienstenose** sprechen. Das Abdomen wird im Hinblick auf ein Aortenaneurysma oder das Vorliegen von Zystennieren palpiert. Bei der körperlichen Untersuchung ist auf das Vorliegen kardiovaskulärer Folgeerkrankungen zu achten.

Zur **Basisdiagnostik** ❸ gehören u. a. apparative Untersuchungen. Dadurch werden Hinweise auf hypertoniebedingte Folgeschäden und die Genese der Hypertonie gewonnen (> Essenzielle arterielle Hypertonie). Zum **Basislabor** zählen u. a. Serum- und Urinelektrolyte, Fettstoffwechsel- und Schilddrüsenparameter, Nierenretentionswerte, Nüchternblutzucker, Blutbild und Urinstatus sowie -sediment.

Bei entsprechenden Hinweisen aus dieser Basisdiagnostik und der Anamnese ❹ muss mit Hilfe spezieller Labormethoden sowie bildgebender Verfahren ❺ gezielt nach sekundären Hochdruckformen gesucht werden.

Differenzialdiagnosen

Ursachen und Differenzialdiagnose der arteriellen Hypertonie (Schätzungen anhand von Literaturangaben)

Mögliche Erkrankungen	Häufigkeit	Weiterführende Untersuchungen und Befunde
essenzielle Hypertonie	> 92–94 %	Ausschlussdiagnose
renoparenchymatös	2–3 %	Anamnese, Serumkreatinin, -harnstoff, glomeruläre Filtrationsrate, Urinstatus, Sediment, Sonographie
renovaskulär	1–2 %	Alter < 35 und > 60 Jahre mit Arteriosklerose, Duplex-Sonographie, Angiographie
Morbus Conn	0,3 %	Hypokaliämie, Renin-Aldosteron-Quotient im Blut, CT, MRT, seitengetrenntes Aldosteron (Nierenvenenblut)
Morbus Cushing	< 0,1 %	Kortisol im 24-h-Urin (< 100 µg), Dexamethason-Hemmtest, CT, MRT
Phäochromozytom	< 0,1 %	Katecholamine, Metanephrin, Vanillinmandelsäure (VMS) im 24-h-Urin, Katecholamine im Serum, CT, MRT, Sonographie, Metajodbenzylguanidin-Szintigraphie, Octreotid-Szintigraphie, PET
orale Kontrazeptiva, Glukokortikoide, Cyclosporin u. a.	0,5–1 %	Anamnese
Hyperthyreose	< 0,1 %	TSH, T_3, T_4
Aortenisthmusstenose	< 0,1 %	RR-Differenz (Arme/Beine), Strömungsgeräusch, Rippenusuren im Röntgen
Karzinoid	< 0,1 %	Anamnese, Hydroxyindolessigsäure, Chromogranin A

Arterielle Hypertonie

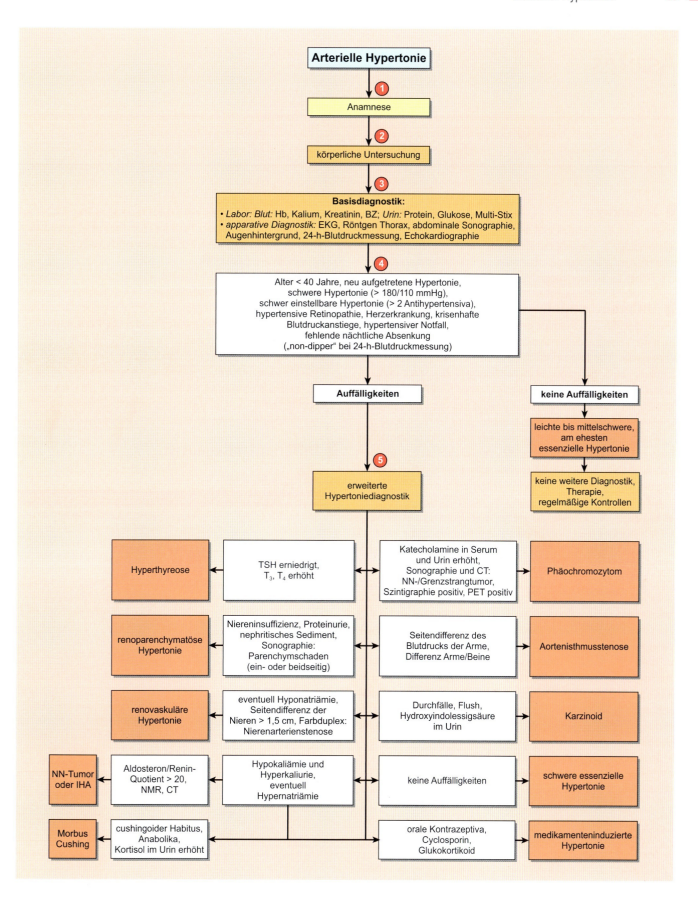

A. L. Gerbes

Aszites

Definition

Aszites ist die Ansammlung von Flüssigkeit in der freien Bauchhöhle. Aszites ist meist die Folge von Leberzirrhose, Peritonealkarzinose oder ausgeprägter Herzinsuffizienz.

Anamnese

Fragen nach Symptomen und möglichen Ursachen für einen Pfortaderhochdruck, Rechtsherzinsuffizienz, Tumorerkrankungen oder eine entzündliche Ursache des Aszites stehen im Vordergrund: virale Hepatitis, Leberzirrhose, bekannte Tumoren ❶.

Untersuchungen

Die Inspektion des Patienten erlaubt bei **prall gespanntem Abdomen** die Verdachtsdiagnose eines Aszites ❷. Befunde, die auf eine **chronische Lebererkrankung** hinweisen (periphere Ödeme, Leberhautzeichen, Kollateralvenen an der Bauchwand), Bauchwandhernien, Kachexie sowie Zeichen einer Rechtsherzinsuffizienz (Halsvenenstauung, Orthopnoe) liefern Hinweise auf das Vorhandensein von Aszites und auch auf dessen Genese.

Weiterhin empfiehlt sich die Methode der wandernden Dämpfungsgrenze bei Seitenlagerung ❸ (> Abb. 1). Wegen geringer Spezifität sind technische Untersuchungen, insbesondere zur Erstdiagnose bzw. bei geringgradigem Aszites, erforderlich.

Goldstandard der Aszitesdiagnostik ist die **Ultraschalluntersuchung** des Abdomens ❹, die auch wertvolle Hinweise auf die Genese des Aszites liefert. Die **Duplex-Dopplersonographie** kann die Pfortaderdurchblutung weiter charakterisieren und Kollateralgefäße nachweisen. Schnittbildverfahren können kleinste Mengen von Aszites nachweisen.

Die **Aszitespunktion** ❺ dient der Differenzierung von Aszites bei malignen und nichtmalignen Grunderkrankungen sowie dem Nachweis einer spontan bakteriellen Peritonitis. Die diagnostische Aszitespunktion soll bei neu aufgetretenem Aszites, Patienten mit Zirrhose und Komplikationen sowie bei nicht elektiver stationärer Aufnahme erfolgen. Die Punktion soll sonographisch assistiert oder gezielt durchgeführt werden. Bei der initialen Aszitespunktion soll die Zellzahl mit Differenzierung sowie die Gesamteiweißkonzentration bestimmt und eine mikrobiologische Kultur angelegt werden.

- **Diagnose eines malignen Aszites** ❻:
  Beweisend ist der **zytologische Nachweis von Tumorzellen.** Meist werden Gesamteiweiß (> 3 g/100 ml), Cholesterin (> 45 mg/100 ml), Albumingradient (Albuminkonzentration im Serum – Albuminkonzentration im Aszites < 1,1 g/100 ml) und CEA im Aszites (> 2,5 ng/ml) bestimmt, um die Diagnose eines malignen Aszites zu erhärten.
  Milchiger Aspekt und hohe Triglyzeridkonzentrationen weisen auf einen **chylösen Aszites** nach Trauma oder operativen Eingriffen hin. Hämorrhagischer Aszites kann nach Trauma, bei tuberkulöser Peritonitis oder Peritonealkarzinose und gelegentlich bei ausgeprägter Rechtsherzinsuffizienz auftreten.

- **Entzündlicher Aszites** ❼:
  Die klassische, sekundär bakterielle Peritonitis bei Aszites ist selten, durch eine intestinale Perforation verursacht und weist daher meist mehrere Erreger mit hoher Keimkonzentration auf. Im Gegensatz dazu ist die **spontan bakterielle Peritonitis** (SBP) bei über 10 % aller Aszitespatienten in der Klinik nachzuweisen ❽. Der Keimnachweis erfolgt durch direkte Inokulation von Kulturflaschen mit frisch gewonnener Aszitesflüssigkeit. Aus Zeit- und Kostengründen wird zunächst immer die **Granulozytenkonzentration** im Aszites bestimmt. Definitionsgemäß liegt eine SBP bei mehr als 250 Granulozyten/µl Aszites vor.

Differenzialdiagnosen

Ursachen von Aszites		
Mögliche Erkrankungen	Häufigkeit	Weiterführende Untersuchungen
Pfortaderhochdruck (mit Leberzirrhose)	++++	laborchemische Diagnostik für Lebererkrankungen: Child-Score (Bilirubin, Albumin, Prothrombinzeit, Enzephalopathie, Aszites) bzw. MELD-Score (INR, Kreatinin, Bilirubin) als prognostische Scores bei Leberzirrhose, Ultraschall, Duplex-/Dopplersonographie, CT bzw. MRT zum Nachweis von Leberzirrhose, Budd-Chiari-Syndrom, Pfortaderthrombose
maligner Aszites: Peritonealkarzinose (überwiegend bei Ovarialkarzinom), Metastasenleber, hepatozelluläres Karzinom (HCC)	+++	bildgebende Verfahren zum Tumornachweis, Tumormarker im Serum und Aszites, Histologie des Primärtumors, Untersuchung des Aszitespunktats
kardialer Aszites	+	bei ausgeprägter Rechtsherzinsuffizienz oder Pericarditis constrictiva; Röntgen Thorax, Herzecho, Lebervenenstauung
entzündlicher Aszites (überwiegend SBP; gelegentlich bei sekundär bakterieller Peritonitis, akuter Pankreatitis oder Tuberkulose)	++	Untersuchung der Aszitesflüssigkeit, konventionelle Diagnostik für die genannten Erkrankungen (mit Ausnahme der SBP)

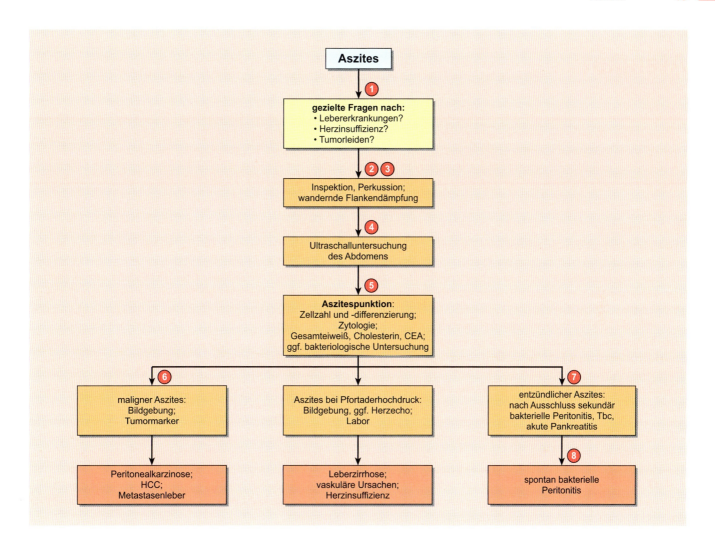

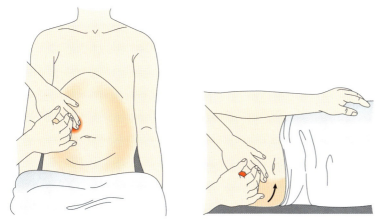

Abb. 1 Schematische Darstellung der Perkussion. [G906]

M. Hamm
Atemnot

Definition
Atemnot bzw. Dyspnoe beschreiben das Empfinden einer gesteigerten Atemtätigkeit durch erhöhten Atembedarf, erhöhte Atemarbeit oder verminderte Leistungsbreite der Atempumpe. Das Symptom Atemnot wird sehr unterschiedlich wahrgenommen und unterliegt starken emotionalen Einflüssen.

Anamnese
Atemnot tritt oft erst bei fortgeschrittenen kardiopulmonalen Erkrankungen auf. Die Wahrnehmung von Luftnot korreliert schlecht mit objektiven Befunden. Atemnot kann pleuropulmonale (hoher Atemwegswiderstand, verminderte Gasaustauschfläche und Lungendehnbarkeit, Totraumventilation, Pleuraerkrankungen), kardiale (Lungenstauung) oder extrapulmonale Ursachen (Anämie, Azidose, Adipositas, Thoraxdeformität, neuromuskuläre Erkrankungen, Höhenaufenthalt, Psyche) haben ❶. Besonders bei älteren Patienten wird Luftnot oft multifaktoriell verursacht.

Graduierung der Dyspnoe (NYHA-Klassifikation):
- keine Dyspnoe bei Belastung (Grad I)
- Dyspnoe bei stärkerer Belastung wie Treppensteigen (Grad II)
- bei leichter Belastung wie Gehen in der Ebene (Grad III)
- in Ruhe (Grad IV).

Es werden gezielt Fragen zur Charakterisierung der Atemnot gestellt ❷. Keine vorschnelle Festlegung auf eine bekannte Erkrankung oder eine psychogene Dyspnoe! Bei Verschlimmerung einer chronischen Luftnot sind neue Ursachen zu erwägen (z. B. Lungenembolie bei COPD).

Untersuchungen
Bei der **körperlichen Untersuchung** ❸ achtet man auf: Thoraxkonfiguration, Atemtiefe und -frequenz, Einsatz der Atemhilfsmuskulatur, Sprechdyspnoe, inspiratorischer (Vocal Cord Dysfunktion, Trachealstenose) oder exspiratorischen Stridor und andere Distanzgeräusche, Zyanose, Blässe, Fieber; vertiefte Atmung bei metabolischer Azidose, paradoxe Atmung bei beidseitiger Zwerchfellparese oder Verlegung der oberen Atemwege (z. B. Schlafapnoe); periodische Atmung bei Herzinsuffizienz. Halsvenenstauung und Ödeme bei Herzinsuffizienz, Obstruktion der V. cava oder Perikardtamponade.

Die **Auskultation und Perkussion** können typische Befunde z. B. bei Atemwegsobstruktion, Lungenemphysem, Pneumothorax, Pneumonie, Lungenfibrose, Lungenödem ergeben.

Bildgebende Diagnostik
Die bildgebende Diagnostik ❹ umfasst bei Dyspnoe obligatorisch eine **Röntgen-Thoraxaufnahme in 2 Ebenen**. Je nach Verdacht kommen weitere Untersuchungen in Frage: Computertomographie, CT-Angiographie oder seltener Perfusionsszintigraphie (V. a. Lungenembolie), EKG (Arrhythmien oder Myokarderkrankungen), Echokardiographie (Herzinsuffizienz, Perikarderguss), Sonographie (Pleuraveränderungen, Lungeninfiltration, Zwerchfellparese) und Bronchoskopie (Atemwegsverlegung).

Labordiagnostik
Wichtige Untersuchungen ❹ sind Blutgasanalyse (BGA arteriell oder aus hyperämisiertem Kapillarblut; keine venöse BGA zur Dyspnoeabklärung!), Pulsoximetrie (in der Notfallmedizin), Blutbild (Anämie) und Schnelltests auf Troponin (Herzinfarkt), D-Dimere (Lungenembolie) und BNP/NTproBNP (b-type natriuretic peptide, Herzinsuffizienz).

Funktionsdiagnostik
Als mitarbeitsabhängige (!) Verfahren ❹ stehen Spirometrie, Bodyplethysmographie (Differenzierung einer restriktiven Ventilationsstörung bzw. einer Überblähung), Bronchospasmolysetest (bei obstruktiven Atemwegserkrankungen), bronchiale Provokation mit Methacholin und Peak-Flow-Selbstmessung (Asthma bronchiale), Transferfaktor für Kohlenmonoxid (TLCO, Quantifizierung von Gasaustauschstörungen), Ergospirometrie (Quantifizierung und Differenzialdiagnose einer Belastungslimitation) und 6-Minuten-Gehtest (Verlaufsbeobachtung einer Belastungslimitation) zur Verfügung.

Differenzialdiagnosen

Ursachen von Atemnot		
Mögliche Erkrankungen	Häufigkeit	Weiterführende Untersuchungen
obstruktive Atemwegserkrankungen (Asthma bronchiale, COPD, Emphysem)	++++	Bodyplethysmographie, arterielle/kapilläre BGA, TLCO, CT-Thorax, Alpha1-PI, Provokation, Peak-Flow-Protokoll, Allergiediagnostik
interstitielle Lungenerkrankungen, Lungenfibrose	++	Bodyplethysmographie, TLCO, CT-Thorax, Bronchoskopie mit Histologie
Lungenembolie, ggf. rezidivierend; pulmonale Hypertonie	+++	Echokardiographie, D-Dimere, CT-Thorax, Perfusionsszintigraphie, Rechtsherzkatheter
Linksherzinsuffizienz	++++	EKG, Echokardiographie, BNP, Troponin
Pneumonie	+++	Röntgen-Thorax, Sonographie, Bronchoskopie
Atemwegsverlegung (Tumoren, Fremdkörper)	++	Bronchoskopie, Röntgen-Thorax, CT-Thorax
Pleuraerguss	+++	Sonographie, Punktion
Pneumothorax	+	Röntgen-Thorax, (Sonographie)
vocal cord dysfunction	+	Video-Laryngoskopie
schwere metabolische Azidose	+	BGA, Nierenfunktion, BZ
psychogene Dyspnoe	+++	Ausschlussdiagnose

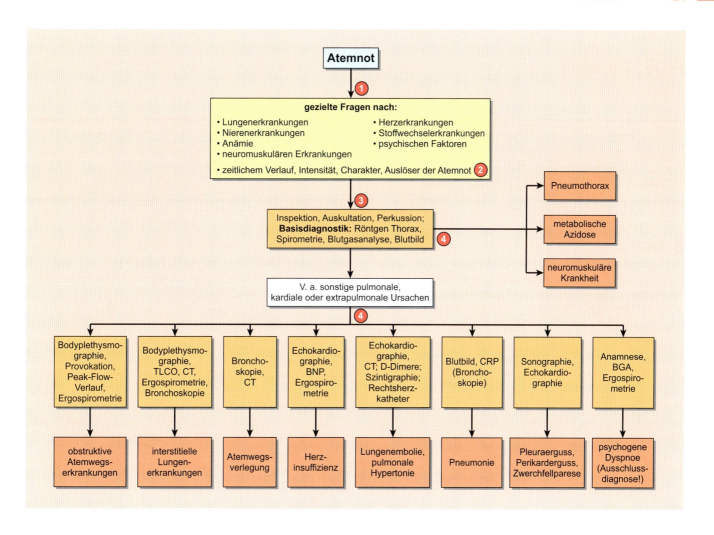

H. D. Allescher
Aufstoßen

Definition

Aufstoßen umschreibt das Austreten von Luft aus dem Magen und der Speiseröhre. Dieser meist physiologische Vorgang dient der Entlüftung des Magens und kann bei Genuss von gashaltigen Getränken und Speisen, beim Schlucken von Luft (**Aerophagie**) und bei vermehrten Gärungsprozessen in der Speiseröhre oder im Magen beobachtet werden. Häufig tritt Aufstoßen zusammen mit Sodbrennen oder gastroösophagealem Reflux auf.

Anamnese

Im Vordergrund der Anamnese ❶ stehen Fragen nach einer Assoziation zu Mahlzeiten und speziellen Nahrungsbestandteilen sowie nach Sodbrennen, saurem Geschmack oder Gärungsgeruch.

Häufig ist das Aufstoßen mit dem Rückfluss von saurem Mageninhalt im Rahmen eines gastroösophagealen Refluxes assoziiert und kann dann ➤ Sodbrennen auslösen. Ständiges geräuschvolles Aufstoßen ist häufig Ausdruck von vermehrtem **Luftschlucken** ❷. Aber auch verstärkte **intestinale Gasproduktion** durch Nahrungsmittelintoleranzen (Laktosemalabsorption), verstärkte Gärungsprozesse im Magen (Gastroparese), Dünndarm (bakterielle Fehlbesiedlung) oder in der Speiseröhre (Achalasie) kann zu Aufstoßen führen. Gelegentlich ist dieser Vorgang mit dem Hochwürgen von Magen- oder Speiseröhreninhalt (**Regurgitation**) ❸ verbunden. Dabei ist es wichtig, nach Dysphagie, Erbrechen oder Regurgitation von unverdauten oder vergorenen Speiseresten zu fragen.

Untersuchungen

Eine weitere diagnostische Abklärung erfolgt in der Regel nur, wenn Aufstoßen vermehrt und konstant auftritt. Mittels einer **Ösophagogastroduodenoskopie** (ÖGD) ❹ werden zunächst Speiseröhre und Magen zum Ausschluss einer Achalasie und einer Retention in die Speiseröhre sowie einer Magenentleerungsstörung untersucht. Auch strukturelle Anomalien der Kardiaregion (Hiatushernie), der Magenausgangsregion (peptische Stenose) und der Dünndarmschleimhaut (Sprue) lassen sich so feststellen.

Kann die Ursache des Aufstoßens von Luft so nicht gefunden werden, folgen ggf. eine **Röntgenuntersuchung** (KM-Passage) und eine **pH-Metrie/Impedanzmessung** der Speiseröhre, um eine Aerophagie, eine große axiale Hiatushernie oder Lagestörungen des Magens nachzuweisen ❺.

Mit Hilfe der **pH-Metrie** ist es möglich, einen vermehrten sauren ösophagealen Reflux festzustellen (nichterosive Refluxkrankheit, NERD) ❻. Mit der **Impedanzmessung** können zudem auch nichtsaure Refluxepisoden, die mit dem Aufstoßen verbunden sind, erfasst sowie Luftschlucken und Luftaufstoßen direkt nachgewiesen werden.

Ergibt sich aufgrund der Symptomatik oder der Endoskopiebefunde der Verdacht auf eine Motilitätsstörung der Speiseröhre, kommen eine **Röntgenbreischluckuntersuchung** der Speiseröhre ❼ und ggf. eine **Ösophagus High-Resolution-Manometrie** ❽ in Frage.

Eine H_2-Exhalationsuntersuchung im Rahmen eines **H_2-Glukose-Atemtests** ❾ kann eine bakterielle Fehlbesiedlung ausschließen. Motilitätsstörungen der Speiseröhre oder des Magens erfordern weiterführende **Laboruntersuchungen** (ANA, ACA, SCL-70, Anti-Hu1, HbA1c), um die Ursachen herauszufinden ❿.

Sehr häufig kommt Aufstoßen jedoch im Rahmen **funktioneller Magen-Darm-Beschwerden** vor (funktionelle Dyspepsie, Reizdarm) ⓫. Hier werden in der Regel mit den apparativen Untersuchungen keine eindeutigen pathologischen Befunde gefunden; es handelt sich um eine Ausschlussdiagnose. Oft weisen die Anamnese und die Kombination mit anderen Beschwerden den Weg.

Gelegentlich ist das Aufstoßen Ausdruck einer psychischen oder psychiatrischen Erkrankung ⓬, an die unabhängig von den Untersuchungsbefunden gedacht werden sollte.

Differenzialdiagnosen

Ursachen von Aufstoßen		
Mögliche Erkrankungen	Häufigkeit	Weiterführende Untersuchungen
gastroösophageale Refluxkrankheit (➤ Kap. in Teil 2)	++++	ÖGD, pH-Metrie, Impedanzmessung
Aerophagie	++	Ausschlussdiagnose, Impedanzmessung
Achalasie	+	Anamnese, ÖGD, Röntgen, Manometrie
Ösophagusstenose	+	Anamnese, ÖGD, Röntgen
Gastroparese	+	ÖGD, Magenentleerungsuntersuchung
Nahrungsmittelintoleranzen	++	H_2-Laktose-Atemtest, Diät
bakterielle Fehlbesiedelung	+	H_2-Glukose-Atemtest
funktionelle Dyspepsie	+	Anamnese, Ausschlussdiagnose

Aufstoßen

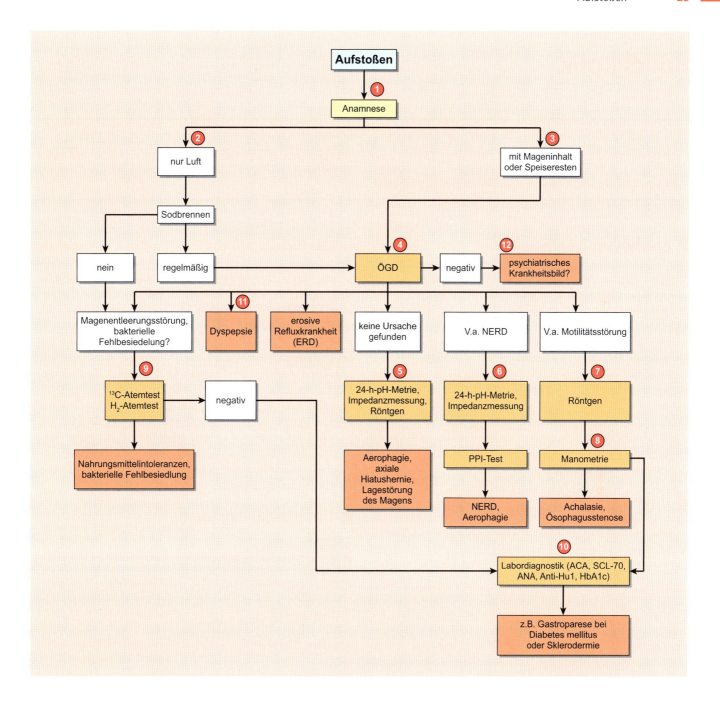

C. Schmidt, A. Stallmach

Bauchkolik

Definition

Der Begriff Kolik beschreibt **heftige, krampfartige abdominale Schmerzen,** die durch spastische Kontraktionen eines Hohlorgans mit Zug am Mesenterium und Reizung der dort verlaufenden sensiblen Nervenfasern ausgelöst werden. Häufig werden die Beschwerden von einer vegetativen Symptomatik mit Schweißausbruch, Übelkeit und Erbrechen begleitet. Eine Kolik tritt insbesondere als Darm-, Gallen- oder Nierenkolik auf.

Anamnese

Eine Differenzierung kolikartiger Schmerzen gelingt zumeist durch die Anamnese, die Lokalisation, Schmerzbeginn, -verlauf und -charakter sowie vorausgehende Ereignisse erfassen sollte. Insbesondere die **Lokalisation** lässt oft auf die Ätiologie der Beschwerden schließen. Krampfartige Schmerzen im Bereich des rechten Oberbauches, die schnell ein Schmerzmaximum erreichen, dann nur noch geringe Schwankungen aufweisen und in die rechte Schulter ausstrahlen können, deuten auf eine **Gallenkolik** hin. Schmerzen hingegen, die vom Rücken oder der Flanke in die Blasenregion oder das äußere Genitale ausstrahlen und dabei „kommen und gehen", weisen auf eine **Nierenkolik** hin. In ihrer Intensität stark schwankende Schmerzen, die sich auf verschiedene abdominale Regionen projizieren können, deuten auf eine **Darmkolik** hin; oft haben bei den Patienten Voroperationen stattgefunden.

Untersuchungen

Nach der körperlichen Untersuchung ist die **Sonographie des Abdomens** die Methode der Wahl zur weiteren Abklärung abdominaler Beschwerden/Koliken. Bei der intestinalen Kolik finden sich **klinisch die Zeichen der mechanischen Obstruktion** mit Stuhlverhalt (variabel), abdominaler Distension, Erbrechen und ggf. Miserere (beim Vollbild des Ileus). Auskultatorisch zeigen sich klingende Darmgeräusche, später die „Totenstille" des paralytischen Ileus. Die Sonographie stellt distendierte, flüssigkeitsgefüllte Darmschlingen, oft mit einer „Pendelperistaltik" dar ❶. Geübte Untersucher erkennen oft bereits die Ursache der Obstruktion. Mit der **Röntgenaufnahme des Abdomens** lassen sich Spiegelbildungen, distendierte oder stuhlgefüllte Darmschlingen darstellen, die eine erste Lokalisation (Jejunum, Ileum, Kolon) ermöglichen ❷. Distal eines Hindernisses ist der Darm typischerweise luftleer. Mittels oraler **Kontrastmittelgabe** gelingt oft die Lokalisation der Obstruktion, zudem hat bei partieller Obstruktion das Kontrastmittel einen guten laxierenden Effekt. Mit der **Computertomographie** kann bei unklarem sonographischem Befund häufiger als mit der Röntgenaufnahme des Abdomens die Ursache der Beschwerden/Obstruktion identifiziert werden. Diese sollte daher insbesondere bei unklarem Abdomen bevorzugt eingesetzt werden ❹. Eine **Koloskopie** ist die Methode der Wahl zur weiteren Abklärung einer Kolonobstruktion, insbesondere bei einem Tumorverdacht, und kann ggf. therapeutisch wirksam werden (endoskopische Dekompression, ggf. Sondeneinlage) ❸.

Die reine **Cholezystolithiasis** ist in aller Regel asymptomatisch. Bei der **Cholezystitis** findet sich ein deutlicher Druckschmerz im rechten Oberbauch. Labordiagnostisch bestehen erhöhte Entzündungsparameter sowie eine mäßige Cholestase. Mittels der Sonographie lässt sich meist die Cholezystolithiasis sichern, zudem lassen sich die Zeichen der Cholezystitis (Wandverdickung, -schichtung, Exsudationen) nachweisen ❺. Eine **Cholangiolithiasis** führt oft zu einem deutlicheren Anstieg der Cholestaseparameter. Die transabdominale Sonographie ermöglicht den Nachweis der biliären (intra-/extrahepatischen) Obstruktion sowie oft die Darstellung von Konkrementen oder Tumoren ❻, wenngleich die Endosonographie eine höhere Sensitivität hat ❼. In weiterhin unklaren Situationen kann als nichtinvasives Verfahren die MRT/MRCP genutzt werden. Die ERC sollte nur noch therapeutisch eingesetzt werden.

Neben der Anamnese sichern **Hämaturie** und heftiger Harndrang weitgehend die Diagnose einer **Nephrolithiasis.** In der Sonographie stellen sich typischerweise ein erweitertes Nierenbecken/Ureter und ggf. das ursächliche Konkrement dar ❽.

Differenzialdiagnosen

Ursachen von Koliken		
Mögliche Erkrankungen	Häufigkeit	Weiterführende Untersuchungen
Briden, Volvulus, Hernien	++++	Sonographie, CT
Cholangiolithiasis	+++	Sonographie, Endosonographie
Cholezystolithiasis/ Cholezystitis	+++	Sonographie
Koprostase, (Sub-)Ileus	+++	Sonographie, CT, Röntgen-Abdomen (mit Kontrastmittel)
Nephrolithiasis	+++	Sonographie
Kolonkarzinom, Polyp	++	Koloskopie
Fremdkörper, Gallensteine, Bezoar	+	Sonographie, CT
Malignome des biliopankreatischen Systems	+	Sonographie, Endosonographie, CT, MRT/MRCP
intestinale Pseudoobstruktion	(+)	Manometrie, Ausschluss anderer Entitäten

Ökonomische Aspekte

Neben der schnellen Verfügbarkeit, hohen Aussagekraft und fehlenden Strahlenbelastung stellt die Sonographie des Abdomens das preiswerteste Verfahren zur differenzialdiagnostischen Einordnung kolikartiger Beschwerden dar.

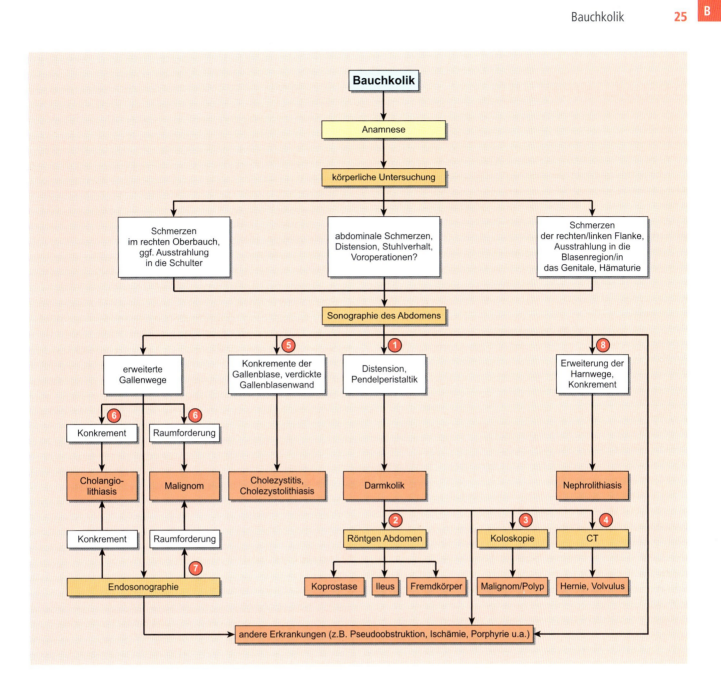

F. Rockmann
Beinschwellung

Definition

Ein- oder beidseitiges meist an den Knöcheln beginnendes und nach proximal fortschreitendes Ödem, erkennbar an der Zunahme des Beinumfangs.

Anamnese

Die allgemeine Anamnese umfasst Zeitpunkt des Auftretens, Dauer und Ausprägung der Beinschwellung sowie Schmerzen, Gewichtsveränderungen und Allgemein- bzw. Begleitsymptome. Bestehende Vorerkrankungen bzw. eine Schwangerschaft müssen ebenfalls erfragt werden.

Bei einer **einseitigen** ❶ Beinschwellung muss an erster Stelle eine **Phlebothrombose** ❷ ausgeschlossen werden (Frage nach Immobilisation, Operation, Malignom: Bestimmung des WELLS-Scores). Lokale Traumata und Entzündungen der unteren Extremität oder neu aufgetretene Raumforderungen im Bereich der Leiste (Lymphknoten, Tumoren) können anamnestisch Hinweise auf **posttraumatisches Ödem, Lymphangitis** ❸ bzw. eine **venöse oder lymphatische Abflussstörung** ❹ geben. Hier muss auch nach Fieber und Tropenaufenthalten gefragt (Filiariasis) sowie ein mögliches Kompartment (nach Trauma) berücksichtigt werden.

Bei den **beidseitigen** ❺ Beinschwellungen müssen zunächst Symptome einer **Herzinsuffizienz** ❻ erfragt werden (Nykturie, Belastungsdyspnoe, Orthopnoe). Die Alkohol- und Drogenanamnese kann Hinweise auf Lebererkrankungen geben **(portaler Hochdruck)** ❼. Oligo-/Anurie bzw. Hämaturie und Hypertonie sind klinische Zeichen einer Nierenerkrankung, die zu einem **renalen Eiweißverlust bzw. nephrotischen Syndrom** ❽ führen kann. Auch Hinweise auf einen **enteralen Eiweißverlust** ❽ müssen erfragt werden (Diarrhö, Verfärbung des Stuhls, veränderte Konsistenz). Bei diskreten Knöchelödemen muss ferner an **Medikamente** gedacht werden (ACE-Hemmer, Kalziumkanalblocker etc.), außerdem kommen sie häufig auch **physiologisch** vor (Ausschlussdiagnose).

Untersuchungen

Wegweisend ist die Inspektion (Verteilung und Ausprägung der Beinschwellung).

Bei der **einseitigen** Beinschwellung sind Wadendruckschmerz sowie Plantarschmerz wesentliche Zeichen für eine **Phlebothrombose** ❷. Hier müssen eine sonographische Untersuchung und ggf. eine Phlebographie erfolgen. Überwärmung bzw. eine Läsion sind Zeichen einer lokalen Infektion **(Erysipel)** ❸. Bei Traumata ist hier ggf. eine radiologische Abklärung erforderlich, bei Verdacht auf Kompartment muss eine Druckmessung oder auch direkte chirurgische Therapie erfolgen. Die Beteiligung des Fußrückens bzw. der Zehen sowie eine relativ derbe Konsistenz sind Hinweise auf ein **Lymphödem** ❹. In diesem Fall sollte nach einem Abflusshindernis mittels Sonographie bzw. CT des Beckens/Abdomens gesucht werden.

Generalisierte Ödeme sprechen häufig für das Vorliegen eines **Eiweißmangels**. Beim **nephrotischen Syndrom** liegen meist periorbitale Ödeme vor, im Übrigen entspricht das Auftreten der Ödeme meist der Schwerkraft ❽. Bei einer **Leberzirrhose** ❼ bestehen häufig Aszites, Hepatosplenomegalie und venöse Umgehungskreisläufe. Hier sind diagnostisch der Eiweißgehalt im Serum (Norm 65–85 g/l), Elektrolyte und Retentionsparameter, Leberwerte sowie die Eiweißausscheidung im 24-h-Urin wegweisend. Eine Abdomensonographie ist indiziert. Gestaute Halsvenen, hepatojugulärer Reflux sowie der kardiale Auskultationsbefund geben Hinweise auf eine (Rechts-)**Herzinsuffizienz** ❻. Hier sollten ein Röntgen-Thorax, ein EKG sowie eine Echokardiographie und eine kardiale Enzymdiagnostik (CK, Troponin, pro-BNP) erfolgen. Das **Myxödem** ist induriert und schwer eindrückbar, die diagnostische Abklärung der Schilddrüse erfolgt mittels Sonographie und Labor.

Differenzialdiagnosen

Ursachen von Beinschwellungen		
Mögliche Erkrankungen	Häufigkeit	Weiterführende Untersuchungen
Phlebothrombose	+++	Doppler-Sonographie, Phlebographie, D-Dimere
Lymphödem	+++	Sonographie Bein/Leiste; CT Abdomen/Becken
nephrotisches Syndrom	+	Urinsediment, Proteinurie, Hyperlipidämie, Nierenbiopsie
Leberzirrhose	++	Sonographie, Leberbiopsie, Child-Pugh-Kriterien, Leberwerte
medikamenteninduziert	++	Anamnese, Ausschlussdiagnose
Herzinsuffizienz	+++	EKG, Echo, Herzenzyme
Niereninsuffizienz	+++	GFR, Urinstatus und Sediment, Ursachenabklärung
exsudative Enteropathie	+	fäkale Fettausscheidung, Darmbiopsie
Myxödem	+	TSH, fT_3, fT_4, SD-Sonographie
Erysipel	+++	Blutkulturen

Beinschwellung

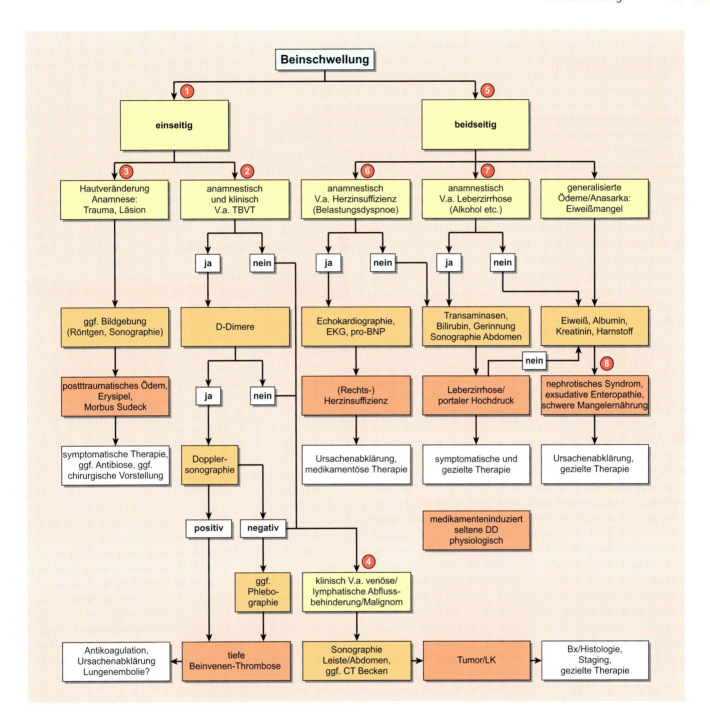

Ökonomische Aspekte

Besonders in Bezug auf die Prophylaxe und Therapie der tiefen Beinvenenthrombose ist durch die Erweiterung der therapeutischen Möglichkeiten durch die NOAKs ein erheblicher Kostenfaktor entstanden. Inwieweit diese Möglichkeiten sowohl bei prophylaktischer als auch bei therapeutischer Gabe in der Kosten-Nutzen-Rechnung ein Einsparpotenzial bringen (in der ökonomischen Gesamtrechnung), bleibt abzuwarten.

K.-P. Czudaj

Bluthusten

Definition

Mit dem Begriff **Hämoptyse** wird das Abhusten von blutigem Sputum oder Blut bezeichnet. Unter **Hämoptoe** versteht man das Abhusten von Blut größerer Menge (> 300 ml Blut in 24 h).

Bluthusten bedarf stets der diagnostischen Abklärung. Ein abwartendes Verhalten ist nicht gerechtfertigt!

Ursachen für Hämoptysen bleiben in bis zu 35 % der Fälle ungeklärt.

Anamnese

Zunächst sollte gefragt werden, ob Hinweise auf eine Blutung aus den **unteren Atemwegen** bestehen könnten oder ob eine Blutung aus dem **Nasen-Rachen-Raum** oder dem **Gastrointestinaltrakt** möglich wäre ❶.

Die Anamnese sollte weitere Fragen klären: Blutmenge, Häufigkeit des Bluthustens, Assoziation zu Begleiterkrankungen oder Begleitsymptomen wie Fieber, respiratorischer Infekt, Dyspnoe (in Ruhe oder bei Belastung), Nachtschweiß oder Gewichtsverlust. Im Mittelpunkt der Medikamentenanamnese steht die Frage nach der Anwendung gerinnungshemmender Medikamente ❷.

Untersuchungen

Die körperliche Untersuchung kann lediglich eine grobe Orientierung zur Blutungsursache geben, z. B. Inspektion von Nase und Rachen oder Auskultation von Rasselgeräuschen über der Lunge ❸.

Weiterhin sollte nach Zeichen einer allgemeinen Blutungsneigung (wie Hämatomen oder Petechien), einer Beinvenenthrombose sowie für eine Nierenbeteiligung bzw. ein Nierenversagen gesucht werden.

Da die körperliche Untersuchung meist nicht zielführend ist, ist eine weiterführende, insbesondere bildgebende Diagnostik erforderlich.

Dabei bildet die **Röntgenuntersuchung des Thorax** lediglich eine orientierende Basisuntersuchung ❹. Sollte damit die Genese des Bluthustens nicht zweifelsfrei geklärt sein, ist ein **Thorax-CT** zwingend notwendig ❺.

Zur Differenzierung sind weitere diagnostische Schritte erforderlich: **Bronchoskopie** ❻, ggf. **mikroskopische** und **mikrobiologische Untersuchungen von Sputum bzw. Bronchialsekret** sowie evtl. Laboruntersuchungen des Blutes oder **histologische Sicherung** mittels Biopsien.

Auch bei eindeutigen Hinweisen auf eine Blutung außerhalb der unteren Atemwege (HNO-Bereich, Gastrointestinaltrakt) sollte **zwecks Ausschlussdiagnostik** eine **Bronchoskopie** ❻ großzügig erwogen werden. Bluthusten erfordert stets eine Bronchoskopie **zur diagnostischen Klärung** inklusive **Lokalisation der Blutungsquelle!**

Differenzialdiagnosen

Ursachen von Bluthusten		
Mögliche Erkrankungen	Häufigkeit	Weiterführende Untersuchungen
Lungentumoren (v. a. Bronchialkarzinom, Karzinoid) und Lungenmetastasen	++++	Röntgen-Thorax, Thorax-CT, Bronchoskopie, Biopsie zur histologischen Sicherung
medikamentös induziert (Therapie mit gerinnungswirksamen Medikamenten)	+++	Medikamentenanamnese, Medikamentenauslassversuch
Bronchitis (akut oder chronisch)	++	Bronchoskopie, mikrobiologische Untersuchung von Sputum und/oder Bronchialsekret
Pneumonie	++	Röntgen-Thorax, ggf. Thorax-CT, mikrobiologische Untersuchung von Blut, Sputum und/oder Bronchialsekret
Lungenabszess	++	Röntgen-Thorax, Thorax-CT, mikrobiologische Untersuchung von Sputum und/oder Bronchialsekret
Bronchiektasen	++	Thorax-CT, mikrobiologische Untersuchung von Sputum und/oder Bronchialsekret
Aspergillom	+	Röntgen-Thorax, Thorax-CT
Tuberkulose	+	Röntgen-Thorax, IGRA-Test, Tuberkulin-Test, mikroskopische und mikrobiologische Untersuchung von Sputum und/oder Bronchialsekret
Lungenembolie	+	BGA, Echokardiographie, D-Dimere, Pulmonalis-Angio-CT, eventuell Lungenventilations- und -perfusions-Szintigraphie
arteriovenöse Fistel (AV-Malformation)	+	Thorax-CT, BGA, Pulmonalisangiographie
Vaskulitis/Kapillaritis (v. a. Morbus Wegener, Goodpasture-Syndrom)	+	Röntgen-Thorax, Thorax-CT, Bronchoskopie, Biopsie zur histologischen Sicherung, Antikörper-Serologie, Urinuntersuchung, ggf. HNO-Untersuchung
Gerinnungsstörungen und Koagulopathien	+	Laboruntersuchungen (Gerinnungsanalysen)

Bluthusten

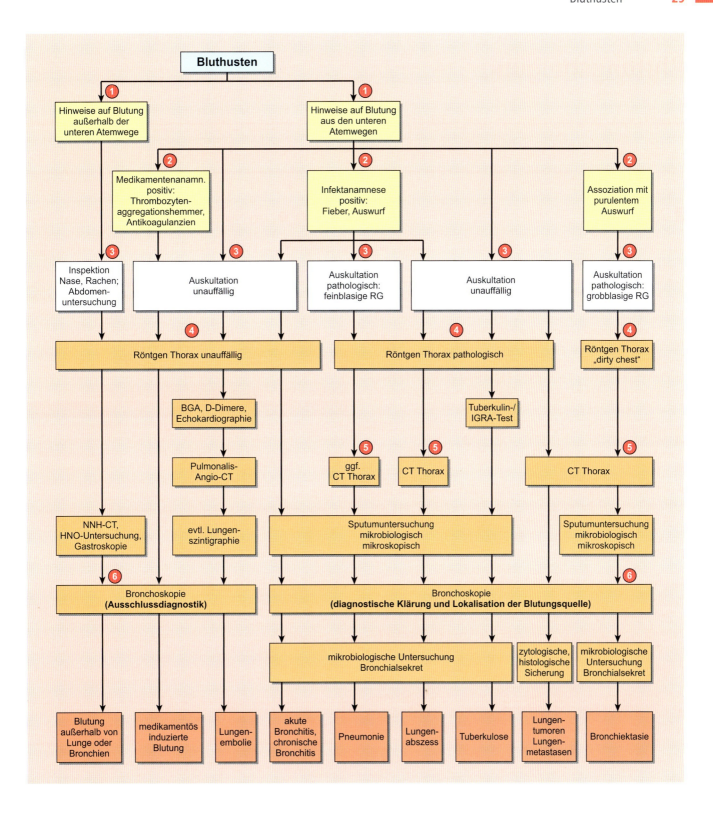

P. Staib
Blutungsneigung

Definition
Bei einer Blutungsneigung (= **hämorrhagische Diathese**) kommt es entweder spontan oder nach Bagatelltraumen zu Haut- bzw. Weichteileinblutungen oder zu inneren oder äußerlich sichtbaren Blutungen (z. B. ➤ Epistaxis).

Anamnese
Fragen nach Beginn der Blutungsneigung und **Medikamenteneinnahme** geben Aufschluss über den zeitlichen und möglicherweise einen medikamentös bedingten Zusammenhang. Kürzlich zurückliegende **Infekte** deuten auf eine Autoimmunthrombozytopenie hin. Weiter sollte nach Hinweisen auf eine **Lebererkrankung** (Alkoholabusus, chronische Hepatitis) oder auf eine **rheumatische** bzw. **Autoimmunerkrankung** (Gelenkschmerzen, -schwellungen, Hautveränderungen) gefragt werden. Leistungsknick und Abgeschlagenheit sowie B-Symptome (Fieber, Nachtschweiß, Gewichtsverlust) sind mögliche Zeichen einer **hämatologischen Systemerkrankung**. Gelenkblutungen oder große Weichteilblutungen seit früher Kindheit sind typisch für eine **Hämophilie**. Sind weitere Familienmitglieder betroffen, so deutet dies ebenfalls auf einen **hereditären Defekt** hin, wie z. B. die Hämophilie ❶.

Untersuchungen
Punktförmige Einblutungen in die Haut (**Petechien**, ➤ Abb. 1) am gesamten Integument mit Betonung der Unterschenkel sind typische Zeichen einer Thrombozytopenie (➤ Thrombopenie) bzw. Thrombozytenfunktionsstörung ❷. Störungen der Gefäßwand (**Vasopathie**) präsentieren sich in ähnlicher Weise mit eher kleineren Einblutungen. Großflächige Hauteinblutungen (**Hämatome** bzw. **Sugillationen**, ➤ Abb. 2) oder auch Gelenkblutungen sind Zeichen einer plasmatischen Gerinnungsstörung ❷.

Ein **Blutbild** ❸ mit Differenzierung gibt Aufschluss über die Thrombozytenzahl. Bei Hinweisen auf eine zugrunde liegende hämatologische Systemerkrankung bei zusätzlichem Nachweis einer Anämie, Leukozytose oder Leukozytopenie wird eine Knochenmarkpunktion erforderlich. Durch Bestimmung der Thrombozytenzahl aus Heparin- und Citratblut lässt sich eine sog. **Pseudothrombozytopenie** ausschließen ❸. Die globalen **Gerinnungstests** Quick und partielle Thromboplastinzeit (aPTT) zeigen Störungen im Bereich der plasmatischen Gerinnung an.

Bei pathologischen Globaltests ❺ schließen sich ggf. Einzelfaktorbestimmungen ❻ an, sofern keine Antikoagulanzien verwendet wurden oder eine Verbrauchskoagulopathie (DIC) vorliegt. Bei normalen Globaltests (Quick, aPTT) und normalen Thrombozytenwerten (❹, ❼) sollte ein **Faktor-XIII-Mangel** und/oder **ein von-Willebrand-Jürgens(vWJ)-Syndrom** sowie eine **Thrombozytenfunktionsstörung**, aber auch die **Einnahme von NOAKs bzw. DOAKs** ausgeschlossen werden. Eine Thrombozytenfunktionsstörung wird über eine Messung der Thrombozytenfunktion (in vitro) und der Blutungszeit in vivo (n. Ivy) überprüft ❽. Nur extrem selten sind spezielle Laboruntersuchungen zum Nachweis einer hereditären Thrombozytopathie erforderlich.

Differenzialdiagnosen

Ursachen von Blutungsneigung (hämorrhagischer Diathese)		
Mögliche Erkrankungen	Häufigkeit	Weiterführende Untersuchungen
Autoimmunthrombozytopenie (ITP bzw. Morbus Werlhof)	+++	Ausschlussdiagnose!, Virusinfektionen (z. B. HIV), Medikamente (Hapten), MAIPA, Autoantikörpertests (SLE), Knochenmarkpunktion (Ausschluss malignes Lymphom, Leukämie)
Thrombozytenfunktionsstörung durch Medikamente, Hepatopathie oder hereditär	+++	Anamnese (z. B. ASS); Leberwerte, Thrombozytenfunktionstests in vitro, Blutungszeit nach Ivy
plasmatische Gerinnungsstörung, erworben: Antikoagulanzien, Leberinsuffizienz/-zirrhose; hereditär: Hämophilien	++	Einzelfaktoranalyse (N. B.: bei NOAKs bzw. DOAKs sind Globaltests meist nicht pathologisch verändert!)
Vaskulopathie (erworben); Purpura senilis	++	Anamnese: Steroidtherapie, Vitamin-C-Mangel
Vaskulopathie (hereditär)	+	körperlicher Befund: Teleangiektasien (Morbus Osler-Weber-Rendu), Gelenküberdehnbarkeit (Ehlers-Danlos-Syndrom)

Ökonomische Aspekte
Da die Einzelfaktoranalysen insgesamt teuer sind, sollte hier für die Veranlassung streng algorithmisch vorgegangen werden.

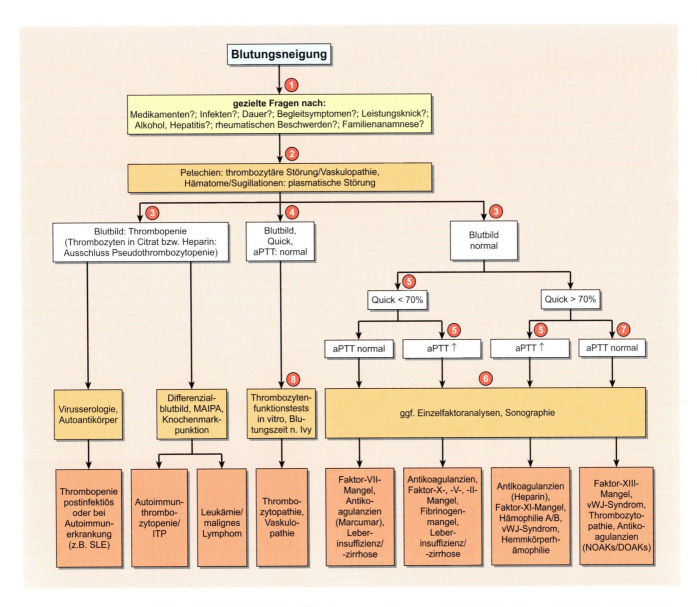

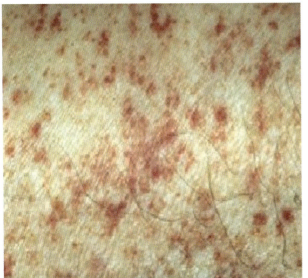

Abb. 1 Hämorrhagische Diathese in Form von Petechien (Punktblutungen). [G906]

Abb. 2 Hämorrhagische Diathese in Form von Sugillationen (flächenhafte Blutung). [G906]

G. Klein
Bradykardie

> **Definition**
>
> Kardiale Arrhythmien beruhen auf einer **Störung der Reizbildung oder der Erregungsleitung** des Herzens, sie können angeboren oder erworben sein. Liegt die durchschnittliche Herzfrequenz < 60/min, spricht man von einer **Bradykardie.**

Anamnese

Bradykarde Arrhythmien äußern sich zumeist in **Allgemeinsymptomen** (z. B. Müdigkeit, Abgeschlagenheit, Leistungsabfall, Schwindel, Belastungsdyspnoe) oder seltener auch in **gravierenden Symptomen** wie Synkope, Schock oder Herz-Kreislauf-Stillstand. Hohes **Lebensalter** und degenerative Prozesse führen oft zu bradykarden Herzrhythmusstörungen. Zur Ursachenklärung muss nach **strukturellen Herzerkrankungen** (Vitien, Herzinsuffizienz, KHK, Hypertonie), endokrinen Störungen (Hypothyreose) und Elektrolytstörungen gefragt werden. Eine **Medikamentenanamnese** ist gezielt zu erheben, insbesondere kommen Digitalis, Betablocker, Kalziumantagonisten (Verapamil oder Diltiazem) sowie alle Antiarrhythmika als Ursache der Bradykardien in Frage ❶.

Die häufigsten **Ursachen** von Bradykardien sind die Störungen der Sinusknotenfunktion wie Sinusbradykardie, sinu-atriale (SA-) Blockierungen, Syndrom des kranken Sinusknotens (SKS), ggf. mit intermittierendem Vorhofflimmern als sogenanntes Brady-Tachy-Syndrom oder der atrioventrikulären (AV-) Überleitung (unterschiedliche Grade des AV-Blocks durch Leitungsstörungen im AV-Knoten und/oder im His-Purkinje-System).

Untersuchungen

Es folgt eine ausführliche **körperliche Untersuchung** mit Blutdruckmessung. Eine Bradykardie ist durch Palpation des Pulses während simultaner Auskultation des Herzens leicht festzustellen, auch gelingt hierdurch bereits ein Erkennen von Extrasystolen mit möglichem peripherem Pulsdefizit. Vitientypische Geräusche sowie Zeichen der Herzinsuffizienz werden erfasst ❷.

Wichtige weiterführende Untersuchungen sind:

- **EKG** ❸: 12-Kanal-EKG zum Zeitpunkt der klinischen Symptomatik (> Abb. 1) und Langzeit-EKG. Falls kein eindeutiger Befund besteht, erfolgt die Aufzeichnung mit einem externen oder implantierbaren Ereignisrekorder (Eventrecorder). Letzteres ist bei schwerer, mutmaßlich rhythmogener Synkope ohne vorherige Diagnose notwendig.
- **Echokardiographie (Echo)** ❹: zur Klärung von strukturellen Herzerkrankungen wie KHK, Vitien.
- **Ergometrie (Belastungs-EKG)** ❺: zur Detektion von ischämieinduzierten Bradykardien, ggf. Linksherzkatheter.
- **Labor** ❻: Es kommen Bestimmungen der Medikamentenspiegel sowie von Troponin etc. zum Einsatz, um eine medikamenteninduzierte Bradykardie oder Akutereignisse wie einen Herzinfarkt diagnostizieren zu können. Aber auch nichtkardiale Erkrankungen wie eine Hypothyreose oder Elektrolytstörungen lassen sich so erkennen.
- **Langzeit-Blutdruck** ❼: zur Diagnose bzw. zum Ausschluss einer arteriellen Hypertonie.

Differenzialdiagnosen

Ursachen für eine Bradykardie		
Mögliche Erkrankungen	Häufigkeit	Weiterführende Untersuchungen
allgemeiner Alterungsprozess	++++	keine, ggf. Ausschlussdiagnostik
koronare Herzkrankheit	+++	Belastungs-EKG, ggf. Herzkatheter
Vitium	+	Echokardiographie
hypertensive Herzkrankheit	++	Langzeit-Blutdruckmessung, Echokardiographie, Augenhintergrund
Medikamente	++	Anamnese, ggf. Spiegelbestimmung
nichtkardiale Erkrankungen	+	Anamnese, Labor
Elektrolytstörungen	+++	Labor
AV-Block, z. B. bei Sportlern, KHK, bei Medikamenteneinnahme etc.	+++	Langzeit-EKG
Vorhofflimmern, z. B. idiopathisch, bei Mitralvitien, KHK, arterieller Hypertonie	+++	Langzeit-EKG
Syndrom des kranken Sinusknotens	+++	Belastungs-EKG

Bradykardie 33

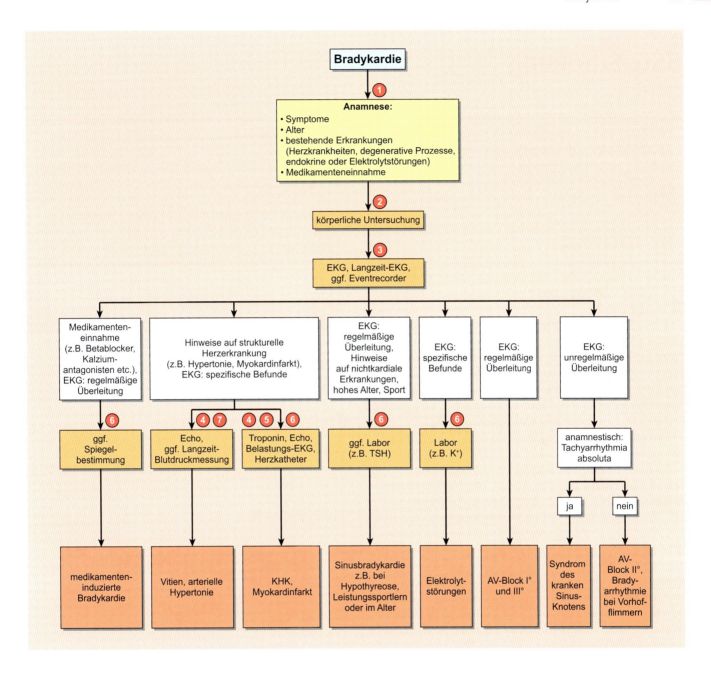

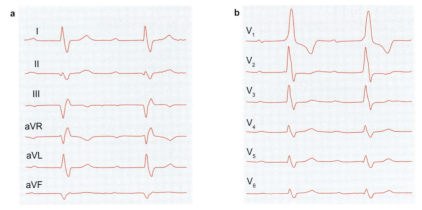

Abb. 1 12-Kanal-EKG mit Sinusrhythmus, AV-Block I° (380 ms), Rechtsschenkelblock und linksanteriorem Hemiblock. Z. n. Hinterwandinfarkt. [G906]

G. Lock
BSG-Erhöhung

Definition

Die Blutkörperchensenkungsgeschwindigkeit (BSG) entspricht der **Absenkung der Höhe der Plasmaschicht** über den Blutzellen nach einer und zwei Stunden in einem mit Citratblut gefüllten Senkungsröhrchen bei Raumtemperatur (Methode nach Westergren). Dabei werden 1,6 ml Vollblut mit 0,4 ml 3,8%igem Na-Citrat gemischt und in ein senkrecht stehendes Röhrchen mit mm-Graduierung bis zu einer Höhe von 200 mm aufgezogen. Die Einheit der BSG ist mm/h.

Die **Referenzbereiche** sind alters- und geschlechtsabhängig: Männer unter 50 ≤ 15 mm/h, über 50 ≤ 20 mm/h; Frauen unter 50 ≤ 20 mm/h, über 50 ≤ 30 mm/h. Die Literaturwerte für die Normgrenzen schwanken allerdings erheblich. Abhängig vom Ein-Stunden-Ergebnis kann unterschieden werden zwischen einer leichten (bis 30 mm/h) und einer starken Senkungsbeschleunigung (bis 50 mm/h); sehr ausgeprägte Senkungsbeschleunigungen werden als „Sturzsenkung" (ab 90 mm/h) bezeichnet.

Vorgehen

Physiologische BSG-Veränderungen finden sich z. B. nach fettreichen Mahlzeiten (Erhöhung der Chylomikronen), in der prämenstruellen Phase oder in der Schwangerschaft (Maximum der doppelten Normgrenze in der Zeit um die Geburt!); auch orale Kontrazeptiva können über eine Fibrinogensteigerung die BSG erhöhen. Als **Störgrößen** gelten Veränderungen der Außentemperatur (bei 27°C kann sich die BSG verdoppeln!) oder die Gabe von an Erythrozyten bindenden Medikamenten wie Dextrane. Für ca. 5 % aller erhöhten BSG-Werte fehlt eine zufriedenstellende Erklärung.

Bei einer erhöhten BSG ist zunächst nach dem **klinischen Kontext** zu fragen ❶. Bei akuten Infektionen, rheumatischen Systemerkrankungen oder bekannten metastasierenden Grundleiden ist eine BSG-Erhöhung zu erwarten. Eine **Sturzsenkung** kann dagegen insbesondere bei vagen oder vieldeutigen Symptomen ein richtungweisendes Indiz für Erkrankungen wie **Polymyalgia rheumatica** (im Unterschied z. B. zu einer Fibromyalgie), **Arteriitis temporalis, Endocarditis lenta, multiples Myelom, Morbus Waldenström** oder auch **Leukämie, Lymphom** oder metastasiertes **Prostatakarzinom** sein ❷. Diagnostisch helfen hier Laboranalysen oder **bildgebende Verfahren** weiter. Bei **nephrotischem Syndrom** oder **fortgeschrittenen Nierenerkrankungen** sind BSG-Erhöhungen die Regel, ohne dass weitere Entzündungsprozesse vorliegen müssen ❼.

Differenzialdiagnosen

Differenzialdiagnose bei deutlich erhöhter BSG oder Sturzsenkung		
Erkrankung	Häufigkeit	Weiterführende Untersuchung
systemische Infektion ❶	+++	Anamnese, Blutkulturen, Urinstatus und -kultur, Röntgen Thorax, Sonographie Abdomen
metastasiertes Malignom ❶	+++	Anamnese, Bildgebung (Sonographie Abdomen, CT Thorax und Abdomen)
rheumatische Erkrankung ❶	+++	Anamnese und körperliche Untersuchung mit Stigmata und Befunden wie bei rheumatoider Arthritis, Kollagenosen, Vaskulitiden

Differenzialdiagnose bei deutlich erhöhter BSG oder Sturzsenkung (Forts.)		
Erkrankung	Häufigkeit	Weiterführende Untersuchung
nephrotisches Syndrom, fortgeschrittene Niereninsuffizienz ❼	++	Kreatinin, Harnstoff, Urinstatus, Eiweißausscheidung im 24-Stunden-Urin
Endokarditis ❸	+	Anamnese (Klappenfehler, Klappenersatz), Auskultation, mehrere Blutkulturen vor einer antibiotischen Therapie, Echokardiographie (transthorakal, transösophageal)
Polymyalgia rheumatica	+	Anamnese, anderweitige Laboruntersuchungen (CRP, Anämie), Ansprechen auf Steroidtherapie
Arteriitis temporalis ❹	+	schmerzhafte oder verdickte Temporalarterien, Claudicatio masticatoria, Sehstörungen, Sonographie, ggf. Biopsie
multiples Myelom ❺	++	Blutbildveränderungen, monoklonale Gammopathie in der Eiweißelektrophorese („peak" in der γ-Globulinfraktion, ➤ Abb. 1), Immunfixation, Knochenmarkpunktion
Morbus Waldenström ❺	(+)	monoklonale IgM-Vermehrung
maligne Lymphome ❻	++	„B-Symptomatik", tastbare Lymphknoten- oder Milzvergrößerung, LDH, Blutbildveränderungen, Histologie aus LK, Knochenmarkpunktion
monoklonale Gammopathie unklarer Signifikanz (MGUS)	+	wie multiples Myelom, Befunde bis auf monoklonale Gammopathie negativ

Ökonomische Aspekte

Die BSG ist eine sehr kostengünstige, mit wenig apparativem Aufwand durchzuführende „Screening"-Untersuchung.

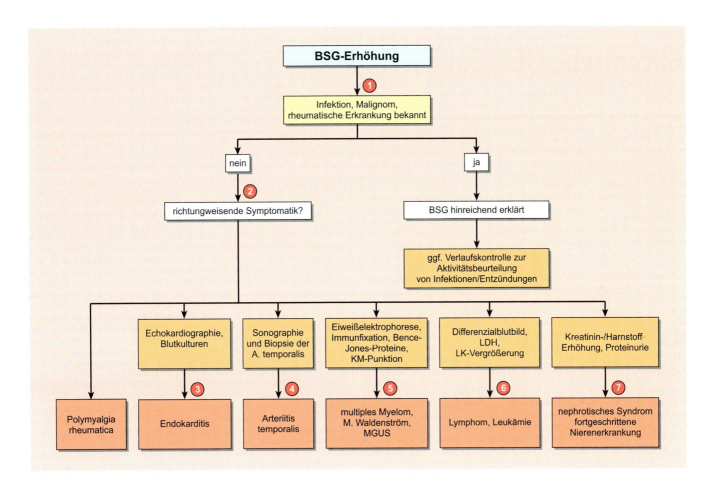

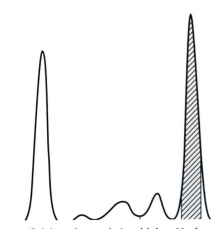

Abb. 1 Eiweißelektrophorese bei multiplem Myelom, „Peak" in der γ-Globulinfraktion. [G906]

J. Keller, L. Gottschalk, P. Layer

Chronische Oberbauchschmerzen

Definition

Chronische oder rezidivierende epigastrische, supra- oder periumbilikale Schmerzen zählen zu den wichtigsten Befindlichkeitsstörungen (Prävalenz 20–45 %). Sie treten häufig in Kombination mit Druck- oder Völlegefühl, Aufstoßen, Übelkeit oder Sodbrennen auf. Dieser einem Oberbauchorgan (meist dem Magen) zugeordnete Beschwerdekomplex wird als **Dyspepsie** bezeichnet. In etwa der Hälfte der Fälle findet sich bei ärztlicher Untersuchung eine organische Ursache. Bei den anderen 50% findet sich in der weiterführenden Diagnostik, einschließlich einer ÖGD, keine erklärende Pathologie; sofern weitere Kriterien anhand der ROM-IV-Kriterien erfüllt sind, liegt dann eine funktionelle Dyspepsie vor (Beschwerdebeginn vor mind. 6 Monaten, Bestehen der Beschwerden während der letzten 3 Monate; ein oder mehrere Symptome in belastender Ausprägung: postprandiales Völlegefühl, frühe Sättigung, epigastrische Schmerzen oder Brennen).

Abzugrenzen sind die heftigen, akuten Schmerzen im Rahmen des akuten Abdomens, die ebenfalls im Oberbauch lokalisiert sein können (> Akute Oberbauchschmerzen und > Akutes Abdomen).

Anamnese

Art, Lokalisation, Ausstrahlung, Ausmaß sowie **Dauer** der Beschwerden sind zu erfragen ❶. Dies lässt u. a. eine orientierende Differenzierung zwischen **viszeralen** und **somatischen** Schmerzen zu (> Akute Oberbauchschmerzen).

Zusätzliche Fragen nach **begleitenden Symptomen** wie Erbrechen, Blutungen, Ikterus, Fieber, Gewichtsverlust, Meteorismus, Veränderungen des Stuhlverhaltens oder der Miktion, extraintestinalen Symptomen, auslösenden Faktoren, Vorerkrankungen (z. B. Gallensteine, KHK), Bauchoperationen, Risikofaktoren (z. B. Alkohol, Medikamente, Reisen) sind differenzialdiagnostisch wichtig.

Untersuchungen

Bei chronischen oder chronisch-rezidivierenden dyspeptischen Beschwerden kann die **körperliche Untersuchung** ❶ komplett unauffällig sein, meist besteht aber zumindest ein Oberbauchdruckschmerz. Die weiteren potenziellen Untersuchungsbefunde sind wie die zugrunde liegenden Ursachen äußerst variabel.

Die körperliche Untersuchung wird ergänzt durch ein **basales Laborprogramm**: Blutbild, Elektrolyte und Retentionswerte, BSG/CRP, Leber- und Pankreasenzyme, Elektrophorese, Urinstatus sowie **Abdomensonographie** und **EKG** (bei anamnestischen Hinweisen auf kardiale Erkrankung/Risikofaktoren) ❷. Bei unauffälligen Befunden können Patienten, bei denen keine Warnsymptome wie insbesondere Alter > 40(–45) Jahre, Gewichtsabnahme, Fieber, Hinweise auf gastrointestinale Blutung, Anämie oder erhöhte Entzündungsparameter bestehen, zunächst probatorisch für 2–4 Wochen mit PPI behandelt werden ❸. Bei Beschwerden, die nicht innerhalb dieser Zeit auf therapeutische Maßnahmen ansprechen ❹ oder bei Vorliegen von Warnsymptomen ❺ ist außerdem eine Ösophagogastroduodenoskopie (**ÖGD**), inklusive einer Helicobacter-pylori-Diagnostik, erforderlich. Die sonstigen Maßnahmen richten sich nach Lokalisation und Charakteristik des Beschwerdebildes sowie Begleitsymptomen und schließen weitere endoskopische, röntgenologische und Funktionsuntersuchungen mit ein. Die Diagnose einer funktionellen Dyspepsie ist eine Ausschlussdiagnose, die unter anderem eine unauffällige ÖGD erfordert.

Differenzialdiagnosen

Ursachen chronischer bzw. rezidivierender Oberbauchschmerzen		
Mögliche Erkrankungen	Häufigkeit	Weiterführende Untersuchungen
funktionelle Dyspepsie	++++ (ca. 50 % der Fälle)	Ausschlussdiagnose (unauffällige ÖGD erforderlich)
gastroösophageale Refluxerkrankung	+++ (ca. 25 %)	ÖGD, pH-Metrie
Ulcus ventriculi/duodeni	+++ (15–25 %)	ÖGD
Kohlenhydratmalabsorption, insbesondere Laktoseintoleranz	+++	H_2-Atemtests
Gallenwegserkrankungen (Steine, Entzündungen)	+++	Sonographie
Malignome (Magen, Galle, Pankreas, Leber, Metastasen, Peritonealkarzinose)	+ (ca. 1 %)	endoskopische und radiologische Untersuchungen
chronisch-entzündliche Darmerkrankungen	+	Endoskopie, ggf. radiologische Untersuchungen
Magenentleerungsstörungen (z. B. Obstruktion, Gastroparese)	+	ÖGD, Magenentleerungstest (Szintigraphie, 13C-Atemtest)
Darm- oder kardiale Ischämie (Angina abdominalis oder koronare Herzerkrankung)	+	Gefäßdarstellung (Duplex-Sonographie, CT-/MRT-Angiographie, kardiale Diagnostik)
chronische Pankreatitis	+	Sonographie, radiologische Untersuchungen, Pankreasfunktionstests
Nierensteine	+	Sonographie
Stoffwechselerkrankungen und Intoxikationen (Porphyrie, C1-Esterase-Inhibitormangel, Urämie)	+	Laboruntersuchungen

Chronische Oberbauchschmerzen 37

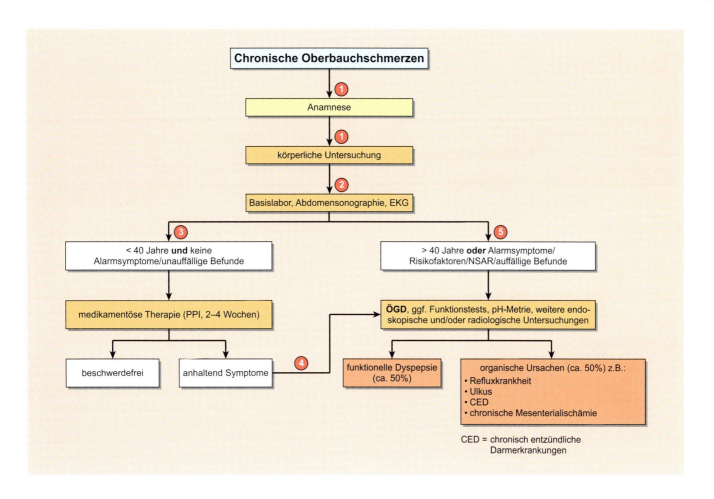

Th. Weiss
Claudicatio

Definition

Der Begriff steht meist für die Claudicatio intermittens: belastungsabhängige Beschwerden in den Beinen beim Gehen, die zum Stehenbleiben zwingen. Häufigste Ursachen sind arterielle Durchblutungsstörungen, gefolgt von orthopädisch/neurologischen Problemen; selten ist sie Folge einer venösen Abflussstörung.

Anamnese

Der Charakterisierung des Schmerzes und seines Auslösers kommt die entscheidende Weichenstellung vor weiteren diagnostischen Schritten zu ❶.

Zunächst werden die **Schmerzlokalisation** (Gesäß, Leiste, Oberschenkel, Wade oder Fuß) und der **Auslöser** (Belastung, Bewegung, bereits in Ruhe) geklärt. Typisch für die **arteriell bedingte Claudicatio intermittens** ist der dumpfe, brennende Schmerz in der arbeitenden Muskulatur, der zu einer Pause zwingt. Oft wird auch nur ein Spannungsgefühl beklagt. Beim Gehen in der Ebene ist der Schmerz in der Wade, beim Treppensteigen und Bergangehen kann der Schmerz auch in der Gesäßmuskulatur oder im Oberschenkel lokalisiert sein, wenn die Gefäßläsion weit proximal liegt. Bereits durch die charakteristische Anamnese lässt sich die Diagnose **periphere arterielle Verschlusskrankheit** (PAVK) im Stadium II nach Fontaine oder Claudicatio intermittens praktisch sichern.

Erfasst werden sollte zudem, ob die bekannten **Risikofaktoren für eine Atherosklerose** vorliegen. Zu beachten ist, dass die PAVK ein Prädiktor für eine schwere generalisierte Atherosklerose mit einem hohen kardiovaskulären Risiko darstellt, das inklusive Screening auf ein Bauchaortenaneurysma evaluiert werden sollte.

Stadieneinteilungen der PAVK nach Fontaine und Rutherford				
Fontaine		Rutherford		
Stadium	Klinik	Grad	Kategorie	Klinik
I	asymptomatisch	0	0	asymptomatisch
II a	Gehstrecke > 200 m	I	1	milde Claudicatio
II b	Gehstrecke < 200 m	I	2	mäßige Claudicatio
		I	3	schwere Claudicatio
III	Ruheschmerz	II	4	Ruheschmerz
IV	Ulzeration/Gangrän	III	5	kleinerer Gewebedefekt
		III	6	größerer Gewebedefekt

Untersuchungen

Die **Inspektion und Palpation** liefern weitere Hinweise ❷. Bei einer arteriellen Durchblutungsstörung kann die Haut blass und kühl, gelegentlich auch livide marmoriert sein. Die Haut ist eher trocken, das einseitige Fehlen von Haaren, die Alopecia cruris oder Unterschenkelglatze sind weitere mögliche Symptome. Muskelatrophien weisen auf eine länger bestehende Durchblutungsstörung hin, können aber auch bei neurogenen oder orthopädischen Problemen auftreten.

Der **Pulstastbefund und die Gefäßauskultation** erhärten den klinischen Verdacht und geben weitere Informationen über die Lokalisation der Gefäßveränderungen.

Ergänzt wird die Diagnostik durch die **periphere Dopplerdruckmessung** mit Bildung des Knöchel-Arm-Index (ABI = Quotient aus Blutdruck am Unterschenkel und Blutdruck am Oberarm) ❸. Der Wert liefert eine Abschätzung über das Ausmaß der Perfusionseinschränkung. Die **Duplex-Sonographie** gibt Informationen über die Ausprägung der atherosklerotischen Veränderungen und evtl. den Stenosegrad. Bei der Diagnose einer Thrombangiitis obliterans hilft ein Score-System ❺. Bei normalem Pulstastbefund und Doppler-Druckwerten kann die Messung nach Belastung (Zehenstände oder Laufbandergometrie bis zum Eintritt der Schmerzen) eine PAVK demaskieren ❹. Ein Abfall des peripheren Drucks um mehr als 30 mmHg oder des ABI um mehr als 20% sind diagnostisch für das Vorliegen einer PAVK. Fallen die Werte nach Belastung im Vergleich zum Systemdruck nicht ab, ist eine arterielle Genese ausgeschlossen. Es sei denn, eine Kompression der A. poplitea bei Muskelarbeit führt zu einer intermittierenden Blutflussminderung. Die Einengung der Arterie kann duplex-sonographisch in der Kniekehle bei Plantarflexion des Fußes gegen Widerstand erkannt werden ❼. Eine andere seltene Ursache von Claudicatio-Beschwerden stellt die zystische Adventitiadegeneration dar. Hierbei kommt es durch eine intramurale Zyste in der Arterienwand zur Kompression des Arterienlumens bis hin zum sekundären Gefäßverschluss. Die Ätiologie ist nicht eindeutig geklärt. Sonographisch zeigt sich eine zystische Raumforderung in der Arterienwand typischerweise in der A. poplitea. Bei Diabetikern mit Mediasklerose kann die **Oszillographie** die Zehendruckmessung oder die Analyse des Doppler-Frequenzspektrums hilfreich sein, um einen qualitativen Eindruck über die Einschränkung der Perfusion zu gewinnen ❻. Klinik, normale Dopplerdruckwerte in Ruhe und nach Belastung weisen auf eine orthopädische oder neurologische Ursache ❾ hin. Die Linderung der Beschwerden durch Hochlagern der Beine bei Z. n. Thrombose spricht für eine Claudicatio venosa ❽.

ABI-Kategorie zur Abschätzung des Schweregrades	
ABI-Wert	Schweregrad der PAVK
> 1.3	falsch hohe Werte (Mediasklerose?)
> 0,9	Normalbefund
0,75–0,9	leichte PAVK
0,5–0,75	mittelschwere PAVK
< 0,5	schwere PAVK, kritische Ischämie

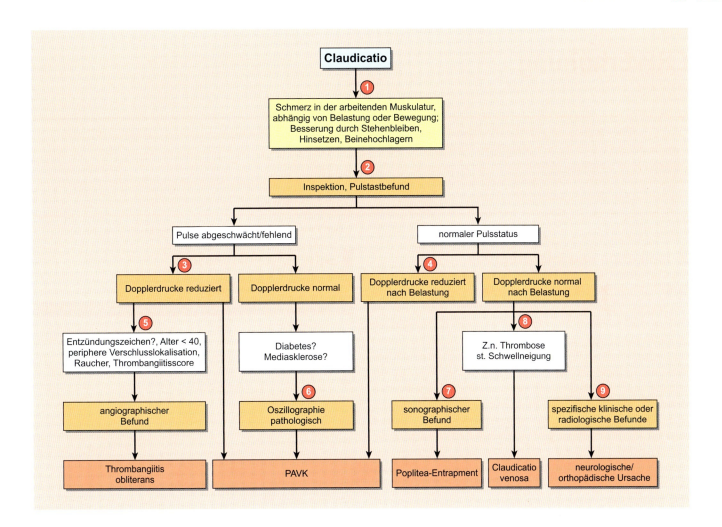

Differenzialdiagnosen

Ursachen von belastungsabhängigen Beschwerden im Bein (Claudicatio)		
Mögliche Erkrankungen	Häufigkeit	Weiterführende Untersuchungen
arterielle Durchblutungsstörung	++++	Doppler und Duplex-Sonographie
Claudicatio spinalis	+++	Doppler, neurologische Untersuchung
Arthrose	+++	Anamnese, Klinik
Poplitea Entrapment	+	Duplex-Sonographie, Provokationstests
Thrombangiitis obliterans	+	Doppler, Angiographie, Score (Labor)
zystische Adventitiadegeneration	+	Duplex-Sonographie
Claudicatio venosa	+	Anamnese, normaler Doppler, Besserung durch Hochlagern, Kompression

G. Lock
CRP-Erhöhung

Definition

Das **C-reaktive Protein** ist ein klassisches **Akute-Phase-Protein**, das ursprünglich während der Akute-Phase-Reaktion bei Pneumokokkenpneumonien entdeckt und beschrieben wurde. Dem CRP werden sowohl proinflammatorische (Induktion von Monozyten und proinflammatorischen Zytokinen) wie antiinflammatorische (verminderte Akkumulation neutrophiler Zellen an Entzündungsherden, Beseitigung apoptotischer Zellen) Wirkungen zugeschrieben. Der Normbereich des CRP-Wertes liegt bei < 5 mg/l (cave: in vielen Laboratorien wird der Wert als mg/dl, somit um eine Zehnerpotenz geringer, ausgedrückt!).

Indikation und Interpretation

Das CRP wird als **Screeningparameter** bei vermuteten Infektionen ❹, ❿, entzündlichen ❾, rheumatischen ❼ oder auch malignen ❻ und traumatischen ❽ Erkrankungen eingesetzt. Ähnlich wie die BSG (> BSG-Erhöhung) ist es zwar wenig spezifisch, aber dennoch im klinischen Alltag ausgesprochen wertvoll als **Indikator** sowohl des Vorhandenseins wie auch des Ausmaßes **einer entzündlichen Reaktion**. Es dient darüber hinaus beispielsweise bei Fieber **zur orientierenden Unterscheidung** zwischen einer **bakteriellen und viralen Infektion** ❹ und ❿; **CRP-Werte > 100 mg/l** ❶ sprechen gegen eine virale Infektion. Als weiterer Entzündungsparameter kann ggf. das Prokalzitonin bestimmt werden, das typischerweise bei bakteriellen Infektionen erhöht ist. Bei lokal begrenzten Entzündungen bei Leberinsuffizienz oder unter Immunsuppression sind **deutlich geringere CRP-Anstiege** möglich ⓫. Gegenüber der BSG hat das CRP den deutlichen Vorteil des rascheren Ansprechens; allerdings kann im Frühstadium auch bei schweren Infektionen das CRP noch normal sein, was bei der Erstuntersuchung zu einer Fehlinterpretation oder Unterschätzung des Krankheitsbildes führen kann.

CRP-Werte über 10 mg/l (❶ und ❸) zeigen in aller Regel einen klinisch signifikanten Entzündungsprozess oder auch ein Tumorleiden ❻ an. **Werte zwischen 5 und 10 mg/l** ❷ sind vieldeutig und können neben geringgradigeren Entzündungsprozessen beispielsweise auch durch Zigarettenrauchen, Alkoholabusus, Adipositas, Diabetes oder eine geringe körperliche Aktivität ausgelöst werden ❺. Nach neueren Untersuchungen zeigt bei Gesunden ein **CRP von > 4 mg/l** darüber hinaus ein erhöhtes Myokardinfarktrisiko an.

Diskrepanzen zwischen einer erhöhten BSG und einem normalen CRP-Wert können Ausdruck einer „falsch positiven" BSG sein, sind andererseits bei bestimmten Erkrankungen aber durchaus häufiger anzutreffen. So liegt beispielsweise bei Patienten mit einem aktiven Lupus erythematodes häufig ein normales CRP, aber eine erhöhte BSG vor. Bei der Polymyalgia rheumatica und der Arteriitis temporalis dagegen scheint das CRP besser als die BSG die Krankheitsaktivität abzubilden; bei der Polymyalgie beispielsweise sollen 7–20 % der Patienten normale BSG-Werte aufweisen ❼.

Differenzialdiagnosen

Ursachen von CRP-Erhöhungen

Mögliche Erkrankungen	Häufigkeit	Weiterführende Untersuchungen
systemische bakterielle Infektionen ❹	+++	Blutkulturen, Urinstatus und -kulturen, Röntgen-Thorax, Sonographie Abdomen, Prokalzitonin
systemische Virusinfektionen ❿	+++	CRP in der Regel < 100 mg/l; ggf. spezifische Virusserologie
solide Tumoren und systemische maligne Erkrankungen ❻	+++	Bildgebung (Röntgen-Thorax, Sonographie Abdomen), LDH, Blutbild
systemisches inflammatorisches Syndrom (SIRS) z. B. bei Pankreatitis	++	Lipase, Bildgebung
systemische rheumatologische Erkrankungen ❼	++	spezifische rheumatologische Anamnese und Untersuchung, Rheumafaktoren, antinukleäre Antikörper, Röntgen
posttraumatisch, postoperativ ❽	+++	in der Regel Absinken des CRPs innerhalb der ersten 3–4 Tage; erneuter Anstieg spricht für Infektion!
erhöhtes kardiovaskuläres Risiko ❺		Werte > 4 mg/l sollen erhöhtes kardiovaskuläres Risiko auch bei asymptomatischen Probanden anzeigen

Ökonomische Aspekte

Das CRP ist zwar etwas teurer als die BSG, aber ein unverzichtbares, weil wendiges „Arbeitspferd" in der laborchemischen Diagnostik. Das Prokalzitonin (PCT) oder das IL 6 sind teurer. Ausdrücklich gewarnt sei vor routinemäßigem Einsatz aller Entzündungsparameter (CRP, PCT, IL 6) bei Verlaufskontrollen – hier reicht das CRP in aller Regel aus!

CRP-Erhöhung

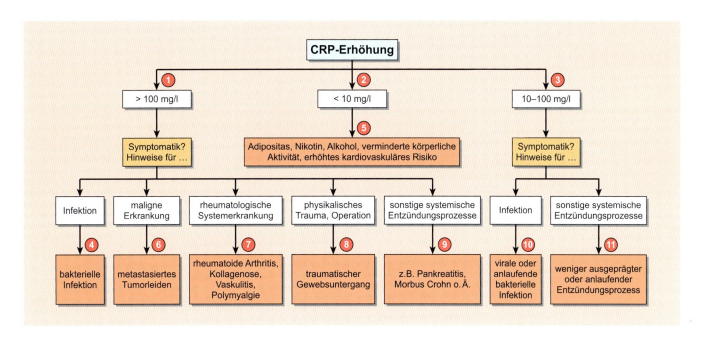

W. Reinisch
Durchfall

Definition

Auch wenn eine einheitliche Definition von Durchfall (Diarrhö), der solide wissenschaftliche Erhebungen zugrunde liegen, nicht existiert, wird der Begriff mit einer **gesteigerten Frequenz** (> 3-mal täglich), einer **verminderten Konsistenz** (ungeformt) und einer **gesteigerten Menge** (> 250 g/d) des Stuhles assoziiert. Praktisch sind lediglich die beiden erstgenannten Veränderungen relevant, da Messungen des Stuhlgewichts in der klinischen Routine kaum Anwendung finden.

Anamnese

Akuten Durchfallerkrankungen liegt zumeist eine **infektiöse Genese** zugrunde, die bei **viralem oder toxischem Ursprung** vorwiegend von mildem, selbstlimitierendem Verlauf sind und nur selten diagnostischer oder therapeutischer Maßnahmen bedürfen ❶. Durchfallepisoden, die über 48 Stunden andauern und mit Fieber, starken abdominalen Schmerzen, ausgeprägten Blutbeimengungen im Stuhl oder Dehydrierung einhergehen, sollten allerdings einer raschen weiteren Diagnostik zugeführt werden ❷. In diesen Fällen ist meist von einer **bakteriellen Genese** auszugehen. Eine weitere Abklärung ist zudem bei speziellen Patientengruppen erforderlich, wie Ältere oder Patienten unter Immunsuppression ❷.

Die Befragung des Patienten nach Ingestion potenziell kontaminierten/r Wassers oder Nahrung, Einnahme bestimmter Medikamente (Antibiotika, NSAR), Kontakten mit Tieren, sexuellen Praktiken oder Baden in einem Schwimmbecken kann hilfreiche Hinweise auf die mögliche Ursache liefern ❸. Die **chronische Durchfallerkrankung** ist durch eine Dauer von > 4–6 Wochen definiert ❹. Die **osmotische Diarrhö** ❺ ist von der Nahrungszufuhr abhängig und äußert sich zumeist in breiig-voluminösen Stuhlmassen, ausgelöst durch nichtresorbierbare Darminhalte. Die **sekretorische Diarrhö** ❻, zumeist von flüssiger Konsistenz und unbeeinflusst von der Nahrungsaufnahme, ist überwiegend infektiös vermittelt und somit akut. Chronische Ursachen sind Medikamente (Laxanzien, Antidepressiva, Furosemid, Theophyllin, Misoprostol, Di-5-ASA, Gold) oder Toxine (Arsen, Pilze, Kaffee, Cola) sowie seltener Gallensäuren, z. B. nach Ileozökalresektion, oder hormonproduzierende Tumoren. **Funktionelle Diarrhöen** ❼ beruhen auf Störungen der intestinalen Motilität und im Allgemeinen wechseln im Beschwerdebild Episoden von Durchfall und Obstipation einander ab. Eine **inflammatorische Diarrhö** ❽, wie im Rahmen einer chronisch-entzündlichen Darmerkrankung (CED), nach Bestrahlung oder bei Ischämie, ist zumeist begleitet von abdominalen Schmerzen sowie Blutbeimengungen im Stuhl.

Untersuchungen

Bei Durchfallerkrankungen sollte die **komplette körperliche Untersuchung** mit besonderem Augenmerk auf den Hydrationszustand, Körpertemperatur und die abdominale Palpation des Patienten durchgeführt werden ❾.

Der Bericht von an Durchfall Erkrankten in der Umgebung des Patienten oder einer rezenten **Reise in (sub-)tropische Regionen** verlangt eine gezielte Diagnostik nach einem infektiösen Agens durch Stuhlkulturen und eventuell mikroskopischen Untersuchungen von frischem Stuhl. Bei Fieber sind zudem **Blutkulturen** erforderlich. Andere diagnostische Maßnahmen inkludieren laborchemische Untersuchungen und je nach Verdachtsdiagnosen auch gezielte Diagnostik mittels Ileokolonoskopie z. B. bei Verdacht auf CED ❿.

Differenzialdiagnosen

Ursachen für Durchfall		
Mögliche Erkrankungen	Häufigkeit	Weiterführende Untersuchungen
Infektionen ⓫, vgl. Tabelle	+++++	Anamnese, Labor, Stuhlkultur, mikroskopische Stuhluntersuchung
osmotische Diarrhö ❺, z. B. Laktosemalabsorption, Fruktoseintoleranz, Zöliakie, Pankreasinsuffizienz, „bacterial overgrowth", Medikamente/Laxanzien, Sorbitol/Mannitol („Sweetener")	+++++	Anamnese, spezielle Labortests (Atemtests, EMA, tiefe Duodenalbiopsie)
sekretorische Diarrhö ❻, ausgenommen Infektionen	++	Anamnese, Medikamentenanamnese, Octreotidscan (synthetisches Somatostatinanalogon), Nachweis intestinaler Hormone im Blut
funktionelle Diarrhö ❼	++++	Anamnese, meist Ausschlussdiagnose
entzündliche Diarrhö ❽	++	Anamnese, Ileokolonoskopie

Infektiöse Ursachen für Durchfall	
Anamnestischer Hinweis	Erreger
vermutlich kontaminierte Nahrungsmittel, Übelkeit, Erbrechen, Symptomatik < 24 h	toxinbildende Bakterien (IKZ < 8 h) (*Staphylococcus aureus, Bacillus cereus*)
kontaminiertes Trinkwasser, Nahrungsmittel, Schwimmwasser, v. a. Wintermonate	Rotaviren, Norwalkviren (IKZ ~ 24 h)
unpasteurisierte Milch, Fruchtsäfte	*Campylobacter jejuni* (IKZ 48–72 h) Salmonellen (IKZ ~ 24 h) Shigellen (IKZ ~ 36 h) *E. coli* 0157 (IKZ 36–48 h) *Yersinia enterocolitica* (IKZ 1–14 d)
Eierspeisen, Geflügel	Salmonellen
Trinkwasser, Salate	*Giardia lamblia* (3–5 d) *Entamoeba histolytica* (5–7 d) *E. coli* 0157 Shigellen

Durchfall

```
                            Diarrhö
                    ┌──────────┴──────────┐
            akut (< 4–6 Wochen)      chronisch (> 4–6 Wochen) ④
            ┌───────┴───────┐              │
            ② ↑             ①         ausführliche Anamnese
     Dauer > 48 h       Dauer < 48 h        │
       und/oder              │              ⑨
  ausgeprägte Symptomatik    ▼      Vitalzeichen, komplette körperliche Untersuchung
  wie Fieber, Bauchkrämpfe,  „watch and wait"       │
  Blut im Stuhl, Dehydrierung     │                 ⑩
       und/oder                   ▼       Stuhlkultur, Stuhlmikroskopie, Blutbild, CRP, Elektrolyte,
  spezielle Patientengruppen  spontane    Nierenwerte und weiterführende Diagnostik nach Verdacht,
  wie Kinder, ältere Menschen, Resolution     z.B. Ileokolonoskopie bei V.a. CED,
  Patienten unter Immunsuppression,          Laktosetest bei V.a. Laktosemalabsorption
  Rückkehr von Tropenreisen,
  spezielle epidemiologische Situation
  (Gast- und Lebensmittelgewerbe)
```

③ ausführliche Anamnese:
Nahrungsmittel, akute Durchfallerkrankung in Familie, Freundeskreis, Arbeitsplatz, Reise- und Medikamentenanamnese (z.B. Antibiotika, NSAR), Sexualpraktiken, Begleiterkrankungen (AIDS)

⑤ osmotisch, z.B. Laktosemalabsorption, Fruktoseintoleranz, „Sweetener"-Konsum, Zöliakie, exokrine Pankreasinsuffizienz

⑥ sekretorisch, z.B. Laxanzienabusus, chologene Diarrhö, mikroskopische Colitis, endokrine Tumoren (Karzinoid, Gastrinom, Vipom), medulläres Schilddrüsenkarzinom, medikamentös (Antibiotika, Diuretika, Eisenpräparate)

⑦ funktionell, z.B. Z.n. gastrointestinalen Operationen, Vagotomie, IBS, Hyperthyreoidismus

⑧ entzündlich, z.B. CED, Radiatio, eosinophile Enteritis, AIDS

⑨ Vitalzeichen, komplette körperliche Untersuchung (Hautturgor, Schleimhäute)

⑩ Stuhlkultur, Stuhlmikroskopie, Blutkultur, Blutbild, CRP, Elektrolyte, Nierenwerte

⑪ Infektionen

Infektiöse Ursachen für Durchfall (Forts.)

Anamnestischer Hinweis	Erreger
Antibiotika	*Clostridium difficile*
kontaminiertes Rindfleisch, blutige Diarrhö, hämolytisch-urämisches Syndrom	*E. coli* O157
kontaminiertes Schweinefleisch, v.a. Wintermonate	*Yersinia enterocolitica* (IKZ 1–14 d)
Reisediarrhö	enterotoxische *E. coli* (ETEC)
Immunsuppression, AIDS	Cryptosporidien, Cyclospora, Isospora, Microspora

M. Fahlbusch

Dysurie

Definition

Dysurie bezeichnet jegliche Missempfindung bei der Blasenentleerung. Der Begriff umfasst sämtliche Zustände schmerzhaften und erschwerten Wasserlassens. Dysurie tritt bei Erkrankungen des distalen Harnleiters, der Harnblase, der Prostata und der Harnröhre auf.

Anamnese ❶

Eine **initiale** Dysurie, d.h. zu Beginn der Miktion, weist auf eine Erkrankung der Harnröhre und Prostata hin. Eine **terminale** Dysurie, also am Ende der Miktion, spricht für eine Reizung in der Blase oder am Blasenhals.

Die häufigste Ursache für eine Dysurie ist eine **Infektion** der **Harnwege**, hier insbesondere die **Zystitis** bei erwachsenen, sexuell aktiven Frauen. Bei Männern ist diese deutlich seltener, kann aber auf die Prostata übergreifen und zur akuten bakteriellen **Prostatitis** führen. Eine **Urethritis** zeigt sich typischerweise durch einen Fluor urethralis.

Bei allen Erkrankungen, die den mechanischen Auslasswiderstand der Harnblase erhöhen (Obstruktion), kommt es zu einer **Hypertrophie der Blasenmuskulatur,** am häufigsten bei der **benignen Prostatahyperplasie (BPH).** Die Patienten leiden unter ständigem Harndrang (frequency, urgency) und Harnstrahlabschwächung. Eine ähnliche Symptomatik kann prinzipiell auch von **Harnröhrenstrikturen** ausgelöst werden.

Die Dysurie ist ein typisches Symptom bei lokal fortgeschrittenen **Blasentumoren.** Ebenso kann ein fortgeschrittenes **Prostatakarzinom** durch Infiltration des Blasenhalses oder durch Obstruktion des Blasenauslasses eine Dysurie verursachen.

Ein tiefsitzender **Ureterstein** kann bei der Passage des intramuralen Harnleiters die Harnblase derart reizen, dass eine Dysurie auftritt. Ein **Blasenstein** reizt die Blase direkt mechanisch und führt oft zu einer komplizierten Infektion.

Funktionelle Blasenentleerungsstörungen können zu einer ausgeprägten Dysurie führen, ohne dass in der Folge ein pathologischer Befund erhoben werden kann. Diese Störungen werden unter den Sammelbegriffen Chronic-Pelvic-Pain-Syndrom **(CPPS)** bzw. Bladder-Pain-Syndrom **(BPS)** zusammengefasst.

Untersuchungen

Die **urologische Untersuchung** umfasst die Beurteilung der Nierenlager, die Palpation des Abdomens und männlichen Genitales und die **rektale Untersuchung** der Prostata. Die Inspektion der weiblichen Harnröhre wird am sinnvollsten mit der Abnahme von Katheterurin kombiniert. Klopfschmerzhafte Nierenlager weisen auf eine Nierenbeckenentzündung hin. Bei einer Urozystitis kann ein suprapubischer Druckschmerz vorliegen ❷.

Die **Harnuntersuchung** steht im Mittelpunkt der Diagnostik ❷. Ein unauffälliges Sediment schließt eine Infektion beim unbehandelten Patienten praktisch aus. Leukozyten und Erythrozyten oder sogar Bakterien im Mittelstrahl- oder Katheterurin weisen stark auf eine bakterielle Entzündung hin ❸. Beweisend ist die positive mikrobiologische Untersuchung ❹. Bei einer Urethritis ist die Urinkultur häufig negativ. Hier müssen **urethrale Abstriche** entnommen werden.

Erythrozyturie allein oder in Kombination mit einer **Leukozyturie** können auf eine Urolithiasis oder einen Blasentumor hinweisen ❺.

Bei Verdacht auf einen Blasentumor ist die **Zystoskopie** in Kombination mit einer **zytologischen** Untersuchung des Urins angezeigt. Größere Befunde werden bereits sonographisch gesehen ❻.

Die **sonographische** Untersuchung der Nieren gibt Informationen über Tumoren, Steine und Abflussstörungen. Durch die Bestimmung des **Restharns** erhält man schnell und unkompliziert Hinweise auf eine Blasenentleerungsstörung. Eine **Harnstrahlmessung** (Uroflow) ist lediglich in urologischen Fachabteilungen möglich ❽.

Besteht der Verdacht auf ein Steinleiden, ist die **Computertomographie** idealerweise als low-dose-CT die Methode der Wahl ❼.

Differenzialdiagnosen

Ursachen von Dysurie		
Mögliche Erkrankungen	Häufigkeit	Weiterführende Untersuchungen
Harnwegsinfekt	++++	Urinkultur
BPH	+++	Restharn, Uroflow
Blasentumoren	++	Zytologie, Endoskopie
Blasensteine	++	Sonographie, CT
Harnröhrenstrikturen	+	Restharn, Uroflow
distale Uretersteine	(+)	Sonographie, CT
funktionelle Störungen	++	Sonographie, Uroflow, ggf. Zystoskopie

---
Ökonomische Aspekte

Die Abklärung einer Dysurie sollte mit einer Harnuntersuchung beginnen. Hier erhält man mit geringem Aufwand relevante richtungsweisende Befunde. Bei jungen, gesunden prämenopausalen Frauen mit Zystitis ist außer einer symptombezogenen körperlichen Untersuchung keine weitere urologische Diagnostik erforderlich. Alle anderen Patienten benötigen eine angepasste urologische Abklärung.

Dysurie

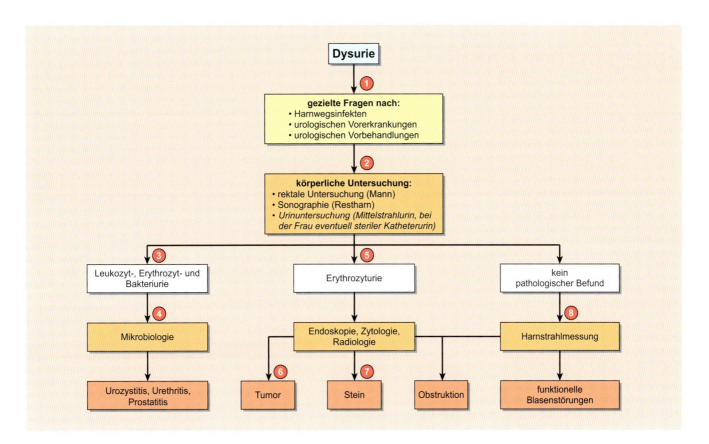

B. J. Steinhoff

Epileptischer Anfall

Definition

Ein epileptischer Anfall beruht auf der plötzlichen synchronisierten pathologischen Exzitabilitätssteigerung eines mehr oder weniger umschriebenen kortikalen Neuronenverbandes. Gelegentlich umfasst diese theoretisch die gesamte Großhirnrinde (generalisierter Anfall). Bei Anfällen umschriebener Genese (fokal), die entweder ohne oder mit Bewusstseinsstörung einhergehen, folgt die Symptomatik der Funktion der erregten Hirnrinde.

Anamnese

Entscheidend sind immer die Gleichförmigkeit, das Fremdartige und Paroxysmale, die üblicherweise limitierte Dauer (wenige Minuten) und letztlich auch die Option der weiteren Erregungsausbreitung im Gehirn, dann mit vorhersagbarem Verlauf ("Semiologie"), und oft Übergang in Anfallsphasen mit Bewusstseinsstörung. Besondere Bedeutung hat die **Fremdanamnese.** Hierbei gilt es, wiederum Dauer, typische sichtbare Symptomatik (z. B. oroalimentäre Automatismen wie Schmatzen, Schlucken, Kauen, Nestelautomatismen, Versivbewegungen von Kopf und Körper), die Reagibilität auf Ansprache, die Augenstellung und die Frage, ob die Augen geöffnet waren (typisch), Stürze sowie die Abläufe des postiktalen Verhaltens zu erfragen. Sekundärerscheinungen wie lateraler Zungenbiss, Einnässen, Verletzungen oder postiktaler Kopfschmerz oder Muskelkater sind wichtige Indizien, ferner die tageszeitliche Bindung, die Frage nach Auslöseumständen wie Schlaf- oder Alkoholentzug, Flickerlicht, Fieber (bei Säuglingen und Kleinkindern) oder exogenen Noxen (Medikamente, Drogen). Sehr hilfreich kann die Videodokumentation typischer Anfälle sein ❶.

Untersuchungen

Bei der Inspektion ist auf Schädelasymmetrien, dysplastischen Körperbau, Hinweise auf fokal neurologische Defizite wie asymmetrische Motorik oder Lage, Fazialismundastschwäche, dermatologische Stigmata wie Café-au-Lait-Flecken, Tubera, Naevus flammeus (tuberöse Sklerose, Morbus Sturge-Weber) zu achten. Es schließt sich die gewissenhafte neurologische Untersuchung einschließlich Hirnnervenstatus, Muskulatur, Motorik, Kraft, Reflexstatus, Sensibilität und Koordination an ❷.

Diagnostisch weiterführend ist das **Elektroenzephalogramm** (EEG). Die **MRT** unterstützt die Suche nach möglichen epileptogenen Läsionen wie Tumoren, vaskulären Läsionen, Sklerosen, Dysplasien, Traumafolgen, Zysten etc. Die kraniale CT sollte nur noch im Notfall (wenn MRT nicht verfügbar) oder in speziellen Fällen zum Nachweis von Kalk eingesetzt werden.

Laboruntersuchungen umfassen ggf. Serum- und Liquoruntersuchung zum Ausschluss entzündlicher Ursachen einschließlich der Autoimmunenzephalitiden, Bestimmung der Kreatinkinase und von Prolaktin im Serum (jeweils optional deutlich erhöht) nach epileptischen Anfällen. Ebenso lassen sich anfallsbegünstigende Konstellationen wie Hypoglykämie oder andere klinisch relevante metabolische Störungen ausschließen. Mitunter werden toxikologische Untersuchungen und Drogenscreening notwendig ❸.

Bei uneinheitlichen Befunden oder Symptomen, die auf eine der wesentlichen Differenzialdiagnosen hinweisen, sollten die unten genannten Zusatzuntersuchungen durchgeführt werden ❹.

Differenzialdiagnosen

Differenzialdiagnosen bei V. a. epileptischen Anfall		
Mögliche Erkrankungen	Häufigkeit	Weiterführende Untersuchungen
Synkopen ❺	+++	Videobeispiele Augenzeugen vorführen, EEG, Langzeit-Video-EEG, EKG, Belastungs-EKG, Langzeit-EKG, Schellong-Test, ggf. Kipptischuntersuchung, Eventrecorder
dissoziative (psychogene) Anfälle ❻	+++	Videobeispiele Augenzeugen vorführen, EEG, Langzeit-Video-EEG
transitorisch ischämische Attacken inklusive Drop attacks ❼	++	EKG, Langzeit-EKG, Dopplersonographie, vaskuläre Risikofaktoren eruieren, Bildgebung (MRT)
transiente globale Amnesie ❽	+	EEG, MRT, typische Fremdanamnese, lange Attackendauer
Narkolepsie/Kataplexie ❾	+	EEG, Langzeit-Video-EEG mit Polysomnographie, multiple sleep latency test; Labor: HLA-DQB1*0602-AK (hohe Spezifität bei Narkolepsie), Hypocretinmangel im Liquor
Parasomnien ❿	++	EEG, Langzeit-Video-EEG mit Polysomnographie
Bewegungsstörungen ⓫	++	EEG, MRT, Videodokumentation, typische Anamnese
Migräne mit Aura, Migräne im Kindesalter ⓬	++	EEG, MRT, typische Anamnese

Ökonomische Aspekte

Langzeit-Video-EEG, Langzeit-EKG, Kipptischuntersuchungen und Diagnostik mit einem Eventrecorder sind kostspielig und können unter Umständen bei früher Einbindung von Augenzeugen, denen Videobeispiele gezeigt werden, oder von Anfallsdokumentationen auf Smartphones etc. vermieden oder im Ausmaß reduziert werden.

Epileptischer Anfall

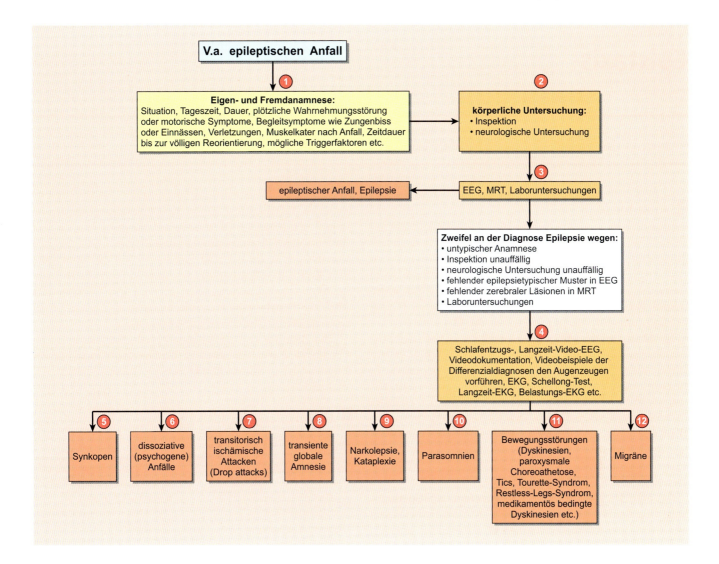

F. Rockmann
Epistaxis

Definition

Nasenbluten. Unterschieden werden die anteriore Blutung im Bereich des Locus Kiesselbachii und die posteriore Blutung aus der A. sphenopalatina.

Anamnese

Die Epistaxis ist ein häufiges, meist harmloses Symptom, das nur selten zu einem bedrohlichen Blutverlust führt. Posteriore Blutungen sind oft schwieriger zu stillen und bedürfen in jedem Fall einer HNO-ärztlichen Vorstellung. **Lokale Ursachen** müssen von einem Geschehen im Rahmen einer **Systemerkrankung** unterschieden werden. Für die weiteren Maßnahmen ist es entscheidend, Häufigkeit und Ausmaß der Blutung zu ermitteln (❶, ❹).

Als **lokale Ursachen** ❷ kommen physikalische und chemische Schädigungen der Nasenschleimhaut, z. B. Rhinitis sicca, Fremdkörper, Nasenbohren, heftiges Schnäuzen, Kokainkonsum etc. in Betracht. Anamnestisch ist ferner nach Nasenfremdkörpern, Nasen- und Nasennebenhöhlentumoren sowie Polypen, z. B. Granuloma teleangiectaticum, zu fragen. Traumata wie Schädelbasis- bzw. Nasenseptumfrakturen müssen ausgeschlossen werden. Im Rahmen fieberhafter Infekte oder allergischer Rhinitis liegt eine Hyperämie der Nasenschleimhaut vor, sodass diese besonders kontaktvulnerabel ist.

Das Auftreten einer Epistaxis im Rahmen einer **Systemerkrankung** erfordert eine genauere Anamnese. Im Vordergrund stehen hier Gefäß- und Kreislaufkrankheiten ❸, insbesondere arterielle Hypertonie und Atherosklerose sowie eine hämorrhagische Diathese ❺. Hierbei muss insbesondere auf eine Thrombopenie, z. B. Knochenmarkdepression, medikamentös-toxisch, autoimmun, Hypersplenismus, idiopathisch, infektiös etc., bzw. Thrombopathie, z. B. myeloproliferative Erkrankungen, medikamentös-toxisch, urämisch etc., geachtet werden. Seltenere Teleangiektasien (Morbus Osler-Weber-Rendu) bzw. Vaskulitiden ❻ (Morbus Wegener) kommen ebenfalls in Betracht, erstere besonders bei rezidivierenden, schwer stillbaren Blutungen. Hier müssen eine genaue Familien- und eine ausführliche Organanamnese erfolgen. Weitere Gerinnungsstörungen, z. B. im Rahmen eines Gerinnungsfaktor- oder Vitamin-K- bzw. Vitamin-C-Mangels führen ebenfalls häufig zur Epistaxis. Selten sind Infektionskrankheiten wie Typhus Ursache einer Epistaxis.

Untersuchungen

Zunächst erfolgt die **Inspektion** ❼ der Nasenschleimhaut bzw. des Nasenseptums. Bei stärkeren oder posterioren Blutungen steht die Blutstillung durch einen HNO-Arzt im Vordergrund, der auch die weiteren Maßnahmen übernehmen sollte. Außerdem sind **Verletzungen** im Gesichts- und Schädelbereich zu untersuchen. Auf weitere **Blutungsstigmata** wie Zahnfleisch- oder Schleimhautblutungen, Petechien und Hämatome sowie **Teleangiektasien** im Lippen- und Mundbereich ist zu achten. Sie geben Hinweise auf Thrombopenien, Thrombopathien sowie Gerinnungsstörung und Morbus Osler-Rendu-Weber ❺. Eine sorgfältige Untersuchung des **Herz-Kreislauf-Systems** erfolgt anschließend (arterielle Hypertonie) ❸. Ein besonderes Augenmerk gilt noch dem Vorliegen einer möglichen **Hepato- und/oder Splenomegalie** als Ausdruck einer Lebererkrankung oder eines Hypersplenismus.

Laborchemisch sind die Bestimmungen des Blutbilds mit Differenzialblutbild, Gerinnungsstatus, Blutungszeit, Retentionsparameter und ggf. cANCA wichtig ❽. Bei V. a. Tumoren sind ggf. CT/MRT erforderlich.

Differenzialdiagnosen

Ursachen von Epistaxis		
Erkrankungen	Häufigkeit	Weiterführende Untersuchungen
Hypertonie	++	RR-Messung, Ursachenabklärung
physikalische Schädigung der Nasenschleimhaut	+++	Inspektion, Anamnese
chemische Schädigung der Nasenschleimhaut	+	Anamnese
Trauma	+	Inspektion, Anamnese
Morbus Osler-Weber-Rendu	+	Familienanamnese, körperliche Untersuchung
Thrombopenie	+++	Blutbild, Differenzialblutbild, ggf. ThromboExakt-Test (Thrombos im Citratblut), Abdomensonographie, KM-Punktion, spezielle Abklärung
Granulomatose (Morbus Wegener)	+	cANCA, (Nieren-)Biopsie
Thrombopathien	++	Retentionsparameter, (Medikamenten-)Anamnese
Gerinnungsstörung	+++	Gerinnungsfaktoren, Leberwerte, Ernährungsstatus
Tumoren/Polypen	++	CT, MRT, Biopsie

Ökonomische Aspekte

Bei der Behandlung der Epistaxis steht vor allem die Behandlung der posterioren Blutung im Fokus der ökonomischen Betrachtung. Hier sollte die Ligatur der A. sphenopalatina zur primären Blutstillung angewendet werden.

Epistaxis

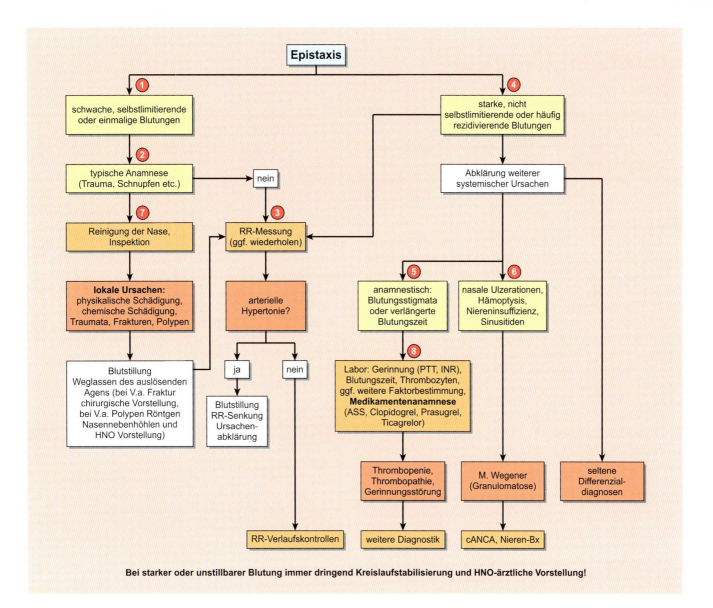

Bei starker oder unstillbarer Blutung immer dringend Kreislaufstabilisierung und HNO-ärztliche Vorstellung!

E. Endlicher

Erbrechen (Emesis)

Definition

Erbrechen beschreibt das kraftvolle retrograde Entleeren von Magen- oder Darminhalt infolge unwillkürlicher Kontraktionen von Magen-, Zwerchfellmuskulatur und Bauchpresse. Die Ursachen von Erbrechen sind vielfältig. Für eine zielgerichtete Therapie (chirurgisch oder medikamentös) ist die Abklärung der Ursache entscheidend.

Anamnese

Die Anamnese weist auf mögliche Ursachen hin und sollte folgende Aspekte berücksichtigen: **Dauer, Häufigkeit** und **Art** des Erbrechens, **Begleitsymptome** (z. B. Fieber, Nausea, Schmerzen, Diarrhö, Kopfschmerzen, Schwindel, Gewichtsverlust), **Vorerkrankungen** (z. B. gastrointestinale Tumoren, Cholezystolithiasis, chronisch-entzündliche Darmerkrankung, Diabetes mellitus, Niereninsuffizienz, Hypothyreose, Migräne, Epilepsie, Depressionen, Anorexie, Bulimie), **Medikamenteneinnahme** (z. B. NSAR, Erythromycin, Digoxin, Sulfasalazin, Azathioprin, Diuretika, Kalziumantagonisten), gastrointestinale und systemische **Infektionen, Schwangerschaft**.

Untersuchungen

Die **körperliche Untersuchung** ist wichtig, um Konsequenzen oder Komplikationen von Übelkeit und Erbrechen beurteilen und mögliche Ursachen weiter eingrenzen zu können. Folgende Aspekte sind u. a. besonders zu beachten: Zeichen von Gewichtsverlust und Dehydratation, Ikterus, Lymphknotenschwellungen, abdominale Untersuchung (Resistenzen? Darmgeräusche? Druckschmerz? Abwehrspannung?), ggf. neurologische Untersuchung.

Erkrankungen des Gastrointestinaltrakts (GIT) ❶ lassen sich durch laborchemische Untersuchungen sowie eine Abdomenosonographie sichern, so z. B. Gastroenteritis, Cholezystitis oder Appendizitis. Zur Beurteilung (Lokalisation) einer mechanischen Obstruktion ist eine Abdomenübersichtsaufnahme sinnvoll, bei V. a. mukosale Läsionen (z. B. Ulkus/Refluxösophagitis mit Komplikationen) eine Ösophagogastroduodenoskopie (ÖGD), bei V. a. Gastroparese eine Magen-Darm-Passage (MDP).

Übelkeit und Erbrechen sind häufig zu beobachtende Nebenwirkungen von **Medikamenten** ❷, sodass vor umfangreicher Diagnostik eine sorgfältige Medikamentenprüfung sinnvoll ist. Serumspiegelbestimmungen können eine Intoxikation anzeigen, z. B. bei Einnahme von Digoxin, Theophyllin oder Carbamazepin.

Eine **Schwangerschaft** ist die häufigste endokrine Ursache ❸ für Erbrechen. Durch Bestimmung von Kreatinin und Harnstoff kann eine **Niereninsuffizienz** diagnostiziert werden, bei V. a. **diabetische Ketoazidose** sind erhöhte Blutzuckerwerte wegweisend, eine **Hypothyreose** kann durch ergänzende Bestimmung von TSH ausgeschlossen werden.

Bei V. a. eine **neurologische Ursache** ❹ (z. B. spontan auftretendes Erbrechen ohne vorausgehende Übelkeit bei erhöhtem Hirndruck) bietet sich eine cCT an. Der V. a. Meningitis erfordert eine Liquorpunktion (cave: vorher erhöhten Hirndruck ausschließen!). Eine symptomatische und ggf. präventive (CTX, RTX, Operation, Opioidtherapie) Therapie ist je nach Situation notwendig.

Komplikationen (z. B. Dehydratation, Hypokaliämie, metabolische Alkalose) erfordern eine intravenöse Flüssigkeitszufuhr sowie die Substitution von Kalium und Chlorid.

Differenzialdiagnosen

Ursachen von Erbrechen		
Mögliche Erkrankungen	Häufigkeit	Weiterführende Untersuchungen
Ösophaguskarzinom/Tumoren des GIT	++++	ÖGD und Biopsie, Abdomenosonographie
Ösophagusmotilitätsstörungen	+++	Röntgenkontrastuntersuchung/Manometrie/ÖGD
(Reflux-)Ösophagitis mit/ohne Komplikationen	++	ÖGD (pH-Metrie)
schmerzreflektorisch (z. B. Gallenkolik, Nierenkolik)	+++	Abdomenosonographie, Laborchemie
endokrin/metabolisch (z. B., Hyperemesis gravidarum, Urämie, entgleister Diabetes mellitus, Hypothyreose)	+++	Schwangerschaftstest (hCG), Kreatinin, Harnstoff, BZ, TSH
neurologische Erkrankungen (z. B. Migräne, Epilepsie, vestibuläre Ursachen)	++++	neurologische Untersuchung, cCT, Nystagmusprüfung, HNO-ärztl. Untersuchung
iatrogen (medikamentös, postoperativ, chemo-/strahlentherapieinduziert)	++++	Serumspiegelbestimmungen, auslösendes Medikament ab-/ersetzen, präventive, symptomatische Therapie
Infektionen (z. B. Gastroenteritis)	++++	Laborchemie, Abdomenosonographie

---
Ökonomische Aspekte

Eine frühe präventive antiemetische Therapie bei Opioidtherapie oder CTX/RCTX kann eventuell stationäre Aufnahmen verhindern oder stationäre Aufenthalte verkürzen.

Erbrechen (Emesis)

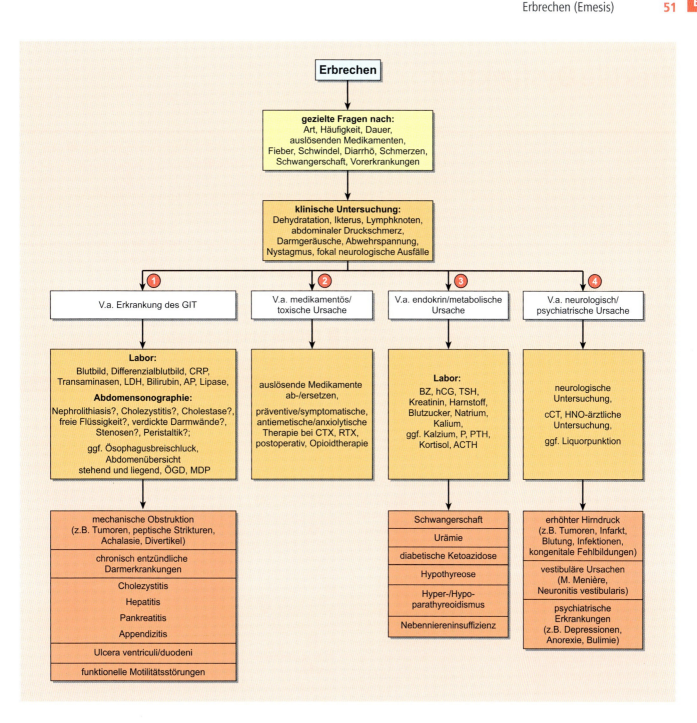

S. Köppen
Erektile Dysfunktion

Definition

Als erektile Dysfunktion (ED) bezeichnet man die Unfähigkeit, eine Erektion zu erreichen oder eine für die sexuelle Befriedigung ausreichende Erektion aufrechtzuerhalten. Der Begriff „Impotenz" wird heutzutage wegen seiner abwertenden Bedeutung vermieden.

Die ED wird nur selten als Beschwerde angegeben; sie muss, ebenso wie der Libidoverlust, häufig gezielt erfragt werden.

Ätiologisch liegen der ED entweder eine **psychische** ⑪ oder **eine organische Ursache** ⑬ zugrunde, wahrscheinlich am häufigsten eine **Kombination** beider Faktoren ⑫. Dabei überwiegen bei den jüngeren Männern psychogene, bei den Älteren eher organische Ursachen.

Anamnese

Die Anamnese ❶ besteht aus einer allgemeinen Anamnese mit Fragen zu Krankheiten, Operationen und Verletzungen. Bestehen Symptome anderer Krankheiten? Erfasst werden sollten die Einnahme von Medikamenten und Lebensstilfaktoren. Bei der **Sexualanamnese** sollte das spezifische Problem eingegrenzt werden, u. U. mit dem Einsatz von standardisierten Fragen und Fragebögen. Erfragt werden z. B. Art und Umstände der Erektionsstörung, weitere sexuelle Störungen usw.

Untersuchungen

Es sollten eine **Inspektion** und **Palpation** des Penis erfolgen. Ferner ist auf Hinweise für das Vorliegen eines ➤ Hypogonadismus zu achten. Außerdem sind Zeichen einer Schilddrüsenerkrankung zu berücksichtigen. Weiterhin gehören eine Beurteilung des kardiovaskulären Systems und eine digitorektale Untersuchung zur körperlichen Untersuchung. Das Vorliegen einer Adipositas kann Hinweise auf weitere Risikofaktoren wie Diabetes mellitus Typ 2 und Fettstoffwechselstörungen liefern. Eine **neurologische Untersuchung** sollte bei entsprechenden anamnestischen Hinweisen erfolgen ❷.

Laboruntersuchungen ❸ umfassen je nach Befund Blutzucker, HbA1c und ggf. einen oralen Glukosetoleranztest, Triglyzeride und Cholesterin, TSH, Nierenfunktionswerte und Transaminasen. Die morgendliche Bestimmung von Testosteron (Tagesrhythmik!) und sexualhormonbindendem Globulin (SHBG) kann erfolgen, bei erniedrigtem freiem Androgen sollten Prolaktin, LH und FSH bestimmt werden. Vor geplanter Androgentherapie oder bei V. a. ein Prostatakarzinom sollte das prostataspezifische Antigen (PSA) bestimmt werden.

Die **apparative Diagnostik** ❸ wird heute meist nur noch durchgeführt, wenn ein Therapieversuch mit aufsteigenden Dosen von Phosphodiesterase-5-Hemmern (z. B. Sildenafil) ex juvantibus nach Ausschluss eines Hypogonadismus nicht erfolgreich war. Zur weiterführenden, **semiinvasiven Diagnostik** gehört die Schwellkörperinjektionstestung (SKAT-Test, z. B. mit Prostaglandin E1) mit integrierter Duplex-Sonographie zur Erfassung der kavernös-arteriellen Perfusion. Ergänzende Verfahren sind die EMG des Sphincter ani externus, die penile sympathische Hautantwort (PSHA), die Registrierung der nächtlichen penilen Tumeszenzen (Rigiscan®) und das Schlaflabor. Die **invasive Diagnostik** umfasst die Pharmako-Phalloarteriographie (radiologische Darstellung des penilen Einstroms), die Pharmako-Cavernosometrie und -Cavernosographie (Quantifizierung und Darstellung des kavernösen Abstroms).

Differenzialdiagnosen

Ursachen einer erektilen Dysfunktion (oft kombiniert)		
Mögliche Erkrankungen	Häufigkeit	Weiterführende Untersuchungen
endokrine Störungen (ohne Diabetes) ❹, z. B.:	+++	
• Hypogonadismus		• morgendliche Bestimmung von Testosteron und sexualhormonbindendem Globulin, wenn FAI ↓ Prolaktin LH, FSH messen
• Schilddrüsenerkrankungen		• TSH
Diabetes mellitus ❹	+++++	Glukose, OGTT
kardiovaskuläre Erkrankungen ❺, (➤ Arterielle Hypertonie, ➤ Koronare Herzkrankheit)	+++++	Triglyzeride, Cholesterin
neurologische Erkrankungen ❻	+++	spezifische neurologische Diagnostik
Penisanomalien ❼	+	
Operations- oder Traumafolgen ❽	+++	Anamnese
Medikamentennebenwirkung ❾	+++	Medikamentenanamnese
Noxen ❿	+++	Anamnese
Schlafapnoe-Syndrom	+++	Schlaflabor
psychische Ursachen ⑪	+++	psychologische/psychiatrische Diagnostik

Ökonomische Aspekte

Einerseits sind durch den therapeutischen Erfolg der Phosphodiesterase-5-Hemmer viele der früher häufiger durchgeführten invasiven und damit kostspieligen diagnostischen und therapeutischen Verfahren in den Hintergrund getreten.

Andererseits darf dies nicht zur kommentarlosen Verschreibung von Medikamenten führen. Im Vordergrund müssen die kausale Therapie und die Reduktion von Risikofaktoren stehen. Dies erfordert eine Aufklärung des Patienten, wenn möglich unter Einbeziehung der Partnerin/des Partners.

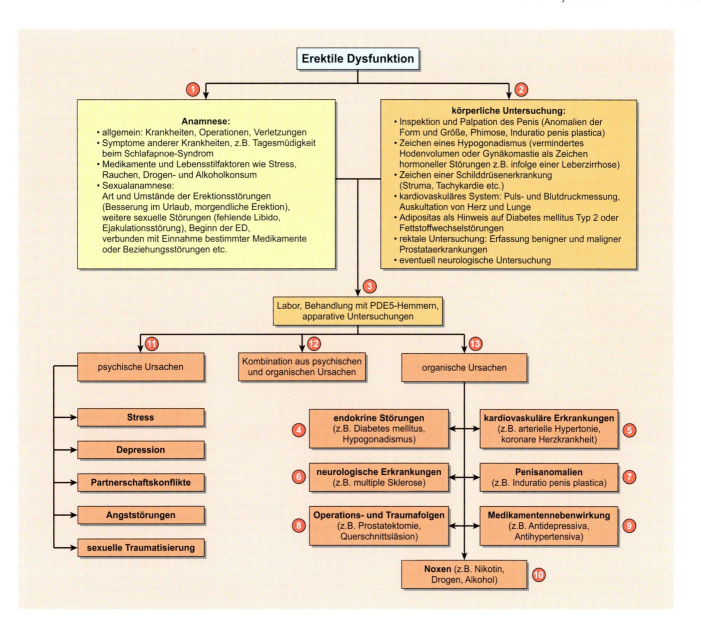

U. Raap, J. Weiß †

Erytheme

Definition

Als Erythem wird eine umfassende Rötung der Haut bezeichnet, die durch eine vermehrte lokale Durchblutung im Rahmen einer Gefäßerweiterung bei einer Entzündung zustande kommt. Es werden umschriebene, figurierte, multiforme und großflächige Erytheme unterschieden.

Anamnese

Anamnestisch sollten bakterielle oder virale Infekte, maligne Tumoren, Arzneimittelunverträglichkeiten und Autoimmunerkrankungen eruiert werden, die als Auslöser für Erytheme in Frage kommen.

Untersuchungen

Durch den Glasspateldruck lässt sich das Erythem entfärben, was für die Differenzialdiagnose einer Einblutung ein wichtiges Kriterium darstellt. Ein **dunkelroter** Farbton ist ein Zeichen für tiefe Entzündungsprozesse und für Stauungen oder Stasen. Generell sind Erytheme nicht druckdolent, mit Ausnahme des Erythema nodosum, der Pannikulitis und des Erysipels, die eine **Druckdolenz** vorweisen ❶. Das Rezidiverysipel kann auch ohne Druckdolenz einhergehen.

Laboruntersuchungen sind zur Differenzialdiagnostik meist nicht erforderlich. In der Tabelle ist die weiterführende Labordiagnostik aufgeführt. Biopsien werden bei der diagnostischen Einordnung von figurierten oder knotigen Erythemen häufig benötigt.

Differenzialdiagnostische Befunde häufiger Erytheme			
Lokalisation	Mögliche Erkrankung	Häufigkeit	Weiterführende Diagnostik
1. umschriebene Erytheme ❷			
Schmetterlingserythem (Gesicht; ➤ Abb. 1)	systemischer Lupus erythematodes	++	Arthritis, Organmanifestationen (Herz, Niere, ZNS), Serologie: ANA, ENA, dsDNA-AK
Wangenerythem	polymorphe Lichtdermatose	++	im Frühjahr bei jungen Frauen, Lupus-Serologie negativ
Gesichtserythem (➤ Abb. 2)	Erysipel	++++	akuter Beginn mit Fieber, Malaise, Druckdolenz, Lymphadenitis
generalisiertes Gesichtserythem	Rubeosis faciei	++++	gehäuft bei Hypertonie, COPD, Diabetes; familiäre Variante: Erythema faciale perstans
chronische Wangenerytheme (➤ Abb. 3)	Rosacea	+++++	zusätzlich Papeln, Pusteln und Teleangiektasien; Lupus-Serologie: negativ
chronische Palmarerytheme	Palmarerythem	+++	kaum Symptome; gehäuft bei Hepatopathien, Diabetes, Rheuma und in der Schwangerschaft; familiäre Form bekannt
Unterschenkel/Fußerytheme (einseitig)	Erysipel	++++	Rezidiverysipele sind zuweilen symptomfrei! Kompression wird nicht toleriert
Unterschenkel	Stauungsekzem	++++	schleichender Beginn, nicht druckdolent; Kompression führt zur Besserung
2. figurierte und knotige Erytheme ❸			
anuläre Erytheme: gesamtes Integument	Erythema migrans (Wanderröte; ➤ Abb. 4)	+++	Borreliose-Stadium 1, kaum Symptome, Serologie nur in 50 % der Fälle positiv
knotige Erytheme:			
• oberer Stamm, Oberarmstreckseiten	Sweet-Syndrom	++	• münzförmige erythematöse dermale Infiltrate; typisch Druckdolenz sowie pseudovesikulöse Oberfläche; meist hohes Fieber im Schub, im Blutbild Neutrophilie; sehr häufig mit Leukämien assoziiert
• Tibiakanten	• Erythema nodosum	+++	• extrem druckdolente Infiltrate; meist durch Infekte (Streptokokken, Yersinien, Mykobakterien), bei Sarkoidose und Schwangerschaft

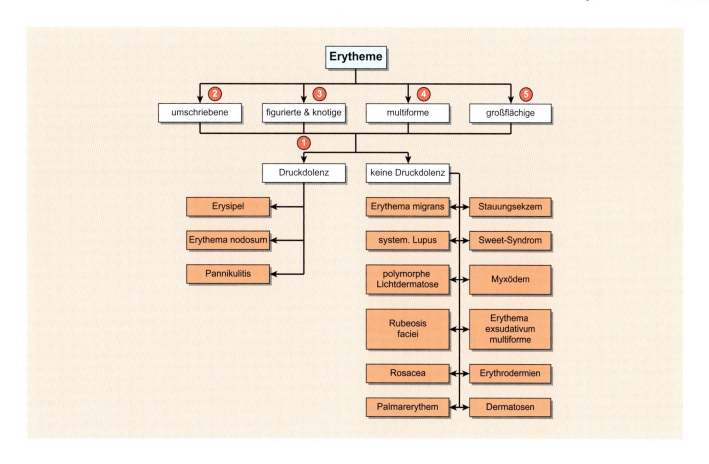

Differenzialdiagnostische Befunde häufiger Eritheme *(Forts.)*			
Lokalisation	Mögliche Erkrankung	Häufigkeit	Weiterführende Diagnostik
plaqueförmige Eritheme:			
• Beine	• Pannikulitis	+++	• Herde großflächiger und nicht so druckdolent wie E. nodosum; Auslöser: Infekte, Pankreatopathien, α1-Antitrypsinmangel; meist Biopsie erforderlich
• Unterschenkel	• Myxödem	++	• flächige erythematöse dermale Infiltrate; bei Schilddrüsenerkrankungen und Paraproteinämien
3. multiforme Eritheme ❹			
Arme, Beine, oft disseminiert, Schleimhäute	Erythema exsudativum multiforme (➤ Abb. 5)	+++	münzförmige, kissenartige, oft zentral bullöse Eritheme (schießscheibenartig), meist postherpetisch
4. großflächige Eritheme (Erythrodermien) ❺			
generalisiert, oft Prädilektionsstellen	Dermatosen (Psoriasis, Ekzeme)	+++++	meist chronischer Verlauf, Familienanamnese, Verteilungsmuster
großflächig, stammbetont	Alterserythrodermien	+++	chronisch, Blutbild und Biopsie zur Abgrenzung eines kutanen T-Zell-Lymphoms oder Sézary-Syndroms
großflächig disseminiert	akute Erythrodermien	++	akuter Verlauf, meist Medikamente

U. Raap, J. Weiß †

Exantheme

Definition

Exantheme sind durch das Auftreten gleichförmiger Effloreszenzen charakterisiert, die oftmals generalisiert und meist symmetrisch am Integument vorkommen. An den Schleimhäuten werden diese als **Enantheme** bezeichnet. Es werden urtikarielle, vesikulöse makulöse, papulöse und schuppige Effloreszenztypen unterschieden.

Anamnese

Die Anamneseerhebung ❶ ist bei Exanthemen neben der körperlichen Untersuchung wichtig, um zwischen infektiösen und nichtinfektiösen Auslösern zu unterscheiden. Virale Infektionen sind die häufigsten Auslöser von Exanthemen. Allergische Reaktionen über die Einnahme von Arzneimitteln kommen ebenso als Auslöser eines Exanthems in Frage. Die Differenzierung eines **arzneimittelbedingten von einem infektbedingten** Exanthem ist oftmals nicht leicht, da Infekte häufig mit Arzneimitteln behandelt werden.

Das arzneimittelbedingte allergische Exanthem tritt meist zwischen dem 7. und 12. Tag nach Therapiebeginn auf, kann aber auch erst Wochen nach dem Absetzen zum Ausdruck kommen, wenn die Substanz noch nicht abgebaut ist. Arzneimittel wie Allopurinol, ACE-Hemmer sowie Carbamazepin/Phenytoin sind klassische Auslöser für verzögerte Arzneimittelexantheme.

Die **Lokalisation** hat für das fixe Arzneimittelexanthem eine diagnostische Aussagekraft, da Rezidive in loco nach erneuter Einnahme auftreten. Die Ausbreitung der **allergischen Exantheme** ist meist zentrifugal mit Beginn am oberen Stamm, während **parainfektiöse Exantheme** eher in der Peripherie der Extremitäten beginnen.

Untersuchungen

Die **Ganzkörperinspektion** mit der sorgfältigen Analyse von Infektzeichen gehört zum wichtigsten Schritt ❷, um zwischen einem infektiösen und einem nichtinfektiösen Exanthem zu differenzieren. Die **Infektserologie** ist in der Akutphase des Exanthems oftmals noch nicht positiv und daher nicht wegweisend. **Hauttests** können nach Abklingen des Exanthems zum Nachweis einer Sensibilisierung gegenüber Arzneimitteln hilfreich sein. Der Nachweis von spezifischen IgE-Antikörpern gegenüber Medikamenten kann bei urtikariellen Exanthemen (➤ Abb. 10) zur Sicherung der Diagnose führen. **Expositionstestungen** müssen sorgfältig abgewogen werden, da diese zur Anaphylaxie führen können. Weitere Laboruntersuchungen wie der Lymphozytentransformations- und Basophilenstimulationstest sind bislang nicht in der Routinediagnostik etabliert. Hautbiopsien sind diagnostisch wegweisend bei exanthematischen Dermatosen (z. B. Psoriasis, Lichen ruber, allergische Vaskulitis).

Mit der rasanten Ausbreitung der Syphilis, die Exantheme und Enantheme induziert, sollte bei unklarer Ursache eines Exanthems **die serologische Untersuchung auf eine Syphilis** erfolgen.

Differenzialdiagnosen

1. **makulöse Exantheme** (➤ Abb. 6): ausgelöst durch Virus-, bakterielle Infekte oder Arzneimittel
2. **papulöse oder knotige Exantheme** (➤ Abb. 7): exanthematischer Lichen ruber, Prurigo, Krätze
3. **schuppige Exantheme** (➤ Abb. 8): Schuppenröschen (Pityriasis rosea), Psoriasis, Psoriasis guttata, Tinea oder Pityriasis versicolor (Kleiepilzflechte)
4. **vesikulöse/bullöse Exantheme** (➤ Abb. 9): Windpocken, Hand-Mund-Fuß-Exanthem (Coxsackie-Viren), selten arzneimittelbedingt
5. **urtikarielle Exantheme** (➤ Abb. 10): starker Juckreiz, Kratzspuren aber selten; Urtikaria im Gegensatz zu urtikariellen Arzneimittel-/Infektexanthemen mit schubförmigem Verlauf.

Exantheme

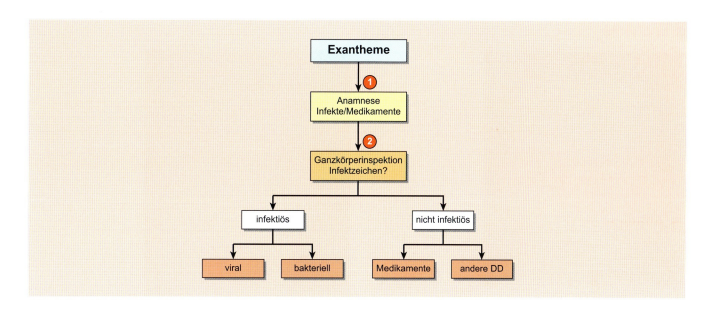

Erytheme

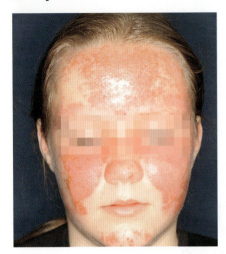

Abb. 1 Lupus erythematodes. [G906]

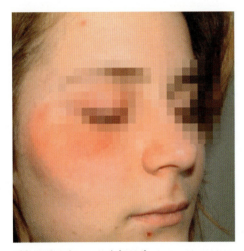

Abb. 2 Gesichtserysipel. [G906]

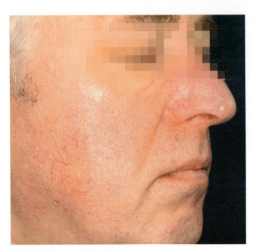

Abb. 3 Rosacea. [G906]

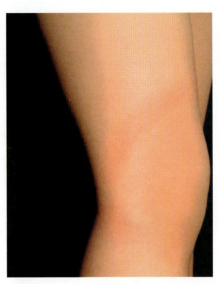

Abb. 4 Erythema migrans. [G906]

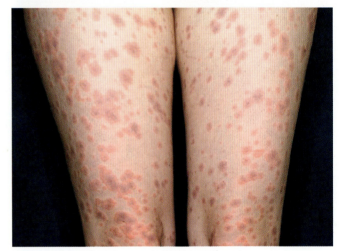

Abb. 5 Erythema exsudativum multiforme. [G906]

Exantheme

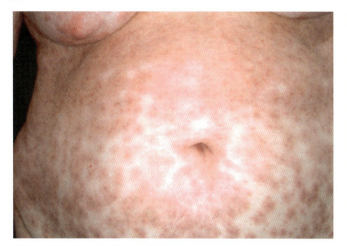
Abb. 6 Makulöses Exanthem. [G906]

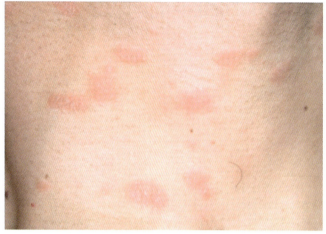
Abb. 8 Schuppiges Exanthem. [G906]

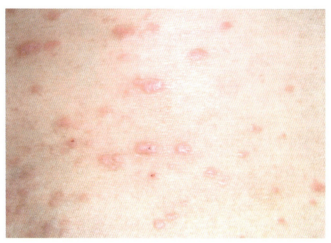
Abb. 7 Papulöses Exanthem. [G906]

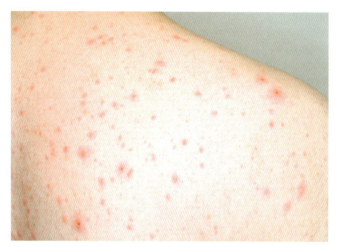
Abb. 9 Vesikulöses Exanthem. [G906]

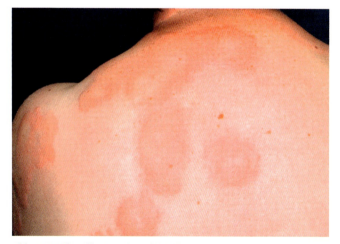
Abb. 10 Urtikarielles Exanthem. [G906]

B. Wiechens
Exophthalmus

Definition

Unter einem Exophthalmus versteht man eine akute oder langsam zunehmende Vorverlagerung eines oder beider Augen mit möglichen Störungen des beidäugigen Sehens als Folge eines Traumas ❶, bei Erkrankungen des orbitalen Gewebes oder im Rahmen von neurologischen und internistischen Erkrankungen ❷. Ein Pseudoexophthalmus (d. h. Enophthalmus der Gegenseite) muss immer ausgeschlossen werden ❸.

Anamnese

Es ist zu beachten, dass sich in der Orbita auch **fortgeleitete Erkrankungen** aus benachbarten Strukturen abspielen können. Dies ist bedingt durch die anatomische Nähe zu den Nasennebenhöhlen (NNH) und zur Schädelbasis. Bei dem Verdacht auf eine **Gefäßmalformation** ist immer nach u. U. länger zurückliegenden Unfällen oder vorausgegangenen Operationen zu fragen und ob Schmerzen bestehen ❹, ❺. Auch erkundigt man sich nach neu aufgetretenen Ohrgeräuschen (pulssynchron?). Neben dem akuten oder langsamen Beginn der Erkrankung ist nach der Art und dem Zeitpunkt erster Symptome zu fragen. Allgemeinsymptome, z. B. bei Tumorleiden oder bei endokriner Orbitopathie, sollten ausgeschlossen werden.

Untersuchungen

Die genaue **klinische Untersuchung** gibt wichtige Hinweise, in welche Richtung die Diagnostik gehen sollte. Zunächst wird der Lidbereich inspiziert. Bestehen Verfärbungen der Lidhaut oder entzündliche Veränderungen? Liegt eine Verlagerung des betroffenen Bulbus vor? Bei einer akuten Orbitaphlegmone kann es zu einem vollkommenen, schmerzhaften Motilitätsverlust mit massiver konjunktivaler Injektion kommen ❻. Ebenso kann die Motilität des Auges je nach Lage der Raumforderung oder bei neurogenen Komplikationen eingeschränkt sein.

Lidveränderungen ❼ sind wegweisend für eine endokrine Orbitopathie. Klassischerweise gehören hierzu folgende klinische Zeichen: Oberlidretraktion (**Dalrymple**), Konvergenzschwäche (**Moebius**), langsamer, seltener Lidschlag (**Stellwag**), Zurückbleiben des Oberlids im Abwärtsblick im Verhältnis zur Bulbusbewegung (**lid lag, von Graefe**).

Besteht keines dieser Zeichen ❽, ist eine anderweitige Ursache mittels bildgebender Verfahren auszuschließen.

Bei der **Inspektion** des äußeren Auges sollte auf gestaute Bindehaut- und Skleragefäße geachtet werden. Neben akuten Entzündungen können auch Carotis-Sinus-cavernosus-Fisteln oder arteriovenöse Malformationen zu einer Gefäßstauung und Pulsationen des Bulbus (pulsierender Exophthalmus) führen. Lassen sich hierbei zusätzlich noch **Strömungsgeräusche** ❾ über der Orbita oder im Bereich der Schläfe auskultieren, kann eine weitere gezielte Diagnostik bereits die Diagnose sichern.

Weitere Untersuchungsschritte sind: Pupillenreaktionstest, Palpation der Lider und der Orbitakante, Bulbusmotilität, Redressierbarkeit und Retropulsion des Bulbus oculi.

Beim **Valsalva-Versuch** ❿ bittet man den Patienten bei Verschluss von Nase und Mund stark zu pressen. Liegen venöse Anomalien (z. B. Orbitavarix etc.) vor, kann es zu einer zunehmenden Protrusio des Bulbus kommen. Nach Beenden des Pressversuchs kehrt der Bulbus auf der betroffenen Seite i. d. R. wieder in seine Ausgangslage zurück.

Bei der Untersuchung ist auch ein **kontralateraler Enophthalmus** (z. B. bei szirrhösen Mammakarzinommetastasen, Horner-Syndrom etc.), der einen **Pseudoexophthalmus** des „normalen" Auges vortäuschen kann, auszuschließen ❸.

Weitere spezielle Untersuchungen wie z. B. die Hertel-Exophthalmometrie etc. bleiben dem Augenarzt vorbehalten.

Differenzialdiagnosen

Ursachen eines Exophthalmus		
Mögliche Erkrankungen	Häufigkeit	Weiterführende Untersuchungen
endokrine Orbitopathie	+++	endokrinologische Untersuchungen
orbitale Entzündungen (z. B. Orbitaphlegmone, Pseudotumor orbitae)	++	Konsil: HNO, Kieferchirurgie, u. U. auch Neurochirurgie, Bildgebung
Trauma mit Orbitahämatom	++	Bildgebung
Erkrankungen der Schädelbasis und der NNH	++	Konsil: HNO, Kiefer-, Neurochirurgie, Bildgebung
Orbitatumoren	+	Bildgebung
Metastasen (z. B. Mammakarzinom, Lymphome)	+	Bildgebung
Gefäßerkrankungen (Orbitavarix, Hämangiom, AV-Malformation, Carotis-Sinus-cavernosus-Fistel)	+	Ultraschall der Orbita, Doppler-Sonographie der hirnversorgenden Gefäße, Bildgebung, ggf. Angiographie
angeborene Malformationen	+	Konsil: Pädiatrie, Humangenetik

Exophthalmus

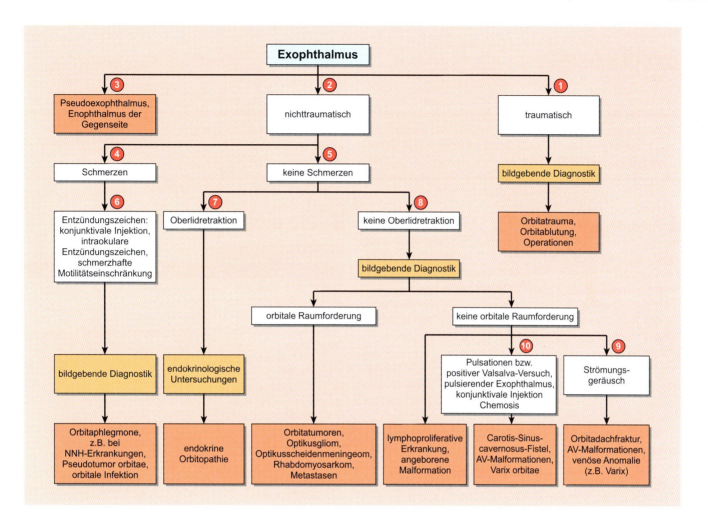

Th. Thomas
Exsikkose

Definition

Unter Exsikkose (von lat. *siccus* = trocken) versteht man eine Austrocknung des Körpers bedingt durch starken Verlust und/oder fehlende Aufnahme von Wasser. Der resultierende Flüssigkeitsmangel führt zu einer Verminderung des intra- und extrazellulären Volumens.

Anamnese

Die häufigsten Ursachen der Exsikkose können bei wachen, nicht vigilanzgeminderten Patienten anamnestisch ❶ erfasst werden, z. B. Durchfälle, Erbrechen, Polyurie, Verbrennungen oder Operationen (Fisteln/Drainagen). Das **subjektive Durstgefühl** des Patienten und der **Zugang zu Trinkwasser** müssen immer mitbeurteilt werden. Besondere Vorsicht ist bei Säuglingen oder älteren Patienten geboten: Sie können durch fehlende Flüssigkeitseinnahme rasch eine Exsikkose entwickeln und sind häufig nicht in der Lage, ihre Symptome adäquat zu äußern. Es muss auch an eventuelle **Hindernisse bei der Flüssigkeitseinnahme und Resorption** gedacht werden (z. B. Schluckstörungen, Malabsorptionssyndrom). Darüber hinaus sind gezielte Fragen nach einem **Diabetes mellitus** (Ketoazidose oder hyperosmolares Koma), bekannten **Nieren- oder Nebennierenerkrankungen** oder **Diabetes insipidus** zu stellen. Eine genaue Medikamenten-, Drogen- und Alkoholanamnese sollte ebenfalls erhoben werden. Besondere Vorsicht ist bei **Verdacht auf psychogene Essstörungen** mit evtl. heimlichem Diuretika- oder Laxanzienabusus geboten.

Untersuchungen

Die einzigen klinischen Zeichen einer leichten Exsikkose können eine orthostatische **Hypotonie** und **Tachykardie** sein ❶. Trockene Schleimhäute, weiche Bulbi, Hyperthermie und ein reduzierter Hautturgor sind weitere Indikatoren. Ein **Foetor ex ore** liefert Hinweise auf einen Diabetes mellitus, eine Niereninsuffizienz (Foetor uraemicus) oder Alkoholkonsum. Bei schwerer Exsikkose können Symptome wie Oligurie, Vigilanzminderung und Zeichen eines hypovolämischen ➤ Schocks auftreten.

Wichtige **Laborparameter** sind die Serum-Elektrolyte (Natrium, Kalium), die Nierenretentionsparameter (Kreatinin, Harnstoff), der Plasmaglukosespiegel und die Urinausscheidung. Ein Urinstatus, eine Blutgasanalyse und ggf. die Kontrolle der Urinelektrolyte können weitere differenzialdiagnostische Informationen liefern. Die **Abdomen-** oder **Gefäßsonographie** kann bei der Abschätzung der Gefäßfüllung als möglicher Marker einer Exsikkose hilfreich sein. Weitere laborchemische und bildgebende Untersuchungen sind je nach Verdachtsdiagnose anzuwenden ❷.

Differenzialdiagnosen

Ursachen einer Exsikkose		
Mögliche Erkrankungen	Häufigkeit	Weiterführende Untersuchungen
unzureichende Flüssigkeitseinnahme (Säuglinge, ältere Patienten)	+++	Anamnese, körperliche Untersuchung, Labor
gastrointestinale Erkrankungen (Erbrechen, Durchfälle, Pankreatitis, Malabsorption, Fistel usw.) ❸	+++++	Anamnese, körperliche Untersuchung, Labor, ggf. Bildgebung (Abdomen-Sonographie od. -CT), ggf. Endoskopie
Verluste über die Haut (Verbrennung, Fieber, Hyperthermie, Sport) ❹	++++	Anamnese, körperliche Untersuchung, Labor
respiratorische Erkrankungen (Pneumonie, künstliche Beatmung) ❺	++	Anamnese, körperliche Untersuchung, Bildgebung (Röntgen-Thorax oder CT), Labor
Diuretika oder Laxanzien ❻	++++	Medikamentenanamnese
entgleister Diabetes mellitus (osmotische Diurese) ❻	+++	Anamnese, körperliche Untersuchung, Labor (inkl. BGA)
Nierenerkrankungen (Salzverlustnephropathien) ❻	++	Anamnese, körperliche Untersuchung, Labor (inkl. Serum- und Urin-Natrium)
Nebennierenrindeninsuffizienz ❻	++	Anamnese, körperliche Untersuchung, Labor, Kortisol/ACTH basal, ACTH-Kurztest
Diabetes insipidus (zentral oder renal) ❼	+	Anamnese, körperliche Untersuchung, Labor, Protokollierung der Urin- und Trinkmenge, ggf. Durstversuch

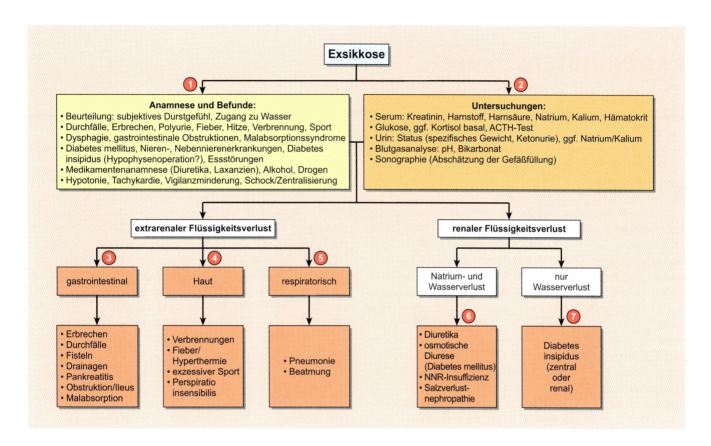

Klinische Zeichen einer Exsikkose			
Symptom/Zeichen	Leichte Exsikkose	Mittelschwere Exsikkose	Schwere Exsikkose
Vigilanz	normal	gemindert	Lethargie/Koma
Schleimhäute	normal	trocken	sehr trocken/rissig
Herzfrequenz	orthostatische Tachykardie	Tachykardie in Ruhe (HF: 100–120/min)	ausgeprägte Tachykardie (HF > 120/min)
Atemfrequenz	normal	erhöht	erhöht/Tachypnoe
Hautturgor	normal	mäßig reduziert	sehr reduziert
Bulbi	normal	weich	weich und eingesunken
Urinausscheidung	reduziert	Oligurie	Oligurie/Anurie
Blutdruck	normal	orthostatische Hypotonie	Hypotonie/Schock
Fontanelle *(bei Säuglingen)*	normal	gedrückt	eingesunken

Ökonomische Aspekte

Die Diagnose einer Exsikkose ist rein klinisch zu stellen. Die Therapie wird anhand von klinischen und einfachen laborchemischen Parametern überwacht (z. B. Vigilanz, Urinausscheidung, Elektrolyte/BGA, Kreatinin, ggfs. ZVD).

Teure serologische oder apparative Diagnostik ist selten erforderlich, z. B. um die Ursache einer Exsikkose bei endokrinen, pulmonalen oder gastrointestinalen Erkrankungen zu klären.

Th. Weiss
Extremitätenschmerz

Definition
Schmerz in den Beinen ohne äußeren Anlass.

Anamnese
Schmerzen in den Beinen können vaskulär, muskulär, neurogen oder durch die Gelenke bedingt sein. Gezielte **Fragen nach Lokalisation und Auslöser** können die Ursache eingrenzen ❶. Die Angaben belastungsabhängiger Schmerz beim Gehen und Besserung durch Stehenbleiben, weisen auf eine vaskuläre Genese (> Claudicatio intermittens) hin. Schmerzen beim Gehen, die durch Hinsetzen besser werden, legen eine neurologische Ursache nahe (**Claudicatio spinalis**) hin. Äußern sich die Beschwerden in Form eines Spannungsgefühls und verstärktem Anschwellen, deutet dies auf eine **chronisch-venöse Insuffizienz**. Nächtliche Schmerzen in den Akren, die durch Herabhängenlassen des Beines aus dem Bett besser werden, werden als Ruheschmerz bei PAVK gewertet (PAVK Stadium III, kritische Extremitätenischämie). Werden strumpfförmige Missempfindungen beklagt, weist dies auf eine **periphere Neuropathie** hin. Nächtliche Sensationen kommen auch im Rahmen eines Restless-Legs-Syndroms vor. Plötzlich ins Bein einschießende Schmerzen sprechen für eine Lumboischialgie. Einlaufschmerz oder direkt den Gelenken zuzuordnender Schmerz tritt bei **Arthrose** auf. Geschwollene und überwärmte Gelenke finden sich bei **entzündlichen** und **rheumatischen Gelenkerkrankungen**.

Untersuchungen
Geschwollene, deformierte Gelenke deuten auf ein **orthopädisches Problem** hin. Knöchelödeme, trophische Störungen am Innenknöchel, verstärkte Venenzeichnung, prominente epifasziale Venen weisen auf eine **venöse Genese** hin.

Eine kühle, blasse, in fortgeschrittenen Fällen auch livide marmorierte Haut kommt bei arteriellen **Durchblutungsstörungen** vor. **Pränekrosen** imponieren als kleine livide Areale an den Akren. Die **Palpation der Pulse** und **Gefäßauskultation** gehören zur klinischen Prüfung des arteriellen Gefäßstatus. Bei Hinweisen auf ein orthopädisches Problem erfolgt eine Untersuchung der **Gelenkfunktion** sowie der Wirbelsäulenbeweglichkeit. Die Prüfung der Motorik, Sensibilität und Reflexe ist Gegenstand der **neurologischen Untersuchung**.

Zur Klärung des Gefäßstatus gehört die **Doppler-Druckmessung** der peripheren Gefäße, gegebenenfalls ergänzt durch die Oszillographie und direkte duplexsonographische Darstellungen der Becken-/Beingefäße. Eine Reduktion der Doppler-Drucke, die unter Umständen auch erst nach Belastung erkannt werden kann, ist beweisend für die Diagnose **PAVK** ❷. Die Funktion der Venenklappen der epifaszialen Venen und der Leitvenen kann durch die **Doppler-sonographische Messung des Blutflusses** oder ebenfalls durch die **Duplex-Sonographie** geprüft werden. Die Ödemneigung in Verbindung mit insuffizienten Klappen findet sich bei **chronisch-venöser Insuffizienz** ❸. Der **Einlaufschmerz** verbunden mit schmerzhaft eingeschränkter Beweglichkeit des betreffenden Gelenks weist auf eine **Arthrose** hin. Der klinische Verdacht wird erhärtet durch Röntgenaufnahmen oder MRT. Auffällige Ergebnisse der klinischen neurologischen Untersuchung in Verbindung mit entsprechenden Laborhinweisen (z. B. Vitamin-B_{12}-Mangel, Diabetes, Alkoholmissbrauch) und Ergebnissen apparativer Messung (z. B. Nervenleitgeschwindigkeit) beweisen die **neurogene Genese**. **Rheumatische** und **entzündliche Erkrankungen** machen entsprechende Laboruntersuchungen notwendig (z. B. Harnsäure, Rheumafaktoren, CRP).

Differenzialdiagnosen

Ursachen des Extremitätenschmerzes		
Mögliche Erkrankungen	Häufigkeit	Weiterführende Untersuchungen
arterielle Durchblutungsstörung	++++	Doppler
Gelenkbeschwerden	++++	Klinik, Funktionseinschränkung, Röntgen
Polyneuropathie	++++	Neurologischer Status, Labor (Diabetes mellitus? Urämie? Hypovitaminose?)
vertebragene Beschwerden	++++	orthopädisch/neurologische Untersuchung, gegebenenfalls MRT
Claudicatio spinalis	+++	Linderung durch Hinsetzen, neurologische Untersuchung
venöse Ursache	+++	Schwellneigung, Varikosis, Z. n. Thrombose, Duplex
rheumatische/entzündliche Erkrankung	+++	Klinik, Labor, Röntgen
symptomatische Bakerzyste	+	Klinik, Sonographie
chr. Kompartmentsyndrom	+	Klinik, muskelkräftige Sportler

Ökonomische Aspekte
Eine gute Anamnese und klinische Untersuchung kann teure, aufwändige apparative Untersuchungen entbehrlich machen bzw. ermöglicht deren zielgerichteten Einsatz.

Extremitätenschmerz

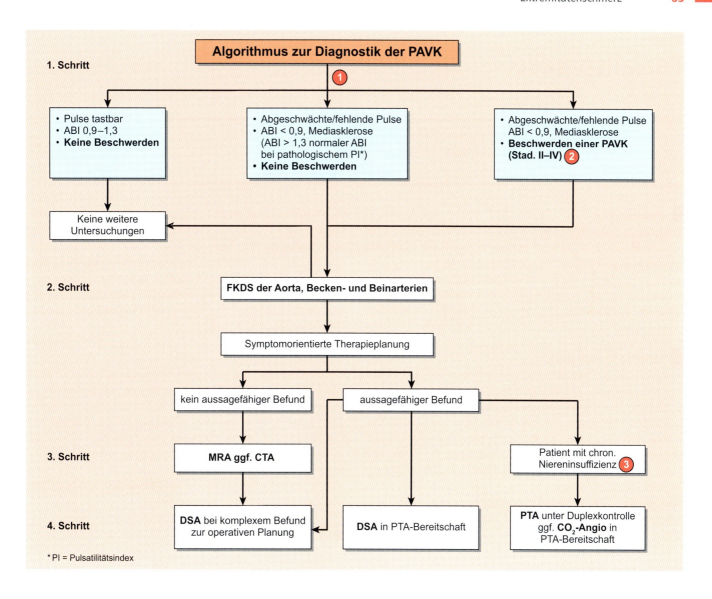

S. Petri
Fazialisparese

Definition

Führendes Symptom einer Fazialisparese ist die Lähmung der mimischen Muskulatur, die vom Nervus facialis (7. Hirnnerv) innerviert wird.

Anamnese

Leitsymptom ist die **Schwäche der mimischen Muskulatur.** Anamnestisch ❶ wichtig sind Fragen nach der **Dynamik der Symptomentwicklung** (idiopathische Fazialisparese, IFP ❹: Stunden bis Tage; vaskulär: akuter Beginn; Tumoren: sehr langsam ❿), retroaurikulären Schmerzen (häufig bei IFP), Zeckenbiss, Traumata, vorangegangenen Infektionen, Diabetes mellitus und Schwangerschaft. (Hinweise auf häufigeres Auftreten, v. a. im 3. Trimenon)

Untersuchungen

Motorisch zu unterscheiden sind eine **periphere** (alle Fazialisäste betroffen) und eine **zentrale Lähmung** (bevorzugt Mundpartie betroffen). So führen **hemisphärale Läsionen** zu einer Lähmung der perioralen Muskulatur mit erhaltenem Stirnrunzeln und Lidschluss. Bei einer **nukleären Läsion** (pontomedullär) sind neben der **ipsilateralen Fazialisparese vom peripheren Typ** häufig auch andere Hirnnerven (HN) beteiligt. Geschmackssinn, Tränensekretion und Speichelfluss sind aber meist intakt. Bei Schädigung im **Kleinhirnbrückenwinkel** (z. B. Akustikusneurinom) können Geschmackssinn, Tränensekretion und Speichelfluss betroffen sein und zusätzlich zerebelläre Zeichen wie Ataxie oder Nystagmus auftreten. Schädigungen im **Felsenbeinabschnitt** sind durch Parese, Hyperakusis, Geschmacksstörung und verminderte Tränensekretion geprägt. Eine Läsion am **Foramen stylomastoideum** (Schädel-Hirn-Trauma, Parotistumoren) führt zu einer reinen Lähmung der mimischen Muskulatur. Die sorgfältige Erhebung des **Hirnnervenstatus** dient dem Ausschluss einer Polyneuritis cranialis; auch basale Meningitiden und Enzephalitiden gehen in der Regel mit weiteren Hirnnervenausfällen einher ❷.

Die **Basislabordiagnostik** ❸ umfasst Entzündungsparameter und Diabetesabklärung. Die Borrelien-Serologie ist Standard bei unklaren Fazialisparesen, serologische Untersuchungen auf Varizella-Zoster, Herpes simplex u. a. sind fallweise sinnvoll. **Liquordiagnostik** ❸ ist empfehlenswert und dient der Abklärung einer Neuroborreliose, eines Zoster oticus o. a. infektiösen Genese, einer chronisch-entzündlichen ZNS-Erkrankung bzw. einer Polyradikuloneuritis (Guillain-Barré-Syndrom; Miller-Fisher-Syndrom).

Je nach Symptomatik (Hörminderung o. a.) ist u. U. eine HNO-ärztliche Untersuchung einschließlich Otoskopie indiziert, bei Kornealulkus muss eine augenärztliche Mitbeurteilung erfolgen.

Bildgebung

Bei akuter zentraler Parese muss eine **rasche zerebrale Bildgebung** mit MRT oder mindestens CT erfolgen, um eine Raumforderung, Blutung oder Ischämie darzustellen. Bei **typischem peripherem Schädigungsmuster** ist gemäß den Leitlinien der Deutschen Gesellschaft für Neurologie die **kraniale Bildgebung** in der Regel **nicht indiziert.** Nur bei zusätzlichen neurologischen Ausfällen oder Hinweisen auf ein Trauma oder eine Tumorerkrankung in der Anamnese sollte ein CT zum Ausschluss von ossären Veränderungen und otogenen Prozessen, besonders Felsenbein und Mastoid oder Parotis betreffend, und/oder eine MRT zum Ausschluss einer Hirnstammläsion erfolgen ❸.

Elektrophysiologie

Eine durch **transkranielle Magnetstimulation** nachweisbare kanalikuläre Untererregbarkeit belegt bereits in der Frühphase eine periphere extrazerebrale Genese, auch die Untersuchung des Blinkreflexes kann die Differenzierung zwischen zentraler und periphere Genese unterstützen. Die Messung der Leitungszeit des N. facialis mittels **Elektroneurographie,** die Untersuchung des Lidschlussreflexes sowie der elektromyographische Nachweis von Willküraktivität in klinisch noch gelähmten Muskeln nach 2–3 Wochen sind zur Prognoseeinschätzung geeignet ❸.

Differenzialdiagnosen

Ursachen einer peripheren Fazialisparese		
Mögliche Erkrankungen	Häufigkeit	Weiterführende Diagnostik
idiopathisch: IFP (Bell-Parese) ❹	++++ (60-75 % der einseitigen Gesichtslähmungen)	weiterer neurologischer Status, Bildgebung und Liquor unauffällig
endokrin-metabolisch: diabetische Fazialisparese ❺	+	Blutzuckertagesprofil, HbA1c
infektiös: • Zoster oticus ❻ • Neuroborreliose ❼ • HIV-, HSV-Infektion, andere virale Erreger; Diphterie, Rickettsien, Ehrlichiose, Lues cerebri, TBC ❼	++	Erregerserologie, Liquoruntersuchung, Otoskopie (cave: Zoster oticus auch ohne Effloreszenzen möglich; „Zoster sine herpete")
autoimmun: multiple Sklerose, (sehr selten Morbus Wegener, Sjögren Syndrom)	+	Liquoruntersuchung, MRT, Elektrophysiologie
parainfektiös: Polyradikuloneuritis Guillain-Barré-, Miller-Fisher-Syndrom ❽	+	Liquoruntersuchung, Elektrophysiologie
granulomatöse Entzündung • Melkersson-Rosenthal-Syndrom (+ Lingua plicata, Cheilitis granulomatosa) • Heerfordt-Syndrom bei Sarkoidose	+	Liquoruntersuchung, Bildgebung (MRT), evtl. Biopsie

Fazialisparese

Fazialisparese

① Anamnese: Fragen nach Auftreten und Progredienz, Diabetes mellitus, Schädel-Hirn-Trauma, Infektionen (Otitis, Mastoiditis), Tumor-, metabolischen und vaskulären Erkrankungen, Schwangerschaft

② Befunde: komplette/inkomplette Parese der mimischen Muskulatur mit Stirnastbeteiligung, fakultativ Hyperakusis, verminderte Tränensekretion, Geschmacksstörung, Effloreszenzen

③ Untersuchungen: klinisch-neurologischer Befund, Entzündungsparameter, Blutzucker, HSV-, VZV-, Borrelien-Serologie, Liquordiagnostik, HNO-Untersuchung, cCT/MRT (bei vaskulären Risikofaktoren, Trauma, über die Fazialisparese hinausgehenden neurologischen Auffälligkeiten immer akut indiziert), Elektrophysiologie

- **unauffälliger Liquor; Bildgebung und restlicher Neurostatus unauffällig** → unilateral, häufig Geschmacks-, Tränen-, Speichelsekretionsstörung, retroaurikulärer Schmerz, Hyperakusis → **④ idiopathische periphere Fazialisparese (IFP; Bell-Parese)**
- **metabolisch** → **⑤ diabetische Fazialisparese**
- **Entzündung**
  - **Liquorpleozytose** → in der Akutsituation bei unklarer DD: antibiotische **und** antivirale Therapie vor erweiterter Liquordiagnostik
    - Zoster-Effloreszenzen, Hör-, Gleichgewichtsstörung, positive VZV-Serologie → **⑥ Zoster oticus**
    - → **⑦ Neuroborreliose, basale Meningitis, Enzephalitis**
    - häufig bilateral, meist weitere Hirnnerven beteiligt → **⑪ Meningeosis carcinomatosa**
  - **Eiweißerhöhung im Liquor bei normaler Zellzahl** → häufig bilateral, mehrere HN beteiligt, parainfektiöses Auftreten → **⑧ Polyradikuloneuritis (Guillain-Barré-Syndrom; Miller-Fisher-Syndrom)**
- **Trauma/vaskuläre Genese/Raumforderung**
  - Traumaanamnese; Nachweis Blutung/knöcherne Läsion (cCT) → **⑨ Felsenbein-, Schädelbasisfraktur**
  - Nachweis Ischämie/Tumor mittels cMRT → **⑩ z.B. Ponsinfarkt, Akustikusneurinom, Parotistumoren**

Ursachen einer peripheren Fazialisparese (Forts.)		
Mögliche Erkrankungen	Häufigkeit	Weiterführende Diagnostik
Tumoren der Schädelbasis: Akustikusneurinom, Schädelbasistumoren, Parotistumoren, Schwannom des N. facialis, Menigeome, Glomustumoren, Parotistumoren ⑩	++	cCT/MRT, Biopsie
Traumata: Felsenbein-, Unterkieferfrakturen ⑨	++	cCT mit Felsenbeindarstellung
otogen: Mastoiditis, Otitis media, Cholesteatom	+	Bildgebung, HNO-Untersuchung

Ursachen einer peripheren Fazialisparese (Forts.)		
Mögliche Erkrankungen	Häufigkeit	Weiterführende Diagnostik
andere, z.B. Meningeosis carcinomatosa, akute lymphatische Leukämie, Dissektion der zervikalen A. carotis interna ⑪	+	MRT, Liquordiagnostik

Ökonomische Aspekte

Eine zerebrale Bildgebung (cCT/cMRT) ist in der Akutsituation bei nicht traumatischer Genese, typischem peripheren Ausfallsmuster und Fehlen zusätzlicher Symptome meist nicht notwendig.

M. M. Dollinger
Fettleber

Definition

Einlagerung von Triglyzeriden in den Leberzellen, häufig **makrovesikulär** oder gemischt makro- und mikrovesikulär mit potenziell chronisch-progredientem Verlauf, selten rein **mikrovesikulär** mit akutem Leberschaden. Liegt eine Entzündungsreaktion vor, spricht man von **Steatohepatitis**.

Die Fettleber ist die häufigste pathologische Leberveränderung und betrifft weltweit 20–30 % der Allgemeinbevölkerung. Ursache ist meist eine **alkoholische (AFL)** bzw. eine **nichtalkoholische Fettleber (NAFL)** als hepatische Manifestation des metabolischen Syndroms. Eine alkoholische oder nichtalkoholische Steatohepatitis wird mit **ASH** bzw. **NASH** abgekürzt. Andere Auslöser einer dann sogenannten **sekundären Fettleber** sind selten.

Anamnese

Die **makrovesikuläre Fettleber** ist meist **asymptomatisch,** gelegentlich treten ein Druckgefühl im rechten Oberbauch, Übelkeit oder ein Ikterus auf. Die **mikrovesikuläre Verfettung** führt akut zu Übelkeit und Erbrechen sowie einer Enzephalopathie ❶.

Die häufigsten Ursachen sind übermäßiger **Alkoholkonsum** (Männer > 20 g/d; Frauen > 10 g/d) und die Insulinresistenz beim **metabolischen Syndrom.** Die Anamnese ist die sensitivste Untersuchungsmethode des Alkoholabusus, Fragen sollten aber vorwurfsfrei gestellt werden. Weitere Ursachen sind angeborene oder diätetische **Stoffwechselstörungen, Toxine** sowie **virale Hepatitiden.**

Untersuchungen

Palpatorisch und **sonographisch** imponiert eine **Hepatomegalie** mit homogen verdichtetem („hellem") Echomuster, seltener fokale oder landkartenähnliche echodichte Areale. Klinisch wegweisend sind die **Leberwerte** im Serum ❷.

- Normale Werte oder eine isoliert erhöhte γ-GT sind typisch für die **makrovesikuläre** Verfettung ❸ ohne Entzündung. Mäßig erhöhte Transaminasen oder ein erhöhtes Bilirubin deuten auf eine prognostisch ungünstigere Steatohepatitis hin. Im Verlauf sollte immer eine fortschreitende Fibrose ausgeschlossen werden.
- Die **mikrovesikuläre** Verfettung ❹ ist gekennzeichnet durch hohe Transaminasen und steigendes Bilirubin. Ein fallender Quick-Wert ist ein Alarmzeichen für einen drohenden Leberausfall. Nach kausaler Therapie ist der Leberschaden komplett regredient.

Die weitere Differenzialdiagnose basiert auf Anamnese und Laborbefunden, eine histologische Differenzierung der Ätiologie ist nicht möglich. Eine **Biopsie** wird dagegen benötigt, um das Ausmaß des Leberschadens inklusive Entzündungsreaktion oder ein fehlendes Therapieansprechen abzuklären. Auch können mehrere Erkrankungen gleichzeitig vorliegen. **Nichtinvasive diagnostische Methoden** der Leberfibrose wie die sonographische Elastographie sind bei der Fettleber vor allem für Verlaufsbeobachtungen geeignet. Die Diagnostik sollte daher immer bedarfsorientiert durchgeführt werden.

Makrovesikuläre Fettleber

Als typisch für eine **alkoholische Fettleber** ❺ gelten ein de-Ritis-Quotient (ASAT:ALAT) > 1 sowie ein erhöhtes MCV und IgA. Zusätzlich kann Alkohol im Blut direkt oder über das Abbauprodukt Ethylglucuronid im Urin oder Haar nachgewiesen werden.

Bei der **nichtalkoholischen Fettleber** ist der de-Ritis-Quotient < 1. Häufigste Ursache ist die **Insulinresistenz** ❻, die im oralen Glukosetoleranztest bestätigt wird. Anamnestisch eindeutig sind **diätetische Stoffwechselstörungen** ❼ bei Proteinmangelernährung, raschem Gewichtsverlust, parenteraler Ernährung oder veränderter Dünndarmanatomie (Adipositaschirurgie, Kurzdarmsyndrom). Potenziell verantwortliche **Medikamente** ❽ (Amiodaron, Kortikosteroide, Östrogene u. v. a. m.) sollten versuchsweise abgesetzt werden.

Bei erhöhten Transaminasen muss eine **Virushepatitis** ❾ (HCV, HIV) und bei Kindern und Jugendlichen eine **angeborene Stoffwechselerkrankung** ❿ (z. B. Morbus Wilson) ausgeschlossen werden.

Mikrovesikuläre Fettleber

Anamnestisch typisch sind **Lipidspeicherkrankheiten** ⓫ bei Neugeborenen und die **akute Schwangerschaftsfettleber** ⓬. Häufigste Ursachen sind **Medikamente und Toxine** ⓭ (Tetrazykline, Valproinsäure, Kokain u. a.). Bei Kindern und Jugendlichen können Salicylate (z. B. Acetylsalicylsäure) das **Reye-Syndrom** ⓮ auslösen und sind daher im Kindesalter nicht zugelassen.

Ökonomische Aspekte

Europa ist der Kontinent mit dem höchsten Alkoholkonsum weltweit. 6,5 % aller Todesfälle und 11,6 % aller krankheitsbedingt verlorenen Lebensjahre sind hier auf Alkohol zurückzuführen. Besorgniserregend ist die hohe Zahl betroffener Männer und jüngerer Patienten unter 40 Jahren.

50 % der europäischen Bevölkerung leiden unter Übergewicht, einem der Risikofaktoren der NAFL. Diese ist nicht nur mit einem hepatischen, sondern auch mit einem kardiovaskulären und onkologischen Erkrankungsrisiko assoziiert und führt zu ca. 25 % höheren Kosten pro Patient für das Gesundheitssystem.

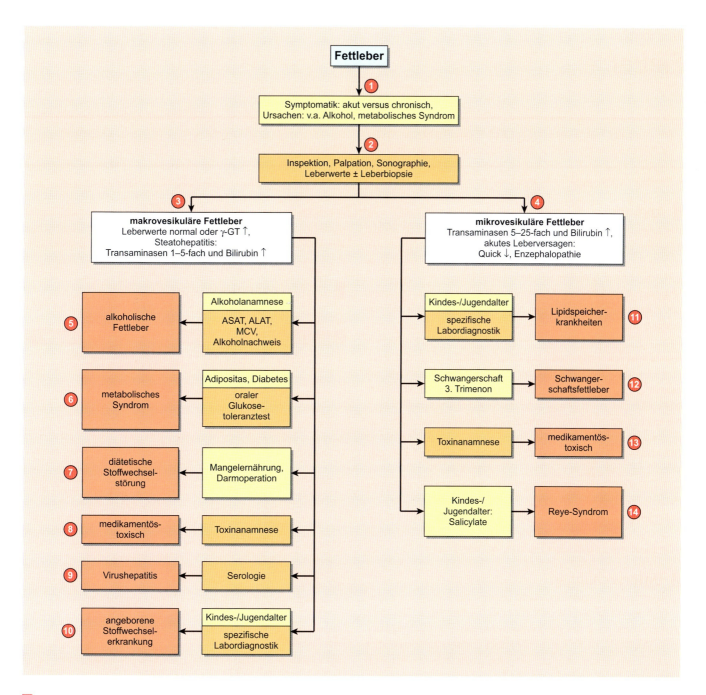

Differenzialdiagnosen

Ursachen einer Fettleber

Mögliche Erkrankungen	Häufigkeit	Weiterführende Untersuchungen
alkoholische Fettleber	++++	Anamnese, γ-GT ↑↑, de-Ritis-Quotient > 1, MCV ↑, IgA ↑, Alkohol im Blut und Ethylglucuronid ↑
nichtalkoholische Fettleber bei Insulinresistenz	++++	Anamnese, de-Ritis-Quotient < 1, oraler Glukosetoleranztest
diätetische Stoffwechselstörung	++	Anamnese
Medikamente und Chemikalien	++	Anamnese
Virushepatitis	++	Serologie
akute Schwangerschaftsfettleber	+	Anamnese
angeborene Stoffwechselerkrankung	+	spezifische Labordiagnostik

B. Salzberger
Fieber

Definition

Erhöhung der Kerntemperatur auf **38,5 °C oder höher** als Reaktion auf exogene Pyrogene (z. B. Infektionen) oder Ausschüttung von Entzündungsmediatoren, z. B. IL-1, TNF-α, als endogene Pyrogene.

Anamnese

Die Anamnese dient der Orientierung über den zeitlichen Ablauf, mögliche Dispositionen für Infektionen, Expositionen gegenüber spezifischen Erregern ❶. Je nach klinischem Zustand werden dann Untersuchung und weitere Anamnese strukturiert.

Zunächst sind **Beginn, Rhythmik** und ggf. zirkadianer **Verlauf** des Fiebers zu erfassen. Fragen nach **Begleit-, früheren Erkrankungen** und **Medikamenteneinnahme** weisen ggf. auf eine Disposition für Infektionen hin ❸. Eine **Beteiligung von Organen** bzw. Organsystemen (Schmerzen, Funktionsstörungen etc.) wird systematisch überprüft: Haut und Schleimhäute, Lunge, Harnwege, Abdomen, ZNS. Hautläsionen können z. B. Eintrittspforten für Infektionen sein, zusätzlich manifestieren sich viele Infektionskrankheiten an der Haut, als fokale Läsion (z. B. Endokarditis) oder generalisiert als Exanthem (z. B. EBV). Zu überprüfen ist der **Kontakt zu Infektionserregern** (Berufs- und Freizeitanamnese, Reisen, Ernährung, Erkrankungen im Familien-, Bekanntenkreis, Sexualanamnese, Kontakt zu Haus- oder Wildtieren, Einnahme von Naturheilprodukten, Drogen).

Begleitsymptome wie Abgeschlagenheit, Nachtschweiß und Gewichtsverlust sollten spezifisch abgefragt werden (breite Differenzialdiagnose von systemischer Infektion bis zum Tumor).

Untersuchungen

Initial muss der **Allgemeinzustand** beurteilt werden: Ist der Patient kritisch krank? ❷ Neurologischer Status, Herzfrequenz, Blutdruck, Atemfrequenz und Basislaboruntersuchungen (Entzündungsparameter, Kreatinin, Lactat u.a.) werden rasch erhoben. In Kombination mit der Körpertemperatur lässt sich hier häufig schon die Frage beantworten, ob der Verdacht auf eine Sepsis vorliegt, z.B. durch eine Organschädigung mit Abfall des qSOFA-Scores um 2 Punkte.

Bei der weiteren körperlichen Untersuchung werden **Haut und Schleimhäute** inspiziert, der **Lymphknotenstatus** erhoben und die genannten Organe bzw. -systeme untersucht ❹.

In der **Laboruntersuchung** sollten Entzündungsparameter (Leukozyten mit Differenzialblutbild, CRP bzw. Prokalzitonin) und eine Urinuntersuchung erfolgen. Elektrolyte und Serumkreatinin sind weiterhin sinnvoll. Weitere Laborparameter sollten nach zusätzlichen Symptomen (organspezifisch) ausgewählt werden.

Mikrobiologische Untersuchungen erfolgen gezielt nach den Organsymptomen, bei Sepsis bzw. Verdacht darauf sind mindestens 2 Paare Blutkulturen abzunehmen.

Bildgebende Verfahren sollten ebenfalls organspezifisch angewendet werden, Schnittbildverfahren werden auch zur Suche bei unklar bleibendem Fokus eingesetzt.

Bei Sepsis, sonstiger schwerer Infektion bzw. Verdacht darauf muss in vielen Fällen rasch mit einer **empirischen antibiotischen Therapie** begonnen werden. Hier ist zu beachten, dass diagnostische Proben vor Therapie, ansonsten zeitnah dazu gewonnen werden.

Differenzialdiagnosen

Ursachen von Fieber		
Mögliche Erkrankungen	Häufigkeit	Weiterführende Untersuchungen
Virusinfektionen	+++++	Direktnachweis, Serologie
• oberer Respirationstrakt	++++	
• Gastrointestinaltrakt	+++	
• andere (lymphotrope Virusinfektionen, EBV, CMV u. a.)	+++	
bakterielle Infektionen		
• Bronchitis, Pneumonie	++++	• Röntgen-Thorax, Sputum, Serologie
• Harnwegsinfektionen	+++	• Urinkultur, Abdomen-Sonographie
• Haut-/Weichteilinfektionen	+++	• bei Verdacht auf Befall tieferer Hautschichten (Faszie!) Bildgebung mittels Sonographie oder MRT
• intraabdominale Infektionen (Cholangitis, Divertikulitis u. a.)	+++	• Abdomen-Sonographie, CT Abdomen
• Endokarditis	++	• Blutkulturen, Echokardiographie
• Meningitis	++	• Liquorpunktion, ggf. nach CT
andere Infektionen (Mykosen, Parasitosen)	+	Direktnachweis, Serologie
immunologische Erkrankungen (SLE, Sarkoidose, Vaskulitiden u. a.)	++	Serologie, Ausschluss anderer Ursachen
Tumoren (Non-Hodgkin-Lymphome, Hodgkin-Lymphom, Nierenzelltumoren, GI-Tumoren u. a.)	++	bildgebende Verfahren, Knochenmarkzytologie und -histologie
andere Erkrankungen	++	
• Lungenembolie		• D-Dimere, CT
• Medikamentenallergie		• Auslassversuch
• allergische Erkrankungen		• Allergentests (kutan oder inhalativ)

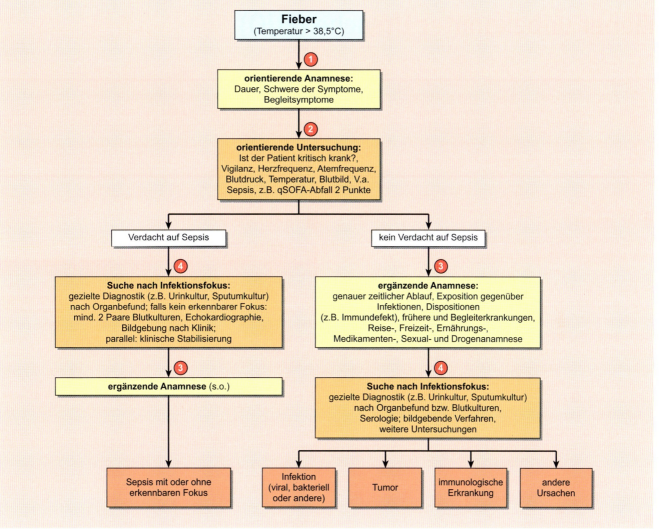

B. Salzberger
Fieber unbekannter Ursache (FUO)

Definition

Als Fieber unbekannter Ursache („fever of unknown origin", FUO) bezeichnet man Fieber mit einer Dauer von 3 Wochen oder mehr, wenn eine Diagnose nicht durch intensive und intelligente Untersuchung über mindestens 1 Woche (stationär oder ambulant) gefunden wurde. Eine neuere Klassifikation sieht eine weitere Einteilung in **vier Gruppen** vor: **klassisches FUO, nosokomiales FUO, neutropenisches FUO** und **FUO bei HIV-Infektion** – die letzte Kategorie hat im Zeitalter der antiretroviralen Therapie schon wieder rasch an Bedeutung verloren. Hier wird allein das „klassische" Fieber unbekannter Ursache behandelt.

Anamnese

Die Anamnese folgt dem gleichen Ablauf wie beim ➤ Fieber – meist muss hier allerdings eine erneute, sehr detaillierte Anamnese in den Einzelkategorien erfolgen – die häufigen Fieberursachen sind nach einer Woche Diagnostik bereits ausgeschlossen.

Zusammenfassend müssen noch einmal der **zeitliche Ablauf** der Symptome spezifiziert, **Expositionen** gegenüber möglichen Infektionserregern und **Disposition** für Infektionen durch Erhebung von Begleit- und früheren Erkrankungen sowie Medikamenten, Reise-, Freizeit- und Sexualanamnese, Kontakt zu Haus- oder Wildtieren, Ernährung und Zusatzstoffe (z. B. Naturheilmittel) und Drogen abgeklärt werden ❶.

Faktitielles oder selbstinduziertes Fieber ist häufiger bei Personen aus medizinischen Berufen zu finden. Den Verdacht darauf sollte Fieber bei ansonsten unauffälliger Klinik und längerer Untersuchungsdauer lenken. Selbstinduziertes Fieber kann z. B. durch intrakutane Injektion von Stuhlresten erzeugt werden, hinweisend kann ein entsprechendes Keimspektrum sein.

Untersuchungen

Systematisch müssen noch einmal alle Organsysteme klinisch untersucht werden.

Mikrobiologische Untersuchungen sollten gezielt nach Klinik und Exposition erfolgen, neben Blutkulturen muss auch die Echokardiographie (auch transösophageal) ggf. wiederholt werden. Eine Knochenmarkzytologie und -histologie, auch mit einer durchflusszytometrischen Untersuchung, kann zur Suche nach Erkrankungen des hämatopoetischen Systems eingesetzt werden ❷. Zur Diagnose von Autoimmunerkrankungen kommen vor allem **Laboruntersuchungen** (Autoantikörper) zum Einsatz. **Schnittbildverfahren** sollten für die Untersuchung von Abdomen und Thorax durchgeführt werden ❸.

Die **Szintigraphie** eignet sich zur Suche nach Knochenherden und Lungenembolien, in seltenen Fällen liefert auch die Leukozytenszintigraphie Hinweise auf Entzündungsherde. Die **Positronen-Emissions-Tomographie** ist derzeit die sensitivste Methode, um auch Entzündungen in schwer zugänglichen Organsystemen darzustellen (z. B. Vaskulitiden der aortennahen großen Gefäße) und kann auch bei der Suche nach Tumoren bzw. Metastasen hilfreich sein ❹.

Differenzialdiagnosen

Ursachen von Fieber unbekannter Ursache		
Mögliche Erkrankungen	Häufigkeit	Weiterführende Untersuchungen
Infektionskrankheiten Tuberkulose, Endokarditis (kulturnegativ), Morbus Whipple, lokalisierte Infektionen (Gallengänge, Niere), intraabdominale Abszesse, septische Venenthrombosen, Borreliose)	23–36 %	Direktnachweis, bildgebende Verfahren, Serologie
Neoplasien Lymphome, Leukämien, Nierenzelltumoren, GI-Tumoren, metastasierte Ovarialkarzinome	7–31 %	Bildgebung, Knochenmarkbiopsie, organspezifische Biopsien, Tumormarker
Autoimmunerkrankungen SLE, RA, MCTD, Polymyalgia rheumatica, Sarkoidose, Morbus Still	9–20 %	Nachweis von entsprechenden Autoantikörpern oder Histologie
verschiedene Medikamentenfieber, rezidivierende Lungenembolien, Morbus Crohn, faktitielles oder selbstinduziertes Fieber, periodische Fieberformen, z. B. TNF-Rezeptor-Mutationen, familiäres Mittelmeerfieber, Hypergammaglobulinämie D u. a.	17–24 %	Auslassversuch, Endoskopie; CT Abdomen, szintigraphische Verfahren
unbekannt	10 %	in jeder Serie von Patienten mit FUO bleibt eine kleine Gruppe ohne Diagnose, meist ohne klinische Konsequenz

Fieber unbekannter Ursache (FUO)

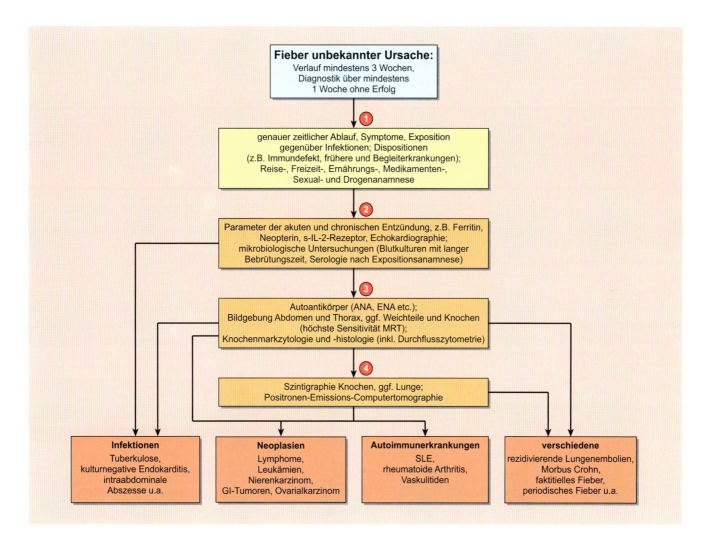

M. Geelvink, C. Bollheimer

Flush

Definition

Beim sogenannten „Flush" handelt es sich um eine Rötung der Haut, verbunden mit einem Gefühl der Wärme, hervorgerufen durch eine **vorübergehende Vasodilatation.** Diese ist zumeist verbunden mit einem Gefühl der Wärme und ggf. begleitender Schweißsekretion („wet flushing"). Prädilektionsstellen aufgrund ihrer hohen Dichte oberflächlich verlaufender Gefäße sind Gesicht, Hals, Dekolleté und obere Extremitäten (➤ Abb. 1 und ➤ Abb. 2).

Anamnese

Zunächst müssen gezielte Fragen nach der **Lokalisation** (Prädilektionsstellen?) und dem **Aussehen** (Erythem? Papeln? flächig? disseminiert?) sowie Begleiterscheinungen (Schweißsekretion? Juckreiz? Teleangiektasien?) der Hautrötung erfolgen, um festzustellen, ob tatsächlich ein Flush vorliegt ❶. Des Weiteren sind **Beginn** der Symptomatik (neu aufgetreten?) und **auslösende Faktoren** (Fieber, Emotionen, körperliche Anstrengung, Klimakterium) zu erfragen. Lässt sich die Flushsymptomatik durch diese auslösenden Situationen oder Medikamente/Drogen (z. B. Nikotinsäure, Kalziumantagonisten, Nitrate, Opiate, Cholinergika, Dopaminagonisten, antiandrogene Therapie), Getränke (Alkohol? Heiße Getränke?) oder Nahrungsmittel (scharfe Nahrungsmittel, histamin-, tryptophan-, glutamathaltige Nahrungsmittel) reproduzierbar provozieren? ❷

Bestehen **zusätzliche alarmierende Allgemeinsymptome** wie Durchfall, Hypotonie (selten Hypertonie), Herzrhythmusstörungen, Vitien des rechen Herzens, Zeichen der Rechtsherzinsuffizienz, Gewichtsverlust, B-Symptomatik, die auf einen hormonproduzierenden Tumor oder ein Malignom hinweisen? ❷

Untersuchungen

Lässt sich kein eindeutig reproduzierbarer Zusammenhang zwischen der Flushsymptomatik und auslösenden Faktoren/Situationen herstellen, muss eine weiterführende **laborchemische Diagnostik** erfolgen, besonders, wenn zusätzlich alarmierende Symptome bzw. Untersuchungsbefunde ❸ vorliegen. Auch bei nahrungsmittelabhängiger Flushsymptomatik (insbesondere bei Flushauslösung durch den Genuss kalter Flüssigkeiten) sollte sicherheitshalber einmalig eine Abklärung veranlasst werden ❹. Zunächst muss als Ursache einer Flushsymptomatik das seltene **Karzinoidsyndrom** ausgeschlossen werden. Aber auch andere **endokrine** und **nichtendokrine Tumoren** können – wenn auch seltener – eine entsprechende Symptomatik auslösen. Deswegen empfiehlt sich eine **Stufendiagnostik,** an deren erster Stelle die Untersuchung eines 24-h-Sammelurins auf 5-Hydroxyindolessigsäure sowie die Bestimmung von Chromogranin A i. S. und Serotonin i. S. stehen ❺. Bei unauffälligen Befunden sollte über eine Bestimmung der Plasma-Metanephrine und -Normetanephrine auch auf ein ➤ Phäochromozytom gescreent werden ❻. Ergibt sich auch hieraus kein wegweisender Befund, steht die Bestimmung von Kalzitonin i. S. sowie die Durchführung einer Schilddrüsensonographie an, um ein medulläres **Schilddrüsenkarzinom** (C-Zell-Karzinom) sichern zu können ❼. Nach einer Mastozytose sollte gefahndet werden, wenn die Diagnostik bislang erfolglos geblieben ist. Hierfür sind neben der Bestimmung der Tryptase i. S. die Bestimmung von Histamin- und PGD2-Metaboliten im 24-h-Sammelurin sowie eine Knochenmarkpunktion möglich ❽. Findet sich auch hier kein wegweisender Befund, umfasst die weitere Abklärung neben der **Abdomensonographie** sowie der **Computertomographie** des Thorax und des Abdomens **(Nierenzellkarzinom!)** ❾ auch die Bestimmung von VIP i. S. ❿ zum Ausschluss eines **VIPoms.** Bei hochgradigem klinischen Verdacht kann komplementär eine Somatostatinrezeptor-PET/CET zur Tumorsuche erwogen werden.

Differenzialdiagnosen

Ursachen einer Flushsymptomatik		
Mögliche Erkrankungen	Häufigkeit	Weiterführende Untersuchungen
Fieber	+++	Anamnese, Klinik, Temperaturmessung
Emotionen/Erregung/Somatisierungsstörung	+++	Anamnese
Medikamente	+++	Anamnese
Karzinoidsyndrom	++	24-h-Sammelurin auf 5-Hydroxyindolessigsaure, Chromogranin A i. S.
Phäochromozytom	+	Screening: Metanephrine und Normetanephrine i. Pl.
C-Zell-Karzinom	(+)	Kalzitonin i. S., Schilddrüsensonographie
Mastozytose	(+)	Tryptase i. S. (> 20 mg/l bei systemischen Formen), 24-h-Sammelurin auf Methylhistamin- u. Prostaglandinmetabolite, Knochenmarkpunktion
neurologische Erkrankungen (Harlequin-Syndrom, Frey-Syndrom)	(+)	Anamnese (Schweißproduktion), neurologische Untersuchung
Rosazea	++	Anamnese, dermatologische Untersuchung

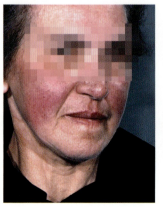

Abb. 1 Patientin mit Flush. [G906]

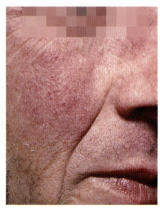

Abb. 2 Nahaufnahme. [G906]

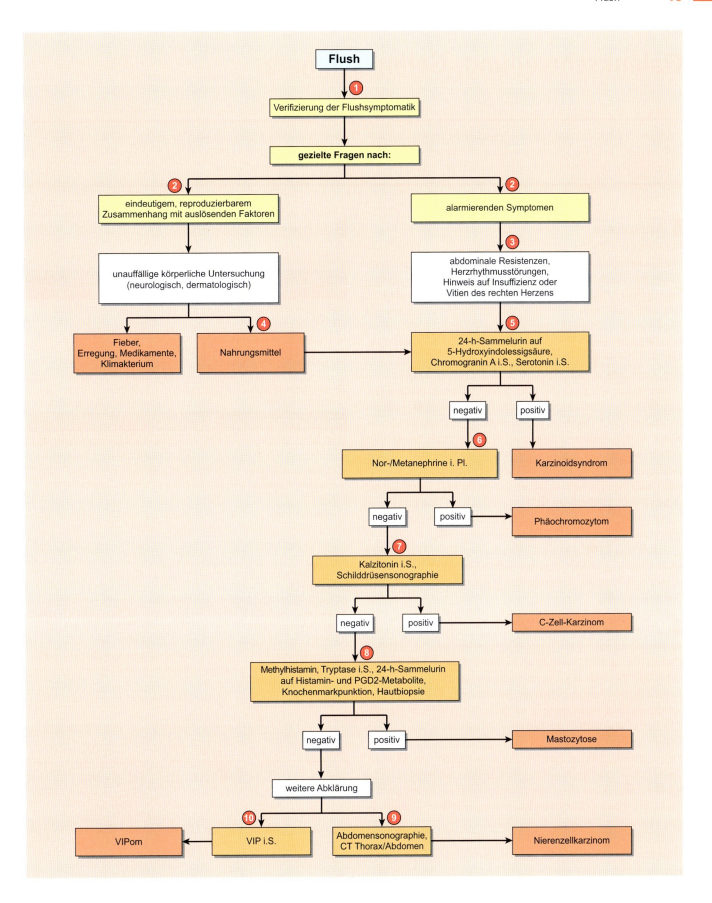

P. Wagener

Gelenkschwellung, Gelenkschmerz

Definition

Gelenkschwellungen und Gelenkschmerzen können unterschiedlicher Natur sein. Die Schmerzanamnese, die Anzahl der befallenen Gelenke, das Muster der Gelenkschwellungen und die extraartikulären Manifestationen sind für die jeweiligen Erkrankungen typisch. Erkrankungen des Bewegungsapparates haben eine charakteristische Zeitgestalt.

Anamnese

Der Patient wird konkret nach Ort und Anzahl der betroffenen Gelenke bzw. funktionellen Einheiten befragt. Bei der ersten Anamnese interessieren **alle Gelenke!** Ebenso wichtig sind vorausgegangene Episoden längerer Beschwerden und **auslösende Momente:** Belastung-, Spät- oder Ruheschmerzen. Die Familienanamnese gibt Hinweise auf entzündlich-rheumatische, systemische Polyarthrosen und metabolische Erkrankungen. Die **tageszeitliche Abhängigkeit** der Hauptbeschwerden ist differenzialdiagnostisch wichtig (z. B. nächtliche Schmerzen bei rheumatischer Ursache) ❶.

Belastungsabhängige Beschwerden weisen auf **mechanische Ursachen** ❸ hin. **Entzündlich-rheumatische Erkrankungen** ❼ bis ❿ zeigen dagegen einen langsamen, schleichenden Beginn und einen schubweisen Verlauf. Bestehen Morgensteifigkeit der Fingergelenke oder nächtliche Schmerzen? Gibt es Hinweise auf infektiöse Ursachen, z. B. Enteritis, Adnexitis, Zeckenbisse (reaktive Arthritis ❿)? Der plötzlich auftretende, heftigste Schmerz einzelner Gelenke ist das Merkmal der **metabolischen Arthritiden** ⓭. Muskelkaterartige Dauerschmerzen des Schulter- und Beckengürtels sind ein Zeichen **entzündlicher Muskelerkrankungen** (➤ Poly- und Dermatomyositis) ⓮.

Der diffuse, undifferenzierte Schmerz, ohne klare Angabe einer bestimmten Region oder eines bestimmten Rhythmus („immer und überall") weist auf ein **funktionelles Syndrom** (➤ Fibromyalgie-Syndrom) hin ⓬.

Untersuchungen

Bei **degenerativen** Erkrankungen sind **Schwellungen** durch Osteophyten, Ergüsse oder Ausbildung von Pannusgewebe derb und nur wenig dolent tastbar. Bei den **entzündlich-rheumatischen** Erkrankungen sind sie eher weich und druckschmerzhaft ❷.

Wenn möglich, ist eine diagnostische Punktion vorzunehmen ❺. Das **Verteilungsmuster** der betroffenen Gelenke ist diagnostisch bedeutsam ❹.

Die Untersuchung der **Haut** und **Augenveränderungen** ❻ ist für das Erkennen einer entzündlich-rheumatischen Erkrankung wichtig, ❼ bis ❿. Erkrankungen der Adnexe, Urethritis, Balanitis gehören zu den **Spondylarthritiden, Reiter-Syndrom** ❿ (➤ Ankylosierende Spondylitis, ➤ Reaktive Arthritis).

Die Erstdiagnostik ❺ bei V. a. Vorliegen einer rheumatischen Erkrankung soll die Frage nach einer entzündlichen Genese klären. Das Basislabor umfasst BSG, CRP, Rheumafaktor, Citrullin-(CCP-)Antikörper, Differenzialblutbild, Harnsäure. Die Indikation zur speziellen bildgebenden Diagnostik ❺ ist während der weiteren rheumatologischen Klärung zu stellen.

Differenzialdiagnosen

Mögliche Ursachen von Gelenkschmerzen/-schwellungen		
Erkrankung	Häufigkeit (Prävalenz)	Diagnostische Befunde
degenerative Erkrankungen ⓫	> 50 %	Röntgenbild; unauffälliges Labor
funktionelle Syndrome ⓬	2 %	Klinik
rheumatoide Arthritis ❽	1 %	Labor: Rheumafaktor, Citrullin-AK (CCP-AK)
reaktive/postinfektiöse Arthropathien ❿	5/100 000	Mikrobiologie-Serologie: Yersinien, Chlamydien, Borrelien
metabolische Arthropathien ⓭		
Gicht	10 %	Labor: Harnsäure, im Punktat Uratkristalle
Chondrokalzinose (genetische und sporadisch isolierte Form)	(altersabhängig) bis zu 30 %	Röntgenbild; im Punktat Kalzium-Pyrophosphat-Kristalle
Hämochromatose	0,25 % genetische Form	Labor: Ferritin, genetische Assoziation
Apatitrheumatismus/Pseudogicht	< 0,1 %	Punktat: Apatitkristalle
Psoriasisarthritis und Sonderformen ❾	1 %	Röntgenbild
Kollagenosen ❼		
systemischer Lupus erythematodes	5/100 000	ANA, dsDNA
Sjögren-Syndrom	1–3 % (bei über 50-Jährigen)	ENA (SS-A, SS-B)
systemische Sklerosen	300/1 000 000	ENA
Polymyalgia rheumatica ⓮	1 % (bei über 50-Jährigen)	BSG, CRP

Gelenkschwellung, Gelenkschmerz

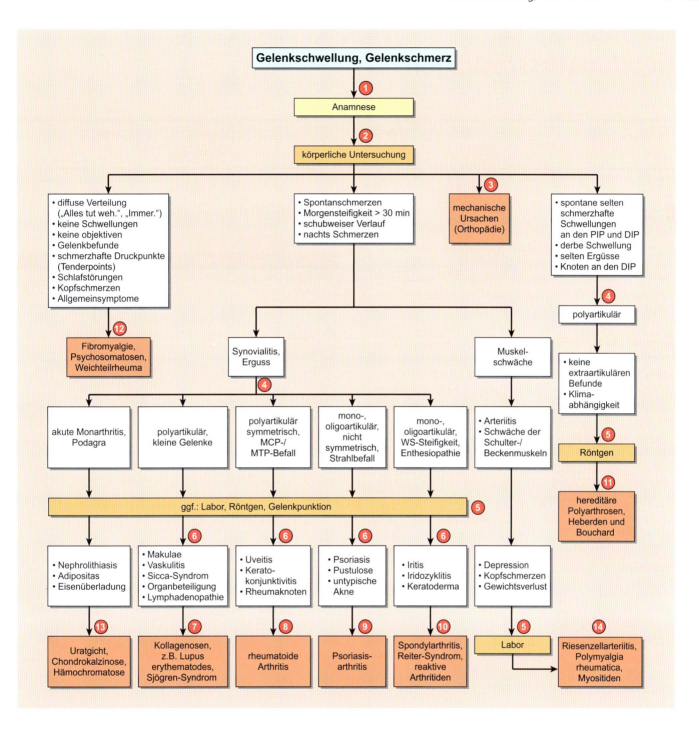

M. Mayr, M. Ebert

Geschmacksstörungen

Definition

Geschmacksstörungen bezeichnen lokal ❶ oder zentral ❷ bedingte Veränderungen des Geschmacksempfindens, die häufig auch im Rahmen internistischer Erkrankungen ❸ oder spezifischer Therapien zu beobachten sind.

Anamnese

Zur Differenzierung von Geschmacksstörungen sollten durch die Anamnese primär ein **reduzierter Speichelfluss** (Xerostomie) ❻ und ein **fehlender Geruchssinn** (Anosmie) ❹ ausgeschlossen werden. Die **Medikamentenanamnese** sowie gezielte Fragen nach den Symptomen ursächlicher internistischer und neurologischer Erkrankungen geben weiteren Aufschluss ❺.

Untersuchungen

Mit den Befunden der Anamnese und mit Tests des Geschmackssinnes ist die spezifische Einteilung nach Lankisch in totale oder partielle **Ageusie** (völliges oder partielles Fehlen des Geschmackssinnes), **Hypo-** und **Dysgeusie** (reduziertes Geschmacksempfinden bzw. subjektive Wahrnehmung eines anderen als des angebotenen Geschmacks) bzw. **Para-** und **Kakogeusie** (verfälschter oder subjektiv als übel empfundener Geschmack) möglich.

Dabei kommen neben quanti- und qualitativen **Schmecktests** auch elektrische **Reizschwellenmessungen** (Elektrogustometrie) zur Anwendung. Dieser Test des regionalen Schmeckvermögens sollte unter Einbeziehung des Befundes des Hirnnervenstatus interpretiert werden. Morphologische Veränderungen der Geschmacksknospen werden bei der **konfokalen Mikroskopie** oder **Kontaktendoskopie** beurteilbar.

Differenzialdiagnosen

Ursachen von Geschmacksstörungen		
Mögliche Erkrankungen	Häufigkeit	Weiterführende Untersuchungen
Medikamentennebenwirkung	+++	Anamnese, Auslassversuch
Xerostomie/Sjögren-Syndrom	++/+	Speichelflusstest, Antikörperbestimmung
Hypothyreose, Nebenniereninsuffizienz	++	endokrinologisches Screening
Rezeptorstörung (erworben/erblich)	++	Geschmackstest mit definierten Lösungen
Gehirntumoren	(+)	cCT, cMRT
neurologische Erkrankungen	(+)	neurologische Diagnostik
Zinkmangel	(+)	Zinkbestimmung im Urin

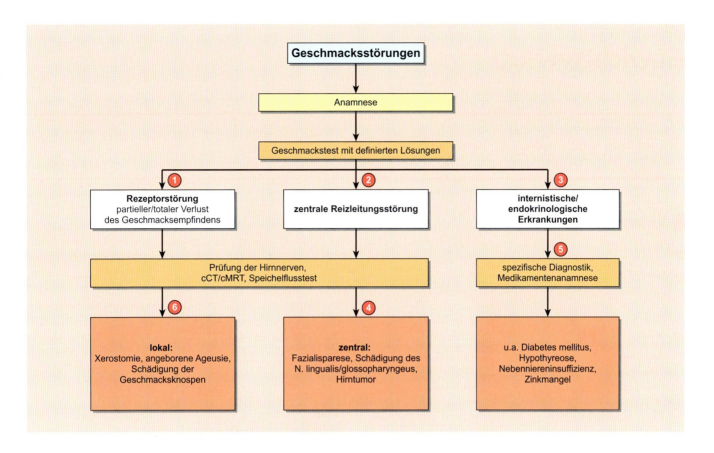

F. Rockmann

Gewichtsverlust

Definition

Ein unabsichtlicher Gewichtsverlust ist definiert als
- > 10 % in den letzten 3–6 Monaten ODER
- ein BMI (Body Mass Index) < 18,5 kg/m² ODER
- ein BMI < 20 kg/m² mit einem Gewichtsverlust von > 5 % in den letzten 3 Monaten.

Anamnese

Das Symptom Gewichtsverlust muss anamnestisch gesichert werden ❶. Wichtig ist die Klärung, ob die Gewichtsabnahme Folge einer **verminderten Nahrungsaufnahme** ist oder mit einer normalen oder gesteigerten Nahrungsaufnahme einhergeht ❷. Ein Gewichtsverlust bei normaler oder gesteigerter Nahrungsaufnahme ist typisch für die **Hyperthyreose,** die als weitere Symptome Wärmeintoleranz und Nervosität hat ❸. Beim neu aufgetretenen **Diabetes mellitus** ❹ treten weitere Symptome wie Durst und Polydipsie aufgrund der Glukosurie und Polyurie auf. Findet sich anamnestisch kein offensichtlicher Grund für eine verminderte Nahrungsaufnahme, ist an eine **psychiatrische Ursache** (Anorexia nervosa, larvierte Depression) ❺ zu denken. Patienten mit Anorexia nervosa sind typischerweise jung und hyperaktiv, Patienten mit larvierter Depression älter und stark antriebs- und leistungsgemindert. Chronischer Alkohol-, Drogen- oder Medikamentenmissbrauch kann aufgrund der bestehenden Anorexie ebenfalls zum Gewichtsverlust führen.

In vielen Fällen ist die **Suche nach organspezifischen Symptomen** wegweisend für die Diagnose ❼. Wichtige Hinweise gibt die **vegetative Anamnese:** Appetit, Durst, Dysphagie, Stuhlverhalten (Diarrhö, Obstipation), abdominale Schmerzen, Temperaturempfinden, Fieber, Schwitzen, Schlafverhalten, Husten, Auswurf, Luftnot, Ödembildung. Wichtig ist das Alter des Patienten. Bei jüngeren Patienten müssen aus der Gruppe der organischen Erkrankungen insbesondere gastrointestinale Erkrankungen ❽, Infektionen ❾ oder endokrine Erkrankungen ❸, ❹ und ❻ bedacht werden, bei älteren Patienten überwiegend Tumoren oder andere schwere Erkrankungen (Lungenkrankheiten [pulmonale Kachexie], Herzinsuffizienz [kardiale Kachexie]) ❿.

Untersuchungen

Ziel der **körperlichen Untersuchung** ist die objektive Erfassung des Ernährungszustands (Körpergröße, Gewicht, BMI, Hautfaltendicke, Hautturgor). Es ist eine **komplette körperliche Untersuchung** durchzuführen, um Organveränderungen zu erfassen, die einen Hinweis auf die ursächliche Erkrankung geben (vor allem Schilddrüse, Herz, Lunge, Abdomen, Lymphknoten).

Weiterführende Untersuchungen erfolgen nach Formulierung einer **Verdachtsdiagnose.** Bei Verdacht auf eine **endokrine Erkrankung** werden Schilddrüsenhormone und Blutzucker bestimmt. Bei Verdacht auf eine **gastrointestinale Erkrankung** sind Sonographie, endoskopische Untersuchungen (Gastroduodenoskopie bzw. Ileokoloskopie jeweils mit differenzierter Histologiegewinnung, ggf. ERCP), Absorptionstests (Xylose-Resorptionstest), Pankreasfunktionstests (Elastase im Stuhl) indiziert. Bei Verdacht auf eine **chronische Infektion** werden bildgebende Verfahren (Röntgen, CT, MRT) und Labortests (Entzündungszeichen, serologische Tests, Erregernachweis) durchgeführt. **Tumorerkrankungen** werden durch bildgebende Diagnostik (Endoskopie, Röntgen, CT, MRT) und Histologie gesichert. Bei anamnestischem und klinischem Hinweis auf eine **schwere Herzinsuffizienz** oder eine **Lungenfunktionsstörung** erfolgt eine weitere organspezifische Diagnostik (Echokardiographie, Lungenfunktionstest).

Differenzialdiagnosen

Ursachen von Gewichtsverlust		
Mögliche Erkrankungen	Häufigkeit	Weiterführende Untersuchungen
endokrine Erkrankungen (Hyperthyreose, Diabetes mellitus, Nebenniereninsuffizienz)	+	TSH, Blutzucker, Kortisol (random), ACTH-Stimulationstest
psychiatrische Erkrankungen (Anorexie, Depression, Alkohol-/Drogenmissbrauch)	+++	Anamnese
gastrointestinale Erkrankungen (Sprue, Morbus Crohn, chronische Pankreatitis, Magen-Darm-Tumoren)	++	Sonographie, Endoskopie, Funktionstests (Xylosetest, Pankreasfunktionstests)
chronische Infektionen (Tuberkulose, HIV)	+	Antikörpernachweis, Erregernachweis, Röntgen, CT, MRT
Tumorerkrankungen (solide Tumoren, Lymphome/Leukämien)	++	Röntgen, CT, MRT, Endoskopie, Histologie, Labor
Herz- und Lungeninsuffizienz	++	Echokardiographie, Lungenfunktionstest

Hinweise auf maligne Erkrankungen bei ungewolltem Gewichtsverlust		
Variable	Grenzwert	Risiko (OR, 95 %-Konfidenzintervall)
Alter	> 80 Jahre	3,4 (1,1–9,7)
Leukozytenzahl	> 12 000/μl	3,6 (1,3–10,1)
Serum-AP	> 300 U/l	11,9 (3,9–36,2)
LDH	> 500 U/l	12,5 (3,9–39,8)

Ökonomische Aspekte

Die Differenzialdiagnose beim Gewichtsverlust ist sehr breit. Eine sorgfältige Anamnese kann daher in erheblichem Maße zu Kostenersparnis bei der Diagnosefindung beitragen.

Gewichtsverlust

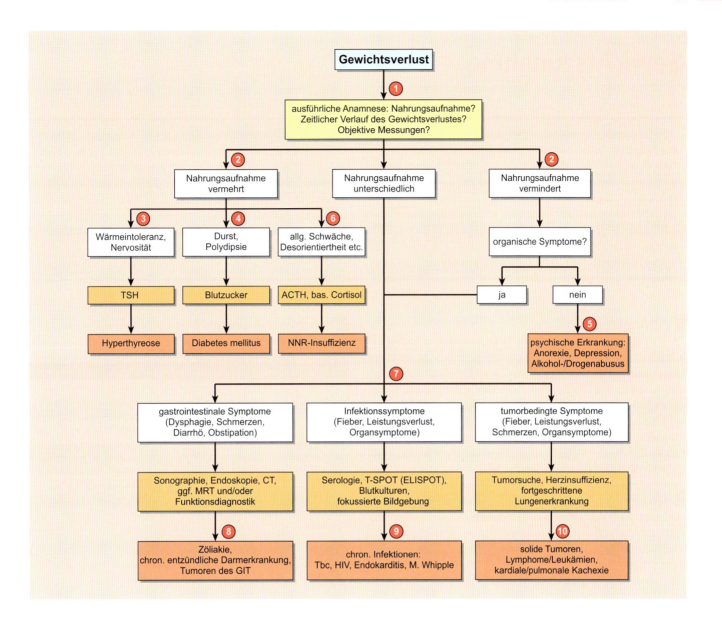

R. Büttner
Gewichtszunahme

Definition

Als abnorme Gewichtszunahme bezeichnet man einen Anstieg des Body Mass Index (BMI = Gewicht in kg/Quadrat der Körperhöhe in m), der über das physiologische (altersbedingte) Maß hinausgeht. Definierte Grenzwerte für die Diagnose einer abnormen Gewichtszunahme existieren für Erwachsene nicht. Eine stetige Zunahme von mehr als 1 BMI-Einheit/Jahr über mehrere Jahre (entsprechend bei 170 cm Körperhöhe ca. 2 kg/Jahr) oder eine plötzliche Gewichtszunahme von mehr als 3 bis 4 BMI-Einheiten/Jahr (entsprechend bei 170 cm Körperhöhe ca. 7–10 kg) erscheint aber abklärungswürdig. In der überwiegenden Mehrzahl der Fälle liegt eine **primäre** (ernährungs- und polygenetisch bedingte) **Adipositas** vor. **Sekundäre Adipositasformen** bei endokrinen Erkrankungen, Einnahme bestimmter Medikamente, psychosomatisch bedingten Essstörungen und einzelnen monogenetischen Syndromen sind seltener.

Eine Gewichtszunahme durch vermehrte Flüssigkeitseinlagerung wird an anderer Stelle (> Ödeme) behandelt.

Anamnese

Zur Unterscheidung zwischen **Ernährungsstörungen** und **metabolischen/endokrinen Krankheiten**, die mit einem geminderten Energiebedarf oder einer vermehrten Lipogenese einhergehen, dienen im ersten Schritt das **Muster der Gewichtszunahme** (stetig, plötzlich, beginnend nach Therapieumstellungen, Operationen), das ausführliche **Ernährungsprotokoll** und die Quantifizierung der **körperlichen Aktivität**. Neben der allgemeinen Anamnese und Erhebung der eigenen Vorgeschichte sollten Familienanamnese und pädiatrische Anamnese erfragt werden ❶.

Untersuchungen

Die Adipositas kann **proportioniert** sein ❷ und sowohl den Körperstamm als auch die Extremitäten betreffen. Sie zeigt dabei entweder eine Betonung der Hüft- und Oberschenkelregion oder der Körpermitte (gynoide bzw. androide Fettverteilung) ❹. Eine hyperkalorische Ernährung mit erhöhtem Fett-/Alkoholanteil spricht dabei in aller Regel für eine **alimentäre Adipositas** ❸. **Endokrine Adipositasformen** ❺ sind oft durch eine stetige, teils **disproportionierte** Gewichtszunahme mit weiteren Symptomen oder auslösende Ereignisse (Schilddrüsenoperation, Einleitung einer Glukokortikosteroidtherapie) gekennzeichnet. Hier muss eine entsprechende laborchemische Abklärung erfolgen ❻. Bestimmte **Medikamente** (z. B. Antidepressiva, Betablocker, Antidiabetika) können ebenfalls zu einer Gewichtszunahme führen ❼. Definierte Ernährungsstörungen aus dem **psychosomatischen Formenkreis** zeigen typische zeitliche oder qualitative Muster der Kalorienaufnahme zusammen mit depressiven oder zwanghaften Symptomen ❽. Monogenetische Adipositassyndrome ❾ manifestieren sich bereits in der Kindheit oder Jugend und zeigen bestimmte charakteristische Symptomkonstellationen.

Differenzialdiagnosen

Ursachen einer Gewichtszunahme		
Mögliche Erkrankungen	Häufigkeit	Weiterführende Untersuchungen
alimentäre (primäre) Adipositas	+++	Ernährungs- und Bewegungsprotokoll, Medikamentenanamnese, körperliche Untersuchung: proportionierte Adipositas?
endokrine Adipositasformen (Hypothyreose, Syndrom der polyzystischen Ovarien [PCO], Hyperkortisolismus, Hypogonadismus, selten Wachstumshormonmangel, Insulinom)	+	körperliche Untersuchung: typische Stigmata?, Labor: TSH basal, Geschlechtshormone, Dexamethasonhemmtest, Speichelkortisol, IGF-1, Insulin-Glukose-Quotient
medikamentös induzierte Gewichtszunahme (z. B. trizyklische Antidepressiva, Mirtazapin, Neuroleptika, Lithium; Betablocker; Insulintherapie, Thiazolidindione, Sulfonylharnstoffe)	+	Medikamentenanamnese
psychosomatische Essstörungen, z. B. Binge-Eating	+	Ernährungsanamnese, psychiatrisches Konsil, ggf. bei Unklarheit ZNS-Bildgebung z. A. Hirndruck, Raumforderung
monogenetische Adipositasformen (z. B. Fröhlich-Syndrom, Lawrence-Moon-Biedl-Syndrom, Prader-Willi-Syndrom)	+	pädiatrische Anamnese, neuropsychiatrische Testung, ZNS-Bildgebung, Augenkonsil; Labor: Hypogonadismus?; humangenetisches Konsil

Ökonomische Aspekte

Die Primärprophylaxe der Adipositas durch das Vermeiden von Ernährungsfehlern und mangelnder Bewegung ist bereits ab dem frühen Kindesalter wünschenswert. Eine ausführliche Abklärung der o. g. seltenen sekundären Adipositasformen ist nur bei wirklich abnormer Gewichtszunahme oder gleichzeitig bestehenden anderen Warnzeichen (z. B. Osteoporose, therapierefraktäre Hypertonie, unklarer Leistungsknick etc.) sinnvoll.

Gewichtszunahme 83

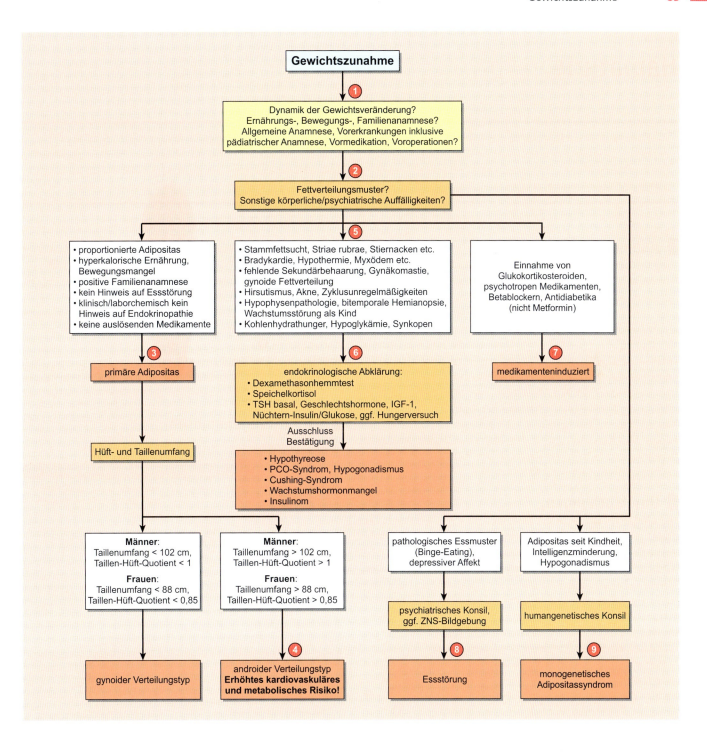

R. Brunkhorst

Hämaturie

Definition

Als Hämaturie wird das Auftreten von Erythrozyten im Urin bezeichnet. **Mikrohämaturie** demaskiert sich nur bei mikroskopischer Untersuchung des Urinsediments (≥ 5 Erys/μl Urin bei 400-facher Vergrößerung) oder im Streifentest (reagiert ab 5–10 Erys/μl Urin). **Makrohämaturie** tritt bei > 5 000 Erys/μl Urin bzw. 1 ml Blut/1 l Urin auf. Man unterscheidet eine **glomeruläre Hämaturie** von einer **nichtglomerulären renalen** und einer **postrenalen Hämaturie** mit urologischer Ursache.

Anamnese

Ausgeschlossen werden sollten Menses, vaginale Blutabgänge, Verletzungen oder ein Dauerkatheter, Antikoagulation oder Gerinnungsstörungen. Gezielt wird nach Hinweisen auf nephrologische oder urologische Grunderkrankungen gefragt: Flankenschmerz, Dysurie und Fieber, B-Symptomatik, krampfartige Schmerzen im Nierenlager oder im Bereich der Ureteren, die in die Leiste ausstrahlen, vorangegangener Infekt, Systemerkrankungen wie rheumatische Gelenkschmerzen, Hauteffloreszenzen, Hämoptysen, blutiges Nasensekret, Schwerhörigkeit evtl. auch in der Familie, Hämaturie in der Familie ohne (Syndrom der dünnen Basalmembran) und mit Niereninsuffizienz (z. B. erbliche, zystische Nierenerkrankung), Medikamente, z. B. Antibiotika (interstitielle Nephritis), Reiseanamnese (z. B. Schistosomiasis), sterile Leukozyturie mit Mikrohämaturie (Tuberkulose) ❶.

Untersuchungen

Die **klinische Untersuchung** ❷ kann häufig nur sehr vage Verdachtsmomente liefern, z. B. klopfschmerzhafte Flanken bei Pyelonephritis, rektal tastbare vergrößerte, schmerzhafte Prostata bei Karzinom, tastbare Nieren bei großem Nierentumor oder Zystennieren; Fieber und andere Hinweise auf Infekte wie Erysipel, Tonsillitis etc. bei postinfektiöser Glomerulonephritis. Der Nachweis von Erythrozytenzylindern, dysmorphen Erythrozyten (u. a. Akanthozyten) und/oder einer Proteinurie gilt als Hinweis auf eine glomeruläre Ursache der Hämaturie (Evidenzgrad IIIc).

Wesentlich ist die **Mikroskopie des Urinsediments** ❸. Akanthozyten (Erythrozyten mit rundlichen Ausstülpungen) sprechen für eine glomeruläre Erkrankung, ebenso Erythrozytenzylinder ❹. In beiden Fällen muss die Indikation zur Nierenbiopsie ❺ überprüft werden. Bei unauffälligen Erythrozyten ❻ muss nach der Blutungsquelle in den ableitenden Harnwegen inklusive Nierenzellkarzinom, Blasenkarzinom etc. gesucht werden.

Die **Sonographie** der Nieren ❼ dient vor allem der Suche nach einer Urolithiasis und nach Tumoren des Harntrakts bzw. der Prostata, aber auch nach Nephrokalzinose oder Papillennekrose. Mittels **Duplex-Sonographie** ❽ wird ein Niereninfarkt oder eine Nierenvenenthrombose nachgewiesen.

Bei nichtglomerulärer Erythrozyturie, insbesondere bei Makrohämaturie, muss mit **bildgebenden Methoden** nach der Grunderkrankung gesucht werden: Zystoskopie (bei Patienten > 40 Jahren oder Risiko für Karzinome der Harnwege wie z. B. Rauchen, Analgetika etc.; Evidenzgrad IIIc), Sonographie (Evidenzgrad IIIc), Ureteropyeloskopie, CT, ggf. CT-Angiographie sowie MRT ❾.

Eine **urinzytologische Untersuchung** wird bei Verdacht auf einen Tumor der ableitenden Harnwege veranlasst ❿.

Bei glomerulärer Hämaturie, insbesondere bei gleichzeitigem Vorliegen einer Proteinurie (PU) und/oder GFR-Einschränkung: **Nierenbiopsie** ❺.

Bei Verdacht auf familiäres Alport-Syndrom gehören eine HNO-ärztliche und eine Augenuntersuchung zu den Untersuchungsmethoden ⓫.

Differenzialdiagnosen

Ursachen für eine Hämaturie		
Mögliche Erkrankung	Häufigkeit	Weiterführende Untersuchungen
Harnwegsinfekt, chronische Pyelonephritis, Prostatitis	++++	Anamnese, Leukozyturie, Bakteriurie, narbige Parenchymveränderungen
Urolithiasis	+++	Anamnese, Bildgebung, ggf. Harnstauung
Tumoren des Harntrakts, Prostatakarzinom	+++	Bildgebung, Endoskopie, Urinzytologie
Glomerulonephritis	++	Anamnese, Sediment, ggf. AK-Titer, Proteinurie, Nierenbiopsie
interstitielle Nephritis	++	Anamnese, Urinsediment, ggf. Nierenbiopsie
polyzystische Nierenerkrankung	+	Familienanamnese, Sonographie
Nephrokalzinose, Papillennekrose	+	Anamnese, Bildgebung
Niereninfarkt, Nierenvenenthrombose	+	Anamnese, Duplex-Sonographie, Angiographie
Alport-Syndrom	+	Familienanamnese, Schwerhörigkeit, Fundusveränderungen, Nierenbiopsie
Syndrom der dünnen Basalmembran	+	Nierenbiopsie
„Loin-pain-hematuria"-Syndrom	(+)	Flankenschmerzen, Ausschlussdiagnose

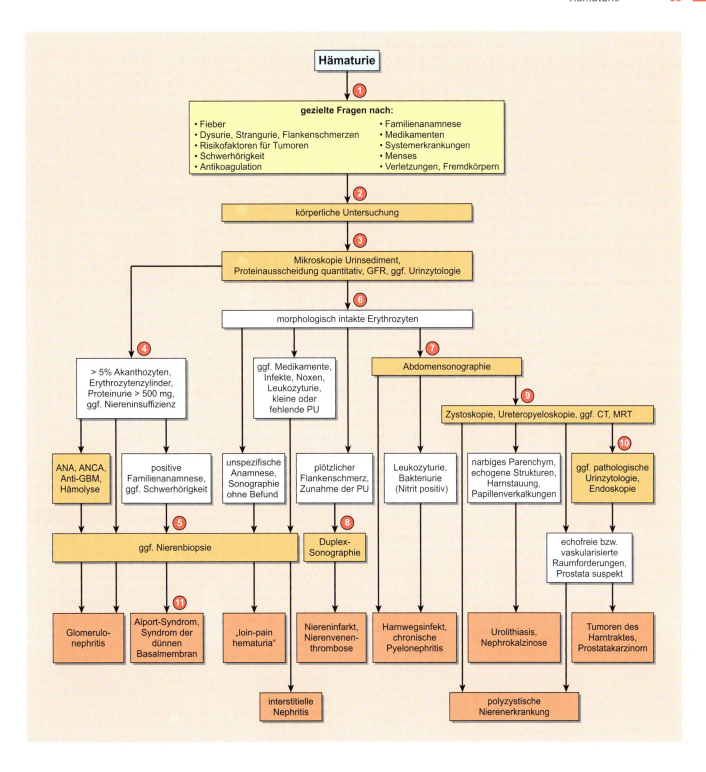

A. Schwartz
Halbseitenlähmung

Definition

Unter Halbseitenlähmung (Hemiparese) versteht man eine unvollständige bis vollständige **Lähmung der Muskeln und eine Störung der Sensibilität einer Körperhälfte,** die durch eine Läsion in der gegenüberliegenden Gehirnhälfte ausgelöst wird. Die hier abgehandelte **akute Hemiparese** ist eine Lähmung, die aus vollem Wohlbefinden heraus innerhalb von Minuten bis Stunden auftritt.

Chronische Halbseitenlähmungen werden in überwiegender Zahl bei entzündlicher Genese durch eine multiple Sklerose hervorgerufen. Bei den degenerativen Hirnerkrankungen kommt es ebenfalls zu chronischen Halbseitenlähmungen, sie gehen meist mit weiteren Symptomen einher (Muskeltonuserhöhungen, extrapyramidalmotorischen Funktionsstörungen). Chronische Halbseitenlähmungen gibt es auch bei angeborenen Störungen, bei genetisch determinierten Erkrankungen, bei intrauterinen Entwicklungsstörungen wie Schiz- oder Lissenzephalien.

Anamnese

Wichtig ist es zu erfahren, **wann und wie schnell** die **akute Hemiparese** aufgetreten ist, ob sie z. B. aus dem Schlaf heraus oder postprandial entstanden ist. Zu erfassen sind weiterhin vaskuläre **Risikofaktoren** oder **Ereignisse** wie Herzinfarkt, Claudicatio intermittens, frühere zerebrale Läsionen, zusätzlich bestehende **Symptome** wie z. B. Kopfschmerzen ❶.

Eine akute Hemiparese kommt häufig aus dem Schlaf heraus vor. **Ohne Kopfschmerzen** liegt meist eine zerebrale Ischämie im Großhirnbereich vor. Eine solche kann vermutet werden bei älteren Patienten beim Vorliegen von **vaskulären Risikofaktoren** oder wenn bereits andere vaskuläre Ereignisse in der Vorgeschichte vorkamen. Weitere Hinweise auf eine vaskuläre Ursache können ein Stenosegeräusch über der Karotis, das Vorliegen einer Herzrhythmusstörung oder der Nachweis einer Mitralstenose sein ❶.

Untersuchungen

Bei der neurologischen Untersuchung findet man eine **schlaffe Parese** mit aufgehobenen oder **abgeschwächten Muskeleigen-** und **pathologischen Reflexen** (Babinski) vor. Während die meisten **ischämisch bedingten** Hemiparesen von sensiblen Ausfällen oder von neuropsychologischen Störungen begleitet sind, gibt es auch rein motorische Hemiparesen ❷.

Im **Labor** sind als Notfallmaßnahmen ❸ die Bestimmung des CRPs und des Blutbilds zum Ausschluss einer entzündlichen Genese, Blutzucker und Elektrolytbestimmung sowie eine Gerinnungsanalyse zum Ausschluss einer Blutungs- oder Thromboseneigung obligat. Weitere wichtige Untersuchungen sind **bildgebende Verfahren** wie cCT oder MRT ❹. In einigen Fällen werden weitere kurzfristig durchzuführende technische Untersuchungen wie EEG, Doppler-Sonographie, Echokardiographie, zerebrale Angiopathie etc. oder eine Liquorpunktion notwendig ❺.

So ergeben sich Hinweise auf **Ischämien** ❻, **Blutungen** oder **Raumforderungen** ❼ im Gehirn. Aber auch **entzündliche Veränderungen** wie eine Meningitis oder eine Todd'sche Parese nach einem epileptischen Anfall kommen differenzialdiagnostisch in Frage ❽. Internistische Ursachen ❾ sind vergleichsweise selten, akute Hypoglykämien, Elektrolytentgleisungen, Vaskulitis und einige andere mehr gehören dazu.

Differenzialdiagnosen

Häufigkeit und wegweisende Diagnostik bei den in Frage kommenden Diagnosen bei Halbseitenlähmung

Mögliche Erkrankung	Häufigkeit	Wegweisende Befunde
Ischämie	++++	Cave!: kein positiver CT-Befund in den ersten 4,5 h, in denen noch eine Thrombolyse möglich wäre; Arteriosklerose bzw. Verschluss der Aa. bzw. der A. carotis, Duplex-Sonographie, Echokardiographie
Sinusvenenthrombose	(+)	Anamnese, D-Dimere, Angio-CT, Angio-MRT
Thrombose der A. basilaris	(+)	Anamnese, Angio-CT, Angio-MRT
intrazerebrale Blutung	++	CT bzw. (Hirnstamm-)MRT, Anamnese, Gerinnungsstörung
Subarachnoidalblutung	+++	positiver CT-Befund, Anamnese, Gerinnungsstörung
postiktale Hemiparese	+	Anamnese, EEG
Hypoglykämie	+	Blutzuckerbestimmung, Medikamentenanamnese
Hirnabszess	(+)	Anamnese, CT, MRT
Hirntumor, -metastase	+	Anamnese, CT, MRT
Aneurysma	+	Angio-CT, Angiographie

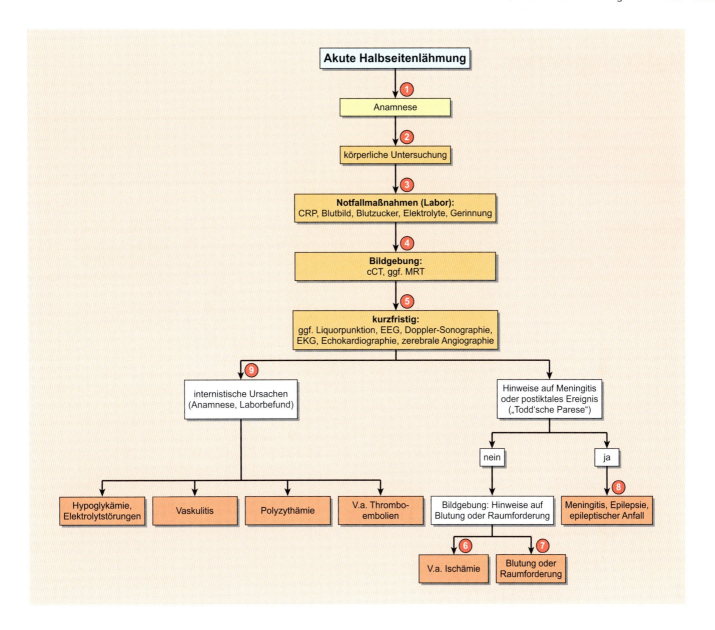

Ökonomische Aspekte

Die Versorgung von Patienten mit Halbseitenlähmungen, sei es durch Multiple Sklerose oder auch Schlaganfall, ist mit hohen Gesundheitsausgaben verbunden. Die jährlichen direkten Durchschnittskosten liegen bei der MS zwischen 21.932 und 23.087 Euro pro Patient. Diese variieren in Abhängigkeit von der Verlaufsform, dem Behinderungsgrad und der Schubaktivität. Mit einem Anteil von rund 60% bilden die Arzneimittel den größten Kostenblock innerhalb der direkten medizinischen Kosten, gefolgt von den Kosten für stationäre und ambulante Leistungen. Die jährlichen indirekten Kosten der Multiplen Sklerose variieren je nach Studie zwischen 16.911 und 19.384 Euro pro Patient. Der größte Anteil an den indirekten Kosten entsteht infolge von Erwerbsminderung bzw. Frühverrentung. Studien schätzen die direkten und indirekten Kosten eines Schubes auf 2955 bis 5249 Euro pro Patient.

Im Fall einer Halbseitenlähmung durch einen Schlaganfall belaufen sich die Kosten im ersten Jahr im Überlebensfall auf ca. 18.000 Euro, wobei 37% der Kosten auf die Rehabilitationsbehandlung zurückzuführen sind. In den nächsten 4 Jahren ist die weitere ambulante Behandlung der Hauptfaktor mit ca. 43.000 Euro pro Patient. Die Gesamtkosten auf alle Patienten berechnet addieren sich dann auf über 7 Mrd. Euro.

Ch. Wrede
Halsschmerzen

Definition

Schmerzen, Kratzen, Brennen und Trockenheitsgefühl im Hals- und oberen Kehlkopfbereich, insbesondere beim Schlucken, werden als Halsschmerzen bezeichnet.

Anamnese

Durch die Anamnese können Halsschmerzen weiter abgeklärt werden: Eine **akute Pharyngitis** und **Tonsillitis** ❶ gehen oft mit **Fieber** einher, weiterhin ist die Frage nach Erkrankungen im Umfeld des Patienten hilfreich. Eine **raue Stimme** bis zur Aphonie zeigt eine **Laryngitis** oder **Epiglottitis** an. Begleiterkrankungen und deren medikamentöse Therapie können auf einen **reduzierten Immunstatus** oder eine **Agranulozytose** hinweisen.

Eine Dauer der Beschwerden über 3 Monate ist pathognomonisch für eine **chronische Pharyngitis, Tonsillitis** oder einen **Tumor.** Die chronische Pharyngitis ❷ ist meist mit geringen Schluckbeschwerden, aber einem Trockenheits- und Globusgefühl mit häufigem Räuspern und unproduktivem Husten vergesellschaftet. Anamnestisch weiterführend sind Fragen nach Nikotin- und Alkoholabusus (chronische Pharyngitis, Tumor), Staubbelastung oder Exposition gegenüber chemischen Reizen (chronische Pharyngitis), Trockenheit der Schleimhäute und reduzierte Tränenproduktion (Sjögren-Syndrom) oder gleichzeitiges Brennen der Zunge (Plummer-Vinson-Syndrom bei Eisenmangel).

Eine **einseitige Lokalisation** der Beschwerden weist auf eine neoplastische Genese hin, hierbei finden sich häufig auch stechende, ins Ohr ziehende Schmerzen und eine kloßige Sprache.

Körperliche Untersuchung

Bei der **akuten Pharyngitis** findet sich eine Rötung und Schwellung des Pharynx ❸. Wenn eine Rötung und Schwellung der Gaumenmandeln nachgewiesen werden, handelt es sich um eine **Tonsillitis** (Angina catharralis). Fibrinbeläge der Krypten werden als **Angina lacunaris** bezeichnet. Klinisch finden sich häufig vergrößerte und druckschmerzhafte Halslymphknoten.

Konfluierende und auf die Gaumenbögen übergreifende Beläge weisen auf eine Tonsillitis durch **Streptokokken** hin ❾. Eine begleitende Laryngitis, weißliche, leicht blutende Beläge und ein süßlicher Geruch können durch eine **Diphtherie** (Krupp) verursacht sein ❿. Flache Ulzera mit granulierenden Rändern sind pathognomonisch für eine **Tuberkulose** ❿. Weißliche Beläge auf Tonsillen und Mundschleimhaut sprechen für einen **Soorbefall** ⓫; wenn diese etwa 8 Wochen nach einer Primärinfektion auftreten, sollte an eine **Lues** gedacht werden ❿.

Ein **Peritonsillarabszess** ❹ mit einseitiger Schwellung und Beschwerden kann als Komplikation einer akuten Tonsillitis, in der Regel durch Streptokokken ❾, auftreten.

Fibrinöse Beläge zusammen mit einer Tonsillenschwellung, generalisierter Lymphadenopathie und Splenomegalie weisen auf ein Pfeiffer'sches Drüsenfieber durch eine **EBV-Infektion** ❼ hin. Aphthenähnliche Läsionen auf den Gaumenbögen können durch eine Herpangina im Rahmen einer **Coxsackie-A-Infektion** verursacht sein ❽. Häufig sind Pharyngitiden im Rahmen grippaler Infekte durch Rhino-, Corona- und Adenoviren ❽ verursacht.

Bei der **chronischen Pharyngitis** ❻ findet sich oft eine trockene, blasse, atrophe Schleimhaut. Eine **chronische Tonsillitis** geht mit geringen Rötungen, aber auch zerklüfteten Tonsillenoberflächen und Vernarbungen einher, Foetor ex ore kann auftreten.

Tonsillen- oder **Oropharynxtumoren,** meist Plattenepithelkarzinome, selten Lymphome oder lymphoepitheliale Tumoren, ❺ zeigen bei der Inspektion einseitige, ulzerative Veränderungen oder polypoides Wachstum und Vergrößerungen der Kieferwinkellymphknoten bei Metastasierung.

Differenzialdiagnosen

Ursachen für Halsschmerzen		
Mögliche Erkrankungen	Häufigkeit	Weiterführende Untersuchungen
akute Pharyngitis	++++	Untersuchung, ggf. Abstrich, Serologie
akute Tonsillitis	+++	Untersuchung, ggf. Abstrich
chronische Pharyngitis	+	Anamnese, ggf. Biopsie
Malignome	+	Biopsie, Staging

Halsschmerzen

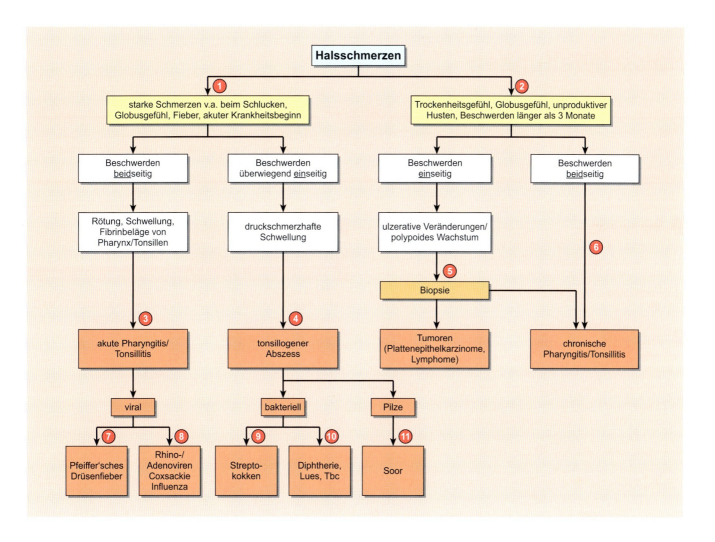

P. Staib

Halsschwellungen

Definition

Schwellungen im Halsbereich sind Veränderungen, die durch äußere Inspektion oder Palpation erfasst werden können. Sie entstehen durch **Volumenzunahme** von Schilddrüse, Nebenschilddrüsen, Speicheldrüsen, Lymphknoten, Haut, Gefäßen, Muskulatur, Skelettsystem und/oder aus **Resten embryonaler Strukturen** (z. B. branchiogene Zyste).

Anamnese

Das Augenmerk in der Anamnese richtet sich auf Dauer, Dynamik der Größenzunahme, Schmerzhaftigkeit der Halsschwellung sowie auf Begleitsymptome wie Infektionszeichen (z. B. Fieber) und Allgemeinsymptome (z. B. Müdigkeit, Leistungsknick, Gewichtsverlust) ❶.

Untersuchungen

Durch **Inspektion** und **Palpation** lässt sich oft bereits eine **Organzuordnung** erreichen ❷. Vergrößerte Lymphknoten und eine Struma stellen die häufigsten Befunde dar. Bei der Palpation vergrößerter **Lymphknoten** ergeben sich wichtige Hinweise aus Konsistenz, Verschieblichkeit und Druckempfindlichkeit. Derbe, druckindolente und wenig verschiebliche sowie große (> 2 cm) Lymphknoten sind **malignomverdächtig** ❸. Schmerzhafte, akut auftretende Lymphknotenschwellungen weisen auf eine regionäre **akute Lymphadenitis** hin ❹. Kopfschmerzen, eine Zyanose von Kopf, Hals und/oder oberen Extremitäten sowie gestaute Halsvenen im Sitzen bzw. Stehen deuten auf eine **obere Einflussstauung** hin ❺. Eine **Struma** ist inspektorisch und palpatorisch in der Regel gut abzugrenzen ❻. Eine weitergehende Differenzierung ❼ von Halsschwellungen erfolgt im Bedarfsfall durch **zusätzliche Untersuchungen** wie Sonographie, Computertomographie sowie Magnetresonanztomographie ❽, Schilddrüsenszintigraphie ❾ und Histologie bzw. Zytologie ❿.

Differenzialdiagnosen

Ursachen von Halsschwellungen		
Mögliche Erkrankungen	Häufigkeit	Weiterführende Untersuchungen
Lymphknotenschwellung: akute Lymphadenitis, Infektionen (Viren, Bakterien, Protozoen), Sarkoidose, maligne Lymphome, Karzinommetastasen	++++	bei Malignomverdacht: Bildgebung (Sonographie, CT u./o. MRT), ggf. Punktionszytologie, Histologie
Struma	+++	Sonographie, SD-Szintigraphie, SD-Hormonparameter, Antikörperprofil, ggf. Punktionszytologie
Speicheldrüsenschwellung (Tumor, Stein, Entzündung)	++	Bildgebung (Sonographie, CT u./o. MRT), ggf. Punktionszytologie, Histologie
obere Einflussstauung (Thrombose oder tumorbedingte Kompression der Vena cava superior [VCS])	+	Inspektion: gestaute Halsvenen, Zyanose; Bildgebung: (Röntgen Thorax, CT u./o. MRT)
andere: Zysten (branchiogene oder thyreoglossale Zyste), Karotisglomustumor, Nebenschilddrüsentumor, Halsrippe, Madelung-Fetthals, Verletzungen/Trauma	(+)	Bildgebung (Sonographie, CT u./o. MRT)

Halsschwellungen

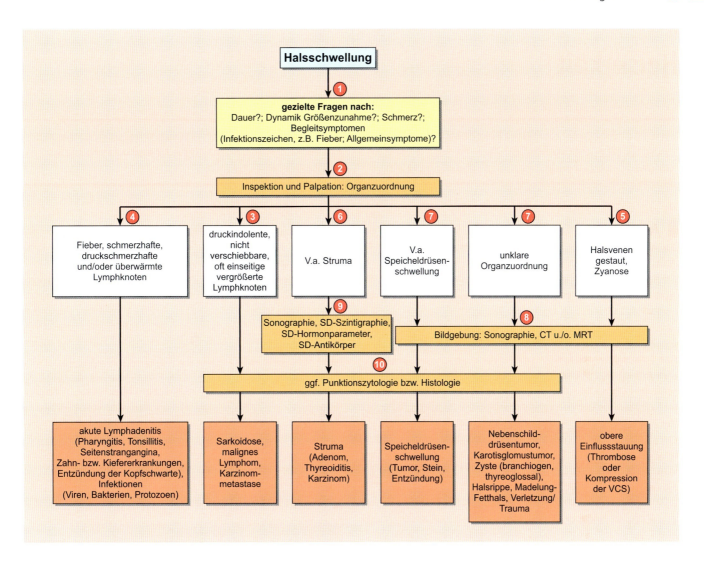

Th. Glück

Heiserkeit

Definition

Heiserkeit entsteht bei behinderter Beweglichkeit und Schwingungsfähigkeit der **Stimmbänder.** Dies kann durch infektiöse, mechanische entzündliche oder maligne Prozesse im Larynxbereich, durch eine Störung der nervalen Versorgung oder der neuromuskulären Signalübertragung, aber auch durch endokrine Störungen bedingt sein.

Anamnese

Zeitdauer und Dynamik der Beschwerden zusammen mit parallel auftretenden Symptomen, ggf. stattgehabtem Trauma oder vorangegangener medizinischer Behandlung (Schilddrüsen-OP, Bestrahlung) erlauben bereits eine gute Differenzierung der Ursachen. Insbesondere müssen eine besondere Beanspruchung der Stimme, Rauchen, Alkoholabusus, Gewichtsabnahme, Hämoptysen und sonstige neurologische Störungen (Paresen, allgemeine Muskelschwäche) erfragt werden.

Eine wichtige Rolle bei der Evaluation von Heiserkeit spielt die **zeitliche Entwicklung** der Symptome. **Akute Heiserkeit** ❶ zusammen mit Symptomen eines grippalen Infektes der oberen Luftwege weist mit hoher Wahrscheinlichkeit auf eine akute Laryngitis ❷ meist viraler Genese hin. Eine langsame, **schleichende Entwicklung** der Symptomatik ❶ hat ihre Ursache dagegen eher in einer lokalen mechanischen Ursache im Larynx oder in einer Affektion des Nervus laryngeus recurrens.

Auch die **Art der Stimmveränderung** kann wichtige Hinweise geben: rau bei einem Prozess direkt an den Stimmbändern (Malignom), flüsternd bei Stimmbandparesen, gurgelnd/kloßig bei exsudativem Prozess im Pharynx/Larynx (z. B. Parapharyngealabszess) oder überschnappende, heisere Sprache bei muskulärer Dysphonie (z. B. Überbelastung der Stimme).

Die **banale Laryngitis** ❷ im Rahmen von viralen Infekten des oberen Respirationstraktes als häufigste Ursache von Heiserkeit benötigt i. d. R. keine weitere Diagnostik, ebenso wenig die akute muskuläre **Dysphonie** ❸ nach vorangegangener Überlastung der Stimme durch Sprechen, Rufen oder Singen, die aber auch chronifizieren kann ❾. Alle anderen Formen der Heiserkeit, insbesondere, wenn sie ohne erkennbaren Grund länger als 14 Tage andauern und/oder mit weiteren Symptomen einhergehen, müssen unbedingt abgeklärt werden

Untersuchungen

Die **Palpation** der Halsweichteile gibt Informationen über Erkrankungen von Lymphknoten und Schilddrüse. Daran schließt sich die HNO-ärztliche **endoskopische oder Spiegeluntersuchung des Kehlkopfes** an, welche weitere Untersuchungen triggert.

Mit der HNO-ärztlichen **Laryngoskopie** ❹ (evtl. auch Bronchoskopie) sind einige Erkrankungen direkt zu diagnostizieren, z. B. **Tumoren** ❺ oder **Infektionen** im Stimmlippenbereich ❿ wie Soor, Tonsillitis, Mononukleose, etc.

Je nach Laryngoskopiebefund werden weitere Untersuchungen notwendig, insbesondere bildgebende Verfahren z. B. zur Klärung der Ausdehnung eines Tumors ❻. Bei Verdacht auf Affektion des Larynx im Rahmen von chronischem Magensäure-Reflux sollte eine **pH-Metrie** erfolgen ❼.

Ergibt die Laryngoskopie einen **unauffälligen oder nur diskreten Befund**, muss an Ursachen wie Medikamentennebenwirkungen, trockene Schleimhäute wie z. B. bei Sicca-Syndrom, muskuläre und neurologische Erkrankungen oder Stimmbandveränderungen bei Hypo- wie Hyperthyreose ❽ gedacht werden. Unbedingt sollten dann auch Störungen durch raumfordernde Prozesse im Verlauf der nervalen Versorgung des Kehlkopfes erwogen (z. B. Tumoren, Aneurysmata, etc.) und mit geeigneten bildgebenden Verfahren (Sonographie, CT, MRT) abgeklärt werden. Auf eine psychogene Heiserkeit können Aspekte im Rahmen der Präsentation der Beschwerden hinweisen (Hysterie, ADHS). Somatische Ursachen sollten jedoch auch dann ausgeschlossen werden, eine psychiatrische Evaluation kann sinnvoll sein.

Differenzialdiagnosen

Übersicht über die verschiedenen Ursachen von Heiserkeit		
Ursachen von Heiserkeit	Häufigkeit	Weiterführende Untersuchungen
Laryngitis (meist viraler Genese)	++++	klinische Untersuchung (evtl. Laryngoskopie),
akute/chronische muskuläre Dysphonie	+++	Laryngoskopie (ggf. Nachweis „Sängerknötchen")
Läsion des N. laryngeus recurrens	+	Laryngoskopie, CT Hals/Thorax, Halssonographie, ggf. CT Schädel
maligner Prozess an Stimmband/Larynx	++	Laryngoskopie, CT Hals/Thorax, weiteres Staging auf Metastasen
Sicca-Symptomatik (Sjögren-Syndrom und andere Kollagenosen)	+	ANA, ENA (SS-A, SS-B), IgG, Rheumafaktor, Lippenschleimhautbiopsie
muskuläre Störungen (Myasthenie etc.)	+	neurologische Evaluation, EMG
neurologische Störungen (Morbus Parkinson, amyotrophe Lateralsklerose etc.)	+	neurologische Evaluation, ENG
Medikamente: inhalative Steroide	+++	Auslassversuch
chronischer Magensaurereflux	++	Langzeit-pH-Metrie
Hypo-/Hyperthyreose		TSH, periphere Schilddrüsenhormone
psychogene Heiserkeit	+	psychiatrische Evaluation

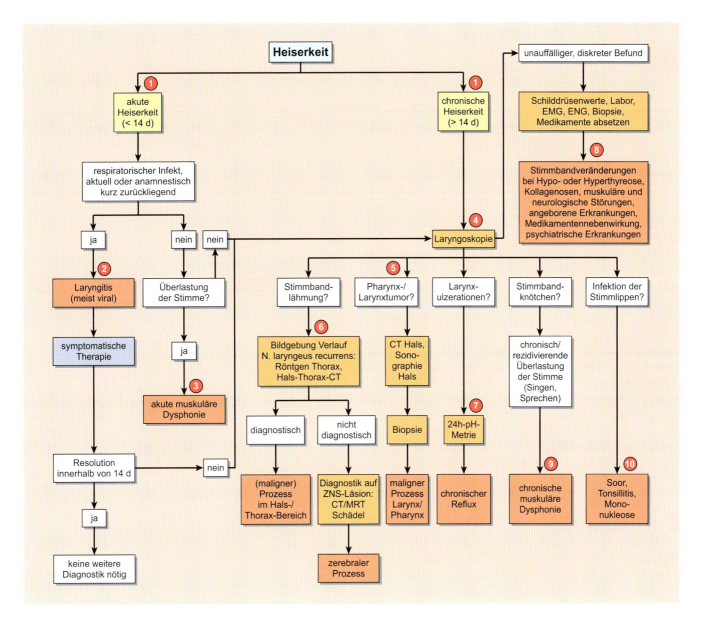

Ökonomische Aspekte

Antibiotika haben keinen Stellenwert in der Differenzialtherapie der Heiserkeit und sollten allenfalls dann eingesetzt werden, wenn ein klarer Hinweis auf eine bakterielle Infektion des Larynx besteht. Ebenso sollte ein differenzialtherapeutischer Versuch mit Kortikosteroiden unterbleiben.

Bei hinreichendem Verdacht auf Reflux-assoziierte Heiserkeit kann ein empirischer Einsatz von Protonenpumpenhemmern gerechtfertigt sein.

Jede länger andauernde Heiserkeit muss immer zunächst mittels Laryngoskopie, und erst danach ggf. auch mittels Bildgebung des Halses/der oberen Thoraxapertur (Sonographie, CT oder MRT) abgeklärt werden.

J. Unterkofler, C. Bollheimer
Hirsutismus

Definition

Ein Hirsutismus liegt vor, wenn eine Frau eine Körperbehaarung mit **männlichem Verteilungsmuster** aufweist. Normalerweise finden sich bei der Frau (im Gegensatz zum Mann) auch auf den androgensensitiven Hautarealen des Körpers nur feine, nicht pigmentierte, maximal 2 mm lange Vellushaare. Beim Hirsutismus der Frau werden diese wie beim Mann durch dickes, pigmentiertes Terminalhaar ersetzt.

Anamnese

Wichtig sind der Zeitpunkt des Auftretens und die Progression des Hirsutismus. Ein **abruptes Auftreten** im Erwachsenenalter und/oder eine rasche Progression deuten auf eine **tumoröse Ursache** hin, wohingegen ein peripubertärer Beginn sowie ein **langsamer, über Jahre fortschreitender Verlauf** eher für eine **funktionelle Erkrankung** sprechen. Unbedingt ist eine genaue **Medikamentenanamnese** zu erheben. Zur Untermauerung der Verdachtsdiagnose einer pathologischen Androgenüberproduktion und zur Schweregradeinschätzung sind weitere Symptome, die mit einer Hyperandrogenämie auftreten können, zu eruieren. Neben Zyklusunregelmäßigkeiten und unerfülltem Kinderwunsch (➤ Infertilität) sind vermehrte Seborrhö, Akne und Haarausfall weitere **Hyperandrogenismuszeichen.** Berichtet die Patientin von einer in letzter Zeit aufgetretenen Vertiefung ihrer Stimme und/oder eine Vergrößerung der Klitoris, so liegen Hinweise auf eine **Virilisierung** vor ❶.

Untersuchungen

Zur Objektivierung und Graduierung des Hirsutismus wird die Behaarung an neun androgenabhängigen Hautarealen (Oberlippe, Kinn, Dekolleté, Rücken, Lenden, Oberbauch, Unterbauch, Oberarm, Oberschenkel) beurteilt und mit jeweils 0 bis 4 Punkten bewertet (**Ferriman-Gallwey-Score,** modifiziert nach Hatch). Ein Gesamtpunktewert ≥ 7 spricht für einen Hirsutismus ❷.

Eine **Hyperandrogenämie** als Ursache des Hirsutismus wird bestätigt durch die Bestimmung von Dehydroepiandrosteronsulfat (DHEAS, bei der Frau Androgen mit höchster Serumkonzentration, Normbereich etwa 3 bis 9 µmol/l), Gesamttestosteron (GT, normalerweise < 3,5 nmol/l) und Sexualhormon-bindendem-Globulin (SHBG, normalerweise > 19 nmol/l). Der **Freie-Androgen-Index (FAI)** als Quotient aus [GT × 100] und [SHBG] in den oben angegebenen Einheiten ist dabei aussagekräftiger als die Interpretation der entsprechenden Einzelwerte und gilt ab einem Wert > 6 als pathologisch ❸.

In Zusammenschau von Anamnese ❶, klinischer Objektivierung ❷ und Laborchemie ❸ sollte es möglich sein, zwischen einem **medikamentös** bedingten ❹, **idiopathischen** ❺ und **hyperandrogenämischen** ❻ ❼ Hirsutismus zu unterscheiden. Sofern beim hyperandrogenämisch bedingten Hirsutismus kein unmittelbarer Tumorverdacht besteht ❼, muss obligat ein Ausschluss seltener Endokrinopathien ❽ erfolgen. Erst danach lässt sich die häufigste Ursache für einen Hirsutismus, das **polyzystische Ovarsyndrom,** diagnostizieren ❾.

Differenzialdiagnosen

Ursachen von Hirsutismus		
Mögliche Erkrankungen	Häufigkeit	Weiterführende Untersuchungen
medikamentös bedingter Hirsutismus	++	klinisches Bild variabel bis hin zur Virilisierung (Anabolika!), genaue Medikamentenanamnese
idiopathischer Hirsutismus	++	Hirsutismus ohne Hyperandrogenämie
polyzystisches Ovarsyndrom	+++	Zur Diagnose ist der definitive Ausschluss der unten genannten selteneren Differenzialdiagnosen unabdingbar! Neben Hirsutismus/Hyperandrogenämie müssen entweder [a] eine A-/Oligomenorrhö oder [b] polyzystische Ovarien nachweisbar sein!
adrenogenitales Syndrom (AGS, late-onset oder kryptische Form)	+	Screeningtest: 17-Hydroxyprogesteron (17-OHP) > 200 ng/dl morgens, erhöhtes 17-Hydroxyprogesteron im ACTH-Stimulationstest
Cushing-Syndrom/ Morbus Cushing	+	neben Klinik richtungsweisend: nicht supprimierbares Kortisol im 1-mg-Dexamethasonhemmtest
Prolaktinom	+	Klinik, Prolaktin i. S. erhöht (Normwerte alters- und geschlechtsabhängig, Wert > 250 ng/ml diagnosesichernd)
Akromegalie	+	Klinik, IGF-1 i. S. erhöht (Normwerte altersabhängig!), fehlende Suppression von Wachstumshormon im oGTT (GH i. S. > 1 µg/l nach 100 g Glukose)
Nebennieren- oder Ovarialtumoren	+	klinische Warnzeichen (schneller Verlauf, Virilisierung); GT oder DHEAS > 2-fach der oberen Norm; Bildgebung

Ökonomische Aspekte

Die klinische Abgrenzung des Symptoms Hirsutismus als Pathologie gegenüber störendem Haarwuchs („patient-important hirsutism") ist unabdingbar, um überflüssige (Labor-)Diagnostik und Medikation zu vermeiden. Für die Laborparameter zur korrekten Diagnosestellung sind die präanalytischen Besonderheiten (Nüchternbestimmung, Tageszeit bei Probengewinnung wegen zirkadianer Schwankungen etc.) unbedingt zu beachten. Erst nach adäquater endokrinologischer Labordiagnostik sollte die Indikation zur weiterführenden Bildgebung gestellt werden.

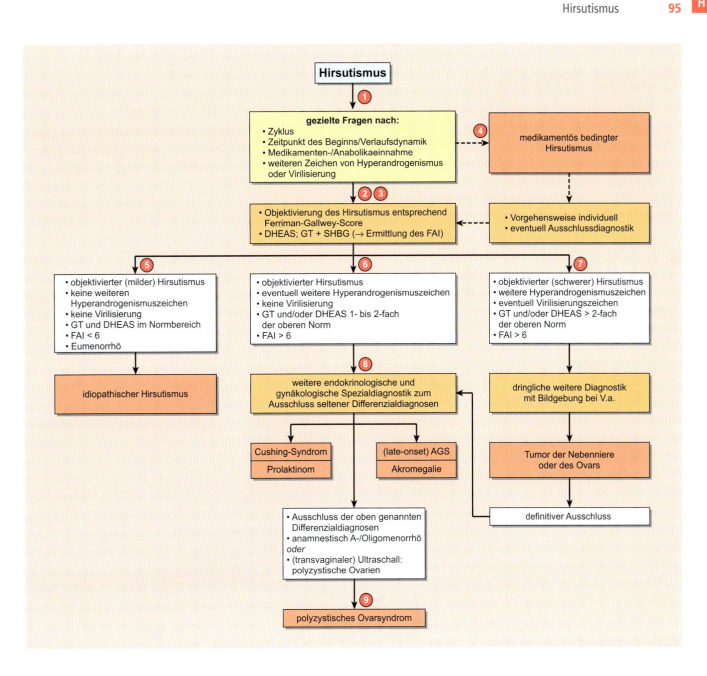

F. Rockmann

Hodenschwellung

Definition

Wachstum/Schwellung im Bereich des Hodens nach Abschluss der Pubertät. Die normale Hodengröße beträgt 18,6 ± 4,8 ml.
Grundsätzlich kann es sich bei Hodenschwellungen um eine Flüssigkeitsansammlung im Bereich der Tunica vaginalis, Tumoren oder Traumata der Testes, Raumforderungen oder Infektionen des Nebenhodens oder Pathologien im Bereich des Samenstranges handeln.

Anamnese

Die Anamnese erfasst Zeitpunkt des Auftretens, Dauer, Ausprägung und Schmerzhaftigkeit der Hodenschwellung. Außerdem sind Traumata, Begleiterkrankungen und -symptome sowie die Familienanamnese (Hodentumor) zu erfragen. Das Alter des Patienten spielt eine wichtige Rolle.

Hilfreich ist die primäre Unterscheidung zwischen der schmerzhaften und der nicht schmerzhaften Hodenschwellung. **Nicht schmerzhaft** präsentieren sich maligne Tumoren ❶, die langsam entstehen und meist junge Erwachsene (15–35 Jahre) betreffen. Hier muss nach B-Symptomatik, Lymphknotenschwellungen und der Familienanamnese gefragt werden. Differenzialdiagnostisch kommen epidymale Zysten (< 2 cm) bzw. Spermatozelen (> 2 cm) und Zystadenome ❷ in Frage. Abflussprobleme im Bereich des Lymph- und/oder des venösen Systems führen zu meist schmerzlosen Flüssigkeitsansammlungen im Bereich der Tunica vaginalis, auch reaktiv bei Malignom oder Infektion: Hydrozele, Hämatozele, Lymphozele ❸. Hier müssen besonders Anasarka, Aszites, vorangegangene Operationen/Traumata sowie mögliche Vorerkrankungen wie Lymphome und intraabdominale Tumoren erfragt werden.

Bei einer akut **schmerzhaften** Hodenschwellung, vor allem bei Kindern und Jugendlichen, immer an eine Hodentorsion ❹ denken! Ihr geht in der Regel körperliche Aktivität oder ein Trauma voraus. Weitere mögliche Ursachen sind eine Ruptur oder ein Hodeninfarkt. Entzündliche Hodenerkrankungen ❺ können im Rahmen von Virusinfektionen wie Mumps, Influenza und EBV entstehen (Orchitis). Die Epididymitis hat zwei Altersgipfel (18–30 und 51–70 Jahre). Bei den jüngeren Männern liegt häufiger eine STD mit entsprechendem Keimspektrum vor, bei älteren Männern verändert sich das Keimspektrum zu Enterokokken/Pseudomonaden bzw. Harnwegsinfekt-Keimen (daher bei Ausfluss auch an Urethralabstrich auf Gonokokken denken!). Eine Varikozele ❻ entspricht einer Dilatation des Plexus pampiniformis. Junge Erwachsene berichten dabei häufig über ziehende linksseitige Leistenschmerzen. Eine Verstärkung der vorliegenden Symptome durch Husten und Pressen kann auf eine Hernie hinweisen.

Untersuchungen

Zunächst erfolgen **Inspektion** und **Palpation** der Hoden, die getrennt untersucht werden. Dabei ist auf Rötung oder andere Hautaffektionen (Epididymitis) sowie Schmerzhaftigkeit zu achten. Die sorgfältige Palpation ermöglicht außer bei Vorliegen einer ausgeprägten **Hydrozele** (elastischer Tastbefund, meist langsames Entstehen) die Differenzierung zwischen **testikulärer** bzw. **skrotaler** Pathologie. Sehr starke Schmerzen weisen auf eine **Torsion** des Hodens bzw. der Appendix testis hin (hier ist der Cremasterreflex in der Regel nicht auslösbar) ❹, aber auch eine **Ruptur** oder eine **eingeklemmte Hernie** sind möglich. Ein wurmartiger Tastbefund, hinter dem sich eine Dilatation des Plexus pampiniformis verbirgt, ist typisch für eine **Varikozele** ❻. Die meist asymptomatische **Spermatozele**, die einer großen epidymalen Zyste entspricht ❷, kann prinzipiell von einer **Hydrozele** ❸ durch die Hodenpalpation abgegrenzt werden. Bei Vorliegen **maligner Tumoren** ❶ sowie der schmerzhaften **Epididymitis** ❺ findet sich ein derber Tastbefund, bei Letzterer werden die Schmerzen durch Hodenelevation typischerweise leichter. Grundsätzlich ist nach der körperlichen Untersuchung – inklusive digitaler rektaler Untersuchung! – die **(Doppler-)sonographische Untersuchung** obligat. Bei V. a. Malignom wird eine CT bzw. MRT empfohlen.

Differenzialdiagnosen

Ursachen von Hodenschwellungen		
Mögliche Erkrankungen	Häufigkeit	Weiterführende Untersuchungen
Torsion	+++	Klinik, Alter, dringend Operation
Hernie	+	Sonographie, Palpation (Auskultation)
Epididymitis	+++	Klinik, Urinuntersuchung, Prostata, ggf. Urethralabstrich (Gonokokken)
Malignome	++	Sonographie, MRT, CT, Biopsie, β-HCG, AFP
Orchitis	+	Virusserologie
Varikozele	++	Klinik, Sonographie
Hydrozele (auch reaktiv bei Infektion oder Malignom)	+++	Translumineszenz, Sonographie, Ursachenabklärung
epididymale Zysten/Spermatozele	+	Sonographie

Ökonomische Aspekte

Ökonomische Aspekte sind bei der Diagnostik von Hodenschwellungen nur rudimentär untersucht, es gibt keine Rechtfertigung für eine generelle Screeninguntersuchung (Selbstuntersuchung) wie z. B. bei der Mamma-CA-Vorsorge.

Hodenschwellung

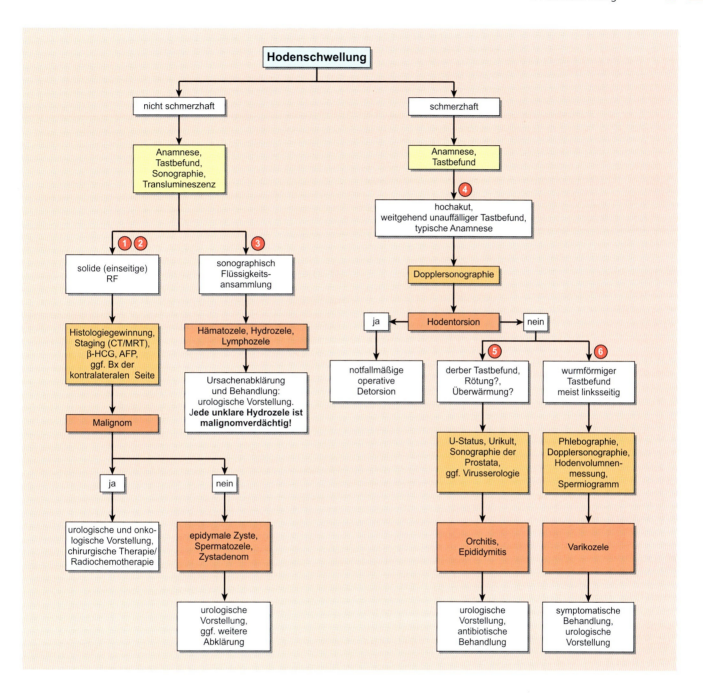

H.-J. Welkoborsky

Hörstörungen

Definition

Die Hörstörung (Schwerhörigkeit) beschreibt das ein- oder beidseitige, akute oder chronisch progrediente Nachlassen des Hörvermögens. Sie tritt bei einer Fülle von Erkrankungen sowohl des äußeren und Mittelohres (in der Regel eine Schallleitungsschwerhörigkeit) als auch des Innenohres (Cochlea; sensorische Schwerhörigkeit) und des N. vestibulocochlearis (VIII. Hirnnerv; neurale Schwerhörigkeit) auf. Erkrankungen des Hirnstamms und des zentralen auditorischen Systems führen zu einer zentralen Schwerhörigkeit. Neben den erworbenen können angeborene Hörstörungen (bei Syndromen, auch nichtsyndromal hereditär oder intrauterin erworben) unterschieden werden. Leitsymptom aller dieser Erkrankungen ist die Hörminderung.

Anamnese

Die Anamnese ❶ bringt in vielen Fällen bereits entscheidende Hinweise auf die Genese der Hörstörung, wobei insbesondere erfragt werden muss:

- Entstehung der Hörstörung (plötzlich vs. langsam fortschreitend; einseitig vs. beidseitig; fluktuierendes Hörvermögen; auslösende Faktoren wie Unfälle, körperliche Anstrengung, Lärmbelastungen)
- Hörstörungen in der Familie
- Medikamenteneinnahme
- entzündliche Erkrankungen
- weitere Symptome: Tinnitus (Ohrgeräusch), Ohrenschmerzen, Schwindel und Druckgefühl der Ohren
- kardiovaskuläre Risikofaktoren, Herzrhythmusstörungen, neurologische oder vaskuläre Erkrankungen
- Schwindel (Charakter, Dauer, vegetative Begleiterscheinungen, Auslösemechanismen).

Untersuchungen

Wichtig ist eine **ohrmikroskopische Untersuchung** der Gehörgänge und der Trommelfelle (Ceruminalpfröpfe!) ❷. Schmerzhafte Schwellungen und Rötungen des Gehörgangs sprechen für eine **Otitis externa**, Rötungen oder Vorwölbungen des Trommelfells zusammen mit Ohrenschmerzen für eine **Otitis media**. **Trommelfellperforationen** sind Ausdruck einer chronischen Otitis media oder eines Cholesteatoms und führen zu einer Schallleitungsschwerhörigkeit.

Entscheidende Bedeutung erlangen die **Hörprüfungen** ❸. Von den „klassischen" Hörprüfungen werden zunächst die Stimmgabelversuche nach Weber und Rinne durchgeführt, die bereits einen ersten Hinweis auf die Art der Hörstörung liefern. Die Tonschwellenaudiometrie wird seitengetrennt für Knochen- und Luftleitung durchgeführt. Hiermit gelingt die Differenzialdiagnose zwischen einer Schallleitungs- ❹ und einer Schallempfindungsschwerhörigkeit ❺. Zum Nachweis einer Raumforderung (Akustikusneurinom) oder von Ischämien kann eine **MRT** dienen ❻.

Differenzialdiagnosen

Ursachen von Hörstörungen		
Mögliche Erkrankungen	Häufigkeit	Weiterführende Untersuchungen
Cerumen obturans	++++	ohrmikroskopische Untersuchung, Entfernung des Ceruminalpfropfes, Audiometrie
akute Otitis media	++++	Anamnese, klinischer Befund (Rötung des Trommelfells, ggf. Vorwölbung)
Paukenhöhlenerguss	+++	Anamnese; ohrmikroskopischer Befund, Tonschwellenaudiometrie, Tympanogramm
Hörsturz	+++	Anamnese, ohrmikroskopischer Befund, Tonschwellenaudiometrie
M. Menière	++	Anamnese, klinischer Befund, im Anfall meist Spontannystagmus, Tonschwellenaudiometrie, Elektrocochleographie, pathologischer Glyceroltest, Elektronystagmographie
Otosklerose	++	Anamnese, ohrmikroskopischer Befund, Tonschwellenaudiometrie, Tympanogramm mit Stapediusreflexprüfung
chronische Otitis media	++	Anamnese, ohrmikroskopischer Befund (Trommelfellperforation!), Tonschwellenaudiometrie
ototoxischer Hörverlust	+	Anamnese (Medikamente, z. B. Zytostatika, Aminoglykosidantibiotika), ohrmikroskopischer Befund unauffällig, Tonschwellenaudiometrie, otoakustische Emissionen
akutes bzw. chronisches Lärmtrauma	+	Anamnese, ohrmikroskopischer Befund unauffällig, Tonschwellenaudiometrie
Hirnstamm- oder Kleinhirninfarkt	+	Anamnese (Schwindel?), Tonschwellenaudiometrie, Frenzelbrille, Kopf-Impuls-Test, kraniale CT oder MRT notwendig

Hörstörungen

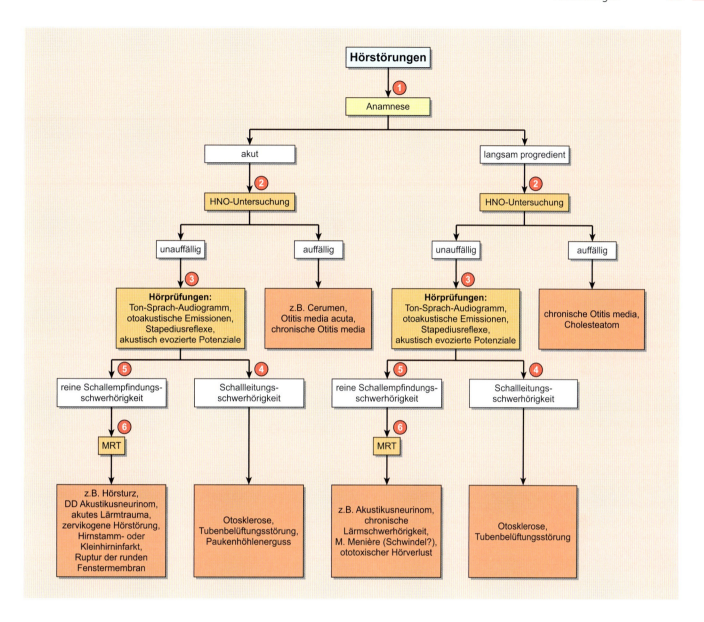

Ursachen von Hörstörungen (Forts.)		
Mögliche Erkrankungen	Häufigkeit	Weiterführende Untersuchungen
Ruptur der runden Fenstermembran	(+)	Anamnese (Trauma, extreme körperliche Anstrengung, starke Betätigung der Bauchpresse), Ohrmikroskopie, Spontannystagmus in das betroffene Ohr oder in das gesunde Gegenohr, Tonschwellenaudiometrie, MRT (Ausschluss tumoröser oder ischämischer Läsionen), bei unauffälliger MRT Tympanoskopie
Akustikusneurinom	(+)	Anamnese, Tonschwellenaudiometrie, Sprachaudiogramm, AEP, Elektronystagmographie, MRT mit Kontrastmittel

H.-J. Welkoborsky

Hörsturz

Definition

Der Hörsturz ist eine ohne erkennbare Ursache plötzlich auftretende Schallempfindungsschwerhörigkeit cochleärer Genese. In der Regel tritt er einseitig mit unterschiedlichem Schweregrad bis hin zur akuten Ertaubung auf. Ein synchrones beidseitiges Auftreten ist möglich, jedoch selten.

Anamnese

Meist ist die Anamnese ❶ kurz. Die Hörstörung erfolgt **akut** und **ohne erkennbare Ursachen.** Oft wird die Hörstörung in Ruhe bemerkt (z.B. beim Fernsehen oder nach dem Aufstehen).

Häufig treten **Begleitsymptome** auf: Tinnitus (= Ohrgeräusche), Druckgefühl im Ohr, subjektiver Schwindel. Einige Patienten berichten auch über eine Hyper- oder Diplakusis (Doppelhören) oder über ein pelziges Gefühl im und um das Ohr.

Weitere wesentliche Aspekte sind Hörstörungen in der Vergangenheit oder in der Familie, Unfälle, Medikamenteneinnahme und Allgemeinerkrankungen insbesondere mit kardiovaskulären Risikofaktoren (z.B. Diabetes mellitus, Fettstoffwechselstörungen). Wichtig ist auch die Frage nach Lebensgewohnheiten (z.B. Nikotinkonsum).

Untersuchungen

Zu einer HNO-ärztlichen Untersuchung ❷ gehört eine komplette **endoskopische und Spiegeluntersuchung** des Kopf-Hals-Bereichs mit Ohrmikroskopie. Weitere wichtige Untersuchungen sind z.B. Stimmgabelprüfungen, Tonschwellenaudiogramm, Tympanogramm mit Stapediusreflexprüfung, transitorisch evozierte otoakustische Emissionen (OAE) oder die Vestibularisprüfung mit Elektronystagmographie. Daneben erfolgt eine Messung des Blutdrucks, an Laboruntersuchungen sind das kleine Blutbild und der Hämatokrit wichtig.

Je nach Ausfall der genannten Diagnostik können weitere Untersuchungen ❸ nützlich sein, z.B. Elektrocochleographie (ECoch), aber auch die Bestimmung von CRP, Differenzialblutbild, Kreatinin, Fibrinogenspiegel, LDL, HDL und Cholesterin, serologische Untersuchungen auf Borrelien, Lues, Herpes-Virus Typ I, Varizella-Zoster-Virus, HIV sowie die funktionelle Untersuchung der Halswirbelsäule. Die MRT kann zum Ausschluss eines Kleinhirnbrückenwinkeltumors oder anderer Pathologien im Bereich des Hirnstammes herangezogen werden, die CT zum Ausschluss eines Infarktgeschehens z.B. im Bereich des Kleinhirns.

Neben den genannten ohrspezifischen Untersuchungen ist eine aufwändige Differenzialdiagnostik notwendig, die eine enge **interdisziplinäre Zusammenarbeit** der Fachdisziplinen HNO, Innere Medizin, Neurologie, Orthopädie und ggf. Humangenetik erfordert ❸.

Differenzialdiagnosen

Mögliche Ursachen eines akuten Hörverlustes

Mögliche Erkrankung	Häufigkeit	Weiterführende Untersuchungen
Morbus Menière ❹	++	Anamnese (fluktuierendes Hörvermögen, Schwindel, Tinnitus); Tonaudiogramm; ECoch
akutes Schalltrauma	++	Anamnese; Tonaudiogramm
Barotrauma	++	Anamnese; Trommelfellbefund; Tonaudiogramm
Otosklerose	++	Anamnese (familiäre Häufung); Tonaudiogramm, Stapediusreflexprüfung
virale Infektion ❹	+	Adenoviren; Zoster; Mumps; HIV; Anamnese; Trommelfellbefund; Tonaudiogramm
toxischer Innenohrschaden	+	Anamnese (Einnahme ototoxischer Medikamente); Tonaudiogramm; OAE
Meningitis ❹	+	klinischer Befund; Anamnese; Trommelfellbefund
Perilymphfistel	(+)	Anamnese (häufig nach starker körperlicher Belastung); fluktuierendes Hörvermögen bis Surditas; Tonaudiogramm
Akustikusneurinom ❹	(+)	Anamnese; MRT
Autoimmunvaskulitis	(+)	Anamnese; Tonaudiogramm; spezifische serologische Untersuchungen
bakterielle Labyrinthitis ❹	(+)	Anamnese (Otitis media; Borreliose; Lues); Trommelfellbefund
hereditäre Schwerhörigkeit	(+)	Anamnese; Tonaudiogramm
genetisch bedingte Syndrome ❹	(+)	Anamnese; klinische Befunde; genetische Untersuchungen
Liquorverlustsyndrom	(+)	Anamnese (Lumbalpunktion, Trauma); klinischer Befund; Tonaudiogramm
hämatologische Erkrankungen (z.B. Polyglobulie, Leukämie) ❺	(+)	Anamnese, Labor
Erkrankungen/Funktionsstörungen der Halswirbelsäule ❻	+	Anamnese, funktionelle Untersuchungen, Röntgen, MRT der HWS
kardiovaskuläre Erkrankungen (z.B. Hypotonie) ❼	+	Anamnese, weitere Untersuchungen
dialysepflichtige Niereninsuffizienz ❽	(+)	Anamnese, Labor
Hörsturz unklarer Ätiologie ❾	+++	Anamnese, Ausschlussdiagnostik

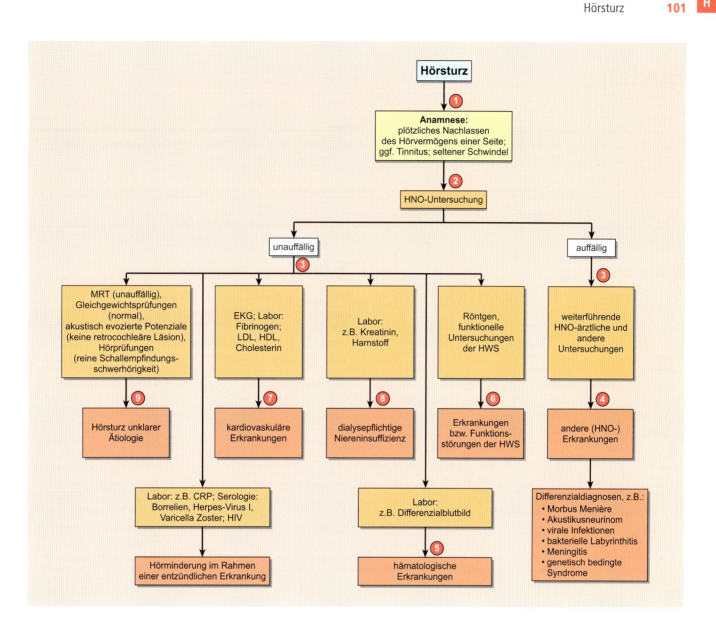

K.-P. Czudaj
Husten

Definition

Husten entsteht durch willkürliches oder durch den **Hustenreflex** ausgelöstes unwillkürliches forciertes Ausstoßen von Luft unter kurzzeitigem Öffnen der Stimmritze, nachdem zuvor ein hoher Druckgradient bei geschlossener Stimmritze aufgebaut wurde. Husten ist ein physiologischer Schutzreflex der Atemwege und stellt den sekundären Reinigungsmechanismus des Bronchialsystems dar.

Trotz sorgfältiger Diagnostik bleibt in ca. 20% der Fälle die Ursache des chronischen Hustens unklar (chronischer idiopathischer Husten).

Anamnese

Zunächst sollte die Frage nach der **zeitlichen Dauer** ❶ des Hustens gestellt werden:
- **akuter Husten:** weniger als 2 Wochen, (subakuter Husten: 2 bis 8 Wochen Dauer)
- **chronischer Husten:** länger als 8 Wochen Dauer.

Danach stellt sich die Frage nach Hinweisen auf einen **respiratorischen Infekt** und die **Produktivität des Hustens** (unproduktiver Husten ohne Auswurf, produktiver Husten mit Auswurf) ❷.

Anschließend kommt die Frage nach **Begleitsymptomen und Begleiterkrankungen** wie Luftnot, thorakale Schmerzen, Fieber < 38,5 °C, Immundefizienz, Nasen-Nebenhöhlen-Beschwerden, „post nasal drip", Heiserkeit, Gewichtsverlust, Nachtschweiß, Inappetenz, Leistungsschwäche, gastroösophageale Refluxbeschwerden, Aspiration, Allergien ❸.

Wichtig ist die Frage nach **zeitlichen Zusammenhängen** zwischen möglichen auslösenden Mechanismen und dem Husten: saisonale Assoziation, anstrengungsassoziiert, Assoziation mit respiratorischen Infekten, Refluxbeschwerden, Inhalationstrauma und Brandunfall, Aspiration von Nahrungsmitteln oder Fremdkörpern ❹.

Es schließt sich die **Medikamentenanamnese** an: Betablocker, ACE-Hemmer und Amiodaron können Husten auslösen ❺.

Zusätzliche Informationen kann die **Arbeits- und Berufsanamnese** liefern: inhalative Exposition gegenüber Stäuben, irritativen Noxen oder allergisierenden Substanzen.

Bei allen Patienten mit Husten muss die **Raucher-Anamnese** erhoben werden (mit Abschätzung der Schädigungsdosis „pack year").

Untersuchungen

Die körperliche Untersuchung beschränkt sich im Wesentlichen auf die **Auskultation** der Lunge ❻, die Inspektion des Rachenraumes, die Beurteilung des Allgemeinzustandes (z. B. Vigilanz und Ernährungszustand) sowie eventuell die Suche nach Anasarka oder Beinödemen.

Es schließt sich die **Röntgen-Untersuchung des Thorax** an ❼. Ein pathologisches Röntgen-Thorax-Bild sollte durch eine **Thorax-CT** erhärtet werden ❽. Weitere diagnostische Schritte sind (je nach Erfordernis): Lungenfunktionstests, Bronchoskopie, mikrobiologische Untersuchungen von Sputum, Blut und/oder von Bronchialsekret, laborchemische Untersuchungen, HNO-Untersuchung, Gastroskopie, Echokardiographie u. a. ❾.

Differenzialdiagnosen

Ursachen von Husten		
Mögliche Erkrankungen	Häufigkeit	Weiterführende Untersuchungen
akuter (und subakuter) Husten		
Infekt der oberen Atemwege, „common cold"	++++	keine erforderlich
akute Tracheobronchitis	++++	keine erforderlich, ggf. mikrobiologische Sputum-Untersuchung, ggf. PCR (hinsichtl. respir. Viren) im Nasen-Rachen-Abstrich
Asthma bronchiale, „cough variant asthma"	++++	Spirometrie, Bodyplethysmographie, unspezifische bronchiale Provokationstestung, Bronchospasmolysetest
Pneumonie	+++	Röntgen-Thorax, ggf. Thorax-CT, mikrobiol. Sputum- u. Blutuntersuchung, ggf. Bronchoskopie
„postinfektiöser Husten" (bronchiale Hyperreagibilität)	+++	unspezifische bronchiale Provokationstestung
akute Linksherzinsuffizienz (mit pulmonaler Stauung)	++	Röntgen-Thorax, Echokardiographie, NT-proBNP
Lungenembolie	+	Blutgasanalyse, Echokardiographie, D-Dimere, Pulmonalis-Angio-CT, ggf. Lungenventilations- und -perfusions-Szintigraphie
Aspiration	+	Röntgen-Thorax, Bronchoskopie
Inhalationstrauma, Rauchgasinhalation	+	Röntgen-Thoeax, BGA (mit Co-Hb)
Pneumothorax	+	Röntgen-Thorax
chronischer Husten		
Asthma bronchiale, „cough variant asthma"	++++	s. o.
chronische Bronchitis, COPD, Emphysem	++++	Spirometrie, Bodyplethysmographie
sinubronchiales Syndrom, chron. Rhinosinusitis "upper airway cough syndrome"	+++	HNO-Untersuchung, NNH-CT
Bronchialkarzinom	+++	Röntgen-Thorax, Thorax-CT, Bronchoskopie, Biopsie zur histologischen Sicherung
gastroösophageale Refluxkrankheit	+++	probatorische Therapie mit PPI (nur bei gleichzeitigen Refluxbeschwerden), Gastroskopie, ggf. pH-Metrie,

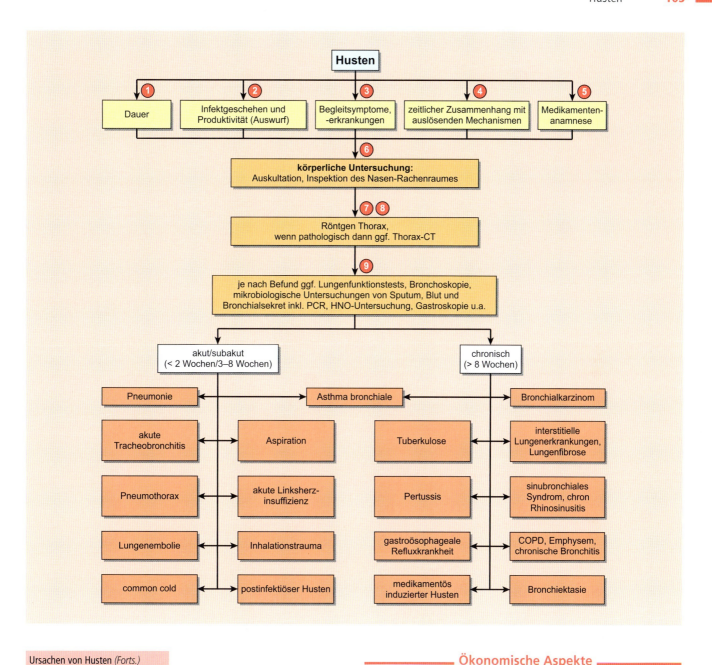

Ursachen von Husten (Forts.)		
Mögliche Erkrankungen	Häufigkeit	Weiterführende Untersuchungen
medikamentös induzierter Husten	++	Auslass- und Reexpositionsversuch
interstitielle Lungenerkrankungen und Lungenfibrosen	++	Röntgen-Thorax, HR-CT Thorax, histologische Sicherung, rheumatologische Diagnostik
Bronchiektasen	++	CT Thorax, Bronchoskopie, mikrobiolgische Untersuchung des Sputums und/oder Bronchialsekrets
Tuberkulose	+	Röntgen-Thorax, IGRA-Test, Tuberkulin-Test, mikroskopische und kulturelle Untersuchung von Sputum und Bronchialsekret
Pertussis	+	PCR im Nasen-Rachen-Abstrich, ggf. Serologie
Mukoviszidose (zystische Fibrose)	+	Schweißtest, ggf. Gentest

Ökonomische Aspekte

- Da Husten einer der häufigsten Gründe für Arztkonsultationen ist, sind damit hohe Kosten für das Gesundheitssystem verbunden. Nur eine strukturierte Stufendiagnostik kann Kosten sparen.
- Akuter oder subakuter Husten, der mit einem viralen Atemwegsinfekt assoziiert werden kann, bedarf zunächst keiner weiterführenden Diagnostik. Die Abheilung kann max. 8 Wochen abgewartet werden. Antibiotika sind dabei nicht notwendig.
- Bei Hinweisen auf „ACE-Hemmer-Husten" ohne Begleitsymptome kann der Absetzeffekt ohne weiterführende Diagnostik max. 3 Wochen abgewartet werden.

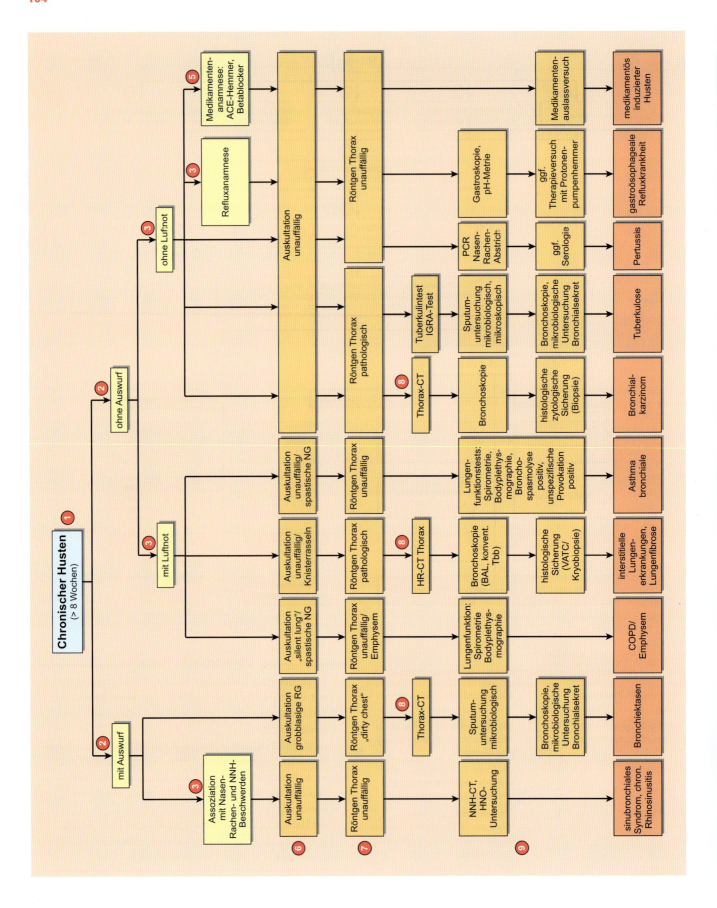

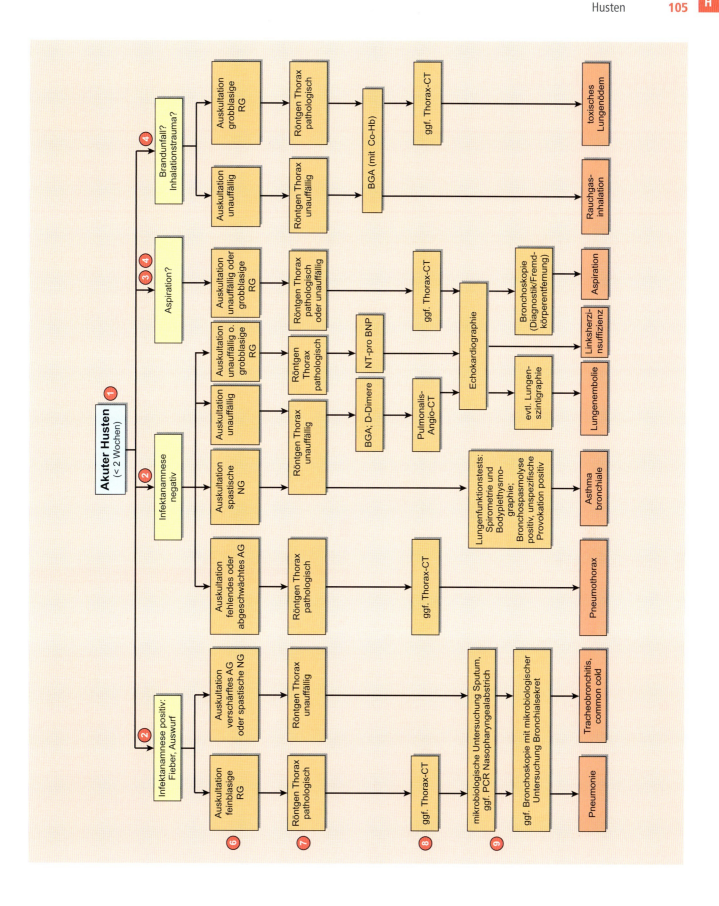

U. Woenckhaus

Hyperglykämie

Definition

Als Hyperglykämie bezeichnet man eine Störung des Glukosestoffwechsels, die bei längerem Bestehen mit einem gesteigerten Risiko für mikro- und makrovaskuläre Folgeerkrankungen assoziiert ist. Ab welchem oberen Grenzwert des Glukosespiegels eine Hyperglykämie vorliegt, ist abhängig vom Zeitpunkt der letzten Nahrungszufuhr. Je nach Schweregrad der BZ-Erhöhung wird das Stadium des Prädiabetes von der Krankheitsentität des Diabetes mellitus unterschieden.

Anamnese

Anamnestisch ❶ werden die klassischen **Symptome des Insulinmangels** wie Polyurie, Polydipsie, Gewichtsverlust und Leistungsschwäche erfragt. Akute Infekte können bei der Erstmanifestation eines Diabetes eine Rolle spielen, bei älteren Patienten sind rezidivierende Harnwegsinfekte, Sehstörungen und Juckreiz typische Begleitsymptome. Wichtig sind internistische **Begleiterkrankungen** sowie die aktuelle **Medikation.** Die Familienanamnese ist vor allem bei Typ-2-Diabetes und den eher seltenen genetischen Defekten von Bedeutung.

Ist ein Diabetes bereits bekannt ❷, so sind die Zielwerte der BZ-Einstellung und damit auch die Definition einer hyperglykämischen Entgleisung individuell festgelegt.

Bei schweren **Allgemeinerkrankungen** ❸ kommt es durch vermehrte Sekretion von kontrainsulinären Hormonen, erhöhte Insulinresistenz und medikamentöse Einflüsse häufig zu Hyperglykämien, die in dieser Situation nicht spezifisch weiter abgeklärt werden müssen.

Untersuchungen

Für die Einordnung des Diabetestyps sind klinisch das Alter des Patienten, der BMI und alle Zeichen des metabolischen Syndroms wichtige Parameter ❹.

Laborchemischer Ausgangspunkt ist in vielen Fällen ein **Gelegenheits-BZ** ❺. Liegt dieser im **venösen Plasma ≥ 200 mg/dl** ❻, so ist bei gleichzeitig vorliegender diabetestypischer Symptomatik ein Diabetes mellitus gesichert. Nach den aktuellen Leitlinien kann ein Diabetes mellitus auch über eine **Nüchternglukose von ≥ 126 mg/dl** ❼ (mind. 8-stündige Nahrungskarenz) oder einen **2h-Wert ≥ 200 mg/dl** im Standard-OGTT ❽ diagnostiziert werden. 2010 wurde der **HbA1c-Wert von ≥ 6,5 %** ❾ als Kriterium eines Diabetes in die Leitlinien aufgenommen. Bei den Parametern ❼–❾ wird allerdings ein zeitnaher Bestätigungstest ❿ mit derselben oder einer der alternativen Methoden gefordert. International nicht ganz einheitlich wird der Prädiabetes als Zustand mit erhöhtem Risiko für die Entwicklung eines Diabetes definiert. Nach ADA-Leitlinie sind die Kriterien eine **Nüchternglukose von 100–125 mg/dl** ⓫ (WHO: 110–125 mg/dl), ein **2h-Wert im OGTT von 140–199 mg/dl** ⓬ oder ein **HbA1c von 5,7–6,4 %** ⓭ (ICE: 6,0–6,4 %). Nicht verwertbar ist der HbA1c-Wert bei Erkrankungen mit Auswirkung auf die Lebensdauer der Erythrozyten. Strengere Grenzwerte definieren in der Sondersituation der Schwangerschaft den **Gestationsdiabetes** ⓮.

Bei gesicherter Diabetesdiagnose erfolgt die **Einteilung in den D. m. Typ 1 und 2** anhand von klinischen Kriterien ⓯. In unklaren Fällen ist eine ergänzende **Antikörperdiagnostik** (GAD, ICA, evtl. IA-2, ZnT8) indiziert ⓰, die bei positivem Nachweis für den immunologisch vermittelten Typ 1 spricht. Gleiches gilt für die Messung von Insulin und C-Peptid im Serum (hoch bei Typ 2, niedrig bei Typ 1).

In seltenen Fällen liegt dem Diabetes ein spezifischer Gendefekt zugrunde ⓱. Gibt es anamnestisch und klinisch Hinweise auf eine akute oder chronische **Pankreaserkrankung** ⓲, ist differenzialdiagnostisch von einem sekundären Diabetes auszugehen. Auch **Endokrinopathien** ⓳ können durch Erhöhung der kontrainsulinären Hormone einen Diabetes verursachen. **Medikamente** ⓴ beeinflussen den Glukosestoffwechsel auf vielfältige Weise. Am häufigsten sind Glukokortikoide für einen medikamenteninduzierten Diabetes verantwortlich.

Differenzialdiagnosen

Ursachen von Hyperglykämie		
Mögliche Erkrankungen	Häufigkeit	Weiterführende Untersuchungen
Hyperglykämie des Diabetikers	+++	Anamnese
Prädiabetes	+++	Nüchternglukose im Plasma, 2h-OGTT, HbA1c
Diabetes mellitus Typ 2	+++	Alter, BMI, Blutdruck, Lipidprofil, eventuell Insulin- und C-Peptid-Spiegel
Diabetes mellitus Typ 1	++	Alter, klinische Symptomatik, Ketonkörper i. U., eventuell AK-Diagnostik, eventuell Insulin- und C-Peptid-Spiegel
pankreopriver Diabetes	+	Anamnese
Diabetes bei Endokrinopathie	+	Anamnese
Diabetes bei Leberzirrhose	+	Anamnese, Klinik, Sonographie
medikamenteninduzierte Form	+	Anamnese
schwere Allgemeinerkrankung	+	Anamnese
Gestationsdiabetes	+	Anamnese, OGTT

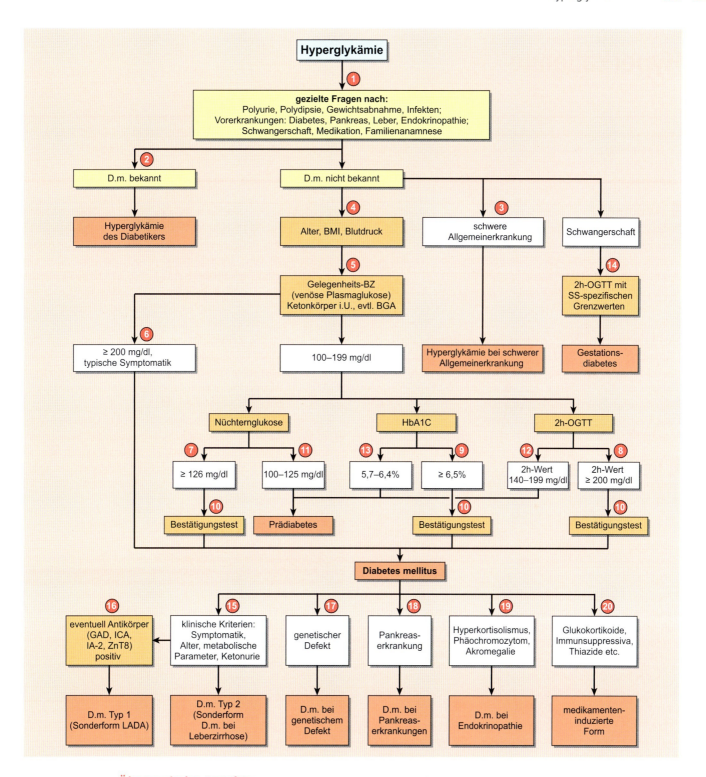

Ökonomische Aspekte

Die Bestimmung des HbA1c-Wertes ist mit höheren direkten Kosten verbunden als die Bestimmung der Plasmaglukose, sie kann jedoch tages- und nahrungszeitunabhängig durchgeführt werden.

Da der 2h-OGTT teurer und schlechter reproduzierbar ist als die Bestimmung der Nüchternglukose, wird Letztere in der Diabetesdiagnostik häufig bevorzugt.

Die Kosteneffektivität eines laborchemischen Diabetes-Screenings unabhängig von Risikofaktoren ist bislang durch Studien noch nicht hinreichend belegt, empfohlen wird aber ein Risikoassessment z. B. mithilfe von Fragebogen.

M. Nebel

Hyperkaliämie

Definition

Eine Hyperkaliämie liegt bei einer **Serum-Kaliumkonzentration > 5,5 mmol/l** vor und kann Folge einer Verteilungsstörung oder eines Überschusses von Kalium im Serum sein; ca. 98% des Körpergehalts an Kalium befinden sich intrazellulär. Es gibt kein zuverlässiges Symptom einer drohenden Hyperkaliämie.

Anamnese

Wichtig sind die Medikamenten- und Diätanamnese sowie die Suche nach Hinweisen für eine Nierenerkrankung, da die häufigste Ursache die **reduzierte renale Kaliumelimination** bei akut oder chronisch eingeschränkter Nierenfunktion ist.

Die **übermäßige orale Zufuhr** kaliumhaltiger Lebensmittel (Obst, Gemüse) oder die direkte Gabe von KCl verstärken diese Bilanzstörung, die bei normaler Nierenfunktion nur selten auftritt. **Medikamente** wie ACE-Hemmer, Angiotensin-Rezeptorblocker (Sartane), Betablocker, Aldosteronantagonisten oder kaliumsparende Diuretika erhöhen eine unter Niereninsuffizienz bestehende Tendenz zur Hyperkaliämie. Eine akute Zellschädigung (Bestrahlung, Zytostase, Verbrennung, Ischämien, Hämolyse) sowie endokrine Ursachen sollten ebenso hinterfragt werden wie ein Drogenkonsum ❶.

Untersuchungen

Neuromuskuläre Symptome wie Parästhesien, eine Schwäche der quergestreiften Muskulatur, meist in Form von erheblichen Gangstörungen, sowie Azidose und Darmverschluss sind – meist erst ab 7,0 mval/l nachweisbar – führende Zeichen der Hyperkaliämie. Fokal neurologische Ausfälle können auftreten, sehr selten Schwäche der Atemmuskulatur ❷.

Das **Basislabor** beinhaltet die Messung der Serumspiegel von Kreatinin, Glukose, Hämoglobin, Kreatinkinase (CK) und eine Blutgasanalyse. Zur weiteren Differenzialdiagnose ist die Bestimmung von Kreatinin-Clearance, Urinelektrolyten (Na, K, Ca), Kortisol, Renin und Aldosteron, LDH sowie der Osmolarität in Serum und Urin, ggf. eine Nierenbiopsie erforderlich ❸.

Eine **Sonographie** von Nieren und abführenden Harnwegen zum Ausschluss einer akuten oder chronischen **Nierenerkrankung** oder einer **Harnstauung** ist obligat ❸.

Ein **EKG** sollte abgeleitet werden ❸, man findet als Hinweis auf die **kardialen Symptome** Zeichen der Störung des Zellmembranpotenzials mit teilweise komplexen Rhythmusänderungen: Bradykardie, ventrikuläre Extrasystolie, Kammerflimmern, Schenkelblockbilder, hohe, zeltförmige T-Wellen.

Zur weiteren **Differenzialdiagnostik** gehören eine Echokardiographie und ein Ernährungsstatus ❸ (ggf. Gastroskopie).

Bei unplausiblen Kaliumwerten sollte eine Kontrollblutabnahme zum Ausschluss einer Fehlmessung (Pseudohyperkaliämie) am nicht gestauten Arm erfolgen ❹.

Bei bekannter **diabetischer Stoffwechsellage** und Nachweis einer Azidose sind Insulinmangel und Hyperglykämie Auslöser einer Hyperkaliämie ❺.

Eine Schädigung des renalen Tubulus bei **renal tubulärer Azidose** oder interstitieller Nephritis wird durch eine Elektrolytanalyse im Urin und eine Blutgasanalyse differenziert. Eine Hyponatriämie kombiniert mit einer Hyperkaliämie ist Zeichen einer schweren **Nebennierenrindeninsuffizienz** und ebenso wie **Hypoaldosteronismus** Ursache einer Kaliumeliminationsstörung. Ein Volumendefizit im Rahmen der **Therapie einer schweren Herzinsuffizienz** kann eine Hyperkaliämie zur Folge haben ❻.

Eine gravierende **Zellschädigung** führt zur Freisetzung hoher Mengen an Kalium bei Rhabdomyolyse, z. B. als Folge einer Crush-Niere bei Unfällen oder Verschüttungen (Erdbeben) sowie bei Drogenkonsum. Auch schwere gastrointestinale Blutungen und Katabolismus führen zur Hyperkaliämie ❼.

Eine seltene Form der Hyperkaliämie ist das **Gamstorp-Syndrom** (hyperkaliämische, periodische Lähmung), das bei Kaliumbelastung, Natriummangel, Kälte und Muskelarbeit auftritt ❽.

Eine Digitalisintoxikation und die Gabe nichtselektiver Betablocker sind vereinzelt Ursachen einer Hyperkaliämie bei einer **Kaliumverteilungsstörung** ❽.

Differenzialdiagnosen

Mögliche Ursachen einer Hyperkaliämie		
Mögliche Erkrankungen	Häufigkeit	Weiterführende Untersuchungen
Niereninsuffizienz	+++	BGA, Retentionswerte
Insulinmangel	+++	BGA, Blutzucker
Crush-Niere	+	Drogenanamnese, CK, LDH
renal tubuläre Azidose	+	BGA, Säurebelastung, Urinelektrolyte, Kreatinin
Digitalisintoxikation	+	EKG, Digitalisspiegel
Morbus Addison	+	ACTH-Kurztest

Hyperkaliämie 109

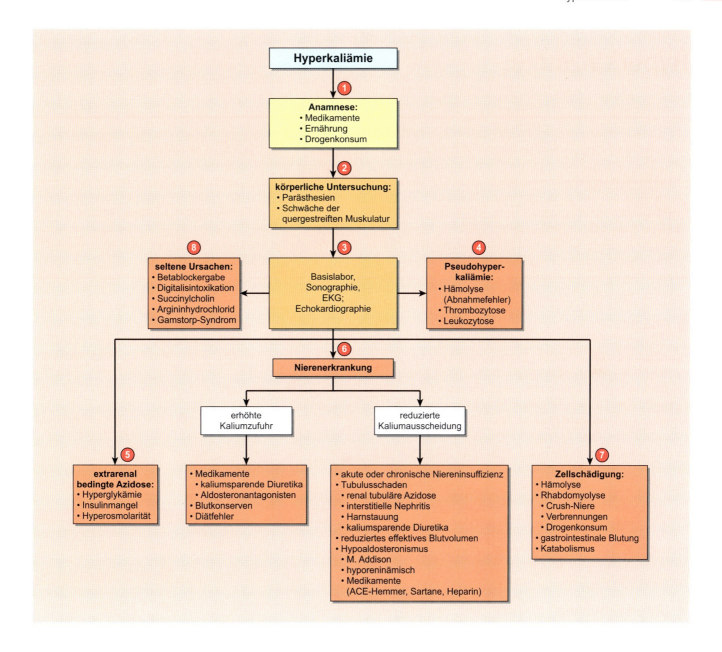

J. Seufert

Hyperkalzämie

Definition

Etwa 45 % des Serumkalziums sind an Proteine (davon 90 % an Albumin) gebunden, 5 % liegen in anorganischen Komplexen vor. 50 % des Gesamt-Serumkalziums liegen als ionisiertes Kalzium vor. Eine Hyperkalzämie bezeichnet eine Erhöhung des biologisch aktiven, ionisierten **freien Kalziums.** Diese liegt vor bei einem Gesamtkalzium von mehr als 2,75 mmol/l bei normalem Albumin ❶ oder bei ionisiertem Kalzium von mehr als 1,35 mmol/l. Bei einem Gesamtkalzium > 3,0 mmol/l liegt eine schwere Hyperkalzämie vor. Bei ambulanten Patienten wird die Hyperkalzämie zu 90 % durch einen primären Hyperparathyreoidismus (pHPT) hervorgerufen, bei hospitalisierten Patienten in ca. 50 % durch Malignome. Die schwere Hyperkalzämie ist in der Regel rasch behandlungsbedürftig (neben der Behandlung der Grundkrankheit: Flüssigkeitszufuhr, Schleifendiuretika, Bisphosphonate, Cinacalcet, und bei Kalzium > 3,8 mmol/l Dialyse). Hyperkalzämie kann zu einer hyperkalzämischen Krise mit Koma oder langfristig zu Organverkalkungen, peptischen Ulzera oder Pankreatitis führen.

Anamnese

Milde Hyperkalzämie kann ein **symptomloser Zufallsbefund** sein. Hyperkalzämie führt im **ZNS** zu Depressionen, Angst und Wahrnehmungsstörungen. **Kardiovaskulär** treten QT-Zeit-Verkürzung, Rhythmusstörungen, Tachykardien und Hypertonie auf. Langfristig kommt es zu Kalkablagerungen an Herzklappen und in den Koronarien. Am **Gastrointestinaltrakt** finden sich Übelkeit, Erbrechen und Obstipation, bei länger bestehender Hyperkalzämie bei pHPT peptische Ulzera oder Pankreatitis. An der **Niere** entwickelt sich ein Diabetes insipidus renalis mit Polyurie und tubulärer Azidose, längerfristig kommt es zu Nierensteinen und Nephrokalzinose. Hyperkalzämie bedingt außerdem eine generalisierte **Muskelschwäche** und kann zu **Ablagerungen in der Kornea** führen.

Bei der Anamnese sollte erfragt werden, ob mögliche Vorerkrankungen, die zur Hyperkalzämie führen, vorliegen. Wichtig ist die Medikamentenanamnese ❷, denn viele Medikamente können zur Hyperkalzämie führen.

Untersuchungen

Die körperliche Untersuchung ist bis auf die Symptome der zugrunde liegenden Erkrankung (Tumor?) meist unauffällig.

Technische Untersuchungen:
- Die Bestimmung des Gesamtkalziums ist der Bestimmung des ionisierten Kalziums gleichwertig, wenn keine Veränderung des Gesamtproteins bzw. keine Dysproteinämie vorliegt. Die Konzentration des Gesamtkalziums ist abhängig von der Proteinkonzentration. Ein Abfall des Albumins von 1 g/dl bewirkt den Abfall von 0,25 mmol/l Gesamtkalzium. Kalzium korrigiert [mmol/l] = Kalzium gemessen [mmol/l] − 0,025 × Albumin [g/l] + 1,0.
- (Ionisiertes) Kalzium, Phosphat, Albumin ❶, intaktes Parathormon (iPTH) ❸, Kreatinin, glomeruläre Filtrationsrate (eGFR) ❹, alkalische Phosphatase (AP), 1,25-$(OH)_2$-Vitamin-D_3 ❻ und Urinkalzium (24 h) ❼, 25-(OH)-Vitamin-D_3.
- Nach Ausschluss eines pHPT ❺: Blutbild, BSG, Serum-Elektrophorese, PTH-related peptide (PTHrP), ACE, Neopterin, IL-2R, Tumorsuche mit Ultraschall des Abdomens, Röntgen-Thorax, Skelettszintigramm, ggf. CT, MRT, FDG-PET/CT.
- Die Lokalisationsdiagnostik bei V. a. pHPT erfolgt sonographisch, bei Bedarf ^{99m}Tc-MIBI-Szintigraphie, 18F-Fluorocholin-PET/CT, selten MRT. Bei gesichertem pHPT Osteodensitometrie mit DXA.
- Bei Verdacht auf familiäre hypokalziurische Hyperkalzämie (FHHC) ❼, molekulargenetische Analyse des Gens für den Calcium-sensing Rezeptor (CaSr).
- Bei Verdacht auf Morbus Paget ❼, alkalische Phosphatase und Skelettszintigraphie.

Differenzialdiagnosen

Ursachen einer Hyperkalzämie		
Mögliche Erkrankungen	Häufigkeit	Weiterführende Untersuchungen
Medikamente	++++	Medikamentenanamnese (Thiazide, Vitamin D und A, Lithium, Theophyllin, Tamoxifen), eventuell Serumspiegelbestimmung
Tumoren, maligne Lymphome, Metastasen, Osteolysen	+++	Tumorsuche, Sonographie, Röntgen, CT, MRT, Endoskopie, Skelettszintigraphie, Tumormarker, Biopsie, FDG-PET/CT
primärer Hyperparathyreoidismus	++	iPTH, evtl. Sonographie, MRT, ^{99m}Tc-MIBI-Szintigraphie, 18F-Fluorocholin-PET/CT, Osteodensitometrie
Hyperthyreose	++	TSH, fT_3, fT_4, Schilddrüsenantikörper, Schilddrüsensonographie, Schilddrüsenszintigraphie, Punktionszytologie
Vitamin-D-Überdosierung	++	Anamnese, Bestimmung von 25-(OH)-Vitamin-D_3 und 1,25-$(OH)_2$-Vitamin-D_3
granulomatöse Krankheiten wie Sarkoidose, Tuberkulose	++	Quantiferontest, ACE, Lysozym, Neopterin, IL-2R, Röntgen, CT, Lymphknotenbiopsie
Nebenniereninsuffizienz	++	ACTH-Test, Kortisol, Aldosteron, Elektrolyte
Milch-Alkali-Syndrom	++	Anamnese, Blutgasanalyse
Morbus Paget	+	Röntgen, Skelettszintigraphie, AP, Crosslinks im Urin

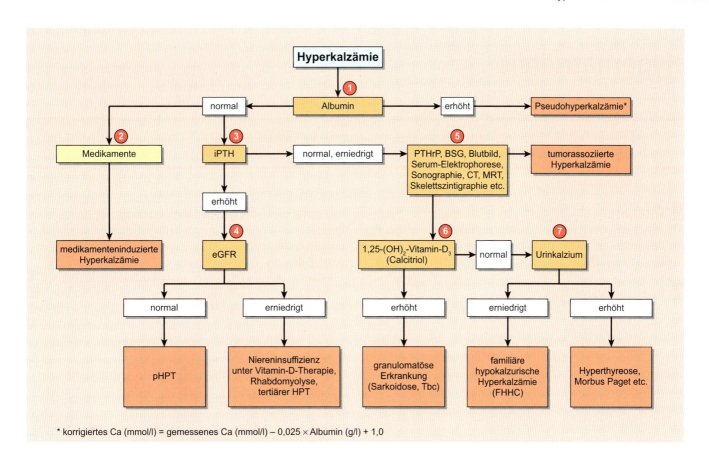

* korrigiertes Ca (mmol/l) = gemessenes Ca (mmol/l) − 0,025 × Albumin (g/l) + 1,0

Ursachen einer Hyperkalzämie (Forts.)		
Mögliche Erkrankungen	Häufigkeit	Weiterführende Untersuchungen
familiäre hypokalziurische Hyperkalzämie	(+)	Familienanamnese, Kalzium im Urin, Molekulargenetik Calcium-sensing Rezeptor (CaSr)
Niereninsuffizienz unter Vitamin-D-Therapie, Rhabdomyolyse, tertiärer HPT	(+)	Medikamentenanamnese, Kreatinkinase, Nierenfunktion

Ökonomische Aspekte

Die Bestimmung des Gesamtkalziums ist der Bestimmung des ionisierten Kalziums gleichwertig, wenn keine Veränderung des Gesamtproteins bzw. keine Dysproteinämie vorliegt.

Die Diagnose des pHPT wird laborchemisch gestellt (erhöhtes iPTH plus erhöhtes Serumkalzium in der gleichen Blutprobe). Eine primäre bildgebende Diagnostik ist ökonomisch nicht sinnvoll.

Eine adäquate Medikamentenanamnese sollte vor einer umfangreichen laborchemischen und apparativen Diagnostik durchgeführt werden.

G. Mayer
Hypernatriämie

Definition
Die Natriumkonzentration im Serum (Angaben zum Normalbereich schwanken) steigt an, wenn im Extrazellulärraum im Verhältnis zur Natriummenge zu wenig Wasser vorhanden ist.

Anamnese
Klinisch stehen bei Hypernatriämie **neurologische Symptome** im Vordergrund (Lethargie, Schwäche, Reizbarkeit, Muskelzucken, Krämpfe, Koma) ❶.

Pathophysiologie
Die Abnahme des Volumens der Gehirnzellen durch den Abstrom von Wasser entlang des osmotischen Gradienten in den Extrazellulärraum führt zu **intrazerebralen und subarachnoidalen Blutungen, Demyelinisation und einem potenziell irreversiblen neurologischen Schaden.** Ob und in welchem Ausmaß sich diese Veränderungen entwickeln, hängt nicht nur vom Grad der Hypernatriämie, sondern vor allem davon ab, **wie rasch** sich diese entwickelt (Symptome meist erst bei einem akuten Anstieg auf > 158 mmol/l). Ein Anstieg der extrazellulären Osmolarität führt gegenregulatorisch zur Aufnahme sogenannter „organischer Osmolyte" (z.B. Myoinositol, Taurin, Glutamin und Glutamat) in die Gehirnzelle bis ein neues osmotisches Äquilibrium zwischen Intra- und Extrazellulärraum hergestellt und damit das intrazelluläre Volumen wieder normalisiert wird. Dieser Prozess benötigt jedoch einige Tage; akute Änderungen der Serum-Natriumkonzentration sind daher wesentlich gefährlicher als chronische, bei denen häufig viel mehr die Symptome jener Erkrankung im Vordergrund stehen, welche das an und für sich protektive Durstempfinden stören.

Eine Hypernatriämie sollte unter normalen Umständen umgehend spontan durch eine gesteigerte **Zufuhr von Wasser** korrigiert werden. Nur wenn dies nicht möglich (Immobilisation, Kleinkinder, bettlägerige Menschen) oder das Durstempfinden gestört ist (neurologische oder psychiatrische Erkrankungen), kann eine Hypernatriämie persistieren. Eine Reduktion der Aktivität des ADH-Systems prädisponiert zwar zur Hypernatriämie, aber selbst bei einem völligen Ausfall des Hormons kann durch eine Zunahme der Trinkmenge die Serum-Natriumkonzentration im Normbereich gehalten werden, die Patienten beklagen sich über Polyurie und Polydipsie, nicht jedoch über Symptome der Hypernatriämie ❶.

Untersuchungen
Weil erst Immobilisation und/oder Störungen der Durstempfindung die Persistenz der Hypernatriämie ermöglichen, sind prädisponierende Erkrankungen vielfältig ❷.

Sollte **anamnestisch** die Diagnose nicht klar sein, empfiehlt sich zur Differenzialdiagnose die Bestimmung der **Harnosmolarität** ❸.

Bei einer Serumosmolarität über 295 mosmol/l sollte das ADH-System maximal aktiviert sein und ein konzentrierter Harn ausgeschieden werden (Harnosmolarität > 800 mosmol/l) ❹. Ist dies der Fall, wird entweder Wasser **extrarenal verloren** (die Harnnatriumkonzentration ist wegen des begleitenden Volumenmangels häufig erniedrigt) ❺ oder es wird überschießend zugeführtes Natrium **renal eliminiert** (Harnnatriumkonzentration > 100 mmol/l) ❻.

Einen Harnosmolaritätswert unter demjenigen des Serums ❼ findet man de facto nur bei einem kompletten Diabetes insipidus, intermediäre Harnosmolaritäten (300–800 mosmol/l) ❽ sind typisch für inkomplette Formen. Die **Gabe von Vasopressin** ❾ ermöglicht die Differenzialdiagnose zwischen **renalem und zentralem Diabetes insipidus**. Auch bei osmotischer Diurese liegt die Harnosmolarität meist zwischen 300 und 800 mosmol/l ❽.

Differenzialdiagnosen

Mögliche Ursachen einer Hypernatriämie		
Erkrankung	Häufigkeit	Diagnose
Verlust einer Flüssigkeit, die weniger Natrium und Kalium als das Serum enthält:	+++	
• über Haut oder Atmung (heißes Klima, körperliche Anstrengung, Fieber, Verbrennungen)		• Anamnese
• über die Niere (Diabetes insipidus, osmotische Diurese)		• Polyurie, Polydipsie, eventuell Durstversuch
• über den Gastrointestinaltrakt (osmotische Diarrhö)		• Anamnese
hypothalamische Störungen (primäre Hypodipsie, reset Osmostat, essenzielle Hypernatriämie)	+	Anamnese (Hypernatriämie ohne Durstgefühl), keine Korrektur der Hypernatriämie nach Zufuhr freien Wassers
Verschiebung von Wasser in den Intrazellulärraum (Krämpfe, massive körperliche Tätigkeit)	+	Anamnese
Zufuhr einer im Verhältnis zum Serum hypernatriämen Flüssigkeit bzw. Salzvergiftung	+	Anamnese, Überprüfung der Therapie

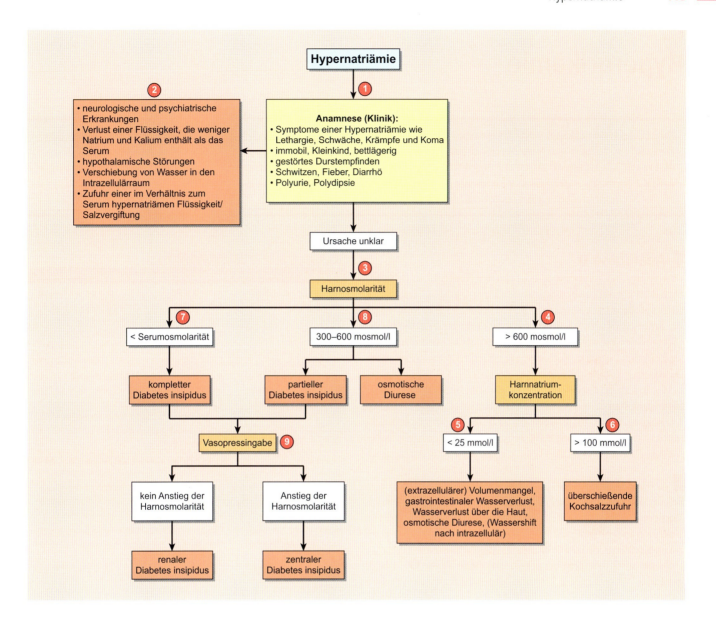

K. G. Parhofer
Hyperurikämie

Definition

Unter einer Hyperurikämie versteht man eine Erhöhung des Harnsäurewertes über den **Normbereich (Männer 3,5–7,0 mg/dl, Frauen 2,5–5,7 mg/dl)**. Ab einer Konzentration von 7,0 mg/dl ist das Serum normalerweise mit Harnsäure gesättigt, sodass höhere Konzentrationen zu einer Uratkristallablagerung führen.

Eine Hyperurikämie ist ein sehr häufiger Befund, welcher entweder durch eine exzessive Uratproduktion oder eine verminderte renale Ausscheidung bedingt ist. Prinzipiell müssen primäre von sekundären Hyperurikämien unterschieden werden.

Anamnese ❶

Obwohl der Harnsäurespiegel bei primärer Hyperurikämie bereits nach der Pubertät (insbesondere bei Männern) ansteigt, lassen sich **Gichtanfälle** meist erst in der 4. und 5. Lebensdekade nachweisen. Bei Frauen sind der Anstieg des Harnsäurespiegels und auch die Gichtanfälle wesentlich seltener und meist auf den postmenopausalen Zeitraum begrenzt (Östrogene steigern die Harnsäureausscheidung).

Wichtig ist es, nach **Begleiterkrankungen** oder Einnahme von **Medikamenten** zu fragen, die die Harnsäureproduktion beeinflussen können. Die Hyperurikämie ist auch mit Adipositas, Hypertonus, Diabetes mellitus und KHK assoziiert. Allerdings stellt insbesondere Letzteres vermutlich keine kausale Beziehung dar.

Untersuchungen

Bei der **körperlichen Untersuchung** ❷ sollte vor allem auf das Vorliegen einer abdominalen Adipositas, von Gichttophi sowie von Gelenkveränderungen geachtet werden. Mögliche Ursachen einer sekundären Hyperurikämie ❸ müssen ausgeschlossen werden.

Diagnostisch kommen bei primärer Hyperurikämie ❹ an **bildgebenden Verfahren** v. a. Ultraschalluntersuchungen zum Einsatz (Ausschluss Nierensteine) sowie **Urin-** (Nephropathie, Kristalle) und **Blutuntersuchungen** (Fettstoffwechselstörung, Diabetes) ❺. Die Uratablagerung kann zu drei wesentlichen Krankheitsbildern führen: Gicht, Nephrolithiasis und Uratnephropathie ❻. Allerdings entwickelt nur ein geringer Anteil der Patienten mit Hyperurikämie diese Krankheitsbilder.

Differenzialdiagnosen

Ursachen für sekundäre Hyperurikämie ❸	
Erkrankung	Kommentar
Enzymdefekte, z. B. Hypoxanthin-Guanin-Phosphoribosyltransferase-Mangel, Phosphoribosyl-Pyrophosphat-Synthase-Überaktivität	Vermehrte Purinproduktion; seltene angeborene Stoffwechselerkrankungen, im Kindesalter diagnostiziert, Hyperurikämie meist nur Begleitphänomen
Polymorphismen in Urat-Transportergenen	verminderte renale Ausscheidung
Glykogenspeicherkrankheiten (Glykogenose I, III, V, VII)	vermehrte Purinproduktion; seltene Stoffwechselerkrankungen, denen Enzymdefekte zugrunde liegen, im Kindesalter diagnostiziert; je nach Art der Glykogenspeicherkrankheit Hypoglykämien und/oder neurologische Symptome im Vordergrund; Hyperurikämie meist nur Begleitphänomen
myelo-/lymphoproliferative, hämatologische Systemerkrankungen, Tumoren	vermehrter Harnsäureanfall durch erhöhten Zellumsatz; klinisch relevant vor allem bei Erkrankungen mit sehr hohem Zellumsatz (Leukämien) sowie bei deren Therapie (plötzlicher massiver Zellverfall); ausgeprägte Hyperurikämie Teil des Tumorlysesyndroms
Psoriasis	vermehrter Harnsäureanfall; Psoriasis mit Übergewicht, Diabetes, Hypertonie und Dyslipidämie (metabolisches Syndrom) assoziiert, damit auch Assoziation mit der Hyperurikämie; zugrunde liegender Pathomechanismus nicht geklärt
Medikamente (verminderte Harnsäureausscheidung)	Thiazid-, Schleifendiuretika; Cyclosporin; Tacrolimus; Aspirin; Ethambutol; Pyrazinamid; Levodopa; Laxanzien
Medikamente (vermehrte Uratproduktion)	Nikotinsäure, Zytostatika
Ernährungsfaktoren (vermehrter Uratanfall und/oder verminderte Ausscheidung)	Alkohol, exzessive Purinzufuhr, Vitamin-B$_{12}$-Mangelernährung, Salzrestriktion, vermehrte Fruktosezufuhr, Bleiintoxikation, jede Form von Ernährung, die zum Übergewicht führt
endokrinologische Erkrankungen	eine Reihe endokrinologischer Erkrankungen, wie Hyperparathyreoidismus und Hypothyreose, sind mit Hyperurikämie assoziiert, ohne dass der zugrunde liegende Mechanismus bekannt wäre
Niereninsuffizienz	jede Form der eingeschränkten Nierenfunktion kann über eine verminderte Ausscheidung von Harnsäure zu einer Hyperurikämie führen
angeborene Nierenerkrankungen	familiäre juvenile hyperurikämische Nephropathie, medullär-zystische Nierenerkrankung, glomerulo-zystische Nierenerkrankung
Präklampsie, Eklampsie	verminderte renale Harnsäureausscheidung
Trisomie 21	vermehrte Purinproduktion
Übergewicht	Verminderte renale Harnsäureausscheidung bei gleichzeitig vermehrtem Uratanfall
Ketoazidose bzw. Laktatazidose	durch Verschiebung des Säuren-Basen-Gleichgewichts verminderte Ausscheidung von Harnsäure

Hyperurikämie

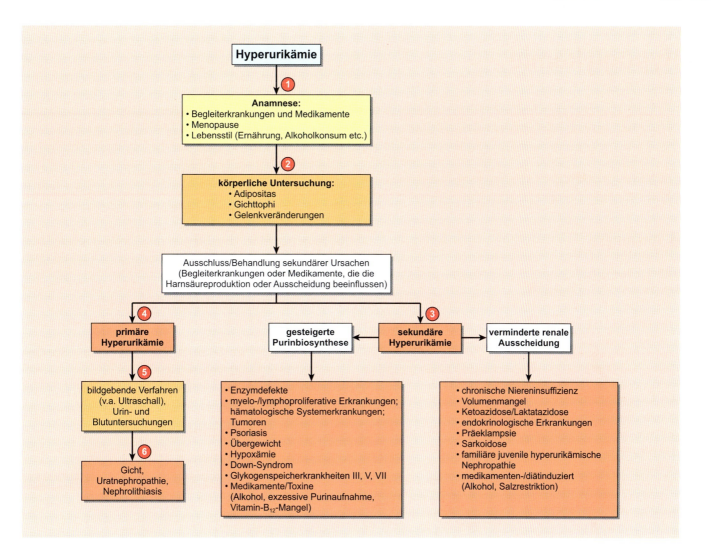

Hypoglykämie

U. Woenckhaus

Definition

Eine Hypoglykämie liegt bei Nichtdiabetikern nur dann vor, wenn neben niedrigen Plasmaglukosespiegeln < 50-55 mg/dl auch sympathikoadrenale und neuroglykopenische Symptome nachweisbar sind ❶, die mit Anheben des BZ-Spiegels verschwinden (**Whipple-Trias**). Bei Diabetikern gilt dagegen jeder erniedrigte Plasmaglukosespiegel als Hypoglykämie, der für das Individuum schädlich sein könnte. Das Risiko hierfür beginnt bei Werten < 70 mg/dl.

Anamnese

Anamnestisch und klinisch werden **adrenerge** (z. B. Blässe), **sympathocholinerge** (z. B. Schwitzen) und **neuroglykopenische** Symptome (z. B. Müdigkeit) erfasst ❶.

Ca. ⅔ der Fälle sind mit einem medikamentös behandelten **Diabetes mellitus** (Typ 1 oder 2) ❷ assoziiert.

Aber auch eine Vielzahl an **Medikamenten** ❸ (Chinolone, Pentamidin, Betablocker, ACE-Hemmer, Salicylate etc.) kann Hypoglykämien verursachen. **Alkohol** ❸ kann mit einer Latenz von mehreren Stunden durch die Hemmung der Glukoneogenese zu Unterzuckerungen führen.

Auch schwere **Lebererkrankungen** kommen als Ursache in Frage. Typische andere **Begleiterkrankungen** ❹ bei Hypoglykämie sind **Niereninsuffizienz** und **Sepsis**. Daneben können große **extrapankreatische Tumoren** ❺ durch insulinähnliche Sekretionsprodukte oder hohen Zellmetabolismus zu Hypoglykämien führen.

Bei sonst gesund wirkenden Patienten spielt die zeitliche Korrelation der Hypoglykämie zur Nahrungsaufnahme eine Rolle. Während eine **postprandiale Hypoglykämie** ❻ innerhalb von 4–5 h nach Nahrungszufuhr auftritt, manifestiert sich die **Nüchternhypoglykämie** ❼ mehr als 5 h nach einer Mahlzeit. Häufiger als die postprandiale Hypoglykämie ist das sog. **postprandiale Syndrom**, eine erhöhte Sympathikusaktivität nach Nahrungszufuhr. Solange die komplette Whipple-Trias nicht nachgewiesen werden kann, besteht kein Abklärungsbedarf.

Untersuchungen

Diagnostisch muss die Hypoglykämie unter optimalen präanalytischen Bedingungen verifiziert werden (Plasmaglukose, Glykolyseinhibitor, rasche Verarbeitung). Bei nicht schon anamnestisch geklärten Ursachen ist im zweiten Schritt die Rolle von Insulin zu klären. Dazu wird bei einem BZ < 55 mg/dl der Insulinspiegel ❿ zusammen mit C-Peptid, Proinsulin und Ketonkörpern gemessen und gleichzeitig eine toxikologische Untersuchung auf Sulfonylharnstoffe (SH)/Glinide veranlasst. Tritt ein derartig niedriger BZ spontan nicht auf, ist bei Nüchternhypoglykämie die Provokation mittels **Hungerversuch** (max. 72 h), bei postprandialer Hypoglykämie die Provokation mittels **Mahlzeitentest** ❽ Methode der Wahl.

Bei nachgewiesenem Hyperinsulinismus weisen **Insulin- oder Insulin-Rezeptor-AK** ⓫ auf eine **autoimmune Hypoglykämie** hin. Eine **Hypoglycaemia factitia** entsteht durch den nichtindizierten Einsatz BZ-senkender Medikamente. In diesem Fall ist der SH-Nachweis positiv oder der Insulinspiegel bezogen auf den BZ bei supprimiertem C-Peptid ⓬ zu hoch. Steht hinter dem Hyperinsulinismus dagegen das seltene **Insulinom**, ist auch der C-Peptidspiegel gleichsinnig erhöht ⓭ und der SH-Nachweis negativ. In diesem Fall schließen sich bildgebende Verfahren ⓮ an. Diese sind bei der sehr seltenen **funktionellen Betazellerkrankung** grundsätzlich negativ. Ähnliche Befunde weist die ebenfalls seltene postbariatrische Hypoglykämie auf.

Ein bedeutsamer Mangel an kontrainsulinären Hormonen kann durch **adrenale** oder **hypophysäre Insuffizienz** entstehen und wird durch entsprechende endokrinologische Testverfahren näher spezifiziert ❾.

Differenzialdiagnosen

Ursachen von Hypoglykämie		
Mögliche Erkrankungen	Häufigkeit	Weiterführende Untersuchungen
medikamentös behandelter D. m. Typ 1 oder 2	+++	Anamnese
medikamenteninduziert (außer Insulin oder OAD)	++	Anamnese
alkoholinduziert	++	Anamnese, Alkoholspiegel
schwere Erkrankung von Leber oder Niere, Sepsis	+	Anamnese
extrapankreatischer Tumor mit insulinähnlichen Sekretionsprodukten	(+)	Anamnese, IGF-2, selten IGF-1, GLP1
Insulinom	(+)	Insulin, Proinsulin, C-Peptid, Hungerversuch
funktionelle Betazellerkrankung (Nesidioblastose)	(+)	Insulin, Proinsulin, C-Peptid, Mahlzeitentest
postbariatrische Hypoglykämie	(+)	Anamnese, Insulin, Proinsulin, C-Peptid, Mahlzeitentest
autoimmune Hypoglykämie	(+)	Insulin, Insulin-AK, Insulin-Rezeptor-AK
Hypoglycaemia factitia	+	Insulin, C-Peptid, SH (ggf. im Hungerversuch)
Nebennierenrindeninsuffizienz	(+)	Kortisol, ACTH, Synacthentest
Hypophysenvorderlappeninsuffizienz	(+)	Prolaktin, IGF-1, eventuell kombinierter Hypophysentest, eventuell MRT
Tumorhypoglykämie (hoher Metabolismus)	(+)	Anamnese, Bildgebung

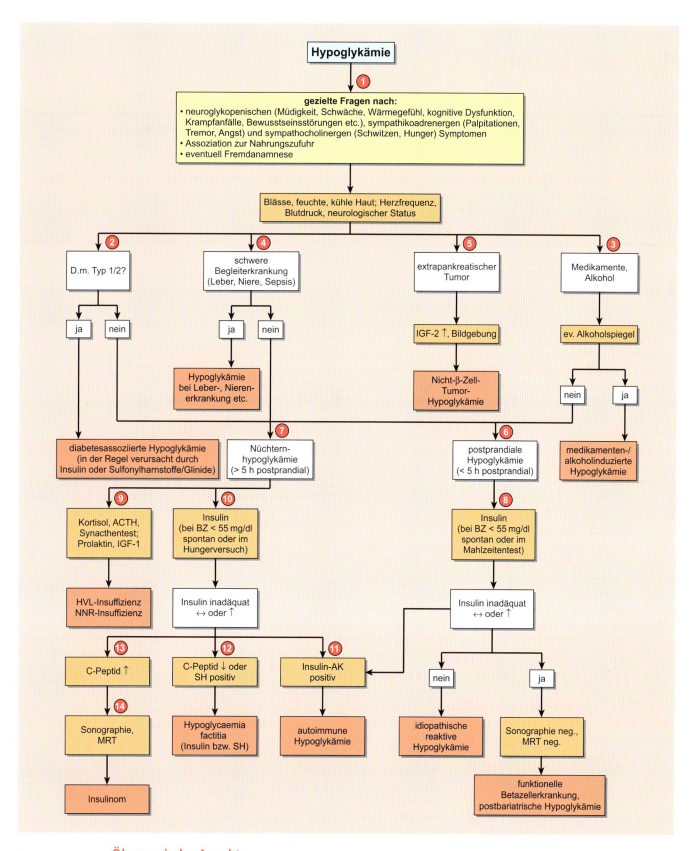

Ökonomische Aspekte

Voraussetzung für die Diagnose einer Hypoglykämie bei Nicht-Diabetikern ist der Einsatz qualitätskontrollierter Labormethoden, da die Geräte der Patientenselbstkontrolle im niedrigen Bereich zu ungenau sind, auch wenn dabei Kosten, Blutbedarf und Zeitaufwand höher liegen. Eine Alternative wäre nur der Einsatz von BGA-Geräten.

Th. Laurentius, C. Bollheimer
Hypogonadismus

Definition

Hypogonadismus beim Mann bedeutet eine Funktionsstörung innerhalb der hypothalamo-hypophysär-testikulären Achse, die zu einer unzureichenden Testosteronproduktion in den Leydig-Zellen (LH-abhängig) und/oder einer gestörten Spermatogenese in den Sertoli-Zellen (FSH-abhängig) führt. Je nach Ort der Schädigung unterscheidet man zwischen **primärem** (Hoden), **sekundärem** (Hypophyse) und **tertiärem Hypogonadismus** (Hypothalamus/ZNS). Weiterhin ist eine Einteilung in einen bereits präpubertär angelegten und einen postpubertär aufgetretenen Hypogonadismus möglich.

Zum Hypogonadismus des Mannes mit nur isoliert gestörter Spermatogenese wird auch auf das Kapitel zur ➤ Infertilität, zum Hypogonadismus der Frau auf das Kapitel ➤ Zyklusstörungen verwiesen.

Anamnese

Als Einstieg eignen sich Fragen nach **Rasurfrequenz** und **körperlicher Leistungsschwäche.** Genauere Hinweise auf einen postpubertär aufgetretenen Hypogonadismus ergibt die detaillierte **Sexualanamnese** (u. a. Abnahme der Libido, verminderte Erektionsfähigkeit). **Grunderkrankungen** sowie eine erworbene Anorchie müssen im Hinblick auf einen primären Hypogonadismus ebenfalls bedacht werden. Wichtig ist auch die **Medikamentenanamnese** (Anabolika!, Glukokortikoide). Als klinische Zeichen für einen verdrängenden Prozess im hypothalamo-hypophysären Bereich mit sekundärem Hypogonadismus gelten **Kopfschmerzen** und/oder eine Gesichtsfeldeinschränkung mit (klassisch) **bitemporaler Hemianopsie** ❶.

Untersuchungen

Typische **klinische Zeichen** des männlichen Androgenmangels sind neben einem gering ausgeprägten Bartwuchs eine schüttere Körper- und Schambehaarung, eine gerade Stirn-Haar-Grenze (d. h. keine „Geheimratsecken") sowie eine weibliche (hüftbetonte) Fettverteilung mit möglicher Gynäkomastie ❷. Bei V. a. einen bereits präpubertär angelegten Hypogonadismus ist auf **unterentwickelte Hoden** (normal: Volumenzunahme der Hoden auf > 3 ml spätestens bis zum 15. Geburtstag) und einen **eunuchoiden Hochwuchs** ([Armspannweite] > [Körperhöhe + 5 cm], Verhältnis Oberlänge [Symphyse-Scheitel] zu Unterlänge [Boden-Symphyse] < 0,84) zu achten ❸.

Ein erniedrigter Wert des morgens (zwischen 7 und 11 Uhr) im Serum gemessenen **Gesamttestosterons** (< 300 ng/dl bzw. 10,4 nmol/l) bestätigt den Hypogonadismus (sog. laborchemisches Androgendefizit), wobei zur genaueren Bestimmung des freien – biologisch aktiven – Testosterons entweder noch zusätzlich Sexualhormon-bindendes Globulin (SHBG) und Albumin gemessen werden oder gleich ein spezifischer Test auf freies Testosteron (allerdings fehlerbehaftet) durchgeführt wird ❹. Die Bestimmung der **Gonadotropine** ❺ ermöglicht eine Abgrenzung des **primären** ❻ vom **sekundären** bzw. **tertiären** Hypogonadismus. Ein **Stimulationstest mit GnRH** ❼ überprüft die **hypophysäre Funktion**, physiologisch ist ein Anstieg 30 Minuten nach GnRH-Gabe von LH auf das 2- bis 4-Fache und von FSH auf das 1,5- bis 2-Fache. Trifft dies nicht zu, ist von einem sekundären ❽ Hypogonadismus auszugehen. Ein normaler Anstieg der Gonadotropine lässt dagegen qua Ausschlussdiagnostik auf einen tertiären Hypogonadismus ❾ schließen. Bei Hinweisen auf einen sekundären oder tertiären Hypogonadismus ist neben einer endokrinologisch-funktionellen Abklärung der Hypophyse (➤ Hypophyseninsuffizienz) auch ein MRT des Schädels zu veranlassen.

Differenzialdiagnosen

Ursachen von Hypogonadismus		
Mögliche Erkrankungen	Häufigkeit	Weiterführende Untersuchungen
primärer Hypogonadismus		
• präpubertär/Klinefelter-Syndrom/Mutationen im FSH-/LH-Rezeptor/Mutationen innerhalb von Enzymen der Testosteronbiosynthese	++	klinische Untersuchung, Karyotypisierung, Mutationsanalyse
• postpubertär/erworbene Anorchie	+++	genaue Anamnese hinsichtlich Traumata, Voroperationen, Radiochemotherapie, Medikamente
sekundärer/tertiärer Hypogonadismus		
• infiltrative oder verdrängende Hypophysenprozesse		Bildgebung, Austestung der anderen Hypophysenachsen (beim Prolaktinom ist i. d. R. die funktionelle Inhibition der GnRH-Sekretion [tertiärer Hypogonadismus] wichtiger als lokale Verdrängung [sekundärer Hypogonadismus])
– präpubertär/Kraniopharyngeom	+	
– postpubertär/Prolaktinom	++	
• Medikamente/Anabolika	+++	Anamnese
• präpubertär/Syndrome – Kallmann-Syndrom – idiopathischer hypogonadotroper Hypogonadismus (IHH) – Mutationen bei den gonadotropen Hormonen – Prader-Willi-Syndrom	(+)	phänotypische Stigmata, Hyposmie beim Kallmann-Syndrom, Spezialdiagnostik
• Hypogonadismus bei – Leberzirrhose – chronischer Niereninsuffizienz – Diabetes mellitus – Schlafapnoe-Syndrom	+++	Anamnese (der Hypogonadismus bei schweren Grunderkrankungen ist häufig tertiär, seltener aber auch primär bedingt)

Hypogonadismus

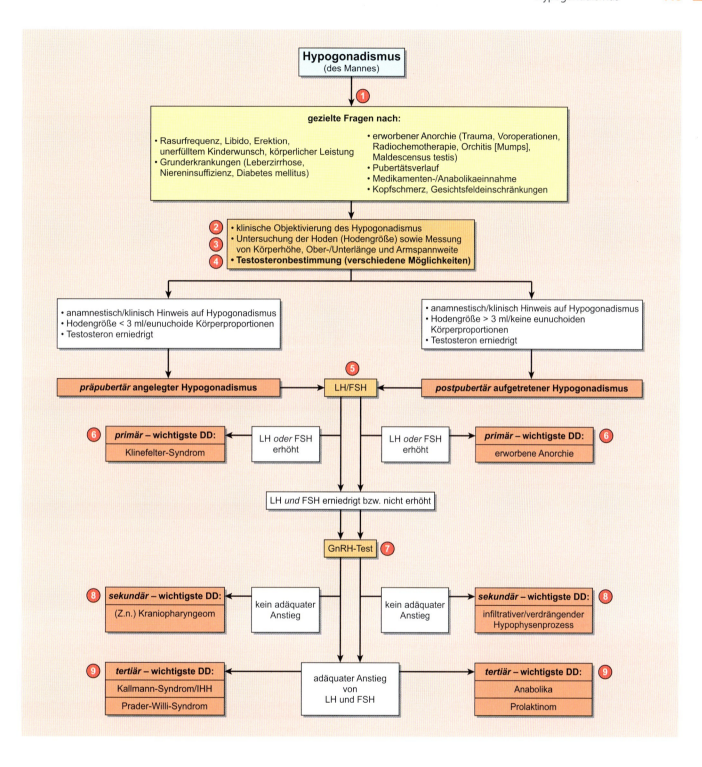

Ursachen von Hypogonadismus

Mögliche Erkrankungen	Häufigkeit	Weiterführende Untersuchungen
Hypogonadismus mit nicht eindeutiger Zuordnung zu primär versus sekundär/tertiär		
Late-onset Hypogonadismus (LOH)	(+/−)	Sexualmedizinisch geprägte Symptome mit Nachweis eines laborchemischen Androgendefizits. Der LOH ist als eigenständige Entität mit Therapierelevanz umstritten.

R. Brunkhorst

Hypokaliämie

Definition

Von einer Hypokaliämie spricht man bei Serumwerten unter 3,5 mmol/l. Sie lässt sich klassifizieren als:
- leicht: Serum-Kalium 3–3,5 mmol/l, Ganzkörper-Kaliumdefizit 130–300 mmol/l
- mäßig: Serum-Kalium 2,5–3,0 mmol/l, Ganzkörper-Kaliumdefizit 300–500 mmol/l
- schwer: Serum-Kalium < 2,5 mmol/l, Ganzkörper-Kaliumdefizit > 500 mmol.

Anamnese

Die überwiegende Zahl der Ursachen einer Hypokaliämie, wie Erbrechen, Diarrhö, Essstörungen und Medikamenteneinnahme sind anamnestisch eruierbar ❶.

Untersuchungen

Klinische Befunde wie Adynamie, Obstipation oder sehr selten abgeschwächte Muskeleigenreflexe sind uncharakteristisch. Typische Veränderungen finden sich im EKG. Gegebenenfalls muss die Kaliumausscheidung über 24 Stunden bestimmt werden ❷. Im Weiteren erfolgen eine Erfassung des Säure-Basen-Status, um herauszufinden, ob eine metabolische Azidose oder Alkalose vorliegt ❸, oder eine Bestimmung von Plasma- und Urinosmolarität, Chloridausscheidung und Serum-Natriumkonzentration ❹. Hilfreich bei der Differenzialdiagnose ist die Bestimmung des **transtubulären Kaliumkonzentrationsgradienten (TTKG)**. Die Formel hierfür lautet:

$$\mathrm{TTKG}(\%) = \frac{\dfrac{\text{Urin-K}^+}{\text{Serum-K}^+}}{\left(\dfrac{\text{Urinosmolarität}}{\text{Serumosmolarität}}\right)} \times 100$$

Ein TTKG > 4 ❺ spricht für eine renale (z. B. Hyperaldosteronismus), ein TTKG < 2 ❻ für eine extrarenale Ursache der Hypokaliämie, Ausnahme (> Flowchart): TTKG < 2 bei osmotischer Diurese etc. trotz Hyperaldosteronismus.

In Abhängigkeit des TTKG-Werts und der Chloridausscheidung erfolgt eine Erhebung des Säure-Basen-Status ❼.

Seltene Ursachen der Hypokaliämie

Das **Bartter-Syndrom** ❽ wird autosomal-rezessiv oder autosomal-dominant vererbt. Durch eine Störung der Rückresorption von Natriumionen entsteht ein hyperrinämischer Aldosteronismus. Wegweisend sind die hohen Urinchloride. Das **Liddle-Syndrom** ❾ ist durch eine Hypertonie charakterisiert. Durch eine genetische Mutation kommt es zu einer übermäßig gesteigerten Natriumrückresorption in der Niere. Dies hat einen renalen Kaliumverlust und eine metabolische Alkalose zur Folge.

Bei den vier Typen der **renal-tubulären Azidose** (RTA) ❿ handelt es sich um angeborene tubuläre Funktionsstörungen. Von klinischer Relevanz sind Natrium- und Kaliumverlust, Volumendepletion und Aktivierung des Renin-Angiotensin-Aldosteron-Systems. In allen Fällen ist der Urin-pH stets über 5,8 angehoben. Weitere Symptome sind Nephrolithiasis und Nephrokalzinose (RTA Typ 1), Osteoporose, Osteomalazie und Wachstumsstörungen (RTA Typ 2).

Differenzialdiagnosen

Ursachen einer Hypokaliämie		
Mögliche Erkrankungen	Häufigkeit	Weiterführende Untersuchungen
renale Verluste		
medikamenteninduziert (Diuretika, Kortikoide)	+++	Anamnese, Urinkalium, Säure-Basen-Status, TTKG
primärer und sekundärer Hyperaldosteronismus	+	Urinkalium, TTKG, Säure-Basen-Status
osmotische Diurese	+	Urinkalium, TTKG, Säure-Basen-Status
enterale Verluste		
anhaltendes Erbrechen	+	Anamnese, Urinkalium, TTKG, Säure-Basen-Status, Chloridausscheidung
Diarrhö, chronischer Laxanzienabusus	+++	Anamnese, Urinkalium, Säure-Basen-Status
Verschiebungen nach intrazellulär		
Ileus	++	Anamnese, Röntgen Abdomenübersicht, Abdomensonographie
Insulinbehandlung bei diabetischer Ketoazidose	+	Anamnese, Urinkalium, Säure-Basen-Status, TTKG
medikamenteninduziert (β_2-Agonisten, Theophylline)	+	Anamnese
mangelnde Zufuhr		
Anorexia nervosa	+	Anamnese
Alkoholismus	++	Anamnese
seltene Ursachen		
Bartter-Syndrom	(+)	Urinkalium, TTKG, Säure-Basen-Status
Liddle-Syndrom	(+)	Urinkalium, TTKG, Säure-Basen-Status
RTA	(+)	Urinkalium, TTKG, Säure-Basen-Status

Hypokaliämie

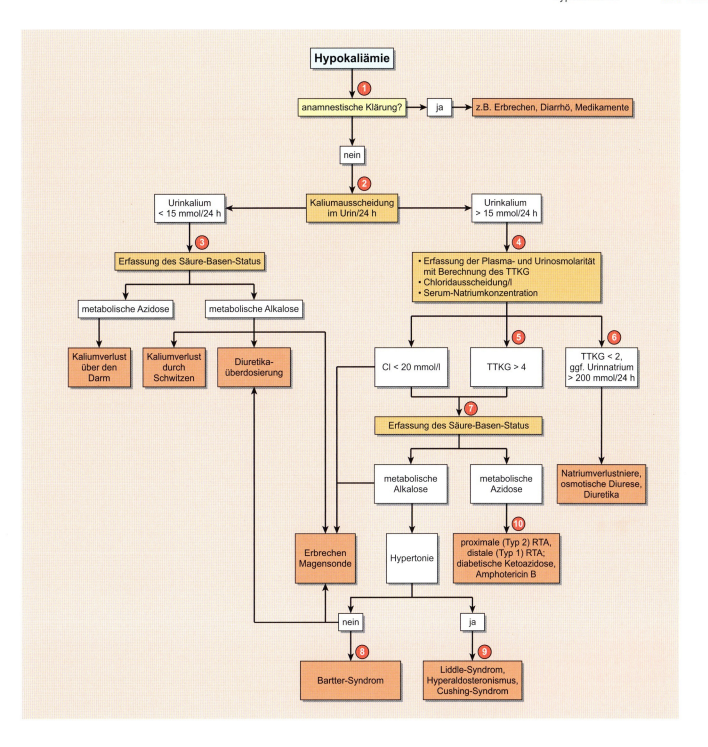

J. Seufert
Hypokalzämie

Definition

Eine Hypokalzämie liegt vor, wenn das Gesamtkalzium im Serum < 2,2 mmol/l (Normbereich 2,2–2,65 mmol/l) oder das ionisierte Kalzium ❶ < 1,1 mmol/l (Normbereich 1,1–1,35 mmol/l) betragen.

Anamnese

Häufigste Ursachen einer Hypokalzämie sind ➤ Hypoparathyreoidismus, Vitamin-D-Mangel ❺, medikamenteninduzierte Hypokalzämie ❹ und Malabsorptionssyndrome.

Eine Hypokalzämie kann asymptomatisch verlaufen und ist häufig ein **Zufallsbefund** bei der Bestimmung von Elektrolyten in der Routineuntersuchung. Zeichen der **symptomatischen Hypokalzämie** ist die gesteigerte neuromuskuläre Erregbarkeit.

Leichte Anzeichen können perioral und an Händen und Füßen betonte ➤ Parästhesien sein. Die **Tetanie** stellt das klinische Leitsymptom bei der symptomatischen Hypokalzämie dar. Sie äußert sich im Extremfall als Krampfanfall bei erhaltenem Bewusstsein mit Spasmen der Hände und Füße (Karpopedalspasmen), Stimmritzenkrampf und Fischmaulstellung. Im Extremfall kann es zu Herzinsuffizienz und Asystolie kommen. Bei länger bestehender Hypokalzämie können auch psychische Symptome wie Verstimmtheit, Depression oder Angstzustände auftreten. Bei Normokalzämie und Tetanie liegt zumeist ein **Hyperventilationssyndrom** vor (Störung der Verteilung des Kalziums zwischen Extrazellulärvolumen und Gewebe).

Untersuchungen

Es ist auf Symptome möglicher zugrunde liegender Erkrankungen zu achten: klinische Zeichen der Niereninsuffizienz, Halsnarbe nach Schilddrüsenoperation ❷, Mangel an Sonnenlicht (z. B. komplett verschleierte Frauen).

- **Chvostek-Zeichen:** Beim Beklopfen des N. facialis im Bereich der Wange werden im positiven Fall Zuckungen der gesamten mimischen Muskulatur ausgelöst.
- **Trousseau-Zeichen:** Nach Anlegen einer Blutdruckmanschette am Arm (oberhalb des systolischen Werts für drei Minuten) kommt es im positiven Fall zur „Pfötchenstellung".

Technische Untersuchungen:
- Labormedizinische Untersuchungen mit Bestimmung von: Kreatinin, eGFR (Nierenfunktion), Albumin (Malassimilation), Eisen, Ferritin (Malabsorption), Parathormon (iPTH) ❸ (Hypoparathyreoidismus), Calcitriol und Metaboliten ❻ (Vitamin-D-Mangel), Magnesium und Phosphat ❸, ❼, Pankreasenzymen ❽, Kalzium im Urin ❾
- EKG: QT-Zeit-Verlängerung
- Endoskopie ❼.

Differenzialdiagnosen

Ursachen einer Hypokalzämie		
Mögliche Erkrankungen	Häufigkeit	Weiterführende Untersuchungen
Medikamente	++++	Medikamentenanamnese (Schleifendiuretika, Phenytoin, Phenobarbital, Rifampicin, Cinacalcet) eventuell Serumspiegelbestimmung
Mangel an Vitamin D bei Niereninsuffizienz, Rachitis, Mangel an Sonnenlicht	+++	Anamnese, Bestimmung von Kreatinin, 25-(OH)-Vitamin-D_3 und 1,25-(OH)$_2$-Vitamin-D_3, iPTH
Hypoparathyreoidismus nach Thyreoidektomie, Parathyreoidektomie, Autoimmunerkrankung	+++	Anamnese, körperliche Untersuchung, iPTH, evtl. Sonographie
Malassimilation bei verminderter enteraler Resorption (chronisch-entzündliche Darmerkrankungen, chron. Pankreatitis, Sprue) von Kalzium, Vitamin D_3	+++	Anamnese (Diarrhö), Gewichtsabnahme, Blutbild, Endoskopie, CRP, Ferritin, Eisen
erhöhter Kalziumverbrauch in Pubertät, Schwangerschaft	++	Anamnese, Bestimmung von 25-(OH)-Vitamin-D_3 und 1,25-(OH)$_2$-Vitamin-D_3
Verteilungsstörungen bei Alkalose (Hyperventilation), Sepsis, Verbrennung, akute Pankreatitis (mit Kalzifikation)	++	Anamnese, Blutgasanalyse, Lipase, Sonographie
Hypomagnesiämie (gestörte Parathormonsekretion)	++	Magnesium, Parathormon (iPTH)
Überproduktion von Kalzitonin bei medullärem Schilddrüsenkarzinom	+	Anamnese, körperliche Untersuchung, Kalzitonin, CEA, Kalziuminfusionstest, Schilddrüsensonographie
(Pseudo-)Hypoparathyreoidismus	(+)	Familienanamnese, cAMP im Urin, Mutationsanalyse GNAS-Gen
idiopathischer Hypoparathyreoidismus	(+)	Familienanamnese, Serum-Phosphat, Kalzium im Serum, iPTH, Kalzium im Urin, Antikörper gegen den „calcium sensing"-Rezeptor

Ökonomische Aspekte

Vor einer umfangreichen laborchemischen und bildgebenden Diagnostik sind die anamnestische Erfragung einer früheren Schilddrüsenoperation und eine Medikamentenanamnese sinnvoll.

Hypokalzämie

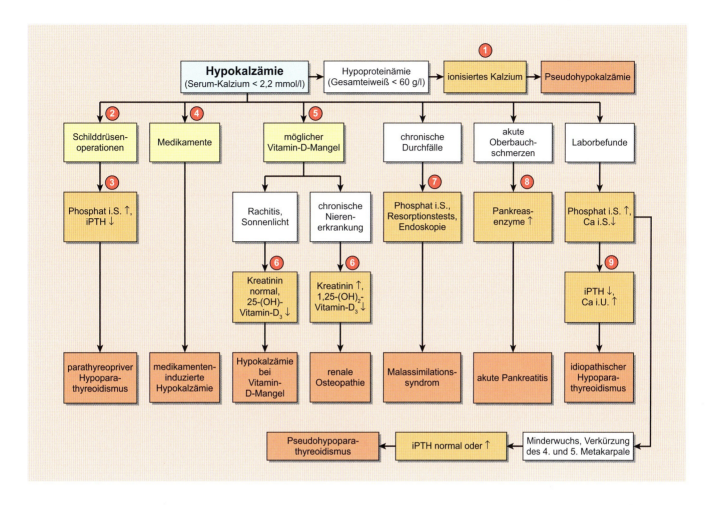

M. Nebel
Hyponatriämie

Definition

Eine Hyponatriämie liegt bei einer Serum-Natriumkonzentration < 135 mmol/l vor und ist die häufigste Elektrolytstörung bei Intensivpatienten. Meist liegt eine reduzierte renale Wasserausscheidung zugrunde, bedingt durch eine Störung der ADH-Sekretion. Hyponatriämie kann zu gravierenden neurologischen Symptomen führen und ist mit hoher Morbidität sowie Mortalität verbunden.

Anamnese ❶

Hyponatriämie bedeutet bei fast allen Patienten die Retention von Wasser, ausgelöst durch eine Imbalance zwischen Wasseraufnahme und -ausscheidung, die unterschiedliche **Osmolarität** ermöglicht die weitere Differenzierung. Eine **hypoosmolare** (hypotone) Hyponatriämie ❺ kann als Folge vielfacher Erkrankungen auftreten und findet sich bei 15–20 % der hospitalisierten Patienten. Dem aktuellen Flüssigkeitsstatus entsprechend wird hierbei zwischen hypo-, hyper- und euvolämischer Form unterschieden. Eine **hypovolämische** ❼ Hyponatriämie mit der Folge eines verminderten Extrazellulärvolumens findet sich bei Erbrechen, Durchfall, starkem Schwitzen, Verbrennungen, Pankreatitis und renalem Flüssigkeitsverlust sowie unter Diuretikatherapie. Die **euvolämische** Hyponatriämie ❽ tritt auf bei endokrinen und zerebralen Krankheitsbildern, unter Thiazidmedikation, bei Schwartz-Bartter-Syndrom (SIADH = Syndrom der inadäquaten ADH-Sekretion), nach operativen Eingriffen, unter bestimmten Medikamenten und bei „Wasserintoxikation". Die **hypervolämische** Hyponatriämie ❾ ist die häufigste Form und wird bei Herzinsuffizienz, Leberzirrhose, Niereninsuffizienz oder nephrotischem Syndrom gesehen.

Zur **hyperosmolaren** (hypertonen) Hyponatriämie ❹ kommt es bei Hyperglykämie, Alkoholintoxikation oder Infusion hypertoner Lösungen. Eine **normosmolare** Hyponatriämie ❻ kann bei Patienten nach Prostataresektion auftreten, die normosmolare, aber natriumfreie Sorbitol-Spüllösung erhalten haben. Die **Pseudohyponatriämie** (normosmolar) ist ein Laborartefakt bei Hyperlipidämie und Hyperproteinämie, wenn die Natriummessung mit einem Flammenphotometer statt mit einer ionenselektiven Sonde erfolgt.

Untersuchungen

Bei der **körperlichen Untersuchung** ❷ finden sich neben Zeichen der jeweiligen Grunderkrankung bei Hypovolämie eine Exsikkose mit reduziertem Hautturgor und reduzierter Füllung der Jugularvenen oder bei Hypervolämie periphere Ödeme, Aszites und Pleuraerguss. Man unterscheidet zwischen **akuter** und **chronischer** (< bzw. > 48 h bestehender) **Hyponatriämie**. Symptome sind durch das hypoosmolar ausgelöste Hirnödem bedingter Kopfschmerz, Übelkeit, Erbrechen, Kollaps, Lethargie, Muskelkrämpfe, Anorexie, Unruhe und Desorientiertheit. Eine schwere, akute Hyponatriämie bei Serum-Natrium < 120 mmol/l kann zu Atemstillstand, Krampfanfall, Temperaturregulationsstörungen, Koma und letztendlich zum Tod führen.

Grundlegende **Labordiagnostik** ❸ ist die Bestimmung von Elektrolyten (Na, K, Ca, Cl) im Serum, Harnstoff, Kreatinin und Glukose zum Nachweis einer Hypovolämie, Hyperglykämie oder Niereninsuffizienz. Die weitere Differenzierung erfolgt durch eine Blutgasanalyse sowie die Elektrolytmessung (Na, K, Cl) im Urin sowie die Bestimmung der Plasma- und Urin-Osmolarität. Die Plasma-Osmolarität ist meist reduziert, die Urin-Osmolarität hilft bei der Differenzierung zwischen erhöhter ADH-Sekretion (> 100 mosmol/l) und Polydipsie oder Malnutrition (< 100 mosmol/l). Zur weiteren Differenzialdiagnose sind die Bestimmung der Schilddrüsenfunktion sowie die Analyse von Harnsäure, Lipiden, Gesamtprotein und Kortisol erforderlich ❿. **Nierensonographie** und **Echokardiographie** sowie **EKG** ermöglichen die weitere Differenzialdiagnose renaler oder kardialer Erkrankungen ❿.

Differenzialdiagnosen

Ursachen von Hyponatriämie		
Mögliche Erkrankungen	Häufigkeit	Weiterführende Untersuchungen
Thiazidtherapie	+++	Medikamentenanamnese
Niereninsuffizienz	+++	BGA, Retentionswerte
postoperativer Zustand	+++	Flüssigkeitsbilanzierung, ZVD-Messung, Elektrolytstatus
SIADH	+++	Medikamentenanamnese, Malignomausschluss, Abklärung neurologischer/psychiatrischer Erkrankungen
Polydipsie	+	psychiatrisches Konsil
Marathon-Teilnehmer	+	

Hyponatriämie

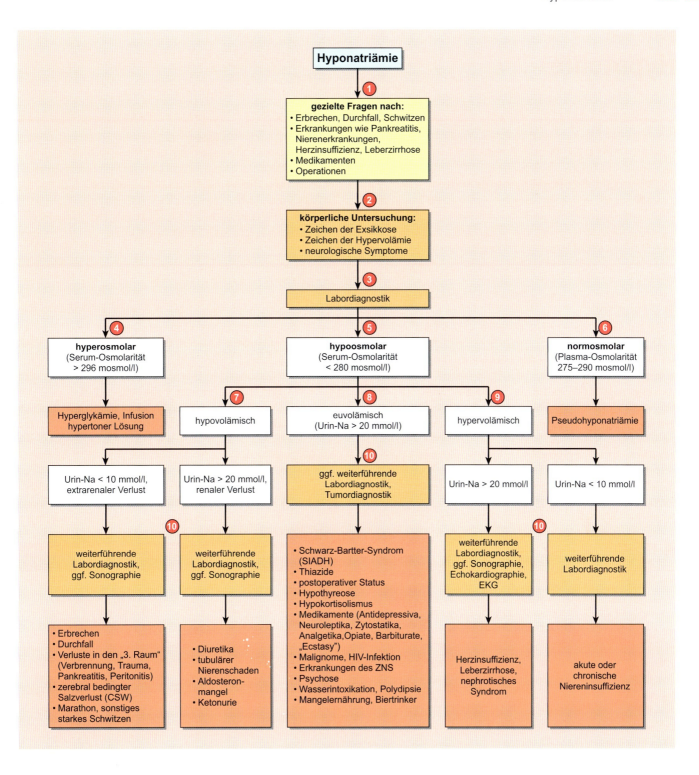

R. Brunkhorst

Hypotonie

Definition

Die arterielle Hypotonie ist definiert als systolischer Blutdruck unter 100–105 mmHg, Krankheitsbedeutung hat sie aber nur, wenn sie mit Symptomen einhergeht.

Bei einer **orthostatischen Hypotonie** (auch posturale Hypotonie) ❶ handelt es sich um einen symptomatischen Blutdruckabfall durch Umverteilung des Blutes in stehender Position.

Der Krankheitswert einer Hypotonie kann sehr gering sein (z. B. orthostatische Hypotonie bei jungen Frauen), sie kann aber auch Anzeichen einer lebensgefährlichen Erkrankung (z. B. Sepsis) sein. Am häufigsten ist die orthostatische Hypotonie in idiopathischer Form. Man kann zwischen der orthostatischen Hypotonie und einer **Hypotonie, die klinische Symptome auch im Liegen verursacht** ❷, unterscheiden. Gelegentlich ist die orthostatische Hypotonie jedoch erstes Zeichen einer Hypotonie, die später auch im Liegen Symptome machen kann.

Anamnese

Die Anamneseerhebung sollte vor allem die Medikation berücksichtigen. Sie kann weitere zugrunde liegende Faktoren wie Diabetes mellitus, Parkinson-Syndrom oder andere ursächliche Mechanismen wie Herzinsuffizienz oder Hypovolämie aufzeigen. Eine Assoziation der Beschwerden zur Nahrungsaufnahme (Umverteilung des Bluts in die Splachnicus-Gefäße), Aufstehen aus dem Liegen am Morgen (Hypovolämie), Erhöhung der Umgebungstemperatur (Vasodilatation) oder körperliche Tätigkeiten sollten berücksichtigt werden. **Symptome** der Orthostasereaktionen können Benommenheit (Schwindel), Erschöpfung oder Müdigkeit, Störung des Denkprozesses, der Konzentration, Verschwommensehen, Zittrigkeit, Blässe, Angst und Palpitationen in absteigender Häufigkeit sein.

Untersuchungen

Bei der **körperlichen Untersuchung** ❸, ❽ muss nach klinischen Zeichen einer Varikose oder einer Herzinsuffizienz sowie auskultatorischen Zeichen einer Aortenstenose geforscht werden. Ein ausführlicher neurologischer Status gibt insbesondere Hinweise auf eine Polyneuropathie (abgeschwächtes Vibrationsempfinden, periphere, symmetrische Sensibilitätsstörung). Klinische Zeichen einer Hypovolämie oder Exsikkose (stehende Hautfalten, fehlende Halsvenenfüllung), Hinweise auf kardiovaskuläre Erkrankung (Ödeme, Pulsunregelmäßigkeiten), Infektionserkrankungen und endokrine Erkrankungen, gilt es zu beachten.

Zu den **Basisuntersuchungen** zählen z. B. Laboranalysen, Sono- oder Echokardiographie ❸. Unter dem **Schellong-Test** versteht man wiederholte Blutdruck- und Pulsmessung für 10 Minuten im Liegen, dann direkt nach dem Aufstehen für weitere 10 Minuten ❹. Fällt der systolische Blutdruck um mehr als 20 mmHg im Stehen ab, werden drei Formen der Hypotonie unterschieden:

Die **sympathikotone Reaktion** ❺ findet sich als harmlose Variante bei z. B. jungen Frauen und asthenisch leptosomem Körperbau, Immobilisation und Infekte wirken begünstigend. Weiter wird sie z. B. im Alter besonders häufig beobachtet.

Die **hyposympathikotone Form** ❻ kann ein Übergangsstadium zur **asympathikotonen Hypotonie** ❼ darstellen. Bei Letzterer sind weitergehende spezielle neurologische Methoden indiziert, z. B. die Herzfrequenzvariabilität oder die pharmakologische Barorezeptorensensitivitätsprüfung ❽.

Differenzialdiagnosen

Ursachen für eine Hypotonie		
Mögliche Erkrankungen	Häufigkeit	Weiterführende Untersuchungen und Befunde
Hypovolämie	+++	Anamnese, Labor, Sonographie
Medikamentennebenwirkung	++	Anamnese, ggf. Labor, ggf. Schellong-Test
kardiovaskulär	++	Anamnese, Labor, Sonographie, Echokardiographie
endokrin	+	Anamnese, Labor, Sonographie, Echokardiographie
Infektion, Sepsis	++	Anamnese, Labor, mikrobiologische Untersuchung
schwere venöse Insuffizienz	+	Anamnese, Schellong-Test, venöser Fluss
Erkrankungen des autonomen Nervensystems	(+)	Anamnese, Schellong-Test, spezifische Funktionsuntersuchungen

Hypotonie

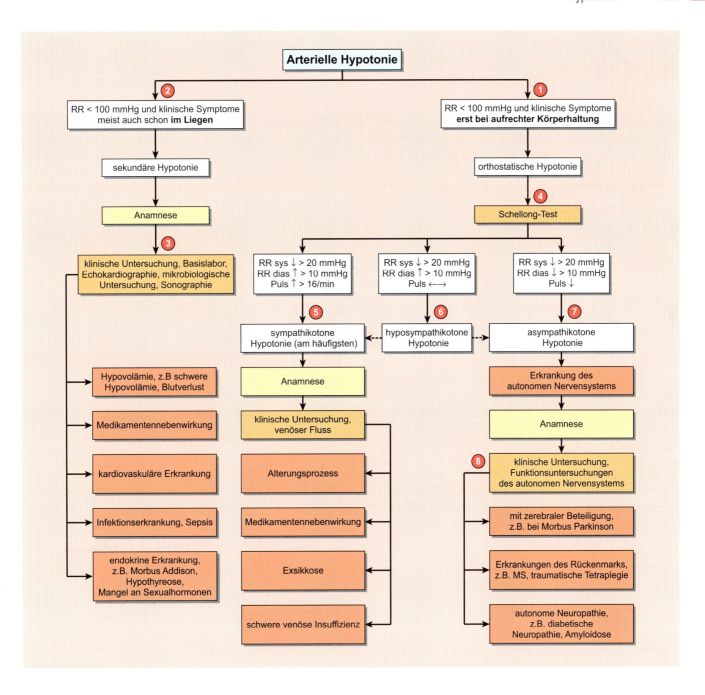

P. Fickert, M. Trauner

Ikterus

Definition

Als Ikterus wird die Gelbfärbung von Skleren und Haut durch vermehrte Bildung und/oder verminderte hepatische Ausscheidung von Bilirubin bezeichnet.

Anamnese

Fragen nach ❶ durchgemachter Virushepatitis, Alkoholkonsum, Drogenabusus, Familienanamnese hinsichtlich Lebererkrankungen wie Hämochromatose oder Morbus Wilson zielen darauf ab, eine **chronische Lebererkrankung** so weit wie möglich auszuschließen bzw. zu erkennen. Im Speziellen ist die Anamnese hinsichtlich Gallensteinleiden, operativem Eingriff im Bereich der Gallenwege, früherer Ikterusepisoden, Kolitisanamnese (Diarrhö), Reisen, Risikoverhalten für Übertragung einer Virushepatitis (Promiskuität, Berufsanamnese, Tierkontakte), kardialen Vorerkrankungen (Synkopen, Herzinsuffizienz), Medikamenten- und Naturheilmitteleinnahme zu erweitern. Außerdem müssen abdominale Schmerzen (Schmerzcharakter und Lokalisation), Gallenkoliken, Fieber, Schüttelfrost, acholische Stühle und Juckreiz abgefragt werden.

Untersuchungen

Primär erfolgt die **Suche nach Zeichen einer chronischen Lebererkrankung** ❷. Leber- und Milzgröße werden sonographisch bestimmt. Positive Befunde legen eine bereits bestehende chronische Lebererkrankung nahe. **Dunkler Harn bei Ikterus** kann durch die Bilirubinurie bei Cholestase oder Hämoglobinurie ❸ bei massiver Hämolyse bedingt sein. Im Speziellen ist auf eine druckschmerzhafte Gallenblase oder Leber, Resistenzen im Oberbauch, extrahepatische Infektionen, Hämatome, Zeichen der Herzinsuffizienz (Beinödeme, Dys-, und Tachypnoe), Exantheme und schmerzhaft vergrößerte Lymphknoten zu achten.

Labor:
- Basis: ALAT, ASAT, γ-GT, Bilirubin konjugiert und unkonjugiert, alkalische Phosphatase (AP), LDH
- erweitert: Hepatitismarker (HBsAG, HCV-RNS), immunpathologisches Serumprofil (AMA, ANA, LKM, SMA) und Hämolysemarker (Haptoglobin, Hämopexin)
- Harnanalyse: konjugiertes Bilirubin, Hämoglobin, Hämosiderin.

Differenzialdiagnostisch wegweisend ist die Unterteilung in ❸ **isolierte Hyperbilirubinämien** (Bilirubin erhöht, ALAT, AP und γ-GT normal), ❹ **primär cholestatische** Zustände (γ-GT, konjugiertes Bilirubin, AP > ALAT) und ❺ **hepatitische** Zustandsbilder mit cholestatischer Komponente (ALAT > AP, γ-GT, Bilirubin).

Durch **Ultraschalluntersuchung** von Leber und ableitenden Gallenwegen erfolgt der Ausschluss einer Pfortader-, oder Lebervenenthrombose (Budd-Chiari-Syndrom) ❻ und der Ausschluss bzw. die Bestätigung einer mechanischen Cholestase (bei diagnostischer Unsicherheit mittels endoskopischem Ultraschall) und der Ausschluss von Leberrundherden. Bei möglicher inflammatorischer Cholestase sollten ein **Thorax-Röntgen** (Pneumonie?) und eine **Harnuntersuchung** (Harnwegsinfekt?) durchgeführt werden. Weiterführend ist gelegentlich die **Computertomographie des Abdomens** notwendig (z. B. Nachweis einer Divertikulitis).

Differenzialdiagnosen

Ursachen für einen Ikterus		
Mögliche Erkrankungen	Häufigkeit	Weiterführende Untersuchungen
mechanische Cholestase durch Stein oder Tumor	++++	Sonographie, MRT, CT, EUS, MRCP, ERCP
sepsisinduzierte Cholestase	+++	CRP, Prokalzitonin, Blutkulturen, CT Thorax und Abdomen
Medikamentös-toxisch induzierte Cholestase	+	Anamnese (Antibiotika, NSAR, Paracetamol, Antiarrhythmika, Anabolika, Naturheilprodukte, Tees), Ausschlussdiagnose (d. h. normal weite Gallenwege in der Sonographie)
akute Hepatitis	+	Hepatitisserologie (A, B, C, D, E), HCV-PCR, EBV- und CMV-Serologie, immunpathologisches Serumprofil (ANA, LKM, SMA), kardiale Anamnese wie Synkope oder Blutdruckabfall?
akut-auf-chronisches Leberversagen	+++	Infektsuche (spontan bakterielle Peritonitis, Pneumonie, Harnwegsinfekt), Alkoholanamnese, Medikamenten- und Naturheilmittelanamnese, Sonographie zum Ausschluss einer Pfortaderthrombose
postoperativer Ikterus	+	Ausschlussdiagnose, Transfusionsanamnese, Art des Eingriffs wegweisend in der Differenzialdiagnose (Z. n. Laparotomie – biliäres Problem; Z. n. kardialem Eingriff – ischämische Hepatitis)
Hämolyse	+(+)	Blutbild, MCV, Blutausstrich, Coombstest, Vit.-B$_{12}$-Spiegel, Folsäurespiegel

Ikterus 129

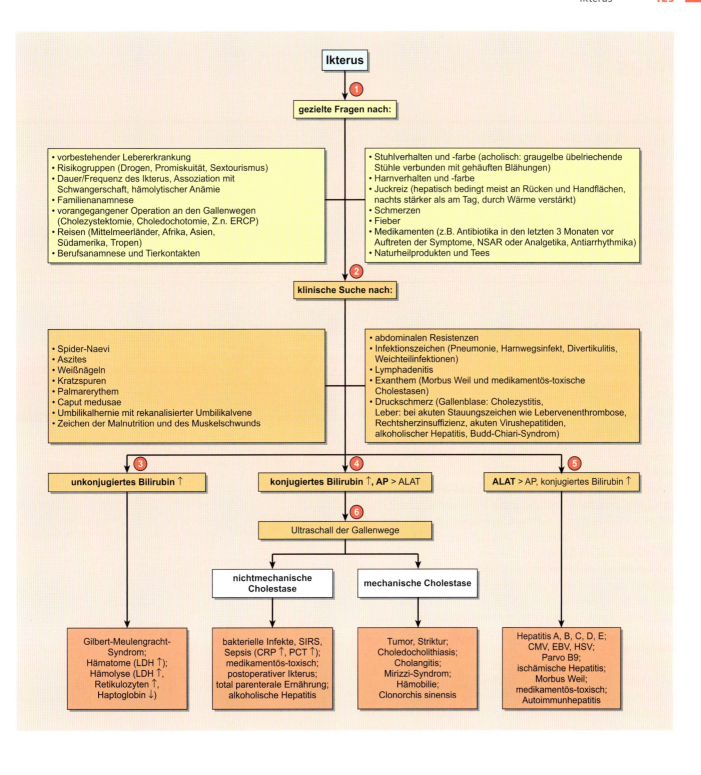

A. Stallmach, C. Schmidt

Ileus

Definition

Der Begriff „Ileus" bezeichnet eine teilweise oder vollständige Unterbrechung der Transportfunktion für den Darminhalt. Unterschieden wird zwischen mechanischem und paralytischem Ileus. Charakteristisch für den **mechanischen Ileus** ist eine Verlegung des Darmlumens von außen (Okklusion) oder von innen (Obturation). Der **Strangulationsileus** geht als eine Sonderform des mechanischen Ileus mit einer primären Durchblutungsstörung einher. Beim **paralytischen Ileus** findet sich kein Passagehindernis.

Weitere Einteilungen basieren auf der Lokalisation, Dünndarm- vs. Dickdarmileus, oder dem Patientenalter: Ileus beim Neugeborenen (Mekoniumileus), beim Kind und beim Erwachsenen.

Als **lebensbedrohliches Krankheitsbild** bedarf der Ileus im Allgemeinen einer sofortigen Krankenhauseinweisung und oft einer chirurgischen Intervention.

Anamnese

Bei Verdacht auf einen Ileus hilft die Erhebung der **Symptome** und **Vorgeschichte,** eine für die Therapie wichtige **Unterscheidung der verschiedenen Ileusformen** vorzunehmen. Das gelingt nicht immer, aber Entstehung und Verlauf der Beschwerden bieten doch meist ausreichende Hinweise für die Differenzialdiagnose. Fragen zur **Vorgeschichte** adressieren insbesondere Voroperationen, entzündliche Vorerkrankungen oder stumpfe Bauchtraumata. Bei **Symptomen** sollte nach Beginn der Beschwerden (allmählich oder plötzlich), Art der Schmerzen (kolikartig vs. mäßiger Dauerschmerz), Art des Erbrechens (langsam zunehmendes Überlauferbrechen vs. reflektorisches Erbrechen), Stuhl- und Windverhaltung, Oligurie, erhöhter Temperatur und Schüttelfrost gefragt werden ❶.

Untersuchungen

Beim **mechanischen Ileus** finden sich bei der **körperlichen Untersuchung** eine Asymmetrie des Abdomens, gelegentlich Darmsteifungen, typischerweise hochgestellte, klingende Darmgeräusche und „Druckspritzgeräusche". Beim **paralytischen Ileus** kommt es zur sogenannten „Totenstille im Abdomen" ❷. Ein **hoher Dünndarmverschluss** führt zu frühzeitigem Erbrechen mit den klinischen Zeichen des Flüssigkeitsverlustes; diese sind beim **distalen Verschluss** abgeschwächt, sodass gelegentlich erst die klinischen Zeichen der Durchwanderungsperitonitis wie hohes Fieber, bretthartes Abdomen, Zeichen des SIRS bzw. der Sepsis auffallen. In diesen Situationen ist in der Regel eine sofortige **Probelaparotomie** notwendig ❸.

Röntgen-Abdomenübersicht, Sonographie und **Labor** helfen ebenfalls, zwischen mechanischem und paralytischem Ileus zu unterscheiden ❹. Ist beim mechanischen Ileus keine sofortige Probelaparotomie notwendig, kann sowohl beim Dünndarm- als auch beim Dickdarmileus eine **Gastrographin-Passage** ❺ durchgeführt werden. Ein positiver Befund weist auf eine Paralyse hin ❻, ein negativer Befund erfordert je nach Symptomatik eine frühzeitige **Probelaparotomie** ❼ oder spezielle Diagnostik ❽. Besteht ein paralytischer Ileus ❻, können eine **CT** ❾ oder bei Verdacht auf eine mesenteriale Ischämie ❿ eine sofortige **Probelaparotomie** bzw. eine **Angiographie** weiterhelfen.

Differenzialdiagnosen

Ursachen des Ileus		
Ileusform	Ursachen (Häufigkeit)	Weiterführende Untersuchungen (soweit im Flowchart nicht aufgeführt)
mechanischer Ileus		
Strangulationsileus (mit Störung der Blutzirkulation)	• inkarzerierte Hernien (+++) • Volvulus • Invagination • Malrotation	
Obstruktion/Obturation (ohne Störung der Blutzirkulation)	• Briden (+++) • Tumoren (+++) • Adhäsionen (+++) • Gallensteine • Askariden • Koprostase • Stenosen • Atresie	• Sonographie • Stuhluntersuchungen
paralytischer/funktioneller Ileus		
metabolisch	• Elektrolytstörung (z. B. Hypokaliämie) • ketoazidotisches Coma diabeticum	
reflektorisch	• postoperativ (+++) • Koliken • Pankreatitis (+++) • Trauma • Myokardinfarkt • Apoplex	
nerval	• Querschnittslähmung • neurologische Erkrankungen	
infektiös-toxisch	• Peritonitis • Urämie • Pneumonie	

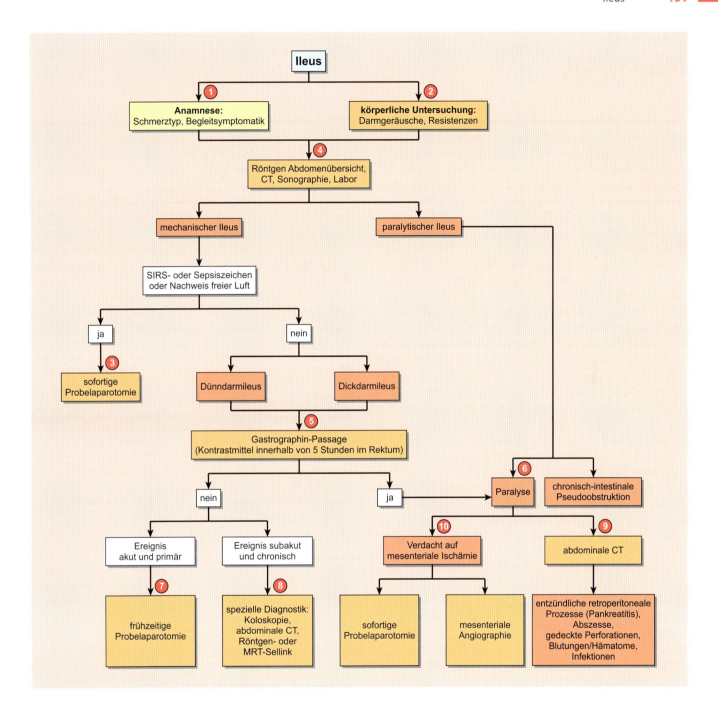

Th. Laurentius

Infertilität

Definition

Infertilität (Synonym: Sterilität) liegt vor, wenn bei einem Paar nach zwölf Monaten trotz regelmäßiger ungeschützter Kohabitationen (d. h. etwa zwei Mal pro Woche) eine Schwangerschaft ausgeblieben ist. Die Ursache liegt in etwa 20 % der Fälle beim Mann allein, in etwa 40 % bei der Frau allein und in etwa 25 % bei beiden. Etwa 15 % der Fälle einer Infertilität bleiben auch nach Diagnostik unklar.

Anamnese

Liegt nach eingehender **Paaranamnese** ❶ der V. a. eine Infertilität vor, muss eine weitere **geschlechtsspezifische Anamnese** erfolgen: **Beim Mann** ❷ sind frühere Erkrankungen (bes. auch Infektionserkrankungen im Kindesalter wie Mumps, sexual transmitted diseases), Traumata und/oder urologische Voroperationen mit möglicher Schädigung des Hodens, Nebenhodens oder Ductus deferens zu erfragen. Von internistischer Seite ist auch auf onkologische Vor- bzw. Grunderkrankungen mit eventuellem Z. n. Radio- oder Chemotherapie und auch auf Symptome einer mitigierten zystischen Fibrose sowie auf (berufsbedingte) chemische und physikalische (Wärme) Noxen inklusive Drogen-, Nikotinkonsum, Medikamenteneinnahme zu achten. Ansonsten sollte im Anamnesegespräch näher auf Zeichen eines Androgenmangels eingegangen werden (➤ Hypogonadismus).

Bei der Frau ❸ steht neben der Frage nach früheren Schwangerschaften die Zyklusanamnese (➤ Zyklusstörungen) im Mittelpunkt. Auch müssen frühere gynäkologische Erkrankungen bzw. Voroperationen sowie potenzielle Traumata im Beckenbereich mit möglicher Schädigung der Eileiter oder des Uterus eruiert werden. Wichtig ist dabei auch die Frage nach einer bekannten Endometriose.

Untersuchungen

Obligat ist bei der Abklärung einer Infertilität die **Ejakulatuntersuchung** ❹, die – wenn sie unauffällig ist – eine männliche Ursache so gut wie sicher ausschließt. Dagegen weisen eine A- bzw. Oligozoospermie (Spermatozoen $< 20 \times 10^6$/ml), eine Asthenozoospermie (< 50 % der Spermatozoen mit adäquater Vorwärtsprogression) und/oder eine Teratozoospermie (< 15 % normal geformte Spermatozoen) auf eine Störung der Hodenfunktion hin ❺ und erfordern die **Bestimmung von Testosteron, LH** und **FSH** ❻. Neben einem Androgenmangel (➤ Hypogonadismus) ❼ ist ein isoliert erhöhtes FSH bei zugleich normwertigem LH und Gesamttestosteron beweisend für eine isoliert gestörte testikuläre Spermatogenese ❽.

Ein vermindertes Ejakulatvolumen (normal 1,5–5 ml) und/oder veränderte Konzentrationen der Markersubstanzen für Prostata (saure Phosphatase, Zink, Citrat) bzw. Samenblässchen (Fruktose) geben Anlass für eine **spezielle urologische Abklärung** hinsichtlich Funktion und Durchgängigkeit der ableitenden Samenwege (kongenitale beidseitige Aplasie des Vas deferens [CBAVD] als eine Minimalform der zystischen Fibrose) und akzessorischen Geschlechtsdrüsen ❾.

Bei der Frau steht am Anfang die **Abklärung ovariell-endokrinologischer Ursachen** (➤ Zyklusstörungen und ➤ Hirsutismus) ❿. Erst wenn diese und auch die Ejakulatuntersuchung des Partners unauffällig sind, sind weitere **invasiv-gynäkologische Untersuchungen** ⓫ hinsichtlich Störungen im Bereich der Eileiter, des Uterus oder auch hinsichtlich peritonealer Verwachsungen (Endometriose!) angezeigt.

Differenzialdiagnosen

Ursachen von Infertilität		
Mögliche Erkrankungen	Häufigkeit	Weiterführende Untersuchungen
männliche Infertilität	++	Ejakulatuntersuchung; Testosteron, LH und FSH
Hypogonadismus mit Androgenmangel ⓬	+	(➤ Hypogonadismus)
Hypogonadismus mit isoliert gestörter Spermatogenese ⓭	++	Anamnese hinsichtlich testikulärer Vorerkrankungen, Traumata Varikozele; ggf. Y-Chromosom-Analyse
Funktionsstörung der ableitenden Samenwege oder akzessorischen Geschlechtsdrüsen ⓮	+	postejakulatorische Urinanalyse, Sonographie der Skrotalorgane, transrektale Prostatasonographie, CFTR-Genanalyse auf zystische Fibrose bzw. CBAVD
weibliche Infertilität	+++	
endokrin-ovarielle Faktoren ⓯	++	(➤ Zyklusstörungen und ➤ Hirsutismus)
tubar-uterine Faktoren oder peritoneale Verwachsungen ⓰	+	transvaginale Sonographie, Hysterosalpingographie, Laparoskopie
unklare Infertilität ⓱	++	Ausschlussdiagnose

Infertilität

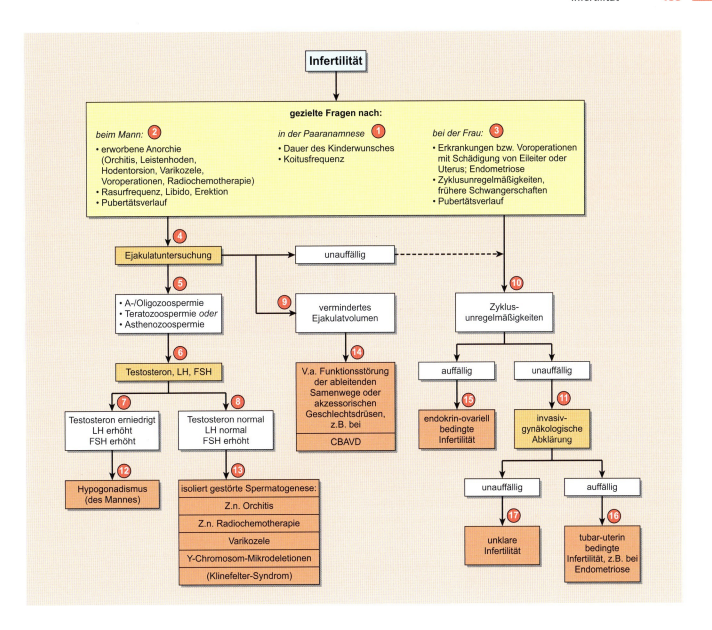

F. Schorr
Jucken (Pruritus)

Definition

Jucken (Pruritus) ist eine unangenehme Sinnesempfindung der Haut, die auf ganz unterschiedlichen Ursachen beruhen kann. Sie löst das Bedürfnis einer mechanischen Reizantwort wie Kratzen, Reiben, Scheuern, Drücken u. Ä. aus.

Ursachen können physikalische und mechanische, jedoch vor allem durch chemische Botenstoffe (Neurotransmitter) ausgelöste Faktoren sein, die über entsprechende Nervenfasern an das Gehirn weitergeleitet werden.

Man unterscheidet Pruritus auf primär unveränderter oder veränderter Haut sowie ohne/mit Kratzläsionen. Ursachen können lokale oder generalisierte **Hauterkrankungen** (65–78%) bzw. auch **systemische Erkrankungen** (22–35%) sein!

Anamnese

Es sollten Stärke, Beginn, zeitlicher Verlauf, Qualität, Lokalisation und auslösende Faktoren (körperliche Anstrengung, Temperatur, Medikamente, Kontakt mit bestimmten Stoffen/Materialien/Räumen u. Ä.) dokumentiert werden. Auch dem Juckreiz vorausgehende Ereignisse sind zu erfragen ❶.

Ebenso ist die Erfassung von bestehenden Erkrankungen, bekannten Allergien oder einer atopischen Disposition (Heuschnupfen, allergisches Asthma, atopische Dermatitis) erforderlich ❶.

Untersuchungen

Inspektion der gesamten Haut inklusive der einsehbaren Schleimhäute, der Kopfhaut, der Nägel und der anogenitalen Region zur Erfassung der Effloreszenzen (primär, sekundär), deren Morphologie und Verteilung (vereinzelt, disseminiert, generalisiert). Auch eine **allgemeine körperliche Untersuchung** insbesondere mit Palpation von Leber, Milz und Lymphknoten ist erforderlich ❷.

Aufgrund der Anamnese und dieser Basisuntersuchung ist es hilfreich zwischen einem **Pruritus mit primären Effloreszenzen** (auf primär entzündlicher Haut) lokalisiert ❸ oder generalisiert ❹ und einem **Pruritus ohne primäre Effloreszenzen** (auf primär nichtentzündlicher Haut) lokalisiert ❺ oder generalisiert ❻ zu unterscheiden.

Bei V. a. ein infektiöses Geschehen sind mikrobiologische Tests, bei V. a. ein allergisches Geschehen spezielle **Allergietestungen** (Prick-, Epikutantest) erforderlich. Unklare Effloreszenzen erfordern Hautbiopsien ❼.

Labor: Um **Hinweise auf eine systemische Erkrankung** zu erhalten, sind eine Bestimmung von BSG, Differenzialblutbild, Kalzium, Phosphat, Kreatinin, Natrium, Kalium, γ-GT, GPT, GOT, AP, Bilirubin, Hepatitisserologie, Eiweiß, Glukose, TSH, Eisen, Ferritin, Vitamin B_{12}, Folsäure, Zink sowie eine Röntgen-Thoraxaufnahme und eine Sonographie von Abdomen und Lymphknoten sinnvoll ❽.

Differenzialdiagnosen

Pruritusursachen		
Mögliche Erkrankungen	Häufigkeit	Weiterführende Untersuchungen
mit primären Effloreszenzen generalisiert und/oder lokalisiert		
Austrocknungsekzem	+++++	Blick- und Ausschlussdiagnose
atopische Dermatitis	+++	Anamnese, Allergietest
allergisches/Kontaktekzem	++++	Anamnese, Allergietestungen (Prick, Epikutan, RAST)
Psoriasis	+++	Blickdiagnose, Biopsie
Arzneimittelexanthem (➤ Abb. 1)	++++	Anamnese, Blickdiagnose
Urtikaria/Mastozytose	+++	Blickdiagnose, Tryptase
Parasitosen	+++	Abstriche, Serologie, Stuhluntersuchungen
kutane T-Zell-Lymphome	+	Biopsie
Stauungsekzem	+++	Blickdiagnose, Venendoppler, Echokardiographie, Kreatinin
Pilzerkrankungen	+++	Abstriche
ohne primäre Effloreszenzen generalisiert und/oder lokalisiert		
Austrocknung, Pruritus senilis	+++++	Blick- und Ausschlussdiagnose
chronische Niereninsuffizienz	+++	Kreatinin-Clearance, Harnstoff, Sonographie Nieren
cholestatische Erkrankungen	++	Hepatitisserologie, Transaminasen, Cholestaseparameter, Autoimmunserologie (ANA, AMA u. ANCA), Sonographie, ERCP
Hyper-/Hypothyreose	+++	TSH, Schilddrüsen-Sonographie, Schilddrüsen-Szintigraphie
Diabetes mellitus	++++	Nüchternglukose, OGTT
Lymphome, Leukämie, Plasmozytom, Polycythaemia vera	++	BSG, Differenzialblutbild, Knochenmarkbiopsie, Eiweißelektrophorese, Immunglobuline

Jucken (Pruritus) 135

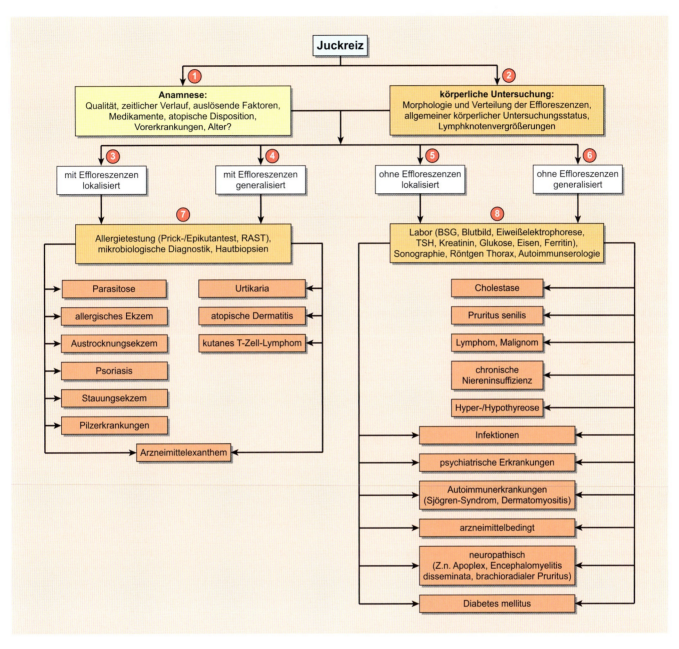

Pruritusursachen (Forts.)		
Mögliche Erkrankungen	Häufigkeit	Weiterführende Untersuchungen
Malignom solide, Karzinoid	++	Sonographie, CT/MRT, Endoskopie
infektiös (Hepatitis C, HIV, Parasitosen)	++	Serologie, Mikrobiologie
psychiatrische Erkrankungen	++	psychiatrische Diagnostik
Autoimmunerkrankungen der Haut	+	Autoimmunserologie, Biopsien, Schirmer-Test, EMG
arzneimittelbedingt	+++	Anamnese
neuropathisch	++	neurologische Diagnostik, CT/MRT Kopf, ENG

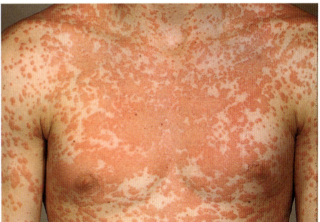

Abb. 1 Arzneimittelexanthem. [R240]

M. Geelvink, Th. Laurentius
Knochenschmerz

Definition

Knochenschmerzen sind komplexe Schmerzsyndrome und können durch mechanische, entzündliche und humorale Komponenten verursacht sein. Sie werden durch end- und periostale **Nozizeptoren** vermittelt. Knochenschmerzen beginnen meist unspezifisch und können leicht mit degenerativen Gelenkbeschwerden verwechselt werden. Typischerweise ist die Schmerzstärke progredient und tritt unabhäigig von Lageveränderungen und Tageszeit auf.

Lokalisierte Knochenschmerzen lassen sich in der Regel schon röntgendiagnostisch kausal einordnen. Die Ursache **generalisierter** Knochenschmerzen ist dagegen schwerer fassbar. Sie entspricht in ihrer Differenzialdiagnostik mit Ausnahme multipler Metastasen und des Morbus Paget weitgehend der des
➤ Knochenschwundes.

Anamnese

Knochenschmerzen werden als dumpf oder bohrend empfunden und können sowohl in Ruhe auftreten als auch unter Belastung exazerbieren. Durch Mitreizung benachbarter Strukturen (Nervenkompressionen, reaktive Myogelosen) können neuropathische und/oder myogene Komponenten im Sinne eines Mixed-Pain-Syndroms hinzutreten. Im Anamnesegespräch muss neben dem **Zeitpunkt** des Auftretens (akut, sich langsam entwickelnd) geklärt werden, ob es sich um einen **lokalisierten** oder **generalisierten** Knochenschmerz handelt. Weiter sollte nach Hinweisen auf das mögliche Vorliegen einer malignen Erkrankung gesucht werden ❶. Die Zunahme des Kopfumfangs und/oder **Schwerhörigkeit** sollte den Verdacht auf einen Morbus Paget lenken.

Untersuchungen

Die körperliche Untersuchung mit Abtasten schmerzhafter Regionen ist häufig nicht weiter richtungsweisend. Beim **isolierten Knochenschmerz** gelingt mit der **röntgenologischen Bildgebung** (initial Nativ-Röntgen, ggf. zusätzlich CT oder MRT) ❷ in aller Regel die diagnostische Zuordnung ❸. Nur selten ist eine zusätzliche bioptische Sicherung (z. B. mit zusätzlicher mikrobiologischer Diagnostik bei Osteomyelitis) angezeigt.

Beim **generalisierten Knochenschmerz** ist zunächst eine **Nativ-Röntgenaufnahme der Wirbelsäule** sinnvoll, die nahezu immer mitbetroffen ist ❹. Darüber hinausgehende radiologische Untersuchungen sind von der Klinik abhängig zu machen und sollten für die Erfassung multipler Metastasen bzw. eines Morbus Paget ❺ sowie für die Abgrenzung von den mit Knochenschwund einhergehenden Erkrankungen geeignet sein. Zu deren Abklärung empfiehlt sich neben der verifizierenden **Knochendichtemessung** die im Kapitel ➤ Knochenschwund empfohlene laborchemische Differenzialdiagnostik ❻ sowie eine Knochenszintigraphie als Suchtest für weitere knöcherne Läsionen.

Differenzialdiagnosen

Ursachen von Knochenschmerz		
Mögliche Erkrankungen	Häufigkeit	Weiterführende Untersuchungen
Knochenmetastasen als wichtigste Ursache isolierten oder generalisierten Knochenschmerzes		
Knochenmetastasen	++++	i. d. R. röntgenologische Diagnose, nach Sicherung evtl. Skelettszintigraphie zur Erfassung aller betroffenen Knochen und gezieltes ... Nachröntgen Tumorsuche, außer Primarius bekannt
osteolytische Knochenmetastasen (z. B. bei Bronchial-, Leberzell-, Nierenzell-, Schilddrüsen-, Ovarialkarzinom, Melanom)	+++	Abnahme der Röntgendichte, häufig mit Tumorhyperkalzämie und supprimiertem iPTH einhergehend; AP nur gering erhöht; erhöhte Prostaglandin-Spiegel;, Röntgen-Thorax/CT-Thorax, Tumormarker, FDG-PET/CT, **cave:** Skelettszintigraphie bzgl. Spezifität begrenzt
osteoplastische Knochenmetastasen (z. B. bei Prostatakarzinom)	++	Anhebung der Röntgendichte, multiple Metastasen, typischerweise mit hoher AP und Hypophosphatämie (evtl. auch Hypokalzämie) einhergehend, Tumormarker, FDG-PET/CT
osteolytische oder -plastische Knochenmetastasen (z. B. bei Kolon-, Magen-, Mammakarzinom)	++	Tumormarker, CT-Thorax/CT-Abdomen, MRT, FDG-PET/CT
Erkrankungen mit generalisiertem Knochenschmerz		
manifeste Osteoporose	+++	Nur bei einer manifesten Osteoporose, d. h. bei Frakturen, kommt es zu schweren Knochenschmerzen (➤ Osteoporose)

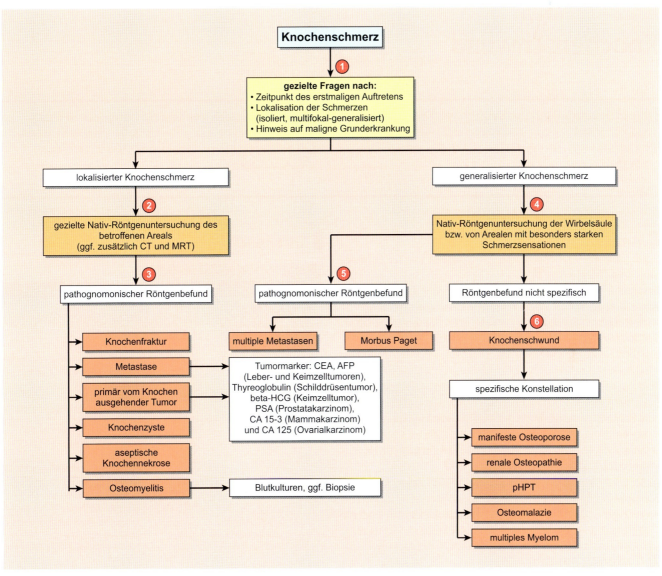

Ursachen von Knochenschmerz *(Forts.)*		
Mögliche Erkrankungen	Häufigkeit	Weiterführende Untersuchungen
Morbus Paget (Ostitis deformans)	+	primär röntgenologische Diagnose (deformierter Knochen mit vergröberter Spongiosa und Osteolysen, verbreiterte Kompakta) AP deutlich erhöht (Aktivitätsparameter); Kalzium und iPTH i. d. R. normal; Marker im Urin (Pyridinium-Crosslinks [Desoxypyridinolin]), Skelettszintigraphie zur Erfassung aller betroffenen Knochen
primärer Hyperparathyreoidismus	++	(➤ Knochenschwund)
sekundärer Hyperparathyreoidismus (renale Osteopathie)	++	
sekundärer Hyperaparathyreoidismus (nichtrenale Genese)	+	
multiples Myelom	+	

Ursachen von Knochenschmerz *(Forts.)*		
Mögliche Erkrankungen	Häufigkeit	Weiterführende Untersuchungen
Erkrankungen mit isoliertem Knochenschmerz		
primär vom Knochen ausgehende gut- oder bösartige Tumoren (osteo-, chondro-, myelogene, vaskuläre Tumoren, Fibrosarkom, Osteoklastom)	+	primär röntgenologische Diagnose, ggf. MRT/CT zur Einschätzung des Krankheitsausmaßes, ggf. Biopsie zur Sicherung der Diagnose, Skelettszintigraphie zur Darstellung der Knochenläsionen sowie Metastasendetektion
Knochenzysten	+	primär röntgenologische Diagnose, ggf. MRT
aseptische Knochennekrose	+	primär röntgenologische Diagnose; Anamnese: Kortikoide, Trauma, Systemischer Lupus erythematodes, Sichelzellanämie
Osteomyelitis	+	primär röntgenologische Diagnose, Sonographie, ggf. MRT, ggf. Skelettszintigraphie, Entzündungsparameter Blutkulturen, ggf. Biopsie mit zusätzlicher mikrobieller Diagnostik

Th. Laurentius, M. Geelvink

Knochenschwund

Definition

Eine in der Knochendichtemessung (s. u.) festgestellte Kalksalzminderung des Knochens ist definiert durch einen T-Score-Wert < –1,0 SD (= sog. **Osteopenie**) bzw. < –2,5 SD (= **messtechnische Osteoporose**) und Zeichen eines generalisierten Knochenschwunds. Knochenschwund mit dem technischen Leitbefund der Osteopenie bzw. messtechnischen Osteoporose ist nicht gleichzusetzen mit der Krankheitsentität der primären Osteoporose (> Osteoporose) und erfordert von daher eine weitere Differenzialdiagnostik.

Anamnese

Bei der Anamnese sollte gezielt nach möglichen **Ursachen einer sekundären Osteoporose** ❶ geforscht werden. Hierzu gehören Malabsorptionssyndrome, chronisch-entzündliche Darmerkrankungen sowie diverse cholestatische Lebererkrankungen. Weiterhin ist nach Hinweisen für endokrinologische Erkrankungen zu fahnden. Bei den hämatoonkologischen Grunderkrankungen (GE) sind neben therapiebedingten hormonablativen Maßnahmen ein Multiples Myelom und eine Mastozytose zu bedenken. Unbedingt zu eruieren sind ferner eine chronische Niereninsuffizienz (renale Osteopathie), das Vorliegen rheumatologischer Grunderkrankungen sowie eine Organtransplantation. In der **Medikamentenanamnese** sollte außer nach längerfristiger Kortikosteroideinnahme auch nach Anwendung von Heparin, Antiepileptika und Levothyroxin (in thyreosuppressiver Dosierung) gefragt werden ❶ ❷.

Bei der Erhebung der **Risikofaktoren** ❸ sind neben Alter bzw. Menopauseneintritt gezielte Fragen zum Lebensstil (Inaktivität, Sturzneigung, Depression, Nikotin- und Alkoholabusus) und zur Familienanamnese (Schenkelhalsfraktur der Mutter?) wichtig.

Untersuchungen

Im Rahmen der klinischen Untersuchung sollte die Gesamtfunktion des Bewegungsapparates mit Beurteilung der Körpergröße, Statik, einer Fehlform sowie einer Fehlfunktion überprüft werden. Diffuse Rückenschmerzen sowie Kyphosierung der Brustwirbelsäule mit Rundrückenbildung (Gibbus) und Minderung der Körperhöhe („Tannenbaumphänomen", „Witwenbuckel", „Osteoporose-Bäuchlein") gibt Hinweise auf einen manifesten Knochenschwund mit vertebragenen Frakturen. Konventionelle **Röntgenaufnahmen** (Sensitivität ab Substanzverlust von > 50%) zeigen typischerweise Kompressionsfrakturen mit Keil-, Platt- oder Fischwirbelbildung ❹.

Bei der **Knochendichtemessung** mit der DXA-Methode werden Messpunkte an verschiedenen LWK, dem gesamten Femur sowie dem Femurhals vermessen ❺. Streng genommen gilt nur für dieses Verfahren die Definition des T-Werts als Abweichung vom Mittelwert der Knochenmasse junger gesunder Erwachsener. Der T-Wert wird dabei unter Annahme einer Normalverteilung als Standardabweichung ausgedrückt.

Um eine Osteoporose von anderen Skeletterkrankungen abzugrenzen, ist neben der Anamnese ein laborchemisches **Screeningprogramm** sinnvoll ❻.

Differenzialdiagnosen

Ursachen eines Knochenschwunds		
Mögliche Erkrankungen	Häufigkeit	Weiterführende Untersuchungen
Osteoporose ❼	++++	Ausschlussdiagnose
Osteoporose infolge von Grunderkrankung ❽	+	
bei gastroenterologischen und hepatologischen Grunderkrankungen	+ – ++	u. a. gastroenterologische Abklärung mit endoskopischer, Antikörper- oder Funktionsdiagnostik
bei endokrinologischen Grunderkrankungen, z. B.:		
• Cushing-Syndrom	++	• Medikamentenanamnese, ggf. 1-mg-Dexamethasonhemmtest, Mitternachtskortisol und/oder 24-Stunden-Sammelurin auf Kortisol
• Hypogonadismus	+	• > Hypogonadismus und > Zyklusstörungen
• Typ-1-Diabetes-mellitus	+/–	• Anamnese, Plasmaglukose oder HbA1c-Spiegel
• Hyper- und Hypothyreose	+/–	• TSH-Wert-Bestimmung
bei rheumatologischen Grunderkrankungen, z. B.: rheumatoide Arthritis	+	ARA-Klassifikationskriterien, Autoantikörper
bei Z. n. Organtransplantation	+	Anamnese
vom (unscharf definierten) Überbegriff der sekundären Osteoporosen abzugrenzende Erkrankungen mit Knochenschwund:	++	
primärer Hyperparathyreoidismus ❿	++	zusätzlich zu ❾ Kalzium im Urin erhöht, Halssonographie optional: Szintigraphie der Nebenschilddrüsen, ggf. MRT, ggf PET-CT
multiples Myelom ⓬	+	zusätzlich zu ⓫ Serumeiweiß-Elektrophorese, Immunfixations-Elektrophorese, Bence-Jones-Proteine im Urin, Beta2-Mikroglobulin im Serum, Low-dose-CT, Knochenmarkpunktion
Sekundärer Hyperparathyreoidismus (renale Osteopathie) ⓮	++	zusätzlich zu ⓭ Differenzierung **Low**- versus **High-turnover**-Osteopathie

Knochenschwund

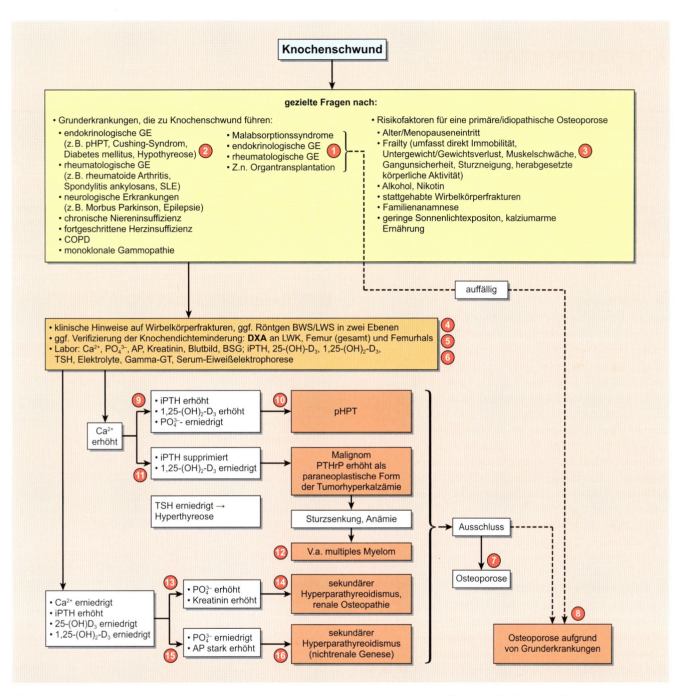

Ursachen eines Knochenschwunds (Forts.)		
Mögliche Erkrankungen	Häufigkeit	Weiterführende Untersuchungen
sekundärer Hyperparathyreoidismus (nichtrenale Genese) ⑯	+	zusätzlich zu ⑮ auf diffuse Knochen- (Leiste!) und Muskelschmerzen, O-Beine achten, fehlende UV-Bestrahlung?, Hinweise auf Nahrungsdefizit u./o. Malassimilation
renale Osteopathie ⑭	++	zusätzlich zu ⑬ Differenzierung *Low-* versus *High-turnover-*Osteopathie
nichtrenale Genese ⑯	+	zusätzlich zu ⑮ achten auf diffuse Knochen- (Leiste!) und Muskelschmerzen, O-Beine, fehlende UV-Bestrahlung?, Hinweise auf Nahrungsdefizit und/oder Malassimilation

Ökonomische Aspekte

Die Bestimmung von Knochenresorptionsmarkern (z. B. knochenspezifische alkalische Phosphatase, Pyridinoline, carboxyterminal collagen crosslinks [CTX] im Serum und Urin) entspricht einer erweiterten osteologischen Laboruntersuchung und sollte nicht in die Routinediagnostik einfließen.

R. Büttner

Körpergeruch

Definition

Eine exakte klinische Definition eines „pathologischen Körpergeruchs" existiert nicht, sodass die Feststellung dieses Symptoms von der subjektiv eingefärbten Wahrnehmung des Untersuchers abhängt. Der typische **Schweißgeruch** entsteht durch geruchsaktive Substanzen aus dem Abbau von Steroidanteilen (Androgenen) des apokrinen Schweißes durch coryneförmige Stäbchenbakterien der Hautoberfläche. Ein übermäßiger Schweißgeruch **(Bromhidrose)** ❸ ist meist durch hygienische Mängel, selten durch Erkrankungen der apokrinen Schweißdrüsen bedingt. Bakterielle Infektionen, Hautkrankheiten, aber auch hereditäre Erkrankungen des Aminosäurestoffwechsels sind mit Körpergerüchen assoziiert ❿.

Bei nicht objektivierbarem Körpergeruch, der aber den Patienten subjektiv belastet **(Dysmorphophobie-Syndrom),** muss eine psychiatrische Exploration erfolgen ⓫.

Anamnese

Aus der Wahrnehmung eines pathologischen Körper- oder Atemgeruchs ergibt sich assoziativ der **Verdacht auf die zugrunde liegende Ursache.** Belanglose Düfte (z. B. durch temporären Hygienemangel, Verzehr exotischer Speisen etc.) sollten richtig eingeordnet werden und nicht zur extensiven Abklärung führen ❶.

Da viele Patienten den Körpergeruch nicht als störend empfinden, ist die Feststellung von Symptombeginn und Auslösern oft erschwert. Akute Beschwerden, die weitere differenzialdiagnostische Hinweise geben könnten, müssen gründlich erfragt werden. Neben der internistischen und pädiatrischen sind eine genaue dermatologische Anamnese (bekannte Hautkrankheiten, Hyperhidrosis, ggf. Lokalisation) sowie die Sozialanamnese wichtig. Ein Foetor bei schwerer internistischer Grunderkrankung macht die Feststellung von auslösenden Faktoren der aktuellen Dekompensation notwendig (z. B. Infekte, Therapiefehler oder -umstellungen oder die Einnahme toxischer Substanzen).

Körperliche Untersuchung

Zuerst erfolgt der Versuch der olfaktorischen Einordnung und Lokalisation des wahrgenommenen Geruchs. **Körpergerüche** müssen dabei von **Atemluftgerüchen** unterschieden werden. Neben der **körperlichen Untersuchung** ❷, ggf. mit besonderer Beachtung der aufgeführten internistischen Differenzialdiagnosen ❹, ❺, ❻, ist eine **Inspektion des gesamten Integuments** wichtig, um ggf. eine spezifisch zu therapierende Haut und/oder Weichteilinfektion als Quelle eines fauligen Geruchs zu finden ❼, ❽, ❾.

Differenzialdiagnosen

Pathologischer Körpergeruch		
Mögliche Erkrankungen	Häufigkeit	Weiterführende Untersuchungen
Schweißgeruch bei hygienischen Mängeln	+++	Sozialanamnese, erneute Beurteilung nach adäquater Körperpflege
Bromhidrose bei apokriner Hypersekretion	+	dermatologisches Konsil
Erkrankungen des Aminosäurestoffwechsels: muffiger („mausurinartiger") Geruch bei Phenylketonurie, karamellartig bei Ahornsirupkrankheit	(+)	pädiatrische Anamnese
fauliger Geruch bei Hautinfektionen (Pemphigus, Abszesse, feuchte Gangrän)	++	Inspektion, dermatologisches, ggf. chirurgisches Konsil
Schwarzbrotgeruch bei Typhus	(+)	Untersuchung: hohes Fieber, Bradykardie, Roseolen; Labor: rel. Neutropenie, pos. Blutkulturen
Geruch nach faulen Äpfeln bei Gasbrand	(+)	Anamnese: Weichteilverletzung, Operation?; körperliche Untersuchung: Hautemphysem; Röntgen: Muskelfiederung?; Keimnachweis aus Muskelquetschkulturen
Foetor hepaticus bei akutem Leberversagen	+	Untersuchung: Ikterus, Enzephalopathie; Labor: Leberfunktionsparameter
Foetor uraemicus bei terminalem Nierenversagen	+	Labor: Urämie, Urinstatus; Abdomensonographie: Nierenmorphologie
fruchtiger Atem bei diabetischer Ketoazidose	+	Labor: Blutzuckerbestimmung, Urinstix mit Ketonkörperbestimmung, Blutgasanalyse
Mandelgeruch der Atemluft bei Blausäureintoxikation	(+)	Anamnese, Labor: Azidose, hohe zentralvenöse O_2-Sättigung
Dysmorphophobie	(+)	Untersuchung: kein objektivierbarer Foetor oder schlechter Körpergeruch, psychiatrische Exploration

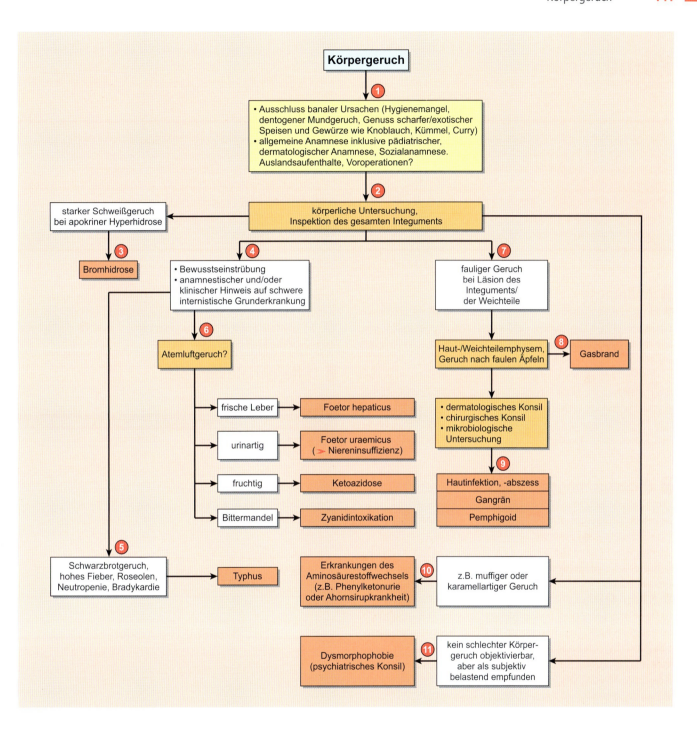

S. Hörnschemeyer-Decker

Koma

Definition

Das Koma ist ein Zustand tiefster, durch äußere Reize nicht zu unterbrechender Bewusstseinsstörung, die lang andauernd ist. Es zeigt stets einen **Ausfall der kortikalen Hemisphärenfunktion** an, bedingt durch:
- ausgedehnte morphologische Schädigungen
- Schädigung der neuronalen Funktion auf subzellulärem oder molekularem Niveau
- Läsionen im retikulären Aktivierungssystem des Mittelhirns und des Dienzephalons
- einen Zusammenbruch der kortikalen Signalverarbeitung.

Ursache ist entweder eine Stoffwechselstörung, eine Intoxikation oder eine zerebrale Läsion/Körperfunktionsstörung.

Die Graduierung der Komatiefe erfolgt anhand der Glasgow-Coma-Scale.

Anamnese

Wichtig ist die Erhebung einer **Fremdanamnese** ❶, die klären sollte, unter welchen Umständen das Koma auftrat (spontan/Trauma), wie schnell es sich entwickelt hat und welche zusätzlichen Symptome vor und währenddessen aufgetreten sind.

Gezielte Fragen werden nach Begleiterkrankungen, wie Stoffwechselstörungen, nach Medikamenten-, Alkohol- und Drogeneinnahme gestellt. Weitere Fragen sind z. B.: Gab es besondere Hinweise beim Auffinden des Patienten (Spritzen, Tabletten)? Bestanden Fieber, eine Verschlechterung des Allgemeinbefindens, Kopfschmerzen?

Untersuchungen

Zusätzlich zur internistischen Untersuchung erfordert der komatöse Patient eine komprimierte **neurologische Untersuchung** ❷. Äußere Traumafolgen, Foetor, Herz-Kreislauf-Situation und das Atemmuster können Hinweise auf die Ursache des Komas geben.

Motorische Phänomene ❸, Meningismus ❹ und Pupillenreaktionsanomalien weisen auf eine **zerebrale Ursache** hin. Beim einfachen Koma ❺ treten primär keine zusätzlichen Herdsymptome auf.

Das Koma kann **metabolisch** verursacht sein: Störung des Glukosestoffwechsels; hepatisches, urämisches, Nebennieren-, hypophysäres, thyreotoxisches oder Myxödemkoma, Koma bei Hyperviskositätssyndrom, Koma bei schweren Allgemeinveränderungen, Koma bei Störung des Wasser-Elektrolyt- und des Säure-Basen-Haushalts, hypoxisches Koma (z. B. nach Reanimation).

Die Diagnose erfolgt vor allem durch die Bestimmung von: Glukose, Elektrolyten, Kreatinin, Harnstoff, Kalzium, Phosphat, TSH, Serumosmolarität und/oder Parathormon ❻.

Intoxikationen mit Psychopharmaka, Sedativa und Hypnotika, Analgetika und Antipyretika, Alkohol, Opiaten, Kohlenmonoxid, Lösungsmittel, Zyankali sowie Atropin lassen sich durch ein Medikamenten- und Drogenscreening bzw. Bestimmung des Blutalkoholgehalts erkennen ❼.

Besteht der Verdacht auf **zerebrale Affektionen** wie intrazerebrale Blutung, Hirninfarkte (einschließlich Basilaristhrombose), Subarachnoidalblutung (SAB), sub-/epidurales Hämatom, Sinusvenenthrombose, Hirntumor, Hirnabszess, Meningitis/Enzephalitis, Contusio cerebri oder Status nonconvulsivus, ist zunächst eine **CT/MRT** mit ggf. arterieller und/oder venöser Darstellung erforderlich ❽. Bei fehlendem Nachweis eines Infarkts oder einer Blutung muss unverzüglich die ❾ **Lumbalpunktion** erfolgen. **EEG** ❿ und **digitale Subtraktionsangiographie** (DSA) ⓫ sind weitere diagnostische Maßnahmen.

Differenzialdiagnosen

Mögliche Ursachen eines Komas		
Mögliche Erkrankungen	Häufigkeit	Weiterführende Untersuchungen
Intoxikation	+++	Drogenscreening, Blutalkohol
zerebrovaskuläre Störungen	+++	CT/MRT ggf. mit arterieller/venöser Darstellung, DSA
intrazerebrale Blutungen	++	CT
diabetische Störungen	++	Glukosebestimmung, Laktat
Meningitis/Enzephalitis	++	CT/MRT, Lumbalpunktion
Epilepsie	+	EEG
urämische Störung	+	Kreatinin, Harnstoff
hepatische Störung	+	Ammoniak
Status nonconvulsivus	+	EEG

Ökonomische Aspekte

Aufgrund der Akuität und Schwere der möglichen Erkrankungen, die ein sofortiges Handeln erfordert, muss schon bei der Aufnahme eine breitgefächerte Diagnostik erfolgen. Eine Abwägung ökonomischer Aspekte ist hierbei nachgeordnet.

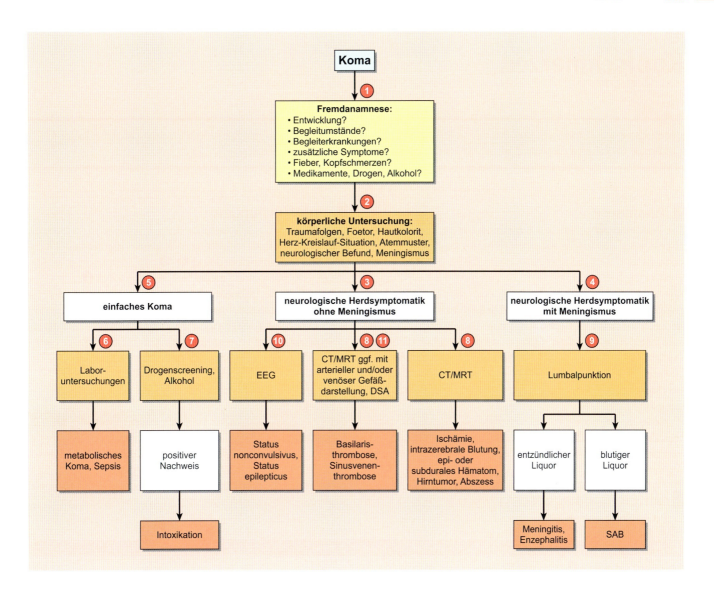

H.-J. Welkoborsky

Kopfschmerzen

Definition

Kopfschmerzen können bei einer Vielzahl von Erkrankungen auftreten. Sie gehören zusammen mit Schwindel, Rückenschmerzen und Infekten zu den häufigsten Beschwerden in allgemeinmedizinischen Praxen.

Anamnese

Die Anamnese ❶ bringt in vielen Fällen bereits entscheidende Hinweise auf die Genese. Erfragt wird: wann die Kopfschmerzen erstmals auftraten und in welcher Intensität sie auftreten, ob vegetative Begleiterscheinungen (z. B. Vomitus) oder ein Zusammenhang mit Änderungen der Kopf- oder Körperposition bzw. psychischer Belastung („Stress") bestehen. Weitere Fragen beziehen sich auf zuvor erlittene Unfälle oder Begleitsymptome (Sehstörungen etc.). Charakter (dumpf, stechend, bohrend), Dauer (anhaltend, anfallsartig etc.) und Lokalisation des Schmerzes sind weitere wichtige Aspekte. Eventuell berichtet der Patient von einer Aura oder anderen Symptomen wie Nackensteifigkeit, Bewegungsstörungen.

Weiterhin interessieren mögliche schmerzauslösende Mechanismen (Trigger) sowie bekannte Erkrankungen (entzündlich, kardiovaskulär, vaskulär, neurologisch) oder die Einnahme von Medikamenten.

Untersuchungen

Da vielfältige Ursachen zugrunde liegen können, erstreckt sich die Diagnostik auf unterschiedliche Fachgebiete. Hierbei sind **Anamnese und Symptomeinordnung** ❹–❽ besonders wichtig. Im Einzelfall werden folgende Untersuchungen erforderlich ❷:

- **neurologische, internistische** (Blutdruck!), **HNO-ärztliche** und/oder **ophthalmologische Untersuchung**
- **CT bzw. MRT des Gehirns, der Nasennebenhöhlen und der Schädelbasis** zum Ausschluss einer Raumforderung bzw. einer vaskulären Malformation
- **funktionelle Untersuchung der Halswirbelsäule**
- orientierende Untersuchung des **Gebisses** und der **Kiefergelenke**.

Ggf. sind noch zusätzliche Untersuchungen notwendig ❸, z. B. Lumbalpunktion (Subarachnoidalblutung, Meningitis), Doppler-Sonographie, Angiographie (Aneurysmen), EEG, SNP (sensorisch evozierte Potenziale), ENG und/oder Labordiagnostik (BSG, Blutzucker, Blutfette, Schilddrüsenhormone oder Borreliose-Serologie) sowie mitunter eine psychologische Untersuchung.

Differenzialdiagnosen

Ursachen von Kopfschmerzen		
Mögliche Erkrankungen	Häufigkeit	Weiterführende Untersuchungen
wiederholt anfallsartig ❹		
Migräne	+++	Anamnese, klinischer Befund (oft Aura, die dem Kopfschmerz vorausgeht), neurologische Untersuchung, EEG, MRT
Cluster-Kopfschmerz (Bing-Horton-Syndrom)	+	Anamnese; klinische Symptomatik; neurologischer, HNO-ärztlicher und ophthalmologischer Befund, MRT unauffällig
Trigeminusneuralgie	+	Anamnese; klinische Symptomatik; evtl. pathologische Trigeminus-SEP, MRT, neurologische Untersuchung
schlagartig auftretend ❺		
Subarachnoidal-, intrazerebrale Blutung	+	Anamnese, klinischer Befund, Liquorpunktion, MRT, Angiographie; umgehende neuroradiologische oder -chirurgische Intervention
Meningitis	+	Anamnese, klinischer Befund, neurologische Untersuchung, Lumbalpunktion, CT NNH bzw. Mastoide zum Ausschluss Ausgangsherd bzw. Eintrittspforte
chronisch, meist diffus ❻		
Spannungskopfschmerz	+++	Anamnese, klinischer Befund, internistische Untersuchung zum Ausschluss z. B. einer arteriellen Hypertonie, neurologischer Befund, EEG, MRT
posttraumatisch	++	Anamnese (Z. n. Schädeltrauma oder SHT), neurologische Untersuchung, MRT, Hörprüfungen, ENG
postpunktionell	+	Anamnese (meist Z. n. Lumbalpunktion), neurologische Untersuchung
zerebrale Tumoren	+	Anamnese, neurologische und ophthalmologische Untersuchung (Stauungspapille?), MRT
arterielle Hypertonie	+++	Anamnese, klinischer Befund, Blutdruck, Ausschluss Phäochromozytom, Augenhintergrund (Fundus hypertonicus?)

Kopfschmerzen

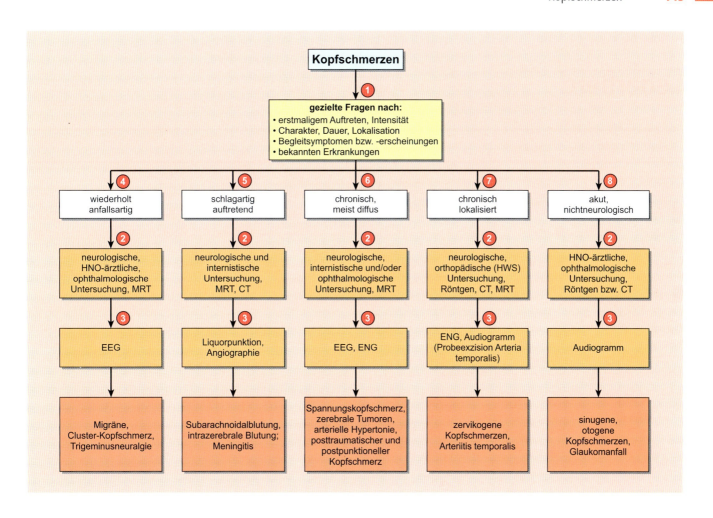

Ursachen von Kopfschmerzen *(Forts.)*		
Mögliche Erkrankungen	Häufigkeit	Weiterführende Untersuchungen
chronisch lokalisiert ❼		
zervikogen	++	Anamnese, neurologische, orthopädische Untersuchung der HWS, Audiogramm, ENG, Röntgen, CT bzw. MRT der HWS
Arteriitis temporalis	+	Anamnese, klinische Untersuchung, BSG, Probeexzision der Arteria temporalis mit histologischer Untersuchung
akut, „nichtneurologische" Ursachen ❽		
sinugen	++++	Anamnese (Infekt der oberen Luftwege?), HNO-ärztliche Untersuchung mit Nasenendoskopie, Röntgen bzw. CT der Nasennebenhöhlen
otogen	++++	Anamnese, HNO-ärztliche Untersuchung mit mikroskopischer Beurteilung der Trommelfelle, Audiogramm
akuter Glaukomanfall	++	Anamnese, klinischer Befund, ophthalmologische Untersuchung mit Messung des Augeninnendrucks

A. Holstege, F. v. Weizsäcker †

Leberherd

Definition
Leberherde sind fokale Strukturveränderungen des Leberparenchyms.

Anamnese
Die Anamneseerhebung ❶ umfasst u. a. Fragen nach Symptomen, Medikamenteneinnahme, vorbestehenden Lebererkrankungen, Tumorleiden und Infektionserkrankungen inklusive Reiseanamnese.

Untersuchungen
Bei der körperlichen Untersuchung sollte u. a. auf Druckschmerz, tastbare Raumforderungen und Zeichen einer chronischen Lebererkrankung geachtet werden ❶.

Wegweisend ist die **Abdomensonographie** ❷. In unklaren Fällen kann sie durch Kontrastmittelgabe (KMUS), CT, MRT, spezifische Laboruntersuchungen und ggf. eine Leberbiopsie ergänzt werden.

Die häufigsten echofreien Leberherde sind benigne **Zysten** ❸. Bei klassischem Befund (echofrei, dorsale Schallverstärkung) ist eine weitere Diagnostik selten notwendig. Ist der Zysteninhalt nicht komplett echofrei, kommen differenzialdiagnostisch u. a. komplizierte, parasitäre und maligne Zysten in Betracht ❹.

Eine nicht raumfordernde **fokale Verfettungsstörung der Leber** ist ein häufiger sonographischer Befund. Oft liegen Übergewicht, eine Fettstoffwechselstörung und/oder ein Diabetes mellitus vor. Die **fokale Minderverfettung** ❺ stellt sich echoarm dar und bedarf meist keiner weiteren Diagnostik. Zur Sicherung einer **fokalen Mehrverfettung** ❻ können ein KMUS oder eine MRT indiziert sein.

Kavernöse Hämangiome ❼ sind häufige solide benigne Lebertumoren und als homogene, echoreiche, scharf begrenzte Struktur sonographisch gut zu diagnostizieren. Große Hämangiome können abdominale Schmerzen und Druckgefühl verursachen. Spontanrupturen sind selten.

Die **fokal noduläre Hyperplasie (FNH)** ❽ ist der zweithäufigste solide benigne Tumor der Leber. Die FNH ist in der Regel solitär, meist asymptomatisch und findet sich vorwiegend bei 30- bis 50-jährigen Frauen. In der KMUS zeigt sich die typische Radspeichenstruktur der Gefäßarchitektur, nach deren Obliteration sich ein zentraler Narbenstern ausbildet.

Bei **Adenomen** ❾ liegt häufig eine Kontrazeptivaeinnahme > 2 Jahre vor. Die Symptomatik der Adenome (Schmerzen, Druckgefühl, spontane Blutungsneigung) hängt sehr stark von der Größe der Tumoren ab. Eine Blutung < 5 cm Durchmesser wurde bisher nicht beobachtet. Eine Differenzierung zur FNH kann mittels KMUS durch die fehlende portale KM-Aufnahme erfolgen. Eine atypische FNH von einem Adenom und einem differenzierten HCC zu unterscheiden kann schwierig sein.

Abszesse ❿ können bakteriell oder durch Amöben verursacht sein. Anamnestisch ist besonders auf Fieber und Oberbauchschmerzen zu achten. Das sonographische Bild zeigt eine hohe Varianz, sodass zusätzlich eine KM-Gabe erfolgen sollte. Ein CT sollte nur bei weiterhin unklarem Befund durchgeführt werden.

Metastasen ⓫ sind die häufigsten malignen Leberherde. Das sonographische Bild reicht von echoarm bis echogen. Bezüglich der Detektion haben CT und MRT ebenfalls eine hohe Sensitivität und Spezifität. Unabhängig von der eingesetzten Bildgebung sind die Hinweise auf Malignität nach Kontrastmittel (KM)-Gabe stets gleich: hohe KM-Aufnahme in der arteriellen Phase, Wash-out in der Spätphase und verstärkte Kontrastierung im Tumorrand sowie eine Größenzunahme im Verlauf.

Das **hepatozelluläre Karzinom** (HCC) ⓬ entsteht in Europa meist auf dem Boden einer Leberzirrhose und ist die zweithäufigste maligne Leberläsion. Das höchste Erkrankungsrisiko besteht bei Zirrhose aufgrund einer chronischen Hepatitis B, C oder einer Hämochromatose. Das primäre Screening erfolgt mittels Sonographie und AFP-Bestimmung. Die sonographische Diagnose eines HCC in der zirrhotischen Leber kann schwierig sein und weitere Untersuchungsmethoden erforderlich machen.

Das intrahepatische **cholangiozelluläre Karzinom** iCC ⓭ imponiert seltener als das perihiläre (pCC) oder distale CC (dCC) durch einen schmerzlosen Ikterus. Sonographisch zeigen sich indirekte Tumorzeichen wie intrahepatische Gallenwegsobstruktion und eine Pfortaderthrombose. Oft ist eine multimodale Bildgebungsstrategie zur Diagnosesicherung notwendig.

Differenzialdiagnosen

Ursachen eines Leberherds		
Mögliche Erkrankungen	Häufigkeit	Weiterführende Untersuchungen
benigne Veränderungen		
fokale Minder-/Mehrverfettung	+++	Ultraschall mit oder ohne KM, ggf. MRT
Zyste	+++	Ultraschall, ggf. *Echinococcus*-Serologie
Hämangiom	+++	Ultraschall
FNH	++	Ultraschall, KMUS, ggf. MRT
Abszess	+	Ultraschall, ggf. CT
Leberzelladenom	+	Ultraschall, KMUS, ggf. MRT
maligne Veränderungen		
Metastasen	+++	Ultraschall, ggf. CT, MRT
HCC	++	Ultraschall, KMUS, ggf. CT, MRT, AFP
CCC	+	Ultraschall, ggf. Cholangio-MRT, ERC

Leberherd 147

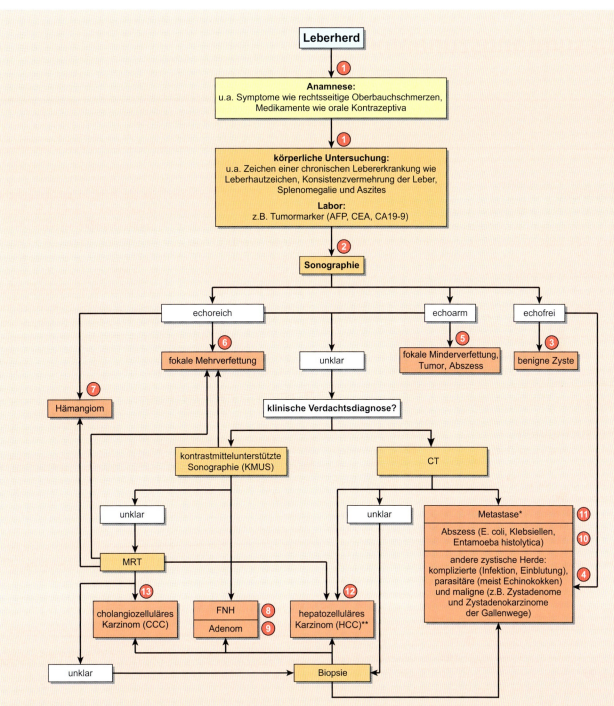

* Die positive Voraussagekraft der KMUS bei malignen fokalen Leberläsionen (< 20 mm) liegt bei 92 % und die negative Voraussagekraft bei 95 %. Bei Herden ≤ 10 mm lag die diagnostische Treffsicherheit der KMUS bei 80,6 %. In erfahrenen Zentren ersetzt die KMUS in vielen Fällen die mit Strahlenexposition verbundene CT oder die kostenintensive MRT. Bei atypischen KM-Verhalten oder unklar bleibenden Fällen sollte eine zweite Bildgebung mit KM und ggf. eine Biopsie erfolgen.

** Bei V.a. ein HCC hängt das weitere Vorgehen von der Größe des Herdes ab. Bei 1 cm Durchmesser kann man sich auf Kontrollen alle 3-4 Mon. beschränken. Bei Größenzunahme muss eine weitere bildgebende oder histologische Diagnostik erfolgen. Bei einer Größe von 1-2 cm sollen zwei Bildgebungen mit KM-Verhalten im Verlauf durchgeführt werden. Bei diskrepantem oder atypischem KM-Verhalten ist eine Biopsie erforderlich. Bei einem Herd > 2 cm reicht eine typische dynamische Bildgebung oder ein AFP > 200 µg/l. In Leitlinien wird wegen der besseren Sensitivität und Spezifität in der HCC-Diagnostik als Bildgebung ein CT oder MRT empfohlen.

R. Wiest
Leibesumfangszunahme

Definition

Eine Leibesumfangszunahme entsteht durch eine pathologisch vermehrte Einlagerung von Gas oder Flüssigkeit bzw. eine solide Gewebsvermehrung im Abdominalbereich.

Anamnese

Zunächst muss gezielt nach **Symptomen** und **möglichen Auslösern** der nachfolgenden Differenzialdiagnosen gefragt ❶ werden. Im Fokus stehen dabei vor allem: Anamnese, insbesondere Essverhalten (Adipositas), Trinkverhalten (Alkohol) bzw. Essprobleme (z. B. Obstruktionssymptomatik), B-Symptomatik (maligne Grunderkrankung), aber auch jegliche Voroperationen, -therapien (z. B. Chemotherapie, Radiatio) oder Traumata (Risikokonstellation für Ileus, Kompartmentsyndrom bzw. die komplette Medikamentenanamnese und damit assoziiertes Nebenwirkungsprofil). Ferner können Infekt- und Blutungszeichen sowie Stuhl-, Urin-, Sozial-, Berufsanamnese und Auslandsaufenthalte wertvolle Hinweise liefern. Bei Frauen sollte außerdem eine orientierende gynäkologische Anamnese (Schwangerschaft, Ovarialtumor, -zyste etc.) erfolgen.

Untersuchungen

Bei der kompletten **körperlichen Untersuchung** ❷ sind besonders Inspektion, Perkussion, Palpation und Auskultation des Abdomens entscheidend. Ein tympanitischer Klopfschall weist z. B. auf einen vermehrten abdominalen Gasgehalt hin, während ein verminderter durch eine Flüssigkeits- oder Gewebsvermehrung zustande kommt.

Die **Sonographie** ❸ zeigt bei dem häufigsten Grund für eine Leibesumfangszunahme, dem **Meteorismus** ❹, nur eine unspezifische Darmgasansammlung. Ggf. können hier Laboruntersuchungen und gastroenterologische Funktions- und Atemtests mögliche Ursachen wie eine Maldigestion bzw. eine Malabsorption nachweisen. Dagegen ist die Sonographie der Goldstandard zur Detektion freier Flüssigkeit in der Peritonealhöhle (**Aszites** ❺) und liefert auch den eindeutigen Nachweis einer **Adipositas** ❻, einer pathologischen Wassereinlagerung in der Bauchwand (**Ödem** ❼) bzw. einer **Organvergrößerung** ❽. Letztere kann sich als Hepato-, Splenomegalie oder auch Magenektasie darstellen. Ferner können eine Koprostase bzw. Ileus (**Obstruktion** ❾) sowie ein **solider** oder **zystischer Tumor** bzw. ein **Lymphom** ❿ sonographisch erfasst werden. Schließlich lässt sich auch eine **Hernie** ⓫ sonographisch feststellen.

Ist eine Leibesumfangszunahme durch o. g. Diagnostik nicht eindeutig zu klären, sollte, ggf. nach Ausschluss einer **Schwangerschaft** ⓬ (als „physiologische" Form der Leibesumfangszunahme), eine weitere **radiologische Diagnostik** ⓭ mittels Röntgen-Abdomenübersicht und/oder Schnittbildverfahren (z. B. CT) erfolgen. Zeigt sich hierbei ein pathologischer jedoch in Dignität und/oder Entität unklarer Befund, ist die Durchführung einer **Punktion** ⓮ zu diskutieren. Lässt sich trotz radiologischer Abklärung weiterhin keine eindeutige Ursache finden, kann eine **Laparoskopie** ⓮ durchgeführt werden. Bei unklarer Genese sollte zur Komplettierung der Diagnostik und Ausschluss von seltenen Ursachen Folgendes erfolgen: **gynäkologisches Konsil** ⓯; Schilddrüsen-Status (Myxödem); Chlamydien-Testung („Pelvic Inflammatory Disease"); **Stuhlkultur** ⓰ (intestinale Parasitose). Bei Verdacht auf ein Lymphödem kann eine Lymphangiographie bzw. -szintigraphie, zum Ziel führen. Zudem sollte ein **abdominales Kompartmentsyndrom** ⓱ nicht übersehen werden und daher bei jeglichem klinischen Verdacht unmittelbar eine intraabdominale Druckmessung erfolgen (> 12 mmHg: intraabdominale Hypertonie; > 20 mmHg: Kompartmentsyndrom). Es gilt zu betonen, dass auch **mehrere Ursachen gleichzeitig** bestehen können, z. B. ein Lymphom mit Lymphabflussstörung und -ödem, Leberinfiltration (Hepatomegalie) und Aszites.

Differenzialdiagnosen

Ursachen einer Leibesumfangszunahme		
Mögliche Erkrankungen	Häufigkeit	Weiterführende Untersuchungen
Meteorismus	+++++	klinische Untersuchung, Sonographie
Adipositas	++++	
Aszites	++	
Organomegalie	+	
Hernie	+	
gynäkologische Ursache	++	klinische Untersuchung, Sonographie, klinische Chemie
maligne Erkrankung	+	klinische Untersuchung, Sonographie, radiologische Bildgebung
Kompartmentsyndrom	+	intraabdominale Druckmessung

Leibesumfangszunahme

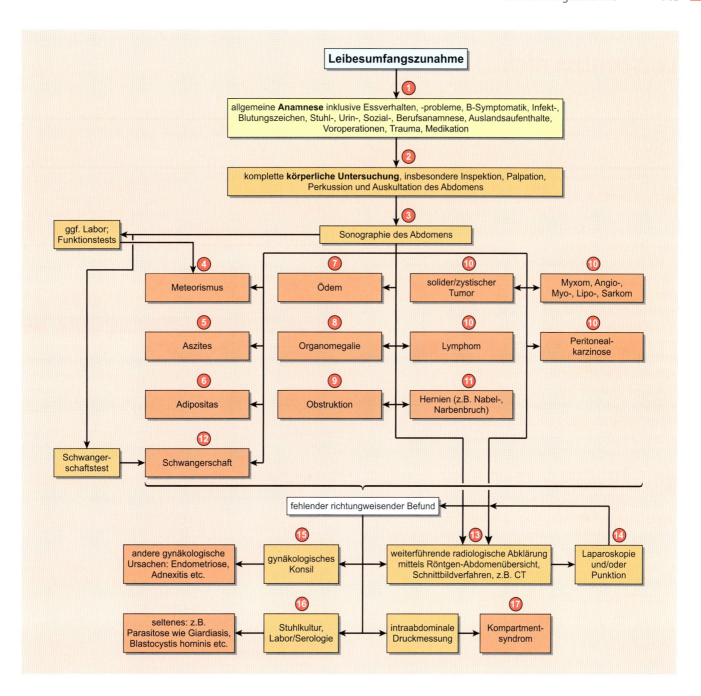

J. Wilke, Th. Glück

Leistungsknick

Definition

„Leistungsknick" bezeichnet die subjektiv innerhalb einer relativ kurzen Zeitspanne aufgetretene und im Verlauf persistierende Minderung der körperlichen Leistungsfähigkeit.

Anamnese

Die Liste der Differenzialdiagnosen ist lang und es gilt, durch eine gezielte Anamnese ❶ den **Beginn** und den **Schweregrad** des Leistungsknicks zu erfragen.

Die Erfassung von relevanten **Vorerkrankungen** kann wichtige Zusatzinformation bringen. Die gezielte Anamnese sollte weiterhin folgende wichtige Fragen beinhalten:
- Atemnot (in Ruhe/nur bei Belastung)
- Gewichtsabnahme/-zunahme, Ödeme
- Fieber, Nachtschweiß
- Schmerzen (dauerhaft/nur bei körperlicher Belastung)
- Medikamenteneinnahme, Vorerkrankungen
- Alkohol-/Drogenanamnese
- Auslandsaufenthalt, ggf. Herkunftsland
- Stuhlanamnese (Teerstuhl, Diarrhö, Obstipation)
- Sexualanamnese, bei Frauen Menstruationsanamnese
- Schlafanamnese (Schlafapnoe?).

Untersuchungen

Die ausführliche Anamnese kann oft bereits die Weichen für die gezielte körperliche Untersuchung und weiterführende technische Untersuchungen stellen. Bei der **körperlichen Untersuchung** ❷ ist besonders zu achten auf:
- Gesamteindruck: Wirkt der Patient krank?
- Auffälligkeiten bei Herz- und Lungenauskultation (Herzrhythmus, Herzklappenfehler, feuchte/trockene Rasselgeräusche, Exspirium verlängert)
- periphere Ödeme/Hinweise auf Aszites, Halsvenenfüllung, Exsikkosezeichen
- Haut-/Konjunktivenkolorit (Zeichen einer Leber- oder Niereninsuffizienz, Anämie)
- Lymphknotenstatus.

Das **Basislabor** ❸ kann abhängig von Institution und Patientenalter, Risikoprofil des Patienten, Vorerkrankungen etc. mehr oder weniger umfangreich sein.

Ökonomische Aspekte

Leistungsknick ist ein häufiger Grund für längere Krankschreibung der betroffenen Patienten und für oft mehrfache Praxis- und Spezialambulanzkonsultationen. Eine strukturierte Abklärung, um organische Ursachen zu finden und psychosomatische Erkrankungen abzugrenzen, hat enorme Bedeutung sowohl für den Patienten als auch sozioökonomisch. Insbesondere muss vermieden werden, dem Patienten scheinbar naheliegende Diagnosen „anzuhängen" wie eine „chronische Borreliose" oder „chronische EBV-Infektion", allein aufgrund positiver Serologie für diese Erreger, da dies in aller Regel nicht für die Beschwerden der Patienten verantwortlich ist.

Differenzialdiagnosen

Ursachen eines Leistungsknicks		
Mögliche Erkrankungen	Häufigkeit	Weiterführende Untersuchungen ❹
kardiopulmonal ❺		
Herzinsuffizienz	+++	EKG, Echokardiographie, Röntgen Thorax, Ergometrie, Spiroergonomie (zur Differenzierung kardiale vs. pulmonale Ursache) Herzenzyme, evtl. BNP/NT-proBNP; Koronarangiographie
Lungenembolie (rezidivierend), pulmonal-arterielle Hypertonie anderer Genese	+++	Blutgasanalyse, D-Dimere, Echokardiographie, Sonographie der tiefen Bein-/Becken- und evtl. Armvenen, Thorax-Spiral-CT, ggf. Lungenperfusions-/-ventilationsszintigraphie, Rechtsherzkatheteruntersuchung, Spiroergometrie
COPD/Asthma bronchiale, andere Lungenerkrankung	+++	Blutgasanalyse, Spirometrie, Bodyplethysmographie, ggf. inhalativer Provokationstest
hämatologisch-onkologisch ❻		
Anämie/hämatologische Systemerkrankung/Malignom	++	Differenzialblutbild, Ferritin, Transferrinsättigung, Retikulozytenzahl/-Hb, Vit. B_{12}, Folsäure, LDH, Bilirubin, Haptoglobin, Knochenmarkbiopsie, Sonographie, Endoskopie, CT, MRT, PET etc.
infektiös-entzündlich ❼		
Tbc	++	Thorax-Röntgen/-CT, Quantiferon-Test, Sputum/Bronchiallavage auf Tuberkelbakterien mikroskopisch, kulturell und mittels PCR. Bei V. a. extrapulmonalen Befall weitere Bildgebung, Endoskopie, auch Urinsediment/Urinkultur auf TBC.
Endocarditis lenta	++	Echokardiographie (TTE und TEE), mindestens 2 Blutkulturen vor evtl. Antibiosebeginn
Hepatitis B und C, HIV	++	Hepatitis-Serologie, HIV-Test
rheumatische/autoimmunologische Erkrankungen, Kollagenosen, Granulomatosen	++	CRP, BSG, Kreatinin, Urinsediment (Mikroskopie), Spoturin auf Eiweiß-/Kreatinin-Quotient, Autoantikörper, Röntgen Thorax, Sonographie, etc.
endokrin-hormonell ❽		
Diabetes mellitus	+++	Blutzucker, OGTT, HbA1c
Hyper-/Hypothyreose	++	TSH basal (wenn pathologisch, dann fT3 und fT4)

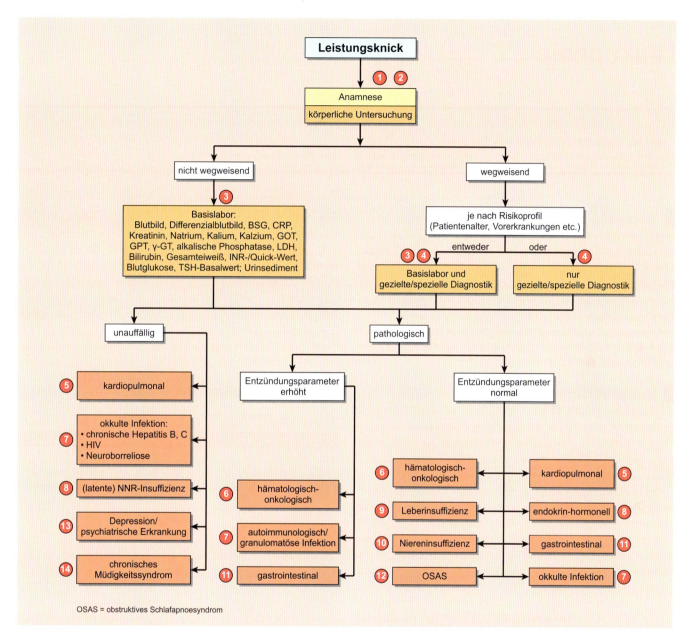

Ursachen eines Leistungsknicks (Forts.)		
Mögliche Erkrankungen	Häufigkeit	Weiterführende Untersuchungen ❹
primäre/sekundäre Nebenniereninsuffizienz (NNRI)	+	Natrium, Kalium, Kreatinin, ACTH, Kortisol, Renin, Aldosteron, DHEAS
Leberinsuffizienz ❾	+++	Alkoholanamnese, Abdomensonographie, ÖGD, Basislabor, Serum-Elektrophorese, Hepatitis-B und -C-Serologie, Ferritin, Transferrinsättigung, Coeruloplasmin (< 40. Lj.); ggf. Autoantikörper; Leberbiopsie
Niereninsuffizienz ❿	++	Kreatinin, Harnstoff, Natrium, Kalium, Urinsediment (Mikroskopie), Spoturin auf Eiweiß/Kreatinin-Quotient, BGA, Serumcalcium/-phosphat, Vit. D3, PTH, BSG, CRP, BZ, Immunelektrophorese, freie Leichtketten im Serum, Autoantikörper, Sonographie, ggf. Nierenbiopsie

Ursachen eines Leistungsknicks (Forts.)		
Mögliche Erkrankungen	Häufigkeit	Weiterführende Untersuchungen ❹
gastrointestinal ⑪		
Malabsorptions-/ Maldigestionssyndrom/ Diarrhö	++	bei Diarrhö: Reiseanamnese!, Antibiotikaanamnese; Stuhl auf pathogene Keime, Parasiten, *Clostridium difficile*-Toxin; Differenzialblutbild (Eosinophilie?), ggf. Stuhl auf Elastase, Calprotectin/Lactoferrin; Fastentest, ÖGD mit tiefen Dünndarmbiopsien, Ileokoloskopie mit Biopsien, ggf. MRT-Enteroklysma, Sonographie/CT
obstruktives Schlafapnoesyndrom ⑫	++	Screeningtest, Schlaflabor
Depression ⑬	+++	Ausschluss organische Ursache, psychiatrische Begutachtung
chronisches Müdigkeitssyndrom ⑭	+	Ausschluss organische Ursache, psychiatrische Erkrankung

P. Staib

Leukopenie

Definition

Unter Leukopenie versteht man eine Verminderung der **Gesamtzahl der Leukozyten im peripheren Blut unter 3 500/μl.** Hierbei ist insbesondere eine Verminderung der neutrophilen Granulozyten (**Neutropenie**) unter 2 500/μl relevant. Bei weitgehendem oder komplettem Mangel an neutrophilen Granulozyten spricht man auch von **Agranulozytose.**

▮ Anamnese

Neben Fragen nach **Allgemeinsymptomen** (Fieber, Leistungsschwäche, Gewichtsverlust) zielt die spezielle Anamnese auf die Eruierung einer Exposition gegenüber **knochenmarktoxischen Einflüssen** ab. Dies beinhaltet Fragen nach der Medikamenteneinnahme (z.B. Metamizol, Methotrexat), auch länger zurückliegend, sowie nach chemisch-industriellen Noxen in der Berufs- und Freizeitanamnese. Die klinische Relevanz der Leukopenie ergibt sich aus Angaben zu Schwere, Häufigkeit und Art von ggf. rezidivierenden Infektionen ❶.

▮ Untersuchungen

Im **Ganzkörperstatus** ❷ ist insbesondere auf Lymphknotenvergrößerungen, Blässe der Haut, Organvergrößerungen (z.B. Leber, Milz) und Blutungszeichen als mögliche Hinweise auf eine hämatologische Systemerkrankung wie z.B. ein malignes Lymphom oder eine Leukämie zu achten.

Bei klinischer Relevanz ist zur weiteren Klärung eine **Knochenmarkpunktion mit Zytologie und Histologie** erforderlich ❸. Hierdurch lassen sich sämtliche Störungen auf der Ebene der Hämatopoese entschlüsseln. Bei **reduzierter bis aplastischer Granulopoese bzw. Hämatopoese** ❹ kommen eine Agranulozytose, ein toxischer Markschaden, eine aplastische Anämie, eine paroxysmale nächtliche Hämoglobinurie (PNH), eine primäre Myelofibrose oder ein hypoplastisches myelodysplastisches Syndrom (MDS) infrage. Aufgrund einer **Markinfiltration** ❺ kommt es zur Verdrängung der Hämatopoese mit nachfolgender **Zytopenie ggf. aller drei Reihen** (Anämie, Thrombopenie, Leukopenie) durch akute oder chronische Leukämien, maligne Lymphome einschließlich eines multiplen Myeloms, durch eine Knochenmarkkarzinose oder ein klassisches myelodysplastisches Syndrom (MDS). Im Falle einer **Speicherkrankheit** finden sich **typische Zellen** ❻ (z.B. Gaucher-Zellen) bei gleichzeitig nachweisbarer Hepatosplenomegalie. Eine **megaloblastär veränderte Hämatopoese** ❼ richtet das Augenmerk auf einen **Mangel an Vitamin B$_{12}$ oder Folsäure,** deren Spiegel im Serum überprüft werden sollten.

Eine **normale bis gesteigerte Granulopoese** ❽ im Knochenmark deutet einen peripheren Verbrauch der Leukozyten an, der verursacht sein kann durch eine Splenomegalie (Hypersplenismus), eine Immunleukopenie im Rahmen eines Lupus erythematodes bzw. einer Autoimmunneutropenie, durch akute Infekte oder durch hereditäre Zustände wie die familiäre benigne oder die zyklische Neutropenie. Letztere ergeben sich aus einer engmaschigen Kontrolle des Blutbildes.

▮ Differenzialdiagnosen

Ursachen von Leukopenie		
Mögliche Erkrankungen	Häufigkeit	Weiterführende Untersuchungen
akute Infekte	+++	Anamnese
Knochenmarkinfiltration (Leukämien, maligne Lymphome, Knochenmarkkarzinose, MDS)	+++	Knochenmarkpunktion mit Histologie und Zytologie, ggf. Zytogenetik und Durchflusszytometrie
megaloblastäre Störung der Hämatopoese (Vitamin-B$_{12}$-, Folsäuremangel)	++	Vitamin-B$_{12}$- und Folsäurespiegel
Hypersplenismus	++	Klärung Splenomegalie (z.B. Lebererkrankung)
hypoplastische Hämatopoese (Agranulozytose, toxischer Markschaden, aplastische Anämie, MDS, primäre Myelofibrose, PNH)	+	Medikamentenanamnese, Knochenmarkpunktion mit Histologie und Zytologie, ggf. Zytogenetik, Durchflusszytometrie
Immunleukopenie (SLE, Immunneutropenie)	+	Autoantikörper (ANA, ENA, anti-dsDNS, Anti-Neutrophilen-Ak)
hereditäre Leukopenie (benigne familiäre Neutropenie, zyklische Neutropenie)	(+)	Blutbild-Verlauf; ggf. molekularbiologische Untersuchungen
Speicherkrankheiten	(+)	Enzymdefekte (z. B. Morbus Gaucher: ß-Glucocerebrosidase-Messung in Leukozyten)

Leukopenie 153

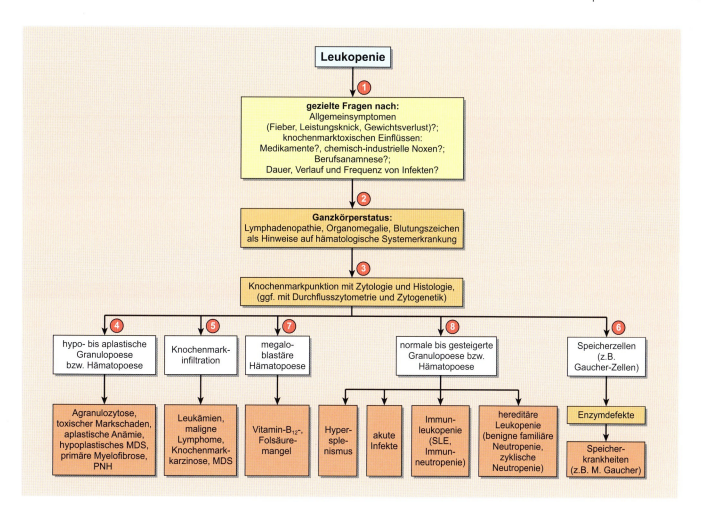

B. Salzberger
Leukozytose

> **Definition**
>
> **Erhöhung der Leukozytenzahl** im peripheren Blut auf **über den oberen Normwert (in der Regel 11 000/μl).** Die Leukozytenzahl im peripheren Blut kann durch Produktion, Freisetzung aus mehreren Speicherkompartimenten und einen verminderten Abbau beeinflusst werden. Vor allem bei geringen Abweichungen muss daran gedacht werden, dass 2,5 % der untersuchten Personen einen Wert über der oberen Normgrenze haben, ohne dass eine Krankheit vorliegt.

Anamnese

In der Differenzialdiagnose der Leukozytose müssen Infektionen, andere Erkrankungen, Medikamente, hämatologische Neoplasien und andere Zustände bedacht werden. In der Anamnese sollte eine Orientierung über eine mögliche **Infektion** sowie eine genaue **Medikamenten-** und **Drogenanamnese** erfolgen. **Begleit-** und **Vorerkrankungen** müssen erhoben werden ❶.

Untersuchung

Zur **Laboranalyse** gehört ein Differenzialblutbild, die Bestimmung der Gerinnungsparameter und der Entzündungsparameter (CRP, Prokalzitonin o. Ä.).

Die **körperliche Untersuchung** umfasst Inspektion von Haut- und Schleimhäuten, Erhebung des Lymphknotenstatus und Untersuchung der Organe bzw. -systeme ❷.

Dann muss der **Allgemeinzustand** abgeklärt werden: Ist der Patient kritisch krank, besteht ➤ Fieber oder eine akut kritische Erkrankung ❸?

Das **Differenzialblutbild** ist die wichtigste primäre Untersuchung. Hier wird zunächst klar, ob auffällige Verteilungen der Subpopulationen und Zellelemente (Vorstufen, blastäre Zellen u. a.) vorhanden sind. Bei hohen Leukozytenzahlen (> 75 000/μl, ausgenommen Lymphozyten) muss an eine Erhöhung der Blutviskosität mit ggf. neurologischen Symptomen gedacht und diese ggf. behandelt werden ❹.

Für akute Infektionen ist der sensitivste Parameter der prozentuale Anteil stabkerniger Neutrophiler. Weitere Untersuchungen und Laborparameter sollten nach zusätzlichen Befunden (organ- bzw. befundspezifisch) ausgewählt werden.

Die **Durchflusszytometrie** (aus peripherem oder Knochenmarkblut) sowie eine **Knochenmarkpunktion** sind bei Verdacht auf akute Leukämie, Lymphome und myelodysplastische Syndrome unverzichtbar ❺.

An **Zusatzuntersuchungen** können zytochemische, metabolische und genetische Untersuchungen (z. B. Index der alkalischen Leukozytenphosphatase, Vitamin B_{12} und Folsäure im Serum u. a.) oder weitere bildgebende Verfahren erfolgen ❻.

Differenzialdiagnosen

Ursachen von Leukozytose		
Mögliche Erkrankungen	Häufigkeit	Weiterführende Untersuchungen
Neutrophilie		
Infektionen	++++	Anamnese, Labor, peripherer Ausstrich: stabkernige Neutrophile?
Stress (inklusive starker körperlicher Belastung)	+	Anamnese
Schwangerschaft	++	Anamnese, Untersuchung
Nikotinabusus	++	Anamnese: meist milde chronische Neutrophilie
Medikamente	++	Anamnese: Einnahme von Glukokortikoiden, Lithium, Katecholaminen, anderen, Auslassversuch (mindestens 48 h)
Leukämien, myeloproliferative Erkrankungen	++	peripherer Blutausstrich, ggf. Zusatzuntersuchungen und Knochenmarkpunktion
• idiopathisch • angeborene Störungen (u. a. Down-Syndrom) • Asplenie oder Hyposplenismus	+	Anamnese, ggf. spezifische Untersuchungen
Lymphozytose		
Infektionen (meist viral)	+++	Anamnese, Erregernachweis
lymphoproliferative Erkrankungen (chronische bzw. akute lymphatische Leukämien)	++	peripherer Blutausstrich, ggf. Zusatzuntersuchungen und Knochenmarkpunktion
Monozytose		
Infektionen (akute bakterielle Infektionen, Tuberkulose)	++	Anamnese, Erregernachweis
Leukämien und myelodysplastische Syndrome	++	peripherer Blutausstrich, ggf. Zusatzuntersuchungen und Knochenmarkpunktion
Eosinophilie		
Infektionen (v. a. Parasitosen)	++	Anamnese, Erregernachweis
allergische Reaktionen (z. B. Medikamente)	++	Anamnese, Absetzen der verursachenden Medikamente
seltener: Churg-Strauss-Syndrom, idiopathisch, eosinophile Leukämie	+	spezifische Untersuchungen

Leukozytose 155

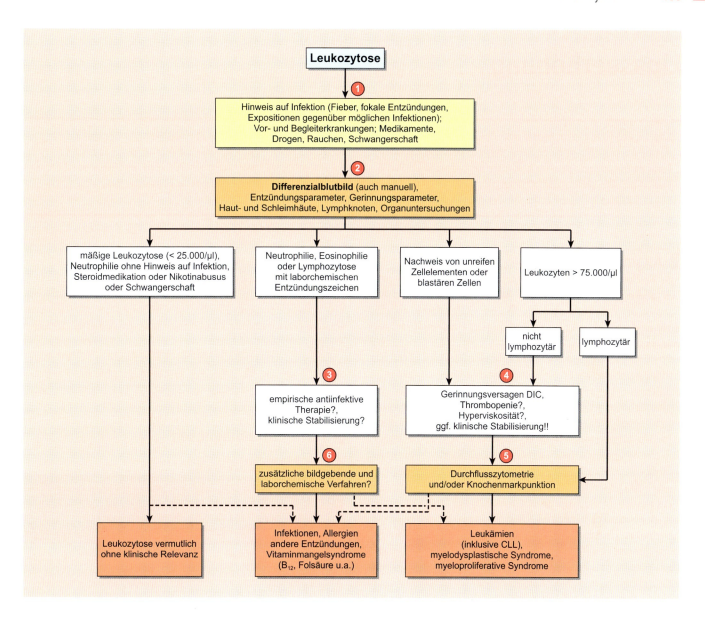

Ursachen von Leukozytose *(Forts.)*		
Mögliche Erkrankungen	Häufigkeit	Weiterführende Untersuchungen
Nachweis von unreifen Vorstufen (außer stabkernigen) oder blastären Elementen		
akute bzw. chronische Leukämien	++	Knochenmarkpunktion und/oder Durchflusszytometrie, ggf. zytochemische und genetische Zusatzuntersuchungen
myelodysplastische Syndrome	++	
myeloproliferative Syndrome	++	
maligne Lymphome	++	

J. Mayerle, P. Simon, M. M. Lerch

Lipaseerhöhung

Definition

Eine Lipaseerhöhung im Serum über das Dreifache der Norm, verbunden mit abdominalen Beschwerden, weist auf eine akute Pankreatitis oder einen akuten Schub einer chronischen Pankreatitis hin. Die Serum-Halbwertszeit der Lipase beträgt 7–14 Stunden, ein Lipaseanstieg im Serum ist frühestens 5 Stunden nach Beginn einer Pankreasschädigung nachweisbar. Der Nachweis einer erhöhten Lipase im Serum ist bis zu 6 Tage nach Symptombeginn möglich. In Studien wird zur Diagnose einer asymptomatischen Hyperlipasämie ebenfalls ein Anstieg über das Dreifache der Norm gefordert.

Anamnese

Eine Bestimmung der Serum-Lipase ist indiziert bei **gürtelförmigen abdominalen Beschwerden** ❶. Berichtet der Patient im Rahmen der Anamneseerhebung ❸ über **Gallensteine**, eine **Entfärbung des Stuhls** oder **Dunkelfärbung des Urins** und/oder **Juckreiz**, so deutet dies auf eine biliäre Pankreatitis hin. Ein regelmäßiger oder übermäßiger **Alkoholkonsum** weist auf eine akute alkoholinduzierte Pankreatitis hin. **Rezidivierende Beschwerden** mit ähnlichem Schmerzcharakter und **Fettstühle** sprechen für einen akuten Schub einer chronischen Pankreatitis. Die Anamnese sollte durch Fragen nach einem **ungewollten Gewichtsverlust** sowie einem **neu aufgetretenen Diabetes mellitus** vervollständigt werden. Letztere Symptome können auf ein Pankreaskarzinom hinweisen. Wurde eine erhöhte Serum-Lipase ohne klinische Symptomatik gemessen ❷, sollten die oben aufgeführten Fragen nachträglich gestellt werden. In der **Familienanamnese** sollten familiäre Häufungen eines Pankreaskarzinoms, eines Pancreas divisum oder einer hereditären Pankreatitis eruiert werden. Bei der **Medikamentenanamnese** ist auf Substanzen, die eine Lipaseerhöhung verursachen können, zu achten (z. B. Asparaginase, Azathioprin, Cholinergika, Indometacin, orale Kontrazeptiva, Sulfisoxazol, Gliptine [DPP4-Antagonisten], GLP1-Analoga). Auch die Blutgruppe B führt zu einer subklinisch erhöhten Serumlipase ohne Beschwerden, verbunden mit einem 1,5-fachen Risiko für die Entwicklung einer chronischen Pankreatitis.

Untersuchungen

Zur weiteren Abklärung einer symptomatischen Lipaseerhöhung sollte primär die **Abdomensonographie** ❹ eingesetzt werden. Eine umfassende klinische Abklärung unter Zuhilfenahme von invasiven diagnostischen Verfahren ist bei einer zufällig entdeckten Lipaseerhöhung bei jungen asymptomatischen Patienten ohne familiäre Vorbelastung für eine Pankreaserkrankung nicht indiziert. In Ermangelung von Leitlinien **empfiehlt sich folgendes Vorgehen:** Bei fehlender klinischer Symptomatik, die auf eine Pankreaserkrankung hinweist, und einer leeren Familienanamnese erfolgt nur eine **klinische Untersuchung** sowie eine **Abdomensonographie** ❹. Zum Ausschluss einer Makrolipasämie (gestörte renale Elimination von Lipase, die an α₂-Makroglobulin oder Immunglobuline gebunden ist) werden die **Serum-Amylase** sowie die **Urin-Lipase** bestimmt ❻. Bei Verdacht auf eine familiäre oder idiopathische Hyperlipasämie erfolgt eine **familiäre Umgebungsuntersuchung** (Enzymbestimmung) ❻. Bei über 50-jährigen Patienten kann eine erhöhte Lipase in Einzelfällen auf ein Pankreaskarzinom hinweisen. Diese Differenzialdiagnose ist insbesondere dann abzuklären, wenn die Lipaseerhöhung in Kombination mit einer neu aufgetretenen Glukosetoleranzstörung bzw. einem neu manifestierten Diabetes mellitus auftritt.

Ergibt die Abdomensonographie den Verdacht auf eine Pankreasraumforderung ❺, sollte eine **Endosonographie des Pankreas** (ggf. mit Biopsieentnahme) sowie eine **CT** des Abdomens angeschlossen werden.

Differenzialdiagnosen

Ursachen einer Lipaseerhöhung		
Differenzialdiagnose	Erhöhung in % der Erkrankungen, wenn primäre Pankreaserkrankung ausgeschlossen	Weiterführende Diagnostik
akute/chronische Pankreatitis	obligat	Abdomensonographie
Pankreaskarzinom	~ 60 %	Abdomensonographie, Endosonographie mit Punktion, CT
Niereninsuffizienz	bis 66 %	Kreatinin, Harnstoff, Kreatinin-Clearance
diabetische Ketoazidose, hyperosmolares Koma	16–25 %	Blutglukose, Serumosmolarität, Blutgasanalyse, Ketonkörper im Urin
Cholezystitis	8 %	Leukozytose, CRP, Abdomensonographie
Ulcus duodeni	Einzelfälle	ÖGD, Röntgen-Abdomen-Leeraufnahme
Virushepatitis, Leberzirrhose	21–25 %	Bestimmung der Lebersyntheseleistung, Virusserologie, Abdomensonographie
Morbus Crohn, Colitis ulcerosa	9–14 %	ÖGD, Koloskopie
Sarkoidose	Einzelfälle	Röntgen Thorax, bronchoalveoläre Lavage CD4/CD8-Quotient, ACE
Typhus abdominalis	21 %	Stuhluntersuchung, Blutkulturen, Lymphopenie, Entzündungszeichen
medikamenteninduziert	0,1–2 %	Anamnese (Bauchschmerzen), Abdomensonographie

Lipaseerhöhung

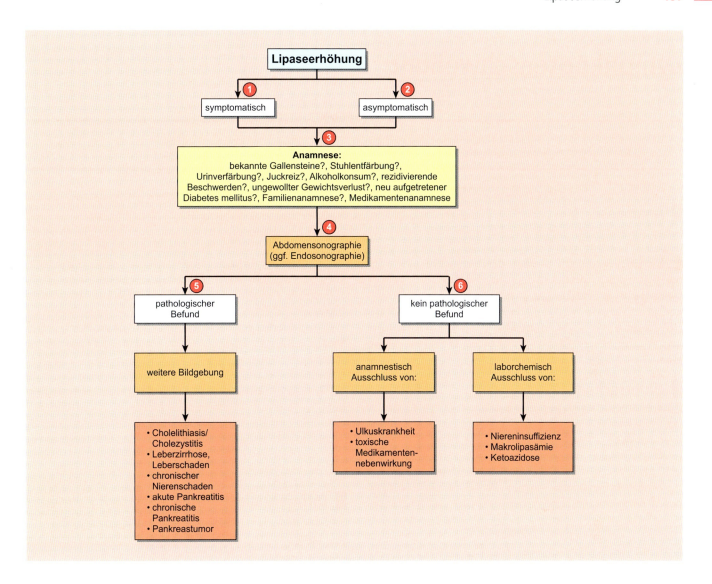

R. Naumann
Lymphknotenschwellung

Definition
Bei einer Lymphknotenschwellung (Lymphknotenvergrößerung, Lymphadenopathie, Lymphom) handelt es sich um eine Vergrößerung eines oder mehrerer Lymphknoten.

Anamnese
Notwendig sind Fragen nach Beginn, Dauer, Wachstumsgeschwindigkeit, Schmerzhaftigkeit des Lymphknotens, vorangegangenen Infektionen, Verletzungen, Unfällen oder Operationen sowie weiteren Beschwerden wie Infektsymptome, Leistungsknick oder B-Symptomen (> Hodgkin-Lymphom). Medikamenten-, Drogen- und Reiseanamnese werden erhoben sowie Sexualgewohnheiten (HIV) bzw. Tierkontakte erfragt ❶. Grundsätzlich differenziert man zwischen **akutem** ❹ und **schleichendem** ❺ **Erkrankungsbeginn**.

Untersuchungen
Bei der **körperlichen Untersuchung** steht vor allem die Palpation des Lymphoms sowie der übrigen Lymphknotenstationen im Vordergrund ❷. Akut auftretende druckschmerzhafte weiche Lymphome ❹ sprechen eher für eine entzündliche Genese, schleichend entstehende schmerzlose harte ❺ eher für ein Malignom.

Zervikale Lymphknoten kommen akut bei Infektionen der oberen Atemwege vor. Bei Symptompersistenz oder -zunahme ist eine HNO-ärztliche Untersuchung (akute Tonsillitis, Otitis, Abszess) sinnvoll. Asymmetrische oder indolente Lymphome können auf ein Non-Hodgkin- (NHL), Hodgkin-Lymphom (HL) oder eine Metastase hinweisen, eine isolierte **supraklavikuläre** oder **axilläre** Lokalisation auf eine Lymphknotenmetastase eines soliden Tumors.

Inguinale Lymphome können bei verschiedenen venerischen Infektionen auftreten.

Generalisierte Lymphome (entzündlich) sind verdächtig auf Infektionen. Nichtentzündliche Ursachen sind in erster Linie maligne lymphatische Systemerkrankungen sowie Karzinom- oder Sarkommetastasen.

Das diagnostische **Basisprogramm** ❸ schließt **Sonographie, Röntgen-Thorax** und **Laboruntersuchungen** ein. Das **Differenzialblutbild** gibt Hinweise auf Infekte oder eine akute Leukämie (Blastennachweis). Eine erhöhte **LDH** kann auf eine lymphatische Systemerkrankung (z. B. HL, NHL, Leukämie) hinweisen. Weitere Untersuchungen richten sich nach der Verdachtsdiagnose ❻.

Differenzialdiagnosen

Mögliche Ursachen einer Lymphknotenschwellung		
Ursache	Häufigkeit	Diagnostische Hinweise
bakterielle Infektionen:		schmerzhafte, meist lokalisierte Lymphome
• z. B. Streptokokken, Staphylokokken	+++	• Lokalbefund, Entzündungszeichen
• Tuberkulose	+	• schmerzlose oft verbackene Halslymphknoten, Abwehrschwäche
• Diphtherie	+	• Schluckbeschwerden, Halslymphome, Fieber, Allgemeinsymptome
• Syphilis	+	• indolente inguinale Lymphome im Rahmen eines Primäraffektes
• Morbus Whipple	+	• Lymphome als extraintestinales Symptom, Duodenalbiopsie
• Brucellose	+	• Tierkontakt (z. B. Rind, Hund, Schaf, Schwein) oder nichtpasteurisierte Milch, Hepatosplenomegalie
• Katzenkratzkrankheit	+	• Katzenkontakt
• Tularämie	+	• Tierkontakt (Nagetiere, „Hasenpest"), plötzlicher Fieberbeginn, Geschwüre an der Eintrittsstelle mit regionaler, oft eitriger, Entzündung der Lymphknoten
Virusinfektionen:	+++	
• EBV-Infektion	+	• schmerzhafte meist lokalisierte Lymphome, Allgemeinsymptome
• CMV-Infektion	+	• Lymphozytose mit atypischen Lymphozyten, Splenomegalie, Hepatomegalie, Begleithepatitis
• HIV-Infektion/AIDS	+	• HIV-Risikokonstellation
• Röteln	+	• zervikale/retroaurikuläre Lymphome
Parasitosen:		
• Toxoplasmose	+	• Katzenkontakt, Immunschwäche
• Leishmaniose (viszerale Form: Kala-Azar)	+	• Tropenanamnese, Fieber, Splenomegalie, Panzytopenie (Nachweis im Knochenmarkausstrich)
• lymphatische Filariose (Nematoden: Fadenwürmer)	+	• Fieber, Eosinophilie, Mikrofilarien im peripheren Blut
Autoimmunerkrankungen:	+	
• Lupus erythematodes		• ANA, Anti-dsDNA
• Sarkoidose		• bihiläre mediastinale Lymphome, Fieber

Lymphknotenschwellung

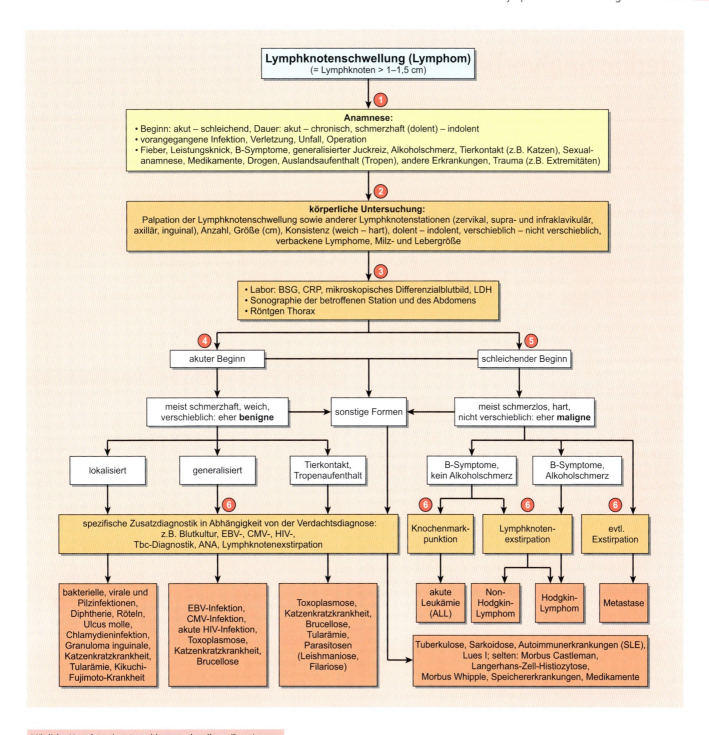

Mögliche Ursachen einer Lymphknotenschwellung (Forts.)		
Ursache	Häufigkeit	Diagnostische Hinweise
Metastasen	++	indolente Lymphome, Tumoranamnese, Allgemeinsymptome
maligne Lymphome	+	indolente Lymphome, B-Symptome, Bildgebung
Leukämien	+	indolente Lymphome, Blutbildveränderungen, Knochenmarkpunktion
Morbus Castleman (angiofollikuläre Lymphknotenhyperplasie)	+	mediastinale Lymphome, lokalisiert oder multizentrisch, bioptische Sicherung
Langerhans-Zell-Histiozytose	+	mono- oder multisystemische Erkrankung, bioptische Sicherung
Speicherkrankheiten	+	z. B. Morbus Gaucher, Niemann-Pick

M. Pfeifer
Mediastinalverbreiterung

Definition
Der Begriff umfasst Vergrößerungen im Bereich des Mediastinums und des paravertebralen Raums von der oberen Thoraxapertur bis hin zum Zwerchfell.

Anamnese

Klinisch sind die Prozesse im Mediastinum häufig **lange asymptomatisch,** was die frühe Diagnose erschwert. Oft werden Veränderungen der Hilusregion und des Mediastinums zufällig im Rahmen einer radiologischen Diagnostik bemerkt ❶. Als führende Symptome und Befunde einer Mediastinalerkrankung ❷ gelten **Schmerzen** sowie **Husten** oder **retrosternales Druckgefühl.** Eine **Einflussstauung** mit gefüllten Halsvenen oder Zungengrundvenen und das Horner-Syndrom sollten immer zu einer sofortigen weiterführenden Diagnostik führen.

Untersuchungen

Ein erster diagnostischer Schritt kann die konventionelle Thoraxübersichtsaufnahme in zwei Ebenen sein. ❸.

Die Röntgen-Thorax-Aufnahme ist jedoch allgemein nicht sehr sensitiv und spezifisch – daher ist heute die **CT-Untersuchung mit Kontrastmittel** der Standard der bildgebenden Diagnostik ❹. Diese erlaubt die Größenbestimmung und die Zuordnung zum vorderen (entspricht anatomisch dem vorderen Mediastinum), mittleren (entspricht dem anatomischen mittleren und hinteren Mediastinum) oder hinteren (entspricht anatomisch dem paravertebralen Raum) Kompartiment ❺, ❻, ❼. Raumforderungen im vorderen Kompartiment sind zu einem hohen Anteil maligne, im mittleren lediglich noch zu einem Drittel und im hinteren selten maligne (bis zu 16 %).

Die **MRT** ❽ ist ergänzend bei neurogenen Tumoren mit Infiltration des Spinalkanals sinnvoll und in speziellen Fragstellungen bei vaskulären Prozessen.

Die **Echokardiographie** ❾ ist bei aortalen Gefäßprozessen eine wesentliche ergänzende Untersuchungsmethode. Das Ausmaß eines Aortenaneurysmas sowie die genaue Abgrenzung des pathologischen Prozesses zum Klappenapparat des Herzens lassen sich mit der transthorakalen und insbesondere transösophagealen Echokardiographie sehr sicher darstellen.

Die Bildgebung muss durch **endoskopische** und **operative Verfahren** ergänzt werden, wenn eine zytologische oder **histologische Sicherung** der Diagnose erforderlich ist. **Bronchoskopien** mit endobronchialer Sonographie (EBUS) ❿ erlauben die gezielte Punktion von mediastinalen Lymphknoten sowie die Probengewinnung bei endoluminalen Prozessen der Trachea und der zentralen Bronchien. Ebenso ist mit einer **Ösophagoskopie** ⓫ mit und ohne Ultraschall die Diagnostik des mittleren und hinteren Kompartiments möglich. Die **Mediastinoskopie** ⓬ ist heute nur noch in Ausnahmenfällen erforderlich, es kann jedoch ausreichend Biopsiematerial gewonnen werden und daher besitzt sie bei fehlender Diagnosesicherung durch die endoskopischen Verfahren weiterhin einen Stellenwert. Prozesse des vorderen und hinteren Kompartiments sind nur über eine **CT-gesteuerte Punktion** ⓭ erreichbar, die, wenn nicht möglich oder nicht klärend, durch eine chirurgische und damit **offene Biopsie** ⓮ ergänzt werden muss. Zusätzlich kann das **PET-CT** bei soliden Prozessen des Mediastinums differenzialdiagnostische Hinweise, insbesondere zur Größenausdehnung liefern.

Differenzialdiagnosen

Ursachen für eine Mediastinalverbreiterung		
Mögliche Erkrankungen	Häufigkeit	Weiterführende Untersuchungen
Aortenaneurysma	++	Röntgen, CT, Echokardiographie (TEE)
vorderes Kompartiment (= vorderes Mediastinum) ❺		
Thymome	++	Röntgen, CT, MRT, Biopsie
maligne Tumoren wie Thymuskarzinom, Kleinzelltumoren, Lymphome	+++	Röntgen, CT, MRT, PET, Biopsie
intrathorakale Strumen	++++	Röntgen, CT, Strumektomie
Nebenschilddrüsenadenome	++	Röntgen, CT, Biopsie, Operation
Weichteiltumoren wie Lipome, Liposarkome, Lymphangiome, Hämangiome	++	Röntgen, CT, PET, Biopsie
extraossäre Osteosarkome	+	Röntgen, CT, PET, Biopsie
mittleres Kompartiment (= mittleres und hinteres Mediastinum) ❻		
perikardiale und bronchogene Zysten	++	Röntgen, CT
Lymphome, Lymphadenopathien	++++	Röntgen, CT, PET, EBUS, Mediastinoskopie, EUS mit Nadelpunktion
Hilusverbreiterung, z. B. durch maligne Erkrankungen (Metastasen), Infektionen oder entzündliche Ursachen ohne Erregernachweis	+++++	Röntgen, CT, PET, EBUS, Mediastinoskopie
Ösophagusprozesse	+++	Röntgen, CT, PET, EBUS, Mediastinoskopie, EUS mit Nadelpunktion
extrapulmonale Lungensequester	+	Röntgen, Angio-CT
pankreatische Pseudozysten	+	Röntgen, CT
Achalasie	++	Röntgen, CT, Endoskopie
hinteres Kompartiment (= paravertebraler Raum) ❼		
neurogene Tumoren	++	Röntgen, CT, MRT, PET, Biopsie

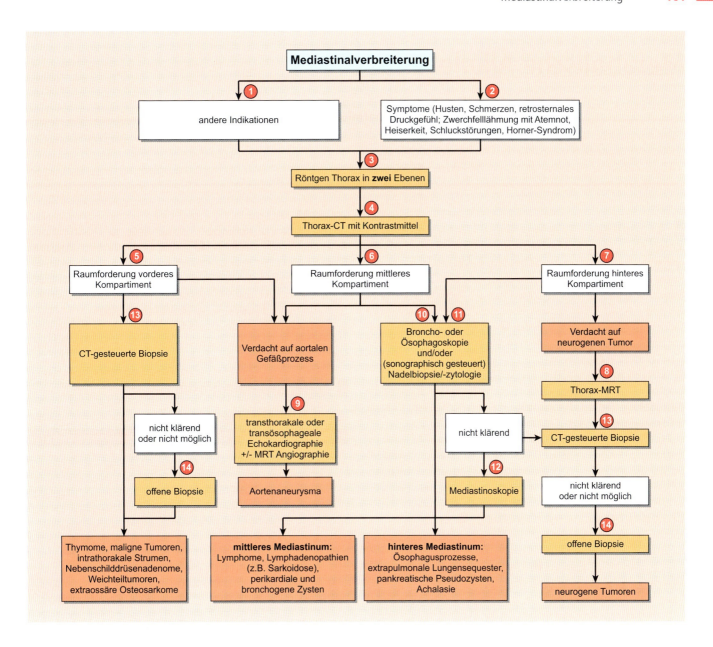

M. Haag-Weber
Metabolische Alkalose

Definition

Die metabolische Alkalose ist eine primäre Störung im Säure-Basen-Haushalt, die nur durch **Verlust von Säuren** oder durch **Alkali-Zufuhr** zustande kommen kann. Die Bikarbonat(HCO_3^-)-Konzentration im Plasma ist > 25 mmol/l, der pH-Wert > 7,4 und die H^+-Ionen-Konzentration < 40 nmol/l.

Anamnese

Störungen des Säure-Basen-Haushalts sind häufig, werden aber oft übersehen, da ihre Erfassung nicht routinemäßig erfolgt und in der Regel fast keine klinischen Symptome vorliegen. Magen-Darm-Erkrankungen als Ursache sind anamnestisch leicht zu erfassen. Es sollte ferner nach Diuretika, Lakritzeneinnahme sowie Zufuhr von Milch und Karbonat gefragt werden ❶. Auch nach Symptomen einer Hypokaliämie sollte gesucht werden.

Untersuchungen – Differenzialdiagnosen

Entscheidend bei der Beurteilung des Säure-Basen-Haushalts ist die **Bestimmung von pH, Bikarbonat, pCO_2 sowie Kalium, Chlorid im Serum und im Urin.** Eine metabolische Alkalose liegt vor bei einem erhöhten Bikarbonat und erhöhtem pH. Sie stellt keine eigenständige Erkrankung dar. Differenzialdiagnostisch wegweisend ist die Beurteilung des **Volumenstatus** (Extrazellulärvolumen, EZV) und des **Blutdrucks** ❷.

Erniedrigtes EZV und Hypotonie ❸

Hierbei wird unterschieden, ob die Alkalose salzsensitiv ist oder nicht. **Salzsensitivität** ist bei niedriger Chloridausscheidung im Urin (< 20 mmol/l) gegeben ❺. Ursachen dafür sind **Erbrechen, Diarrhö** oder **Laxanzienabusus.** Häufig besteht eine **Bulimie.** Eine Chloriddiarrhö ist eher selten.

Bei **diuretikainduzierter metabolischer Alkalose** ist die Chloridausscheidung im Urin > 20 mmol/l ❻.

Keine Symptome oder nur hin und wieder Muskelkrämpfe findet man bei **Magnesiummangel** und/oder **Bartter-Syndrom.** Das Serum-Magnesium ist erniedrigt und die Urinausscheidung von Chlorid liegt über > 20 mmol/l ❼.

Beseitigt man rasch eine respiratorische Insuffizienz, kann es zur **Posthyperkapniealkalose** kommen, da die renale Korrektur der Säure-Basen-Störung langsamer erfolgt als die respiratorische Korrektur ❽.

Exogene Zufuhr von Milch zusammen mit Kalziumkarbonat kann zum sogenannten **Milch-Alkali-Syndrom** führen ❾.

Normales oder erhöhtes EZV und Hypertonie ❹

Bei Vorliegen einer Hypertonie und Alkalose müssen Parameter des **Angiotensin-Renin-Systems** sowie **Aldosteron** bestimmt werden. Hinweis für das **Conn-Syndrom** ist das Vorliegen einer Hypertonie, Hypokaliämie und Alkalose bei erniedrigtem Renin (< 1 ng/l in Ruhe), erhöhtem Aldosteron (> 150 ng/l in Ruhe) sowie erhöhtem Aldosteron-Renin-Quotienten (> 50) ❿.

Hypertonie und cushingoides Aussehen bei gleichzeitig erniedrigtem Renin und Aldosteron ⓫ spricht für ein **Cushing-Syndrom.** Dieses wird weiter gesichert durch erhöhte Kortisolwerte im Serum. **Lakritzkonsum** führt zu einer metabolischen Alkalose durch erhöhte Mineralokortikoidwirkung. **Vermehrte Mineralokortikoidproduktion** hat auch eine Hypokaliämie zur Folge.

Bei erhöhtem Renin und Aldosteron ⓬ muss an eine **Nierenarterienstenose** gedacht werden. Hier sollte eine Nieren-Duplexuntersuchung durchgeführt werden.

Differenzialdiagnosen

Ursachen der metabolischen Alkalose		
Mögliche Erkrankungen	Häufigkeit	Weiterführende Untersuchungen
Magen-, Darmerkrankung	++++	Urin-Chlorid < 20 mmol/l, Anamnese hinsichtlich Bulimie, Laxanzienabusus; Endoskopie
Diuretika	+++	Urin-Chlorid > 20 mmol/l, Serum-Chlorid eher erniedrigt
Bartter-Syndrom	+	autosomal-rezessiv, Kalium, Chlorid, Magnesium, Renin ↓
Pseudohyperkapniealkalose	++	nach Einleitung der Beatmung bei respiratorischer Insuffizienz
Conn-Syndrom	++	Hypertonie, Renin ↓, Aldosteron ↑, Hypokaliämie, Urin-Kalium > 30 mmol/Tag trotz Hypokaliämie, Sonographie, CT, MRT zum Nachweis eines Nebennierenadenoms
Cushing-Syndrom	+	Hypertonie, Renin, Aldosteron ↓, Kortisol-Tagesprofil (zirkadianer Rhythmus gestört, Kortisol ↑), Urin-Kortisolwerte ↑, keine Suppression nach 2 mg Dexamethason
Nierenarterienstenose	+	Nieren-Duplex, Captopril-Szintigraphie, MR-Angiographie, DSA

Metabolische Alkalose

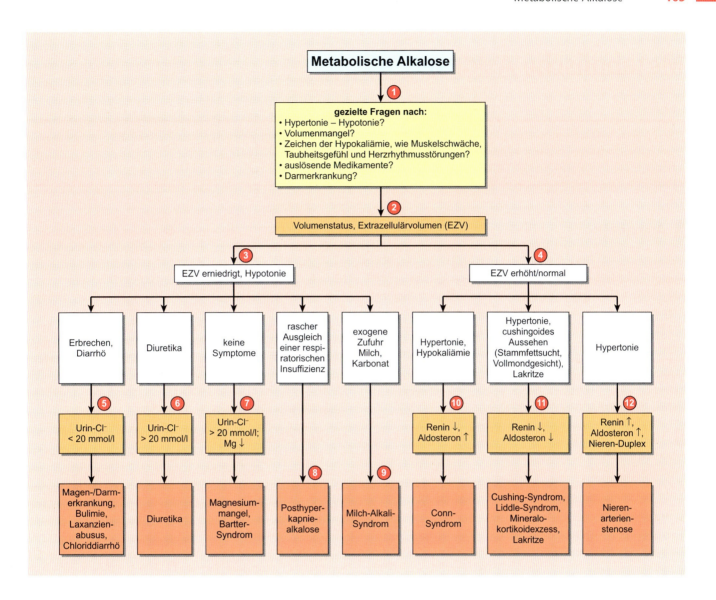

Metabolische Azidose

M. Haag-Weber

Definition

Bei der metabolischen Azidose kommt es zu einer **Ansammlung von sauren Valenzen und/oder Verlust von Bikarbonat (HCO_3^-)**. Die Lunge versucht die metabolische Azidose zu kompensieren, deshalb geht eine metabolische Azidose häufig mit Hyperventilation einher.

Anamnese

Das einzige Symptom der metabolischen Azidose ist subjektive **Atemnot** bzw. **vertiefte, beschleunigte Atmung (= Kußmaul-Atmung)**. Liegt laborchemisch eine metabolische Azidose vor (pH und HCO_3^- erniedrigt), müssen gezielt Fragen ❶ nach **Nierenerkrankungen** gestellt werden. Bei Vorliegen einer Kußmaul-Atmung muss nach **Diabetes mellitus** gefragt werden. Weiter sollte auf Hinweise für **Darmerkrankungen** sowie klinische Zeichen einer **Schocksymptomatik** (➤ Schock) geachtet werden. Abgeklärt werden muss ferner, ob Hinweise für eine **Intoxikation** z. B. mit Methanol oder Äthylenglykol oder sonstige **Medikamenteneinnahme** vorliegen.

Untersuchungen – Differenzialdiagnosen

Entscheidend bei der Beurteilung des Säure-Basen-Haushalts ist die Bestimmung von pH, Bikarbonat und pCO_2 sowie zugleich Natrium, Kalium und Chlorid. Differenzialdiagnostisch wegweisend ist die Berechnung der **Anionenlücke** ❷.

Erhöhte Anionenlücke ❸

Ursache für die Azidose kann eine **vermehrte Produktion von Ketonkörpern** sein, wie bei **entgleistem Diabetes mellitus, Alkoholiker- oder Hungerketoazidose.** Die Diagnose wird durch Bestimmung von Ketonkörpern im Urin sowie des Blutzuckers gestellt ❺.

Bei **Niereninsuffizienz** sind erhöhte **Kreatinin- und Harnstoffwerte** wegweisend. Mit einer Azidose ist zu rechnen bei einer GFR < 30 ml/min. Bei chronischer Funktionsstörung bestehen ferner Anämie und Hyperphosphatämie. Sonographisch findet man verkleinerte Nieren mit chronischem Parenchymschaden ❻.

Eine häufige Ursache ist die **Laktatazidose.** I. d. R. liegt eine Gewebehypoxie durch Schock bei Herz-Kreislauf-Versagen oder respiratorischer Insuffizienz zugrunde ❼. Hat der Patient gleichzeitig Bauchschmerzen, muss an eine mesenteriale Durchblutungsstörung gedacht werden. Auch eine Metformineinnahme bei eingeschränkter Nierenfunktion kann ebenso wie ein Thiaminmangel bei Alkoholikern oder Mangelernährten eine Laktatazidose verursachen.

Bei **Intoxikationen** mit Acetylsalicylsäure, Methanol oder Äthylenglykol findet man häufig **ZNS-Störungen.** Wegweisend für Intoxikationen ist die Bestimmung der **osmotischen Lücke** (➤ Flowchart). Eine osmotische Lücke von ≥ 10 mosm/kg ist ein Hinweis für das Vorliegen niedermolekularer Substanzen. Hier muss eine **toxikologische Untersuchung** erfolgen ❽.

Normale Anionenlücke ❹

Eine metabolische Azidose bei normaler Anionenlücke ist durch einen **erhöhten Verlust von Bikarbonat** verursacht. Häufig bestehen fast keine Symptome. Bikarbonat kann über den Darm bei Diarrhö verloren werden. Charakteristisch dafür ist, dass im Urin die **Ausscheidung von Chlorid höher ist als die Summe der Natrium- und Kaliumausscheidung** ❿.

Ist die **Ausscheidung von Chlorid im Urin niedriger als die Summe von Kalium und Natrium** ❾, dann besteht am ehesten eine Form der **renal tubulären Azidose.** Die renal tubuläre Azidose begünstigt die Entstehung von Nierensteinen, sodass nach Nierenkoliken gefragt sowie sonographisch nach Nierensteinen geschaut werden soll.

Die Einnahme von **Carboanhydrasehemmern** ⓫ kann ebenso zu einer metabolischen Azidose führen.

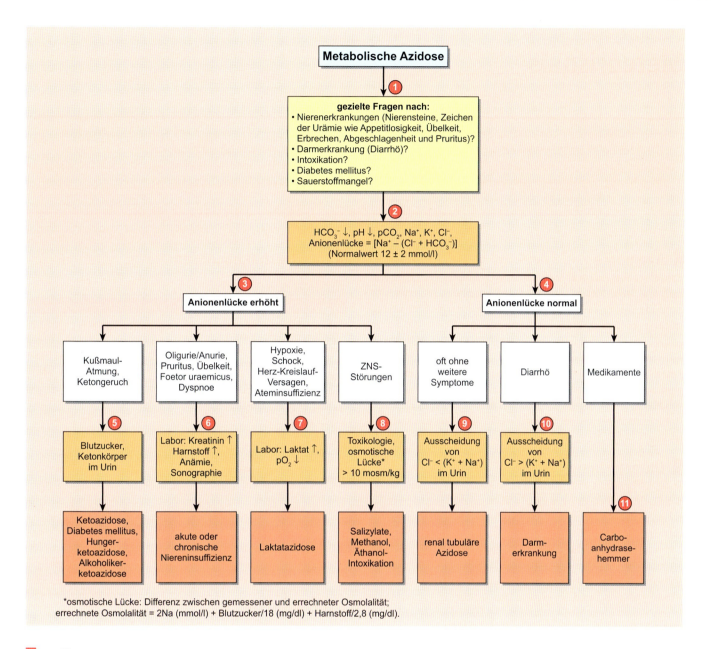

Differenzialdiagnosen

Ursachen der metabolischen Azidose		
Mögliche Erkrankungen	Häufigkeit	Weiterführende Untersuchungen
Ketoazidose	++	Blutzucker, Keton im Urin
chronische Niereninsuffizienz	++++	Serum-Kreatinin, Serum-Harnstoff, Sonographie
Laktatazidose	+++	• Sauerstoffmangel bei respiratorischer Insuffizienz, Bestimmung der arteriellen Blutgase • Blutdruck, EKG, Echokardiographie bei Kreislaufinsuffizienz • Ursache der Kreislaufinsuffizienz abklären: Blutung, Sepsis, Volumenmangel etc. • Blutbild, CRP, Fieber als Hinweis für Sepsis • Bauchschmerzen: Hinweis für mesenteriale Durchblutungsstörung, weiterführende Diagnostik, CT Abdomen • Frage nach Metformineinnahme • Thiaminmangel: bei chronischen Alkoholikern oder mangelernährten Patienten, Bestimmung von Thiamin, Gabe von 100–200 mg Vitamin B_1 über 3 Tage
Intoxikation	+	Bestimmung der osmotischen Lücke, toxikologische Untersuchung
renal tubuläre Azidose	++	Urin-pH, bei Azidose sollte kein alkalischer Urin ausgeschieden werden; Urin-Ionen-Bilanz: Cl^--Ausscheidung höher als Summe von $K^+ + Na^+$; Resorption von HCO_3^- nach Gabe von i.v. HCO_3^-

J. Keller, L. Gottschalk, P. Layer

Meteorismus

Definition

Die Begriffe Meteorismus bzw. Blähungen sind unscharf definiert und werden für folgende Symptome verwandt: Gefühl eines aufgeblähten oder gespannten Abdomens, Gefühl von vermehrter Luft im Bauch, vermehrter Abgang von Winden (Flatulenz), vermehrtes Aufstoßen von Luft oder laute Verdauungsgeräusche.

Die Begriffe unterscheiden auch nicht zwischen **subjektiven Beschwerden** und **objektiven Parametern** (z. B. messbare Zunahme des Bauchumfangs oder sonographisch/radiologisch erkennbar geblähte Darmschlingen).

Anamnese

Zunächst sollte eine gründliche Anamnese erfolgen, die neben Ausmaß und Dauer der Beschwerden, Häufigkeit des Auftretens, begleitende Symptome sowie assoziierte Nahrungsmittel abfragt. Wichtig ist hierbei, Warnsymptome herauszufiltern, die für zugrunde liegende organische Erkrankungen und gegen rein funktionelle Störungen oder die meist ursächlichen Kohlenhydratintoleranzen sprechen. Zu den Red Flags zählen hier neben einer B-Symptomatik (Fieber, Gewichtsverlust, Nachtschweiß), das Auftreten von Blut im Stuhl, Beginn der Beschwerden im höheren Lebensalter sowie fehlende Symptombesserung nach Wegfall (psychischer) Belastung.

Untersuchungen

In der körperlichen Untersuchung kann bei der Inspektion und Palpation ein deutlich gespanntes, druckschmerzhaftes Abdomen mit tympanitischem Klopfschall auffallen. Bei rein subjektivem Meteorismus bleibt die Untersuchung des Abdomens zumeist unauffällig. Um organische Ursachen auszuschließen, sollte auf tastbare Resistenzen (möglicher Hinweis auf Kolontumor), hochgestellte (Stenose?) bzw. verminderte (Motilitätsstörung?) Darmgeräusche sowie Abwehrspannung geachtet werden. Dies erlaubt die Abgrenzung zu einem akuten Abdomen, welches eine Notfalldiagnostik und rasche Einleitung entsprechender therapeutischer Maßnahmen erfordert ❶. Insbesondere bei Verdacht auf einen Ileus ist die ergänzende rektale Untersuchung obligat.

Bei den jedoch zumeist chronisch bestehenden Beschwerden ❷ wird die Diagnostik um eine Laboruntersuchung sowie Sonografie des Abdomens ergänzt ❸. Des Weiteren empfiehlt sich bei entsprechender Ernährungsanamnese und/oder begleitender Diarrhö die Durchführung spezifischer H^2-Atemtestes, um mögliche Kohlenhydratmalabsorptionen oder eine bakterielle Fehlbesiedlung des Dünndarms auszuschließen ❹. Liegen oben genannte Red Flags vor, ist eine weiterführende Diagnostik im Sinne endoskopischer Untersuchungen und ggf. einer ergänzenden Bildgebung dringend indiziert ❺. Ansonsten empfiehlt sich eine probatorische Therapie ❻, der bei fehlendem Effekt eine weitere Abklärung folgen sollte ❼.

Differenzialdiagnosen

Ursachen von Meteorismus		
Mögliche Erkrankungen	Häufigkeit	Weiterführende Untersuchungen
funktionelle gastrointestinale Erkrankungen (funktionelle Dyspepsie, Reizdarmsyndrom, funktionelle Blähungen)	++++ (15–20 % der Bevölkerung)	Ausschlussdiagnose
Kohlenhydratintoleranzen (Laktose!, Fruktose, Sorbit, Saccharose)	++++ (Laktoseintoleranz: 15–20 % der Bevölkerung)	H_2-Atemtests
bakterielle Fehlbesiedlung	+++ (v. a. ältere Patienten)	Glukose-H_2-Atemtest
akute infektiöse Darmentzündungen	+++ (v. a. Kinder)	meist selbstlimitiert, ggf. Stuhluntersuchungen
Essstörungen (z. B. Binge Eating oder Anorexie)	++	ggf. psychologische Evaluation
organische Darmstenosen (Briden, entzündliche Stenosen, tumoröse Stenosen)	++	Endoskopie, radiologische Verfahren
Zöliakie	+	Serologie, Endoskopie + Biopsie
schwere exokrine Pankreasinsuffizienz	+	Pankreasfunktionstest
ischämische Darmerkrankungen	+	Gefäßdarstellung
schwere Motilitätsstörungen (chronische intestinale Pseudoobstruktion)	+	Transituntersuchungen, Dünndarmmanometrie, Histologie

Meteorismus

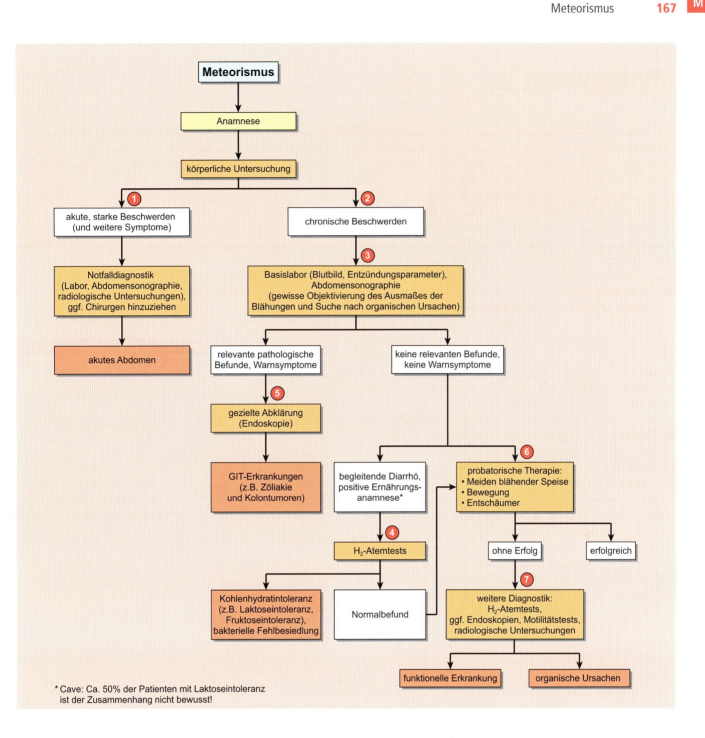

* Cave: Ca. 50% der Patienten mit Laktoseintoleranz ist der Zusammenhang nicht bewusst!

M. Mayr, M. Ebert
Mundgeruch

Definition

Beim **Mundgeruch** als Symptom des schlechten Atems ist zwischen dem eigentlichen **Foetor ex ore** ❶, der zu 90 % durch lokale Veränderungen im Mund-Rachen-Raum verursacht wird, der übel riechenden Atemluft **(Halitosis)** ❷ und halluzinatorischen Geruchsmissempfindungen **(Parosmien)** ❸ zu unterscheiden. Die extraorale Halitosis wird in blood born und non-blood born unterschieden, je nachdem, ob die Geruchsbildner mit dem Blutstrom zur Lunge gelangen und dann abgeatmet werden oder direkt aus den Atemwegen stammen.

Davon abzugrenzen sind Pseudohalitosis und Halitophobie; hier beklagt der Patient Mundgeruch, der nicht objektivierbar ist und keine somatische Ursache hat.

Anamnese

Fragen nach Xerostomie, **zahnmedizinischen Problemen,** Ernährungs- und Konsumverhalten sowie Erkrankungen des Rachenraumes können die Genese des Foetor ex ore klären, der bei Erwachsenen eine Prävalenz von 25 % aufweist. Bei Halitosis sollten insbesondere Symptome **internistischer Erkrankungen** wie Tumorleiden, Stoffwechselentgleisungen und chronisch-bakterieller Entzündungen geprüft werden ❹.

Untersuchungen

Einfache Speichelschnelltests ermöglichen ebenso wie Messungen flüchtiger Schwefelverbindungen (VSC) als bakterielle Stoffwechselprodukte in der Atemluft eine Objektivierung des Befundes (Gaschromatographie mittels Halimeter).

Die Mundflora kann durch **chemische Tests (BANA-Test)** oder **Dunkelfeldmikroskopie** genauer untersucht werden und eine Enzymanalyse (v. a. β-Galaktosidase) im Speichel ist möglich.

Symptomorientiert sind neben der allgemeinen internistischen Untersuchung der HNO-ärztliche und zahnmedizinische Befund unerlässlich.

Differenzialdiagnosen

Ursachen von Mundgeruch		
Mögliche Erkrankungen	Häufigkeit	Weiterführende Untersuchungen
dentale/gingivale Erkrankungen	++++	Mundhygiene, Dentalbehandlung
Knoblauch-/Zwiebel-/Nikotinkonsum	+++	Ernährungsumstellung/Karenz
Xerostomie	+++	Speichelflusstest, evtl. szintigraphisch
Tumoren (Lunge, HNO, GI-Trakt)	++	Broncho-, Laryngo-, Gastroskopie
Stoffwechselentgleisungen	++	endokrinologische Tests, Nieren-/Leberwerte
essenzielle Halitosis	+	Fettsäurebestimmung in der Atemluft

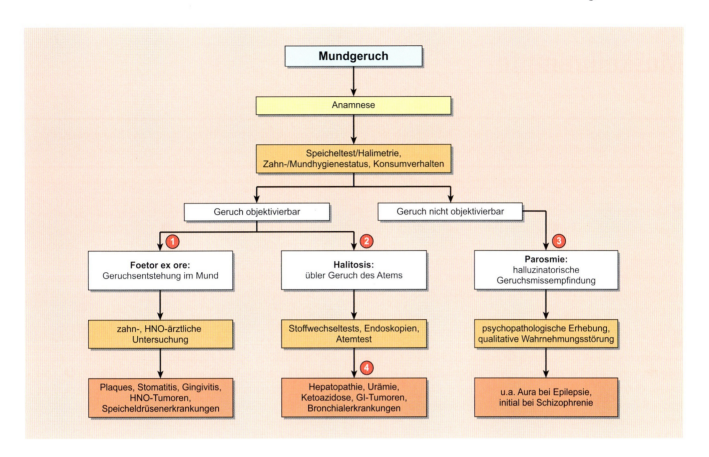

Th. Berger

Muskelkrämpfe

Definition

Ein Muskelkrampf ist eine kurz andauernde, schmerzhafte, unwillkürliche Hyperaktivität von einem/mehreren Muskeln und durch Kontraktur, tastbarer Verhärtung und Dehnungsresistenz des betroffenen Muskels gekennzeichnet.

Anamnese

Es werden gezielte Fragen ❶ nach Art (lokal – generalisiert), Dauer und Verbesserungs- (Ruhepausen) bzw. Provokationssituationen (körperliche Belastungen, Hitze/Kälte) der Muskelkrämpfe gestellt. Weiterhin sind assoziierte Symptome (Lähmung, Sensibilitätsstörungen), andere Erkrankungen und Medikamente/Drogen sowie die Familienanamnese zu erheben.

Untersuchungen

Die **neurologische Untersuchung** ❷ erfasst Verteilung und Ausprägung der Muskelkrämpfe sowie zusätzliche Symptome (> Muskelschwäche) unter Berücksichtigung der angeführten Differenzialdiagnosen. Die **Palpation** zeigt eine Druckempfindlichkeit bei z. B. entzündlicher Myopathie.

Wichtige diagnostische Maßnahmen sind:
- **Labor:** BB, BSG, CRP, Leber- und Nierenparameter, Elektrolyte (inklusive Mg und Ca), Blutzucker, HbA1c, CK, CK-MM, LDH, Laktat, Aldolase, Myoglobin (im Harn), Schilddrüsenparameter, Serum-CK bei neurogener Schwäche üblicherweise gering, bei myogener Läsion deutlich erhöht ❸
- **Elektrophysiologie:** Elektromyographie (EMG) und Nervenleitgeschwindigkeit (NLG) zur Differenzierung von neurogener versus myogener Schädigung, axonaler versus demyelinisierender Läsion sowie Diagnose von Erkrankungen der motorischen Vorderhornzellen und der neuromuskulären Endplatte ❸
- **Immunologie:** Antikörper gegen Glutamatdecarboxylase (GAD), Glycin und Amphyphisin bei Stiff-Person-Syndrom (SPS); Antikörper gegen Kaliumkanäle bei Neuromyotonie (Isaacs-Syndrom); Anti-Tetanus-Toxoid-IgG (ELISA) ❹
- **Liquordiagnostik:** oligoklonale Banden und GAD-Antikörper bei SPS ❺
- **Muskelbiopsie:** In-vitro-Kontraktionstest bei V. a. maligne Hyperthermie ❻
- **Molekulargenetik** ❼
- **Bildgebung:** Sonographie, CT, MRT ❽.

Differenzialdiagnosen

> Claudicatio, > Polyneuropathie und > Muskelschwäche.

Ursachen für Muskelkrämpfe

Mögliche Erkrankungen	Häufigkeit	Weiterführende Hinweise und Untersuchungen
Muskelkrampf ohne objektivierbare Muskelschwäche		
idiopathischer Muskelkrampf	+++	Anamnese: ohne erkennbare Ursache, vor allem in Ruhe (nachts); meist Muskulatur der Waden, Zehen, Finger, aber auch M. mylohyoideus (Gähnen); Trigger: körperliche Anstrengung, Schlafentzug, Alkohol/Kaffee, Störung Wasser-Elektrolyt-Haushalt (Schwitzen, Diuretika, Laxanzien); Untersuchung: lokal tastbare Kontraktur, Verhärtung, Dehnungsresistenz; EMG, Labor: selten Elektrolytverschiebungen
Schwangerschaft	+++	Anamnese
Tetanus	+	Anamnese (Verletzung, Impfstatus); Untersuchung: Trismus, Risus sardonicus, Opisthotonus, Laryngospasmus; Labor, EMG
Tetanie	+	Anamnese; Untersuchung: Parästhesien, Spitzmund und Karpopedalspasmen („Pfötchenstellung"), Hyperventilation; Labor: Hyponatriämie, Hypokaliämie/Alkalose; Leberzirrhose, EMG
Isaacs-Syndrom, Stiff-Person-Syndrom (SPS)	+	Anamnese: andere Autoimmunerkrankungen (vor allem Diabetes mellitus Typ I) bei SPS; Labor, EMG, Liquordiagnostik, mitunter paraneoplastische Ätiologie – Tumorscreening
medikamentös-toxisch (z. B. Betablocker, Kalziumantagonisten, Cyclosporin, Diuretika, Statine, Steroide, Strychnin)	++	Anamnese, Labor: Serum- und Harnuntersuchung auf Strychnin, EMG und NLG
maligne Hyperthermie	+	Familienanamnese, Anamnese: Auftreten während einer Anästhesie; Untersuchung: Tachypnoe, Tachykardie, Zyanose, Hyperhidrose, schneller Anstieg der Körpertemperatur, prolongierte Muskelkontrakturen; Labor: CK-Erhöhung, Hyperkaliämie, Blutgasanalyse (kombinierte Azidose), Gerinnung, Muskelbiopsie, ggf. Molekulargenetik
psychogen	++	Anamnese eventuell richtungsweisend (Ausschlussdiagnose)

Muskelkrämpfe

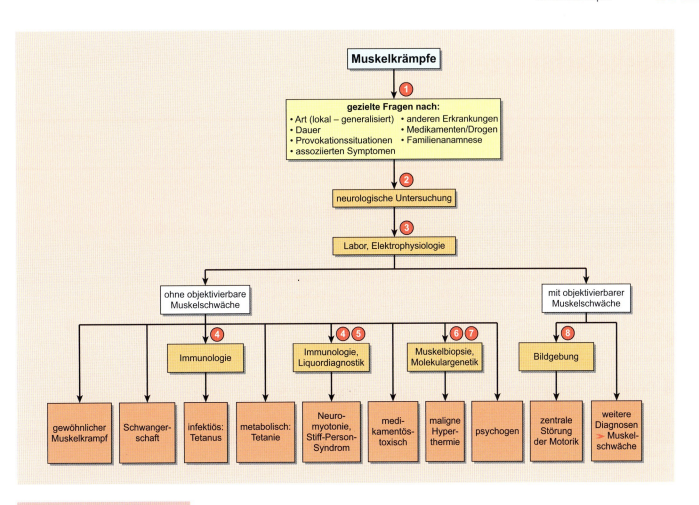

Ursachen für Muskelkrämpfe *(Forts.)*		
Mögliche Erkrankungen	Häufigkeit	Weiterführende Hinweise und Untersuchungen
Muskelkrampf mit objektivierbarer Muskelschwäche		
zentrale Störung der Motorik	++++	entsprechende Anamnese (zerebrovaskuläre Erkrankungen, Schädel-Hirn-Trauma), Auftreten von plötzlich einschießenden, sehr schmerzhaften Spasmen; Untersuchung: u. a. Spastizität, Rigor, Dystonie, Myelopathie; cCT/MRT

Ökonomische Aspekte

Die Durchführung von breit gestreuten Labor- und apparativen Untersuchungen zur Differenzialdiagnose ist nicht sinnvoll. Der klinische Verdacht auf eine spezifische Erkrankung muss vorliegen und bestimmt dann die weitere diagnostische Vorgehensweise.

Th. Berger
Muskelschmerzen

Definition

Muskelschmerz (Myalgie) ist eine in einem/mehreren Muskel(n) lokalisierte schmerzhafte Sensation. Myalgien sind oft ein unspezifisches Symptom im Rahmen einer Vielzahl neurologischer und anderer Erkrankungen.

Anamnese

Die Patienten beschreiben die Schmerzen am besten in eigenen Worten (**Schmerzcharakter**). Gezielt gefragt ❶ wird nach **Lokalisation** (anatomisch), **Verteilung** (fokal – generalisiert), **Ausstrahlung, Ausmaß** (Schmerzintensität und Häufigkeit), **Dauer** und **Auftreten** (intermittierend oder permanent; in Ruhe oder nach Provokation wie Hitze/Kälte, Schlafmangel, Infekte) der Muskelschmerzen. Assoziierte lokale oder andere Symptome sind zu evaluieren. Schließlich folgen Fragen nach anderen Erkrankungen/Traumen und Medikamenten/Drogen sowie der Familienanamnese.

Untersuchungen

Die **neurologische Untersuchung** ❷ erfasst Verteilung und Ausprägung der Muskelschmerzen sowie zusätzliche Symptome (➤ Muskelschwäche) unter Berücksichtigung der angeführten Differenzialdiagnosen. Die **Palpation** zeigt eine Druckempfindlichkeit bei z. B. entzündlichen Myopathien oder Fibromyalgie.

Zu den weiterführenden Untersuchungen gehören:
- **Labor** und **Elektrophysiologie** (➤ Muskelkrampf) ❸
- **Immunologie:** Autoantikörper bei Isaacs- und Stiff-Person-Syndrom (SPS; ➤ Muskelkrampf); myositisspezifische Antikörper; antinukleäre Antikörper (ANA); Vaskulitisparameter (z. B. ANCA) ❹

Differenzialdiagnosen

Ursachen für Muskelschmerzen		
Mögliche Erkrankungen	Häufigkeit	Weiterführende Hinweise und Untersuchungen
fokale Myalgie mit Lokalreaktion		
mechanisch	+++	Anamnese: körperliche Überanstrengung, Trauma, i. m. Injektionen, Labor: eventuell CK-Erhöhung, ggf. Sonographie/MRT Muskel
autoimmun: Dermatomyositis, Sarkoidose	++	➤ Muskelschwäche
infektiös: Parasiten	+	Anamnese: z. B. Tierkontakte, Reisen; Labor: erhöhte Muskelenzyme, Serologie; ggf. Sonographie/MRT Muskel
toxisch: alkoholische Myopathie	++	Anamnese; Zeichen der Polyneuropathie; Labor, EMG und NLG
fokale Myalgie ohne Lokalreaktion		
zentrale Störung der Motorik	++++	➤ Muskelkrampf
Polyneuropathien	++++	Anamnese: z. B. Diabetes mellitus, Toxine, Medikamente, Systemerkrankungen (z. B. Vaskulitis); Labor, Liquordiagnostik bei Immunneuropathien, NLG und EMG, Bildgebung: Nervensonographie, MRT, Röntgen, Nerven-/Muskelbiopsie (V. a. Vaskulitis, Amyloidose, Paraneoplasie), Molekulargenetik bei hereditären Neuropathien
projiziert	++++	Untersuchung: fokale Myalgie, radikuläre Symptomatik ("Schmerzstraße") bei z. B. Diskusprolaps; Head'sche Zonen bei Schmerzprojektion innerer Organe; spinale CT/MRT bei radikulärer Symptomatik
ischämisch	+++	Anamnese: Claudicatio intermittens bei PAVK; Claudicatio spinalis bei Vertebrostenose; EMG/NLG, EP und spinale CT/MRT bei Vertebrostenose
generalisierte Myalgien ohne objektivierbare Muskelschwäche		
Fieber/Infektion	++++	Anamnese, Labor: Entzündungsparameter
interstitielle Myositis (z. B. rheumatoide Arthritis, Kollagenosen)	++	Labor: u. a. ANA, interdisziplinäre Untersuchung (internistisch, dermatologisch)
Polymyalgia rheumatica	++	Untersuchung, bis zu 50 % Arteriitis temporalis; Labor: BSG, CRP; EMG: unauffällig; bei Arteriitis temporalis: Neurosonographie, visuell EP, augenärztliche Untersuchung und Biopsie A. temporalis
Fibromyalgie	++	Anamnese, Untersuchung; Labor und EMG unauffällig
Isaacs-Syndrom, SPS	+	➤ Muskelkrampf
medikamentös-toxisch (z. B. antiretrovirale Substanzen, Betablocker)	++	Anamnese, EMG und NLG
psychogen	++	Anamnese, Ausschlussdiagnose

Muskelschmerzen 173

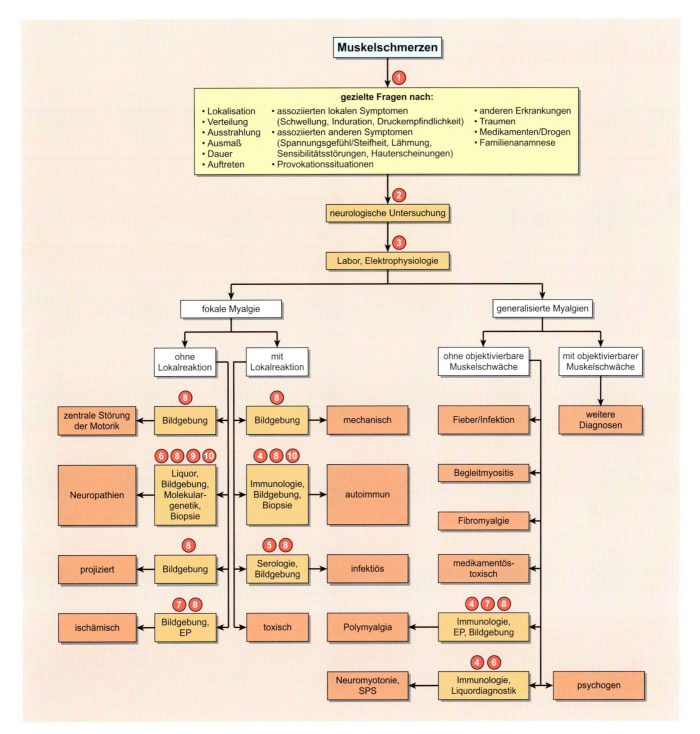

- **Serologie** auf Bakterien, Viren, Parasiten ❺
- **Liquordiagnostik** bei Immunneuropathien, SPS ❻
- **visuell/somatosensorisch/motorisch evozierte Potenziale (EP)** ❼
- **Bildgebung:** Muskelsonographie, Sonographie, CT, MRT ❽
- **Molekulargenetik** ❾
- **Muskelbiopsie** (cave: nicht in einem atrophen Muskel!) ❿.

Ökonomische Aspekte

Die Durchführung von breit gestreuten Labor- und apparativen Untersuchungen zur Differenzialdiagnose ist nicht sinnvoll. Das gilt vor allem bei molekulargenetischen Untersuchungen zu hereditären Polyneuropathien. Der klinische Verdacht auf eine spezifische Erkrankung muss vorliegen und bestimmt dann die weitere diagnostische Vorgehensweise.

Th. Berger
Muskelschwäche

Definition

Muskelschwäche ist eine Verminderung der Muskelkraft bei Prüfung der maximalen Muskelkontraktion. Muskelermüdbarkeit bzw. belastungsabhängige Muskelschwäche ist das Unvermögen, eine willkürliche Muskelkontraktion aufrechtzuerhalten.

Anamnese

Wichtig sind gezielte Fragen ❶ nach Lokalisation, Verteilung, Dauer sowie Auftreten der Muskelschwäche. Bestehen assoziierte andere Symptome (z. B. Lähmung, Sensibilitätsstörungen)? Gibt es Situationen mit Verbesserung (Ruhepausen) oder Verschlechterung (Provokationssituationen) der Schwäche? Die Erhebung der Eigen-, Medikamenten-/Drogen- sowie Familienanamnese schließt sich an.

Untersuchungen

Bereits die **Inspektion** ❷ des Patienten gibt mögliche Hinweise auf die zugrunde liegende Ursache der Muskelschwäche: z. B. veränderte Mimik bei Myasthenia gravis, Atrophien, Faszikulationen bei amyotropher Lateralsklerose (ALS). Bei manchen Erkrankungen mit Muskelschwäche ist auch das **Gangbild** charakteristisch: z. B. Trendelenburg-Hinken, Steppergang, Hackengang.

Die **neurologische Untersuchung** ❷ ordnet die Läsion dem 1./2. Mononeuron, dem peripheren Nerv, der neuromuskulären Übertragung oder dem Muskel zu. Teile des neurologischen Status werden als (kurze) **Belastungstests** genutzt, wodurch nach 1–2 Minuten eine Muskelschwäche (typisch bei myasthenen Syndromen) provoziert wird: Doppelbilder/Ptose bei forciertem Blick nach oben (Simpson-Test), Schwäche der Kaumuskulatur beim Kauen oder Absinken beider Arme im Vorhalteversuch.

Weitere Maßnahmen umfassen:
- **Labor** und **Elektrophysiologie** (➤ Muskelkrampf) ❸
- **Serologie** auf Bakterien, Viren, Parasiten ❹
- **Immunologie:** z. B. Antikörper gegen Acetylcholinrezeptoren (AchR) und muskelspezifische Tyrosin-Kinase (MuSK) sowie P/Q-Kalziumkanäle, myositisspezifische Antikörper (z. B. Jo-1, SRP) ❺
- **Liquordiagnostik** bei z. B. Immunneuropathien wie Guillain-Barré-Syndrom ❻
- **Edrophonium**- (früher Tensilon®)-**Test** (Inhibitor der Acetylcholinesterase) ❼
- **Ischämie-Test:** wiederholter Faustschluss unter 1 Minute Ischämie mit wiederholten Messungen von Ammoniak und Laktat im Serum ❽
- **Bildgebung:** Muskel-, Nervensonographie, MRT des Muskels, CT/MRT Thorax ❾
- **Muskel-/Nervbiopsie** ❿
- **Molekulargenetik** ⓫
- **kardiologische Untersuchung** ⓬.

Differenzialdiagnosen

Ursachen für Muskelschwäche		
Mögliche Erkrankungen	Häufigkeit	Weiterführende Hinweise und Untersuchungen
passagere/fluktuierende Muskelschwäche		
mechanisch	+++	Anamnese: Trauma, i. m. Injektion; Untersuchung: lokale Muskelschwäche, Myalgie; Labor: evtl. deutliche Erhöhung von Muskelenzymen (CK); ggf. Sonographie/MRT Muskel
dyskaliämisch periodische Lähmung	+	Familienanamnese, Anamnese/Untersuchung; Labor (Serum-Kalium), EMG, Kardiologie: Arrhythmien?
Myasthenia gravis	+++	Anamnese/Untersuchung: belastungsabhängige Muskelschwäche; Facies myopathica; Edrophonium-Test; EMG; Labor: AK gegen AchR, Titin, MuSK; CT Thorax: Thymom?
Myopathien: infektiös, Hypo-, Hyperthyreose, metabolisch, Rhabdomyolyse, medikamentös-toxisch (Alkohol, Medikamente wie Steroide, Fibrate, Penicillin, Statine)	+–++	grundsätzlich Labor und EMG zur Abklärung; zusätzliches Labor: z. B. Serologie, Muskelenzyme, Myoglobin (auch im Urin), Schilddrüsenparameter; ggf. Sonographie/MRT Muskel, Ischämie-Test, Muskelbiopsie
progrediente Muskelschwäche		
Polymyositis, Dermatomyositis, Einschlusskörpermyositis	++	Labor: Muskelenzyme erhöht, z. B. Jo-1, SRP; EMG; Muskelbiopsie; ggf. Sono/MRT Muskel; Tumorscreening (paraneoplastisch); dermatologische und pulmologische (interstitielle Lungenbeteiligung bei Poly- und Dermatomyositis) Untersuchung
Sarkoidose	+	Labor: Muskelenzyme erhöht, EMG, Muskelbiopsie, interdisziplinäre Untersuchung anderer Organmanifestationen
Muskeldystrophien (z. B. Duchenne)	+	Labor: Muskelenzyme, Molekulargenetik, EMG, Muskelbiopsie, Kardiomyopathie?
Neuropathien	++++	➤ Muskelschmerzen
Mononeuronerkrankungen (z. B. amyotrophe Lateralsklerose)	+	Anamnese, Untersuchung 1. und 2. Motoneuron; EMG, Molekulargenetik (nur bei positiver Familienanamnese einer neurodegenerativen Erkrankung)
psychogen	+++	Anamnese, Ausschlussdiagnose

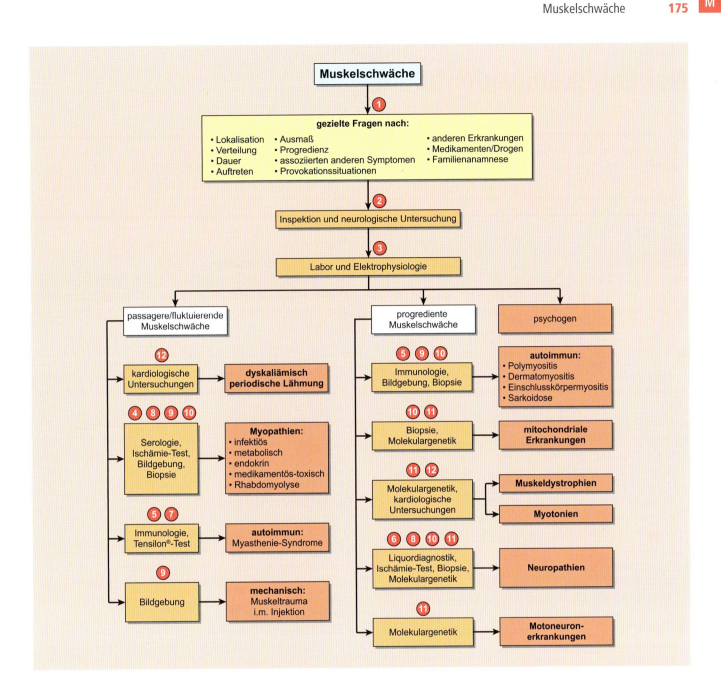

Ökonomische Aspekte

Die Durchführung von breit gestreuten Labor- und apparativen Untersuchungen zur Differenzialdiagnose ist nicht sinnvoll. Das gilt insbesondere bei kostenintensiven molekulargenetischen Untersuchungen. Der klinische Verdacht auf eine spezifische Erkrankung muss vorliegen und bestimmt dann die weitere diagnostische Vorgehensweise.

J. Seufert

Nebenniereninzidentalom

Definition

Ein Inzidentalom beschreibt eine Nebennierenraumforderung über 1 cm Größe, welche zufällig, d. h. im Rahmen einer anderweitigen diagnostischen Abklärung, entdeckt wird, ohne dass vorher anamnestische oder klinische Hinweise auf eine Nebennierenerkrankung bestanden. Adrenale Inzidentalome können der NNR oder dem Nebennierenmark entstammen, eine hormonelle Überproduktion mit sich bringen oder auch endokrin inaktiv bleiben.

Anamnese

Bei Nachweis einer adrenalen Raumforderung ist zu klären, ob eine endokrine Aktivität vorliegt und/oder ob es sich um eine maligne Raumforderung handelt. In beiden Fällen ist dann eine operative Sanierung indiziert.

Die Wahrscheinlichkeit einer endokrinen Aktivität korreliert mit der adrenalen Tumorgröße und ist ab einem Tumordurchmesser > 4 cm signifikant erhöht. Ca. 20 % der initial endokrin inaktiven Inzidentalome werden innerhalb der folgenden 10 Jahre endokrin aktiv.

Alle Patienten mit Nebenniereninzidentalom (> 1 cm) sollten einer endokrinen Diagnostik unterzogen werden, um subklinische Verläufe eines Cushing-Syndroms, eines Phäochromozytoms oder eines primären Hyperaldosteronismus zu entdecken.

- **Hyperkortisolismus (nicht-ACTH-abhängiges Cushing-Syndrom):** Glukosetoleranzstörung, arterieller Hypertonus, Adipositas, Striae distensae, Hautatrophie, Hypernatriämie, Hypokaliämie
- **Primärer Hyperaldosteronismus:** (hypokaliämische) Hypertonie, Schwitzen, Hypernatriämie
- **Phäochromozytom:** Palpitationen, Schwitzen, Kopfschmerzen, aufgehobenes zirkadianes Blutdruckprofil, nicht adäquat einstellbarer arterieller Hypertonus, Tachykardie, Blässe.

Untersuchungen

Adrenale Raumforderungen < 1 cm ❶:

Knotenbildung in der Nebenniere ist mit zunehmendem Alter häufiger. Bei adrenalen Inzidentalomen < 1 cm kann eine Bildgebung mit Dünnschicht-CT der Nebennieren im Abstand von 6 Monaten vertreten werden ❼. Bei Größenprogredienz sollten eine biochemische Diagnostik ❸ und eine ergänzende Bildgebung ❻ angeschlossen werden.

Adrenale Raumforderungen > 1 cm ❷:

Bei der Beurteilung eines adrenalen Inzidentaloms > 1 cm muss diagnostisch geklärt werden: Hormonelle Funktionalität (endokrin aktiv/inaktiv) mittels biochemischer Diagnostik und Dignität (benigne/maligne) mittels bildgebender Diagnostik.

Biochemische Diagnostik

Die Untersuchungen auf eine endokrine Aktivität bei einem Nebenniereninzidentalom umfassen sog. Screeningtests und im weiteren Verlauf Bestätigungstests.

Bei normalen Screeningtests liegt ein endokrin inaktives Inzidentalom ❹ vor. Dann ist für die weitere Diagnostik/Therapie die Größe und das Kontrastmittelverhalten des Inzidentaloms in der Computertomographie ❻ entscheidend.

Bildgebende Diagnostik

- Mittels kontrastmittelunterstützten CT-Aufnahmen kann die Dignität der Läsion beurteilt werden ❻.
- Die CT mit einer Schichtdicke von 3–5 mm ist der Goldstandard in der Diagnostik adrenaler Raumforderungen.
- Bei Beurteilung im kontrastmittelunterstützten CT sollten die Größe, die Dichte in Hounsfield-Einheiten (HU) sowie der „Wash-out" des Kontrastmittels der Läsion berücksichtigt werden.
- Die Mehrheit der Inzidentalome < 4 cm sind benigner Natur, während maligne Läsionen generell bei Größen über 6 cm vermutet werden sollten.
- Native Dichtewerte von < 10 HU oder eine Kombination von < 20 HU bei einer Größe von < 4 cm besitzen eine 100%ige Spezifität für Benignität. Diese Raumforderungen sollten im Rahmen von Follow-up-CTs für zwei Jahre und mittels biochemischer Diagnostik für fünf Jahre kontrolliert werden ❼.

Diagnostische Schritte zur Beurteilung der hormonellen Funktionalität eines Inzidentaloms			
	Hyperkortisolismus	Phäochromozytom	Primärer Hyperaldosteronismus
Screeningtest ❸	1 mg-Dexamethason-Hemmtest + Mitternachtskortisol: Speichel (stationäre Patienten Serum) + freies Kortisol im 24h-Sammelurin + (ACTH/DHEAS)	Plasma-Metanephrine (cave: Genussmittel und Medikamente)	Aldosteron-Renin-Quotient (cave: Medikamente, ggf. Wiederholung nach Umstellung)
Bestätigungstest ❺	ggf. Testwiederholung; mind. 2 pathologische Tests zur Diagnosestellung	Metanephrine im 24h-Sammelurin (selten: Clonidin-Suppressionstest)	intravenöser (ggf. oraler) Kochsalzbelastungstest (ggf. Fludrokortison-Suppressionstest/Captopriltest); anschließend Nebennierenvenenkatheter zur Subtypdifferenzierung

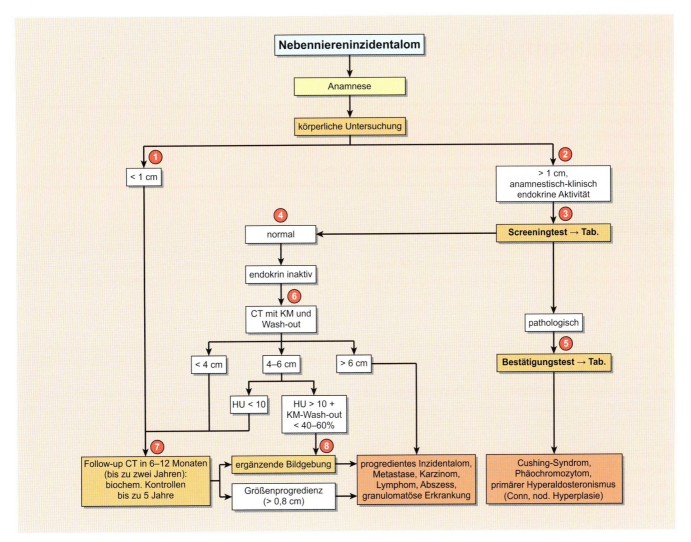

- Tumoren > 4 cm mit nativen Dichtewerten > 10 HU und einem Kontrastmittel-Wash-out von < 40–60 % nach 15 min müssen primär als maligne eingestuft werden und bedürfen ergänzender bildgebender Diagnostik (MRT, PET-CT) ❽.

Ökonomische Aspekte

Vor einer weiterführenden bildgebenden Diagnostik sollte nach Feststellung eines Inzidentaloms > 1 cm eine strikte biochemische Screeningdiagnostik durchgeführt werden.

Die MRT-Diagnostik ist der kontrastmittelverstärkten CT mit „Wash-out" in der Beurteilung der Dignität von adrenalen Inzidentalomen nicht überlegen.

Differenzialdiagnosen

Ursachen für Nebenniereninzidentalome

Mögliche Erkrankungen	Häufigkeit	Weiterführende Untersuchungen
Nebennierenadenom	++++	Hormondiagnostik (Dexamethason-Hemmtest, Aldosteron-Renin-Quotient, Metanephrine)
Metastasen	+++	Tumorsuche, Sonographie, Röntgen, CT, MRT, PET/CT, Endoskopie, Skelettszintigraphie, Tumormarker, Biopsie
Lymphom	++	Tumorsuche, Sonographie, Röntgen, CT, MRT, PET/CT
Phäochromozytom	++	Hormondiagnostik (Katecholamine, Metanephrine), CT, MRT, MIBG-Szintigraphie, F-DOPA-PET/CT

Ursachen für Nebenniereninzidentalome (Forts.)

Mögliche Erkrankungen	Häufigkeit	Weiterführende Untersuchungen
makronoduläre Hyperplasie	++	spezifische endokrinologische Diagnostik, Dünnschicht-CT
granulomatöse Krankheiten (Sarkoidose, Tuberkulose)	+	Quantiferontest, ACE, Lysozym, Neopterin, Röntgen, CT, Lymphknotenbiopsie
Angiomyolipom	+	Sonographie, CT
Abszesse	+	infektiologische Diagnostik, Blutkultur, Punktion, CT, MRT
Nebennierenkarzinom	(+)	Hormondiagnostik (Dexamethason-Hemmtest, Aldosteron-Renin-Quotient), Sonographie, Röntgen, CT, MRT

R. Brunkhorst

Niereninsuffizienz

> **Definition**
>
> Eine Niereninsuffizienz ist definiert als die **reduzierte Ausscheidung harnpflichtiger Stoffe,** (mit Anstieg der sog. Retentionswerte Serumkreatinin und -harnstoff). Exakter ist die Messung der **glomerulären Filtrationsrate** (GFR). Die **Nierenfunktion** wird in **5 Stadien** eingeteilt: Stadium 1 normale GFR, Stadium 2 GFR 60–90 ml/min, Stadium 3 GFR 30–59 ml/min sowie die Stadien 4 und 5 (GFR zwischen 29 und 15 bzw. < 15 ml/min, ➤ Urämie).

Anamnese

Erst in den Stadien 4 und 5 treten **Urämiesymptome** auf (➤ Urämie). Zur Klärung der Ursache müssen gezielte Fragen ❶ nach bekannten Nierenerkrankungen, erblichen Erkrankungen (z. B. familiäre polyzystische Nierenerkrankung, Alport-Syndrom), akuten Vorerkrankungen (fieberhafter Infekt, Diarrhö, anhaltendes Erbrechen), chronischen Erkrankungen (vor allem Diabetes mellitus, arterielle Hypertonie, Leberzirrhose, Herzinsuffizienz) und Medikamenten (nichtsteroidale Antiphlogistika, Kontrastmittel, ACE-Hemmer u. a.) gestellt werden. Anamnestische Hinweise auf Tumor- oder Systemerkrankungen, Prostatahypertrophie oder Urolithiasis müssen Beachtung finden, ebenso wie die Symptome einer Harnwegsinfektion oder eines sonstigen Infekts.

Untersuchungen

Wichtig sind **Hinweise auf eine Exsikkose** wie „stehende" Hautfalten und trockene Schleimhäute bei eher niedrigem Blutdruck ❷. Der **Blutdruck** kann bereits in frühen Stadien erhöht sein (➤ Hämaturie, „nephritisches Syndrom"). Wegweisend ist der Nachweis eines **Fundus hypertonicus** bzw. **diabeticus** ❸. Auf Zeichen von **Systemerkrankungen** (Gelenkschmerzen, Schwellungen, Gichttophi, Hautveränderungen, Lymphknotenschwellungen oder entzündliche Augenveränderungen) muss geachtet werden. Bei Pyelonephritiden finden sich regelhaft **Fieber** und ein **klopfschmerzhaftes Nierenlager.**

Laboruntersuchungen

Zur Bestimmung der Nierenfunktion ist die Berechnung der GFR (eGFR) mit standardisierten Formeln (z. B. MDRD) der alleinigen Bestimmung des Serumkreatinins überlegen (Evidenzgrad Ib). Bei instabiler Nierenfunktion, z. B. auch bei Katabolismus, sollte eine GFR-Bestimmung aus dem 24h-Sammelurin oder mittels Cystatin C erfolgen (Evidenzgrad IIb). Der Verlauf einer parallelen Proteinurie ist ein Progressionskriterium; daher sollte die Protein-/Albuminausscheidung quantitativ im Sammelurin oder aus dem Spoturin als Albumin/Kreatinin-Ratio bestimmt werden (Evidenzgrad IIb). **Urinstatus** und **-sediment** sind unerlässlich bei der Differenzierung der Ursachen einer Niereninsuffizienz ❹. Bei **Akanthozyten** (5%) und oder **Erythrozytenzylindern** im Urin ❺ (➤ Hämaturie) ist mit hoher Wahrscheinlichkeit von einer Glomerulonephritis auszugehen. Zusätzliche klinische oder Laborhinweise (z. B. ANAs, ANCAs) können eine Nierenbeteiligung bei Systemerkrankung wahrscheinlich machen. Eine große **Proteinurie** (> 3 g/24 h; ➤ nephrotisches Syndrom) kommt bei Glomerulonephritiden, aber auch bei Glomerulopathien wie diabetischer und hypertensiver Nephrosklerose, Plasmozytom und Amyloidose vor ❻. Bei V. a. Paraproteinämie sollten ein **Serumimmunelektrophorese** und die quantitative Bestimmung freier Leichtketten veranlasst werden ❼. **Leukozyturie** und **Leukozytenzylinder** sind Hinweise auf einen Harnwegsinfekt bzw. eine Pyelonephritis ❽.

Apparative Untersuchungen

Die Bestimmung der Nierengröße durch **Sonographie** ❾ dient der Unterscheidung zwischen chronischem und akutem Geschehen (bei Diabetes mellitus, Plasmozytom, Amyloidose allerdings bleiben die Nieren lange groß), Nierentumoren, Zystennieren und obstruktive Nierenerkrankungen und kalzifizierende Papillennekrosen (Analgetikanephropathie, Diabetes) werden ausgeschlossen. Eine **CT** bzw. **MRT** wird zur weiteren Abklärung bei V. a. Nierentumor oder Steine veranlasst. Eine **Nierenbiopsie** sollte bei allen letztlich unklaren Nierenerkrankungen zur Prognoseeinschätzung und ggf. Therapiefestlegung durchgeführt werden, nur bei eindeutigen Befunden (langjähriger Diabetes oder Hypertonus mit Fundusveränderungen) oder bei hohem Risiko (Blutungsgefahr, kleine Einzelniere etc.) kann darauf verzichtet werden ❿.

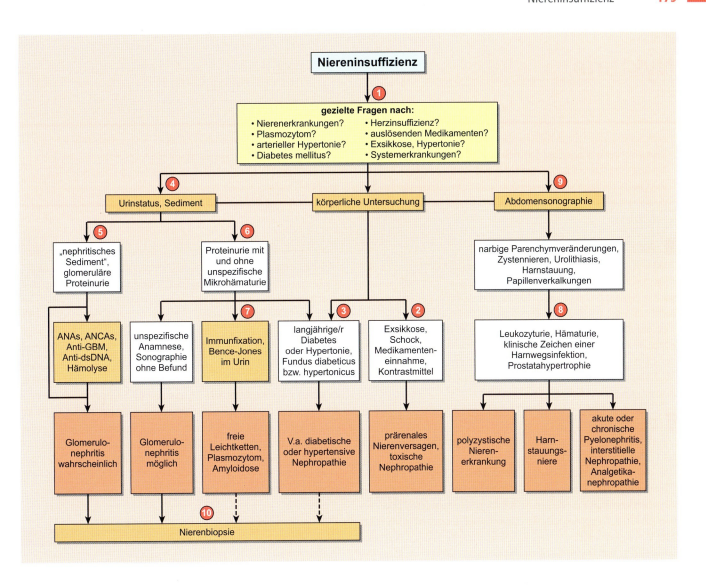

Differenzialdiagnosen

Ursachen einer Niereninsuffizienz		
Diagnose	Relative Häufigkeit	Diagnostische Hinweise
diabetische Nephropathie	++++	sonographisch normal große Nieren, diabetische Retinopathie, Proteinurie, ggf. Nierenbiopsie
hypertensive Nephrosklerose	+++	Fundus hypertonicus, Echokardiographie
Exsikkose	++++	trockene Haut und Schleimhaut
Glomerulonephritis	++	Sediment, Proteinurie, Nierenbiopsie
chronische Pyelonephritis, obstruktive Nephropathie	++	Anamnese, Urinsediment, Sonographie
polyzystische Nierenerkrankung	+	Sonographie
Nierenbeteiligung bei Systemerkrankung	+	nephritisches Sediment, Anamnese, Nierenbiopsie, immunologische Parameter
Nierenschädigung durch Medikamente	+	ggf. Sonographie
Alport-Syndrom	(+)	Schwerhörigkeit

M. Nebel

Nykturie

> **Definition**
>
> **Nykturie** ist eher ein Symptom als eine Erkrankung. Nykturie liegt vor, wenn nachts aus dem Schlaf heraus ein Drang zum Urinlassen besteht und hierbei zwei oder mehr Harnblasenentleerungen erfolgen. Zu differenzieren sind eine **Inkontinenz** und eine **Enuresis nocturna**. Die Prävalenz nimmt mit steigendem Lebensalter zu, besonders bei Männern nach dem 60. Lebensjahr, während Frauen häufiger im Alter bis 50 Jahre betroffen sind.

Anamnese

Nykturie kann durch die Störung des Schlafs zur deutlichen Befindensstörung bis hin zur Depression führen, Patienten stürzen nachts vermehrt oder können am nächsten Tag wegen Müdigkeit nicht zur Arbeit gehen. Bei älteren Männern ist die Nykturie Hinweis auf eine mögliche Prostatavergrößerung. Nykturie kann auch erstes Anzeichen für einen Diabetes mellitus bzw. das Auftreten einer Herz- oder Niereninsuffizienz sein. Zu erfragen ist zudem die **Medikamenten-** und **Trinkanamnese**. Ein weiteres Augenmerk liegt auf möglichen **Schlafstörungen** ❶.

Untersuchungen

Die körperliche Untersuchung umfasst u. a. **Blutdruckmessungen** und einen **neurologischen Status** ❷.

Die Diagnose einer **Herzinsuffizienz** erfolgt durch EKG und Echokardiographie, evtl. Röntgen-Thorax. Die Diagnostik einer **Nierenerkrankung** umfasst die Analyse von Elektrolyten und Protein im Urin, Urinzytologie, ggf. Nierenpunktion. Zusätzlich sollte eine Urinkultur angelegt sowie zur weiteren Diagnostik von **Diabetes mellitus** und **insipidus** HbA$_{1c}$ und ADH gemessen werden. Der Ausschluss eines **malignen Prozesses** im kleinen Becken erfordert ein urologisches Konsil und die PSA-Messung bzw. eine gynäkologische Untersuchung. Zum Nachweis eines **Schlafapnoe-Syndroms** ist eine Vorstellung im Schlaflabor erforderlich. Der **periphere venöse Status** kann durch die Sonographie der Beinvenen geklärt werden, eine Konsiliaruntersuchung zum Ausschluss neurologischer Ursachen rundet die Differenzialdiagnostik ab ❸.

Pathophysiologisch liegen der Nykturie ein **niedriges Harnblasenvolumen (HBV)** ❹, eine **Erhöhung der nächtlichen Urinmenge** ❺ oder **Schlafstörungen** ❻, oft eine Kombination mehrerer Faktoren zugrunde. Bei Schlafstörungen wie Schlafapnoe- oder Restless-legs-Syndrom kommt es sekundär zur Nykturie. Eine erhöhte nächtliche Urinmenge liegt vor, wenn das Tagesurinvolumen insgesamt auf über 3 l (Polyurie) ansteigt oder bei normaler Gesamturinmenge nachts mehr als 35 % der Tagesmenge ausgeschieden wird (nächtliche Polyurie).

Ursachen einer **Polyurie** sind ein schlecht eingestellter Diabetes mellitus, eine akute oder chronische Niereninsuffizienz, renale tubuläre Störungen, Diabetes insipidus oder eine primäre Polydipsie ❽. Eine **nächtliche Polyurie** ❼ kann bei älteren Patienten durch eine gestörte Tag-Nacht-Rhythmik der Arginin-Vasopressin-Sekretion ausgelöst sein, hier klärt eine Medikamenten- und Trinkanamnese auslösende Ursachen in Form von Zufuhr hoher Flüssigkeitsmengen, Koffein, Alkohol oder Diuretika vor dem Schlafengehen. Weitere Ursachen können eine Herzinsuffizienz, eine chronisch-venöse Insuffizienz, nephrotisches Syndrom sowie autonome Dysfunktion sein.

Ein vermehrter nächtlicher Harndrang durch **reduziertes HBV** ❾ ist bei Männern meist durch (benigne oder maligne) Prostatavergrößerung bedingt. Mittels Sonographie der Organe des kleinen Beckens und einer rektalen bzw. gynäkologischen Untersuchung können **organische** (Prostata- oder Uterusvergrößerung, Harnstauung) oder **funktionelle Störungen** ❿ nachgewiesen werden. Bei Letzteren erfolgt eine sonographische Bestimmung der Restharnmenge (> 200 ml) und die Messung der Urinflussrate (normal > 15 ml/s). **Dysurie** und **Pollakisurie** sowie pathologisches Urinsediment weisen auf einen **Harnwegsinfekt** hin.

Differenzialdiagnosen

Ursachen einer Nykturie		
Mögliche Erkrankungen	Häufigkeit	Weiterführende Untersuchungen
Prostataadenom	+++	urologisches Konsil, Sonographie
Herzinsuffizienz	+++	EKG, Echo, Röntgen-Thorax
Harnwegsinfekt	+++	Urinsediment, Urinkultur
Diabetes mellitus	+++	Blutzucker, HbA1c
Niereninsuffizienz	++	Retentionswerte, Sonographie
Diabetes insipidus	++	ADH
Schlafapnoe-Syndrom	++	Schlaflabor

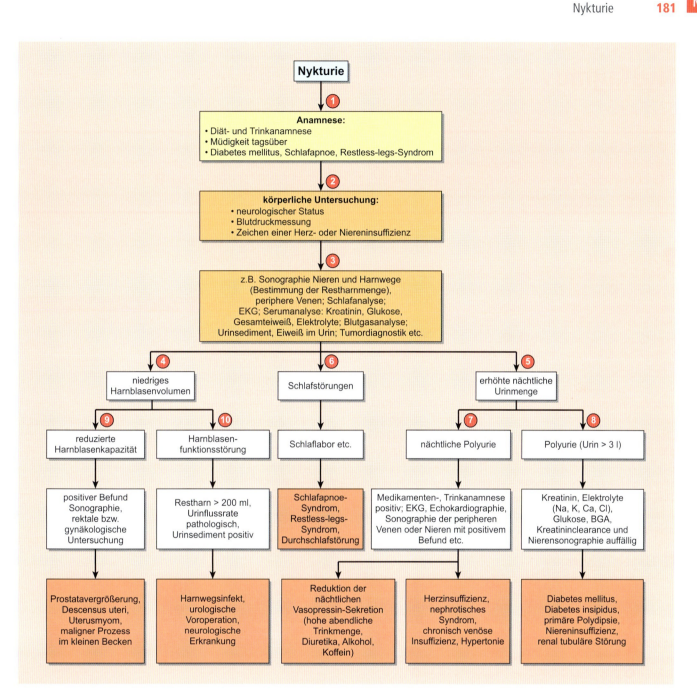

B. Wiechens

Nystagmus

Definition

Unter Nystagmus (Augenzittern) versteht man unwillkürliche, ruckartige, rhythmische oder unregelmäßige Bewegungen eines oder meist beider Augen. Die rasche Phase der Bewegung gibt die Richtung des Nystagmus an. Von einem Nystagmus müssen die sakkadischen Oszillationen und die periodischen horizontalen Deviationen bei bewusstlosen Patienten unterschieden werden. Neben einem **physiologischen** ❶ gibt es einen **pathologischen Nystagmus** ❷, der sich in viele Unterformen aufteilt.

Anamnese

Zunächst ist auszuschließen, dass es sich um einen **angeborenen** Nystagmus ❸ handelt. Diese Form ist in den meisten Fällen durch eine angeborene Augenerkrankung verursacht. Eine Vorstellung bei einem Augenarzt ist erforderlich. Dies gilt auch für **einseitige erworbene** Nystagmusformen ❹, ❺.

Hiervon abzugrenzen ist ein **binokularer** Nystagmus ❻. Liegt eine **erworbene** Form vor, muss die Einnahme zentral wirksamer Medikamente (z. B. Antiepileptika, Beruhigungsmittel etc.) geprüft werden, da diese als Nebenwirkung einen Nystagmus auslösen können. Klagt der Patient über Schwindel, liegt meist eine periphere Ursache des Nystagmus vor (Vestibularorgan). In der Allgemeinanamnese sind vor allem neurologische Erkrankungen (z. B. MS oder Myasthenia gravis) sowie kürzlich zurückliegende Schädel-Hirn-Traumata richtungweisend. Der Patient klagt nur dann über Doppelbilder, wenn gleichzeitig eine Blickparese vorliegt. Nur bei erworbenem Nystagmus klagt der Patient über Oszillopsie; bei kongenitalem Nystagmus tritt keine Oszillopsie auf.

Untersuchungen

Insgesamt ist ein Nystagmus durch folgende **Merkmale** charakterisiert: Amplitude, Frequenz, Intensität, Symmetrie, Kongruenz, Blickrichtungsabhängigkeit und Spontaneität. In der **klinischen Untersuchung** (Geradeausblick und Blickbewegungen in alle Richtungen) unterscheidet man einen **Pendel-** ❼, **einen Ruck-** ❽ und einen **rotatorischen** Nystagmus ❾. Die kongenitalen Nystagmusformen ❸ sind meist pendelnd, bei den erworbenen ❹ liegt dagegen oft ein Rucknystagmus vor.

Beim Vorliegen eines kongenitalen Nystagmus muss eine gründliche augenärztliche Untersuchung klären, ob dem Nystagmus eine **Augenerkrankung** zugrunde liegt (okulärer Nystagmus) ❿ oder ein **idiopathischer** Nystagmus (Ausschlussdiagnose) ⓫ vorhanden ist. Beim erworbenen Nystagmus sollte zunächst festgestellt werden, ob es sich um einen **ein-** ❺ oder **beidseitigen** ❻ Nystagmus handelt. Weiter muss die **Richtung** (horizontal oder vertikal, rechts oder links) und die **Art** des Nystagmus (Ruck-, Pendel-, oder rotatorischer Nystagmus) festgelegt werden ❼, ❽, ❾. Die Blickrichtungs- und Lageabhängigkeit müssen geprüft und eine Blickparese ausgeschlossen werden.

Eine gründliche neuroophthalmologische, strabologische, neurologische und bildgebende Diagnostik ist zwingend erforderlich, um den zugrunde liegenden Defekt zu lokalisieren.

Differenzialdiagnosen

Verschiedene Formen des Nystagmus		
Nystagmusform (Untergruppe)	Häufigkeit	Weiterführende Untersuchungen
blickparetischer Nystagmus: dissoziierter Nystagmus (einseitig), z. B. internukleäre Ophthalmoplegie	++	Ausschluss Blickparese
Blickrichtungsnystagmus:		
• physiologisch Endstellungsnystagmus (erschöpflich)	+++	
• pathologisch (seitendifferent und unerschöpflich)	+	• Ausschluss Hirnstammläsion, Medikamentenanamnese
Lagenystagmus (zentral, kaum Schwindel):		
• bei Seitlagerung im Liegen (ohne Latenz, unerschöpflich)	+	• Tumoren der hinteren Schädelgrube, Kleinhirn, Intoxikationen
• Down- und Up-Beat-Nystagmus (bei Kopfhängelage)	+	• Läsion in Medulla oblongata/Kleinhirn
Lagerungsnystagmus (peripher): benigner paroxysmaler Lagerungsschwindel nach stumpfem Schädel-Hirn-Trauma (SHT)	+	Anamnese SHT
Spontannystagmus kongenital:		
• okulär (in 80 % der Fälle angeborene Augenerkrankung, binokulär)	++	• augenärztliche Untersuchung
• idiopathisch	+	• augenärztliche Untersuchung (Ausschlussdiagnose)
Spasmus nutans (feinschlägig, hochfrequent, keine Ursache bekannt, uni- oder binokulär)	+	Spontanremission nach einigen Jahren (Ausschluss Gliome der vorderen Sehbahn/Empty-Sella-Syndrom)
Spontannystagmus erworben:		
• peripher (Innenohr/N. vestibularis; starker Schwindel)	++	• Schwindeldiagnostik (HNO)
• zentral (Hirnstamm/Kleinhirn; kein Schwindel)	+	• MS-Diagnostik
optokinetischer Nystagmus (physiologisch)	+++	

Nystagmus 183

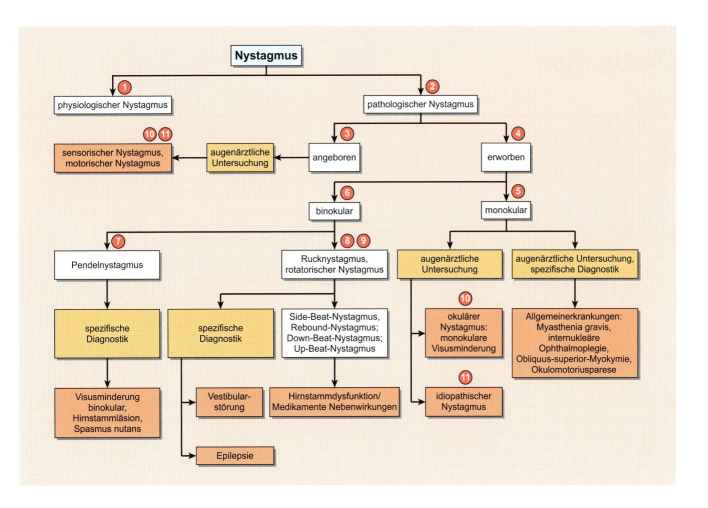

G. Lock
Obstipation

Definition

Laut der S2k-Leitlinie der DGVS liegt eine chronische Obstipation dann vor, wenn unbefriedigende Stuhlentleerungen berichtet werden, die seit mindestens 3 Monaten bestehen und mindestens 2 der folgenden Leitsymptome aufweisen:
- starkes Pressen,
- klumpiger oder harter Stuhl,
- subjektiv unvollständige Entleerung,
- subjektive Obstruktion oder manuelle Manöver zur Erleichterung der Defäkation, jeweils bei ≥ 25 % der Stuhlentleerungen, oder
- ≤ 3 Stühle pro Woche.

In Deutschland leiden 5–15 % der Bevölkerung an Obstipation. Die Prävalenz nimmt mit dem Alter zu, Frauen sind häufiger betroffen als Männer.

Der **chronischen Obstipation** liegen meist zwei unterschiedliche Störungsmechanismen der kolorektalen Motilität zugrunde: zum einen die sogenannte **„slow transit constipation"** als Manifestation seltenerer oder ineffektiver propulsiver Kolonbewegungen, zum anderen die **Beckenbodendysfunktion** als Ursache einer Auslassobstruktion. Kombinationen aus beiden Formen sind häufig.

Sekundäre Obstipationen entstehen dagegen aufgrund anderer Leiden, z. B. struktureller Erkrankungen des Kolorektums (Tumoren, Strikturen, Analfissuren), metabolischer (Hypothyreose, Diabetes mellitus) und neurologischer (Morbus Parkinson, Encephalomyelitis disseminata) Erkrankungen oder durch motilitätsbeeinflussende Medikamente (Anticholinergika, Diuretika, trizyklische Antidepressiva, Opiate).

Anamnese

Zunächst sollte festgestellt werden, **ob überhaupt eine Obstipation vorliegt** und welches Problem für den Patienten im Vordergrund steht ❶. Das Stuhlverhalten sollte möglichst genau erfasst werden, ggf. unter Zuhilfenahme von Stuhltagebüchern oder der „Bristol stool scale". Eine **neu aufgetretene Obstipation** (Kolonkarzinom?) hat für die weitere Abklärung selbstverständlich einen ganz anderen Stellenwert als eine seit Langem bestehende Verstopfung mit Neigung zu Meteorismus und durch die Stuhlentleerung sich bessernde Bauchschmerzen (Reizdarmsyndrom?). Erschwerte Entleerungen auch von weichem Stuhl oder Notwendigkeit eines Drucks auf das Perineum oder gar einer digitalen Evakuation sprechen für eine Beckenbodendysfunktion.

Untersuchungen

Bei der **körperlichen Untersuchung** sollte primär auf das Vorliegen zugrunde liegender Systemerkrankungen geachtet werden ❶. Die **anale Inspektion** kann Hinweise auf eine Analfissur geben. Bei Beobachtung einer simulierten Defäkation in Linksseitenlage tritt physiologischerweise das Perineum beim Pressen tiefer und beim Kneifversuch höher. Die **digitale Palpation** gibt orientierende Hinweise auf Sphinktertonus, Kneifdruck und Expulsionsfähigkeit („Drücken Sie bitte meinen Finger heraus.") ❶.

Weiterführende **technische Untersuchungen** umfassen die **Koloskopie** ❷ (zwingend bei auch nur geringem Verdacht auf ein Kolonkarzinom, bei über 50-Jährigen auch aus Vorsorgegründen indiziert), die röntgenologische Bestimmung der **Kolontransitzeit** mit röntgendichten Markern („Hinton-Test") ❸ und als Funktionsuntersuchungen den **Ballonexpulsionstest** ❻, die **anorektale Manometrie** ❹ und die **Barium-Defäkographie** ❺ sowie in spezialisierten Zentren die **Kernspindefäkographie und bei besonders dramatischen Fällen die Kolonmanometrie**. Bei entsprechenden anamnestischen Hinweisen können auch einfache **Laboruntersuchungen** (Hypothyreose? Diabetes?) diagnoseweisend sein ❼. Eine Stuhluntersuchung auf Bakterien und Pilze ist nicht zielführend und sollte unterlassen werden.

Differenzialdiagnosen

Ursachen der Obstipation		
Mögliche Erkrankungen	Häufigkeit	Weiterführende Untersuchungen
kolorektale Motilitätsstörung vom Typ des langsamen Transits	+++	Hinton-Test ❸, normal < 68–72 h
Reizdarmsyndrom vom Obstipationstyp	+++	Anamnese ❶
Kolonkarzinom	++	Koloskopie ❷
Medikamente	++	gezielte Anamnese ❶
Beckenbodendysfunktion	++	Inspektion/Palpation ❶, anorektale Manometrie ❹, Defäkographie ❺, Ballonexpulsion ❻, Hinton-Test ❸
endokrine und Stoffwechselerkrankungen	+	TSH, Blutzucker, Kalzium ❼
neurologische Erkrankungen	+	Anamnese, neurologische Untersuchung ❶
Analfissuren	+	rektale Inspektion ❶
Kolonstrikturen	selten	anamnestische Hinweise (Operation, Ischämie) ❶, Koloskopie ❷
Morbus Hirschsprung	sehr selten	anorektale Manometrie (fehlender rektoanalinhibitorischer Reflex) ❹, tiefe Biopsie ❷

Obstipation

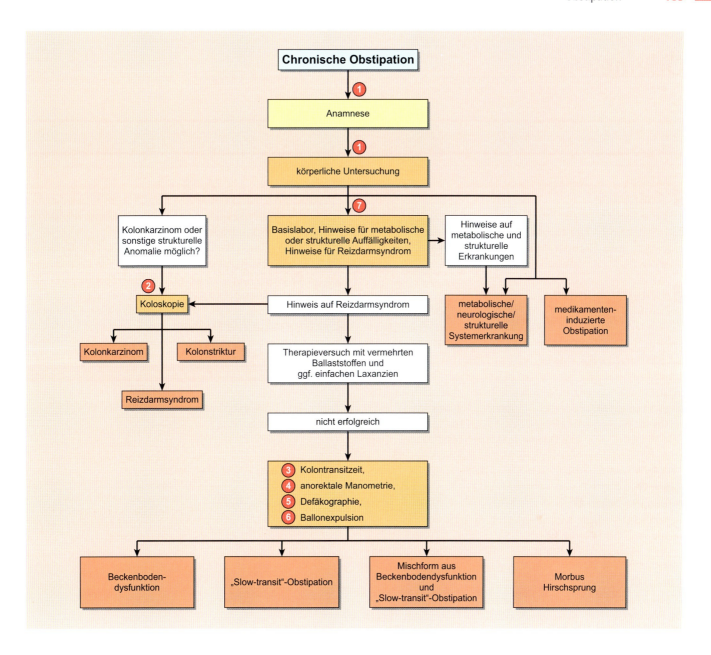

R. Brunkhorst

Ödeme

Definition

Ödeme sind Wasseransammlungen im interstitiellen Raum.

Anamnese

Zunächst müssen gezielte Fragen nach **Nierenerkrankungen** und nach Symptomen einer **Herzinsuffizienz** gestellt werden. Weiter sollte auch nach Hinweisen auf einen möglichen **Eiweißverlust über den Darm** und auf eine **Lebererkrankung** gefragt werden ❶.

Untersuchungen

Generalisierte Ödeme treten meist beidseitig und entsprechend der Schwerkraft zunächst an den Füßen/Beinen oder bei bettlägerigen Patienten im Bereich des Rückens und der Flanken (**Anasarka**) auf. **Asymmetrische Ödeme** bei generalisierten Erkrankungen können zusätzlich zur generalisierten Ursache ein Hinweis auf ein lokales Problem sein (z. B. Seitenlage mit mangelnder Lymphzirkulation in einem Arm oder auch Thrombose). Kurzfristig entstandene Ödeme hinterlassen sichtbare Dellen nach kräftigem Druck mit dem Finger. **Chronische Ödeme** sind zunehmend induriert und schlecht eindrückbar (z. B. bei Schilddrüsenerkrankungen) ❷.

Differenzialdiagnostisch wegweisend ist der **Eiweißgehalt im Serum** ❷:

Normoproteinämie ❸:
Generalisierte Ödeme können gelegentlich auch durch **Medikamente** verursacht werden ❺.

Bei anamnestischen Hinweisen auf eine **Herzinsuffizienz** bringen EKG, Röntgen des Thorax und Echokardiographie weitere Klärung ❻.

Symptome wie Oligurie oder Anurie geben erste Hinweise auf das Vorliegen einer **Niereninsuffizienz.** Im Labor sind erhöhte Kreatinin- und Harnstoffwerte wegweisend. Im Ultraschall sprechen verkleinerte Nieren (Schrumpfnieren) für einen chronischen Parenchymschaden, große Nieren dagegen eher für ein akutes Nierenversagen, erweiterte Kelchgruppen und Nierenbecken für eine Abflussstörung ❼.

Zeigen sich Hypertonus, Flankenschmerz und ggf. Lidödeme im Zusammenhang mit Hämaturie, Proteinurie und akutem Kreatininanstieg ❽, deutet dies auf ein **nephritisches Syndrom** hin.

Hypoproteinämie ❹:
Eine **Mangelernährung/Kachexie** ❾ als Ursache der Ödeme (sog. **Hungerödeme**) tritt insbesondere bei Kindern und alten Menschen auf.

Sind bei der klinischen Untersuchung Aszites und typische Leberhautzeichen erkennbar, deutet dies auf eine Lebererkrankung wie **Leberzirrhose** oder **Leberinsuffizienz** hin. Im Labor zeigen sich erhöhte **Leberenzyme** und Zeichen einer **Lebersynthesestörung** ❿.

Bei einer Proteinurie von mehr als 3 g/24 h, Hypoalbuminämie und zusätzlicher Hyperlipidämie (Hypercholesterinämie) ⓫ liegt ein **nephrotisches Syndrom** vor.

Diarrhöen, Veränderung der Stuhlkonsistenz und ggf. Gewichtsverlust im Zusammenhang mit Eiweißverlusten von deutlich über 5 g/24 h ⓬ deuten auf eine **exsudative Enteropathie** (enterales Eiweißverlustsyndrom) hin.

Differenzialdiagnosen

Ursachen generalisierter Ödeme		
Mögliche Erkrankungen	Häufigkeit	Weiterführende Untersuchungen
Herzinsuffizienz	++++	• Echokardiographie mit reduzierter Auswurffraktion bei systolischer Herzinsuffizienz (Häufigkeit etwa 60 %), Vitien • BNP im Serum insbesondere bei V. a. diastolische Herzinsuffizienz (normale Auswurfleistung, Häufigkeit etwa 40 %) • Troponin, CK, Myoglobin als Hinweis auf eine akute kardiale Ischämie • Sicherung der Diagnose bei allen Formen und Ursachen der Herzinsuffizienz durch Herzkatheter
akute oder chronische Niereninsuffizienz	++	• Sonographie, Serumkreatinin, Serumharnstoff, Nierenbiopsie
nephritisches Syndrom	+	• Urinsediment: Hämaturie, Zylindrurie, Proteinurie und Hypertonie • Nierenbiopsie
nephrotisches Syndrom	+++	• Nierenbiopsie • Rektumbiopsie zum Nachweis einer Amyloidose (Sensitivität etwa 60 %) • Augenhintergrunduntersuchung als Hinweis auf diabetische Mikroangiopathie
Leberzirrhose, akute Leberinsuffizienz	+++	• Aszites (ggf. mit Punktion), Sonographie, Leberbiopsie • Alkoholanamnese • serologische Untersuchungen bei Hepatitis
exsudative Enteropathie	+	• Endoskopie mit Biopsie und histologischer Sicherung • Röntgenuntersuchungen (Sellink des Dünndarms, Doppel-Kontrasteinlauf des Kolons), CT
medikamenteninduzierte Ödeme	+	• Anamnese, ggf. toxikologische Untersuchungen im Urin und Blut
Hungerödeme	+++	• Anamnese

Ödeme

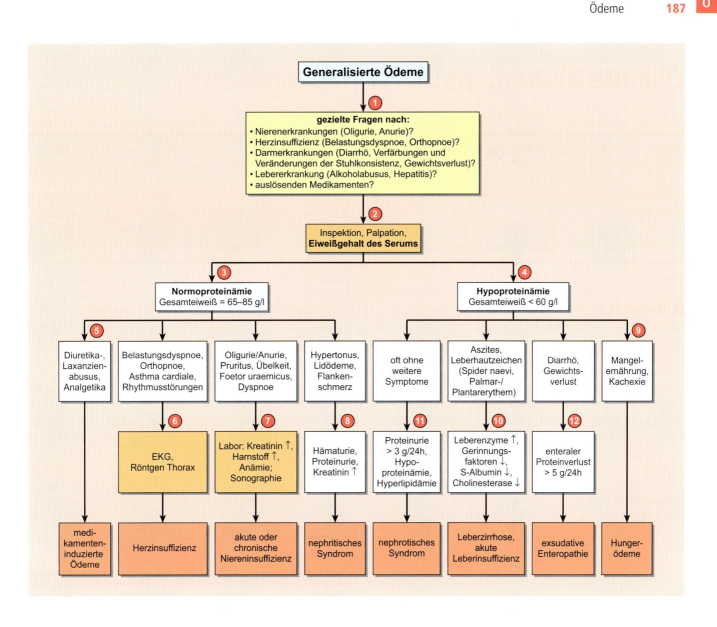

S. Gölder
Okkulte Blutung: positiver Haemokkulttest

Definition

Der guajakbasierte Stuhlbluttest (*guaiac-based fecal occult blood testing, FOBT*) oder kurz Guajak-Test (z. B. *Haemoccult®, hemo CARE®, hemo FEC®*) dient zum biochemischen Nachweis von mit bloßem Auge (makroskopisch) nicht sichtbarem (okkultem) Blut im Stuhl.

Jeweils zwei kleine Stuhlproben von drei aufeinanderfolgenden Stuhlgängen werden auf mit Guajakharz imprägnierte Filterpapiere gestrichen und anschließend mit Wasserstoffperoxid-Lösung betropft. Bei Anwesenheit von Blut im Stuhl kommt es zur Blaufärbung des Teststreifens aufgrund der Pseudoperoxidasewirkung des Häm-Rests im Hämoglobin: Mit Hilfe der Peroxidase oxidiert das Wasserstoffperoxid Guajakonsäure im Guajakharz zu Guajakblau. Der Test gilt als positiv, wenn mindestens eines der Testfelder eine Blaufärbung zeigt.

Vorgehen

Ein FOBT wird zur Vorsorge und zum frühzeitigen Erkennen eines kolorektalen Karzinoms bei **asymptomatischen** Patienten durchgeführt.

Je mehr Blut über den Stuhl ausgeschieden wird, umso wahrscheinlicher ist ein **positives Testergebnis.** Eine Blutung mit ca. 10 ml Blut pro Tag führt zu einem positiven Testergebnis in 50% der Fälle. Die Wahrscheinlichkeit für das Vorliegen eines kolorektalen Karzinoms bei positivem Testbefund (positiver prädiktiver Wert) liegt bei maximal 18%. Die Sensitivität des Tests für Kolonkarzinome beträgt nur etwa 20–40% und ist für Adenome als Vorstufe noch geringer. Trotzdem sollte bei positivem Testergebnis eine **proktoskopische/koloskopische Untersuchung** des gesamten Dickdarms durchgeführt werden. Falsch positive Ergebnisse können durch Fleischkonsum (Myoglobin) sowie Zahnfleisch-, Nasen-, Hämorrhoidalblutungen auftreten, falsch negative durch Ascorbinsäure.

Alternative Verfahren sind immunochemische Tests, die Sensitivitäten von 60–90% aufweisen und recht spezifisch sind.

Untersuchungen

Die initiale Untersuchung ist eine **Koloskopie** ❶ des Dickdarms und Beurteilung des terminalen Ileums. Kann die Blutungsquelle erkannt werden ❷, folgt eine Therapie entsprechend der Blutungsquelle. Ist jedoch keine Blutungsquelle lokalisierbar, schließt sich eine **Ösophagogastroduodenoskopie (ÖGD)** ❸ an, insbesondere, wenn z. B. eine Eisenmangelanämie vorliegt.

Bleiben beide Untersuchungen ohne Nachweis einer relevanten Blutungsquelle und besteht kein weiterer Verdacht auf eine gastrointestinale Blutungsquelle, kann eine Verlaufsbeobachtung erfolgen ❹.

Besteht allerdings der Verdacht auf eine Dünndarmblutung, bietet sich eine weiterführende Untersuchung des Dünndarms an ❺. Das **MRT-/CT-Enteroklysma** hat dabei den Vorteil, dass eine relevante Dünndarmobstruktion sehr sicher ausgeschlossen werden kann. Im Anschluss kann dann eine **Videokapseluntersuchung** folgen. Bleiben alle Untersuchungen ohne Hinweis auf eine Blutungsquelle und besteht weiterhin der Verdacht auf eine Dünndarmblutung, schließt sich eine **Dünndarmendoskopie** (Single-/Doppelballonenteroskopie) an.

Differenzialdiagnosen

Ursachen eines positiven Haemokkulttests		
Erkrankungen	Häufigkeit	Weiterführende Untersuchungen
Tumor	++	Koloskopie
Ulzera	++	Koloskopie
Angiodysplasien	+++	Koloskopie, falls negativ: Kapsel-, Dünndarmendoskopie
Morbus Crohn	++	Koloskopie, MRT-/CT-Enteroklysma

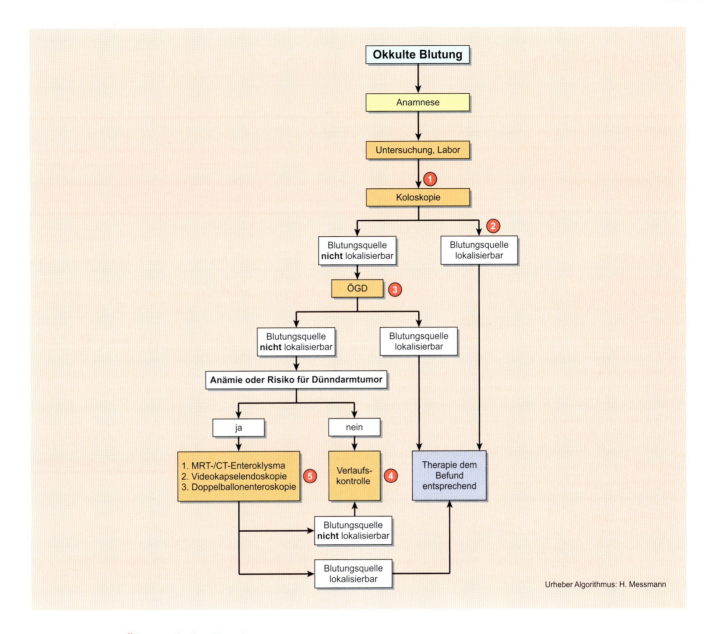

Ökonomische Aspekte

Aufgrund der Eigenheiten der okkulten gastrointestinalen Blutung ist eine ambulante Abklärung sinnvoll und kosteneffektiv. Lassen anamnestische Details die klinische Zuordnung der Blutungsquelle zum oberen oder unteren Gastrointestinaltrakt zu, sollte die endoskopische Diagnostik adaptiert erfolgen. Hierdurch kann die Diagnostik beschleunigt werden.

Die zeitnahe Durchführung der Diagnostik erhöht die Ausbeute in Hinsicht auf die Diagnosestellung. Je länger das Intervall zwischen dem potenziellen Blutungsereignis ist, desto geringer ist die diagnostische Ausbeute. Bei früher Diagnosestellung werden Folgekosten durch Therapie oder wiederholte Diagnostik gesenkt.

E. Stark

Parästhesien

Definition

Der Begriff Parästhesie (griech. Fehlwahrnehmung) ist nicht eindeutig definiert. Im engeren Sinne versteht man darunter nur spontan auftretende, kribbelnde, prickelnde, vibrierende, nadelstichartige Missempfindungen. Bei erweiterter Anwendung wird er als Oberbegriff für alle sensiblen Plussymptome verwendet wie beispielsweise Dysästhesien (Symptome wie oben, aber bei Berührung auftretend) und Hyperpathie (Schmerzempfindung bei leichten Reizen). Parästhesien treten häufig in Kombination mit
> Sensibilitätsstörungen auf. Sie entstehen durch spontane Impulsgeneration in Axonen.

Anamnese

Entscheidende Fragen beziehen sich auf Dauer, Lokalisation und Situation des Auftretens von Parästhesien ❶. **Dauerhaftes oder fluktuierendes** Auftreten ❸ sprechen für eine anhaltende Störung neuraler Strukturen, **passagere** Parästhesien ❹ kommen bei vorübergehenden Störungen neuraler Strukturen vor, auch Elektrolyt- oder Durchblutungsstörungen können Ursachen hiervon sein. Das **Verteilungsmuster** kann distal an den Extremitäten betont sein, bei nichtnervaler Ursache dabei auch perioral. Parästhesien bei Schädigung im Bereich des peripheren Nervensystems sind häufig von **Schmerzen** begleitet, bei akuter Schädigung im Bereich von Nervenwurzeln durch einen Bandscheibenvorfall sind schmerzlose Parästhesien selten. Bei innerhalb von Tagen **progredienten Parästhesien** ❺, vor allem bei Ausbreitung nach proximal, besteht der Verdacht auf bedrohliche neurologische Erkrankungen wie das Guillain-Barré-Syndrom (GBS) oder eine beginnende Rückenmarkschädigung.

Unspezifische Auslöser bedeuten aber auch, dass beim Auftreten von Parästhesien ein breites differenzialdiagnostisches Spektrum in Betracht kommt. Die weitere Diagnostik ist deshalb ganz wesentlich davon abhängig, ob und welche **zusätzliche Symptomatik** vorliegt.

Untersuchungen

Bei der **körperlichen Untersuchung** ist vor allem auf begleitende Sensibilitätsstörungen zu achten, daneben können weitere neurologische Defizite (Reflexausfälle, Paresen, zerebrale Symptome) wegweisend sein. Karpopedalspasmen sind kaum zu übersehen ❷.

Aufgrund der Häufigkeit und Vielgestaltigkeit von Parästhesien ist die weitere Abklärung von der vermuteten Ursache abhängig. Alltägliche Beschwerden in Folge kurzer Nervenirritationen (Arm/Bein eingeschlafen) bedürfen im Regelfall keiner weiteren Abklärung. Sind Parästhesien ständig oder fluktuierend vorhanden, ist von einer strukturellen Schädigung nervaler Strukturen auszugehen.

Abhängig von Lokalisation und Dauer der Parästhesien ist weitere Diagnostik sinnvoll. Bei **dauerhaften** ❸ oder **rezidivierenden** ❹ scheinbar im Versorgungsgebiet peripherer Nerven und Wurzeln liegender Parästhesien sind, auch wenn weitere neurologische Defizite fehlen, differenzialdiagnostisch auch **zerebrale Ischämien** ❻ und/oder **multiple Sklerose** (MS) ❼ in Betracht zu ziehen. Das häufige stereotype Auftreten von Parästhesien ohne Entwicklung persistierender Ausfälle legt den Verdacht **fokaler epileptischer Anfälle** nahe ❽.

Bei **bilateralen Parästhesien** sind neben Polyneuropathien ❾ differenzialdiagnostisch Elektrolytstörungen ❿ in Betracht zu ziehen.

Bei **progredienten, aufsteigenden Parästhesien** ❺ ist neben Liquordiagnostik, elektrophysiologischer Diagnostik und spinaler MRT eine engmaschige Verlaufsbeobachtung unter stationären Bedingungen bis zur Klärung oder Besserung unbedingt erforderlich.

Differenzialdiagnosen

Ursachen von Parästhesien		
Mögliche Erkrankungen	Häufigkeit	Weiterführende Untersuchungen
flüchtige Nervendruckläsion	++++	keine
Hyperventilationssyndrom	+++	meist nicht notwendig, ggf. Ausschluss Tetanie
Tetanie	+	Ca^{2+}, Mg^{2+}-Stoffwechsel, Vitamin D
transitorisch ischämische Attacke (TIA)	+++	MRT, Duplex-Sonographie der Hirngefäße
fokale epileptische Anfälle	+	MRT, EEG
Polyneuropathie	+++	NLG, EMG, Labordiagnostik
multiple Sklerose	++	MRT, Liquor, evozierte Potenziale (EP)
Bandscheibenvorfall	+++	CT
Guillain-Barré-Syndrom	(+)	NLG, EMG, Liquor

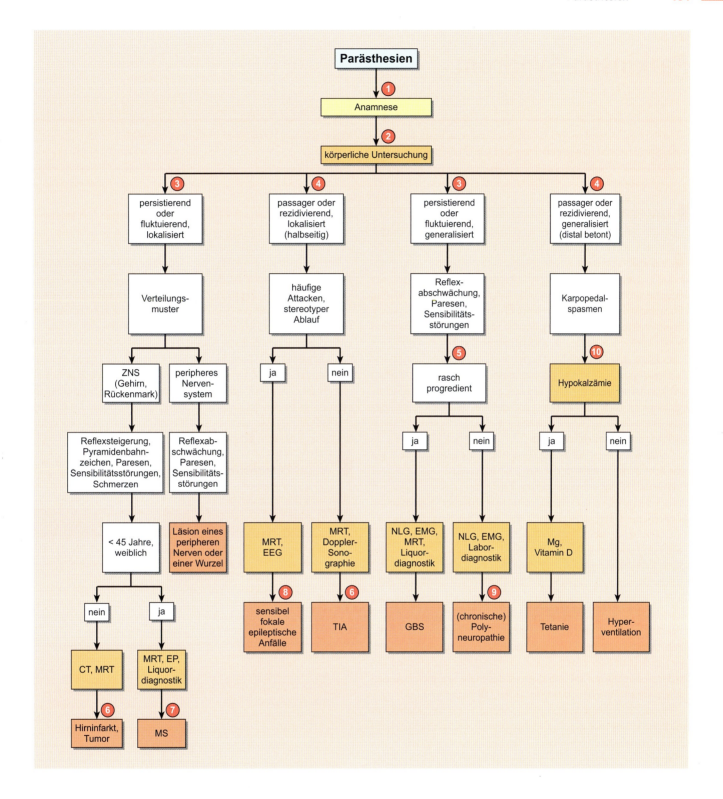

Ch. Schrader
Parkinson-Syndrom

Definition

Ein Parkinson-Syndrom wird definiert durch das Vorliegen einer **Bradykinese** und mindestens eines der Kardinalsymptome **Rigor, (Ruhe-)Tremor** und **Haltungsinstabilität.**

Untersuchungen

Nachdem ein Parkinson-Syndrom erkannt worden ist ❶, werden im zweiten Schritt mit einer **cMRT** des Schädels **symptomatische (sekundäre) Ursachen ausgeschlossen,** insbesondere wenn wiederholte zerebrale ischämische Insulte, die mit einer stufenweisen Verschlechterung der Parkinson-Symptomatik assoziiert waren, ein **vaskuläres Parkinson-Syndrom** ❷ vermuten lassen bzw. wenn neben einer bradykinetisch-rigiden Gangstörung Inkontinenz und Demenz auf einen **Normaldruckhydrozephalus** ❸ hinweisen.

Im Rahmen des Ausschlusses symptomatischer Ursachen ist eine differenzierte **Medikamentenanamnese** ❹ erforderlich. Neben den klassischen Neuroleptika können Antiemetika (Dopamintagonisten!), Reserpin, Valproinsäure, Lithium und die Kalziumantagonisten Cinnarizin und Flunarizin ein **medikamenteninduziertes Parkinson-Syndrom** auslösen.

Rezidivierende Schädel-Hirn-Traumata oder eine diagnostisch gesicherte Enzephalitis in der Vorgeschichte weisen ebenfalls auf ein sekundäres Parkinson-Syndrom hin.

Im dritten Schritt ist eine Reihe **anamnestischer Angaben** und **körperlicher Untersuchungsbefunde** sehr hilfreich in der Abgrenzung atypischer, neurodegenerativer Parkinson-Syndrome, zumal cMRT-Aufnahmen in den Standardsequenzen in der Frühphase dieser Erkrankungen meist als unauffällig befundet werden.

Eine **Demenz** vor Beginn oder innerhalb des ersten Jahres nach Beginn eines Parkinson-Syndroms kann auf eine **Demenz mit Lewy-Körperchen (DLB)** ❺ hindeuten.

Deutliche **Störungen des autonomen Nervensystems** (Impotenz, imperativer Harndrang, orthostatische Hypotension) entweder vor Beginn oder innerhalb der ersten 3 Jahre nach Beginn des Parkinson-Syndroms mit oder ohne zerebelläre Symptome weisen auf eine **multiple Systematrophie (MSA)** ❻ hin.

Treten zusätzlich zum Parkinson-Syndrom deutliche **Kleinhirnzeichen** (Stand- und Gangataxie, Nystagmus, Dysarthrie) und Augenbewegungsstörungen ohne (!) Zeichen der Dysautonomie auf, sollte man an eine Form der **spinozerebellären Atrophien (SCA)** ❼ denken.

Stürze aufgrund gestörter Haltungskontrolle vor oder innerhalb der ersten 2 Jahre nach Beginn des Parkinson-Syndroms, zunehmende Apathie und beginnende Demenz vom Frontalhirntyp deuten auf eine **progressive supranukleäre Paralyse (PSP)** ❽ hin.

Der PSP klinisch sehr ähnlich ist die **kortikobasale Degeneration (CBD)** ❾; letztere zeigt i. d. R. eine **deutliche Asymmetrie** der „atypischen Symptome" (Dystonie, Apraxie, „alien-hand"). Unwillkürliches, unrhythmisches Zucken von Extremitäten (**Myoklonus**) ist typisch und darf nicht mit dem rhythmischen Ruhetremor des M. Parkinson verwechselt werden.

Der „Goldstandard" für die Diagnose des **idiopathischen Parkinson-Syndroms** ist der **L-Dopa-Test** ❿. Führen oral 150–300 mg Levodopa innerhalb von 1 Stunde zu einer mindestens 30 %igen Besserung des Parkinson-Syndroms (gemessen auf der Unified Parkinson Disease Rating Scale III [UPDRS III]), ist beim Fehlen atypischer Zeichen, einem Erkrankungsbeginn nach dem 40. Lebensjahr und leerer Familienanamnese ⓫ die Diagnose idiopathisches Parkinson-Syndrom quasi bewiesen. Nur geringe Besserung (< 20 %) schließt ein idiopathisches Parkinson-Syndrom nicht aus und sollte eine probatorische Behandlung mit bis zu 1 000 mg L-Dopa/d für 3 Monate nach sich ziehen. Sollte auch darauf keine Besserung auftreten ⓬, muss man die Diagnose überprüfen.

Differenzialdiagnosen

Ursachen für ein Parkinson-Syndrom

Mögliche Erkrankung	Häufigkeit	Weiterführende Untersuchungen
idiopathisch	75–80 %	Anamnese, cMRT, L-Dopa-Test
sekundär	• vaskulär 3–6 % • frontale Raumforderung[1] • medikamenteninduziert[1] • postenzephalitisch[1] • Normaldruckhydrozephalus[1]	Anamnese (Medikamente, SHT, Enzephalitis), cMRT, L-Dopa-Test (negativ), Liquorablassversuch, Suche kardio- bzw. zerebrovaskulärer Risikofaktoren
familiär	[1, 2]	Familienanamnese, cMRT, L-Dopa-Test, ggf. Molekulargenetik
atypisch	• DLB[1, 3] • MSA ~ 10 % • SCA[1] • PSP ~ 3,5 % • CBD < 1 %	Anamnese, cMRT, Schellong-Test, Kipptisch-, urodynamische, neuropsychologische Untersuchung, Molekulargenetik

[1] genaue epidemiologische Daten liegen nicht vor
[2] < 5 % aller idiopathischen Parkinson-Syndrome
[3] etwa 10–20 % aller Demenzen

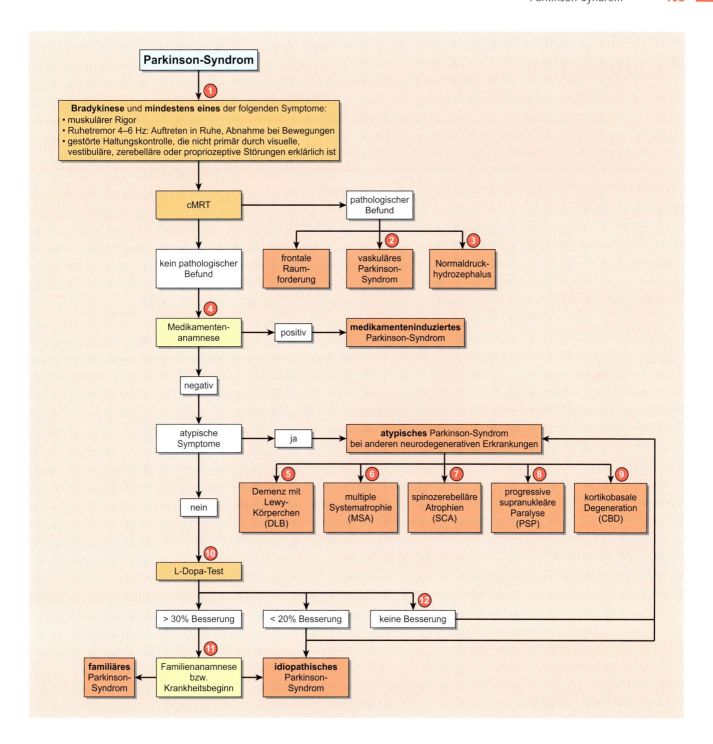

Ökonomische Aspekte

In der differenzialdiagnostischen Bildgebung ist ein cCT (gleichwohl billiger) keine adäquate Alternative zu einem cMRT.

PET- und SPECT-Techniken zur Darstellung der prä- und postsynaptischen dopaminergen Neurotransmission sind nur bei besonderen diagnostischen Problemen indiziert und sollten nur von in der Diagnostik von Bewegungsstörungen erfahrenen Neurologen veranlasst werden.

B. Schönhofer

Pleuraerguss

Definition

Als Pleuraerguss (PE) ist die pathologische Mehransammlung von Flüssigkeit zwischen den beiden Pleurablättern definiert. Er kann ein- oder doppelseitig auftreten. Es wird in „Transsudat" und „Exsudat" unterschieden.

Anamnese

Die Anamnese bzw. Symptomatik des PE ist unspezifisch, sie können auch fehlen. Atemnot findet sich in etwa 50 % der Fälle, Brustschmerz ist seltener.

Untersuchungen

Die **körperliche Untersuchung** ergibt gedämpften Klopfschall, abgeschwächtes Atemgeräusch und aufgehobenen Stimmfremitus über dem PE.

In der **Bildgebung** sind Röntgen-Thorax-Untersuchung und Thoraxsonographie ❶ einfach durchzuführende Methoden zum Nachweis des PE. Bei unklarer Ätiologie gelingt die Ursachenabklärung häufig bereits durch ultraschallgeführte Punktion (**Thorakozentese**) ❷ von ca. 20 ml Ergussvolumen mit Hilfe einer Reihe laborchemischer, biochemischer, zytologisch-immunologischer, mikrobiologischer und zellbiologischer Untersuchungsmethoden bzw. Markern. Ergibt die Thorakozentese keine eindeutige Ursache des Ergusses (z. B. nicht selten bei tuberkulösen oder malignen Ergüssen), ist eine invasivere Diagnostik notwendig. Die **ungezielte Pleurastanze** ❸ ist wenig aussagekräftig und führt nicht selten zu Komplikationen, sie sollte daher nur noch in begründeten Ausnahmefällen durchgeführt werden. Bei der invasiven Diagnostik des Pleuraergusses ist die **internistische Thorakoskopie** der Goldstandard (gute Sichtverhältnisse mit der Möglichkeit der gezielten Probenentnahme, geringe Komplikationsrate) ❹. In den Fällen, in denen die internistische Thorakoskopie nicht möglich oder wegweisend ist und die klinische Verlaufsbeobachtung nicht in Frage kommt, kann die Diagnose mit **videoassistierter Thorakoskopie (VATS)** oder **explorativer Thorakotomie** ❺ gestellt werden.

Kommen Erkrankungen wie Herzinsuffizienz, Leberzirrhose oder nephrotisches Syndrom als Ursache eines PE in Frage, werden diese behandelt ❻. Zeigt die Therapie keinen Erfolg, sollte eine Thorakozentese folgen ❷.

Die im Wesentlichen auf dem Eiweißgehalt und der LDH des PE basierende Unterscheidung zwischen **Exsudat** und **Transsudat** erlaubt eine praktikable Abgrenzung des lokal auf die Pleura begrenzten Krankheitsprozesses (Exsudate) von einer indirekten Pleurabeteiligung infolge der Flüssigkeitsimbalance bei Herz-, Leber- und Nierenerkrankungen (Transsudat); siehe weitere Differenzierung in der Tabelle.

Differenzialdiagnosen

Diagnosen bzw. Ursachen des Pleuraergusses		
Diagnose bzw. Ursache	Häufigkeit	Weiterführende Untersuchungen
Herzinsuffizienz ❻	++++	Transsudat, herabgesetzte LV-Funktion in der Echokardiographie, Erguss beidseits
parapneumonisch ❼: unkomplizierter bzw. komplizierter parapneumonischer Pleuraerguss, Pleuraempyem (siehe weitere Differenzierung in Tabelle)	+++	Exsudat, eventuell Keimnachweis, pH, Glukose, Granulozyten
Lungenembolie	+	Exsudat, D-Dimere, Pulmonalis-Angio-CT
Leber- und Nierenerkrankungen ❻ (Leber- bzw. Niereninsuffizienz, Leberzirrhose, nephrotisches Syndrom)	+++	Transsudat, Sonographie von Abdomen und Retroperitoneum, Lebersyntheseparameter, und Albumin im Serum, Kreatininclearance
Bronchialkarzinom ❽	+++	Exsudat, Thorax-CT, Bronchoskopie, CT-gestützte Punktion, ggf. diagnostische Thorakotomie/VATS
Mammakarzinom ❽	++	Exsudat, gynäkologisches Konsil, Tumormarker im Serum
Hodgkin-, Non-Hodgkin-Lymphom ❽	+	Exsudat, Lymphknotenexstirpation, Knochenmarkbiopsie, PET-CT
Mesotheliom ❽	+	Berufsanamnese (Asbest), Pleurapunktion, Thorakoskopie mit Entnahme von Biopsien
Pleuritis tuberculosa ❼	+	Exsudat, Lymphozyten erhöht (> 80 %), niedriger Glukosegehalt, Tuberkulinhauttest, Interferon-Gamma, Nachweis in Pleurabiopsien
Pankreatitis ❼	+	Erhöhte Amylase und Lipase im Erguss, Abdomensonographie/CT des Abdomens
Chylothorax ❾	+	Anamnese (Trauma?), Thorax-CT, Triglyzeride im Pleuraerguss erhöht, Nachweis von Chylomikronen
Pseudochylothorax ❾	+	Cholesterinkristalle im Pleuraerguss
Hämatothorax ❾	++	Anamnese (Trauma?), Hämoglobin im Pleuraerguss

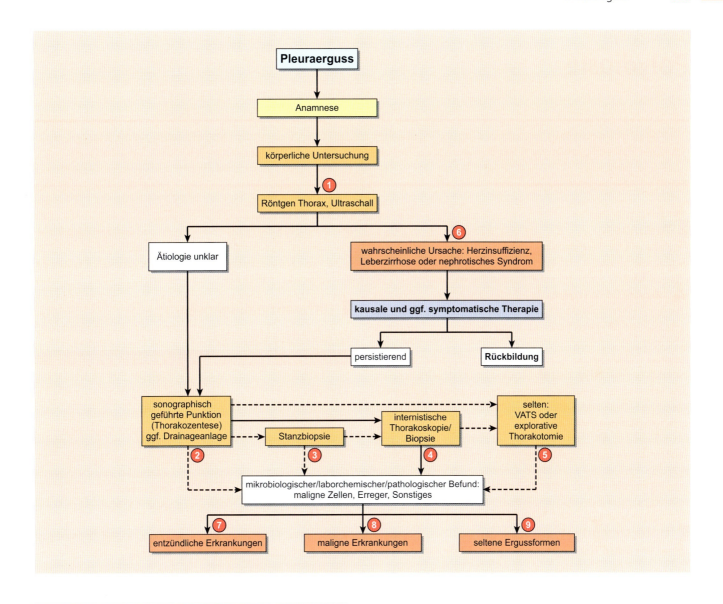

Differenzierung: Transsudat und Exsudat (nach R. W. Light, 1972; ein Kriterium muss erfüllt sein)

Parameter	Transsudat	Exsudat
Gesamteiweiß [g/l]	< 30	> 30
Gesamteiweiß: PE/Serum	< 0,5	> 0,5
LDH [U/l]	< 200	> 200
Ratio LDH PE zu LDH Serum	< 0,6	> 0,6

Charakterisierung von UKPPE, KPPE sowie Pleuraempyem

Parameter	UKPPE	KPPE	Pleuraempyem
Pleuramorphologie	dünn, permeabel	Fibrinexsudation und Septierung	verdickt, Granulationsgewebe, Septen und Kammern
Pleurapunktat [g/l]	klar	trüb	eitrig
pH	> 7,3	7,1–7,3	< 7,1
LDH [U/l]	> 500	> 1000	> 1000
Glukose im Pleurasekret [mg/dl]	> 60	< 40	< 40
PMN (Zytologie)	+	++	+++
Mikrobiologie des Punktats	steril	gelegentlich positiv	häufig positiv

UKPPE = unkomplizierter parapneumonischer Pleuraerguss; KPPE = komplizierter parapneumonischer Pleuraerguss

U. Woenckhaus
Polydipsie

Definition

Polydipsie ist ein pathologisch gesteigertes Durstgefühl mit übermäßiger Flüssigkeitszufuhr, das in der Regel auch mit einer Polyurie einhergeht.

Die Polydipsie entsteht entweder primär (ohne vorausgehenden Anstieg der Plasmaosmolalität) oder sekundär als Folge einer erhöhten Plasmaosmolalität.

Anamnese

Zunächst gilt es, die **Flüssigkeitszufuhr** (normal 1,5–2,5 l/d) und die **Diurese** (normal < 3 l/d bzw. < 40-50 ml/kg/24h) quantitativ zu erfassen ❶. Das Symptom einer Nykturie muss dezidiert hinterfragt werden. Große **extrarenale Flüssigkeitsverluste** (Erbrechen, Diarrhö, Verbrennungen) sind durch Polydipsie ohne Polyurie gekennzeichnet ❷. **Begleiterkrankungen** insbesondere neurologische oder psychiatrische sind differenzialdiagnostisch wegweisend (primäre Polydipsie bei Psychosen, zentraler Diabetes insipidus nach Schädel-Operation etc.) ❶. **Medikamente,** die Mundtrockenheit verursachen (Anticholinergika), verstärken das Durstgefühl ebenso wie Medikamente, die einen renalen Diabetes insipidus verursachen (Lithium) oder das Durstzentrum direkt stimulieren (ACE-Hemmer) ❸. Eine positive **Familienanamnese** liegt insbesondere bei renalem Diabetes insipidus häufig vor ❶. Auch der **zeitliche Verlauf** der Erkrankung (plötzlicher oder allmählicher Beginn) gibt differenzialdiagnostische Hinweise (zentraler Diabetes insipidus akut, primäre Polydipsie allmählich) ❶.

Untersuchungen

In der **klinischen Untersuchung** ist vor allem die Erfassung des **Volumenstatus** (Hautturgor, Blutdruck, Herzfrequenz, Ödeme) bedeutsam ❹.

Laborchemisch müssen zunächst eine Hyperglykämie ❺ als Ursache für eine **osmotische Diurese** (Urinosmolalität > 300 mosmol/kg) sowie eine Hyperkalzämie ❻ und eine Hypokaliämie als Ursachen für einen **erworbenen renalen Diabetes insipidus** mit sekundärer Polydipsie ausgeschlossen werden.

Bei der **nichtosmotischen Wasserdiurese** liegt die Urinosmolalität < 250–300 mosmol/kg. Während das S-Natrium und die S-Osmolalität bei primärer Polydipsie eher niedrignormal sind, finden sich bei Diabetes insipidus hochnormale oder erhöhte Werte. Goldstandard in der Differenzialdiagnostik war bislang der Durstversuch mit abschließender Desmopressingabe. Während bei den **renalen Formen** die Urinosmolalität < 300 mosmol/kg bleibt, steigt sie bei **zentralem Diabetes insipidus** meist auf einen Wert zwischen 300 und 500 mosmol/kg an und lässt sich durch Gabe von Desmopressin (Minirin) signifikant weiter erhöhen. Als neuer Marker hat Copeptin ❼, das C-terminale Ende des Vasopressin-Prä-Prohormons, Eingang in den diagnostischen Algorithmus gefunden. Liegt der basale Copeptinspiegel > 21,4 pmol/l ❽, handelt es sich um einen Diabetes insipidus renalis. Liegt der basale Copeptinwert darunter ❾, kann der 3-prozentige NaCl-Infusionstest (S-Na >147-150 mmol/l) mit Bestimmung des stimulierten Copeptins ❿ besser zwischen der primären Polydipsie und dem zentralen Diabetes insipidus differenzieren als der Durstversuch.

Zur weiteren Abklärung bei Verdacht auf zerebrale Ursache der Polydipsie ist ein **MRT des Schädels** indiziert.

Differenzialdiagnosen

Ursachen für eine Polydipsie		
Mögliche Erkrankungen	Häufigkeit	Weiterführende Untersuchungen
primäre Polydipsie (psychogen oder habituell)	+	Anamnese, Osmolalität im Serum und Urin, Natrium i.S., Copeptin basal und im 3%-NaCl-Infusionstest, ev. Schädel-MRT
zentraler Diabetes insipidus (komplett oder partiell)	+	Osmolalität im Serum und Urin, Copeptin basal und im 3%-NaCl-Infusionstest, Schädel-MRT
renaler Diabetes insipidus (komplett oder partiell)	(+)	Osmolalität im Serum und Urin, Copeptin basal
Hyperglykämie/Diabetes mellitus	+++	Glukose i.S., HbA$_{1c}$
Hyperkalzämie	++	Kalzium i.S., PTH, Tumorscreening
extrarenale Flüssigkeitsverluste (Erbrechen, Diarrhö, Verbrennung)	++	Anamnese
medikamentenbedingte Polydipsie	++	Anamnese, ggf. Auslassversuch
polyurische Nierenerkrankung	+	Urindiagnostik, Nierensonographie, ggf. Nierenbiopsie

Ökonomische Aspekte

Der 3-prozentige NaCl-Stimulationstest ist in der Durchführung weniger aufwendig als der Durstversuch und wird von den Patienten als weniger belastend empfunden. In Ländern, in denen die Bestimmung von Copeptin noch nicht möglich ist, bleibt der Durstversuch der Goldstandard in der Diagnostik des Polyurie-Polydipsie-Syndroms.

Polydipsie

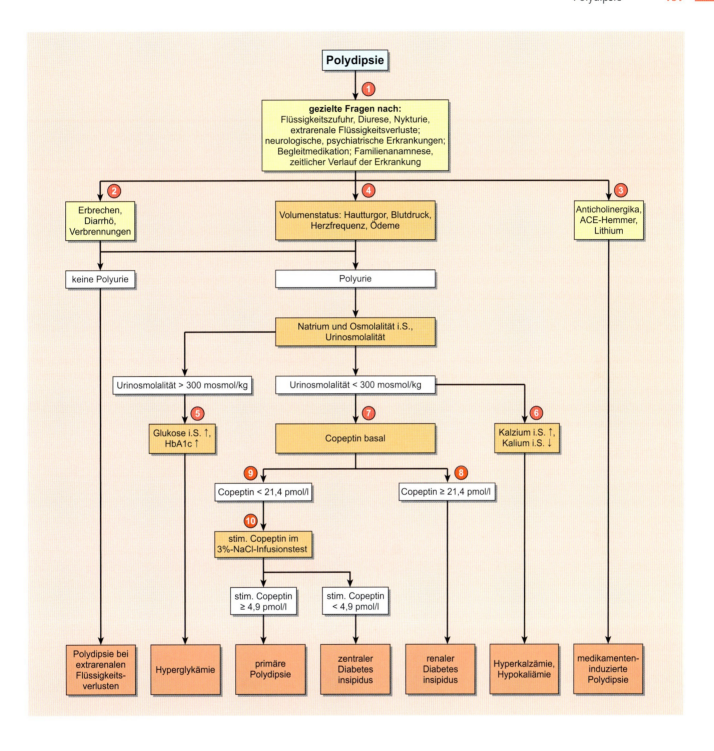

J. Gerth, G. Wolf

Polyurie

Definition

Eine Polyurie liegt bei einem pathologisch erhöhten **Harnvolumen von mehr als 3 l/Tag** vor, sofern dies nicht durch eine pathologische Flüssigkeitszufuhr (Polydipsie) hervorgerufen wird.

Anamnese

Wichtig sind Angaben über das **Ausmaß** und das **zeitliche Auftreten** der großen Diuresemengen (nächtliche Diurese?). Ferner sind die **zugeführten Flüssigkeitsmengen** und die Stärke des Durstgefühls (nächtliches Durstgefühl?) zu erfragen. Patienten mit zentralem Diabetes insipidus bevorzugen kalte Getränke und müssen auch nachts Flüssigkeit aufnehmen. Ein zentraler Diabetes insipidus beginnt meist abrupt, die Patienten können den Zeitpunkt des Eintritts der Polyurie genau angeben. Bei nephrogenem Diabetes insipidus beginnt die Erkrankung oft schleichend.

In der Befragung sollte auch die **Möglichkeit einer psychogenen Polydipsie** ins Auge gefasst werden. Wichtig ist außerdem eine genaue **Medikamentenanamnese** (z. B. Lithium als Auslöser eines nephrogenen Diabetes insipidus).

Untersuchungen

Die **klinische Untersuchung** sollte sich auf den **Flüssigkeitshaushalt** konzentrieren und nach **Zeichen einer** ➤ Exsikkose an Haut und Schleimhäuten suchen. Hinweise auf einen Volumenmangel kann ein erniedrigter Blutdruck mit erhöhter Pulsfrequenz geben.

Um eine differenzialdiagnostische Einordnung der Polyurie zu ermöglichen, sollte die **Urinosmolalität** bestimmt werden ❶. Eine Osmolalität < 250 mosmol/kg spricht für eine Wasserdiurese, eine Osmolalität > 300 mosmol/kg für eine osmotische Diurese.

Zur Differenzierung einer Wasserdiurese ist ein **Durstversuch** über 8 Stunden mit stündlicher Messung der **Urinmenge**, der **Urin- und Serumosmolalität** sowie der Serum-Natriumkonzentration angezeigt ❷. Geht die Diurese zurück, während die Urinosmolalität ansteigt und die Serumosmolalität konstant bleibt (physiologische Durstreaktion) ❸, kann von einer **psychogenen Polydipsie** ausgegangen werden. Auch organische bzw. medikamentöse Ursachen, die Störungen im Durstempfinden hervorrufen, wie z. B. eine zerebrale Sarkoidose oder eine Phenothiazin-Einnahme mit konsekutiver Mundtrockenheit, können eine Polydipsie verursachen. Eine gleichbleibende Urinmenge und -osmolalität bei ansteigender Plasmaosmolalität ❹ sprechen für das Vorliegen eines **Diabetes insipidus.** Als Alternative in der Differenzialdiagnose zwischen zentralem Diabetes insipidus und psychogener Polydipsie wird sich künftig Copeptin als stabiles ADH-Äquivalent anbieten. In einem Stimulationstest mittels einer hypertonen, 3-prozentigen NaCl-Infusion, die als initialer Bolus von 250 ml mit darauffolgend kontinuierlicher Applikation erfolgt, wird bei Erreichen einer Serum-Natrium-Konzentration von 150 mmol/l die Plasma-Copeptin-A-Konzentration gemessen. Anschließend muss bei dem Patienten unter kontrollierten Bedingungen durch orale Wasser- und intravenöse Glukosezufuhr die Osmolalität normalisiert werden.

Eine Plasma-Copeptin-A-Konzentration von < 4,9 pmol/l beweist das Vorliegen eines zentralen Diabetes insipidus, eine Konzentration > 4,9 pmol/l spricht für eine primäre Polydipsie.

Steigt die Urinosmolalität nach Gabe von ADH bzw. eines ADH-Analogons ❺ an, liegt ein **zentraler Diabetes insipidus** vor, während ein fehlendes Ansprechen für einen **nephrogenen Diabetes insipidus** spricht (➤ Tab.).

Die **osmotische Diurese** kann sowohl Folge der Exkretion von Elektrolyten als auch von osmotisch wirksamen „Nicht-Elektrolyten" sein. Als Orientierung für die Differenzierung kann folgende Formel herangezogen werden: $(Urin_{Na}+Urin_K)/Urinosmolalität$ ❻. Machen die Elektrolyte > 60 % der Urinosmolalität aus, ist von einer osmotischen Diurese durch Elektrolyte auszugehen.

Ursachen der häufigsten Form der Polyurie, der osmotischen Diurese infolge **osmotisch wirksamer „Nicht-Elektrolyte"** ❼, sind vor allem die Glukosurie beim schlecht eingestellten Diabetiker, aber auch die Exkretion von Urämietoxinen einschließlich Harnstoff nach der Entlastung eines Harnstaus, oder im Rahmen einer extremen Katabolie bzw. eiweißreichen Diät. Seltene Fälle sind Intoxikationen.

Bei einer **osmotischen Diurese im Rahmen eines Elektrolytverlustes** ❽ muss zwischen einem Bikarbonat- und einem reinen Elektrolytverlust unterschieden werden. Dies kann anhand des **Urin-pH-Werts** geschehen (cave: alkalischer Urin bei Harnwegsinfektion).

Eine weitere Ursache ist die Hyperkalzämie, z. B. als Zeichen eines Hyperparathyreoidismus (➤ Primärer Hyperparathyreoidismus). Hier kann die **Bestimmung des Parathormons** weiterhelfen: Ist es erniedrigt, liegt eine sekundäre Ursache der Hyperkalzämie vor.

Differenzialdiagnosen

Ursachen einer Polyurie		
Mögliche Erkrankungen	Häufigkeit	Wegweisende Untersuchungen
psychogene Polydipsie	+	Durstversuch
Diabetes insipidus *zentraler vs. nephrogener Diabetes insipidus*	+	Durstversuch *ADH/bzw. Desmopressingabe nach dem Durstversuch*
osmotische Diurese durch „Nichtelektrolyte" (z. B. Glukose, Ketonkörper etc.)	++	Quotient $(U_{Na}+U_K)/Urinosmolalität$ *Bestimmung von Glukose, Ketonen etc. im Urin, eventuell toxikologische Untersuchungen*
osmotische Diurese *durch Elektrolyte*	++	Quotient $(U_{Na}+U_K)/Urinosmolalität$ *Bestimmung des Urin-pH, Sammelurin auf Elektrolyte*

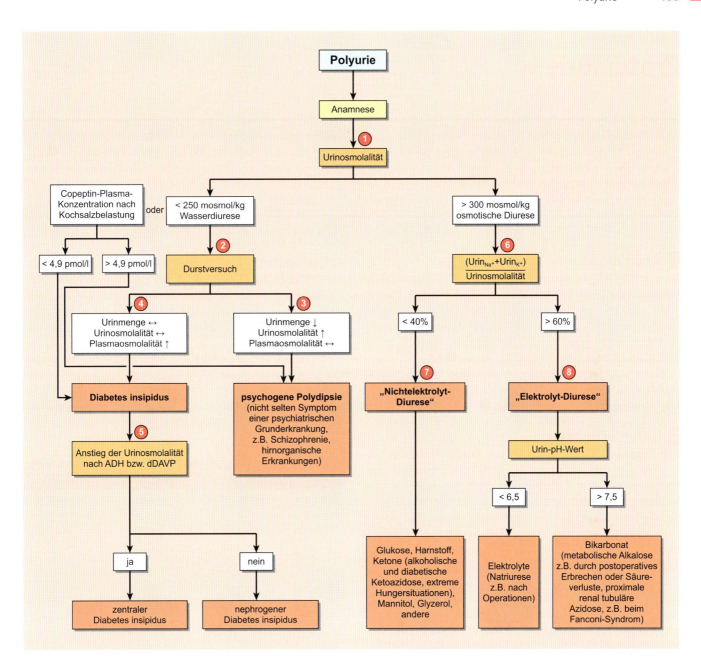

Ursachen eines zentralen und eines nephrogenen Diabetes insipidus	
zentraler Diabetes insipidus	nephrogener Diabetes insipidus
Trauma	**angeboren** (Symptombeginn meist im Kindesalter)
Radiatio	Mutation im Vasopressin (V2)-Rezeptor (X-chromosomaler Erbgang)
Neoplasie (z. B. Kraniopharyngeom, Meningeom, Metastasen verschiedener Tumoren)	Mutation Aquaporin-2-Gen (autosomal-dominant bzw. autosomal-rezessiv)
Granulome (z. B. Neurosarkoidose, Histiocytosis X)	**erworben**
Infektionen (z. B. virale Enzephalitis, Toxoplasmose)	Nierenerkrankungen unterschiedlicher Ursache (z. B. Harnwegsobstruktion, Amyloidose, Pyelonephritis)
chemische Toxine (z. B. Phenothiazine, Tetrodotoxin, Schlangengift)	metabolisch (z. B. chronische Hypokaliämie, Hyperkalzämie)
vaskulär (z. B. Sheehan-Syndrom)	gefäßbedingt (z. B. Sichelzellanämie, polyurische Phase nach Kreislaufzentralisation)
angeborene Malformationen bzw. genetisch bedingte Schäden	medikamententoxisch (z. B. Lithium, Amphotericin B, Aminoglykoside, Foscarnet)

R. Brunkhorst

Proteinurie

Definition

Eine Proteinurie liegt bei einer Eiweißausscheidung über 300 mg/d vor. Über 3 g/24h spricht man von einer **großen Proteinurie**. Eine Proteinurie unter 300 mg/d wird auch als **Mikroalbuminurie** bezeichnet. Eine **selektive Proteinurie** (überwiegende Albuminurie) wird unterschieden von der unselektiv **glomerulären Proteinurie**, wobei praktisch alle hochmolekularen Eiweiße im Harn erscheinen ❶. Eine **tubuläre Proteinurie** ❷ ist gleichbedeutend mit einer verminderten tubulären Reabsorption glomerulär filtrierter kleinmolekularer Proteine wie α_1- oder β_2-Mikroglobulin.

Anamnese

Bei über 3,5 g/d Protein können **Ödeme** und gelegentlich auch ein **Schäumen des Urins** auftreten.

Es muss auf Symptome von Grunderkrankungen wie Diabetes mellitus, arterielle Hypertonie, monoklonale Gammopathie, maligne Tumoren, Systemerkrankungen, Hepatitis, Harnwegsinfekte und Medikamenteneinnahme geachtet werden ❹, ❻.

Bei kleiner Proteinurie sollte nach physiologischen, die Eiweißausscheidung erhöhenden Faktoren wie z. B. körperliche Belastung oder Fieberepisoden gefragt werden ❷, ❺.

Untersuchungen

Erst bei großer Proteinurie kommt es zur **Ödembildung** (Beinödeme, Lidödeme, Anasarka). Bei fortgeschrittenen proteinurischen Nierenerkrankungen können **urämische Symptome** vorliegen, häufiger kann parallel ein Bluthochdruck auftreten. Hinweise auf Grunderkrankungen, die eine Begleitnierenerkrankung verursachen, sind wiederum wichtig (u. a. Diabetes, Hypertonus, Infekte, Malignome, Systemerkrankung) ❹, ❻. Bei großer Proteinurie kann das Vollbild des ➤ nephrotischen Syndroms beobachtet werden ❶.

Laboruntersuchungen

Bei Nachweis einer Proteinurie muss eine **Hämaturie ausgeschlossen** und ggf. ein **Urinsediment** veranlasst werden. Bei nephritischem Sediment ❸ liegt meist eine **Glomerulonephritis (GN)** vor, die durch Nierenbiopsie ❼ weiter differenziert werden sollte. Bei intakten oder fehlenden Erythrozyten im Urin handelt es sich um eine **Proteinurie nichtglomerulären Ursprungs** ❷ (➤ Hämaturie).

Die Proteinausscheidung kann **quantitativ (24-h-Sammelurin)** oder **qualitativ (Stix)** bestimmt werden. Zur Verlaufsbeurteilung und Prognoseeinschätzung ist die Bestimmung der Albumin/Kreatinin-Ratio aus dem Spot-Urin sinnvoll. Zur weiteren Differenzierung eignen sich **Immunelektrophorese** und **-fixation** (monoklonale κ- oder λ-Leichtketten bei Paraproteinämie) sowie die **SDS-Polyacrylamidgradienten-Gel-Elektrophorese** (Differenzierung tubuläres oder glomeruläres Proteinmuster). Bei Diabetes oder Hypertonie wird im Frühstadium einer Nierenschädigung eine **Mikroalbuminurie** (< 300 mg/24 h) beobachtet, die man nur mit speziellen Testverfahren nachweisen kann und einen Hinweis auf die Prognose der Erkrankung liefert.

Apparative Untersuchungen

Eine Ultraschalluntersuchung kann auf eine schwere Pyelonephritis, obstruktive Probleme an den Harnwegen, Tumoren der Harnwege oder eine interstitielle Nephritis bei Analgetikanephropathie hinweisen. CT und MRT können im Einzelfall den Befund genauer beschreiben.

In den meisten Fällen einer unklaren Proteinausscheidung mit Erythrozyturie und/oder Nierenfunktionseinschränkung ist die Nierenbiopsie ❼ indiziert.

Differenzialdiagnosen

Ursachen der Proteinurie		
Diagnose	Relative Häufigkeit	Weiterführende Untersuchungen
diabetische Nephropathie	+++	Fundus diabeticus, Nierenbiopsie
Myelomniere, Amyloidose Leichtkettennephropathie	++	Immunelektrophorese, Immunfixation im Serum und im Urin, Amyloidnachweis in der Rektumbiopsie, Nierenbiopsie
hypertensive Nephrosklerose	+++	Fundus hypertonicus, Zeichen der Linksherzbelastung in der Echokardiographie, 24-h-RR
membranöse GN	+	Nierenbiopsie, Tumorausschluss
Minimal-change-GN und FSGS (fokalsegmentale Glomerulosklerose)	++	Nierenbiopsie, Tumorausschluss
IgA-GN, mesangioproliferative GN	++	Ausschluss einer Lebererkrankung, Nierenbiopsie
postinfektiöse GN	+	Nierenbiopsie
rapid progrediente GN (RPGN)	+	ANAs, ANCAs etc., Nierenbiopsie
membranoproliferative GN	(+)	Nierenbiopsie, Hepatitisserologie
physiologische Proteinurie	++	Fieber, körperliche Belastung
Harnwegsinfekt, Pyelonephritis	+++	Fieber, systemische Infektzeichen, pathologisches Urinsediment, Bakteriurie
interstitielle Nephritis	++	Medikamentenanamnese, Infekt etc.

Proteinurie

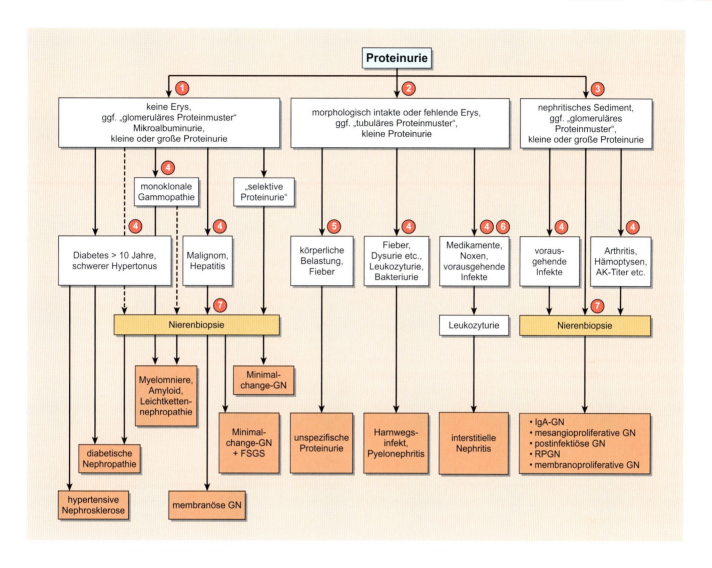

P. Brunotte

Rückenschmerzen

Definition

Rückenschmerzen sind mehr oder minder starke spontane oder belastungs- bzw. bewegungsabhängige Schmerzen unterschiedlicher Ursachen im HWS-, BWS-, LWS- und Kreuzbeinbereich.

Innerhalb eines Jahres leiden etwa 70 % der Bevölkerung mindestens einmal unter Rückenschmerzen. Sie stellen nach Kopfschmerzen das häufigste Schmerzsyndrom dar.

Anamnese

Richtungweisend für die Ursachenklärung ist die Anamnese ❶, wobei ganz besonders nach Lokalisation, auslösenden Faktoren (z. B. Verhebetrauma) und weiteren Symptomen zu fahnden ist. Die Schmerzanamnese fragt gezielt nach **Schmerzbeginn** (akut, schleichend), **Schmerzausdehnung** (punktförmig, diffus, flächenhaft), **Schmerzcharakter** (dumpf, stechend, krampfartig), **Schmerzrhythmus** (Nachtschmerz, Morgensteifigkeit) und **Schmerzdauer.** Zu erfragen sind eine nicht dermatombezogene Schmerzausstrahlung **(pseudoradikulärer Schmerz),** während sich der **radikuläre Schmerz** entlang eines Dermatoms im Bereich des Rumpfs, Arms oder Beins ausbreitet, was bereits eine erhebliche pathogenetische und auch lokalisatorische Eingrenzung bedeutet.

Untersuchungen

Im Rahmen der klinischen Untersuchung ❷ erfolgt die Inspektion (z. B. Bläschen), es werden die Körperhaltung (Schiefhals, Skoliose) und Haltungsinsuffizienz sowie Klopf-, Druckschmerzhaftigkeit und Bewegungseinschränkung der Wirbelsäule beurteilt. Letztere beinhaltet den Kinn-Sternum-Abstand, die Schober-Methode, das Ott-Zeichen und den Finger-Boden-Abstand. **Radikuläre Zeichen** sind neben der segmentalen Schmerzausstrahlung eine Sensibilitätsstörung mit Hypalgesie und Hypästhesie im zugehörigen Dermatom, motorische Ausfälle und Reflexstörungen im Bereich der betroffenen Wurzel. Provokationsmanöver wie Armzug, HWS-Reklination und ipsilaterale HWS-Rotation, Lasègue-Manöver und der Langsitz (Beine liegen langgestreckt auf der Unterlage) komplettieren die Diagnose des Wurzelsyndroms.

Bei der Mehrzahl der Patienten limitieren sich die Beschwerden von selbst, sodass keine weitere Diagnostik oder nur eine **Basisdiagnostik** ❸ mit Röntgen der betroffenen Region, Blutbild, CRP und BSG erforderlich ist. Die verbliebenen vertebragenen Erkrankungen mit Beschwerdepersistenz, neurologischen Reiz- oder Ausfallerscheinungen und das Vorliegen von Risikokonstellationen ❹ lassen sich mehrheitlich durch **CT** und **MRT** sowie erweiterte Labordiagnostik und Skelettszintigraphie erfassen ❸.

Risikokonstellation bei Rückenschmerzen ❹:
- erstmalig auftretend und persistierend oder zunehmend, bei > 65- und < 18-Jährigen
- auslösendes Trauma, auch Bagatelltrauma bei Älteren
- bekannte Osteoporose
- schwere und/oder fortschreitende neurologische Ausfälle
- allgemeines Krankheitsgefühl, Gewichtsverlust, Fieber
- Blutbildveränderungen, BSG ↑, CRP ↑
- Vorgeschichte einer Tumorerkrankung
- jeder chronische Schmerz (≥ 3 Monate Dauer), besonders vom entzündlichen Typ (langsamer Beginn, Morgensteifigkeit, Besserung durch Bewegung, Alter ≤ 40 Jahre)
- abgelaufene bakterielle Infektion
- Drogenabhängigkeit
- Immunsuppression.

Differenzialdiagnosen

Zur Differenzialdiagnose der Rückenschmerzen gehören chirurgisch-orthopädische, internistische, rheumatologische und neurologische Erkrankungen; es handelt sich also um ein fachübergreifendes Symptom. Die meisten Rückenschmerzen (85 %) sind **unkompliziert**. Sie beruhen auf degenerativen Veränderungen der Wirbelsäule in Kombination mit mangelndem Trainingszustand der paravertebralen Muskulatur und einer Fehlhaltung, sie haben eine gute Besserungstendenz ❺. Davon abzugrenzen sind der **radikuläre** ❻ und der sich meist aus den Risikokonstellationen ableitende **komplizierte Rückenschmerz** ❼. War die bisherige Diagnostik noch nicht zielführend, ist auch an eine **extravertebrale Ursache** ❽ zu denken, wobei es durch Krankheiten innerer Organe (z. B. von Beckenorganen und Retroperitoneum) zu projizierten Schmerzen (referred pain) kommt.

Ursachen von Rückenschmerzen		
Mögliche Erkrankungen	Häufigkeit	Weiterführende Untersuchungen
Spondylose, Spondylarthrose	+++	CT, MRT
Bandscheibenvorfall	++	CT, MRT
Spinalkanalstenose	++	CT, MRT (Myelographie)
Diszitis, Spondylodiszitis	+	CT, MRT, BB, BSG, CRP, Biopsie
intraspinaler Prozess	+	CT, MRT
Tumor, Metastasen	+	CT, MRT, Biopsie, BB, BSG
Osteoporose	+++	konventionelles Röntgen, Densitometrie
Radikulitis (VZV, Borrelien, Sarkoidose)	(+)	MRT, Liquor
Aortendissektion	+	CT-/MRT-Angiographie (TEE)
retroperitoneales Hämatom	+	CT, MRT

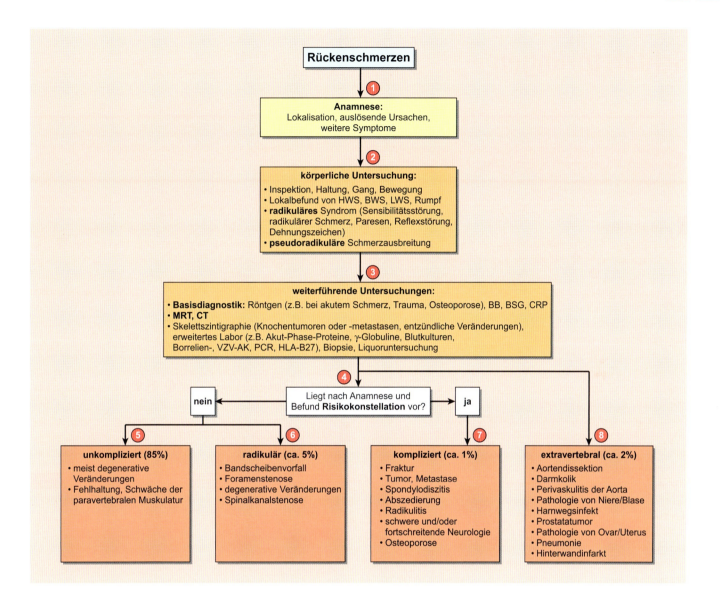

Ökonomische Aspekte

Rückenschmerzen sind ein individualmedizinisches wie auch sozioökonomisches Problem, was besonders für Patienten mit chronischem Verlauf gilt. Hier fallen überproportional hohe Kosten an; die indirekten Ausgaben, z. B. durch Arbeitsunfähigkeit und vorzeitige Berentung stellen den Großteil dar. Hier besteht eine hohe ärztliche Verantwortung, um durch geeignete Maßnahmen der Gefahr einer Chronifizierung frühzeitig zu begegnen.

D. Dellweg, B. Schönhofer

Schlafstörungen

Definition

Ein gestörter Schlaf kann vielfältige Ursachen haben. Zu den Krankheitsbildern zählen Ein- und Durchschlafstörungen (**Insomnie**), Störungen mit vermehrter (Tages-)Müdigkeit (**Hypersomnien**, > Tagesschläfrigkeit) sowie Verhaltensstörungen im Schlaf (**Parasomnien**, wie z. B. Albträume, Schlafwandeln).

Anamnese

In der Anamnese ist herauszuarbeiten, ob ein Problem des **Ein- oder Durchschlafens** ❶, **vermehrte Tagesmüdigkeit** trotz ausreichenden Schlafes ❷ oder ein **auffälliges Verhalten im Schlaf** ❸ vorliegt. Der Fokus liegt hier auf einer **detaillierten Schlafanamnese** ❹. Erfragt werden sollten die Zeiten, die der Patient im Bett verbringt aufgeteilt nach Schlaf und Wachzeiten. Ein Schlafprotokoll das vom Patienten über 14 Tage geführt wird, kann hier sehr hilfreich sein. Begleiterkrankungen vor allem aus dem neuropsychiatrischen Bereich, schlafstörende Medikamente, Ess- und Trinkgewohnheiten und Drogenkonsum sind zu erfragen. Besteht **Tagesmüdigkeit**, so sollte diese mit Hilfe von Fragebögen oder einem **Maintenance-of-wakefulness-Test (MWT)** quantifiziert werden. Hierbei wird der Patient in einem abgedunkelten Raum in halbsitzender Position mehrfach aufgefordert wach zu bleiben. Schläft er dabei ein, so wird dies als pathologisch gewertet. Bei Störungen der Atmung im Schlaf sowie bei auffälligem Verhalten (z. B. Schlafwandeln, Bewegungen, Handlungen, Geräusche und Sprache) ist eine **Fremdanamnese** von großem Wert.

Es sollte gezielt nach Symptomen einer Depression, einer Schizophrenie, von Angst- oder bipolaren Störungen geforscht werden.

Schlafzeiten während des Tages (geplant und ungeplant), Aktivitätsgrad und Lichtverhältnisse am Tag sind ebenfalls zu erfragen.

Plötzliche imperative Schlafattacken mit Tonusverlust der Muskulatur (Kataplexie), Schlaflähmung und hypnagoge (= beim Einschlafen geschehende) Halluzinationen weisen auf eine **Narkolepsie** ❾ hin.

Untersuchungen

Neben der allgemeinen körperlichen Untersuchung sollten der **Hals-Rachen-Bereich** sowie der **Zahnstatus** (Abnutzung der Zähne z. B. durch Zähneknirschen) inspiziert werden. Eine gründliche **Erfassung neurokognitiver Defizite** ist unabdingbar.

Die Diagnose **Insomnie** lässt sich in der Regel durch eine **sorgfältige Anamnese** ❹ auch ohne Polysomnographie (PSG) stellen. Die Ursachen können vielfältig sein und erfordern oft eine interdisziplinäre Zusammenarbeit ❺. Lässt sich eine Insomnie klinisch nicht sicher abgrenzen, kann eine **PSG** ❻ durchgeführt werden. Die PSG (> Tagesschläfrigkeit) ist der Goldstandard für die endgültige Abklärung der unten aufgeführten Erkrankungen. In der PSG werden neben respiratorischen Parametern mittels elektrophysiologischer Messungen die verschiedenen Schlafstadien, z. B. REM- (= rapid eye movement) und Nicht-REM-Schlaf, quantifiziert. So lässt sich in der Regel die Form der schlafbezogenen Atmungsstörung direkt benennen ❽. Bei Patienten mit ausgeprägter Tagesmüdigkeit kann ein **multipler Schlaflatenz-Test** (MSLT) durchgeführt werden ❼. Hier wird der Patient mehrfach aufgefordert einzuschlafen. Erfasst wird dabei die Zeit bis zum polysomnographisch gemessenen ersten Schlaf sowie das Vorkommen von REM-Schlaf. Gesunde Menschen haben eine Schlaflatenz von mehr als 10 Minuten. Eine verringerte Schlaflatenz zusammen mit früh auftretendem REM-Schlaf während der Messungen spricht für eine **Narkolepsie** ❾.

Finden sich in der PSG Verhaltensauffälligkeiten im Schlaf ❿, so kann durch das Erscheinungsbild der Verhaltensauffälligkeit und des Schlafstadiums währenddessen (⓫, ⓬, ⓭) oft eine genaue Diagnose gestellt werden.

Differenzialdiagnosen

Ursachen für Schlafstörungen		
Mögliche Erkrankungen	Häufigkeit	Weiterführende Diagnostik
Insomnie	10–15 %, Zunahme im Alter	Schlafanamnese, Schlaftagebuch
obstruktive Schlafapnoe	3–6 %	Schlafanamnese, Schlaftagebuch, PSG
zentrale Schlafapnoe	< 1 %	Schlafanamnese, Schlaftagebuch, PSG
Obesitas-Hypoventilations-Syndrom	< 1 %	Schlafanamnese, Schlaftagebuch, PSG, Lungenfunktion, CO_2-Bestimmung
Narkolepsie	< 1 %	Schlafanamnese, Schlaftagebuch, PSG, MSLT
Parasomnie	im Kindesalter bis 12 %, bei Erwachsenen 1–4 %	Schlafanamnese, Schlaftagebuch, PSG
Restless legs	bis zu 3-10 %	Anamnese, PSG

Schlafstörungen 205

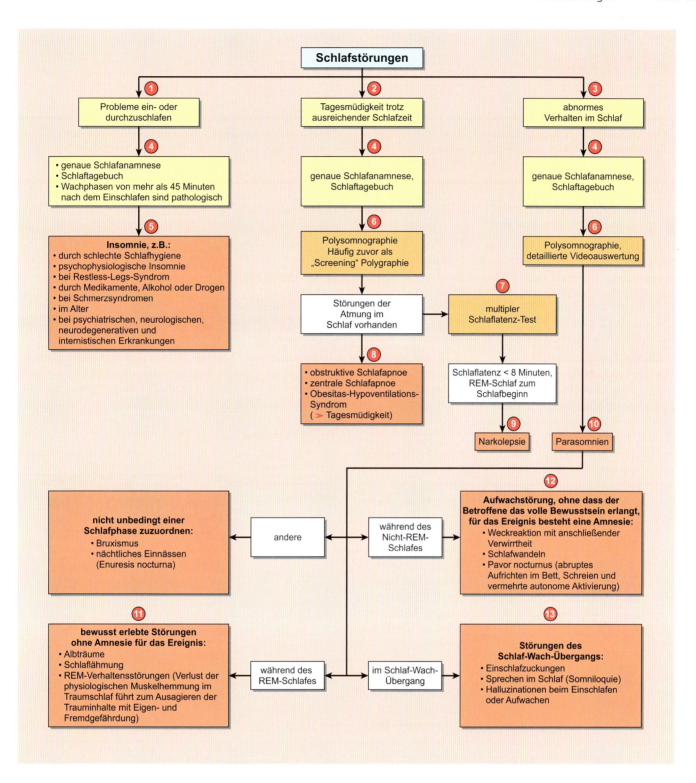

H. D. Allescher
Schluckauf

Definition

Der Schluckauf (lat. Singultus) entsteht durch eine reflektorische Bewegungsabfolge, die aus einer ruckartigen Einatmungsbewegung (Kontraktion) des Zwerchfells und der Atemhilfsmuskulatur, unterbrochen von einem plötzlichen Stimmlippenverschluss, besteht.

Anamnese

Der **transiente Schluckauf** (maximal 48 h) ❶ ist oft nur eine harmlose Störung, die durch eine Reizung des N. phrenicus oder des N. vagus zustande kommt. Diese wird meist durch vorübergehende Reizungen des Zwerchfells oder des Magens, z. B. durch Magenfüllung (hastiges Essen), ausgelöst. Auch unter Aufregung oder Anspannung kann der Schluckauf vermehrt auftreten. Diese kurzen Episoden bedürfen keiner weiteren Abklärung.

Chronischer Schluckauf ❷ (> 4 Wochen) kann jedoch zu erheblichen Nebenerscheinungen wie Malnutrition, Gewichtsverlust, Ermüdung, Dehydratation, Schlafstörungen oder bei postoperativen Zuständen zur Wunddehiszenz führen.

Untersuchungen

Die Diagnose ergibt sich aus dem charakteristischen Bewegungsmuster und dem typischen Hickslaut. Im Unterschied zu dem meist kurzzeitigen Symptom bei Magendehnung/-reizung oder Aufregung ist **persistierender** (> 48 h, aber < 4 Wochen) oder **chronischer Schluckauf** ❷ oft Ausdruck einer organischen Erkrankung. Frequenzen von 4 bis 60 pro Minute sind möglich.

Länger dauernder Schluckauf hat verschiedene Auslöser: peripher durch Phrenikus- oder Vagusreizung ❸ oder zentralnervöse bzw. psychische Erkrankungen ❹, ❽. Mögliche Ursachen sind entzündliche Veränderungen am Zwerchfell (Pleuritis, Pankreatitis etc.), im Hals- oder Mediastinalbereich (Laryngitis, Struma etc.) oder tumoröse Prozesse. Auch Fremdkörper im äußeren Gehörgang können eine chronische Vagusreizung verursachen.

Die häufigsten Ursachen sind jedoch eine Refluxösophagitis oder eine axiale Hiatushernie ❺, die mit einer ÖGD ❻ diagnostiziert werden können. Lässt sich keine erosive Refluxkrankheit (ERD) nachweisen, ist eine 24-Stunden-pH-Metrie oder eine Impedanzmessung zur Diagnostik der Refluxerkrankung notwendig ❼, um eine nichterosive Refluxkrankheit (NERD) festzustellen. Alternativ kann ein Therapieversuch mit einem Protonenpumpeninhibitor (PPI) erfolgen ❽.

Des Weiteren sind Laboruntersuchungen (CRP, Kreatinin etc.) ❾, Oberbauchsonographie sowie eine Röntgenuntersuchung des Thorax sinnvoll ❿.

Um ZNS-Ursachen ❹ festzustellen, sind eine eingehende neurologische Evaluation, Bildgebung (cCT, MRT), ggf. Liquorpunktion ⓫ oder Blutuntersuchungen (Herpes simplex, Varizella Zoster etc.) ❾ zur weiteren Diagnostik notwendig. Ebenso können Erkrankungen, die mit einer Polyneuropathie einhergehen, zu chronischem Schluckauf führen ⓬.

Auch psychogene (Angst, Stress) und psychiatrische Erkrankungen können einen chronischen Schluckauf bedingen ⓭.

Differenzialdiagnosen

Ursachen von Schluckauf		
Mögliche Erkrankungen	Häufigkeit	Weiterführende Untersuchungen
Magenüberdehnung	++++	nicht erforderlich, sistiert spontan
Alkohol, scharfe Speisen	+++	nicht erforderlich, sistiert spontan
psychogen, Stress, Aufregung, Kälte	+++	nicht erforderlich
Ösophaguserkrankungen, Divertikel, Reflux, Hiatushernie	++++	Anamnese, ÖGD, pH-Metrie, PPI-Test
Magenaffektion, Ulkus	+++	Anamnese, ÖGD
Struma, Halszysten	++	Anamnese, Palpation, Ultraschall, Röntgen Thorax, CT
mediastinale Prozesse (bzw. HNO-Bereich)	+	Anamnese, klinische Untersuchung, Sonographie, HNO-Untersuchung
Affektionen im Ohrbereich	+	Inspektion des Gehörgangs
pulmonale Prozesse (Pneumonie, Pleuritis, Tumoren)	+	Anamnese, Auskultation, Röntgen Thorax, Bronchoskopie
Perikarditis, Hinterwandinfarkt	+	Anamnese, Labor, EKG, Herzecho
intraabdominale Prozesse, Peritonitis, Meteorismus	+++	Anamnese (Operation), Sonographie, CT
Lebererkrankungen, Metastasen, Hepatitis, Cholestase	++	Labor, Sonographie, CT
Diabetes	++	HbA1c, autonome Testung
Medikamente (Benzodiazepine, Barbiturate, Kortikosteroide), Hyponatriämie, Hypokalzämie	++	Anamnese, Labor
Pankreatitis	+	Anamnese, Labor, Sonographie, CT
ZNS-Affektionen, SAB, Enzephalitis, Hirn-, Kleinhirn- und Tumoren im Bereich der Medulla oder des Halsmarks	+	neurologische Untersuchung, cCT, Liquorpunktion, MRT
Urämie, Niereninsuffizienz	+	Anamnese, Laborkontrolle (Kreatinin)
idiopathischer Schluckauf	+	Ausschlussdiagnose

Schluckauf

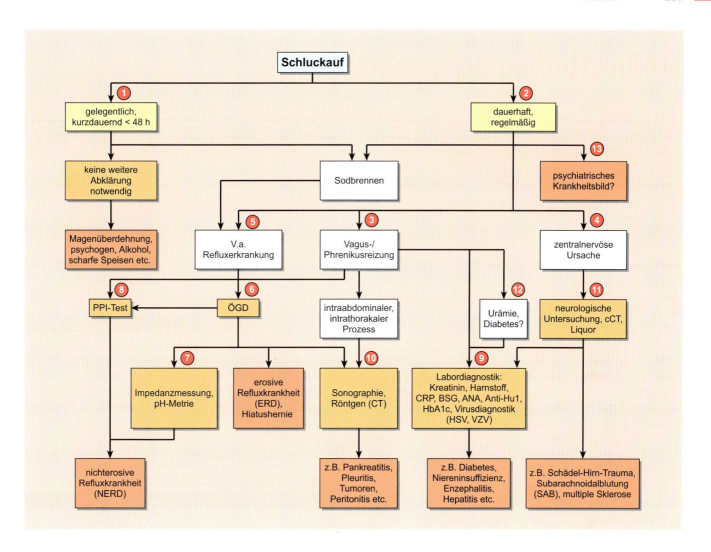

E. Endlicher, F. Obermeier

Schluckstörung (Dysphagie)

Definition

Dysphagie ist immer ein **Alarmsymptom** und erfordert eine umgehende Abklärung. Nach der Lokalisation kann eine oropharyngeale (Störung zu Beginn des Schluckaktes) von einer ösophagealen Dysphagie (Passagestörung für feste und flüssige Nahrung bei meist ungestörtem Schluckakt) unterschieden werden.

Einer **oropharyngealen Dysphagie** kann eine Vielzahl von Ursachen zugrunde liegen: neuromuskuläre Erkrankungen (z. B. Hirninfarkt, M. Parkinson, Myasthenie), Tumoren, Infektionen (z. B. Soorösophagitis), Medikamentennebenwirkungen.

Die Ursachen einer **ösophagealen Dysphagie** sind ebenso vielfältig: Zenkerdivertikel, eosinophile Ösophagitis, mechanisch (z. B. Ösophaguskarzinom, peptische Stenose bei Refluxerkrankung, Schatzki-Ring, Webs [intraösophageale Membranen]) oder motilitätsbedingt (z. B. Achalasie, Sklerodermie, diffuser Ösophagusspasmus, hyperkontraktiler Ösophagus).

Anamnese

Die Anamnese weist auf die Ursache der Dysphagie hin. Folgende Aspekte sind zur differenzialdiagnostischen Beurteilung wichtig: Zeitpunkt des Beginns, Verlaufsdynamik (konstant, zunehmend), Kontinuität (intermittierend, ständig), auslösende Faktoren/Art der Speisen (flüssig, fest), Begleitbeschwerden (z. B. Husten, Verschlucken [Aspiration], Sodbrennen, Mundtrockenheit, Regurgitation, Erbrechen), Hinweise/Risikofaktoren für eine maligne Grunderkrankung (Gewichtsverlust, Nachtschweiß, Nikotin, Alkohol), Vorerkrankungen (z. B. Refluxkrankheit, Diabetes mellitus, rheumatologische Erkrankungen, neurologische/psychiatrische Erkrankungen, atopische Erkrankungen, chirurgische Eingriffe) und Medikamentenanamnese (z. B. Anticholinergika, Metoclopramid, Nitrate, Kalziumantagonisten, Kaliumchlorid, Eisensulfat).

Bereits mittels Anamnese kann zwischen der Verdachtsdiagnose einer **oropharyngealen** ❶ oder einer **ösophagealen** ❷ Dysphagie unterschieden werden.

Untersuchungen

Bei **V. a. eine oropharyngeale Dysphagie** steht zu Beginn der Diagnostik neben einer genauen Inspektion der Mundhöhle (Tumor?, Infektion?) und ggf. einer HNO-ärztlichen Untersuchung eine Röntgenuntersuchung mit wasserlöslichem Kontrastmittel zur Beurteilung des Schluckaktes ❸. Ergänzend kann eine neurologische Untersuchung (Hirnnerven, Koordinationsstörungen, Schwindel, Dysarthrie, Rigor, Reflexe) sinnvoll sein. Nach Diagnosesicherung ❹ kann soweit möglich eine kausale Therapie eingeleitet werden.

Bei fehlenden pathologischen Befunden muss differenzialdiagnostisch auch eine funktionelle **(psychogene) Ursache** ❺ in Erwägung gezogen werden (Ausschlussdiagnose!).

Bei **V. a. eine ösophageale Dysphagie** ❷ besteht die primäre Diagnostik in der Durchführung einer Ösophagogastroduodenoskopie (ÖGD) mit Biopsie ❻. **Cave:** bei **V. a. Zenkerdivertikel** sollte zunächst ein Röntgenbreischluck (Perforationsgefahr bei ÖGD!) durchgeführt werden ❼. Eine **Dysphagie von festen Speisen** und weniger von flüssigen spricht dabei eher für eine anatomische Obstruktion, während **Schluckprobleme v. a. von Flüssigkeiten** auf eine Motilitätsstörung hinweisen. Ergibt die ÖGD einen unauffälligen oder keinen eindeutigen Befund, so ist eine weiterführende Diagnostik (Röntgenuntersuchung, ggf. Manometrie) ❽ sinnvoll. So lassen sich **Motilitätsstörungen** wie Achalasie, Ösophagusspasmus, hyperkontraktiler Ösophagus diagnostizieren. Weisen ÖGD oder auch die Röntgenuntersuchung auf eine **Kompression von außen** hin, sollten weitere bildgebende Verfahren (z. B. CT Hals/Thorax, Endosonographie) ❾ zur Beurteilung anderer möglicher Erkrankungen (z. B. Aortenaneurysma, mediastinale Tumoren) durchgeführt werden.

Differenzialdiagnosen

Ursachen von Dysphagie		
Mögliche Erkrankungen	Häufigkeit	Weiterführende Untersuchungen
Ösophaguskarzinom	++++	ÖGD u. Biopsie
Ösophagusmotilitätsstörungen	+++	Röntgenkontrastuntersuchung, Manometrie, ÖGD
Ösophagitis mit/ohne Komplikationen	+++	ÖGD und Biopsie
Medikamentennebenwirkungen	++	genaue Anamnese
Ösophagusdivertikel	++	ÖGD
Zenkerdivertikel	++	Röntgenkontrastuntersuchung
eosinophile Ösophagitis	++	ÖGD
neuromuskuläre Erkrankungen	++	Röntgenkontrastuntersuchung, neurologische Untersuchung

Ökonomische Aspekte

Im Rahmen der Endoskopie sollte auch bei einem unauffällig erscheinenden Ösophagus an Biopsien zum Ausschluss eines eosinophilen Ösophagus gedacht werden.

Schluckstörung (Dysphagie)

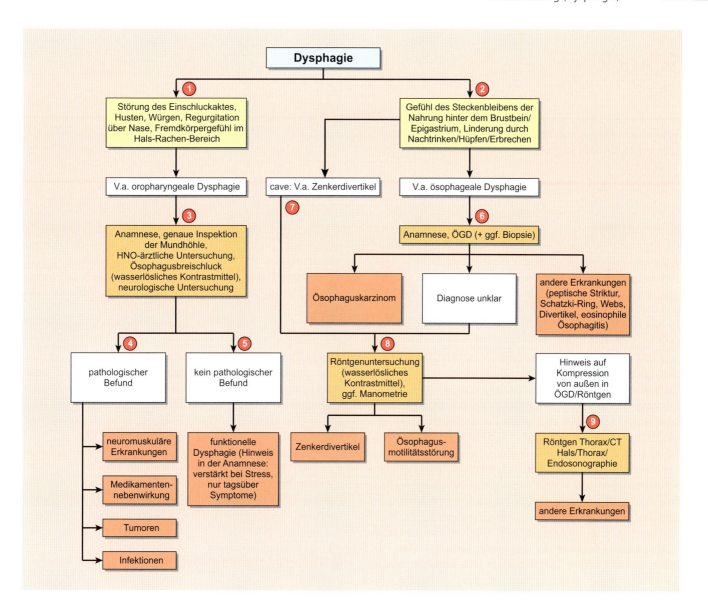

F. Rockmann
Schock

Definition
(Sub-)akutes Missverhältnis zwischen Sauerstoffbedarf und -angebot aufgrund einer relativen Verringerung des Herzzeitvolumens.

Anamnese
Die Anamnese ergibt wichtige Hinweise auf die Schock**ursache,** die Diagnose „Schock" wird **klinisch** durch die körperliche Untersuchung gestellt.

Grundsätzlich muss beim Schock zwischen dem **kardiogenen** ❶ und dem **nichtkardiogenen** ❷ Schock unterschieden werden. Bei Hinweisen auf eine koronare Herzkrankheit bzw. eine Lungenembolie wie akut einsetzende Atemnot, brennender/drückender Thoraxschmerz evtl. mit Ausstrahlung bzw. bei tachykarden/bradykarden Rhythmusstörungen (Herzstolpern) muss an eine primär kardiogene Ursache des Schocks gedacht werden. Für alle anderen Schockformen wie septischer, anaphylaktischer, hypovolämischer oder neurogener Schock sind spezifische Charakteristika zu erfragen. Diese sind beim **septischen Schock** ❹ Fieber, Infektzeichen, Nackensteife, Bewusstseinstrübung, Halsschmerzen, Lymphknotenschwellung, Husten, Auswurf, Hautverletzungen, Gelenkschmerzen, abdominale Abwehrspannung, Brennen beim Wasserlassen etc. Beim **anaphylaktischen Schock** ❺ ist die Anamnese im zeitlichen Zusammenhang mit dem Ereignis entscheidend. Hier ist insbesondere nach Nahrungsmitteln, Medikamenteneinnahmen (Antibiotika!), Fremdstoffen (Wespen-/Bienenstiche) sowie Handhabung chemischer Produkte (Umgebungs-/Arbeitsanamnese) und nach Haustieren (Vögel!) zu fragen. Der **hypovolämische Schock** ❻ erklärt sich in der Regel durch den offensichtlichen Blutverlust im Rahmen von Traumata, jedoch gehören auch die inneren Blutungen wie Gefäßverletzungen z. B. beim Einbringen von Kathetern oder aber Blutungen des Magen-Darm-Trakts zu häufigen Ursachen. Hier sind auch Risikofaktoren wie angeborene und erworbene Gerinnungsstörungen zu erfragen, z. B. Alkoholgenuss → Leberzirrhose → niedriger Quick → Ösophagusvarizen → spontane Blutung. Der **neurogene Schock** ❼ folgt in der Regel einem Trauma mit Verletzung der Wirbelsäule und des Rückenmarks, kann aber auch sekundär durch toxische Einflüsse (Medikamentenanamnese) entstehen.

Untersuchung
Die **körperliche Untersuchung,** die zur Diagnose „Schock" führt, ist zielgerichtet möglich. Bereits bei der **Inspektion** des Patienten fällt ein in der Regel blasses Hautkolorit auf, dazu Schwitzen und angestrengte Atmung mit deutlich erhöhter Atemfrequenz (> 25/min).

Bei der **Palpation** sind die Extremitäten eher kühl, beim septischen Schock können sie aber auch warm imponieren. Der **Puls** ist tachykard (> 100/min), der systolische **Blutdruck** kleiner als die Herzfrequenz – einzige Ausnahme: kardiogener Schock bei ausgeprägter bradykarder Rhythmusstörung.

Positiver Schockindex: Herzfrequenz [Schläge/min]/systolischer Blutdruck [mmHg] > 1 = Hinweis auf das Vorliegen eines Schockzustandes.

Weitere zu beachtende körperliche/psychische Symptome sind Angst, Mundtrockenheit, verminderte periphere Durchblutung mit verzögerter Kapillarzeit und sinkende Harnmenge.

An apparativen Untersuchungen sind zur Diagnose eines Schocks keine weiteren Untersuchungen nötig, zur **Unterscheidung kardiogener/nichtkardiogener Schock** gehören: EKG, Labor (CK, Troponin, Hämoglobin, Hämatokrit, Leukozyten, Gerinnungsstatus, Elektrolyte), Echokardiographie ❸.

Die Diagnostik muss bereits von therapeutischen Maßnahmen wie Flüssigkeitsgabe begleitet werden.

Eine weitere invasive Diagnostik zur Volumen-/Katecholamintherapie beim **protrahierten Schock** erfordert in der Regel ein umfangreiches Monitoring. Eine Aufnahme auf die Intensivstation ist fast immer erforderlich.

Differenzialdiagnosen

Ursachen für einen Schock		
Mögliche Erkrankungen	Häufigkeit	Weiterführende Untersuchungen
kardiogener Schock	+++	EKG, Labor, Echokardiographie
septischer Schock	++++	Blutkultur, Fokussuche
hypovolämischer Schock	++	Labor, Bildgebung, Endoskopie
anaphylaktischer Schock	+	Anamnese
neurogener Schock	(+)	Bildgebung

Ökonomische Aspekte
Speziell die Kosten zur Therapie des septischen Schocks sind mit am höchsten von allen Schockformen und beziehen sich nicht nur auf das Krankenhaus, sondern entstehen auch nach Entlassung aus dem Akutkrankenhaus (Rehabilitation, Wiedereingliederung etc.). Hier sind besondere Strategien nötig, um durch eine frühzeitige Behandlung die Entwicklung des Schocks zu verhindern.

Schock

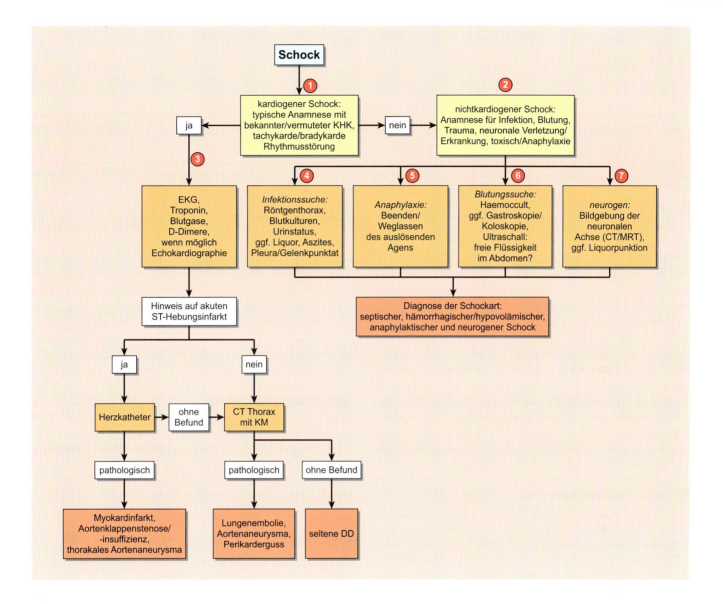

U. Wiegand

Schwindel

Definition

Der Begriff Schwindel beschreibt vielfältige Symptome, die von einer Störung des Bewusstseins (Benommenheit), einer gestörten Orientierung des Körpers im Raum, einer Wahrnehmung von Scheinbewegungen bis zu einer Gangsicherheit reichen können.

Anamnese

Die Anamnese stellt die Weichen, ob die Ursache des Schwindels primär im internistischen, HNO-ärztlichen, neurologischen oder psychiatrischen Fachgebiet zu suchen ist.

Es ist sinnvoll, gezielte Fragen ❶ nach der **Art** des Schwindels (systematisch = gerichtet oder unsystematisch, paroxysmal oder dauerhaft), dem **Auslösemechanismus** sowie der **Dauer** der Beschwerden zu stellen. Hierbei sollte zunächst geklärt werden, ob die Symptome eine **Benommenheit** bzw. das Gefühl eines **drohenden Bewusstseinsverlustes (Präsynkope)** einschließen. Wird dies verneint, sollte geklärt werden, ob es sich bei der Symptomatik um einen **Drehschwindel**, einen **Schwankschwindel** oder um den Ausdruck einer **Gangunsicherheit** handelt. Begleitende **auditive** oder **visuelle Phänomene** sowie weitere **neurologische** oder **vegetative Symptome** werden erfasst. Weiterhin ist die **Medikamentenanamnese** zu erheben, da viele Medikamente bei Neueinstellung oder Dosissteigerung Schwindel verursachen können.

Untersuchungen

Abhängig von der Einordnung des Schwindels (Anamnese) sollte der Fokus der Schwindelabklärung auf der Untersuchung des kardiovaskulären Systems (Rhythmusstörungen, Orthostase), auf der neurologischen und/oder HNO-ärztlichen Untersuchung liegen ❷. Somit sollte sich auch die Planung weiterer Untersuchungen an Anamnese und körperlichem Untersuchungsbefund orientieren, die in der Mehrzahl der Patienten bereits klar richtungsweisend sind.

Bei jeglicher Form von Schwindel, der mit Doppelbildern oder anderen neurologischen Ausfällen einhergeht ❸, muss an **Ischämie, Blutung, Tumor** oder **Entzündung** insb. im Bereich des Hirnstamms/Kleinhirns gedacht werden; typisch hierfür sind bestimmte Nystagmusformen (nicht unterdrückbar, vertikal, Blickrichtungsnystagmus). Eine sofortige Bildgebung mittels MRT oder CT ist dann notwendig.

Schwindel mit Benommenheit/ Präsynkopen ❹

Ein **orthostatischer Schwindel** tritt kurzdauernd unmittelbar nach dem Aufstehen auf und kann mittels Orthostaseversuch belegt werden. Ein durch eine **brady- oder tachykarde Herzrhythmusstörung** bedingter Schwindel geht typischerweise mit dem Gefühl einer Benommenheit oder eines drohenden Bewusstseinsverlustes einher und dauert Sekunden bis wenige Minuten an, bei Tachykardie bestehen häufig zusätzlich Palpitationen. Die Diagnosesicherung mittels EKG-Verfahren sollte idealerweise während einer symptomatischen Episode erfolgen. Bei einer **hypertensiven Krise** ist der Schwindel häufig von Kopfschmerz begleitet. Hämodynamisch bedingter Schwindel tritt bei **Aortenstenose** oder **hypertroph-obstruktiver Kardiomyopathie** typischerweise unter körperlicher Belastung auf, beim **Subclavian-Steal-Syndrom** bei Armbelastungen. Bei über mehr als einige Minuten andauerndem Schwindel muss an Medikamentennebenwirkungen und Intoxikationen gedacht werden. **Funktioneller Schwindel** kann bei Angst- oder Panikattacken auftreten, insb. bei Klaustro- oder Agoraphobie. Ursächlich häufig nicht fassbar ist ein anhaltender, sog. **multifaktorieller Schwindel im Alter**, der in dieser Altersgruppe eine Ausschlussdiagnose darstellt.

Schwankschwindel ❺

Es ist mitunter anamnestisch schwierig, einen Schwankschwindel von einem Benommenheitsschwindel abzugrenzen, sodass zur Unterscheidung dezidierte Fragen nach „dem Gefühl des drohenden Bewusstseinsverlusts" oder „dem Schwarzwerden vor den Augen" sinnvoll sind. Eine häufige Form ist der **phobische Schwankschwindel**, der situativ verstärkt auftritt und durch Vermeidungsverhalten beeinflusst werden kann. Kontrovers diskutiert wird die Existenz eines **zervikogenen Schwindels**, der mit Schmerzen im HWS-Bereich einhergeht und durch Kopfdrehung ausgelöst wird. Ein passagerer Schwankschwindel kann durch eine Anpassungsstörung bei neuer Gleitsichtbrille bedingt sein.

Drehschwindel ❻

Man unterscheidet pathophysiologisch zwischen **peripher-vestibulärem** und **zentralem Drehschwindel**. Während der Schwindelattacke tritt typischerweise ein Spontannystagmus auf. Bei lagerungsabhängigem Auftreten handelt es sich im Regelfall um einen **benignen paroxysmalen Lagerungsschwindel**, während bei längerdauernden Attacken, die mit Übelkeit/Erbrechen einhergehen, eine **Neuronitis vestibularis** vorliegen kann. Tinnitus oder akute einseitige Hörminderung sind pathognomonisch für einen **Morbus Menière**, Kopfschmerzen und Lichtempfindlichkeit weisen auf eine **vestibuäre Migräne** hin.

Gangunsicherheit (ohne Benommenheit) ❼

Auch eine Gangunsicherheit kann von Patienten als Schwindelsymptomatik beschrieben werden. Hierfür ist typisch, dass der Schwindel bei Bewegung auftritt und bei Dunkelheit verstärkt wird. Zusätzlich bestehende Parästhesien der Beine weisen auf eine **Polyneuropathie** hin, Umgebungsschwanken (Oszillopsien, z. T. auch als Schwankschwindel empfunden) auf eine **bilaterale Vestibulopathie**.

Schwindel

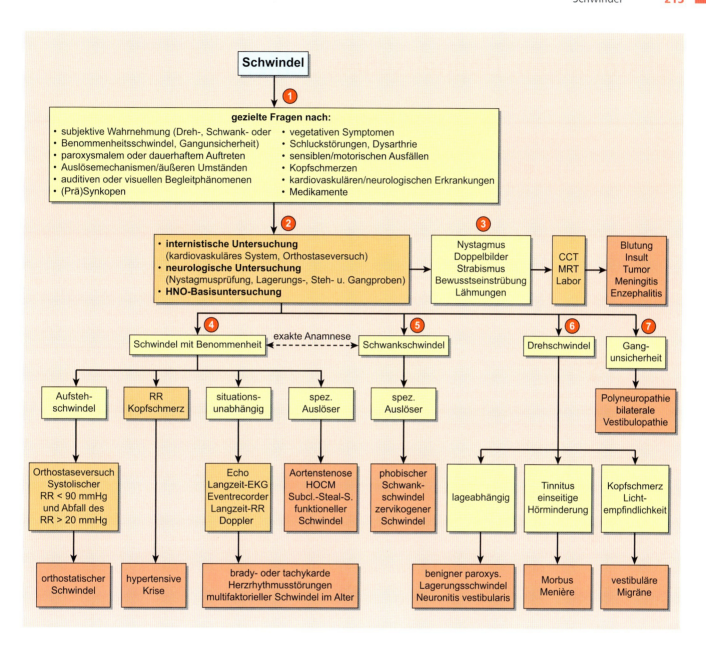

Differenzialdiagnosen

Ursachen für Schwindel

Mögliche Erkrankungen	Häufigkeit	Weiterführende Untersuchungen
kardialer Schwindel: • rhythmogen • Vitien	+++	• Langzeit-EKG, Ereignisrekorder • Echokardiographie
vaskulärer Schwindel: • orthostatisch • Hypotonie • hypertensive Krise • multifaktorieller Schwindel im Alter	+++	• Anamnese, Orthostasetest • Langzeit-RR-Messung • ggf. endokrinologische Laboruntersuchungen • Ausschlussdiagnose bei Patientenalter > 70 Jahre

Ursachen für Schwindel (Forts.)

Mögliche Erkrankungen	Häufigkeit	Weiterführende Untersuchungen
peripher-vestibulärer Schwindel: • benigner paroxysmaler Lagerungsschwindel • Morbus Menière • Neuritis vestibularis • Akustikusneurinom • akute Labyrinth-/Vestibularisläsion	++	• Nystagmusanalyse, thermische Prüfung • Nystagmusanalyse, Audiogramm, ggf. ENG, cMRT • Infektanamnese, Nystagmusanalyse, AEP, Liquor • Nystagmusanalyse, Audiogramm, ENG, cMRT • Nystagmusanalyse, Audiogramm, ggf. ENG, cMRT
zentral-vestibulärer Schwindel: • Insult/Blutung/Tumor • multiple Sklerose • psychogener Schwindel • medikamentenbedingt • alkoholbedingt	+	• neurologische Tests, cMRT • neurologische Tests, Liquoruntersuchung, cMRT • Anamnese (Auslösesituation), psychiatrische Prüfung • Anamnese, Laboruntersuchung • Anamnese, Laboruntersuchung

B. Wiechens

Sehstörungen: Doppeltsehen, Schielen

Definition

Doppeltsehen (Diplopie, gelegentlich Polyopie) kann monokular ❶ bei Trübungen der brechenden Medien (Hornhauttrübungen, Katarakt etc.) oder binokular ❷ beim **Schielen (Strabismus)** auftreten. Beim Strabismus kommt es zum Stellungsfehler eines oder beider Augen, wobei nur ein Auge auf das fixierte Objekt gerichtet ist und das andere abweicht. Man unterscheidet das **Begleitschielen (Strabismus concomitans)** ❹, bei dem der Schielwinkel in alle Blickrichtungen gleich ist, vom **Lähmungsschielen (Strabismus incomitans)** ❸, das je nach Blickrichtung und Fixierauge verschieden große Schielwinkel aufweist, und dem **restriktiven Strabismus** ❻ (z. B. endokrine Orbitopathie).

Anamnese

Zunächst ist nach dem **Schielbeginn** und dem Auftreten erster Symptome zu fragen. Lag bereits in der Kindheit ein Strabismus vor oder ist dieser erst später aufgetreten? Das Schielen kann alternierend (abwechselnd beide Augen betreffend) oder intermittierend (wechselnde Phase des Abweichens und des Parallelstands des Auges) auftreten.

Erwachsene mit Lähmungsschielen klagen häufig über **Doppelbilder,** die in Blickrichtung des gelähmten Muskels zunehmen. Bei akutem Lähmungsschielen können Schwindel und Kopfschmerzen auftreten.

Auf **Begleitsymptome,** wie z. B. eine Kopfzwangshaltung (z. B. Trochlearisparese) oder eine Ptosis (z. B. Okulomotoriusparese), ist zu achten, da hierdurch eine Diplopie kaschiert wird.

Gerade bei älteren Patienten ist zu unterscheiden, ob es sich um **monokulare** ❶ oder **binokulare** ❷ **Doppelbilder** handelt (s. u.).

Bei akutem **Lähmungsschielen** ❺ ist nach neurologischen Störungen zu fahnden. Ein weiteres wichtiges Symptom ist das Vorhandensein von **Schmerzen** ❼, ❽. So kann z. B. eine schmerzhafte Motilitätseinschränkung wegweisend für eine Myositis extraokularer Muskeln sein (myogener oder restriktiver Strabismus) ❽.

Untersuchungen

Voraussetzungen für eine spezielle Diagnostik beim Symptom Diplopie ist eine **allgemeine Augenuntersuchung** (Visus, Funduskopie etc.), um morphologische Störungen auszuschließen.

Zur Unterscheidung monokularer von binokularen Doppelbildern wird wechselweise ein Auge des Patienten abgedeckt (Covertest). Bestätigt sich der Verdacht auf monokulare Doppelbilder, so hält man eine **stenopäische Lücke (Lochblende)** vor das betroffene Auge. Kommt es zu einer Besserung oder einem Verschwinden der Diplopie ❾, so sind die häufigsten Ursachen ein nicht auskorrigierter Refraktionsfehler oder eine Trübung der brechenden Medien. Gelingt so keine Besserung der Symptomatik, sind auch zentrale oder psychogene Störungen auszuschließen ❿.

Ergibt die Voruntersuchung binokulare Doppelbilder, ist eine **strabologische Diagnostik** nötig ⓫, die i. d. R. durch den Ophthalmologen erfolgt. Dennoch ist auch für Nichtophthalmologen eine **orientierende Untersuchung** möglich. Hierbei können folgende, einfache Methoden angewandt werden:

1. **Stellung der Augen** im Geradeausblick in die Ferne durch Vergleich der Lichtreflexe in der Pupille, die mit Hilfe einer Visitenlampe des Untersuchers projiziert werden. Dabei ist darauf zu achten, dass der Patient nicht den Untersucher fixiert und damit eine Konvergenzreaktion auslöst, die einen Stellungsfehler vortäuscht.
2. Prüfung der **Augenmotilität** in alle Blickrichtungen: Sind im Vergleich beider Augen Bewegungseinschränkungen auf einer Seite zu sehen? Liegen beidseitige Motilitätsstörungen vor? Treten Änderungen der Lidspaltenweite auf?
3. **Covertest:** nach Fixation eines Gegenstands Abdecken nur eines Auges zur Unterbrechung des binokularen Sehaktes mit anschließender Wiederfreigabe. Dabei wird die Augenbewegung beobachtet. Die Untersuchung wird im Fern- und im Nahbereich durchgeführt. Mit diesem Test kann entschieden werden, ob ein Strabismus vorliegt oder nicht.
4. **Alternierender Covertest:** Hierbei wird wechselseitig ein Auge abgedeckt, ohne in der Zwischenzeit beide Augen freizugeben. Hierdurch kann ein latentes Schielen (Heterophorie) aufgedeckt werden.
5. Beobachtung der **Pupillenreaktion:** Untersuchung des Pupillenreflexes zum Ausschluss zentraler Störungen. Dabei ist zu beachten, dass die Pupillenreaktion auch durch Erkrankungen der Iris (z. B. Pupillotonie) verändert sein kann.

Differenzialdiagnosen

Ursachen von Sehstörungen: Diplopie, Strabismus		
Mögliche Erkrankungen	Häufigkeit	Weiterführende Untersuchungen
Heterophorien (latentes Schielen)	+++	strabologische Spezialdiagnostik
Begleitschielen (Strabismus concomitans)	+++	strabologische Spezialdiagnostik
Lähmungsschielen (Strabismus paralyticus), z. B. Okulomotorius-, Trochlearis-, Abduzensparese	++	strabologische Spezialdiagnostik, neurologische Untersuchung, bildgebende Diagnostik
Myopathie bei endokriner Orbitopathie	++	endokrinologische Untersuchung, ggf. MRT/CT, Ultraschall der Orbita

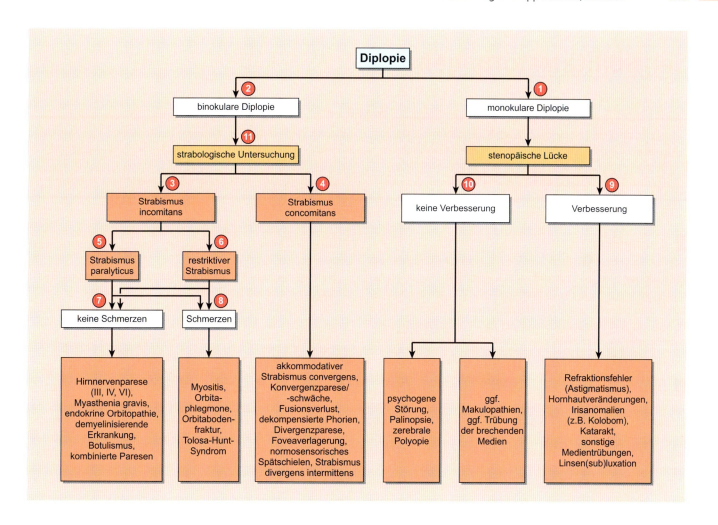

Ursachen von Sehstörungen: Diplopie, Strabismus *(Forts.)*		
Mögliche Erkrankungen	Häufigkeit	Weiterführende Untersuchungen
Augenmuskelstörungen bei Orbitaverletzungen/-erkrankungen	+	Funduskopie, Funktionsprüfung N. opticus, Konsil: HNO, ggf. weitere Fachdisziplinen, MRT/CT Ausschluss internistischer Allgemeinerkrankungen (z. B. Lymphom, Morbus Wegener etc.)
Myositis der extraokularen Muskeln	+	Ultraschall der Orbita
inter-/infranukleäre Ophthalmoplegie	+	neurologische Untersuchung, ggf. MRT/CT
Myasthenia gravis	+	neurologische Untersuchung

E. Stark
Sensibilitätsstörungen

Definition

Als Sensibilitätsstörung wird der komplette oder unvollständige Ausfall einzelner oder aller sensiblen Qualitäten bezeichnet: Schmerz (Hyp-/Analgesie), Temperatur (Thermhypästhesie), Vibration (Pallhypästhesie) und gestörtes Lageempfinden. Als dissoziierte Sensibilitätsstörungen bezeichnet man den Ausfall von Schmerz- und Temperaturempfinden bei Erhalt von Berührungs-, Lage- und Vibrationsempfinden. Vibrations- und Lageempfinden werden als **Tiefensensibilität** zusammengefasst.

Anamnese

Bei der Anamnese ❶ gilt es vor allem, die **Geschwindigkeit der Entwicklung** zu erfassen. Anamnestisch ist die Lokalisation oft nur schwer zu bestimmen. Der Patient beschreibt z. B. ein Fremdartigkeits- oder Schwellungsgefühl. Häufig treten zusätzlich ➤ Parästhesien auf. Bei Sensibilitätsstörungen im Versorgungsgebiet einzelner peripherer Nerven ist eine gezielte Anamnese zur Erfassung von Ursachen einer Druckläsion besonders wichtig.

Untersuchungen

Bei der vollständigen neurologischen Untersuchung ❷ kann durch Feststellung von Paresen und/oder Reflexausfällen eine Zuordnung der Sensibilitätsstörungen zu einem Syndrom erfolgen. Dies ist deswegen von großer Bedeutung, da diese Störungen objektiver erfassbar sind als sensible Störungen.

Die **Lokalisation** ❸ sensibler Defizite ermittelt man durch einen Schmerzreiz mit einem spitzen Gegenstand und/oder durch leichtes Bestreichen. Zur **orientierenden Prüfung** des Temperaturempfindens kann ein metallischer Gegenstand (Reflexhammer) zur Kalt- und die Hand des Untersuchers zur Warmprüfung verwendet werden. Für die semiquantitative Untersuchung von Vibrations- und Berührungsempfinden sind spezielle Stimmgabeln und Reizhaare verfügbar.

Abhängig vom Läsionsort gibt es **typische Ausfallmuster:** klassisches polyneuropathisches Muster mit distal symmetrischem Ausfall an Armen und Beinen ❹, der Ausfall im Versorgungsgebiet eines Nerven, Teilen eines Plexus oder einer Nervenwurzel ❺. Als sogenanntes **Multiplexmuster** bezeichnet man Läsionen mehrerer Nerven. Neben einem **Querschnittsyndrom** mit Störung aller sensiblen Qualitäten (und der Motorik) kommt bei Rückenmarkschädigungen häufig das **Brown-Séquard-Syndrom** vor ❻. Hier sind Temperatur- und Schmerzsinn auf der einen und Tiefensensibilität auf der anderen, spastisch-paretischen Seite gestört. Sensible Störungen sollten immer im Zusammenhang mit motorischen Störungen betrachtet werden.

Schädigungen peripherer Nerven können durch die Untersuchung von **Nervenleitgeschwindigkeiten** (NLG) objektiviert werden, eine komplette Untersuchung des somatosensorischen Systems ist durch die Ableitung **somatosensorisch evozierter Potenziale** (SEP) möglich. Bei Nervenwurzelläsionen, beispielsweise durch Bandscheibenvorfälle, kann ein **Elektromyogramm** (EMG) zur Feststellung subklinischer Schädigungen motorischer Nerven sinnvoll sein.

Bei Hinweisen auf Schädigung im Bereich von Rückenmark oder Gehirn kann eine **MRT** weiterhelfen.

Bei Sensibilitätsstörungen im Rahmen einer **Polyneuropathie** muss die Ursache des neuropathischen Syndroms gesucht werden, im Vordergrund steht die **Labordiagnostik** (Diabetes, Alkoholmissbrauch, Paraproteinämie, Hypothyreose) ❼.

Bei Hinweisen auf zentral bedingte Sensibilitätsstörungen ❽ ist bei jüngeren Menschen die **multiple Sklerose** ❾ eine relativ häufige Ursache. Hier ist deshalb eine entsprechende Diagnostik, wie evozierte Potenziale (EP), MRT und Liquordiagnostik notwendig. Bei älteren Patienten stehen **zerebrovaskuläre Erkrankungen** ❿ ätiologisch im Vordergrund. Neben einer Differenzierung zwischen Ischämie und Blutung durch CT oder MRT ist die Abklärung der wahrscheinlichen Ursache dringend erforderlich. Hierzu dienen die Doppler-Sonographie der hirnversorgenden Gefäße sowie EKG, Langzeit-EKG und Echokardiographie.

Differenzialdiagnosen

Ursachen von Sensibilitätsstörungen		
Mögliche Erkrankungen	Häufigkeit	Weiterführende Untersuchungen
Polyneuropathie	+++	NLG, EMG, Labordiagnostik
Bandscheibenvorfall	+++	MRT, CT, EMG, NLG, Myelographie
Hirninfarkt (vor allem Hirnstamm, Thalamus)	++	CT, MRT, kardiovaskuläre Diagnostik
periphere Nervenläsion	+++	bei unklarer Anamnese: CT, MRT, Vaskulitisdiagnostik
multiple Sklerose	+	MRT, Liquor, evozierte Potenziale (EP)
Rückenmarkschädigung	+	MRT, Liquor, SEP

Ökonomische Aspekte

Bei rein sensiblen Ausfällen ohne Schmerzen wird Schnittbilddiagnostik der Wirbelsäule mit der Frage akuter Bandscheibenvorfall zu häufig durchgeführt.

Sensibilitätsstörungen 217

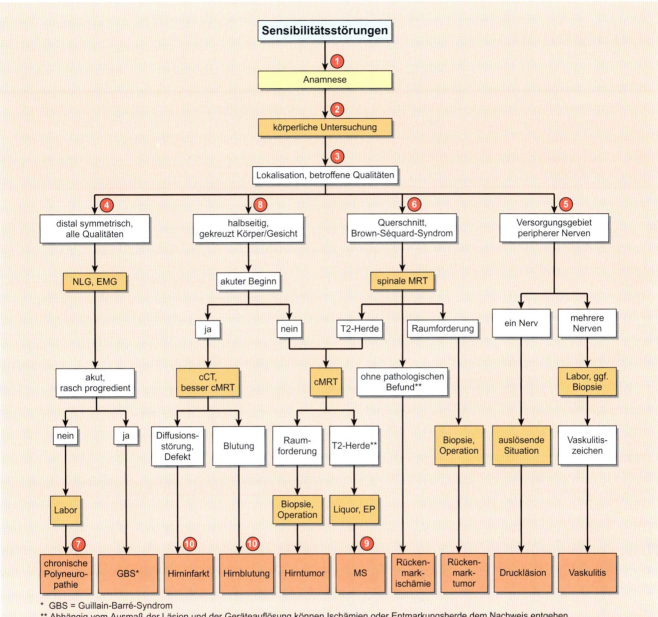

* GBS = Guillain-Barré-Syndrom
** Abhängig vom Ausmaß der Läsion und der Geräteauflösung können Ischämien oder Entmarkungsherde dem Nachweis entgehen.

E. Endlicher

Sodbrennen

Definition

Sodbrennen beschreibt ein brennendes Gefühl hinter dem Brustbein, oft verbunden mit Regurgitation von Magensäure, ausgelöst durch den Rückfluss von Magensäure in die Speiseröhre. Es wird verstärkt u. a. durch Bücken, Stress, bestimmte Medikamente und Nahrungsmittel.

Sodbrennen ist das sensitivste Symptom der gastroösophagealen Refluxerkrankung. Bis zu 25 % der Bevölkerung leiden mindestens einmal im Monat an Sodbrennen.

Anamnese

Hinweise auf die Ursache des Sodbrennens gibt die Anamnese, wobei insbesondere nach weiteren Symptomen und auslösenden Faktoren zu fragen ist.

Typische **Refluxbeschwerden** sind Sodbrennen, saures Aufstoßen und Regurgitation von Mageninhalt. Daneben sollte gezielt nach Husten, morgendlichem Räuspern, Heiserkeit, Asthma und Schmerzen beim Schlucken gefragt werden. Alarmierend sind Angaben wie **Dysphagie, Gewichtsverlust, Hämatemesis** und eine positive **Familienanamnese für Karzinome des oberen GIT.** Hier ist eine endoskopische Abklärung durch Ösophagogastroduodenoskopie (ÖGD) notwendig.

Häufige auslösende **Ursachen** sind: Adipositas, Schwangerschaft, Magenausgangsstenose, Sklerodermie, Z. n. Eingriffen am unteren Ösophagussphinkter, Magenentleerungsstörungen, diabetische Neuropathie, Medikamente, die zu einer Drucksenkung des unteren Ösophagussphinkters führen (z. B. Progesteron, Theophyllin, Anticholinergika, Benzodiazepine, Sympathomimetika, Kalziumantagonisten, Nikotin).

Untersuchungen

Besteht Sodbrennen bei **Patienten unter 40 Jahren ohne Alarmsymptome oder Risikofaktoren** ❶, sind weitere Untersuchungen nicht zwingend erforderlich. Es kann zunächst eine Therapie mit Protonenpumpeninhibitoren (PPI) durchgeführt werden. Je nach Schwere der Symptomatik sind eine bedarfsorientierte oder bei ausgeprägter oder schwerer Symptomatik eine regelmäßige Einnahme (1–2-mal/d) nötig. Bei Ansprechen auf die Therapie ❸ und Verschwinden der Symptome geht man von dem Vorliegen einer **Refluxkrankheit** aus. In vielen Fällen ist eine Langzeitbehandlung erforderlich. Im Mittel ist dabei eine PPI-Dosis alle 2–3 Tage zur Aufrechterhaltung der Beschwerdefreiheit notwendig.

Eine **Endoskopie** sollte jedoch auch frühzeitig in Erwägung gezogen werden, da die Endoskopie die primäre Diagnose der Refluxösophagitis sowie die Erfassung von Komplikationen und anderen Erkrankungen ermöglicht.

Wird durch die medikamentöse Behandlung keine Besserung erreicht ❹, ist der Patient **älter als 40 Jahre oder bestehen Alarmsymptome oder Risikofaktoren** ❷, ist eine **Ösophagogastroduodenoskopie** (ÖGD) erforderlich. Hierbei werden entzündliche Schleimhautveränderungen, die die Diagnose einer erosiven Refluxösophagitis sichern ❺, sowie ein Barrett-Ösophagus, ein Ösophaguskarzinom dokumentiert. Je nach Befund werden **Biopsien** entnommen.

Findet sich endoskopisch ein unauffälliger Befund, so sollte sich eine **pH-Metrie, bei gegebener Verfügbarkeit in Kombination mit einer Impedanzmessung,** anschließen ❻, um die Diagnose einer nichterosiven Refluxösophagitis stellen zu können. Beträgt die Gesamtdauer der Refluxepisoden mit einem Grenzwert pH < 4 innerhalb eines Messzeitraums von 24 h mehr als 5 %, liegt ein pathologischer Reflux vor ❼. Gibt die pH-Metrie/Impedanzmessung keine Hinweise auf einen Reflux, kann mit Hilfe der **Manometrie** eine Ösophagusmotilitätsstörung ❽ quantifiziert werden.

Differenzialdiagnosen

Ursachen von Sodbrennen		
Mögliche Erkrankungen	Häufigkeit	Weiterführende Untersuchungen
Refluxkrankheit	++++	probatorische medikamentöse Therapie
Ösophagitis mit/ohne Komplikationen	+++	ÖGD, Biopsie
Angina pectoris	+++	EKG
Ösophagusmotilitätsstörungen	+	Manometrie
Ösophaguskarzinom	(+)	ÖGD u. Biopsie
Ösophagusdivertikel	(+)	ÖGD
Perikarditis	(+)	EKG

Ökonomische Aspekte

Eine Probetherapie mit einem PPI mit diagnostischer Zielsetzung kann bei unklaren Symptomen kosteneffektiv sein, wird jedoch nach der aktuellen S2k-Leitlinie „Refluxkrankheit" nicht empfohlen.

Nach erfolgreicher Akuttherapie (bei typ. Refluxsyndrom mit unbekanntem Endoskopiebefund) schnitt die bedarfsorientierte Therapie mit einem PPI in halber Standarddosis in der ökonomischen Analyse am besten ab.

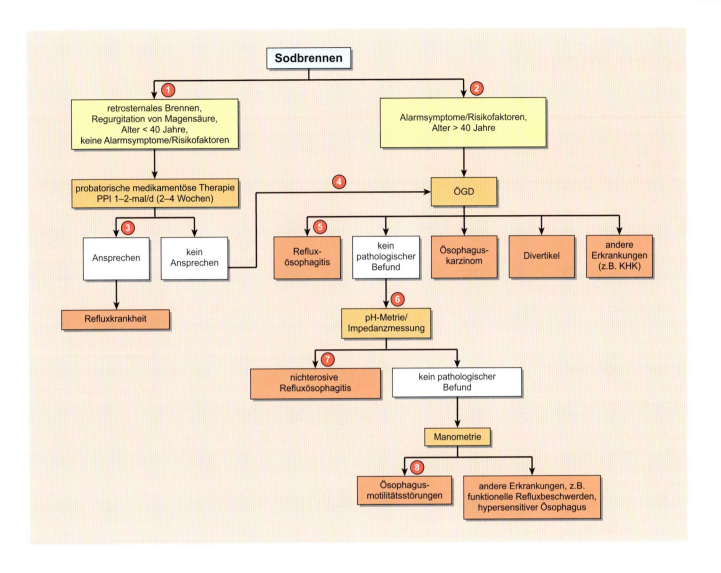

P. Staib

Splenomegalie

> **Definition**
>
> Eine Splenomegalie besteht, wenn mindestens zwei Milzmaße oberhalb der oberen Normgrenzen des Längsdurchmessers von 11 cm, des Querdurchmessers von 7 cm bzw. der Organdicke von 4 cm liegen. Bei **tastbarer Milz** muss grundsätzlich von einer Splenomegalie ausgegangen werden.

Anamnese

Langsam einsetzende Splenomegalien rufen selten Beschwerden hervor, gelegentlich treten Völlegefühl und linksseitiger Oberbauchschmerz auf. Eine gezielte Anamnese ❶ kann richtungweisend für die Zuordnung einer Splenomegalie sein. Besonders wichtig sind Fragen nach Fieber, Lymphknotenvergrößerungen, Gelenkbeschwerden, Blutbildveränderungen oder einer Lebererkrankung.

Untersuchungen

Im ausführlichen **Ganzkörperstatus** ❷ ist besonders auf weitere Organvergrößerungen (vor allem der Leber), Lymphknotenvergrößerungen, Hautblässe und Blutungszeichen als Hinweise auf eine **hämatologische Systemerkrankung** wie z. B. ein malignes Lymphom oder eine Leukämie zu achten. **Sonographisch** lassen sich die Milzgröße genau bestimmen, die Leber einschließlich des Portalvenensystems beurteilen sowie abdominale Lymphome nachweisen ❷. Eine **Röntgenaufnahme** des Thorax erfasst hiläre Lymphome sowie Lungenveränderungen ❷. Weiterhin sollte eine **Laboranalyse** vor allem der Leberfunktion (Transaminasen, Bilirubin, Elektrophorese, LDH, Cholinesterase) und des Differenzialblutbildes erfolgen ❷.

Besteht **Fieber**, muss in erster Linie an eine **akute Infektionserkrankung** gedacht werden. Blutkultur und/oder Serologien dienen dem **Erregernachweis.** Erhöhte Transaminasen können bei viralen oder Infektionen mit selteneren Erregern wie Leptospiren vorliegen. Eine Endokarditis lässt sich mit Hilfe der Echokardiographie und der transösophagealen Echokardiographie nachweisen bzw. sicher ausschließen ❸. Die Reiseanamnese weist auf mögliche Parasitosen wie Malaria oder Leishmanien hin.

Fieber kann jedoch auch bei hämatologischen Systemerkrankungen als Zeichen einer **B-Symptomatik** auftreten. Sind Lymphome klinisch, sonographisch oder auch radiologisch (CT) nachweisbar, sollte eine **Lymphknotenbiopsie** folgen, um ein Lymphom oder auch eine granulomatöse Erkrankung nachzuweisen ❹.

Arthralgien deuten auf eine rheumatische Erkrankung hin, diagnostisch sollten eine Röntgen- oder Ultraschalldiagnostik der betroffenen Gelenke sowie serologische Untersuchungen auf diverse Autoantikörper folgen ❺.

Eine **Panzytopenie** bei bestehender Splenomegalie ist möglicherweise durch einen „Hypersplenismus" bedingt, der insbesondere mit einer Lebererkrankung mit **portaler Hypertension** zusammenhängt. Hier helfen Doppler-Sonographie der Pfortader, Sonographie, Hepatitis-Serologie, und ggf. Leberpunktion sowie die CT des Abdomens weiter ❻. Bei Blutbildveränderungen sind zur Diagnose einer oft zugrunde liegenden hämatologischen Systemerkrankung ein Differenzialblutbild, Hämolyseparameter sowie häufig eine Knochenmarkpunktion erforderlich ❼.

Schließlich kommen die seltenen **Speicherkrankheiten** differenzialdiagnostisch in Frage, die meist mit einer Hepatosplenomegalie einhergehen und häufig auch Blutbildveränderungen (Zytopenien) aufweisen. Entsprechend ist auch hier eine Knochenmarkuntersuchung indiziert ❼ und ❽. Meist sind spezifische Enzymdefekte nachweisbar. Um eine **Amyloidose** festzustellen, erfolgt eine Rektumschleimhautbiopsie ❽.

Differenzialdiagnosen

Ursachen von Splenomegalie		
Mögliche Erkrankungen	Häufigkeit	Weiterführende Untersuchungen
akute Infektion	+++ (Ursachen sehr variabel!)	Blutkultur, Serologie, Echokardiographie, Blutausstrich
Malignes Lymphom, granulomatöse Erkrankung	+++	Lymphknotenbiopsie
rheumatische Erkrankung	+++	Blutbild, Röntgen Gelenke, Serologie auf Autoantikörper (Rheumafaktor, Anti-CCP, ANA, ENA, DNS-AK)
portale Hypertension	++	Sonographie, Doppler-Sonographie, CT, Leberbiopsie, Hepatitis-Serologie
hämatologische Systemerkrankung	++	Differenzialblutbild; Knochenmarkpunktion mit Zytologie, Histologie, Immunzytologie, Zytogenetik
Speicherkrankheiten	(+)	Knochenmarkpunktion (Zytologie, Histologie): Gaucher-Zellen, Schaumzellen; Rektumbiopsie (Amyloidose)

Splenomegalie

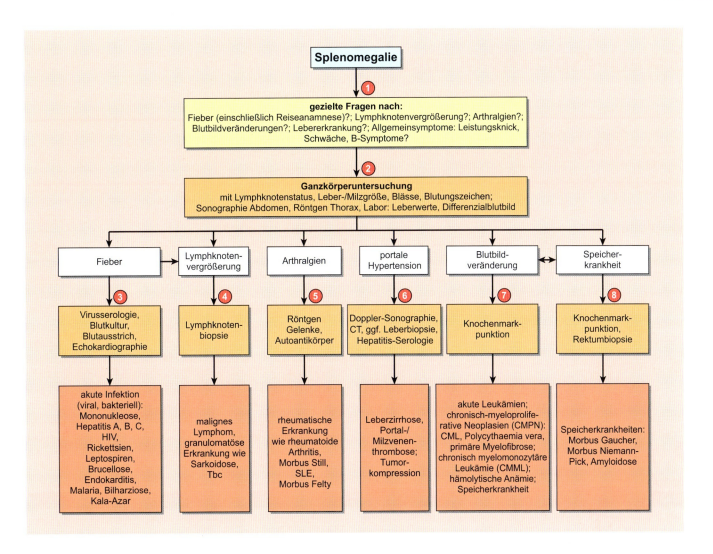

H.-J. Welkoborsky

Sprech-/Sprachstörungen

Definition

Sprachstörungen sind Symptome einer Fülle von Erkrankungen, die mit einer Störung der Sprache bzw. der Sprachbildung einhergehen.

Anamnese

Im Rahmen der Anamneseerhebung ❶ müssen gezielt Fragen nach der Entstehung der Sprachstörung gestellt werden. Dies beinhaltet die **Sprachentwicklung** (bei Kindern und Jugendlichen), das Vorliegen von **Artikulationsstörungen** in der Vergangenheit und **aktuelle Veränderungen der Sprachbildung, Wortfindung und Artikulation.** Wichtig sind Fragen nach operativen Eingriffen oder Allgemeinerkrankungen wie Herzinsuffizienz, endokrinologischen Erkrankungen, zerebralen Ischämien und Medikamenteneinnahme.

Untersuchungen

Die körperliche Untersuchung umfasst zunächst eine komplette **HNO-Spiegeluntersuchung** mit Beurteilung der Mundhöhle, des Pharynx und des Kehlkopfes. Zudem muss ein kompletter **Sprachstatus** erhoben werden. Hierzu gehören neben einer HNO-Untersuchung mit Lupenlaryngoskopie das Feststellen des Lautbestandes, des Wortschatzes und Satzbaus, die Untersuchung des Sprachverständnisses und der Artikulation sowie ggf. des Lesens und Schreibens. **Audiologische Untersuchungen** sind obligat ❷. Häufig sind auch zusätzliche internistische, neurologische, psychiatrische und psychosomatische Untersuchungen notwendig, bei Verdacht auf das Vorliegen einer zentralen Läsion eine Magnetresonanztomographie ❸.

Die wichtigsten Differenzialdiagnosen der Sprach- und Sprechstörungen sowie die zu ihrer Diagnostik indizierten weiterführenden Untersuchungen ❸ sind in der Tabelle aufgeführt.

Differenzialdiagnosen

Ursachen von Sprach-/Sprechstörungen		
Mögliche Erkrankungen	Häufigkeit	Weiterführende Untersuchungen
Dysgrammatismus ❹: Störungen des Sprechens und Schreibens	+	Anamnese; Sprachstatus; MRT
Dyslalie ❺: Stammeln; falsche Bildung einzelner Laute oder Lautverbindungen	++	Anamnese; Sprachstatus; psychosomatische Untersuchung
Sigmatismus ❻: Lispeln; Artikulationsstörung (Chetismus; Schetismus; Sigmatismus interdentalis und lateralis)	+++	Anamnese; Sprachstatus; klinische Untersuchung (Gaumen; Kiefer; Zähne; Zungenmotilität)
Balbuties ❼: Stottern; Störung des Redeflusses mit Hemmungen und Unterbrechungen des Sprechablaufs; Singen in der Regel nicht gestört; Männer : Frauen = 5:1	++	Anamnese (Familie; psychogene Faktoren; psychopathische Erlebnisse); Sprachstatus; Singstimme; psychosomatische, eventuell auch neurologische Untersuchung
Rhinolalia aperta ❽: offenes Näseln; Artikulationsstörung	+	Anamnese (operative Eingriffe?); klinische Untersuchung (Gaumen; Kiefer; Nase; Nasenrachen); Endoskopie Nase/Nasenrachen; Gaumensegelinnervation; Sprachstatus: undeutliche, hallende Sprache bei starker Resonanz
Rhinolalia clausa ❾: geschlossenes Näseln; mechanische Verlegung der Nasenhaupthöhle, des Nasenrachenraumes oder des Oropharynx z.B. durch Tonsillenhyperplasie, gelegentlich bei funktionellen Störungen (abnorme Kontraktion des Gaumensegels beim Sprechen)	++	Anamnese; HNO-ärztliche Untersuchung (Tonsillen; Nase; Nasenrachen; Zungengrund); ggf. histologische Untersuchung; CT
Dysarthrie ❿: zentrale Sprechstörungen mit sensomotorischer Störung der Artikulations- und Phonationsmuskulatur oder peripherer Läsion der entsprechenden Hirnnerven; *Formen:* peripher-neurogene, myogene, kortikale bzw. pyramidale (z.B. bei M. Parkinson), zerebelläre Dysarthrie	+	Anamnese; HNO-ärztliche Untersuchung; Sprachstatus; neurologische Untersuchung; cMRT
Aphasie ⓫: Störung der zerebralen Integrationsleistung beim Sprechen (Wortbildung, -findung, -erinnerung, -verständnis) – Folge teilweiser oder vollständiger Verlust der Sprache, *Formen:* • Broca-Aphasie (Unfähigkeit, Worte zu bilden) • Wernicke-Aphasie (Störung des Wortsinn- und Sprachverständnisses bei erhaltener Wortbildungs- und Sprechfähigkeit) • amnestische Aphasie (Wortfindungsstörungen und Unfähigkeit, Gegenstände zu benennen bei Erhalt des Sprachverständnisses und der Sprechfähigkeit) • globale Aphasie (massive Einschränkung aller sprachlichen Leistungen)	+	Anamnese; HNO-ärztliche und neurologische Untersuchung; Sprachstatus; cMRT

Sprech-/Sprachstörungen

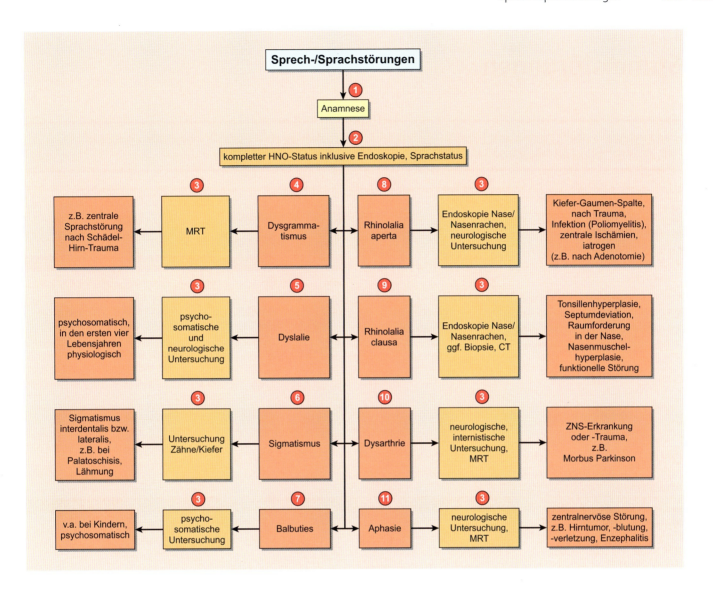

H.-J. Welkoborsky
Stimmstörungen

Definition

Stimmstörungen sind Symptome einer Fülle von Erkrankungen, die mit einer Störung der Stimme und Stimmbildung einhergehen. **Leitsymptom ist die Dysphonie bzw. Heiserkeit.**

Anamnese

Bei Vorliegen einer Stimmstörung ist insbesondere zu erfragen ❶:
- in welchem Zeitraum sich die Störung entwickelt hat
- ob es erkennbare Auslöser (z. B. Infekte, operative Eingriffe) gegeben hat
- wie die sprachliche Belastung in Beruf und Freizeit ist
- ob Allgemeinerkrankungen, Unfälle oder Operationen vorliegen (z. B. endokrinologische Erkrankungen, Medikamenteneinnahme, Herzinsuffizienz, Z. n. Strumaoperation oder intrathorakalen Operationen)
- ob Luftnot vorliegt
- inwieweit Lebensumstände bestehen, die eine Dysphonie verursachen können (Tabakrauch!)
- wie sich die Stimmstörung konkret äußert (Dysphonie, Aphonie, Verschiebung der Stimmlage, abnorme Stimmermüdung).

Jede Dysphonie oder Heiserkeit, die **länger als 3 Wochen** besteht, bedarf der fachärztlichen Abklärung, um ein Karzinom auszuschließen!

Untersuchungen

Die körperliche Untersuchung ❷ umfasst zunächst eine komplette **HNO-Spiegeluntersuchung** mit Beurteilung der Mundhöhle, des Pharynx und des Kehlkopfs. Der **endoskopischen Untersuchung des Kehlkopfs** kommt entscheidende Bedeutung zu. Hier werden zunächst die anatomischen Strukturen des Larynx, die an der Stimmbildung beteiligt sind (Stimm- und Taschenbänder; Beweglichkeit der Stimmbänder; Auffälligkeiten im Bereich der Sinus morganii bzw. des Hypopharynx) beurteilt. Bereits hiermit sind pathologische Veränderungen wie Hyperämien, verminderte Stimmbandbeweglichkeiten, inkompletter Stimmlippenschluss bei Phonation, Raumforderungen, Polypen, Kontaktulzera oder Granulome sichtbar. Die **Stroboskopie** ergibt Hinweise auf die Stimmlippenbeweglichkeit, die Randkantenverschiebung oder den Stimmlippenschluss. **Funktionelle Stimmprüfungen** umfassen die Untersuchung von Klangfarbe, Stimmumfang, Tonhaltedauer, Schwellentonverhalten, Stimmgattung, Beurteilung der Singstimme und der Stimmbelastbarkeit. Mit einer apparativen Stimmfeldmessung (**Phonetogramm**) erfolgt die Messung der maximalen und minimalen Stimmschalldrucke über den gesamten Stimmumfang, was einen Überblick über die stimmliche Leistung gibt ❷.

Differenzialdiagnosen

Ursachen von Stimmstörungen		
Mögliche Erkrankungen	Häufigkeit	Weiterführende Untersuchungen
akute Laryngitis ❸	+++	Anamnese, Dysphonie bis Aphonie, Lupenlaryngoskopie
chronische Laryngitis ❹	+++	Anamnese (Noxen?), chronische Dysphonie, Lupenlaryngoskopie
Sonderform: Monochorditis	(+)	Anamnese (chronische Heiserkeit, Tbc, Schmerzen), Lupenlaryngoskopie, Tbc-Test
Stimmbandpolypen ❺	+++	Anamnese, Lupenlaryngoskopie
Reinke-Ödem ❻	++	Anamnese (Noxen, Reflux), Lupenlaryngoskopie
Papillom	+	Lupenlaryngoskopie, Biopsie, HPV-Nachweis im Gewebe
Leukoplakie	++	Anamnese (Noxen), Lupenlaryngoskopie
Larynxkarzinom ❼	++	Anamnese (längere Heiserkeit, Noxen), Lupenlaryngoskopie, Biopsie
hypofunktionelle Dysphonie ❽	++	Anamnese, Lupenlaryngoskopie, Stroboskopie
hyperfunktionelle Dysphonie ❾	++	Anamnese, Lupenlaryngoskopie, Stroboskopie: Stimmstatus: erhöhte mittlere Sprechstimmlage, gepresster Einsatz der Stimme, harter Klang
hormonelle Dysphonie ❿	+	Anamnese (!), Lupenlaryngoskopie, Stimmstatus, endokrinologische Untersuchung, ggf. bildgebende Diagnostik
Rekurrensparese ⓫	++	Anamnese (operativer Eingriff: Strumektomie, Bypass-Operation!), endoskopische Untersuchung, bildgebende Diagnostik (z. B. CT/MRT), EMG, Halssonographie

Stimmstörungen

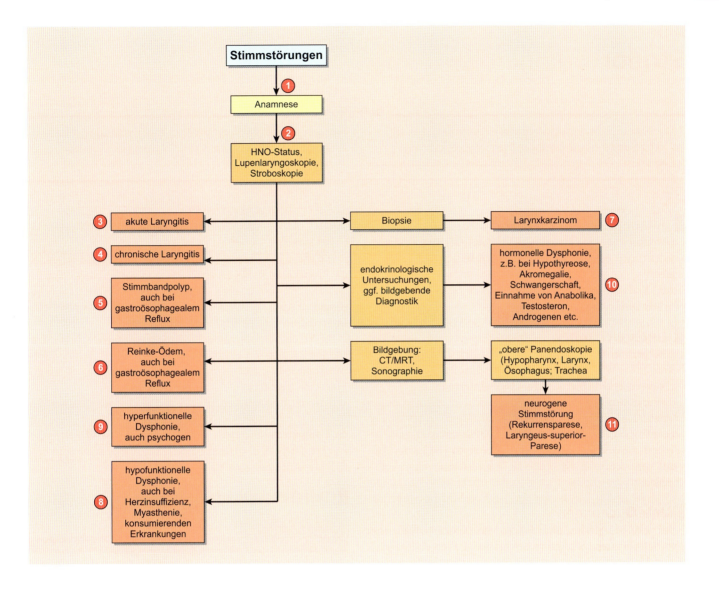

M. Hamm
Stridor

Definition

Stridor beschreibt ein vorwiegend inspiratorisches Geräusch durch Stenosierung der zentralen Atemwege oberhalb der Hauptkarina. Abzugrenzen ist das exspiratorische Giemen durch eine Bronchialobstruktion. Stridor ist ein Alarmzeichen für eine mögliche lebensbedrohliche Beeinträchtigung der Atmung!

Anamnese

Zu erfragen sind **Vorerkrankungen im Hals- oder Thoraxbereich,** wie des Larynx oder der Schilddrüse, Tumorleiden, frühere Intubationen, Asthma oder Bronchitis, Allergie sowie **Charakter** und **zeitlicher Verlauf** des Stridors (inspiratorisch +/- exspiratorisch, gleichbleibend oder progredient) ❶.

Untersuchungen

Die **körperliche Untersuchung** ❷ schließt die thorakale Befunderhebung sowie die Inspektion des Nasen-Rachen-Raums ein. Besteht die **Notwendigkeit einer notfallmäßigen Intervention?**

Exspiratorisches Giemen ❸ mit anfallsartigen oder nächtlichen Beschwerden weist auf ein **Asthma bronchiale** hin, im anfallsfreien Intervall ist der Befund normal. Bei der **COPD** werden ständige exspiratorische Beschwerden mit Belastungsluftnot, Husten und Auswurf angegeben; in der Regel liegt ein Nikotinabusus vor.

Anfallsartiger inspiratorischer Stridor mit bedrohlicher Luftnot ist typisch für den Laryngospasmus bei **Vocal-cord-dysfunction-Syndrom** ❹.

Bei akutem Stridor und Husten im Zusammenhang mit Nahrungsaufnahme oder Erbrechen muss eine **Fremdkörperaspiration** ❺ ausgeschlossen werden! Langsam zunehmender inspiratorischer Stridor ist verdächtig auf einen **malignen Tumor** mit Obstruktion oder Kompression der Atemwege ❻. Seltener sind **gutartige raumfordernde Prozesse.** Schluckstörungen können auf ein Ösophaguskarzinom hindeuten.

Heiserkeit kommt bei **Kehlkopferkrankungen** oder **Rekurrensparese** durch thorakale Raumforderungen, Struma oder Operationen vor. Eine **endotracheale Intubation** oder **Tracheotomie** kann zur Tracheastenose oder Tracheomalazie ❼ führen.

Bei **Kindern im Vorschulalter** ❽ ist ein neu aufgetretener Stridor oft durch einen **Pseudokrupp** bedingt, lebensbedrohliche Differenzialdiagnosen sind **Fremdkörperaspiration** oder **Epiglottitis. Cave:** Bei Kindern mit erhaltener Spontanatmung ist bei Stridor die Racheninspektion ohne intensivmedizinische Interventionsmöglichkeit wegen der Gefahr eines reflektorischen Atem- und Herzstillstandes kontraindiziert!

Eine wichtige weiterführende Untersuchung ist die **Spirometrie mit Flussvolumenkurve** ❾, mit deren Hilfe fixierte und dynamische extra- oder intrathorakale Atemwegsstenosen differenziert werden können. Daneben unterstützt die **Bodyplethysmographie** ❾ die Diagnose zentraler Stenosen oder einer Bronchialobstruktion. Bei Verdacht auf Asthma bronchiale kann ein unspezifischer **bronchialer Provokationstest** mit Methacholin sinnvoll sein. Bei Vocal Cord Dysfunction ist die Lungenfunktion im anfallsfreien Intervall normal.

Die wichtigste Untersuchung bei jedem ungeklärten Stridor ist die **Bronchoskopie** ❿. Bei höhergradigem Stridor oder Manipulation an zentralen Atemwegsstenosen muss eine **starre Bronchoskopie** zur Atemwegssicherung und unmittelbarer **therapeutischer Intervention** möglich sein.

Bei Verdacht auf dynamische Prozesse (Rekurrensparese, Tracheomalazie, Laryngospasmus) erfolgt primär eine **flexible Bronchoskopie** in Lokalanästhesie am wachen Patienten, möglichst mit Videodokumentation.

Bei bronchoskopischen Hinweisen auf eine Kompression der Atemwege von außen oder Vorliegen einer Stimmbandparese hilft die **Computertomographie von Hals** und **Thorax** ⓫ weiter, ggf. ergänzt durch **HNO-ärztliche** Abklärung, **Ösophagoskopie** oder endobronchiale Sonographie (EBUS).

Differenzialdiagnosen

Ursachen von Stridor		
Mögliche Erkrankungen	Häufigkeit	Weiterführende Untersuchungen
maligne thorakale Tumoren	++++	Bronchoskopie, CT
Larynxerkrankungen	++	Bronchoskopie, HNO
Rekurrensparese	++	Bronchoskopie, HNO, CT
benigne thorakale Raumforderungen	+	Bronchoskopie, CT
narbige Trachealstenosen/ Tracheomalazie	++ (?)	Lungenfunktion, Bronchoskopie
Fremdkörper	bei Kindern ++	Bronchoskopie
Vocal Cord Dysfunction	+	Anamnese, Videobronchoskopie
bei Kindern: Pseudokrupp	+++	Anamnese/Klinik
Sekretverlegung	+++	Bronchoskopie

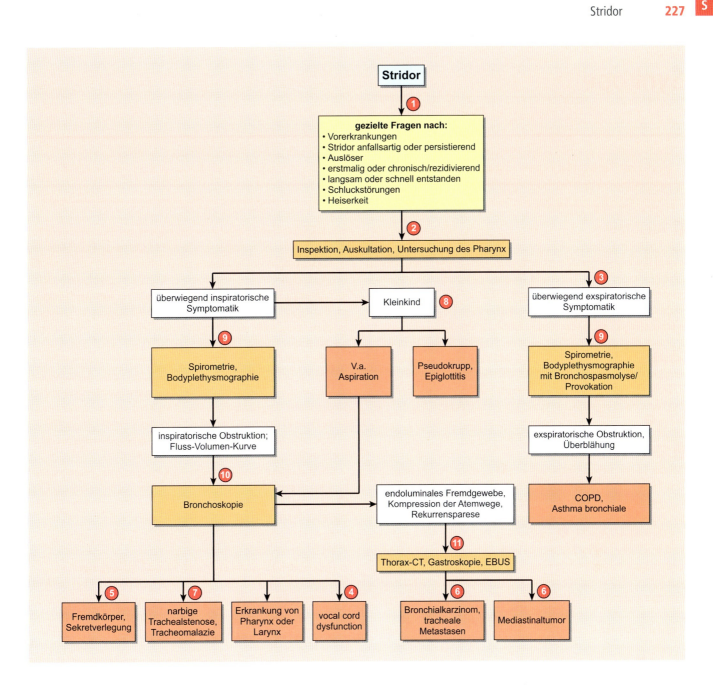

U. Wiegand

Synkope

Definition

Eine Synkope ist ein transienter spontan reversibler Bewusstseinsverlust. Sie tritt plötzlich auf und das Bewusstsein kehrt ohne Anwendung spezifischer Maßnahmen zurück.

Anamnese

Zur Abgrenzung einer Synkope von anderen Zuständen mit transientem Bewusstseinsverlust (epileptischer Anfall, psychogen) dienen gezielte Fragen nach **Tiefe und Dauer des Bewusstseinsverlusts sowie nach Krampfentäußerungen.** Ohne diesen handelt es sich nicht um eine Synkope; differenzialdiagnostisch sind dann neurologische oder psychiatrische Krankheitsbilder abzuklären. Bei protrahiertem Bewusstseinsverlust ist eine Synkope ebenfalls unwahrscheinlich; hier müssen Grand-Mal-Anfälle, metabolische Entgleisungen (Hypoglykämie) oder Intoxikationen bedacht werden ❶.

Es folgen Fragen nach **Begleitumständen** und **Prodromi** der Synkope, der Vorgeschichte sowie der Familienanamnese des Patienten ❶.

Untersuchungen

Bei der **körperlichen Untersuchung** ❷ ist insbesondere auf Herzinsuffizienzzeichen zu achten. Bei belastungsabhängigen Synkopen kann die Auskultation Hinweise auf eine Aortenstenose oder hypertroph-obstruktive Kardiomyopathie (HOCM) geben.

Die **Basisdiagnostik** ❷ umfasst ein 12-Kanal-EKG sowie eine Blutdruckmessung im Liegen und nach Aufrichten. Neben dem direkten Nachweis von synkopenursächlichen Herzrhythmusstörungen gibt das EKG Hinweise auf eine strukturelle Herzerkrankung (Myokardinfarkt, arrhythmogene rechtsventrikuläre Kardiomyopathie) oder eine Ionenkanalerkrankung des Herzens. Bei einem Teil der Patienten kann bereits nach Anamnese und Basisdiagnostik die Ursache der Synkope mit hinreichender Sicherheit bestimmt werden ❸.

Ist keine initiale Klärung der Synkope möglich ❹, ist es wichtig, durch Anamnese, EKG und nichtinvasive kardiale Diagnostik (Echokardiographie, ggf. Ischämietest oder Kardio-CT bei hoher Vortestwahrscheinlichkeit für eine koronare Herzerkrankung) ❺ zu evaluieren, ob der Synkope eine kardiale Hochrisikokonstellation zugrunde liegt. In diesem Fall ist ein stationäres Rhythmusmonitoring unmittelbar zu veranlassen ❺. Bei einer Synkope **ohne organische Herzerkrankung oder auffälliges EKG** ❻ kann die weitere Diagnostik ambulant erfolgen. Die weitere Synkopendiagnostik orientiert sich an Anamnese und Ergebnissen der Basisdiagnostik: Bei Patienten mit V. a. neurokardiogene Synkopen sollte eine **Kipptischuntersuchung**, bei häufigen/schwerwiegenden Synkopen und Patientenalter > 40 Jahren auch primär die **Applikation eines Ereignisrekorders** ❼ erfolgen. Die Diagnose einer neurogenen orthostatischen Hypotension kann durch einen **Valsalvatest** erfolgen, ggf. kann eine **24-h-Blutdruckmessung** Hinweise auf eine autonome Dysregulation geben (Fehlen des nächtlichen Blutdruckabfalls). Bei Palpitationen/Herzrasen vor Synkope oder bei Vorliegen eines bifaszikulären Schenkelblocks ist die Durchführung einer **elektrophysiologischen Untersuchung** (EPU) anzuraten ❻. Bei aus Anamnese und Basisdiagnostik unklarem Synkopenmechanismus sollte bei Patientenalter > 40 Jahren ein **Karotisdruckversuch** erfolgen. Bei weiter unklarem, a. e. rhythmogenem Synkopenmechanismus sollte ein angemessenes Verfahren des Rhythmusmonitorings erfolgen: Ein **Langzeit-EKG** (über max. 7 Tage) ist nur bei einer Synkopenfrequenz von ≥ 1 pro Woche, ein **externes Eventrecording** bei ≥ 1 Monat sinnvoll; bei geringerer Synkopenfrequenz ist die **Implantation eines Ereignisrekorders** angezeigt. **Smartphone-Applikationen** wie Pulsuhren spielen derzeit noch keine Rolle in der Synkopendiagnostik.

Eine einmalige, unkomplizierte Synkope bedarf keiner weiteren Diagnostik.

Rhythmogene Synkopen sind der häufigste Synkopenmechanismus **bei organischer Herzerkrankung oder pathologischem EKG** ❾.

Diese sind insbesondere dann wahrscheinlich, wenn:
- die Synkope im Sitzen, Liegen oder unter Belastung auftritt;
- bei rezidivierenden Synkopen Begleitumstände wechseln;
- Herzrasen oder Angina pectoris der Synkope vorausgehen.

Bei Patienten mit Synkope nach **Myokardinfarkt** oder bei **arrhythmogener rechtsventrikulärer Kardiomyopathie** ist eine EPU indiziert. Bei Patienten mit **hypertropher Kardiomyopathie** geht die Synkope als Risikomarker in den unbedingt (neu) zu rechnenden HCM-Risk-Score ein.

Bei Vorliegen einer **Ionenkanalerkrankung** (Long-QT-Syndrom, Brugada-Syndrom) weisen Synkopen auf eine Hochrisikokonstellation hin.

Patienten mit **hämodynamisch bedingten Synkopen** weisen auch im synkopenfreien Intervall Symptome wie Dyspnoe oder pathologische Befunde (Blutdruckinstabilität, Herzgeräusch etc.) auf. Die Echokardiographie sichert die Diagnose.

Differenzialdiagnosen

Ursachen für Synkopen		
Mögliche Erkrankungen	Häufigkeit	Weiterführende Untersuchungen
neurokardiogene Synkope:	++++	
• vasovagale Synkope		• Kipptischuntersuchung, Ereignisrekorder
• Karotissinussyndrom		• Karotisdruckversuch
• situative Synkope		• Anamnese ausreichend!

Synkope

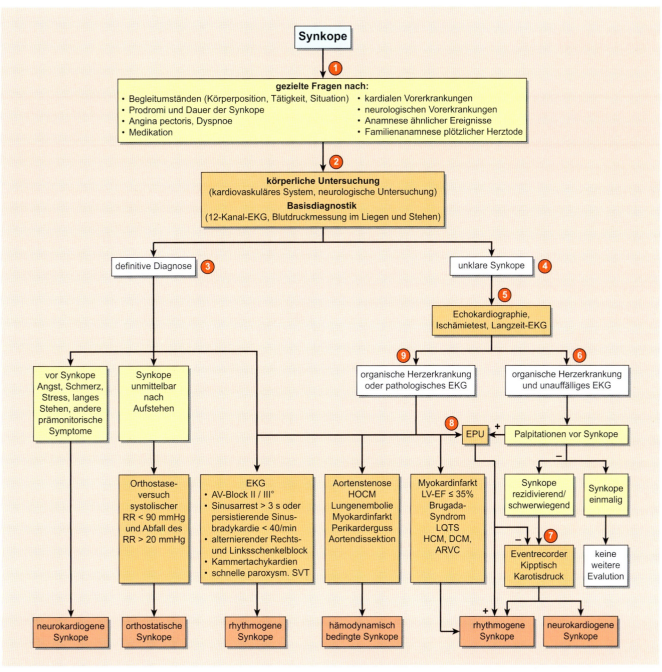

Ursachen für Synkopen (Forts.)		
Mögliche Erkrankungen	Häufigkeit	Weiterführende Untersuchungen
rhythmogene Synkope:	+++	
• Sinusknotensyndrom		• Langzeit-EKG, Belastungs-EKG, Ereignisrekorder, selten EPU
• AV-Überleitungsstörungen/Schenkelblockierungen		• Langzeit-EKG, Belastungs-EKG, EPU, Ereignisrekorder
• supraventrikuläre Tachykardie		• EPU
• ventrikuläre Tachykardie		• Echokardiographie, Kardio-MRT, Herzkatheter, EPU

Ursachen für Synkopen (Forts.)		
Mögliche Erkrankungen	Häufigkeit	Weiterführende Untersuchungen
orthostatische Synkope	++	Anamnese und Stehversuch (Schellong-Test)
		• Kipptischuntersuchung
		• Valsalva-Test
		• 24-h-Blutdruckmessung (nächtliche Hypertonie!)
hämodynamisch bedingte Synkope:	+	
• Aortenstenose		
• Hypertroph-obstruktive Kardiomyopathie		
• Lungenembolie		• Echokardiographie
• Aortendissektion		• CT-Angiographie

G. Klein

Tachykardie

Definition

Liegt die durchschnittliche **Herzfrequenz > 100/min,** spricht man von einer Tachykardie. Unterschieden wird nach dem Ort der Entstehung in **supraventrikuläre (SVT)** und **ventrikuläre Tachykardien (VT)**.

Anamnese

Tachykarde Arrhythmien äußern sich meistens durch Palpitationen und Herzrasen, seltener durch Dyspnoe, Leistungsabfall und Angstgefühle. Eine **manifeste Herzerkrankung** (Vitium, Herzinfarkt, Hypertonie, Herzinsuffizienz) und **nichtkardiale Ursachen** (Hyperthyreose, Medikamente wie Theophyllin, Kalziumantagonisten) müssen erfragt werden ❶.

Eine grobe **Einteilung** erfolgt in regelmäßige oder unregelmäßige Tachykardien, nach typischem Beginn bzw. Ende einer Episode (abrupt oder allmählich), der Häufigkeit und Dauer sowie der Beeinflussbarkeit durch Valsalva-Manöver. Bei den **paroxysmalen, anfallsartigen SVT** ist die typische Anamnese mit plötzlichem Beginn und Ende ohne erkennbaren Auslöser, die Regelmäßigkeit des Pulses während der Episode und die Terminierbarkeit durch Valsalva-Manöver wegweisend.

Untersuchungen

Eine gründliche **körperliche Untersuchung** ist notwendig. Eine Tachykardie lässt sich durch Palpation des Pulses während simultaner Auskultation des Herzens feststellen, auch gelingt hierdurch bereits ein Erkennen von Extrasystolen mit möglichem peripherem Pulsdefizit ❷.

Zu den wesentlichen weiterführenden Untersuchungen zählen:
- **EKG** ❸:
  Ein EKG ist zur Differenzierung zwingend notwendig („Anfalls-EKG"). In Abhängigkeit von der Anfallshäufigkeit sind neben dem Langzeit-EKG ein externer Ereignisrekorder (Eventrecorder), Smartwatches mit EKG-Funktion (Abb. 1) und Handheld-ECG-Monitore (Abb. 2) zur Diagnosesicherung sehr hilfreich. Die Differenzierung der Tachykardien erfolgt in schmalkomplexige (QRS ≤ 120 ms) ❹ und breitkomplexige (QRS > 120 ms) ❺ und weiter in regelmäßige und unregelmäßige.
  Zur Differenzierung, insbesondere mit dem Ziel der kurativen Therapie ist eine **elektrophysiologische Untersuchung** ❻ indiziert.
- **Echokardiographie** (Echo) ❼:
  Zur Detektion einer strukturellen kardialen Erkrankung (Hypertrophie, Vitium, LV-Dysfunktion, Kardiomyopathie) nötig.
- **Ergometrie** (Belastungs-EKG) ❼:
  Zum Nachweis einer ischämisch getriggerten Tachyarrhythmie sinnvoll.
- **Labor** ❼:
  Zur Detektion von Elektrolytstörungen und hormonellen Erkrankungen wie Schilddrüsenerkrankungen.

Selten sind **SVT** mit breitem QRS-Komplex aufgrund eines Faszikel-/Schenkelblocks bzw. aufgrund einer antidromen Ventrikelerregung bei Präexzitation beim Wolff-Parkinson-White-(WPW-) Syndrom. Die häufigste **angeborene SVT** ❹ ist die AV-Knoten-Reentrytachykardie (AVNRT) und die typische orthodrome Tachykardie bei WPW-Syndrom. Die häufigsten erworbenen Formen sind Vorhofflimmern (Abbildung Tachyarrhythmia absoluta) und Vorhofflattern.

VT ❺ weisen meist auf schwere strukturelle Herzerkrankungen wie KHK mit altem Infarkt, dilatative Kardiomyopathie (DCM) hin und erfordern eine umfassende Abklärung inklusive Koronarangiographie.

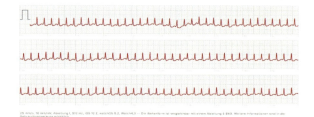

Abb. 1 Smartwatches mit EKG-Funktion (EKG von Apple Watch erstellt, mit EKG-App ausgewertet). [V898]

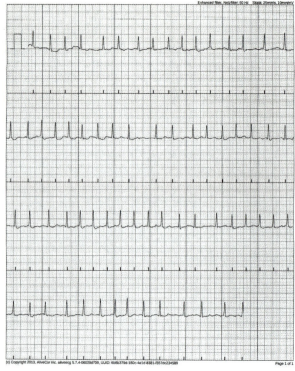

Abb. 2 Handheld-ECG-Monitore. [V898]

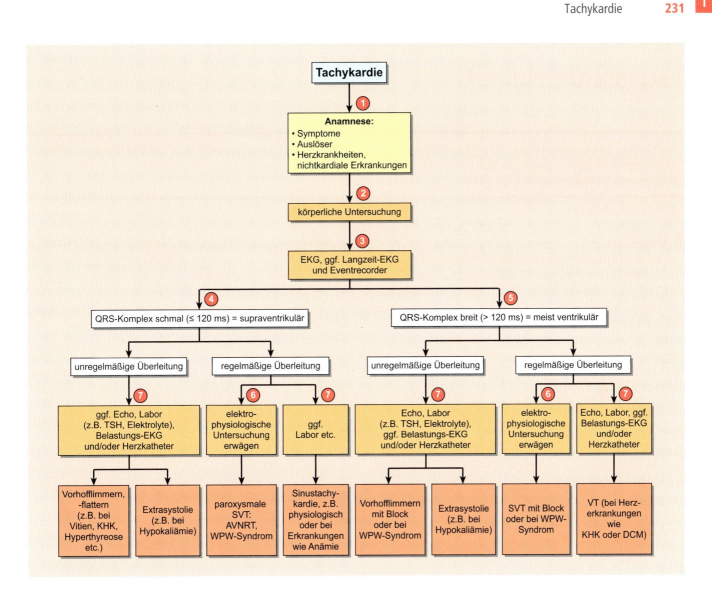

Differenzialdiagnosen

Ursachen für eine Tachykardie

Mögliche Erkrankungen	Häufigkeit	Weiterführende Untersuchungen
Extrasystolie	++++	EKG, Langzeit-EKG, ggf. Echokardiographie
Vorhofflimmern	++++	EKG, Langzeit-EKG, ggf. Echokardiographie, Herzkatheter
Vorhofflattern	++	EKG, Echokardiographie
paroxysmale supraventrikuläre Tachykardie	++	EKG, ggf. Ereignisrekorder
ventrikuläre Tachykardie	++	EKG, Echokardiographie, Herzkatheter
Sinustachykardien	++	physiologisch? sonst Klärung nichtkardialer Erkrankungen (Anämie etc.)

D. Dellweg, B. Schönhofer

Tagesschläfrigkeit

Definition

Die Tagesschläfrigkeit wird auch als **Hypersomnie** bezeichnet. Oft kommt es dabei zu beabsichtigten und unbeabsichtigten Schlafphasen im Tagesverlauf, vor allem während monotoner Situationen. Häufig sind Qualität und Ausdauer der Konzentrationsfähigkeit eingeschränkt.

Ursachen

Eine häufige Ursache ist die **obstruktive Schlafapnoe** (OSA). Hierbei kommt es zu einer mechanischen Verlegung der oberen Atemwege durch einen verminderten Muskeltonus der Hals-, Rachen- und Zungenmuskulatur im Schlaf. Die Reduktion des Querschnitts in den oberen Atemwegen führt zu einer Reduktion des inspiratorischen Luftflusses (Hypopnoe) bis hin zur kompletten Verlegung der Atemwege mit Sistieren des Atemstroms (Apnoe) trotz Atemanstrengung des Patienten. Dies führt zu einem phasenweisen Abfall der Sauerstoffsättigung und zu Weckreaktionen (Arousals).

Eine ebenfalls häufige Ursache eines gestörten Nachtschlafes ist das Syndrom der unruhigen Beine **(Restless-legs-Syndrom),** aber auch **externe Ursachen** wie Lärm, unzureichende Abdunkelung des Schlafraumes oder **begleitende Erkrankungen** wie Schmerzsyndrome, psychische, neurologische oder internistische Erkrankungen können den Schlaf stören. Kommt es zu Abweichungen von der inneren Uhr (zirkadianen Rhythmik), z.B. bei Zeitumstellung oder Schichtarbeit, kann hierdurch ebenfalls der Schlaf gestört werden. Des Weiteren gibt es **idiopathische Erkrankungen** bei genetischer Disposition die mit pathologischem Schlaf und einer Tagesschläfrigkeit einhergehen, wie z. B. die Narkolepsie.

Anamnese

Im Zentrum der Anamnese und Fremdanamnese ❶ steht die **Atmung im Schlaf.** Zu erfragen sind gesundheitsgefährdende Lebensgewohnheiten (z. B. Rauchen und Alkoholkonsum), Schlafzeiten und Schlafgewohnheiten, nächtliches Schnarchen, Atempausen, Luftnotattacken und Würgegeräusche, **Bewegungen** der Extremitäten, vom Patienten nicht wahrgenommene Handlungen und **Sprache** im Schlaf. Der **Grad der Schläfrigkeit** kann mit standardisierten Fragebögen untersucht werden, z.B. Epworth-Schläfrigkeits-Skala. Anamnestisch ist auszuschließen, dass **externe Faktoren** den Schlaf stören. Schlafstörende **Medikamente** (z.B. Theophyllin, Antiepileptika und Betablocker) sind zu berücksichtigen. Die **Berufsanamnese** sollte bewertet werden im Hinblick auf schlafstörende Einflüsse (z.B. Schichtarbeit), vor allem aber im Hinblick auf die Eigen- und Fremdgefährdung bei bestimmten Tätigkeiten bei denen Einschlafattacken fatale Folgen haben könnten (z. B. Berufskraftfahrer).

Untersuchungen

Neben der allgemeinen **körperlichen Untersuchung** sollten der **Blutdruck** und der **Body Mass Index** des Patienten bestimmt werden. Zu beachten sind anatomisch-pathologische Besonderheiten, die eine **Einengung des Hals-Rachen-Raums** bedingen könnten. Hierzu zählen z. B. ein zurückstehendes Kinn (Retrognathie), Vergrößerungen der Rachenmandeln, Zungengrundmandeln und der Tonsillen sowie Veränderungen am Gaumensegel ❷.

Bestehen des Weiteren Hinweise für neurologische, psychiatrische oder internistische **Begleiterkrankungen** (z. B. Schmerzsyndrome), so sollten diese im Hinblick auf ihre schlafstörende Funktion untersucht werden.

Die Tagesschläfrigkeit lässt sich entsprechend der subjektiven Einschätzung der Patienten mit Hilfe der Epworth-Schläfrigkeitsskale (von 0–24 Punkte) quantifizieren.

Als Screeninguntersuchung erfolgt eine **ambulante Polygraphie** ❸.

Der Goldstandard zur Diagnostik der Schlafapnoe ist die **Polysomnographie** ❹. Dabei werden EEG, EKG, der Luftstrom mittels Flusssensoren vor Nase und Mund, Sauerstoffsättigung, Muskeltonus am Kinn, Augenbewegungen zur Bestimmung des REM-Schlafs, Beinbewegungen und Schnarchgeräusche erfasst. Eine Videokamera mit Blick auf das gesamte Bett zeichnet den Schlaf auf. Die Atemexkursionen werden über Bauch und Brustgurte bestimmt, um eine obstruktive von einer zentralen Apnoe zu unterscheiden.

Differenzialdiagnosen

Ursachen von Tagesschläfrigkeit		
Mögliche Erkrankungen	Häufigkeit	Weiterführende Untersuchungen
Restless-Legs-Syndrom ❺	3–10 %	PSG
zentrale Schlafapnoe ❻	< 1 %	PSG
Cheyne-Stokes-Atmung ❻	häufig bei Herzinsuffizienz	PSG, Echokardiographie
Narkolepsie ❼	selten	PSG, multipler Schlaflatenz-Test (MSLT)
Schlafstörung durch externe Faktoren ❽	häufig	Anamnese
idiopathische Hypersomnie ❾	extrem selten	PSG, MSLT
Hypersomnie bei psychiatrischen, neurologischen, internistischen Erkrankungen ❿	häufig vor allem bei Depression, neurodegenerativen Erkrankungen und Schmerzsyndromen	psychiatrische, neurologische und internistische Untersuchung
obstruktive Schlafapnoe ⓫	3–6 %	Schlafanamnese, Schlaftagebuch, PSG

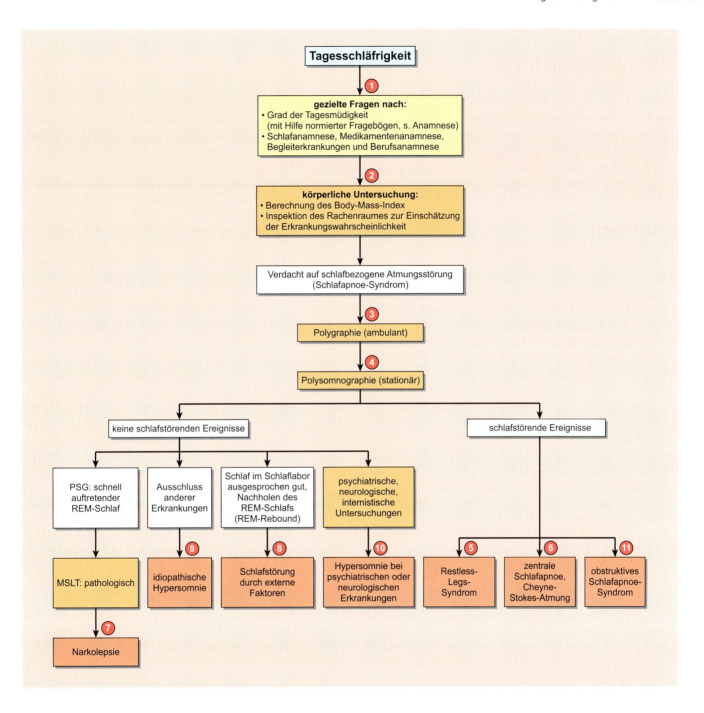

R. Tölg
Thoraxschmerz

Definition

Thoraxschmerzen sind Schmerzen von drückender, ziehender (reißender), brennender oder stechender Qualität im Brustkorbbereich, die auch in den Oberbauch, Hals oder Oberarm ausstrahlen können. Akut auftretende, anhaltende Thoraxschmerzen sollten bis zum Beweis des Gegenteils als kardiovaskulärer Notfall angesehen werden.

Anamnese

Eine sorgfältige Anamnese ist wichtig, da sie häufig bereits richtungsweisend für die weitere Diagnosefindung ist. Bei der Anamnese ❶ ist neben **Qualität** und **Lokalisation** auch der **Auslöser** des Schmerzes wichtig: Belastungs-, stress- oder kälteinduzierte retrosternale Schmerzen mit Besserung in Ruhe sprechen sehr für eine **koronare Herzkrankheit** (KHK), plötzliche Kurzatmigkeit nach Immobilisation auch mit kurzer Bewusstlosigkeit legen eine **Lungenembolie** nahe. Ein zwischen die Schulterblätter einstechender oder im Rücken nach unten wandernder, reißender Schmerz kann Indiz für eine akute **Aortendissektion** sein. Schmerzen bei Nahrungsaufnahme oder auch längerer Nüchternheit, saurem Aufstoßen etc. lassen eher eine **ösophagogastrale Genese** vermuten. Ein lage- und bewegungsabhängiger Schmerz spricht für eine **muskuloskelettale Ursache,** während ein atmungsabhängiger Schmerz eher auf eine **pleurale Reizung** hindeuten kann.

Risikofaktoren wie arterieller Hypertonus, Diabetes mellitus etc. oder gar eine bekannte KHK erfordern eine genauere Abklärung einer möglichen **kardialen Genese.**

Untersuchungen

Neben der körperlichen Untersuchung (Herz- oder Lungengeräusche? Tachykardie? Hypertone oder hypotone Blutdruckwerte/Schock? Lungenstauung als Zeichen der akuten Herzinsuffizienz?) sind ein **Ruhe-EKG** und die **Blutuntersuchung auf kardiale Marker** wichtige Standarduntersuchungen ❷. Im Falle initial unauffälliger kardialer Marker und EKG muss bei Symptombeginn vor weniger als 6 Stunden eine erneute Kontrolle im Intervall erfolgen (nach ca. 6 Std., bei Bestimmung hochsensitiven Troponins kann auf 3 Std. verkürzt werden). Ergeben sich hierbei Hinweise auf eine akute kardiale Ischämie wie EKG-Veränderungen, erhöhte Marker ❸, ist eine invasive **Koronardiagnostik** ❺ zur Klärung mit ggf. interventioneller Therapie indiziert. Der GRACE-Risiko-Score kann hier bei akuten Koronarsyndromen ohne ST-Hebung eine Hilfestellung bei der Dringlichkeitsabschätzung leisten (Score > 140, dann früh invasiv besser). Cave: Ein erhöhtes Troponin sollte nicht reflektorisch eine Koronarangiographie indizieren, sondern muss immer zumindest Beschwerdebild und klinische Präsentation mit einbeziehen, da beispielsweise auch eine Lungenembolie mit erhöhtem Troponin einhergehen kann.

Zeigt sich auch in Kontrollen **keine Ischämie in Ruhe,** helfen weitere Maßnahmen wie Röntgen-Thorax, Echokardiographie ❹ oder auch Belastungstests bei der Differenzierung ❽. Das Röntgenbild des Thorax kann z. B. auf eine Aortendissektion (mediastinale Verbreiterung) oder die transthorakale Echokardiographie z. B. auf eine Koronarischämie, eine Lungenarterienembolie oder eine Perikarditis hinweisen. Hieran können sich je nach Verdachtsdiagnose entweder Koronarangiographie ❺, CT oder Rechtsherzkatheter ❻ oder transösophageale Echokardiographie (TEE) bzw. CT ❼ anschließen. Die Computertomographie mit Kontrastmittel hat aufgrund der inzwischen regelhaft schnellen Verfügbarkeit und Durchführbarkeit im Krankenhaus sowie hoher Sensitivität und Spezifität einen großen Stellenwert in der Differenzialdiagnostik des akuten Thoraxschmerzes zwischen akutem Koronarsysndrom, Lungenarterienembolie und Aortendissektion. Ein unauffälliger TEE-Befund schließt eine Aortendissektion nicht aus, da untersuchungsbedingt nicht alle Bereiche der Aorta einsehbar sind, und sollte bei begründetem Verdacht um ein CT ergänzt werden. Sind akut gefährdende Ursachen ausgeschlossen und der Patient inzwischen beschwerdefrei, ist zur weiteren Differenzierung einer koronaren Genese ein Belastungstest sinnvoll ❽. Während im ambulanten Bereich vorwiegend Fahrradergometrie oder seltener Myokardszintigraphien erfolgen, so wird stationär die Fahrrad-/Laufbandergometrie, die dynamische oder pharmakologische Stressechokardiographie oder auch das pharmakologische Stress-MRT angewandt. Im Falle eines nicht aussagekräftigen bzw. nicht durchführbaren Belastungstests kann je nach Patientenpräferenz, Verfügbarkeit und bei niedriger bis mittlerer KHK-Vortestwahrscheinlichkeit eine nichtinvasive CT-Angiographie der Koronarien an die Stelle einer invasiven Herzkatheteruntersuchung treten.

Wichtige diagnostische Maßnahmen zur **Abgrenzung einer nichtkardiovaskulären Genese** sind die Röntgen-Thorax-Aufnahme (Pneumonie? Pneumothorax? Raumforderung?), die Laboruntersuchung des Blutes (Infektzeichen? Leberwerte? Hinweis für Pankreatitis? Anämie?) sowie die Oberbauch-Sonographie und ÖGD (Ösophago-Gastro-Duodenoskopie) ❾.

Funktionelle, muskuloskelettale oder psychosomatische Ursachen lassen sich oft nur durch Anamnese/Untersuchung (sind Schmerzen bei einer spezifischen Bewegung vorhanden, durch Druck auslösbar, punktuell lokalisiert? Richtungsweisende Vorgeschichte?) und Ausschluss anderer Erkrankungen einigermaßen sicher annehmen.

Differenzialdiagnosen

Ursachen von Thoraxschmerzen		
Mögliche Erkrankungen	Häufigkeit	Weiterführende Untersuchungen
KHK (Angina pectoris)	+++	Anamnese, Ruhe- und Belastungs-EKG, Koronarangiographie, ggf. CT-Angiographie der Koronarien

Thoraxschmerz

```
                    Thoraxschmerz
                          │ ①
                          ▼
              ┌─────────────────────────┐
              │ Anamnese:               │
              │ • Lokalisation und Qualität? │
              │ • Druckauslösbar, bewegungsabhängig, atemabhängig? │
              │ • Belastungsabhängig?   │
              │ • Vorgeschichte einer KHK oder Risikoprofil? │
              └─────────────────────────┘
                          │ ②
                          ▼
              Auskultation, Ruhe-EKG, kardiale Marker
                     (CK-MB, Troponin T oder I)
```

Flussdiagramm-Zweige:

- ③ **Hinweise auf akute kardiale Ischämie** (spezifische EKG-Endstrecken oder Markererhöhung) → Koronarangiographie (Herzkatheter/CT-Angio) ⑤
- Keine Hinweise auf akute kardiale Ischämie → Kontrolle Ruhe-EKG, kardiale Marker im Intervall
  - pathologisch → (zurück zu ③-Pfad)
  - ④ Röntgen Thorax, Echokardiographie
    - global oder regional reduzierte LV-Funktion, Ischämiezeichen → Koronarangiographie
    - ⑧ Belastungstest → global oder regional reduzierte LV-Funktion, Ischämiezeichen
    - Rechtsherzbelastung, D-Dimere → ⑥ CT-Angio Pulmonalarterien, Rechtsherzkatheter
    - Aortenwurzel oder oberes Mediastinum verbreitert → ⑦ CT, TEE
- Verdacht auf nicht kardiovaskuläre Genese:
  - ⑨ Röntgen Thorax, Labor
    - pulmonales Infiltrat, Erguss, erhöhte Entzündungsparameter → Pneumonie oder Pleuritis
    - radiologisch Lungenkollaps → Pneumothorax
  - ⑨ ÖGD, Sonographie → Refluxkrankheit/Magenulkus

Diagnosen aus Koronarangiographie/Untersuchungen:
- akutes Koronarsyndrom
- Perikarditis/Myokarditis
- KHK
- pulmonaler Hypertonus
- Lungenembolie
- Aortendissektion

Ursachen von Thoraxschmerzen (Forts.)

Mögliche Erkrankungen	Häufigkeit	Weiterführende Untersuchungen
akuter Myokardinfarkt	+++	Anamnese, EKG, kardiale Marker, Koronarangiographie
Peri(myo)karditis	++	Anamnese, Auskultation (Reiben), EKG, Herzecho
systemischer/pulmonaler Hypertonus, hypertensive Entgleisung	+++	Anamnese, ggf. kardiale Dekompensationszeichen, RR-Messung, EKG, Herzecho, Röntgen
Aortendissektion	(+)	Anamnese, oft ausgeprägte Blutdruckerhöhung, CT, TEE, ggf. Angiographie
Lungenembolie	+++ (häufig übersehen!)	Anamnese, EKG, Herzecho, CT, ggf. Pulmonalisangiographie
Pneumonie/Pleuritis	+++ (jahreszeitliche, Altershäufung)	Anamnese Auskultation, Röntgen

Ursachen von Thoraxschmerzen (Forts.)

Mögliche Erkrankungen	Häufigkeit	Weiterführende Untersuchungen
Pneumothorax	(+)	Anamnese, Auskultation, Röntgen
Refluxkrankheit/Magenulkus	+++	Vorgeschichte, Verstärkung im Liegen, abhängig von Mahlzeiten, Endoskopie
muskuloskelettale Ursache (Chondritis, Bandscheibenvorfall, muskuläre Verspannung)	++++	Anamnese, Ausschlussdiagnose
psychosomatische Ursache (Angststörung)	+++	Vorgeschichte, Persönlichkeitsstruktur, ggf. BGA (Hyperventilation)
Bronchialkarzinom	+	Röntgen, CT
Ösophaguserkrankung (Karzinom, Ruptur)	(+)	Anamnese, ÖGD, CT

P. Staib

Thrombophilie

Definition

Eine **Thrombose** kann sowohl in Venen als auch in Arterien auftreten (Thrombophilie = Thromboseneigung). Bei Verschleppung von thrombotischem Material entstehen venöse oder arterielle **Embolien**. Insgesamt spricht man von thrombembolischen Ereignissen.

Anamnese

Zur Abschätzung des Thrombophilierisikos sind verschiedene Risikofaktoren anamnestisch zu evaluieren. Die Familienanamnese weist auf eine mögliche hereditäre Prädisposition hin ❶.

Untersuchungen

Bei Verdacht auf eine Thrombembolie sind bildgebende Verfahren, Farbduplex- und/oder Kompressionssonographie im B-Mode, ggf. aszendierende Angiographie, indiziert ❷. Vermutet man eine **Lungenembolie**, bieten sich ergänzend zur Diagnostik einer tiefen Venenthrombose (TVT) EKG und Echokardiographie (transthorakal, ggf. transösophageal) sowie eine Angio-CT an, um eine Rechtsherzbelastung bzw. eine Lungenembolie (LE) zu erkennen ❷.

Ein einfacher Screeningtest im Labor ist die **D-Dimer-Bestimmung** ❷. Ein positiver Test erhärtet den Verdacht auf eine Thrombembolie, beweist sie aber nicht, da D-Dimere aus anderen Gründen erhöht sein können (z. B. nach Operation und bei Tumorerkrankungen). Ein negativer D-Dimer-Test schließt dagegen höchstwahrscheinlich eine frische Thrombembolie aus. Bei **Erstmanifestation** einer Thrombembolie und vorübergehenden Risikofaktoren, z. B. Operation, Immobilisation, ist eine ausführliche Thrombophiliediagnostik nicht notwendig ❸.

Folgende Situationen erfordern eine **spezielle Thrombophiliediagnostik** ❹, ❺, ❻:

- TVT im Alter < 50 Jahre
- arterielle Thrombose im Alter < 30 Jahre
- rezidivierende TVT oder Thrombophlebitis
- idiopathische TVT oder LE
- Thrombose bei Neugeborenen
- Hautnekrose unter Cumarintherapie
- thrombembolische Komplikation unter effektiver oraler Antikoagulation
- Thrombose während Schwangerschaft, Neigung zu Fehl-/Totgeburten
- Thrombose an atypischer Stelle wie Mesenterialvene, Zerebralsinus, Pfortader
- Verwandte ersten Grades von Patienten mit gesicherter hereditärer Thrombophilie.

Dem Nachweis einer **APC-Resistenz** ❺ schließt sich eine Analyse auf Faktor-V-Leiden-Mutation an. Die Bestimmungen von ATIII, Protein C, Protein S sollten frühestens drei Monate nach Abklingen einer Thrombembolie bzw. frühestens 2–4 Wochen nach Absetzen der oralen Antikoagulation erfolgen.

Kommt es unter Heparintherapie (unfraktioniertes und fraktioniertes Heparin) zu einem thrombembolischen Ereignis und/oder zu einer Thrombozytopenie mit Werten unter 100 000/μl bzw. unter 50 % des Ausgangswertes, so besteht der Verdacht auf eine **heparininduzierte Thrombozytopenie Typ II** (HIT II) ❼. Dann muss die Heparingabe sofort gestoppt und durch eine Heparinersatztherapie mit Danaparoid, Argatroban oder Fondaparinux (Letzteres nicht hierfür zugelassen!) ersetzt werden. Der Nachweis sog. heparininduzierter Antikörper durch den Antigen- und den HIPA-Test sollte nicht abgewartet werden. Die Therapie muss auch bei extremer Thrombopenie (< 20 000/μl) begonnen werden, die Thrombozytensubstitution sollte nur bei vital bedrohlichen Blutungen erfolgen.

Eine Thrombose an atypischer Lokalisation wie z. B. der Mesenterialvene deutet in Verbindung mit einer Polyglobulie (Hb-Wert > 18 g/dl oder Hct > 50 %) u./o. Thrombozytose und evtl. Leukozytose auf eine myeloproliferative Neoplasie im Sinne einer Polycythaemia vera oder essenzielle Thrombozythämie hin. Bei Nachweis von Hämolyseparametern sollte die Diagnostik auf eine paroxysmale nächtliche Hämoglobinurie (PNH) erfolgen.

Finden sich bei einer Thrombembolie weder klinische Risikofaktoren noch Hinweise für eine hereditäre Thrombophilie, spricht man von **idiopathischer Thrombembolie** ❽. In diesem Fall wird eine Tumordiagnostik ❾ empfohlen.

Differenzialdiagnosen

Ursachen einer Thrombophilie		
Mögliche Erkrankungen	Häufigkeit	Weiterführende Untersuchungen
Thrombembolie bei erworbenen Risikofaktoren	++++	Anamnese, D-Dimere, ggf. spez. Thrombophiliediagnostik: • Quick, aPTT, Thromboplastinzeit • hereditäre Thrombophiliediagnostik (s. u.) • Lupusantikoagulans, Anti-Cardiolipin-Antikörper, β2-Mikroglobulin
hereditäre Thrombophilie • AT-III-Mangel • Protein-C-Mangel • Protein-S-Mangel • Faktor-V-Mutation • Prothrombinmutation	+++	ATIII, Protein C, Protein S, APC-Resistenz (Faktor-V-Leiden-Mutation), Prothrombin-Mutation
heparininduzierte Thrombopenie Typ II (HIT II) = white clot syndrome	+ (bis 5 % unter Heparintherapie)	Antigentest, HIPA-Test

Thrombophilie 237

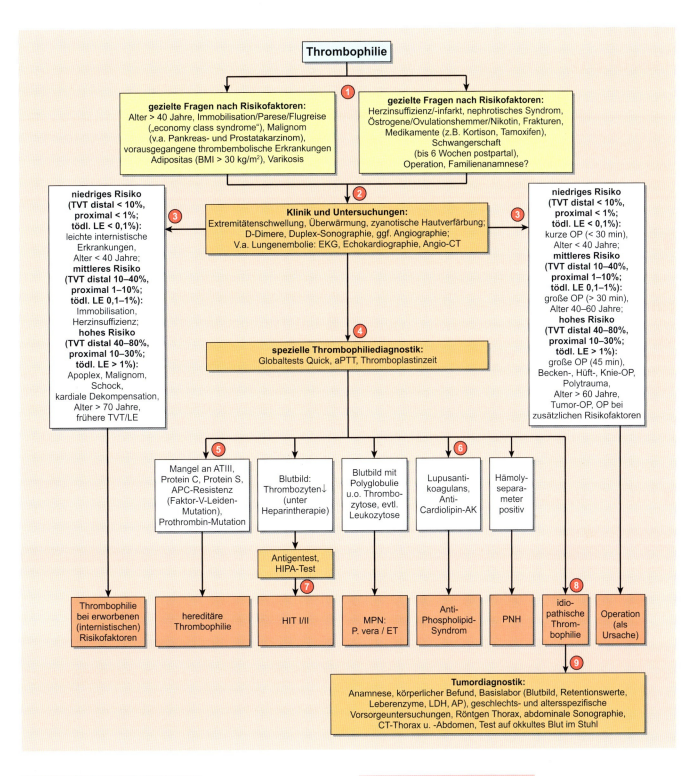

Ursachen einer Thrombophilie (Forts.)		
Mögliche Erkrankungen	Häufigkeit	Weiterführende Untersuchungen
myeloproliferative Neoplasie (MPN): Polycythaemia vera, essentielle Thrombozythämie	+	Knochenmarkpunktion, JAK2-Mutation, Calreticulin-Mutation, MPL-Mutation
paroxysmale nächtliche Hämoglobinurie (PNH)	+	PNH-Test, Durchflusszytometrie auf CD55, CD59

Ursachen einer Thrombophilie (Forts.)		
Mögliche Erkrankungen	Häufigkeit	Weiterführende Untersuchungen
Anti-Phospholipid-Syndrom	+	Lupusantikoagulans, Anti-Cardiolipin-Antikörper, β2-Mikroglobulin
idiopathische Thrombophilie	+	Tumordiagnostik

H.-J. Welkoborsky
Tinnitus

Definition

Dem Tinnitus (Ohrgeräusche) können unterschiedliche Störungen des Hörorgans und der zentralen Hörbahn zugrunde liegen. Man unterscheidet zwischen einem **subjektiven,** bei dem nur der Patient das Geräusch wahrnimmt, und einem **objektiven** Tinnitus, den Patient und Untersucher wahrnehmen. Hierzu gehören auch der **vaskuläre** und der **muskuläre** Tinnitus. Zusätzlich wird zwischen akutem (< 3 Monate), subakutem (> 3 Monate und < 1 Jahr) und chronischem Tinnitus (> 1 Jahr) differenziert.

Anamnese

Der Patient wird genau befragt ❶, wann das Geräusch erstmals aufgetreten ist und wann es in welcher Intensität auftritt, seit wann das Geräusch und ob **zusätzlich eine Hörminderung** besteht, ob das Ohrgeräusch zusammen mit der Hörminderung aufgetreten ist, ob zusätzliche Krankheiten oder Risikofaktoren vorliegen (z. B. Herz-Kreislauf-, neurologische oder Stoffwechselerkrankungen, HWS-Schäden) oder ob Medikamente eingenommen werden. Sehr wichtig ist, inwieweit der Patient das Ohrgeräusch als belastend oder quälend empfindet, ob Konzentrations- oder Schlafstörungen dadurch bestehen und ob die Lebensqualität beeinflusst wird.

Entstand das Ohrgeräusch in Verbindung mit einer Hörstörung, interessiert besonders die **Entstehung der Hörstörung** (plötzlich ↔ langsam fortschreitend, einseitig ↔ beidseitig, auslösende Faktoren wie Unfälle). Weiterhin wird nach Hörstörungen in der Familie, entzündlichen Erkrankungen sowie anderen Symptomen (z. B. Schmerzen, Schwindel und Druckgefühl) gefragt.

Untersuchungen

Neben der Anamnese, die bereits Hinweise darauf gibt, ob ein **subjektiver** ❷ oder ein **objektiver Tinnitus** ❸ vorliegt, gelten z. B. die komplette HNO-ärztliche Untersuchung, die Auskultation der A. carotis, Hörprüfungen sowie spezifische Maßnahmen wie Tympanometrie, transitorisch evozierte OAE, AEP oder Untersuchungen des Gleichgewichtssystems, der HWS oder des Gebisses und der Kiefergelenke als diagnostisch notwendige Untersuchungen ❹.

Ggf. werden weitere Untersuchungen erforderlich, wie u. a. MRT, CT, Doppler-Sonographie, gnathologische Untersuchung des Kauapparats, Labordiagnostik, eine internistische oder eine psychologische Untersuchung ❺.

Differenzialdiagnosen

Ursachen von Tinnitus		
Mögliche Erkrankungen	Häufigkeit	Weiterführende Untersuchungen
subjektiv (idiopathisch)	++++	Anamnese, klinischer Befund, Audiometrie, OAE, AEP, Vestibularisprüfung und ENG, ggf. kieferorthopädische, HWS-, internistische Untersuchung, Labor (Borrelien-, HIV-, Lues-Serologie, Glukose, Blutfette, Schilddrüsenhormone etc.)
Paukenhöhlenerguss	+++	Anamnese, ohrmikroskopischer Befund, Tonschwellenaudiometrie, Tympanogramm
Hörsturz	+++	Anamnese, ohrmikroskopischer Befund (unauffälliges Trommelfell), Tonschwellenaudiometrie
Morbus Menière	++	Anamnese, klinischer Befund, Tonschwellenaudiometrie, Elektrocochleographie, pathologischer Glyceroltest, Elektronystagmographie
Otosklerose	++	Anamnese, ohrmikroskopischer Befund („Schwartze-Zeichen"), Tonschwellenaudiometrie, Tympanogramm, Stapediusreflexprüfung
objektiv	+	Anamnese, Tinnituscharakter, Unfallfolge, ohrmikroskopischer Befund, Auskultation des Gehörgangs, Tonschwellenaudiometrie, Tympanogramm, CT der Felsenbeine oder MRT (Raumforderung, z. B. Glomustumor?), transkraniale Doppler-Sonographie, evtl. Angiographie (vaskulärer Tinnitus?)
ototoxischer Hörverlust	+	Anamnese (Zytostatika oder Aminoglykosidantibiotika), oft langsam progredienter Hörverlust, ohrmikroskopischer Befund, Tonschwellenaudiometrie, OAE, positives Recruitment
Cerumen obturans	+	ohrmikroskopische Untersuchung, Entfernung des Ceruminalpfropfes, Audiometrie
akutes bzw. chronisches Lärmtrauma	+	Anamnese, ohrmikroskopischer Befund unauffällig, Tonschwellenaudiometrie, positives Recruitment
Hirnstamm- oder Kleinhirninfarkt	+	Anamnese, Tonschwellenaudiometrie, Frenzelbrille, Elektronystagmographie; Kopf-Impuls-Test; kraniale CT/MRT
Ruptur der runden Fenstermembran	(+)	Anamnese, Ohrmikroskopie unauffällig, Spontannystagmus in das betroffene Ohr (Reiznystagmus) oder in das gesunde Gegenohr (Ausfallnystagmus), Tonschwellenaudiometrie, MRT (tumoröse oder ischämische Läsionen?), bei unauffälliger MRT Tympanoskopie
Akustikusneurinom	(+)	Anamnese unspezifisch, Tonschwellenaudiometrie, Sprachaudiogramm, negatives Recruitment, AEP, Elektronystagmographie, MRT mit Kontrastmittel

Tinnitus 239

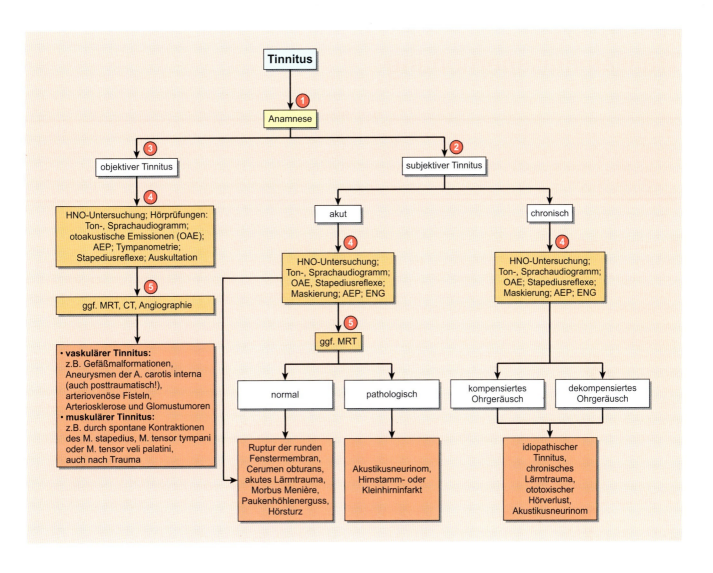

A. Holstege, F. v. Weizsäcker †

Transaminasenerhöhung

Definition

Transaminasen sind Enzyme, die eine Aminogruppenübertragung katalysieren. Dazu zählen u. a. die Alanin-Aminotransferase (ALT, frühere Bezeichnung Glutamat-Pyruvat-Transaminase – GPT) und die Aspartat-Aminotransferase (AST, frühere Bezeichnung Glutamat-Oxalazetat-Transaminase – GOT). Eine Erhöhung ist Ausdruck einer hepatozellulären oder einer Muskelzellschädigung (hierbei gleichzeitig Kreatinkinase erhöht).

Anamnese ❶

Müdigkeit, Leistungsminderung und Appetitlosigkeit sind unspezifische **Zeichen einer Lebererkrankung**. Eine Ödem- oder Blutungsneigung sowie eine Gewichts- oder Bauchumfangszunahme weisen auf eine chronische bzw. fortgeschrittene Lebererkrankung hin.

Die Differenzialdiagnose einer Transaminasenerhöhung ist vielfältig und eine detaillierte **Anamnese häufig richtungsweisend**. Spezifisch gefragt werden sollte u. a. nach der Familien-, Sozial-, Reise- und Berufsanamnese, der Medikamenteneinnahme, inklusive frei verkäuflicher pflanzlicher Präparate, Konsum von Alkohol, Drogen und Kräutertee, zurückliegenden Bluttransfusionen, Leber-, Gallenwegs-, Stoffwechsel-, Autoimmun-, Herz- und Tumorerkrankungen. Transaminasenerhöhungen kommen bei vielen extrahepatischen Erkrankungen vor. Die Freisetzung der Transaminasen erfolgt dabei aus den erkrankten extrahepatischen Geweben. Die Leber kann aber auch Zielorgan eines systemischen Krankheitsgeschehens mit Schädigung der Hepatozyten sein.

Untersuchungen

Besonders ist auf **Zeichen einer** akuten und chronischen **Lebererkrankung** (Leberhautzeichen, Ikterus, Größe und Konsistenz der Leber, Splenomegalie, Aszites, neurologischer Status, Foetor hepaticus) und einer **Rechtsherzinsuffizienz** (u. a. Halsvenenstauung) zu achten. Diagnoseweisende klinische Zeichen sind z. B. bei Hämochromatose eine Hyperpigmentierung oder bei Morbus Wilson der Kayser-Fleischer-Kornealring ❶.

Labor: In der Regel werden neben den Transaminasen Parameter der biliären Integrität und Elimination (γ-GT, AP, Bilirubin) sowie der Lebersynthese (Quick, Albumin) bestimmt. Spezialuntersuchungen richten sich nach der Verdachtsdiagnose ❷. Serum-Fibrosescores (NAFLD Fibrosis Score, ELF-Test, Fibrotest) sind im klinischen Alltag mit ausreichend hoher Genauigkeit in der Lage eine fortgeschrittene Leberfibrose/Zirrhose zu erkennen. Der NAFLD Fibrosis Score wurde speziell für Patienten mit nicht alkoholischer Fettleber (NAFLD) entwickelt. Er setzt sich aus leicht zu gewinnenden Parametern wie Alter, Glukose, Body Mass Index, Thrombozytenzahl, Serumalbumin und dem AST/ALT-Quotienten (De-Ritis-Quotient) zusammen. Ein entsprechender Rechner (http://nafldscore.com) ist im Internet verfügbar.

Die **Sonographie** ❸ sollte immer erfolgen. So können Größe, Form und Binnenstruktur der Leber beurteilt werden. Außerdem lassen sich Aussagen über die Gallenwege und das Gefäßsystem treffen. Unterstützend stehen die farbkodierte Doppler- und die Kontrastmittel-Sonographie zur Verfügung. Die nichtinvasive Einschätzung des Fibrosegrads kann über die Bestimmung der Lebersteifigkeit mittels transienter Elastografie (Fibroscan), Scherwellen-Elastografie (Supersonic Shear Imagiung, SSI) oder Acoustic Radiation Force Impulse Imaging (ARFI) erfolgen.

Die **kontrastmittelunterstützte Sonographie (KMUS)** sowie ein **CT/MRT** ❸ kommen vor allem bei Raumforderungen der Leber zum Einsatz. CT und MRT sind dagegen weder zur Abklärung einer diffusen Lebererkrankung noch zur Sicherung einer Leberzirrhose indiziert.

Eine **Leberbiopsie** ❸ kann wichtige Informationen über Ätiologie und Stadium von Lebererkrankungen liefern. Die Indikation zur Leberbiopsie erfolgt individuell nach sorgfältiger Nutzen-Risiko-Analyse und nach Ausschluss sämtlicher nichtinvasiver diagnostischer Maßnahmen. Die Histologie stellt den Goldstandard bei der Beurteilung des Fibrosegrads dar.

Differenzialdiagnosen

Ursachen von Transaminasenerhöhungen	
Mögliche Erkrankungen	Weiterführende Untersuchungen
toxische Hepatopathie	
• alkoholisch	Anamnese; Labor: alkoholische Fettleber: γ-GT ↑; De-Ritis-Quotient (GOT/GPT) meist >1 (cave: auch bei Leberzirrhose); bei akuter alkoholischer Steatohepatitis (ASH) Leukozyten ↑, CRP ↑; Bilirubin ↑, γ-GT ↑↑ bei TA bis 300 U/l. ggf. Leberbiopsie
• medikamenteninduziert	Anamnese
viral/parainfektiös	
• Virushepatitis A–E	Labor: anti-HAV-IgM, HBsAg, anti-HBc, anti-HCV, anti-HEV-IgM, bei HbsAg positiv: ggf. anti-HDV-IgM/IgG, anti-HDAg
• andere Viren, parainfektiös	z. B. CMV-AK, EBV-AK, Parvovirus B19
Autoimmunhepatitis	
• Typ 1	ANA, SMA
• Typ 2	LKM
• (Typ 3)	SLA/LP

Transaminasenerhöhung

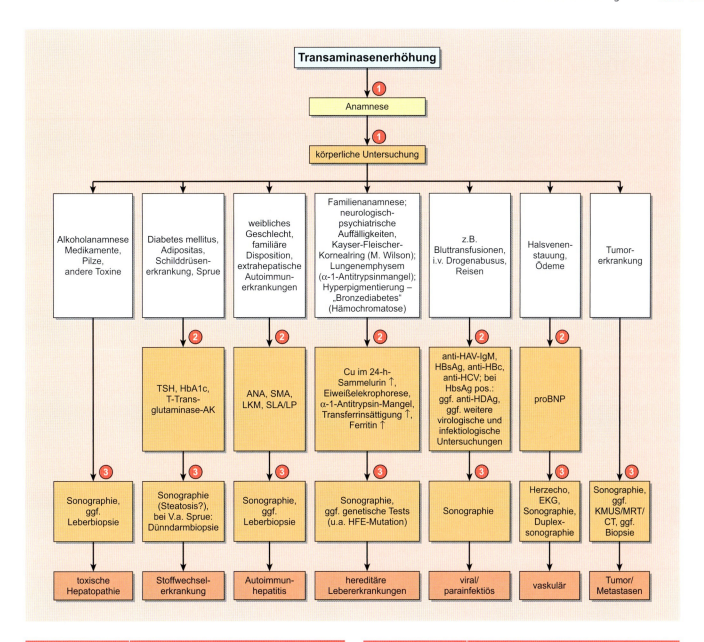

Mögliche Erkrankungen	Weiterführende Untersuchungen
Stoffwechselerkrankungen	
• NAFLD/NASH (nichtalkoholische Fettleber/ Steatohepatitis)	Anamnese: Risikofaktoren: Diabetes mellitus, Adipositas, Hyperlipoproteinämie; Sonographie: vermehrte Echogenität (eine quantitative Bestimmung des Fettgehalts mittels einer Softwareerweiterung des Fibroscans (Controlled Attenuation Parameter; CAP) oder mittels NMR (Proton Density Fat Fraction) ist außerhalb von Studien nicht erforderlich); De-Ritis-Quotient fast immer <1
• Hyper-, Hypothyreose	Labor: TSH
• Sprue	Labor: T-Transglutaminase-AK; Gastroskopie
hereditäre Lebererkrankungen	
• Hämochromatose Typ 1	Familienanamnese; Klinik; Labor: Transferrinsättigung ↑, Ferritin ↑, ggf. HFE-Test; ggf. Eisengehalt der Leber (Biopsie)
• α-1-Antitrypsinmangel	Familienanamnese; Klinik; Labor: Eiweißelektrophorese, α-1-Antitrypsin ↓; bei erniedrigtem α-1-Antitrypsin elektrophoretische Bestimmung des Phänotyps (PiZZ)

Mögliche Erkrankungen	Weiterführende Untersuchungen
• Morbus Wilson	Familienanamnese; Labor: Cu ↑ im 24-h-Sammelurin ; Coeruloplasmin ↓↓; Kupfergehalt in der Leber ↑, Gentest nur zum Screening von Verwandten 1. Grades eines gesicherten Indexfalls
vaskulär	
• Rechtsherzinsuffizienz	Labor: proBNP; Herzecho/EKG; Sonographie: Lebervenenstauung
• Budd-Chiari-Syndrom	Dopplersonographie
• VOD (veno-occlusive disease)	Dopplersonographie
Malignome/Metastasen	
• HCC	Labor: AFP ↑ (in ca. 40 % negativ); Sonographie; ggf. MRT/CT; ggf. Biopsie
• Metastasen	Sonographie; MRT/CT; ggf. Biopsie/Primärtumorsuche

E. Stark
Tremor (Zittern)

Definition

Tremor ist die regelmäßige, rhythmische Bewegung eines Körperteils durch gleichzeitige oder abwechselnde Kontraktion antagonistischer Muskeln. Oft werden pseudorhythmische Bewegungen fälschlicherweise als Tremor bezeichnet (z. B. Asterixis als „flapping tremor").

Eine **Einteilung** erfolgt nach der Frequenz (hoch-, mittel-, niederfrequent), nach der Amplitude (fein-, grobschlägig) und nach der Art der Auslösung (Ruhe-, Halte-, Intentionstremor) sowie nach dem Innervationsmuster (synergistisch/antagonistisch).

Anamnese

Fragen ❶ nach dem Beginn, der Progression des Symptoms sowie Fragen zur Erfassung von Grundkrankheiten (z. B. Hyperthyreose) sind für die Klassifikation von Bedeutung.

Für einige Tremorformen spielt die genetische Disposition eine wichtige Rolle, sodass eine detaillierte **Familienanamnese** entscheidende Hinweise liefert. Da die Tremorform speziell bei älteren Verwandten oft nicht oder nicht richtig diagnostiziert wurde, ist durch gezielte Fragen die Art des Tremors insbesondere bei den Eltern und Geschwistern zu erfassen.

Bei der **Medikamentenanamnese** liegt ein besonderes Augenmerk auf β-Mimetika, Theophyllin und Neuroleptika. Einige Neuroleptika (vor allem Sulpirid und Thiaprid) sind für Indikationen zugelassen (Vertigo, Bewegungsstörungen), die die Substanzklasse des Medikaments nicht sofort erkennen lassen.

Untersuchungen

Neben der Klassifikation des Tremors dient die **körperliche Untersuchung** ❷ dazu, weitere Symptome einer Grunderkrankung zu finden. Hierbei stehen vor allem Symptome hormoneller Funktionsstörungen, insbesondere Zeichen der Schilddrüsen- und Nebennierenüberfunktion, im Vordergrund.

Bei der **neurologischen Untersuchung** ist auf Symptome eines Parkinson-Syndroms (Hypokinese, Hypomimie, Rigor), auf zerebelläre Funktionsstörungen, Zeichen einer Polyneuropathie und auf dystone Symptome zu achten.

Liegt ein mittel- bis hochfrequenter Halte- und Intentionstremor ❸ vor, kann bei einem normalen körperlichen Befund ein **essenzieller Tremor** bestehen. Ein niederfrequenter Ruhetremor ❹ weist auf ein **Parkinson-Syndrom** hin, besonders wenn entsprechende Symptome vorliegen. **Dystoner Tremor** ist durch zusätzliche dystone Symptome gekennzeichnet; beim **Holmestremor** besteht eine Mischung aus Ruhe- und Haltetremor mit ausgeprägter Beeinträchtigung. Hinter einem niederfrequenten Intentionstremor ❺ kann sich eine **zerebelläre Läsion** verbergen.

Laboruntersuchungen ❻ erfolgen, um neben den bereits erwähnten endokrinen Störungen Elektrolytstörungen und Lebererkrankungen einschließlich Kupferstoffwechselstörungen zu erfassen. Auch Schwermetallvergiftungen können einen Tremor verursachen.

Zur **funktionellen Analyse des Tremors** ❼ kommen elektrische (Mehrkanal-EMG) und elektromechanische (Positions- oder Beschleunigungssensoren) Untersuchungen zur Anwendung. Ausgewertet werden Frequenz, Amplitude und Innervationsmuster (synergistisch vs. antagonistisch). Bei klinischen Hinweisen auf eine Polyneuropathie erfolgen motorische und sensible Neurographien.

Bildgebende Verfahren ❽ sind bei den meisten Tremorformen ohne Bedeutung, bei rubralem Tremor kann der MRT-Nachweis einer Mittelhirnläsion stützend sein, in seltenen Fällen kann ein ➤ Parkinson-Syndrom durch spezielle nuklearmedizinische Verfahren gesichert werden (FP-CIT-SPECT, Fluoro-DOPA-PET).

Eine **probatorische Therapie** entsprechend der vermuteten Tremorform hat bei der Differenzialdiagnose einiger Tremorformen große Bedeutung.

Differenzialdiagnosen

Ursachen von Tremor		
Mögliche Erkrankungen	Häufigkeit	Weiterführende Untersuchungen
physiologischer Tremor	++++	keine
gesteigerter physiologischer Tremor	+++	Labordiagnostik, auslösende Medikamente absetzen
essenzieller Tremor	+++	Besserung auf Alkohol, Propranolol, Primidon; im Zweifel Tremoranalyse
Parkinsontremor	+++	bei weiteren Symptomen probatorische Therapie
psychogener Tremor	+++	Hinweise für weitere Somatisierungsstörungen, Tremoranalyse
zerebellärer Tremor	+	Suche nach Kleinhirnläsion in der MRT
dystoner Tremor	+	Suche nach dystonen Symptomen

Ökonomische Aspekte

Die tiefe Hirnstimulation ist relativ kostspielig und birgt potenziell das Risiko einer irreversiblen Schädigung. Das Verfahren kommt deshalb nur für Patienten in Frage, bei denen die medikamentöse Therapie versagt und eine wesentliche, alltagsrelevante Behinderung besteht. Der Einsatz von PET/SPECT bei Tremor ohne zusätzliche Parkinson-Symptome ist teuer und kann eine probatorische Therapie nicht ersetzen. Bei nicht eindeutigem Befund besteht die Gefahr des Beginns einer nicht indizierten Behandlung, die dann oft langjährig weitergeführt wird.

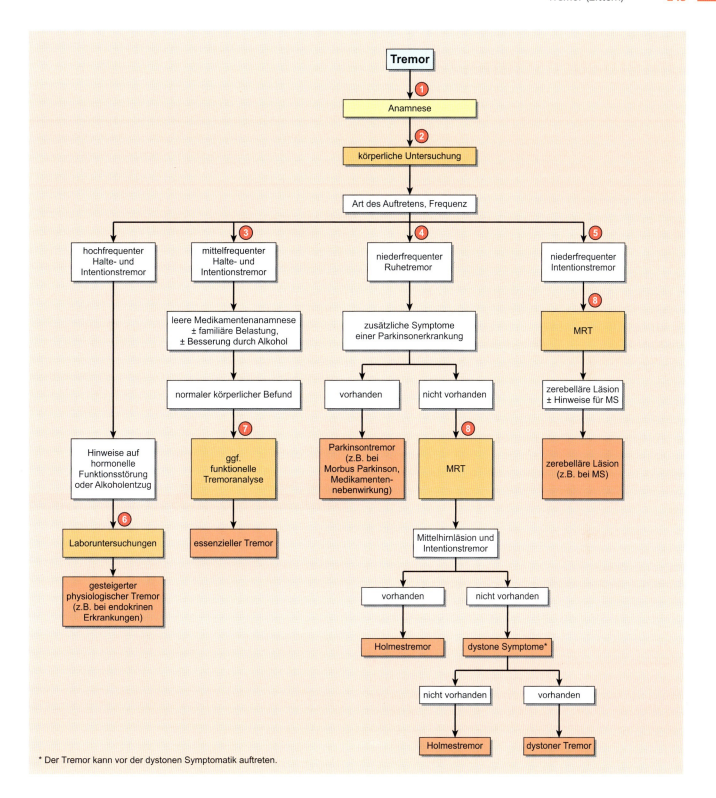

* Der Tremor kann vor der dystonen Symptomatik auftreten.

F. Rockmann
Unterbauchschmerzen

Definition

Unterbauchschmerzen können durch Erkrankungen verschiedener Organe bedingt sein; am häufigsten gehen sie vom Gastrointestinaltrakt aus. Wichtig ist die Unterscheidung zwischen **akuten bedrohlichen Beschwerden,** die rasch geklärt und therapiert werden müssen und **chronischen Beschwerden,** für deren Klärung mehr Zeit zur Verfügung steht.

Anamnese

Zunächst müssen gezielte Fragen gestellt werden zu **Entwicklung** und **Verlauf** der Schmerzen, zur **Schmerzlokalisation** sowie zu **Begleitphänomenen** (Diarrhö, Stuhlverhalt, Miktionsstörung, ausgebliebene Periodenblutung, neurologische Ausfälle) ❶.

Untersuchungen

Die **klinische Untersuchung** ❷ liefert Informationen über den Ernährungszustand (normal, reduziert, adipös), den Allgemeinzustand (normal, reduziert, Tachykardie, Hypotonie, Fieber), die Schmerzlokalisation, die Stärke der Schmerzen (Spontanschmerz, Druckschmerz), mögliche Abwehrspannung (Peritonismus), die Qualität der Darmgeräusche (normal, hochgestellt, fehlend) sowie über das Vorhandensein eines tastbaren Tumors.

Die **Labordiagnostik** ❸ gibt rasch Auskunft über das Vorhandensein von Entzündungszeichen (Leukozytose, CRP-Erhöhung) oder einer Anämie. Bei entsprechender Verdachtsdiagnose sollten eine Stuhlkultur (infektiöse Enterokolitis?) oder ein Urinstatus (Harnwegsinfekt? Blut im Urin als Hinweis auf Harnleiterkonkrement?) durchgeführt werden. Ein Schwangerschaftstest ist bei weiblichen Patientinnen im gebärfähigen Alter obligatorisch (Extrauteringravidität?).

Mit Hilfe der **Abdomensonographie** ❹ können relevante Differenzialdiagnosen ausgeschlossen bzw. bestätigt werden. Je nach Akuität wird in der Regel ein CT – Abdomen, in speziellen Fragestellungen auch eine MRT durchgeführt.

Akut aufgetretene **Schmerzen im rechten Unterbauch plus positive Entzündungszeichen** legen den V. a. eine Appendizitis ❺ oder Ile(ocol)itis (Morbus Crohn oder infektiös) ❻ nahe. Der Nachweis einer Darmwandverdickung im Bereich der Appendix bzw. des terminalen Ileums bestätigt diesen Verdacht. **Schmerzen im linken Unterbauch plus positive Entzündungszeichen** sind verdächtig auf eine Divertikulitis (umschriebene Darmwandverdickung, eventuell Abszess) ❼ oder eine Colitis (Diarrhö, langstreckige Darmkokarde), die wiederum unterschiedlicher Genese sein kann (infektiöse Colitis, Colitis ulcerosa, Colitis Crohn, d. i. Morbus Crohn mit Befall des Kolons) ❽. Differenzialdiagnostisch sollte immer auch an Veränderungen an den Gefäßen (abdominales Aneurysma, mesenteriale Ischämie) gedacht werden.

Bei Frauen ist bei Vorhandensein von Entzündungszeichen und Schmerzen im rechten oder linken Unterbauch an eine Adnexitis ❿, bei Fehlen von Entzündungszeichen an eine Extrauteringravidität (ausgebliebene Regelblutung, positiver Schwangerschaftstest) ⓭, eine eingeblutete, stielgedrehte oder geplatzte Ovarialzyste ⓮ zu denken. Klärung bringen der **Ultraschall** und die **gynäkologische Untersuchung.**

Kolikartige Schmerzen im rechten oder linken Unterbauch können auf eine Harnleiterkolik ⓫ hinweisen (Blut im Urin, im Ultraschall einseitiger Nierenstau). Schmerzen im mittleren Unterbauch verbunden mit Miktionsstörungen können auf eine Zystitis (Entzündungszeichen, pathologischer Urinstatus) ❾ hinweisen, bei älteren Männern auch häufig auf einen Harnverhalt (Ultraschall: große Restharnmenge) ⓬.

Chronische Unterbauchschmerzen ohne weitere pathologische Befunde sind verdächtig auf ein Reizdarmsyndrom ⓯. Nicht selten bestehen auch wirbelsäulenbedingte (vertebragene) Schmerzen, die in den Unterbauch ausstrahlen ⓰.

Differenzialdiagnosen

Ursachen von Unterbauchschmerzen

Mögliche Erkrankungen	Häufigkeit	Weiterführende Untersuchungen
Appendizitis	++	Blutbild, CRP, Bilirubin, Ultraschall
Divertikulitis	+++	Blutbild, CRP, Ultraschall, ggf. CT
infektiöse oder chronisch-entzündliche (Morbus Crohn, Colitis ulcerosa) Darmerkrankung	+	Blutbild, CRP, Ultraschall, Stuhlkultur, Ileokoloskopie
gynäkologische Erkrankung (Adnexitis, Extrauteringravidität, eingeblutete oder geplatzte Ovarialzyste)	++	Blutbild, CRP, Schwangerschaftstest, Ultraschall, gynäkologische Untersuchung
urologische Erkrankung (Zystitis, Harnverhalt, Harnleiterkonkrement)	++	Ultraschall, Urinstatus, Blutbild, CRP, low-dose Abdomen-CT ohne i. v.-/oral-KM
Reizdarm	+	Anamnese, Ausschlussdiagnose

Unterbauchschmerzen

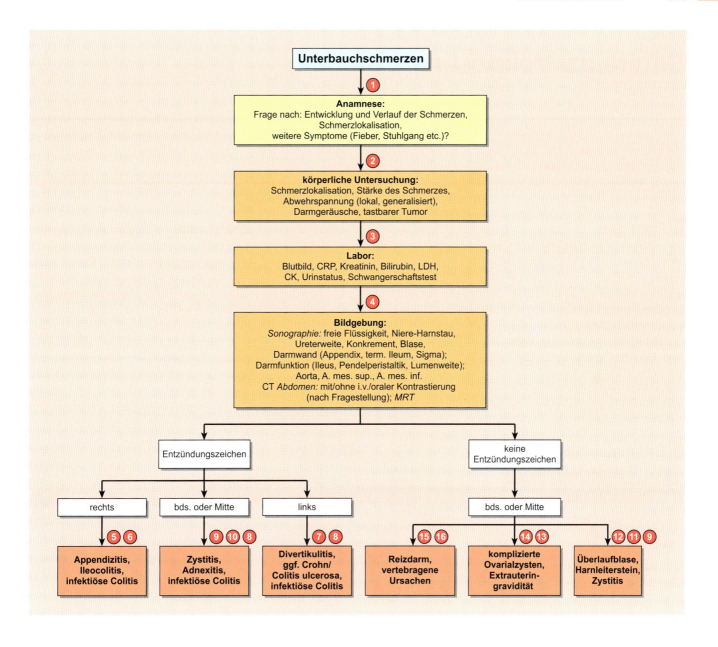

S. Gölder
Untere gastrointestinale Blutung

Definition

Eine gastrointestinale Blutung mit Ursprung zwischen terminalem Ileum und Rektum wird als untere gastrointestinale (GI)-Blutung bezeichnet. Dabei kommt es typischerweise zur **Hämatochezie** (peranaler Abgang von rotem oder dunkelrotem Blut sowie Koageln).

Anamnese

Zur richtigen Einschätzung der klinischen Prognose ist die Beurteilung der Intensität und der Ursache von großer Bedeutung. Oftmals erlaubt allein die exakte Anamnese ❶ eine Verdachtsdiagnose, diese gilt es endoskopisch zu sichern und entsprechend zu therapieren. Die **Blutungsintensität** lässt sich neben klinischen Symptomen wie Schwindel, Schwäche, Kaltschweißigkeit, Herzrasen etc. auch durch die Menge der peranal abgesetzten Blutmenge abschätzen. Als **Faustregel** gilt: Je hellroter die Farbe des abgesetzten Blutes, desto weiter distal, die Blutungsquelle.

Berichtet ein Patient über den Abgang von **hellrotem Blut,** findet sich die Blutungsquelle meist im linksseitigen Kolon zwischen linker Flexur und Rektum. Eine aktive Blutung im oberen Gastrointestinaltrakt kann jedoch, insbesondere bei hämodynamisch instabilen Patienten ebenfalls zum Abgang von frischem Blut per anum führen. Befindet sich die Blutungsquelle zwischen terminalem Ileum und linker Flexur, berichtet der Patient über **dunkelrotes Blut, Koagel und mit Stuhl vermischtes Blut.** Dabei erfordert die aktive Blutung aus dem unteren Gastrointestinaltrakt wie die aus dem oberen Gastrointestinaltrakt (> obere gastrointestinale Blutung) eine rasche Ermittlung der Blutungsquelle. Die diagnostische Abklärung sollte nach Möglichkeit bei hämodynamisch stabilen Patienten durchgeführt werden ❷.

Differenzialdiagnosen

Ursachen unterer gastrointestinaler Blutungen

Erkrankungen	Häufigkeit	Klinik	Weiterführende Untersuchungen und Therapie
Divertikel	+++	schmerzloser, abrupter Beginn, rezidivierend, meist NSAR-Einnahme, höheres Alter	Koloskopie, ggf. Clip; Angiographie
Angiodysplasien	+++	kombiniert mit Aortenstenose (= Heyde-Syndrom), chronischer Niereninsuffizienz, gesamter Gastrointestinaltrakt, rezidivierende Blutungen trotz APC-Therapie, höheres Alter; cave: Antikoagulation Marcumar, selten schwere Blutungen	Koloskopie mit Argon-Plasma-Koagulation (APC, Thermoablationsverfahren), hormonelle Therapie unwirksam
Post-Polypektomie	++	meist innerhalb 1–2 Tagen nach Polypektomien; je größer und breitbasiger, desto häufiger; Polypektomien unter Acetylsalicylsäure zeigen häufiger Blutungen, jedoch nicht klinisch relevant; Nachblutungen bis 3 Wochen sind beschrieben	Koloskopie und Clip/Loop
Karzinom/Polypen	++	selten schwere akute Blutungen; ab 50. Lj.	positive Familienanamnese, Koloskopie mit Polypektomie bzw. APC
Colitis ulcerosa, Morbus Crohn	++	selten schwere akute Blutungen; typ. Altersgipfel um das 25. Lj.	Koloskopie, meist keine sinnvolle therapeutische Intervention, da diffuse Blutungen
infektiöse Kolitis	++	selten schwere Verläufe (cave: Campylobacter jejuni bei jungen Erwachsenen; immunsupprimierte Patienten); Fieber, Diarrhö!	Reise- und Nahrungsmittelanamnese, Koloskopie, Stuhlkulturen, ggf. antibiotische Therapie
Strahlenenteritis	+	akut: innerhalb weniger Tage nach Bestrahlung; schmerzhafte Tenesmen und Diarrhö; chronisch: oft Jahre nach Bestrahlung meist rezidivierende, schmerzlose Blutungen, selten fulminant	Koloskopie, bei chronischer Enteritis APC-Therapie
ischämische Kolitis	++	oft ältere multimorbide Patienten, „Gefäßpatienten", Herzinsuffizienz, Risikofaktoren wie Nikotin, Diabetes, Hypertonie, Intensivpatienten (im Schock – mit hoher Letalität); meist mit Schmerzen einhergehend	Koloskopie, ggf. CT-Angiographie zur Diagnosestellung

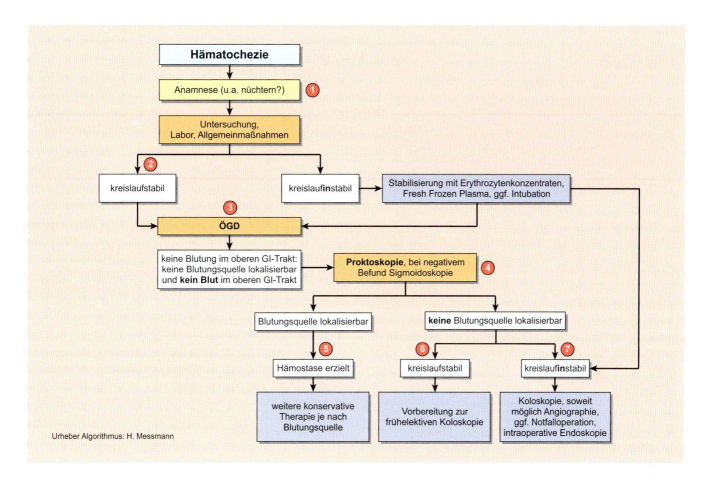

Alter, Medikamente wie nichtsteroidale Antirheumatika (NSAR), direkte orale Antikoagulanzien (DOAK), Voroperationen, vorausgegangene Bestrahlungen, Familienanamnese, z. B. Kolonneoplasien, Polypektomien innerhalb der letzten 2–3 Wochen, Schmerzen, Gewichtsverlust, Reiseanamnese und Nahrungsmittelanamnese sowie rezidivierende Blutungen sind wertvolle anamnestische Hinweise ❶.

Untersuchungen

Beim Auftreten einer Hämatochezie sollte initial eine **Ösophagogastroduodenoskopie** (ÖGD; ➤ obere gastrointestinale Blutung) durchgeführt werden ❸. Lässt sich eine Blutungsquelle im oberen Gastrointestinaltrakt ausschließen, folgen eine **Proktoskopie** und bei negativem Befund eine **Sigmoidoskopie** ❹.

Lässt sich die **Blutung stillen** ❺, schließt sich im Weiteren eine konservative Therapie an, die sich nach der Blutungsquelle richtet.

Kann jedoch keine Blutungsquelle lokalisiert werden und ist der Patient **hämodynamisch stabil** ❻, erfolgt eine frühelektive Koloskopie nach Vorbereitung des Kolons.

Die nächste weiterführende Untersuchung bei **hämodynamisch instabilen Patienten** ❼ ist die **Angiographie** mit der Möglichkeit zur Intervention. In seltenen Fällen ist eine **Notfalloperation** unvermeidlich. Es sollte versucht werden, die Lokalisation der Blutungsquelle vor der Operation einzugrenzen.

Blutungsquellen im Kolon in Abhängigkeit von Lebensalter und Häufigkeit		
< 25 Jahre	25–60 Jahre	≥ 60 Jahre
Colitis ulcerosa, Morbus Crohn	Divertikulose	Angiodysplasie
Polypen	Colitis ulcerosa, Morbus Crohn	Divertikulose
	Polypen	Karzinom
	Karzinom	Polypen
	Angiodysplasie	ischämische Kolitis

Blutungsquellen im Kolon

Die **Kolondivertikulose** ist insgesamt die häufigste Ursache für eine untere gastrointestinale Blutung (30–50 %) im Alter. Etwa die Hälfte der Patienten hatte bereits eine Blutung aus Divertikeln. Dies sollte in der Anamnese des Patienten gezielt erfragt werden. Wurde bei dem Patienten zuletzt (ca. 14 Tage) eine endoskopische **Polypentfernung** durchgeführt, könnte auch die Abtragungsstelle für die Blutung verantwortlich sein. **Angiodysplasien** sind für ca. 20–30 % der unteren gastrointestinalen Blutungen verantwortlich und finden sich vermehrt bei älteren Patienten (über 65 Jahre; ➤ Tabelle).

R. Brunkhorst

Urämie

Definition

Die Urämie ist ein Symptomenkomplex, der in den Stadien 4 und 5 (GFR 15–29 bzw. < 15 ml/min) der Niereninsuffizienz (> Niereninsuffizienz) beobachtet wird. Ohne Besserung der Nierenfunktion oder Intervention mittels Dialyse führt die Urämie zum Tod.

Anamnese

Im Stadium 4 können **Symptome der Anämie** ein erstes Zeichen der Urämie sein, Pruritus, **Foetor uraemicus** und/oder **morgendliche Übelkeit und Erbrechen** kommen meist später hinzu. Im weiteren Verlauf kann es ohne Einleitung einer Dialyse (Stadium 5) zu **Durchfällen, Luftnot, Krampfanfällen, Somnolenz** und **Koma** kommen. Die Symptome der Urämie sollten vollständig erfragt werden, da sie Hinweise auf sich manifestierende **urämische Organschäden** (z. B. Gastroenteritis oder Lungenödem) liefern können ❶.

Zur Klärung der Ursache einer Urämie müssen gezielte Fragen nach bekannten Nierenerkrankungen, erblichen Erkrankungen (familiäre polyzystische Nierenerkrankung, Alport-Syndrom), akuten Vorerkrankungen (fieberhafter Infekt, Diarrhö, anhaltendes Erbrechen), länger bekannten chronischen Erkrankungen (evtl. auch Leberzirrhose) und Medikamenten gestellt werden. Anamnestische Hinweise auf Tumor- oder Systemerkrankungen, eine Prostatahypertrophie oder Urolithiasis müssen Beachtung finden (> Niereninsuffizienz) ❶, ❻.

Untersuchungen

Körperliche Untersuchung: Der Blutdruck ist meist erhöht. Besonderes Augenmerk sollte weiter auf die Herz- und Lungenauskultation (urämische Perikarditis, Lungenödem), Beinödeme, Anasarka sowie den Augenhintergrund (hypertensive oder diabetische Retinopathie) gelegt werden. Bei der neurologischen Untersuchung ist auf eine periphere Neuropathie zu achten, die urologische Untersuchung gilt der Prostata und die abdominale Palpation kann Hinweise auf Zystennieren erbringen. Die gynäkologische Untersuchung wird zum Ausschluss von potenziellen Tumormassen im kleinen Becken vorgenommen ❷.

Laboranalysen ❷: Neben der erniedrigten GFR und den entsprechend erhöhten Serumkreatinin- und Harnstoffwerten sind der erniedrigte Hämoglobinwert und das erhöhte Serumphosphat (bei länger bestehender Niereninsuffizienz) auffällig. Eine Hyperkaliämie kann zu charakteristischen EKG-Veränderungen führen. Das Serumkalzium kann erniedrigt sein bei erhöhtem Parathormonspiegel. Auf eine Osteopathie weist eine erhöhte alkalische Phosphatase hin, aber auch auf eine Knochenmetastasierung oder ein Plasmozytom. Hinzu kommt eine metabolische Azidose.

Allgemeine **Inflammationsparameter** ❷ (BSG, CRP, ggf. Prokalzitonin) dienen bereits der Suche nach der Ursache der Urämie. Wenn diese nicht anhand der Anamnese und der körperlichen Untersuchung auf der Hand liegt, sind **immunologische Untersuchungen** zum Ausschluss oder Bestätigung einer Systemerkrankung oder Vaskulitis angezeigt ❼.

Die **Urinanalyse** kann Hinweise auf die Aktivität der Erkrankung (nephritisches Sediment > Hämaturie) geben und eine Proteinurie im 24-h-Sammelurin quantifizieren (> Nephrotisches Syndrom) ❷, ❻.

Die wichtigste **bildgebende Untersuchung** ist die Sonographie ❸, die mittels Bestimmung der Nierengröße ein chronisches von einem akuten Geschehen unterscheiden kann; Nierentumoren, Zystennieren und obstruktive Nierenerkrankungen werden ausgeschlossen ❹, ❺. Eine **Nierenbiopsie** sollte bei allen letztlich unklaren Nierenerkrankungen zur Prognoseeinschätzung und ggf. Therapiefestlegung unter Berücksichtigung des Risikos (Nierengröße!) durchgeführt werden ❽.

Differenzialdiagnosen

Ursachen von chronischen Nierenerkrankungen		
Diagnose	Relative Häufigkeit	Diagnostische Hinweise
diabetische Nephropathie	++++	sonographisch normal große Nieren, diabetische Retinopathie, Proteinurie, ggf. Nierenbiopsie
hypertensive Nephrosklerose	+++	Fundus hypertonicus, Echokardiographie
Glomerulonephritis (GN)	++	Sediment, Proteinurie, Nierenbiopsie
chronische Pyelonephritis, obstruktive Nephropathie	++	Urinsediment, Sonographie
polyzystische Nierenerkrankung	+	Familienanamnese, Sonographie
Nierenbeteiligung bei Systemerkrankung	+	nephritisches Sediment, Nierenbiopsie, immunologische Parameter
Nierenschädigung durch Medikamente	+	Anamnese, ggf. Sonographie
Alport-Syndrom	(+)	Familienanamnese, Schwerhörigkeit

Urämie 249

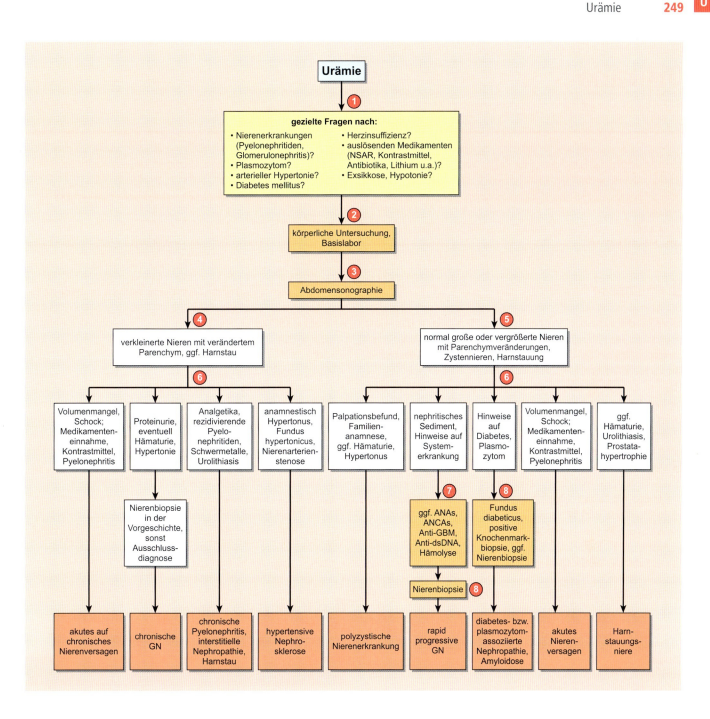

H. Bruckmayer, T. Glück

Urtikaria

Definition

Urtikaria ist eine allergische Reaktion, die überwiegend die oberen Schichten der Haut (meist am Körperstamm), seltener die Schleimhäute betrifft. Der Effloreszenztyp ist die **Quaddel**, eine scharf begrenzte, rötliche, stark juckende, meist innerhalb von Stunden spurlos abheilende Schwellung. Quaddeln werden durch Histamin, Prostaglandine und anderen, von Mastzellen in der Haut freigesetzten Mediatoren vermittelt und induzieren eine erhöhte Kapillarpermeabilität. Quaddeln können wenige Millimeter bis einige Zentimeter groß sein und konfluieren.

Es werden eine **akute** ❶ und eine **chronische Urtikaria** ❷ unterschieden.

Anamnese

Die Anamnese ist besonders wichtig, vor allem wenn die Effloreszenzen nicht mehr nachweisbar sind. Es interessieren Häufigkeit und Dauer der Effloreszenzen und ob Juckreiz oder Schmerz vorherrschen. Bei **akuter Urtikaria** wird nach typischer Allergenexposition, Medikamenten, Nahrungsstoffen und Stoffen, die mit der Haut in Kontakt kommen, gefragt. Dabei muss der Patient erinnern, was koinzident mit dem Auftreten der Urtikaria in seiner Umgebung „neu" auftrat. Auch vorangegangene Infekte oder physikalische Ursachen sind gezielt zu erfragen. Auch die Reiseanamnese kann wichtige Hinweise auf mögliche Parasitosen als Ursache geben. Bei **chronischer Urtikaria** finden die Patienten die auslösenden Faktoren gelegentlich selbst heraus.

Häufige, oft bereits anamnestisch identifizierbare Ursachen für **akute Urtikaria sind** ❸: Medikamente, Insektenstiche, Latex, Pollen, Speisen oder Zusatzstoffe, Transfusion.

Akute und chronische Urtikaria können ausgelöst werden durch **Substanzen, die Mastzellen direkt aktivieren**, z.B.: Opiate, Muskelrelaxanzien, Vancomycin, Kontrastmittel oder Alkohol (auch bereits geringe Mengen, u. U. auch Essig) ❾. Bei individueller Disposition können **physikalische Ursachen** (Druck, Hitze, Kälte) Urtikaria auslösen.

Bei der **chronischen Urtikaria** finden sich häufiger: Autoimmunprozesse (Kollagenosen, autoimmune Thyreoiditis), Kryoglobulinämie, Urtikariavaskulitis (im Rahmen von anderen autoimmunen Prozessen), Angioödem bei Komplementdefekten (C1-Esterase-Inhibitor-Mangel), Malignome i.S. eines paraneoplastischen Syndroms oder Mastozytose, Schnitzler- und Muckle-Wells-Syndrom ❽.

Untersuchungen

Die **Quaddel** ist eine Blickdiagnose. Stärker ausgeprägte **Ödeme** (Angioödem) und **Petechien** oder **Einblutungen** sollten eine weitergehende Diagnostik im Hinblick auf C1-Esterase-Inhibitor-Mangel, Urtikariavaskulitis oder Mastozytose veranlassen.

Ergibt die Anamnese keine entscheidenden Hinweise, so können Laboruntersuchungen ❹ weiterhelfen. **IgE-** und **Eosinophilen-Vermehrung** deuten auf **allergische Prozesse** hin, die mittels weiterer Untersuchungen auf Allergene ❺, bei erhöhten Entzündungsparametern auf Parasiten ❻, Infektionen ❼ oder entzündliche Systemerkrankungen (z.B. Vaskulitiden) ❽ zu differenzieren sind. Entsprechend werden die **Untersuchungen individuell** zusammengestellt:

- Blutbild, Differenzialblutbild (Diff-BB), Eosinophilen-Absolutzahl/ul
- CRP
- Allergenteste, Karenzteste
- Tests auf physikalische Auslösbarkeit
- bei V. a. Parasiten:
  – Wurmeier im Stuhl (3 × wiederholen)
  – weitere Tests und Serologie, ggf. weitere Bildgebung
- bei pathologischen Leberwerten: Serologie auf infektiöse Hepatitis (A, B, C, E), CMV, EBV, Autoimmunhepatitis (ANA, ant-SLA, anti-SM, anti-LKM), ANCA, löslicher IL-2-Rezeptor-Spiegel
- bei V. a. Systemerkrankung/Vaskulitis: BSG, CRP, Nierenwerte, ANA, Schilddrüsenantikörper, IgE, IgG, Komplement, Kryoglobuline, Bildgebung: Röntgen-Thorax, Sonographie, Echokardiographie, CT u. a. je nach Symptomen
- bei V. a. Angioödem: C1-Esterase-Inhibitor
- bei unklaren Quaddeln, die längere Zeit bestehen: Hautbiopsie.

Differenzialdiagnosen

Ursachen von Urtikaria			
Urtikariaformen	Häufigkeit	Häufigste Ursache	Weiterführende Untersuchungen
akute Urtikaria	++++	(Kontakt-)-Allergien	Allergen-, Auslösersuche, Diff-BB, IgE, CRP
chronisch-intermittierende Urtikaria	++	Allergien	Allergen-, Auslösersuche, Diff-BB, IgE, CRP
chronische Urtikaria	+		s. o. und Suche nach Systemerkrankungen, chronischen Infektionen, Autoimmunprozessen
Angioödem	+	Infekte, Komplementverbrauch	Allergen-, Auslösersuche; Diff-BB, CRP, Larynxödeme: C1-Esterase-Inhibitor
Mastozytose	+		Hautbiopsie, IgE, Tryptase
Urtikariavaskulitis	+		Hautbiopsie, Vaskulitisdiagnostik

Urtikaria

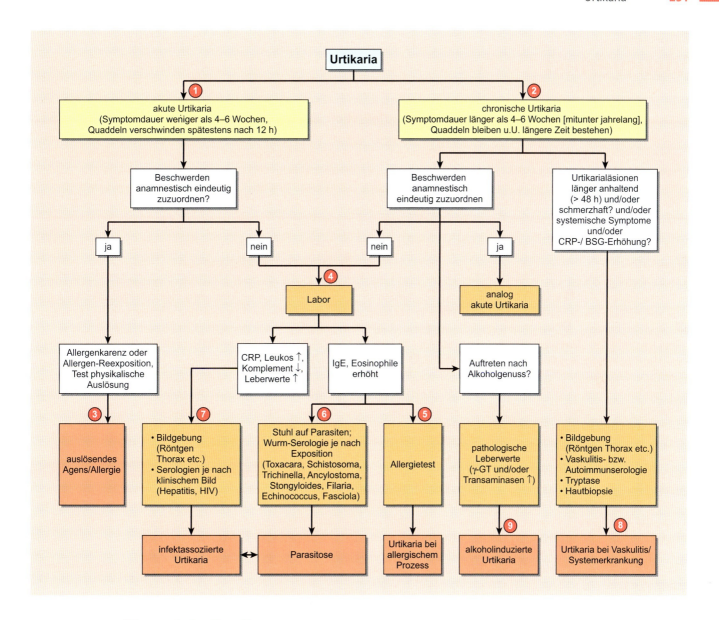

Ökonomische Aspekte

Urtikaria schränkt die Lebensqualität der betroffenen Patienten stark ein, bewirkt eine soziale Stigmatisierung und bedingt oft Krankschreibung, solange die Symptomatik anhält. Der Abklärungsalgorithmus erlaubt eine rationale und rationelle Abklärung. Die Beauftragung eines umfangreichen und teuren serologischen Allergenscreenings im RAST soll nicht als Eingangsuntersuchung erfolgen. Wenn ein solches im Verlauf der Abklärung notwendig wird, sollen zunächst, nach anamnestischen Angaben gesteuert, Allergengruppen getestet werden.

B. Wiechens
Visusverlust

Definition

Die akute oder langsam zunehmende Minderung der Sehschärfe eines oder beider Augen bis hin zur vollständigen Erblindung wird als Visusminderung bzw. -verlust bezeichnet. Dies kann Folge eines Traumas oder von Erkrankungen aus dem neurologischen, internistischen oder rein ophthalmologischen Formenkreis sein. Selten sind angeborene Krankheiten oder medikamentöse Nebenwirkungen die Ursache. Ein vollständiger Ausgleich von Refraktionsanomalien ist Voraussetzung für die Beurteilung eines Visusverlustes.

Anamnese

Zunächst wird gezielt erfragt, ob die Sehstörungen ein- oder beidseitig und ob diese akut ❶ oder langsam zunehmend ❷ aufgetreten sind und wie lange sie schon bestehen: dauerhaft ❸ oder transient ❹. **Begleitsymptome** ❺ wie neurologische Symptome, Kopfschmerzen (Migräne, Sinusitis) oder Kauschmerzen sind zu erheben. Daneben werden **ophthalmologische Symptome** ❻, die für differenzialdiagnostische Überlegungen wichtig sind, wie Photopsien (Wahrnehmen von Lichtblitzen), Mouches volantes (bewegliche Glaskörpertrübungen z. B. bei Netzhautablösungen), vermindertes Farbsehen (z. B. bei Neuritis nervi optici), Metamorphopsien (Verzerrtsehen), Doppelbilder und Gesichtsfeldeinschränkungen ebenfalls erfasst. Letztere können die Patienten als plötzliche Verdunklung eines Bereichs im Gesichtsfeld (GF) beschreiben (z. B. bei Netzhautablösungen oder Gefäßverschlüssen) oder als konzentrische Einschränkung (z. B. im Endstadium eines Glaukoms). Ist der Punkt des schärfsten Sehens ein- oder beidseitig mit betroffen, kann eine erhebliche Sehminderung angegeben werden.

Außerdem muss immer eine Allgemeinanamnese erhoben werden. Des Weiteren ist die Medikamentenanamnese u. U. zielführend, wenn keine Ursache für die Sehminderung oder den Visusverlust gefunden werden kann, und eine mögliche berufsbedingte Exposition mit Gefahrenstoffen auszuschließen.

Untersuchungen

Bei der Erstvorstellung kann u. U. das Hinzuziehen der entsprechenden Fachdisziplinen (Ophthalmologie, HNO, Neurologie etc.) hilfreich sein ❼. Wichtigste ophthalmologische Untersuchungen bei der Erstvorstellung sind die **Visuserhebung** (mit und ohne Korrektur), ggf. in Ferne und Nähe, die **Tensiomessung**, die **Gesichtsfelduntersuchung** und die **Funduskopie**. Spezielle Untersuchungen wie z. B. Elektrophysiologie, Fluoreszenzangiographie (FAG), bildgebende Diagnostik etc. sollten erst in der weiterführenden Diagnostik durchgeführt werden.

Zu den Befunden, die auch ein Nichtophthalmologe mit einer einfachen Untersuchungslampe erheben kann, gehören z. B. Hornhauttrübungen, Rötung des Auges, Bewegungseinschränkungen, Exophthalmus, Veränderung des Pupillarreflexes, einfache Gesichtsfeldausfälle (Fingerperimetrie) und ggf. ein Papillenödem (Nachweis mit direktem Augenspiegel ohne Weitstellung der Pupille möglich).

Differenzialdiagnosen

Grundsätzlich muss ein akuter bzw. zunehmender, permanenter Visusverlust von einer **Amaurosis fugax** (Sehverschlechterung für wenige Sekunden bis Minuten) unterschieden werden. Die folgende Aufstellung gibt nur die wichtigsten Differenzialdiagnosen an.

Fast alle der genannten Differenzialdiagnosen bedürfen weiterführender, spezieller augenärztlicher Untersuchungsverfahren, wie z. B. Ultraschall, Angiographie, optische Kohärenztomographie (Schnittbilduntersuchung der Netzhaut mittels konfokalen Lichts) etc.

Ursachen eines Visusverlustes		
Mögliche Erkrankungen	Häufigkeit	Weiterführende Untersuchungen
Katarakt	+++	Funduskopie, Retinometervisus
Glaskörperblutung	++	Funduskopie, Sonographie, ggf. FAG
ischämische Optikusneuropathie (z. B. Arteriitis temporalis)	++	Funduskopie, GF, rhRF, Biopsie
Makulopathien (z. B. AMD, DMP)	++	Funduskopie, optische Kohärenztomographie, FAG
Netzhautablösung	++	Funduskopie
retinale Gefäßverschlüsse (z. B. Arteriitis temporalis)	++	Funduskopie, GF, FAG, rhRF
akutes Glaukom	+	Tensio, Glaukomdiagnostik
intraokulare Entzündungen	+	Funduskopie, Keimnachweis (Vorderkammer- oder Glaskörperpunktat), Ausschluss Sarkoidose und rheumatische Erkrankungen
juvenile Neuropathien (z. B. Leber'sche hereditäre Optikusneuropathie)	+	VEP, humangenetische Untersuchung
Keratitis/Ulcus corneae	+	Keimnachweis
Neuritis nervi optici/Papillitis	+	Funduskopie, GF, Farbsehen, VEP
Orbitaphlegmone	+	GF, Ultraschall, HNO-Konsil, MRT/CT
zerebrale Erkrankungen/SHT	+	neurologisches Konsil, ggf. MRT/CT

Visusverlust 253

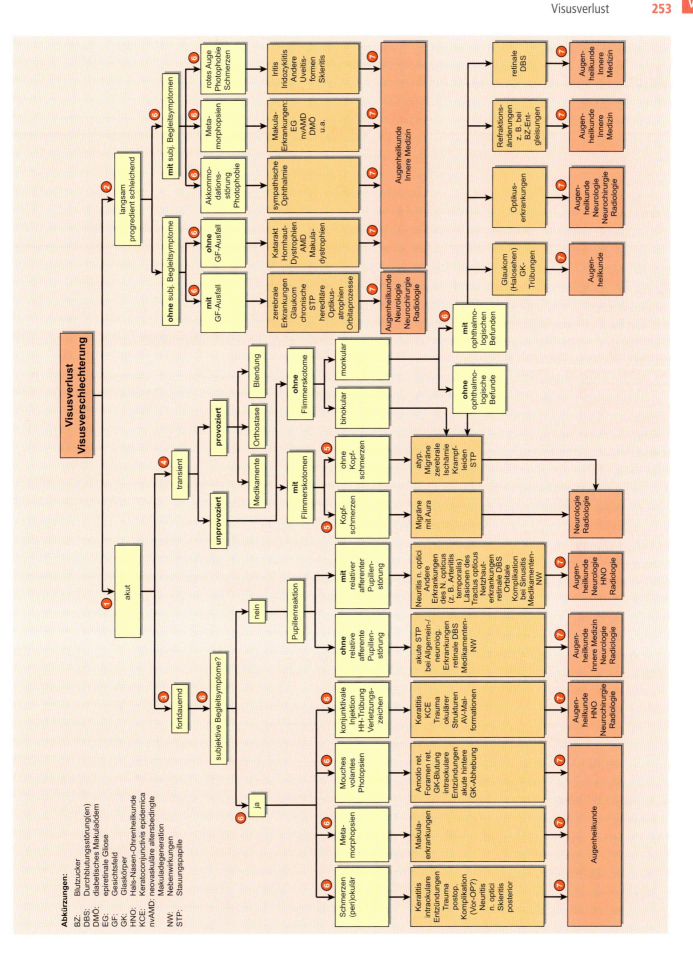

J. Unterkofler, C. Bollheimer

Wachstumsstörungen/Kleinwuchs

Definition

Ein Kleinwuchs liegt vor, wenn die Körperhöhe eines Individuums unterhalb der 3. Perzentile Gleichaltriger liegt. Beim **primären Kleinwuchs** ist das Wachstums- und Entwicklungspotenzial des Knorpel-Knochen-Systems von Geburt an vermindert, wodurch es entweder zu einem proportionierten oder zu einem dysproportionierten Kleinwuchs kommt. Beim **sekundären** Kleinwuchs wird wegen Substratmangels und/oder Störung der Steuerungssysteme das an sich normale Wachstums- und Entwicklungspotenzial des Knorpel-Knochen-Systems nicht umgesetzt. Davon abgegrenzt werden der Kleinwuchs bei SGA-Kindern (SGA = small for gestational age), der familiäre Kleinwuchs und die konstitutionelle Entwicklungsverzögerung.

Anamnese

In der Regel finden sich bereits im **Anamnesegespräch** sichere Hinweise auf angeborene Skeletterkrankungen ❶, (chromosomale) Fehlbildungssyndrome (Turner-, Down-, Prader-Willi-, Noonan-Syndrom) ❷ sowie auf kardiale (Herzfehler), pulmonale (Asthma bronchiale, zystische Fibrose), gastroenterologische (Morbus Crohn, Colitis ulcerosa, Zöliakie), rheumatologische, nephrologische und hämatoonkologische **Grunderkrankungen** ❸. Wichtig ist eine **psychosoziale Anamnese** im Hinblick auf einen möglichen **sekundären Deprivationskleinwuchs** ❹. Die genaue **Geburtsanamnese** (Mutterpass!) mit Termin, Länge und Gewicht ist für die Diagnose eines Kleinwuchses bei SGA wichtig ❺. Anhand der **Perzentilenkurven** für Körperhöhe und Wachstumsgeschwindigkeit (Vorsorgeuntersuchungen) wird überprüft, ob und seit wann eine Wachstumsstörung vorliegt (Wachstumsgeschwindigkeit < 25. Perzentile in einem Zeitraum von mind. 6-12 Monaten, Schneiden von Perzentilen) ❻. Ausgehend von den Körperhöhen der Eltern wird die genetische Zielgröße ermittelt ❼. Die gründliche auxologische Untersuchung ist entscheidend für die Initiierung weiterer Untersuchungen.

Untersuchungen

Neben der genauen Bestimmung von Alter, Körperhöhe und -gewicht ❽ muss auf Dysproportionen und eventuelle Stigmata für Fehlbildungssyndrome geachtet werden ❾.

Anhand einer **Röntgenaufnahme der linken Hand mit Handgelenk** wird das sog. **Knochenalter** und die **prospektive Endgröße** bestimmt ❿. Letztere befindet sich im Deckungsbereich mit der genetischen Zielgröße ⓫ beim familiären Kleinwuchs (Knochenalter = Lebensalter) ⓬ und bei der konstitutionellen Entwicklungsverzögerung (Knochenalter < Lebensalter) ⓭, wohingegen sie bei den übrigen Kleinwuchsformen unterhalb der genetischen Zielgröße liegt ⓮.

Laborchemisch werden IGF-1 und IGFBP-3 bestimmt, welche die integrale GH-Sekretion widerspiegeln ⓯. Sind IGF-1 bzw. IGBP-3 erniedrigt und liegt keine internistische oder genetisch bedingte Grunderkrankung, so besteht der V.a. einen Wachstumshormonmangel im engeren Sinne ⓰. Dieser sollte anschließend mit zwei Wachstumshormon-Stimulationstests gesichert werden.

Differenzialdiagnosen

Ursachen von Kleinwuchs		
Mögliche Erkrankungen	Häufigkeit	Weiterführende Untersuchungen
primärer Kleinwuchs ⓴		
• proportional ⓱ syndromale Erkrankungen	++	körperliche Stigmata, Genetik ⓲, Überweisung in ein Kompetenzzentrum
• dysproportional ⓳ Hypo-/Dysplasien/ Dysostosen	+/−	Überweisung in ein Kompetenzzentrum, ggf. Genetik ⓲
sekundärer Kleinwuchs ㉑		
• mittelbare Störung ㉒ bei: internistischen Grunderkrankungen ❸ psychosozialen Störungen ❹	++	Mitbetreuung durch entsprechende Subdisziplin; cave: weniger augenfällige Grunderkrankungen wie Hypothyreose (TSH?) oder Zöliakie
• Wachstumshormonmangel im engeren Sinne ❿ ㉔	++	Objektivierung durch Stimulationstests (z. B. CRF-, Arginin- und Insulinhypoglykämietest), Wachstumshormon-(Nacht)-profil, Austestung der anderen Hypophysenfunktionen, MRT ㉓
Varianten		
• SGA ❺ ㉕	++	Geburtsgewicht und/oder -länge < −2 SD bezogen auf Gestationsalter und Geschlecht
• familiärer Kleinwuchs ❻ ㉖	++	Längenwachstum und genetisches Potenzial < 3. Perzentile
• konstitutionelle Entwicklungsverzögerung ❼ ㉗	+++	temporäre Wachstumsretardierung, die im weiteren Verlauf wieder aufgeholt wird; typisch: Wachstumsretardierung zwischen 18. bis 30. Lebensmonat, besonders starke Reduktion der Wachstumsgeschwindigkeit kurz vor der (verzögert einsetzenden) Pubertät

Wachstumsstörungen/Kleinwuchs

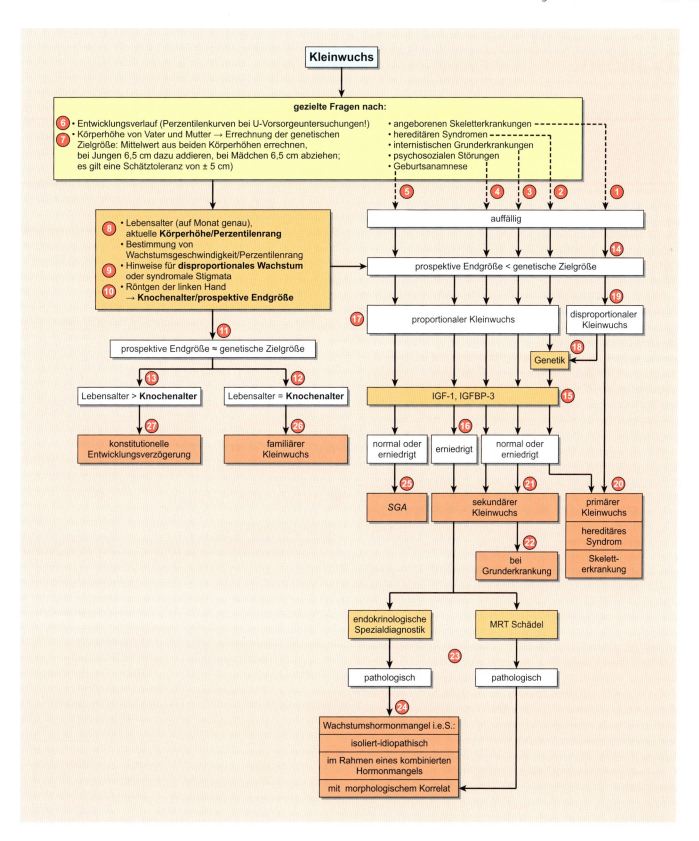

Ökonomische Aspekte

Ein Kleinwuchs ist mit einer Vielzahl von Herausforderungen im Alltag verbunden (u. a. aufwendige Hilfsmittelversorgung). Unterstützung erhalten Betroffene und deren Angehörige über den Bundesverband Kleinwüchsige Menschen und ihre Familien e. V. (BKMF).

M. Hamm

Zyanose

Definition

Als Zyanose wird eine Blauverfärbung der Haut und/oder der Schleimhäute bezeichnet. Sie ist ein relativ unzuverlässiges Zeichen für das Vorliegen einer arteriellen bzw. kapillären Hypoxämie, das durch eine arterielle Blutgasanalyse verifiziert werden muss. Sie entsteht bei ≥ 5 g/100 ml reduziertem Hämoglobin im Kapillarblut.

Anamnese

Erfragt werden: Art der Zyanose, zeitliche Entwicklung, Begleitbeschwerden (Luftnot, Atemgeräusche, Ödeme, Schmerzen), Vorerkrankungen, Medikamente, Schadstoffexposition ❶.

Selten ist die **Pseudozyanose** ❺ durch abnorme Pigmentation oder Ablagerung körperfremder Substanzen (z. B. Argyrose).

Untersuchungen

Bei der **körperlichen Untersuchung** ❷ sollte auf eine Atem- bzw. Kreislaufinsuffizienz geachtet werden (Dyspnoe, Tachypnoe, Schockzeichen usw.). Blässe sowie fehlende Kapillarfüllung bestehen bei Anämie oder Kreislaufzentralisation, Trommelschlegelfinger und Uhrglasnägel bei chronischer Hypoxämie. Liegen klinische Zeichen einer Erkrankung von Herz, Lunge oder Leber vor?

Bei der **zentralen Zyanose** ❼ durch arterielle Hypoxämie sind Zunge und Schleimhäute bläulich verfärbt, Lippen und Zunge sind gleich zyanotisch. Bei der **peripheren Zyanose** ❻ durch vermehrte Sauerstoffausschöpfung sind nur Haut und Akren zyanotisch; es besteht eine deutliche Differenz zwischen Lippen und Zunge (z. B. kälteinduzierte periphere Zyanose).

In der **Thorax-Röntgenübersicht in 2 Ebenen** ❸ können sich Hinweise auf Herz- und Lungenkrankheiten ergeben.

Bei V. a. O_2-Minderversorgung muss die Oxygenierung gemessen werden! Die **Pulsoximetrie** hat sich in der Notfallmedizin bewährt, erlaubt aber keine Beurteilung der alveolären Ventilation und ist bei leichter Hypoxämie wenig sensitiv. Daher ist die arterielle **Blutgasanalyse** unverzichtbar ❸, bei normalen Kreislaufverhältnissen alternativ die kapilläre BGA aus dem hyperämisierten Ohrläppchen.

Bei schwerer Anämie besteht keine Zyanose trotz Hypoxämie. Bei Met- oder Sulfhämoglobinämie ❹ oder CO-Vergiftung sind der PO_2, die daraus berechnete O_2-Sättigung und die Pulsoximetrie normal, die Hypoxämie kann nur durch echte Messung der O_2-Sättigung und der Hämoglobinformen erfasst werden.

Ein erhöhter PCO_2-Wert ❽ dokumentiert eine alveoläre Hypoventilation; weitere Abklärung durch **Lungenfunktionsprüfung** und ggf. Untersuchung der **Atemregulation** einschließlich **Polysomnographie**.

Bei Adipositas führt eine **Blutgasanalyse unter Belastung** ❾ durch Verbesserung eines Ventilations-Perfusions-Mismatches zu einem Anstieg des PO_2, bei Diffusionsstörungen dagegen zum weiteren PO_2-Abfall.

Die **O_2-Gabe** führt bei Diffusionsstörungen im Gegensatz zur Zyanose durch einen Rechts-Links-Shunt zum deutlichen Anstieg des PO_2. Durch eine **Blutgasanalyse bei Atmung von reinem O_2** ❿ lässt sich die Shunt-Fraktion berechnen. Die Lokalisation eines kardialen Shunts erfolgt durch (transösophageale) **Echokardiographie**, seltener durch eine **Angiographie** (z. B. bei pulmonalen Gefäßmissbildungen).

Bei funktionellem intrapulmonalen Rechts-Links-Shunt durch Lebererkrankungen mit hepatopulmonalem Syndrom ⓫ werden bei der Atmung von reinem Sauerstoff normale PO_2-Werte erreicht; durch Umverteilung der Perfusion werden im Liegen höhere PO_2-Werte als im Sitzen gemessen.

Bei pulmonalen Erkrankungen oder V. a. Lungenembolie sollte eine **Computertomographie** mit Kontrastmittel ⓬ erfolgen; ein **Rechtsherzkatheter** gilt als Goldstandard zur Quantifizierung einer pulmonalen Hypertonie.

Bei umschriebener peripherer Zyanose kann mit der **Doppler-Sonographie** die Durchblutung beurteilt werden.

Differenzialdiagnosen

Ursachen einer Zyanose

Mögliche Erkrankungen	Häufigkeit	Weiterführende Untersuchungen
COPD	++++	Lungenfunktionsdiagnostik
interstitielle Lungenkrankheiten	+	Lungenfunktionsdiagnostik, CT
pulmonale Infiltrationen, Atelektasen	+++	Röntgen-Thorax, CT, Sonographie
Lungengefäßerkrankungen	+	Echo, Rechtsherzkatheter, CT, Angiographie
Shuntvitien	+	BGA mit 100 % O_2-Atmung, Echo, Herzkatheter
hepatopulmonales Syndrom	+	BGA sitzend/liegend/100 % O_2-Atmung
Herzinsuffizienz (periphere Zyanose)	+++	Echokardiographie
periphere Akrozyanose	+++	Doppler-Sonographie
Methämoglobinämie	+	Met-Hb-Bestimmung
hypobare Hypoxämie	ohne Begleiterkrankung nur in großer Höhe (> 3000 m)	Anamnese, Situation

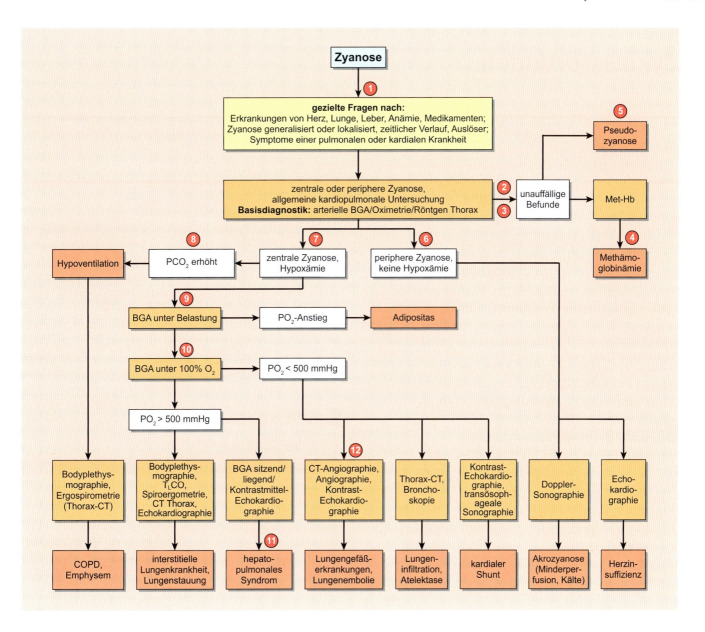

U. Woenckhaus

Zyklusstörungen

> **Definition**
>
> Zyklusstörungen sind Störungen im Menstruationszyklus der geschlechtsreifen Frau, die die Blutungsrhythmik oder den Blutungscharakter betreffen. Eine Sonderform der Zyklusstörung ist das Ausbleiben der Periodenblutung (primäre oder sekundäre Amenorrhö).

Anamnese

Zunächst wird die **Art** der Zyklusstörung, z.B. Amenorrhö, Oligomenorrhö (Zyklusdauer > 35 Tage), Metrorrhagie (Zwischenblutung), Menorrhagie (> 80 ml), erfasst ❶. Während bei der **primären Amenorrhö** die Menarche bis zum Alter von 16 Jahren ausgeblieben ist, entwickelt sich die **sekundäre Amenorrhö** (keine Blutung über mehr als 3 Monate oder mehr als drei Zyklen) nach zuvor aufgetretener Menses. **Mittelschmerz** ist ein Hinweis für ovulatorische Zyklen.

Abhängig vom Alter kommen verschiedene auslösende Erkrankungen in Frage. Sämtliche schwere Begleiterkrankungen können ebenso wie Medikamente ❷ Zyklusstörungen auslösen.

Untersuchungen

Bei der klinischen Untersuchung ❸ ist besonders auf die sekundären Geschlechtsmerkmale, Zeichen der Hyperandrogenämie und den BMI zu achten.

Liegt eine **primäre Amenorrhö** ❹ vor, muss hormonell die gonadotrope Achse und klinisch/bildgebend der Status der Genitalorgane erfasst werden ❺. Häufigste Ursache für die **sekundäre Amenorrhö** ❻ ist eine **Schwangerschaft** und daher eine hCG-Bestimmung ❼ der erste diagnostische Schritt.

Besteht **keine Schwangerschaft,** kommt eine Hormondiagnostik zum Einsatz, die auch zur Abklärung einer Oligomenorrhö (< 9 Menses/Jahr) ❽ durchgeführt wird. Bei Letzterer können ferner regelmäßige Messungen der Körperbasaltemperatur ❾ bei fehlendem Temperaturanstieg (ca. 0,35 °C) anovulatorische Zyklen nachweisen. Sind die Gonadotropine erhöht ❿, liegt eine **Ovarialinsuffizienz** (reguläre Menopause, autoimmun bedingt etc.) vor. Niedrig-normale oder verminderte Gonadotropinspiegel ⓫ und reguläre Stimulierbarkeit durch GnRH ⓬ weisen auf die häufige **funktionell hypothalamische Störung** hin, die typischerweise bei erhöhtem emotionalen oder physischen Stress und bei Essstörungen auftritt. Eine organische **hypophysäre oder hypothalamische Erkrankung** (z.B. Hypophysenadenom) ist bei einem deutlich erhöhten Prolaktinspiegel ⓭ und bei klinischen Hinweisen auf hypophysäre Ausfälle oder eine Hormonüberproduktion zu vermuten. Eine umfangreichere Labordiagnostik und ein Hypophysen-MRT ⓮ sichern die Diagnose. Nicht selten treten Zyklusstörungen infolge einer **Schilddrüsenfehlfunktion** ⓯ auf. Bei Hypothyreose findet sich dann häufig auch eine leichte Hyperprolaktinämie.

Hirsutismus erfordert die Bestimmung der Androgene ⓰ (➤ Hirsutismus). Mögliche Ursache ist ein **PCO-Syndrom**, bei dem sich in einem Teil der Fälle vaginalsonographisch ⓱ polyzystische Ovarien (PCO) darstellen lassen. Seltenere Ursachen der Hyperandrogenämie wie **adrenogenitales Syndrom** (AGS) und **Hyperkortisolismus** werden mittels Labordiagnostik und Bildgebung verifiziert, wobei die Zyklusstörungen beim Cushing-Syndrom nicht allein durch die Hyperandrogenämie bedingt sind.

Bei zu starken oder zu langen Blutungen ⓲ stehen Vaginalsonographie und ggf. Hysteroskopie ⓳ zur Abklärung uteriner oder zervikaler Erkrankungen an erster Stelle. Seltener liegt ein plasmatischer oder zellulärer, angeborener oder erworbener **Gerinnungsdefekt** vor, der mittels spezifischer Gerinnungsdiagnostik ⓴ weiter analysiert wird.

Differenzialdiagnosen

Ursachen von Zyklusstörungen		
Mögliche Erkrankungen	Häufigkeit	Weiterführende Untersuchungen
Schwangerschaft	+++	hCG-Bestimmung
prämature Ovarialinsuffizienz/Menopause	+/+++	LH, FSH, Estradiol (E2)
funktionell hypothalamische gonadotrope Insuffizienz	++	LH, FSH, GnRH-Test Prolaktin, TSH zum differenzialdiagnostischer Ausschluss anderer Erkrankungen erforderlich
hypophysäre Erkrankung	+	Prolaktin, kombinierter Hypophysentest, MRT Hypophyse
Schilddrüsenfunktionsstörung	+	TSH, SD-Sonographie, SD-Autoantikörper
PCO-Syndrom	++	BMI, Testosteron, LH/FSH, Vaginalsonographie
uterin/zervikal (Polyp, Myom, Malignom etc.)	++	Vaginalsonographie, Hysteroskopie, eventuell fraktionierte Abrasio
medikamenteninduzierte Form	++	Anamnese
Koagulopathie	+	PTT, Quick, Blutbild, spezielle Gerinnungsdiagnostik

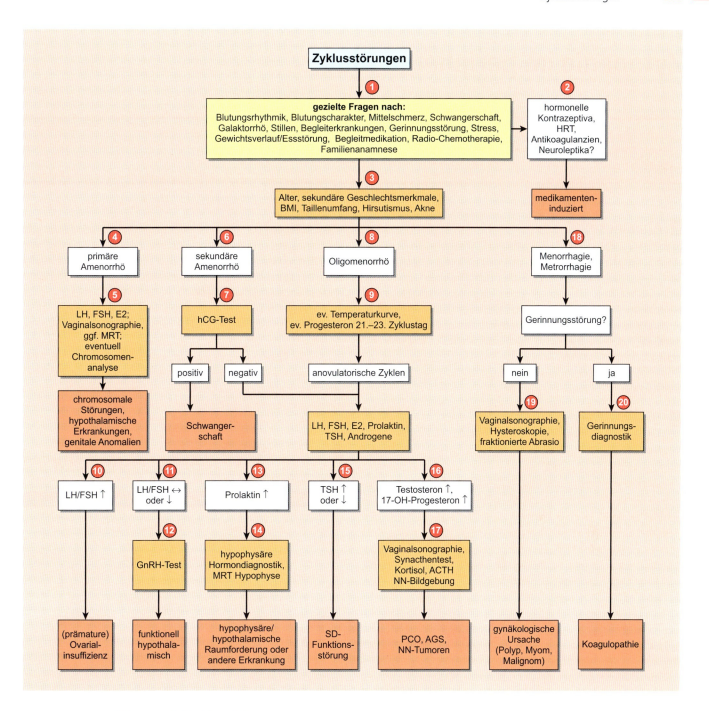

Ökonomische Aspekte

Ein Östrogenmangel bei jugendlichen Mädchen und jungen Frauen reduziert die Peak Bone Mass und erhöht neben dem Osteoporoserisiko auch das kardiovaskuläre Risiko. Deshalb ist die rechtzeitige Diagnostik und Therapie langfristig von eminenter Bedeutung.

Auch die Diagnose eines PCO-Syndroms ist unabhängig von den gynäkologischen Aspekten relevant, um möglichen metabolischen Komplikationen frühzeitig zu begegnen.

Beim Nachweis einer Hyperprolaktinämie sollte laborchemisch eine Makroprolaktinämie ausgeschlossen werden. Makroprolaktine (große Prolaktinkomplexe) werden in den gängigen Assays in der Regel mit erfasst, haben aber eine geringe biologische Aktivität und können deshalb zu diagnostischen und therapeutischen Fehlschlüssen führen.

B. Gleissner

Zytopenie im peripheren Blut

Definition

Unter einer Zytopenie versteht man die Verminderung einer (**Monozytopenie**) oder mehrerer Zellreihen (**Bi-** oder **Panzytopenie**).

Anamnese

Häufig ist die Zytopenie ein Zufallsbefund. Symptome bei Leukozytopenie sind Fieber und Infekte, bei Anämie treten Abgeschlagenheit, Blässe und Luftnot auf. Flohstichartige Blutungen (Petechien) sind Zeichen einer Thrombozytopenie. Hepato-Splenomegalie und vergrößerte Lymphknotenstationen sollten überprüft werden ❶.

Auslösende Ursachen können sein: chemische Noxen (z. B. Exposition von aromatischen Kohlenwasserstoffen), Medikamente (z. B. Chemotherapeutika, Analgetika, Antibiotika), Exposition von Strahlentherapie, Substratmangel, hämatologische Systemerkrankungen oder Autoimmunopathien ❶.

Untersuchungen

Wichtige **Laboruntersuchungen** sind: Blutbild, Blutausstrich mit Differenzialblutbild, eine Retikulozytenzählung und die Bestimmung der LDH im Serum ❷.

Zur **Differenzialdiagnose einer Anämie** sollte bei einer Makrozytose der Erythrozyten eine Bestimmung von Folsäure und Vitamin B_{12} erfolgen. Bei einer Mikrozytose sollten das Serumeisen und Ferritin kontrolliert werden. Für eine Hämolyse sprechen Fragmentozyten, eine erhöhte LDH, ein erniedrigtes Haptoglobin im Serum und/oder ein positiver Coombs-Test ❷. Eine erhöhte LDH bei Anämie kann auch Ausdruck einer ineffektiven Hämatopoese bei Myelofibrose oder Knochenmarkinfiltration sein.

Eine **Leukopenie** sollte mikroskopisch differenziert werden. Neben hämatologischen Systemerkrankungen wird eine **Granulozytopenie** häufig durch Noxen, eine **Lymphopenie** dagegen eher durch virale Infektionen, z. B. CMV, HIV, ausgelöst ❷.

Eine **Thrombozytopenie** sollte durch eine Blutbildbestimmung im Gerinnungsröhrchen verifiziert werden, um eine Pseudothrombozytopenie mit Thrombozytenaggregaten auszuschließen. Serumgerinnungstests (partielle Thromboplastinzeit [PTT], Prothrombinzeit [PT]) sind zum Ausschluss eines Verbrauchs von Gerinnungsfaktoren indiziert ❷, ebenso sollte eine heparininduzierte Thrombopenie abgeklärt werden.

Bei fehlenden Hinweisen auf immunologische Prozesse wie z. B. rheumatologische Systemerkrankungen ist die Gewinnung von **Knochenmark** zur zytologischen und histologischen Beurteilung sowie zur Durchführung einer Immunphänotypisierung und zytogenetischen Analyse wichtig ❷.

Zeigt sich im Knochenmark eine **Blastenanzahl** von über 20 %, liegt eine akute Leukämie vor ❸. Weniger als 20 % Blasten und eine gesteigerte, reifungsgestörte Hämatopoese sprechen für eine Myelodysplasie ❸ oder einen Substratmangel ❺. Eine aplastische Anämie zeigt im Knochenmark eine verminderte Zellularität und betont eher lymphatische Zellen ❹. Für die **Immunthrombozytopenie** ist eine morphologisch normale, aber zahlenmäßig gesteigerte Thrombopoese im Knochenmark typisch.

Differenzialdiagnosen

Ursachen einer Zytopenie		
Mögliche Erkrankungen	Häufigkeit	Weiterführende Untersuchungen
Substratmangel (Folsäure, Vitamin B_{12}, oder kombiniert Eisen/Folsäure/Vitamin B_{12}) ❺	+++	Folsäure, Vitamin B_{12}, Eisen, Ferritin, Transferrinsättigung
akute Leukämie ❸	+	Knochenmarkzytologie, -histologie, Immunphänotypisierung, Zytogenetik
reaktive Veränderungen z. B. nach Infektionen, Medikamente ❺	+++	Anamnese, Knochenmarkzytologie, Parvovirus P19, CMV-, EBV-, HIV-, Hepatitis-Serologie Ausschluss Medikamententoxizität
aplastische Anämie ❹	+	Knochenmarkzytologie, -histologie
Autoimmunerkrankung ❻	++	Anamnese, Rheumafaktor, Bestimmung verschiedener Autoantikörper (z. B. ANA, ENA)
KM-Infiltration durch soliden Tumor ❼	+	Anamnese, Tränenformen der Erythrozyten im peripheren Blut, Knochenmarkzytologie, -histologie

Zytopenie im peripheren Blut

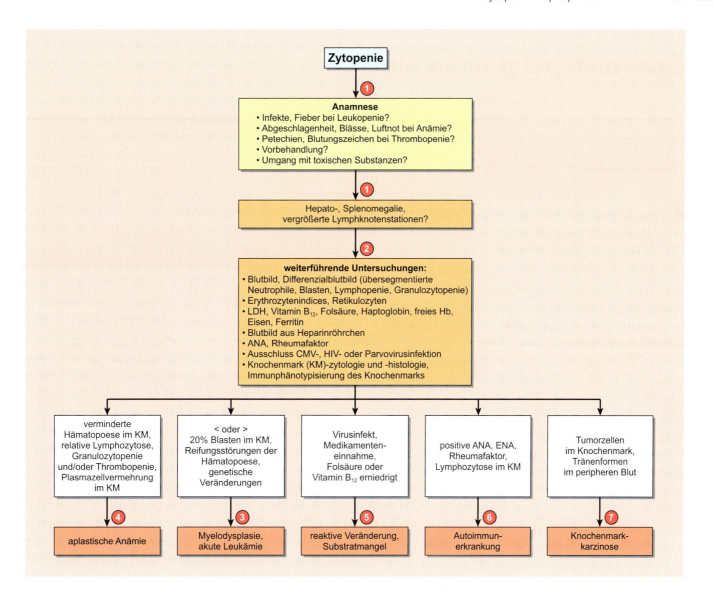

B. Gleissner

Zytose im peripheren Blut

Definition

Bei einer Zytose handelt es sich um die Vermehrung einer oder mehrerer Zellreihen – Leukozyten (> 2 Norm, Lymphozyten > 4 × 10^9/l), Erythrozyten und/oder Thrombozyten (> 450 × 10^9/l) – im peripheren Blut.

Anamnese

Eine Vermehrung der Blutzellen zeigt sich meist als **Zufallsbefund** im Rahmen einer Abklärung **uncharakteristischer klinischer Beschwerden** (z. B. Müdigkeit, Abgeschlagenheit, Gicht, Fieber, Juckreiz). Abdominale Schmerzen in Folge einer Splenomegalie können Anlass zur Untersuchung sein. Bei Anamnese und klinischer Untersuchung ist auf Infekte (Atem-, Gastrointestinaltrakt, Harnwege, Abszesse) oder Traumen zu achten ❶.

Durchblutungsstörungen können Folge einer erheblichen Leukozytose ❷ (insbesondere Granulozytose) sein. Bei einer essenziellen Thrombozytose können **Blutungszeichen** und Thrombosen vorliegen, wohingegen bei reaktiven Thrombozytenvermehrungen klinisch meist keine Blutungszeichen bestehen ❸. Hochdruck, Kopfschmerzen, Schwindel und Sehstörungen finden sich insbesondere bei der Polycythaemia vera ❹.

Auslösende Ursachen können chemischen Noxen (z. B. Benzol, Zytostatika, Nikotin, Steroide) sein. Reaktive Leukozytose und Thrombozytose finden sich bei Infektionen, Tumoren, aktuell vorliegenden oder abgelaufenen schweren Allgemeinerkrankungen. Eine Lymphozytose korreliert mit viralen Infekten. Reaktive Vermehrungen der Erythrozyten ❹ bestehen insbesondere bei pulmonalen und kardialen Grunderkrankungen.

Untersuchungen

Durchzuführen sind ein Blutbild, ein Differenzialblutbild, die Bestimmung der alkalischen Leukozytenphosphatase, eine molekular- und zytogenetische Untersuchung (BCR-ABL, Ausschluss von JAK2-, CALR- sowie MPL-Mutationen) ❺ sowie eine Knochenmarkzytologie und -histologie ❻.

Differenzialdiagnosen

Ursachen für eine Zellvermehrung im peripheren Blut		
Mögliche Erkrankungen	Häufigkeit	Weiterführende Untersuchungen
reaktive Leukozytose/ Granulozytose (mögliche Ursachen Infekte – lokal oder generalisiert) ❼	++++	Anamnese, körperliche Untersuchung, C-reaktives Protein und Prokalzitonin im Serum, Blutbild und Differenzialblutbild (Granulozytose), mikrobiologische Untersuchungen (Kulturen) von Blut, Urin, Stuhl, Knochenmark, ggf. Punktaten, ggf. Bestimmung von BCR-ABL-, JAK2-Mutationen
Lymphozytose	+++	virale Infekte (EBV, CMV, Hepatitis, Brucellose, TBC), Ausschluss Monoklonalität durch Durchflusszytometrie
Eosinophilie	+	Suche nach Allergenen, parasitären Erkrankungen, Infektionen, myeloproliferatives Syndrom, hypereosinophiles Syndrom (> 1,5 × 10^9/l an 2 Bestimmungen)
Polyglobulie ❽	+++	Lungenfunktion, Blutgase, Serum-Erythropoetin, Ausschluss Exsikkose, erythropoetinbildende Tumoren (Niere, ZNS), hoch affine Hämoglobinvariante
reaktive Thrombozytose ❾	+++	Anamnese, Eisenmangel (Mikrozytose, Fe-/Ferritin-/Transferrinbestimmung), akute Blutung/ Trauma, akute Infektion, Asplenie, Tumoren
Leukämie ⓭	+	Diff-BB, Knochenmarkzytologie, -histologie, Immunphänotypisierung des Knochenmarks, Zytogenetik
myelodysplastisches Syndrom	+	Diff-BB, Anamnese, Knochenmarkzytologie, -histologie, Zytogenetik
Osteomyelofibrose ❿, Polycythaemia vera ⓫, essenzielle Thrombozythämie ⓬	+	Splenomegalie, Knochenmarkzytologie, -histologie, Molekularzytogenetik, JAK2-Mutation, CALR-Mutation? MPL-Mutation?

Zytose im peripheren Blut

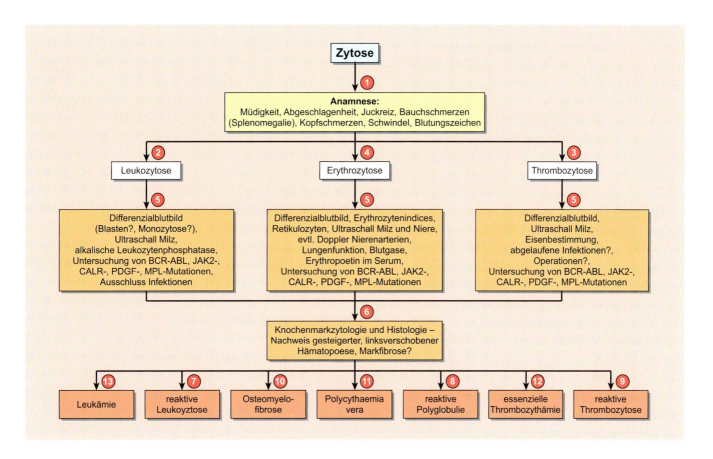

Teil II
Von der Diagnose zur Therapie

H. P. Lorenzen
Akrale Durchblutungsstörungen

Zur Orientierung

Akrale Durchblutungsstörungen können in **akute** und **chronische Ischämie** unterteilt werden. Diese können mit einem **Raynaud-Phänomen** einhergehen – meist von Kälte oder mechanischen Belastungsreizen induzierten Gefäßspasmen mit Abblassen, Kältegefühl und Schmerzen der Akren. Das **primäre Raynaud-Syndrom** ist eine funktionelle Durchblutungsstörung und typischerweise nicht mit persistierenden ischämischen Läsionen verbunden. Das **sekundäre Raynaud-Syndrom** dagegen ist Haupt- oder Begleitsymptom verschiedener Autoimmun- und entzündlicher Gefäßerkrankungen und geht mit der Gefahr eines Gewebsuntergangs einher. Differenzialdiagnostisch ist bei persistierender Blässe, Kälte und Schmerz an einen **akuten Arterienverschluss** oder eine **akrale Embolie** zu denken, die einer schnellen Revaskularisation bedürfen.

Formen

Das Raynaud-Phänomen wird in eine primäre idiopathische und eine sekundäre Form unterteilt. Die Ursache des **primären Raynaud-Syndroms** ist letztlich ungeklärt. Es finden sich keine fixierten Gefäßverschlüsse.

Ein **sekundäres Raynaud-Syndrom** kann vielfältige Ursachen haben und erfordert eine breite internistische, neurologische und orthopädische Diagnostik inklusive einer Autoimmundiagnostik. Angiographisch finden sich häufig typische Veränderungen und Verteilungsmuster. Bei ca. der Hälfte der Patienten mit Digitalarterienverschlüssen liegen ursächlich Vaskulitiden der kleinen oder mittelgroßen Arterien vor. Am häufigsten sind die Thrombangiitis obliterans, sekundäre Vaskulitiden auf dem Boden von Kollagenosen sowie die Panarteriitis nodosa und kryoglobulinämische oder leukozytoklastische Vaskulitiden.

Ursachen von Digitalarterienverschlüssen	
Kollagenose	systemische Sklerose (RP bei 90 % der Betroffenen) CREST-Syndrom Mischkollagenose (RP bei 85 %)
Immunkomplexvaskulitiden	systemischer Lupus erythematodes (RP bei 40 %) kryoglobulinämische Vaskulitis medikamenteninduzierte Vaskulitis kutane leukozytoklastische Vaskulitis Paraproteinämie
primäre Vaskulitiden	Thrombangiitis obliterans Panarteriitis nodosa
kardiovaskuläre Genese	kardiogene Embolie Embolien aus vorgeschalteten Aneurysmata Arteriosklerose mit vorgeschalteten Stenosen Thoracic-outlet-Syndrom Hypothenar-Hammer-Syndrom
hämatologische Ursachen	Hyperkoagulabilität Hyperviskosität maligne Lymphome, Paraneoplasien
Medikamente	Ergotamin

Therapie

Die Behandlung des primären Raynaud Syndroms ist **symptomatisch** – konsequenter Kälteschutz und Nikotinkarenz sowie Absetzen potenziell vasokonstriktiver Medikamente wie Triptane, Betablocker oder Chemotherapeutika sind **Basismaßnahmen** ❶. **Transkutane Nitropräparate** und **Kalziumantagonisten** vom Dihydropyridin-Typ können Schwere und Frequenz der Attacken mindern ❷. Eine Sympathektomie erniedrigt die Anzahl der Raynaud-Anfälle lediglich vorübergehend.

Bei **Vibrationssyndrom** wie auch beim **Hypothenar-Hammer-Syndrom** sollten entsprechende Tätigkeiten vermieden werden ❸.

Prostazykline und **Prostaglandine** werden wegen der erforderlichen intravenösen Gabe vorwiegend bei fortgeschrittenen sekundären Formen wie systemischer Sklerose oder auch Thrombangiitis obliterans mit bereits bestehender oder drohender Nekrosebildung eingesetzt ❹.

Phosphodiesterase-5 Hemmer wie z. B. Sildenafil und Tadalafil können bei sekundärer Genese Frequenz und Dauer der Raynaud-Attacken reduzieren ❻ Bei digitalen Ulzera können Endothelin-Rezeptorantagonisten wie Bosentan eingesetzt werden, deren Effekt zur Rezidivprophylaxe bei ischämisch bedingten Ulzerationen aufgrund einer systemischen Sklerose nachgewiesen wurde ❺

Bei digitalen Ulzera können **Endothelin-Rezeptorantagonisten** wie Bosentan eingesetzt werden, deren Effekt zur Rezidivprophylaxe bei ischämisch bedingten Ulzerationen aufgrund einer systemischen Sklerose nachgewiesen wurde ❺. Der Phosphodiesterase-5-Hemmer Sildenafil kann bei sekundärer Genese Frequenz und Dauer der Raynaudattacken reduzieren ❻.

Die Therapie des sekundären Raynaud-Syndroms besteht jedoch vor allem in der **Behandlung der Grunderkrankung** – also zum Beispiel eine immunsuppressive Therapie bei ursächlicher Vaskulitis ❼. Bei embolischer Genese sollte eine Antikoagulation erfolgen und wenn möglich die Emboliequelle beseitigt werden (Thoracic-outlet-Syndrom, arteriosklerotische Stenosen oder Aneurysmen) ❽.

Evidenzgrade der Therapie		
Therapie	Empfehlungsgrad	Evidenzgrad
Kalziumantagonisten	A	Ia (8 RCT; Cochrane-Metaanalyse)
Fluoxetin	C	Ib (1 RCT)
i.v. Prostanoide	A	Ia (5 RCT, eine Metaanalyse)
PDE-5 Inhibitoren	A	Ia (6 RCT, eine Metaanalyse)
Bosentan	A	Ib (2 RCT)

Akrale Durchblutungsstörungen

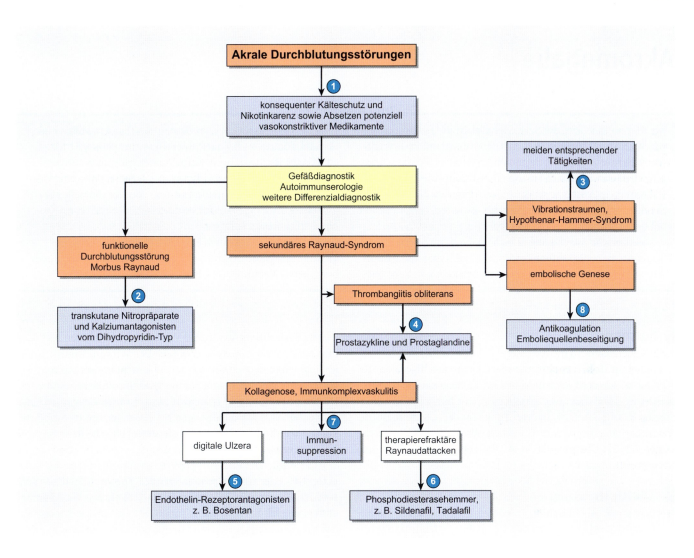

J. Seufert
Akromegalie

Zur Orientierung

Die Akromegalie wird durch eine langdauernde Überproduktion von **Wachstumshormon** (**GH,** Syn.: Somatotropin) im Erwachsenenalter verursacht; bei Beginn im Kindesalter (Epiphysenfugen offen) entwickelt sich ein sog. Gigantismus (Riesenwuchs). Die Akromegalie ist eine seltene Erkrankung. Das durchschnittliche Alter bei Diagnosestellung liegt bei 45 Jahren. Lange Verläufe mit später Diagnosestellung sind typisch.

Die **klinische** Ausprägung ist bedingt durch variable GH-Sekretion, Hypophysentumorexpansion und Hypopituitarismus sehr vielfältig. Neben akromegalen Stigmata, wie z. B. Vergröberung der Gesichtszüge, Vergrößerung von Händen, Füßen und Schädel, können auch Kopfschmerzen, Arthropathie, Arthralgien, Weichteilschwellungen, Karpaltunnelsyndrom, Schwitzen, Diabetes mellitus, arterielle Hypertonie, Struma, linksventrikuläre Hypertrophie, Schlafapnoesyndrom, „kloßige" Sprache (Vergrößerung der Zunge), Gesichtsfelddefekte als Zeichen einer Hypophyseninsuffizienz auftreten.

Die **Diagnose** wird durch eine laborchemische endokrine Funktionsdiagnostik (Serum-GH und -IGF-1, OGTT) und durch bildgebende Verfahren (MRT) gesichert.

Formen

In 99% der Fälle wird die Akromegalie durch ein GH-sezernierendes **Adenom des Hypophysenvorderlappens** hervorgerufen. Bei weniger als 1% der Fälle handelt es sich um eine **ektope** paraneoplastische GHRH- oder GH-Sekretion durch z. B. ein Bronchialkarzinom, Karzinoide oder andere Tumoren des Gastrointestinaltrakts. Die Ausprägung der klinischen Symptome hängt von der Dauer der GH-Überproduktion ab. Sie entwickeln sich langsam über Monate bis Jahre.

Therapie

Ist die Akromegalie durch die laborchemische endokrine Funktionsdiagnostik gesichert (Serum-GH ↑, IGF-1 ↑, fehlende Supprimierbarkeit der Serum-GH-Konzentration nach Glukosebelastung im OGTT), sollte das Vorhandensein eines **Hypophysenadenoms** mittels Kernspintomographie (MRT) bestätigt werden. Die Primärtherapie des Adenoms stellt die **neurochirurgische Operation** ❶ (präferenziell transnasale-transsphenoidale Adenomresektion) dar. Die Heilungsrate liegt hier bei ca. 60%. Nach der Operation werden verschiedene **Kontrolluntersuchungen** durchgeführt ❷: Serum-IGF-1, MRT, Hypophysenfunktionstest. Bei persistierender Akromegalie nach Operation kommen drei Optionen in Betracht: medikamentöse Therapie, erneute Operation oder Bestrahlung. Zielparameter der **medikamentösen Therapie** ❸ ist ein IGF-1 im Normbereich. Dies kommt auch primär in Betracht, wenn die Akromegalie laborchemisch gesichert, aber mittels MRT kein Hypophysenadenom nachgewiesen werden kann. Zunächst kann ein Therapieversuch mit **Dopaminagonisten** (z. B. Bromocriptin, Cabergolin, Quinagolid) unternommen werden, der jedoch meist nur einen geringen Therapieeffekt bewirkt (IGF-1-Normalisierung in ca. 10%). Gute bis sehr gute Therapieerfolge können mit **Somatostatinanaloga** (z. B. Octreotid LAR, Lanreotid Autogel, Pasireotid) erreicht werden (IGF-1-Normalisierung in ca. 80%). Bei Therapieversagen können **GH-Rezeptorantagonisten** (Pegvisomant) eingesetzt werden (IGF-1-Normalisierung in ca. 90%). In Einzelfällen müssen unterschiedliche Medikamente kombiniert werden. Die medikamentöse Therapie erfolgt i. d. R. lebenslang.

Eine **Bestrahlung** ❹ wird bei Versagen der operativen und/oder medikamentösen Therapie erwogen. Der Wirkungseintritt ist allerdings langsam über Monate, zudem besteht im Verlauf von zwei Jahren eine gewisse Rate an Hypophyseninsuffizienz, die mittels Hormonsubstitution ❻ behandelt werden muss. Gegenüber einer konventionellen Strahlentherapie ist wegen geringerer Nebenwirkungen und höherer Selektivität die stereotaktische Radiotherapie (SRT) zu bevorzugen.

Ist kein Adenom in der Hypophyse nachweisbar, muss an einen **ektop GH-** oder **GHRH-produzierenden Tumor** gedacht werden. Primäres Therapieziel ist auch in diesem Fall die operative **Tumorentfernung** ❺. Bei fehlendem Tumornachweis oder bei inoperablem neuroendokrinem Tumor können auch hier Somatostatinanaloga zum Einsatz kommen.

Evidenz der Therapieempfehlungen bei Akromegalie		
	Evidenzgrad	Empfehlungsstärke
Therapieziel altersentsprechend normales IGF-1	IIb	B
Screening für Komorbiditäten (Diabetes mellitus, Hypertonie, Schlafapnoe, Kolonpolypen, Arthrose)	IIa	B
Untersuchung auf Hypophyseninsuffizienz	Ib	A
Substitution der Hypophyseninsuffizienz	Ia	A
transnasale, transsphenoidale Resektion des Hypophysentumors	Ia	A
wiederholte Operation bei Resttumor	IIc	B
chirurgisches „Debulking" bei primär inoperablem Tumor	IIb	B
medikamentöse Therapie bei Persistenz der IGF-1-Erhöhung nach Primäroperation	Ia	A
Dopaminagonisten bei geringer IGF-1-Erhöhung	IIb	B
Somatostatinanaloga	Ia	A
GH-Rezeptorantagonisten	Ia	A
konventionelle Strahlentherapie (evtl. image guided)	IIb	B
stereotaktische Strahlentherapie	IIb	B

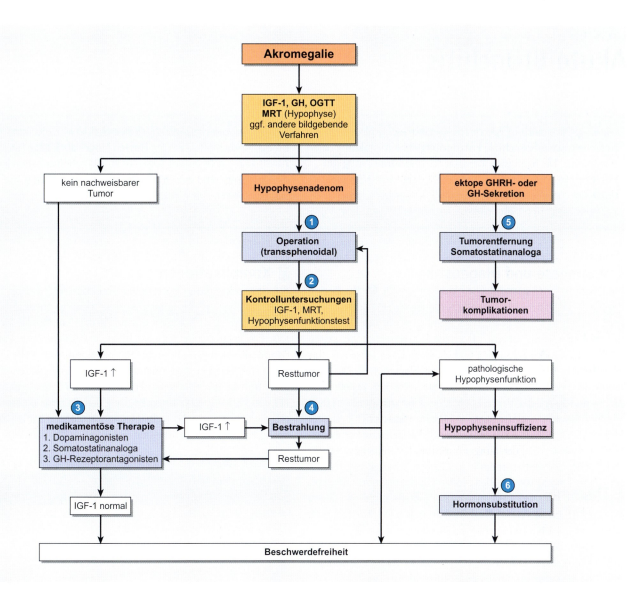

Komplikationen

Die wichtigsten Komplikationen sind:
- **Gesichtsfeldeinschränkungen** durch Hypopyhsentumor (durch Kompression der Sehbahn)
- **invasives Wachstum** des Tumors mit Einbruch in die Schädelbasis und Meningitis
- **Hypophyseninsuffizienz (Vorder- und Hinterlappen)** durch den Tumor selbst oder nach Operation oder Bestrahlung (→ Hormonsubstitution) ❻.

Ökonomische Aspekte

Die MRT-Untersuchung der Hypophyse ist immer einer CT-Untersuchung vorzuziehen.

Die Kombination verschiedener medikamentöser Ansätze erzeugt lebenslang hohe Kosten und sollte erst bei Therapieversagen der Medikamente in Monotherapie eingesetzt werden.

J. Niedermeyer
Akute Bronchitis

Zur Orientierung

Die akute Bronchitis ist gekennzeichnet durch eine plötzlich auftretende **tracheobronchiale Entzündung** ohne Ausbildung einer Pneumonie. Die häufigsten Verursacher sind **Viren** (90 %; Rhino-, Corona-, Parainfluenza-Viren u. a.). Bakterien (*Haemophilus influenzae, Streptococcus pneumoniae* u. a.) werden seltener nachgewiesen (10 %), ihre pathogenetische Rolle ist unklar. Von den oberen Atemwegsinfekten unterscheidet sich die akute Bronchitis dadurch, dass der **Husten länger als 5 Tage** (meist 10–20 Tage), gelegentlich sogar bis zu 8 Wochen anhalten kann, die Übergänge sind jedoch fließend. Inhalative Noxen (Gase, Stäube) können eine nichtinfektiöse Bronchitis verursachen.

Anamnese und Diagnostik

Die **Diagnose** wird ausschließlich klinisch gestellt ❶. Zu Beginn empfindet der Patient trockenen (unproduktiven) Husten, im weiteren Verlauf tritt u. U. gelblich bis grünlich verfärbter Bronchialschleim hinzu (kann auf eine bakterielle Superinfektion hinweisen ❺). Parallel können Schnupfen und Halsschmerzen bestehen. Nur selten besteht Fieber (Differenzialdiagnose: Pneumonie). Die Indikation für eine **Röntgenthoraxaufnahme** sollte nur gestellt werden, wenn klinisch der Verdacht auf eine akute Pneumonie besteht (Puls > 100/min, Atemfrequenz > 24/min, Fieber oder typischer Auskultationsbefund). 40 % der Erkrankten zeigen eine vorübergehende Einschränkung der **Lungenfunktion.** Bei Influenzaverdacht (Anamnese: akut einsetzendes hohes Fieber, Schüttelfrost, trockener Husten und Muskel-, Gelenk- oder Kopfschmerzen) mit atypischer Klinik oder bei Patienten mit erhöhtem Risiko für einen schweren Influenzaverlauf wird in den ersten 48 Stunden nach Symptombeginn ein **Influenza-Schnelltest** empfohlen ❷.

Wichtige **Differenzialdiagnosen** der akuten Bronchitis sind Asthma bronchiale, chronische Bronchitis, Pertussis und seltener eine Bronchiektasenerkrankung oder Bronchiolitis.

Therapie

Die akute Bronchitis wird unabhängig von dem Auslöser (Viren, Bakterien) wegen der meist spontanen Ausheilung nicht typischerweise kausal therapiert. Bei starken Beschwerden können **Sekretolytika, Mukolytika** oder **Antitussiva** unterstützend zum Einsatz kommen ❸. Nur bei vorbestehender Lungenerkrankung (COPD/Asthma/Bronchiektasen) und bakterieller Superinfektion werden Antibiotika eingesetzt. Sind Influenzaerreger nachgewiesen, können **antivirale Substanzen** (Zamivir, Oseltamivir), sofern sie innerhalb der ersten 48 Stunden nach Symptombeginn angewendet werden, die Symptomdauer um einen Tag verkürzen ❹. Entgegen der landläufigen Meinung ist vermehrtes Trinken nicht geeignet, um die Sputumproduktion zu intensivieren. Zahlreiche Studien zeigen, dass Antibiotika zu unkritisch und häufig eingesetzt werden. Hinsichtlich der Dauer und Schwere der Erkrankung profitieren die Patienten wegen der meist viralen Genese nicht.

Gelegentlich werden bei anhaltendem postinfektiösen Husten inhalative **Kortikosteroide** und im Falle einer nachgewiesenen Atemwegsobstruktion inhalative **$β_2$-Sympathomimetika** eingesetzt. Dieses Vorgehen ist allerdings nicht durch klinische Studien belegt.

Komplikationen

Bei einer **sekundären bakteriellen Infektion** ❺ (häufiger Erreger sind hier Haemophilus influenzae, Streptococcus pneumoniae, Staphylokokken u. a.) kommen entsprechende Antibiotika zum Einsatz (➤ Pneumonie). Ältere Patienten, Patienten mit kardialen Grunderkrankungen und unter Immunsuppression stehende Patienten sind vermehrt gefährdet und profitieren möglicherweise von einer frühzeitigen antibiotischen Therapie. Bei Patienten mit Asthma und COPD ist eine Intensivierung der antiobstruktiven Therapie, die sich an den entsprechenden Empfehlungen zur Behandlung der Infektexazerbation orientiert, erforderlich ❻.

Evidenz der Diagnostik und Therapie bei akuter Bronchitis		
	Evidenzgrad	Empfehlungsstärke
Diagnostik		
Anamnese und körperliche Untersuchung i. d. R. ausreichend (Verzicht auf technische Untersuchungen)	IV	B
Bei Verdacht auf Influenza sollte keine routinemäßige Labordiagnostik (Serologie, Virus-Direktnachweis) erfolgen.	Ia	A
Therapie		
antibiotische Therapie bei akutem Husten nicht erforderlich	Ia	A
Akuter Husten sollte nur in Ausnahmefällen mit Antitussiva behandelt werden.	IIa	B
Phytopharmaka (Myrtol, Thymian) bei akuter Bronchitis mit Husten	Ib	A
Abwägender Antibiotikaeinsatz bei Patienten mit schweren kardialen/respiratorischen Krankheiten, angeborenen oder erworbenen Immundefekten oder bei alten Patienten im Einzelfall	IV	C
Einsatz von kurzwirksamen β2-Mimetika bei Patienten mit akuter Bronchitis und Atemwegsobstruktion	IV	C

Akute Bronchitis

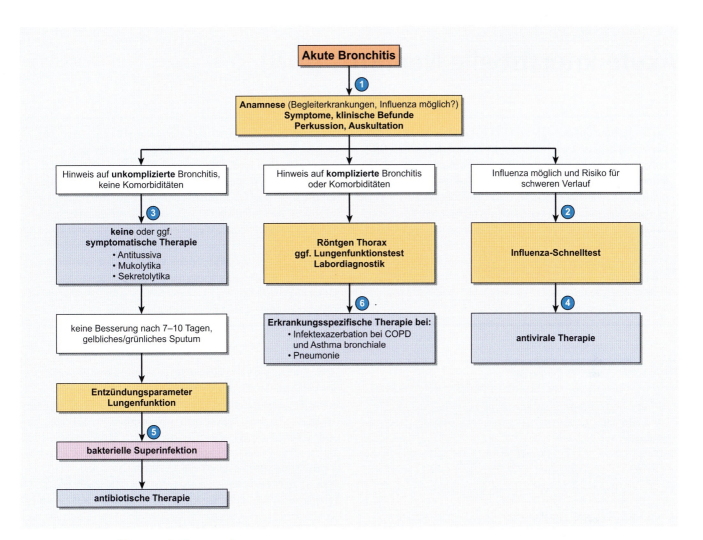

Ökonomische Aspekte

Angesichts der Häufigkeit von akuten Bronchitiden in der hausärztlichen Praxis ist ein symptomorientiertes Vorgehen angezeigt.

Der frühzeitige und breite Einsatz von Antibiotika ist zur Vermeidung von Resistenzentwicklungen und aus ökonomischen Gründen zu vermeiden.

G. A. Müller, M. Wallbach, O. Gross
Akute interstitielle Nephritis (AIN)

Zur Orientierung

Die akute interstitielle Nephritis (AIN) ist eine Entzündung des Niereninterstitiums, die sich zumeist als reversibles akutes Nierenversagen (ANV) präsentiert. Häufigste **Ursachen** sind **Medikamente**, die systemische Allergiezeichen wie periphere Eosinophilie und Eosinophilurie hervorrufen. Dabei entwickelt sich eine AIN typischerweise 7–10 Tage nach Therapiebeginn. Seltenere Ursachen sind bakterielle Infektionen wie Legionellose, Leptospirose und Streptokokkeninfekte, aber auch Autoimmunerkrankungen wie Sarkoidose, systemischer Lupus erythematodes oder Sjögren-Syndrom. Durch den rezeptfreien Gebrauch von Protonenpumpeninhibitoren sowie den breiten Einsatz von Checkpoint-Inhibitoren in der Onkologie, muss mit einem Anstieg der Inzidenz der AIN in Zukunft gerechnet werden.

Daran denken ist das Wichtigste! Typische anamnestische Hinweise sind systemische **Allergiezeichen** einschließlich Fieber, milde Arthralgien, Urtikaria und (Arzneimittel-)Exanthem. Im Differenzialblutbild findet sich eine Eosinophilie, ebenso im Urin eine Eosinophilurie. Wegweisend ist die Leukozyturie, häufig besteht zusätzlich eine Mikrohämaturie und tubuläre Proteinurie um 1 g/d. Das **akute Nierenversagen** lässt sich durch die Bestimmung von Kreatinin und der Diuresemenge und ggf. ergänzend dem Cystatin C (↑) nachweisen. In Zweifelsfällen erfolgt die Diagnosesicherung durch Nierenbiopsie.

Ursachen der interstitiellen Nephritis

- **Medikamente (70 %):** davon zu 30–50 % **Antibiotika** (z. B. Penicilline, Cephalosporine, Rifampicin), NSAR, COX-2-Inhibitoren, Furosemid, Thiazide, Cimetidin (Ranitidin), Allopurinol, PPI (Omeprazol, Pantoprazol), Indinavir, 5-Aminosalicylate, Cisplatin, Aciclovir Checkpoint-Inhibitoren u. > 100 weitere ❶
- **Infektionen (10 %):** Legionellen, Leptospiren, Hantaviren (als Sonderfall mit nephrotischem Syndrom), CMV, Streptokokken ❷
- **idiopathisch (10 %)** ❸
- **tubulointerstitielles Nephritis- und Uveitis-Syndrom** (selten, < 5 %) TINU-Syndrom ❹
- **Systemerkrankungen:** Sarkoidose, SLE, Sjögren-Syndrom, IgG4-Syndrom (< 5 %) ❺
- **tumorassoziiert (selten):** bei Lymphomen und Leukämien

Verlauf

Bei Erstexposition dauert die T-Zell-vermittelte allergische Reaktion (Medikamenten-Haptene) in Form der interstitiellen Nephritis in der Regel Wochen, kann aber auch **wenige Tage** (Rifampicin) bis **viele Monate** (NSAR) betragen. Diese allergische Reaktion tritt meist erst Tage bis Monate nach Ansetzen eines neuen Medikamentes auf. Daher ist entscheidend, dass der betreuende Arzt bei systemischen Allergiezeichen wie Hautausschlag, Fieber und Eosinophilie sowie (in ca. 40 %) milden Arthralgien überhaupt an die Möglichkeit einer interstitiellen Nephritis denkt und die oben beschriebenen Diagnosemaßnahmen sofort einleitet. **Trias: Erytheme – Fieber – Eosinophilie (ggf. mit Arthralgien).**

Die AIN ist selten, aber fast immer iatrogen durch Medikamente ausgelöst und Ursache für ein akutes Nierenversagen (ca. 3 % aller Fälle eines ANV sind durch AIN bedingt); dennoch sollte sie aufgrund von spezifischen Therapiemöglichkeiten nicht übersehen werden. **Bei jedem ungeklärtem ANV an AIN denken!**

Therapie

Die beschriebenen Befunde sind so typisch, dass bereits bei Verdacht auf eine interstitielle Nephritis als wichtigste therapeutische Maßnahme das potenziell auslösende Agens sofort abgesetzt werden muss, um die Nierenfunktion zu retten!

Die Therapie ist abhängig von der Ursache der interstitiellen Nephritis. Systemerkrankungen wie Sarkoidose, SLE und Sjögren-Syndrom sowie bakterielle Infektionen müssen ausgeschlossen werden. Zunächst muss das **auslösende Agens abgesetzt** (Evidenzgrad IIb) werden. Beim Vorliegen einer typischen Konstellation mit Identifikation eines typischen AIN-auslösenden Medikamentes sowie typischer Klinik, kann zunächst auf eine Biopsie verzichtet und engmaschig für 3-7 Tage kontrolliert werden. Beim Ausbleiben einer Nierenfunktionsverbesserung sollte eine Steroidtherapie eingeleitet werden. In schweren Fällen erfolgt i. d. R. zusätzlich zum Absetzen des vermuteten Agens sofort eine **Glukokortikoidtherapie** (Evidenzgrad IIb) für mindestens 1 Woche und maximal 6 Wochen (ggf. Start mit 250 mg Methylprednisolon i. v. für 3 Tage, gefolgt von 1 mg/kg KG), dann schrittweise Dosisreduktion über 3–6 Wochen. Die Therapie spricht meist innerhalb von 1–2 Wochen an. Die interstitielle Nephritis schreitet in den meisten Fällen so langsam voran, dass eine frühe, schnelle Diagnosestellung und Therapie die Nierenfunktion zumindest teilweise retten kann.

Komplikationen

Die wichtigsten Komplikationen sind:
- **Akutes Nierenversagen** mit der Notwendigkeit der Dialyse. Die Nierenfunktion erholt sich bei der Mehrzahl der Patienten nach 1–2 Wochen unter Glukokortikoidtherapie ❻.
- **Chronisches bis terminales Nierenversagen** bei längerer Allergenexposition und histologisch nachgewiesenem chronisch-interstitiellen Nierenschaden bei bis zu 40 % der Patienten. 8–10 % aller Patienten mit AIN entwickeln im Verlauf eine terminale Niereninsuffizienz. ❼

Akute interstitielle Nephritis (AIN)

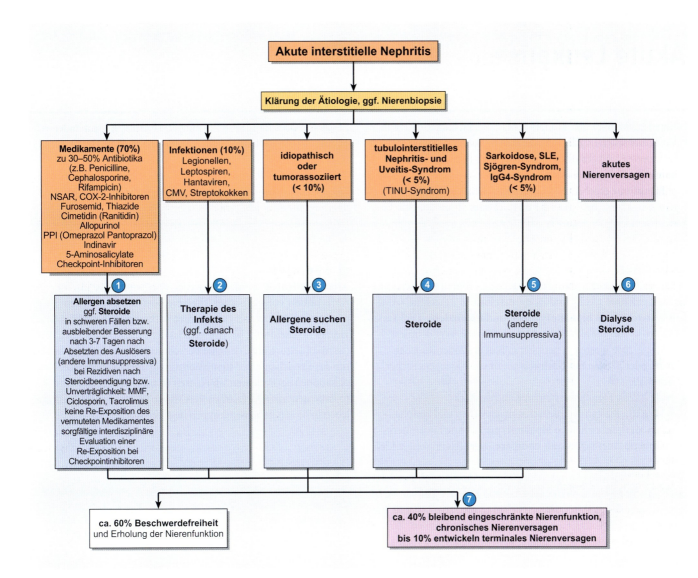

Ökonomische und rechtliche Aspekte

Das rechtzeitige Absetzen des auslösenden Agens verhindert eine chronische Niereninsuffizienz und Dialyse und spart damit dem Gesundheitssystem erhebliche Kosten. Die meisten Fälle werden iatrogen durch Medikamente ausgelöst. Daher kann das Nicht-Erkennen einer medikamenteninduzierten akuten interstitiellen Nephritis rechtliche Konsequenzen für den Arzt haben.

J. Panse
Akute Leukämie

Zur Orientierung

Akute Leukämien sind **klonale** Erkrankungen hämatopoetischer **Vorläuferzellen** (= **Blasten**), die durch Proliferation, verminderte Apoptose und gestörte Differenzierung in Knochenmark, Blut und anderen Organen akkumulieren.

Symptome ergeben sich aus der Knochenmarkinsuffizienz (Anämie/Schwäche, Neutropenie/Infektion, Thrombopenie/Blutung) und Organinfiltration (Knochenschmerzen, Lymphadenopathie, Hepato-/Splenomegalie, mediastinaler Bulk, Gingivahyperplasie etc.).

Die **Diagnose** ❶ erfolgt durch Untersuchungen des Blutes und des Knochenmarks (Zytologie/Zytochemie, Zytogenetik, Immunphänotypisierung, Molekulargenetik).

Formen

Nach der Zelllinienzugehörigkeit unterscheidet man akute **lymphatische** Leukämie (ALL) und akute **myeloische** Leukämie (AML). Selten treten akute **biphänotypische/undifferenzierte** Leukämien (BAL/AUL) auf. Die akuten Leukämien sind wie folgt definiert:
- **AML:** ≥ 20 % Blasten in peripheren Blut und/oder Knochenmark oder Blasten mit Nachweis spezifischer zytogenetischer Anomalien ❷ ❸
- **ALL:** ≥ 25 % Lymphoblasten im Knochenmark
- **BAL/AUL:** Blasten mit mehreren myeloischen und lymphatischen Merkmalen heißen **biphänotypisch**, ohne Linienmerkmale bezeichnet man sie als **undifferenziert** (Häufigkeit < 1 %) ❹

Neben der Linienzugehörigkeit sind eine Reihe zyto- und molekulargenetischer, immunphänotypischer und klinisch (primär vs. sekundär) definierter Untergruppen bekannt, die Prognose und Therapie der akuten Leukämien entscheidend mitbestimmen. Zur genauen Einteilung und Bezeichnung der AML-Untergruppen sowie immunphänotypischen Diagnostik der ALL-Untergruppen ➤ Tabellen. Die AML wird mittels **WHO-Klassifikation** unterteilt (früher: FAB-Klassifikation), die insbesondere (molekular-)genetische Untergruppen berücksichtigt. Die Einteilung der ALL beruht noch auf phänotypischen Eigenschaften, molekulargenetisch definierte Subgruppen werden aktuell definiert.

Therapie

Ältere Patienten werden entweder rein supportiv, im Falle der AML mittels epigenetischer Therapie oder nach speziellen Therapieprotokollen, z. B. mit zielgerichteten Therapien, behandelt (**Individualentscheidung**) ❺. Hilfreich ist der Münsteraner AML-Score (www.aml-score.org), der eine Berechnung der Wahrscheinlichkeit für das Erreichen einer Remission versus therapiebedingter Komplikationen bei Patienten > 60 Jahren erlaubt. Die Prognose für ältere Patienten mit ALL (> 60) und AML (> 75) ist schlecht, das Überleben in diesen Patientengruppen liegt bei unter 10 %.

FAB-Klassifikation der AML		
Klassifikation	Bezeichnung	Häufigkeit
M0	AML ohne Ausreifung	< 5 %
M1	AML mit minimaler Ausreifung	15–20 %
M2	AML mit Ausreifung	25–30 %
M3/M3v	akute Promyelozytenleukämie	5–10 %
M4/M4eo	akute myelomonozytäre Leukämie	20–30 %
M5a	akute Monoblastenleukämie ohne Ausreifung	5 %
M5b	akute Monoblastenleukämie mit Ausreifung	5–10 %
M6	akute Erythroleukämie	5 %
M7	akute Megakaryoblastenleukämie	5 %

WHO-Klassifikation der AML (modifiziert; fett in Klammern die entsprechende FAB Klassifikation)	
AML mit typischer Zytogenetik	• AML mit t(8;21) (q22; q22.1); RUNX1-RUNX1T1 • AML mit inv(16), t(16;16) **(M4eo)**; CBFB-MYH11 • AML mit t(1;23) • AML mit PML-RARA: akute Promyelozytenleukämie (APL, **M3/M3v**) • AML mit t(9;11); MLLT3-KMT2A • AML mit t(6;9); DEK-NUP214 • AML mit inv(3), t(3;3), GATA2; MECOM • AML mit t(1;22); RBM15-MKL1 (M7) • AML mit Genmutationen (FLT3-ITD, NPM1; CEBPA, etc.)
therapiebedingte AML	• nach Alkylanzien, nach Epipodophyllotoxinen u. a.
AML mit multilineärer Dysplasie	• mit oder ohne vorheriges myelodysplastisches Syndrom
sonstige AML	• minimale Differenzierung **(M0)** • ohne Ausreifung **(M1)** • mit Ausreifung **(M2)** • myelomonozytäre Leukämie **(M4)** • monozytäre Leukämie **(M5)** • erythrozytäre Leukämie **(M6)** • megakaryozytäre Leukämie **(M7)** • akute Basophilenleukämie • Panmyelose mit Myelofibrose • Myelosarkom • myeloische Leukämie assoziiert mit Down-Syndrom

Einteilung der ALL nach immunphänotypischen Eigenschaften							
Vorläufer-B-ALL			reife B-ALL	Vorläufer-T-ALL			
pro-B	common	prä-B		pro-T	prä-T	kortikale	reife
TdT	TdT	TdT		TdT	TdT	TdT	(TdT)
–	CD10	(CD10)	(CD10)	(CD10)	(CD10)	(CD10)	–
CD19	CD19	CD19	CD19	–	–	–	–
cyCD22	cyCD22	cyCD22	cyCD22	–	–	–	–
CD79α	CD79α	CD79α	CD79α	–	–	–	–
–	–	cyIgM	–	–	–	–	–
–	–	–	mIg	–	–	–	–
–	–	–	–	cyCD3	cyCD3	(cyCD3)	–
–	–	–	–	CD7	CD7	CD7	CD7
–	–	–	–	–	CD2	CD2	CD2
–	–	–	–	–	–	CD1a	–
–	–	–	–	–	–	(mCD3)	mCD3
cy = zytoplasmatisch, m = membranständig							

Für **jüngere Patienten** beginnt die Therapie der akuten Leukämie am Diagnosetag nach risikoadaptierten Therapieprotokollen (www.kompetenznetz-leukaemie.de) und gliedert sich in **Induktionschemotherapie** zur Wiederherstellung normaler Hämatopoese und **Intensivierung/Konsolidierung** zur Leukämie-Eradikation. Die Konsolidierung besteht bei **AML**-Patienten je nach Risikoprofil aus Chemotherapie sowie allogener (selten autologer) Stammzelltransplantation ❻. Aktuell existieren für die AML vier Risikogruppen (Günstig, Intermediär I und II, Ungünstig; Europäisches Leukämie Netzwerk [ELN]). Spezifika der **ALL**-Therapie sind die ZNS-Prophylaxe mittels intrathekaler Chemotherapie, die Erhaltungstherapie zur Behandlung minimaler Resterkrankung ❼, die Integration von Tyrosinkinaseinhibitoren bei Ph+ ALL (Philadelphia-Chromosom positiv) ❽ und von Rituximab bei CD20+ ALL. Risikopatienten sollten eine allogene Stammzelltransplantation erhalten ❾. Auch die ALL-Therapie erfolgt risikoadaptiert, die Risikogruppen werden ebenfalls zunehmend durch (molekular-)genetische Typisierung erfasst.

Die **akute Promyelozytenleukämie (APL)**, gekennzeichnet durch einen Differenzierungsstopp auf der Promyelozytenstufe, hat durch Kombination von Chemotherapie bzw. von Arsentrioxid (Niedrigrisikopatienten) mit Alltrans-Retinolsäure (ATRA) ❿ die beste Prognose der AML.

Die Behandlung der **BAL/AUL** erfolgt individuell, meist nach AML-Protokollen ❻.

WICHTIG: Patienten mit akuter Leukämie sterben primär an Infektionen, daher ist die antiinfektiöse (supportive) Therapie und Prophylaxe integraler Bestandteil der Behandlung.

Entscheidende prognostische Marker sind neben Alter und Therapieansprechen Karyotyp sowie zunehmend Gen-Mutationen und -Expressionsänderungen. Neue molekulargenetische Erkenntnisse führen in aktuellen Therapieprotokollen zunehmend zur Integration **zielgerichteter Therapien** ⓫ (z. B. Tyrosinkinaseinhibitoren, Antikörper etc.).

Die **Rezidivtherapie** hängt von diversen Faktoren wie Dauer des Remissionszeitraums, Allgemeinzustand, vorangegangener Therapie, Form der AL, Spenderverfügbarkeit und anderen ab. Ziel ist auch hier prinzipiell die Kuration durch erneute Remissionsinduktion, meist gefolgt von einer allogenen SZT als Konsolidierung. Daneben existieren neue immunologische Therapieverfahren (chimäre Antigenrezeptoren [CARs], Bi-spezifische Antikörper), die zunehmend Anwendung finden und im Rahmen klinischer Studien evaluiert werden.

Komplikationen

Wichtigste Komplikationen sind:
- **Infektionen** (→ antiinfektive Therapie bzw. Prophylaxe, Wachstumsfaktoren)
- **Blutungen** (→ Gerinnungsfaktoren-, Thrombozytengabe)
- **Nierenversagen** (→ Flüssigkeitsmonitoring/-zufuhr, Allopurinol vor Therapiebeginn)
- **ATRA-Syndrom:** Flüssigkeitseinlagerung + Fieber ca. 10 Tage nach Therapiebeginn (Therapie mit Dexamethason, ATRA-Pause)
- **Graft versus host disease** (→ Steroide, Antithymozytenglobulin, Cyclosporin, Mycophenolamofetil, Tacrolimus [FK-506]).

Ökonomische Aspekte

Die Kosten der Therapie akuter Leukämien ergeben sich in der Primärbehandlung durch teure Supportivtherapeutika (Antimykotika), die Chemotherapeutika selbst sind wenig kostenintensiv.

Da auch bei der kostenintensiven allogenen SZT eine Kuration das Ziel ist, ergeben sich auch hier prinzipiell keine fragwürdigen ökonomischen Aspekte, wichtig ist die adäquate Indikationsstellung einer derartig teuren und (auch für die Spender!) physisch und psychisch belastenden Therapie.

Ökonomisch (noch) nicht sicher zu bewerten ist die Rezidivtherapie mit gentechnisch modifizierten Immuntherapeutika und anderen zielgerichteten Therapien.

Prognose der AML und ALL

AML		ALL	
günstig	ungünstig	günstig	ungünstig
• < 35 Jahre • t(15;17); t(8;21), inv(16) • NPM-Mutation ohne FLT-3 • CEBPA-Mutation	• > 70 Jahre • -5, del (5q), -7, abnl(17p), inv(3), t(3;3), t(6;9), t(v;11)(v;q23), komplexer Karyotyp • FLT-3/MLL-Mutation • EVI1/MDR1-Expression • Blastenpersistenz nach Induktion • multilineäre Dysplasie, therapieassoziierte AML	• < 30 Jahre (Erwachsene) • Steroidansprechen • MRD-Negativität	• > 50 Jahre • < 1 / > 10 Jahre (Kinder) • Leukozyten > 100/nl (T-lineäre ALL); > 30/nl (B-lineäre ALL) • späte CR (> 4 Wochen) • pro-B-ALL, Ph+ ALL, pro-/prä-T-ALL • MRD-Persistenz • Molekulargenetik (IKFZ1, CRLF2, TP53, LYL1)
CEBPA = CCAAT/Enhancer Binding Protein Alpha, CR = komplette Remission, CRLF2 = cytokine receptor-like family 2, EVI1 = Ectopic-Viral-Integration-Site-1-Gen, FLT-3 = Fms-related-Tyrosinkinase-3-Gen, IKFZ = Ikaros family zink finger protein 1, LYL1 = lymphoblastic derived sequence 1, MDR1 = Multi-Drug-Resistance-1-Gen, MLL = Mixed-Lineage-Leukemia-Gen, MRD = minimale Resterkrankung, NPM = Nucleophosmin, Ph+ = Philadelphia-Chromosom positiv, TP53 = Tumorsuppressorprotein 53			

Evidenz der Therapieempfehlungen bei akuter Leukämie

	Evidenzgrad	Empfehlungsstärke
AML (günstige Prognose)		
Induktionstherapie mit Daunorubicin +, Ara-C	Ia	A
Konsolidierungstherapie mit Ara-C	Ia	A
AML (intermediäre/ungünstige Prognose)		
Konsolidierungstherapie mittels allogener SZT	Ia	A
AML (ältere, unfitte Patienten)		
epigenetische Therapie	Ia	A
ALL (Erstdiagnose)		
risikoadaptierte Induktionstherapie und Konsolidierung analog ALL-Therapieprotokollen (pädiatrische Protokolle vs. adulte Protokolle)	Ia	A
ALL/AML Rezidiv		
erneute Remissionsinduktion mittels Chemotherapie und/oder zielgerichteter Therapie (TKI, Antikörper, gentechnisch modifizierte zelluläre Therapien)	IIa	A

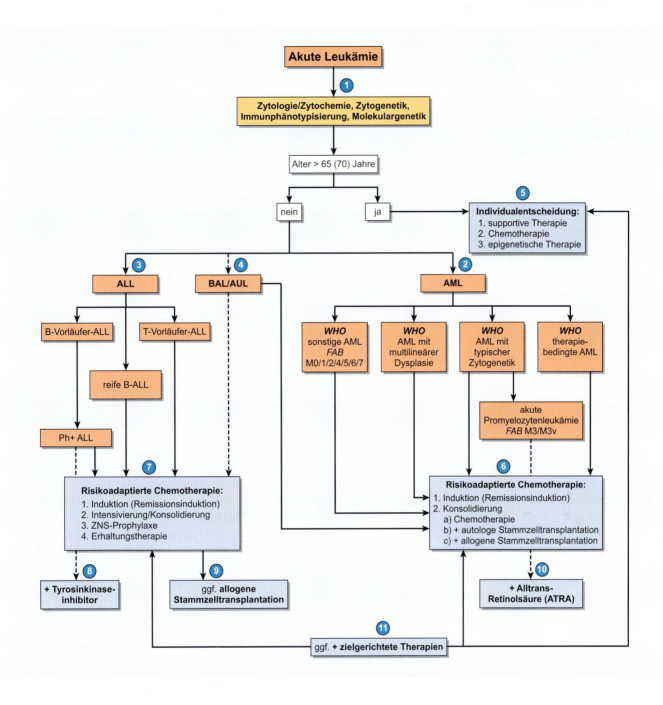

G. Fluhr, J. Mayerle

Akute Pankreatitis

Zur Orientierung

Die akute Pankreatitis ist eine akut einsetzende Entzündung der Bauchspeicheldrüse. **Ätiologisch** liegen meist ein Gallensteinleiden oder ein übermäßiger Alkoholkonsum zugrunde. Selten spielen Medikamente, Stoffwechselstörungen, Pankreasraumforderungen oder genetische Veränderungen eine auslösende Rolle.

Die **Diagnose** kann gestellt werden, wenn 2 der folgenden 3 Kriterien vorliegen: klinische Beschwerden (**Leitsymptom:** gürtelförmiger Oberbauchschmerz), > 3-fach erhöhte Pankreasenzyme im Serum (Lipase/Amylase) und/oder typische Veränderungen in der Bildgebung.

Formen und Verlauf

Nach der revidierten Atlanta-Klassifikation von 2013 werden drei Schweregrade der akuten Pankreatitis unterschieden: die **milde** ❼ akute Pankreatitis ohne Organversagen und ohne lokale Komplikationen, die **mittelschwere** akute Pankreatitis mit einem vorübergehenden Organversagen < 48 h und/oder lokalen Komplikationen und die **schwere** ❽ akute Pankreatitis mit einem persistierenden Organversagen > 48 h.

Während die meisten Fälle mild und selbstlimitierend verlaufen, ist die Mortalitätsrate bei den 15–20 % der Patienten mit schwerer Pankreatitis mit 20–30 % erheblich.

Bei der Erstvorstellung eines Patienten mit akuter Pankreatitis ist es in der Regel kaum möglich, den Verlauf der Erkrankung vorherzusagen. Auch die diversen Scores (z. B. Ranson-Score) zur Prognoseabschätzung sind nur eingeschränkt hilfreich, da sie typischerweise erst verzögert berechnet werden können.

Da sich Nekrosen im Frühstadium der akuten Pankreatitis noch nicht abgrenzen lassen, sind CT bzw. MRT zur initialen Prognoseabschätzung ebenfalls nicht hilfreich. Wenn jedoch eine klinische Besserung innerhalb der ersten 48 bis 72 Stunden in stationärer Behandlung ausbleibt, sollte zur Beurteilung lokaler Komplikationen ❾ eine Schnittbildgebung erfolgen.

Verlaufskontrollen der Lipase bzw. Amylase sind nicht sinnvoll.

Therapie

Die Therapie der akuten Pankreatitis sollte immer unter **stationären** Bedingungen erfolgen. Bei Verdacht auf eine **schwere Pankreatitis** ❽ ist eine intensivmedizinische Therapie indiziert. Wichtigste Therapiemaßnahmen in der Frühphase der akuten Pankreatitis:
- intravenöse **Flüssigkeitssubstitution** ❶ (initial 250–500 ml/h)
- **Schmerztherapie** ❶ (i. d. R. Opioide)
- **Ernährungstherapie** (möglichst enteral)

Keine generelle Antibiotikaprophylaxe! **Antibiotikatherapie** nur bei extrapankreatischen Infektionen und bei infizierten Nekrosen.

Bei Hinweisen auf eine **biliäre Genese** ❷ (40–70 % der Fälle), wie sonographisch oder laborchemisch nachweisbarer Cholestase und Gallensteinen, und Vorliegen einer akuten Cholangitis bzw. Gallengangsobstruktion sollte eine Antibiotikatherapie begonnen und innerhalb von 24 Stunden eine ERCP durchgeführt werden. Im Verlauf ist eine Cholezystektomie indiziert.

Bei **Alkoholabusus** als Ursache ❸ (25–35 %) ist die Alkoholabstinenz anzustreben. Da Rauchen das Risiko einer akuten Pankreatitis erhöht, sollte auch zum Nikotinverzicht geraten werden.

Werden **Medikamente** als Auslöser der akuten Pankreatitis vermutet ❹, sind diese abzusetzen. Eine potenziell ursächliche **Hypertriglyzeridämie** (> 1000 mg/dl) bzw. **Hyperkalzämie** ❺ muss behandelt werden.

Bei jungen Patienten (< 30 Jahre) mit rezidivierenden Pankreatitiden ohne identifizierbare Ursache und einer positiven Familienanamnese sollte an das Vorliegen einer **hereditären** chronischen Pankreatitis ❻ gedacht und eine genetische Beratung und eine Mutationsanalyse im PRSS1-Gen angeboten werden. Im Rahmen von Forschungsprojekten können Mutationen in weiteren Genen (z. B. CFTR, SPINK1) gesucht werden. Zum aktuellen Zeitpunkt ergeben sich im klinischen Alltag aus der Kenntnis einer hereditären Ursache einer Pankreatitis keine Konsequenzen.

Bei Patienten > 40 Jahren sollte auch an einen **Pankreastumor** als Auslöser einer akuten Pankreatitis gedacht werden ⓮.

Komplikationen

In der Frühphase (≤ 1 Woche) kann ein SIRS oder ein (Multi-)Organversagen auftreten. Im weiteren Verlauf kann es zu lokalen Komplikationen wie peripankreatischen Flüssigkeitsansammlungen, Pankreasnekrosen ❿, Gefäßarrosionen, Pfortader-/Milzvenenthrombosen oder Pankreaspseudozysten kommen ⓭. Kommt es bei Patienten mit einer nekrotisierenden Pankreatitis nach 7 bis 10 Tagen nicht zu einer klinischen Besserung ❾, kann eine Infektion der Nekrosen (meist Darmkeime) zugrunde liegen, sodass eine empirische Antibiotikatherapie (i. d. R. mit einem Carbapenem) eingeleitet werden sollte. Bei fehlendem Ansprechen bzw. Verdacht auf eine Pilzinfektion sollte eine CT-gestützte Feinnadelaspiration mit Drainageanlage zur Erregerdiagnostik und Therapie durchgeführt werden. **Sterile Nekrosen** sollten konservativ behandelt werden ⓫ und auch **infizierte Nekrosen** ⓬ können teilweise mit Antibiotika alleine erfolgreich behandelt werden. Wird eine Nekrosektomie erforderlich, so sollte diese bei stabilen Patienten nach Möglichkeit bis mindestens 4 Wochen nach Symptombeginn – bis zur

---
Ökonomische Aspekte

Die interventionelle Drainagetherapie infizierter Pankreasnekrosen führt oft zu einer langen Krankenhausverweildauer, ist aber der Frühoperation bezüglich des Überlebens überlegen.

Eine frühe enterale Ernährung kann die Krankenhausverweildauer verkürzen.

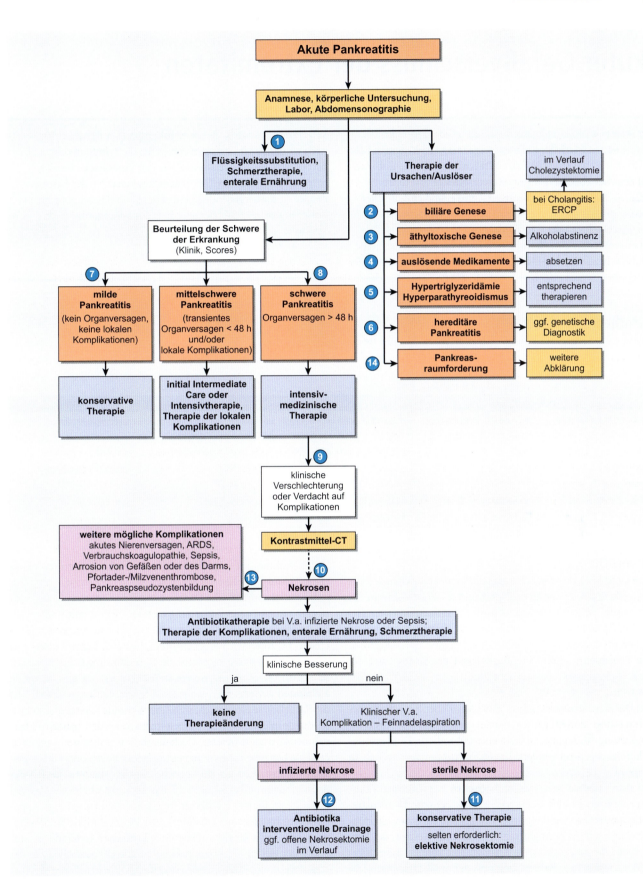

Ausbildung einer Kapsel – hinausgezögert werden. Interventionelle Drainageverfahren (z. B. CT-gesteuerte Drainage, endoskopische transgastrale Nekrosektomie) sind einem offen chirurgischen Vorgehen hinsichtlich Morbidität und Mortalität überlegen.

H. P. Lorenzen
Akuter Gefäßverschluss der Extremitäten

Zur Orientierung

Ein akuter Gefäßverschluss verursacht im Falle ungenügender präformierter arterieller Kollateralwege und in Abhängigkeit der Lokalisation eine kritische **Extremitätenischämie**, die unbehandelt zum Gewebeuntergang und Gliedmaßenverlust führt.

Ca. 70–80 % der akuten Gefäßverschlüsse sind **embolischer** und ca. 20–30 % **thrombotischer** Genese. Seltenere Auslöser sind Dissektionen oder Gefäßverletzungen.

Leitsymptome einer **kompletten** Ischämie sind Blässe, Kältegefühl, Schmerzen, Sensibilitätsstörung und eingeschränkte oder aufgehobene Motorik. Bei einer **inkompletten** Ischämie mit noch vorhandener Restperfusion treten die Symptome abgemildert oder zeitlich verzögert auf. Für eine **embolische Genese** sprechen folgende Angaben: plötzliches Einsetzen der Beschwerden, keine vorhergehende Claudicatio, kontralateral gut palpable Pulse, eindeutige Emboliequelle bzw. Emboliemanese, Arrhythmie.

Stadieneinteilung

Die klinische **Stadieneinteilung** erfolgt nach Rutherford et al. (TASC = Trans Atlantic Society Convention):

Stadien der akuten Extremitätenischämie (adaptiert nach TASC 2000)				
	Stadium I	Stadium IIa	Stadium IIb	Stadium III
Prognose der Extremität	nicht unmittelbar bedroht	marginal bedroht bei sofortiger Therapie	unmittelbar bedroht – sofortige Revaskularisation notwendig	irreversible Ischämie
Sensorik	–	minimal eingeschränkt (Zehen)	eingeschränkt, Ruheschmerzen	komplett aufgehoben
Motorik	–	–	eingeschränkt	komplett aufgehoben
Dopplersignal				
arteriell	nachweisbar	häufig nicht mehr nachweisbar	nicht nachweisbar	nicht nachweisbar
venös	nachweisbar	nachweisbar	nachweisbar	nicht nachweisbar

Therapie

Bei klinischem Verdacht auf eine akute Extremitätenischämie sollte die betroffene Gliedmaße **tief gelagert** und ein **Wattestrumpf** angelegt werden ❶. Eine **Antikoagulation** mit unfraktioniertem Heparin soll ein appositionelles Wachstum des Thrombus verhindern (Empfehlungsgrad IC).

Die Behandlung erfolgt in Abhängigkeit der Genese und der Dringlichkeit, die vom Schweregrad und Dauer der Ischämie bestimmt wird.

Die **Differenzierung** zwischen embolischer oder thrombotischer Ursache erfolgt klinisch anhand der Anamnese und dem Untersuchungsbefund ❷. Ergänzend kann eine farbkodierte **Duplexsonographie** durchgeführt werden, Zeitverzögerungen sind jedoch zu vermeiden.

Bei mehr **zentral** gelegenen **embolischen Verschlüssen** (Leistenpuls fehlend) ist eine chirurgische Embolektomie ❸ anzustreben. Bei ausgeprägter und typischer Klinik kann auf eine weiterführende Diagnostik (z. B. Angiographie) verzichtet werden. Bei Verfügbarkeit einer intraoperativen Angiographie können endovaskuläre Maßnahmen wie Ballondilatation oder Stentimplantation ❹ kombiniert werden. Bei **infrainguinalen embolischen Verschlüssen** sind neben dem chirurgischen Vorgehen alternativ endovaskuläre Verfahren mit vergleichbar guten Ergebnissen einsetzbar ❺ (Empfehlungsgrad IIB).

Ist eine **thrombotische Genese** nicht sicher auszuschließen, sollte eine radiologische Bildgebung (Angio – CT, digitale Subtraktionsangiographie [DSA]) erfolgen ❻. Im Anschluss können neben einem chirurgischen Vorgehen alternativ zur OP eine Katheterlyse oder eine perkutane mechanische Thrombektomie erfolgen. Die über mehrere Stunden erfolgende Katheterlyse ist nur für **milde Ischämien** geeignet ❼ (Evidenzgrad II, Empfehlungsstärke B). Ist die Katheterlyse erfolgreich, sollte die zugrunde liegende Gefäßläsion durch interventionelle Kathetertechniken oder operative Maßnahmen korrigiert werden. Mechanische Thrombektomieverfahren ermöglichen eine raschere Reperfusion und bieten den Vorteil besserer Steuerbarkeit als chirurgische Fogarty-Manöver ❽: Bei der Aspirationsthrombektomie wird das thrombembolische Material mit Hilfe großlumiger Katheter fragmentiert und abgesaugt. Apparativ aufwändiger sind Rotations- oder Rezirkulationsthrombektomie. Bei bereits länger andauernder **kritischer Ischämie** ist aufgrund der Gefahr eines Kompartmentsyndroms zusätzlich zur Revaskularisation präventiv eine Fasziotomie durchzuführen ❾. Ausgedehnte **irreversible Gewebeschädigungen** machen eine Amputation unumgänglich ❿.

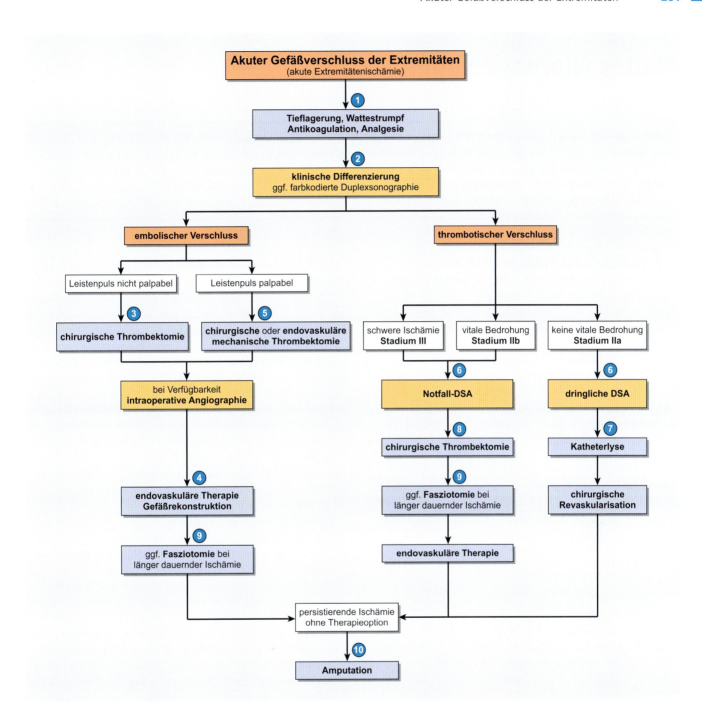

Weiterbehandlung

Nach Stabilisierung der Akutsituation und Wiederherstellung einer ausreichenden Extremitätenperfusion ist es notwendig, die **Ursache** des Gefäßverschlusses abzuklären und zu behandeln. Bei **embolischen Verschlüssen** ist nach kardialen Emboliequellen wie Thromben im linken Vorhof bei permanentem oder intermittierendem Vorhofflimmern oder im linken Ventrikel nach Myokardinfarkten sowie Klappenvegetationen oder Vorhofmyxomen zu suchen. Eine orale Antikoagulation zur Rezidivprophylaxe ist in der Regel erforderlich (Empfehlungsgrad IC).

Als Ursachen **arterio-arterieller Embolien** können ein thrombogener Aortenbogen, ein vorgeschaltetes teilthrombosiertes Aneurysmata oder arteriosklerotische Stenosen vorliegen. Bei thrombotischen Verschlüssen auf dem Boden einer Arteriosklerose ist eine konsequente Sekundärprophylaxe zur Reduktion des kardiovaskulären Risikos durchzuführen. Vorgeschaltete ursächliche Aneurysmen sollten operativ ausgeschaltet werden.

J. Gerth, G. Wolf

Akutes Nierenversagen

Zur Orientierung

Unter einem akuten Nierenversagen (ANV) versteht man die akute, prinzipiell reversible Verminderung der **Entgiftungsfunktion** der Nieren und/oder der **Urinausscheidung** über einen Zeitraum von 1–7 Tagen. Folgen sind die Retention von Stoffwechselabbauprodukten (z. B. der Retentionsparameter Kreatinin und Harnstoff) und die Akkumulation von Flüssigkeit. Die Mehrzahl der ANV tritt bei schwerstkranken Patienten auf Intensivstationen im Rahmen von Multiorganversagen auf. Für die **Diagnose** und Stadieneinteilung werden sowohl die Einschränkung der Diurese als auch der Anstieg der Nierenretentionsparameter herangezogen.

Einteilung und Stadien

Pathophysiologisch unterscheidet man: (➤ Anurie/Oligurie):
- **prärenales** ANV (z. B. Volumenmangel)
- **postrenales** ANV (z. B. Obstruktion der ableitenden Harnwege)
- **intrarenales** ANV (z. B. Nierenparenchymschädigung).

Allerdings kann es, insbesondere bei zu spät einsetzender Initialtherapie, zu Mischformen kommen, z. B. akute Tubulusnekrose oder interstitielle Nephritis bei prolongiertem prä- oder postrenalem Nierenversagen.

Klinisch wird zwischen **oligurischem** (Diuresemenge < 500 ml/d) und **nichtoligurischem** ANV differenziert. Der klassische Verlauf eines ANV umfasst: initiale Schädigungsphase → Oligurie/Anurie → Polyurie → Restitutio.

Definition und Stadieneinteilung des akuten Nierenversagens nach KDIGO 2012		
	Serumkreatinin-Kriterien	Diurese-Kriterien
Definition	Anstieg des Serumkreatinins um > 0,3 mg/dl (27 µmol/l) innerhalb von 48 Stunden oder um > 50 % des Ausgangswertes innerhalb von 7 Tagen	Diurese < 0,5 ml/kg KG/h für > 6 Stunden
Stadium I	Anstieg des Serumkreatinins um > 0,3 mg/dl (27 µmol/l) oder um > 50 % des Ausgangswertes	Diurese < 0,5 ml/kg KG/h für > 6 Stunden
Stadium II	Anstieg des Serumkreatinins um > 100 % des Ausgangswertes	Diurese < 0,5 ml/kg KG/h für > 12 Stunden
Stadium III	Anstieg des Serumkreatinins um > 200 % des Ausgangswertes	Diurese < 0,3 ml/kg KG/h für > 12 Stunden oder Anurie > 12 Stunden

Therapie

Die Behandlung des ANV orientiert sich an der Ursache.

Das **prärenale ANV** bedarf der Flüssigkeitssubstitution ❶. Dies gilt auch für einen relativen Flüssigkeitsmangel, welcher durch eine erhöhte Kapazität des Gefäßsystems bedingt ist, z. B. im Rahmen eines septischen Schocks. Krankheitsbilder, die aufgrund einer Umverteilung des Körperwassers ins Interstitium bzw. in seröse Höhlen (z. B. Aszites bei Leberzirrhose) gekennzeichnet sind, müssen je nach klinischen Erfordernissen mit Volumentherapie, gelegentlich auch mit Diuretika behandelt werden ❷. Wichtig ist die Behandlung der Ursache (z. B. Stabilisierung einer Hypotonie).

Die Behandlung des **postrenalen ANV** hat die Wiederherstellung des Harnabflusses zum Ziel ❸.

Ein intrarenales ANV sollte schnellstmöglich diagnostiziert werden. Nach duplexsonographischem Ausschluss eines arteriellen Verschlusses ❹ müssen weitergehende Labor- und Urinuntersuchungen eingeleitet werden (u. a. Urinsediment, Auto-Antikörper etc.), um die Diagnose einzugrenzen. Erhärtet sich der Verdacht auf eine akute Glomerulonephritis (nephritisches Urinsediment mit Zylindurie, Nachweis von Akanthozyten) oder spezifische Laborparameter (z. B. von Autoantikörpern), sollte eine **Nierenbiopsie** erfolgen. Die Therapie richtet sich nach der in den Speziallaboruntersuchungen und der Biopsie gesicherten Diagnose (➤ Anurie/Oligurie) ❺.

Gesicherte Therapiemaßnahmen in der Behandlung der ANV:
- Zeitnahe Diagnose und Therapieeinleitung einer rapid-progressiven Glomerulonephritis.
- Behandlung der Grunderkrankung.
- Vermeidung nephrotoxischer Substanzen.
- Vermeidung hypotensiver Kreislaufverhältnisse (arterieller Mitteldruck > 65 mmHg).
- Ausgleich eines intravasalen Volumendefizits (periphere und Lungenödeme können trotz intravasalen Volumendefizits vorliegen).
- Sofortiger Dialysebeginn bei lebensbedrohlichen Komplikationen des Nierenversagens (Hyperkaliämie + Rhythmusstörung, lebensbedrohliche Hypervolämie, Azidose, Urämie-Symptome).
- Täglich intermittierende Nierenersatz- und SLEDD-Verfahren kontinuierlichen Verfahren ebenbürtig.
- Bei intermittierenden Verfahren sollte eine Kt/V von mind. 3,9/Wo. erreicht werden.
- Bei kritisch kranken Patienten ist eine Insulintherapie mit einem Zielwert von 110–149 mg/dl (6,1–8,3 mmol/l) Plasmaglukose sinnvoll.
- Patienten mit ANV sollten bevorzugt enteral ernährt werden (Energiezufuhr 20–30 kcal/kg KG/d)

Komplikationen

Die Folgen des ANV entsprechen denen einer terminalen chronischen Niereninsuffizienz. Es kommt zur **Akkumulation von Flüssigkeit** (Ödeme, Pleura- und Perikardergüsse, Aszites, Lungenödem). Die mangelhafte Exkretion von Stoffwechselabbauprodukten führt zur **Urämie** mit Übelkeit, Erbrechen, urämischem Foetor,

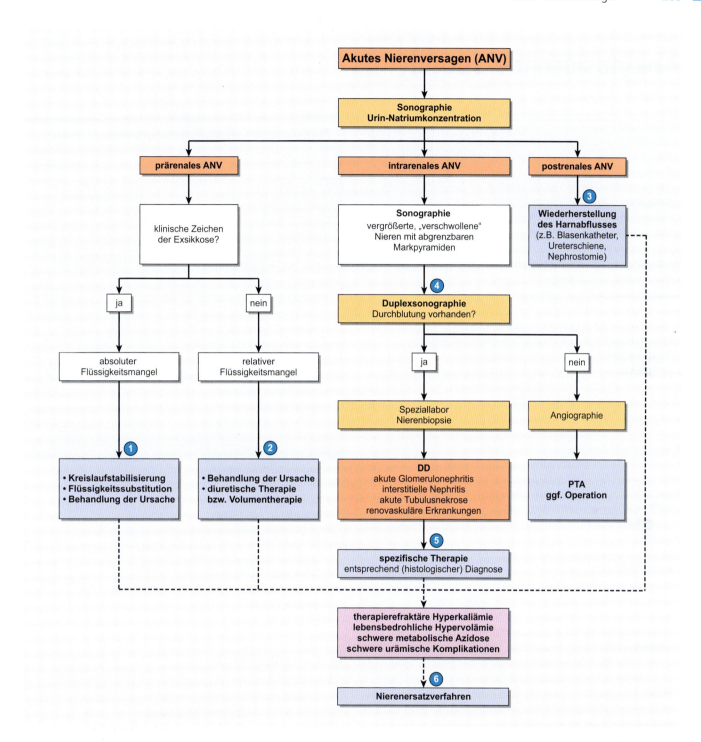

Polyserositis (Perikarditis, Pleuritis). Ferner kommt es zur **metabolischen Azidose**; diese kann eine Hyperkaliämie verstärken, die die Gefahr maligner Herzrhythmusstörungen erhöht. Eine renale Anämie und ein sekundärer Hyperparathyreoidismus treten bei länger bestehendem Nierenversagen hinzu.

Die konservative Therapie des ANV sollte sich am Flüssigkeitshaushalt orientieren und einen relativen bzw. absoluten **Flüssigkeitsmangel** beheben. Bei initial **überwässertem Patienten** sollte eine diuretische Therapie mit Schleifendiuretika zum Einsatz kommen, solange der Patient das Stadium der Anurie noch nicht erreicht hat. Eine **metabolische Azidose** muss durch Natriumbikarbonat ausgeglichen werden (dient auch der Therapie der Hyperkaliämie). Supportivmaßnahmen bestehen in der Vermeidung nephrotoxischer Substanzen, der Optimierung des Sauerstofftransports (Zielhämatokrit > 30 %) und einer hochkalorischen, kaliumarmen Ernährung.

Bei fehlender Wirkung der konservativen Therapie stellen eine **therapierefraktäre Hyperkaliämie**, eine **lebensbedrohliche Hypervolämie**, eine **schwere metabolische Azidose** und **urämische Komplikationen** Indikationen zur maschinellen Nierenersatztherapie dar (ggf. als kontinuierliche Therapie bei kreislaufinstabilen Patienten) ⑥.

J. Strunk

Ankylosierende Spondylitis

Zur Orientierung

Die ankylosierende Spondylitis (Morbus Bechterew) ist als klassische Ausprägungsform einer **Spondyloarthritis** anzusehen. Hierbei werden **axiale** Formen mit vordergründiger Manifestation an der Wirbelsäule von **peripheren** Ausprägungen an Gelenken, Sehnen und Weichteilgewebe unterschieden, wobei nicht selten Mischformen auftreten. Bei den Spondyloarthritiden handelt es sich um ein breites Spektrum an Einzeldiagnosen, die eine Assoziation mit dem Auftreten des HLA-B27 zeigen. Selten kommt es zu extraartikulären Manifestationen (z.B. Auge, Darm, kardiovaskuläres System).

Leitsymptom der axialen Spondyloarthritiden in der Frühphase ist der typische entzündliche Rückenschmerz, der sich vordergründig in Ruhe manifestiert und sich bei Bewegung bessert. Der weitere Krankheitsverlauf der ankylosierenden Spondylitis ist durch eine zunehmende Versteifung der gesamten Wirbelsäule charakterisiert.

Die **Diagnose** wird anhand klinischer und radiologischer Kriterien gestellt (> Tabelle). Eine ankylosierende Spondylitis liegt vor, wenn **ein radiologisches** und mindestens **ein klinisches** Kriterium zutreffen.

Klinische und radiologische Kriterien der ankylosierenden Spondylitis (modifizierte New-York-Kriterien)	
klinische Kriterien	• **Schmerzen** und **Steifigkeit** der LWS > 3 Monate Besserung durch Bewegung, nicht durch Ruhe (entzündlicher Schmerz) • **eingeschränkte Beweglichkeit** der LWS in sagittaler und frontaler Ebene • **eingeschränkte Atembreite** (< 2,5 cm)
radiologische Kriterien	• **bilaterale Sakroiliitis** mindestens Grad 2 (d.h. Erosionen und Sklerosierungen der Iliosakralgelenke ohne Veränderungen der Gelenkspaltweite) • **unilaterale Sakroiliitis** mindestens Grad 3 (d.h. fortgeschrittene Destruktionen mit Gelenkspaltveränderungen und partieller Ankylose)

Therapie

Grundlage der Behandlung ist eine adäquate **Physiotherapie** ❶. Im Vordergrund steht eine mobilisierende Krankengymnastik, welche durch regelmäßige Bewegungsübungen und analgesierende bzw. muskelentspannende Maßnahmen sinnvoll ergänzt wird. Die Gabe **nichtsteroidaler Antirheumatika (NSAR)** stellt den zweiten Grundpfeiler der Therapie dar.

Bei vordergründiger peripherer Arthritis mit potenziell destruierendem Charakter ist in einigen Fällen die Gabe eines konventionellen DMARD (disease modifying anti-rheumatic drug) wie z.B. **Methotrexat** oder **Sulfasalazin** ❷ erforderlich. Eine weitere Therapiemöglichkeit stellt die **intraartikuläre Glukokortikoidinjektion** dar ❸.

Bei meist dominierender Spondylitis ist nach erfolgloser Verabreichung von mindestens 2 NSAR in der Tageshöchstdosis und dokumentierter anhaltender Krankheitsaktivität (BASDAI > 4; CRP und BSG ↑) der Einsatz von **TNF-Hemmern** (Infliximab, Etanercept, Adalimumab, Certolizumab und Golimumab) oder einem Interleukin-17-Inhibitor wie Secukinumab ❹ gerechtfertigt. Der sog. BASDAI (bath ankylosing spondylitis disease activity index) beruht auf der Selbsteinschätzung des Patienten hinsichtlich Ausmaß der Beschwerden und Beeinträchtigung und kann Werte zwischen 0 (keine Krankheitsaktivität) und 10 annehmen.

Bei bereits eingetretenen extremen Fehlhaltungen im Bereich der Wirbelsäule durch eine fortschreitende Ankylosierung ist die operative Intervention in Form einer **Aufrichtungsosteotomie** ❺ eine letzte mögliche Maßnahme, um die hochgradig eingeschränkte Funktionalität zu verbessern.

Evidenz der Therapieempfehlung bei ankylosierender Spondylitis		
	Evidenzgrad	Empfehlungsstärke
Schulung und Durchführung von Bewegungstherapie	I	B
Einsatz von NSAR bei symptomatischen Patienten oder IL-17 Inhibitoren	I	A
TNF-α-Inhibitoren nach Versagen von NSAR	I	A
konventionelle Basistherapie mit Sulfasalazin oder Methotrexat bei peripherer Arthritis	I	B
Evaluation des Rehabilitationsbedarfes alle 2 Jahre	IIb	B

Komplikationen

Die bei 25–30 % der Patienten im Laufe der Erkrankung auftretende Iridozyklitis (Uveitis anterior) kann bei fehlender oder unzureichender Therapie zu **Visusverlust** führen.

Aufgrund einer dauerhaften Entzündungsaktivität kommt es insbesondere im Bereich der Wirbelsäule zu einer sekundären **Osteoporose** (> Abb. 1), sodass trotz der eintretenden Ankylosierungen hier eine erhöhte Frakturgefahr besteht.

Häufige Fehler und Irrtümer

Der Nachweis von **HLA-B27** unterstützt zwar den Verdacht für eine ankylosierende Spondylitis, ist aber für eine Diagnosesicherung nicht ausreichend, da dieses Merkmal auch bei anderen rheumatischen Erkrankungen (z.B. Psoriasisarthritis, reaktive Arthritis) nachgewiesen werden kann. Darüber hinaus liegt HLA-B27 bei 6–9 % aller Gesunden vor.

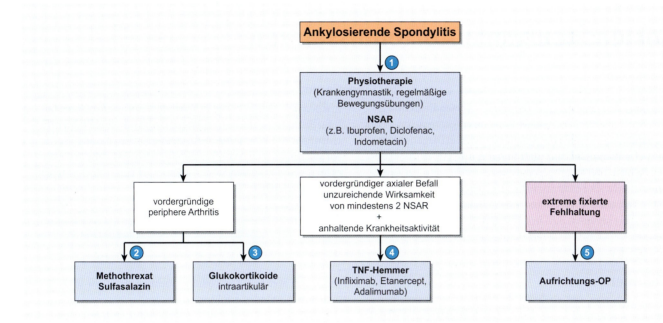

Ökonomische Aspekte

Ein Teil der Patienten mit ankylosierender Spondylitis ist mittels intermittierender NSAR-Gaben und regelmäßig durchgeführter Physiotherapie, ergänzt durch stationäre Rehabilitationsmaßnahmen, therapeutisch gut zu führen. Dies sollte gegen die doch sehr hochpreisige Behandlung mit einem Biologikum (TNF-α-Inhibitoren oder IL-17 Inhibitor) abgewogen werden.

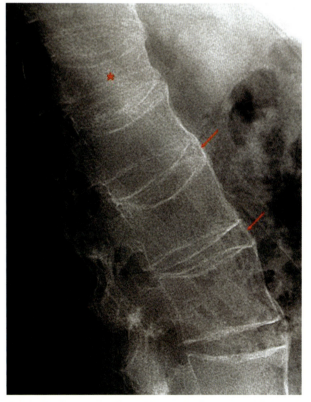

Abb. 1 In der konventionellen Röntgenaufnahme zeigen sich die typischen Syndesmophyten (↓) als Verknöcherungen des Anulus fibrosus der Bandscheibe. Bei zusätzlich bestehender Osteoporose ist es bereits zu einer Wirbelkörpersinterung gekommen (*). [P804]

H. P. Lorenzen

Aortenaneurysma/Aortendissektion

> **Zur Orientierung**
>
> Das typische Symptom einer **thorakalen Aortendissektion** ist ein abrupt einsetzender heftiger Brust- oder Rückenschmerz mit Ausstrahlung zwischen die Schulterblätter. Die Diagnosesicherung erfolgt mittels **Computertomographie**. Typ-A-Dissektionen bedürfen der sofortigen chirurgischen Therapie, bei Typ-B-Dissektionen sind endovaskuläre Eingriffe Methode der Wahl.
>
> Das **infrarenale Aortenaneurysma** ist häufig asymptomatisch oder kann sich durch Bauch- und Rückenschmerzen bemerkbar machen. Die Mortalität bei rupturiertem Aortenaneurysma beträgt bis zu 80 %. Die Indikation zur **endovaskulären oder offenchirurgische Versorgung** des asymptomatischen Aneurysmas wird in Abhängigkeit von Wachstum und oder Größe des Aneurysmas gestellt (Frauen 5,0 cm, Männer 5,5 cm, Größenprogredienz > 1,0 cm/Jahr).

Formen

Gefäßdissektionen werden durch einen Einriss der Intima hervorgerufen, meist kommt es zu einem Fortschreiten zwischen Tunica intima und media mit Ausbildung eines falschen Lumens. Dissektionen im Bereich des Aortenbogens und/oder der Aorta ascendens werden als Typ-A-, alle Dissektionen distal der linken Arteria subclavia als Typ-B-Dissektion bezeichnet (Stanford-Klassifikation). Die **Aortendissektion** gehört zusammen mit dem **intramuralen Hämatom (IMH)** und dem **symptomatischen penetrierenden arteriosklerotischen Ulkus (PAU)** zum **akuten Aortensyndrom**. Das Hauptsymptom ist der akute Schmerz.

Beim **Aneurysma verum** handelt es sich um eine segmentale Erweiterung aller drei Wandschichten (Intima, Media und Adventitia). Die abdominale infrarenale Aorta ist die häufigste Lokalisation. Meist wird es zufällig entdeckt. Rücken- oder Flankenschmerzen sowie diffuse abdominale Beschwerden können auf ein Aneurysmawachstum deuten.

Therapie

Die **Initialtherapie** des akuten Aortensyndroms besteht in einer Analgesie und der Senkung des meist entgleisten Blutdrucks auf normotone Werte (Empfehlungsgrad I, Evidenzlevel C) ❶. **Typ-A-Dissektionen** bedürfen der sofortigen chirurgischen Therapie (Empfehlungsgrad I, Evidenzlevel B) ❷. Bei **Typ-B-Dissektionen** sind die Ergebnisse der chirurgischen Behandlung im akuten Stadium der konservativen Behandlung nicht überlegen ❸. Deshalb wird die sofortige Operation – alternativ die perkutane Endoprothesenimplantation – nur bei lebensgefährlichen Komplikationen, wie Ruptur oder ischämisch bedingtem Nierenversagen, vorgeschlagen (Empfehlungsgrad I, Evidenzlevel B). **Chronische Dissektionen** werden nur bei eintretenden Komplikationen versorgt (Empfehlungsgrad I, Evidenzlevel B).

Die **konservative Therapie** besteht in einer optimalen Einstellung des Bluthochdrucks und einer Dyslipoproteinämie (Empfehlungsgrad II, Evidenzlevel B) – was auch die häufig vorliegende kardiale und zerebrovaskuläre Komorbidität günstig beeinflusst ❹. Eine konsequente **Nikotinkarenz** ist anzustreben (Empfehlungsgrad I, Evidenzlevel B). Schwere körperliche Belastungen sollten vermieden werden. Kontrolluntersuchungen sollten in 3–12-monatlichen Abständen erfolgen.

Das Risiko für eine Ruptur eines abdominalen Aortenaneurysma < 4 cm ist niedrig, ab einem Querdurchmesser > 5 cm steigt es jedoch exponentiell an. Eine genetische Belastung, ein rasches Wachstum (> 10 mm/Jahr) sowie fortgesetzter Nikotinabusus erhöhen die Rupturgefahr. Bei Frauen ist das Rupturrisiko deutlich höher, sodass hier ab einem Querdurchmesser von 5,0 cm eine **invasive Therapie** indiziert ist, bei Männern bei 5,5 cm (Empfehlungsgrad II, Evidenzlevel B). Bei klinischer Symptomatik oder bei Komplikationen durch thrombotische oder embolische Ereignisse besteht ebenfalls eine Behandlungsindikation (Empfehlungsgrad II, Evidenzlevel B) ❺.

Zur elektiven und notfallmäßigen Therapie des **abdominalen Aortenaneurysmas** stehen das **offen-chirurgische** und **endovaskuläre Verfahren (EVAR)** zur Verfügung. Die Entscheidung, welches Verfahren einzusetzen ist, hängt von den individuellen Gegebenheiten wie der Morphologie und der Komorbidität ab. So sollte bei hoher Lebenserwartung und niedrigem Operationsrisiko ein offen-chirurgischer Ersatz angestrebt werden ❼. Patienten mit hohem Operationsrisiko sollten, wenn technisch möglich, mittels **EVAR** behandelt werden (Empfehlungsgrad II, Evidenzlevel B) ❻. Aufgrund der Gefahr von Endoleckagen mit erneutem Aneurysmawachstum sind nach EVAR **lebenslang Nachuntersuchungen** erforderlich (Empfehlungsgrad II, Evidenzlevel C).

Bei **thorakalen Aneurysmata** mit Beteiligung der Aortenwurzel und der aszendierenden Aorta stehen derzeit nur **offene operative Verfahren** zur Verfügung – hier wird eine Behandlungsindikation bei einem Durchmesser von 5,5 cm gesehen. Im Bereich des Aortenbogens kommen überwiegend offene operative Verfahren zum Einsatz, vereinzelt sind **endoluminale Stenttechniken** kombiniert mit Revaskularisation der supraortalen Gefäße möglich. Im Bereich der Aorta descendens hat sich die **endoluminale Behandlung** als überlegen herausgestellt (Empfehlungsgrad I, Evidenzlevel C) – Behandlungsindikation ab 5,5 cm; eine offene chirurgische Therapie wird ab 6,0 cm Durchmesser empfohlen (Empfehlungsgrad IIa, Evidenzlevel B).

Aortenaneurysma/Aortendissektion

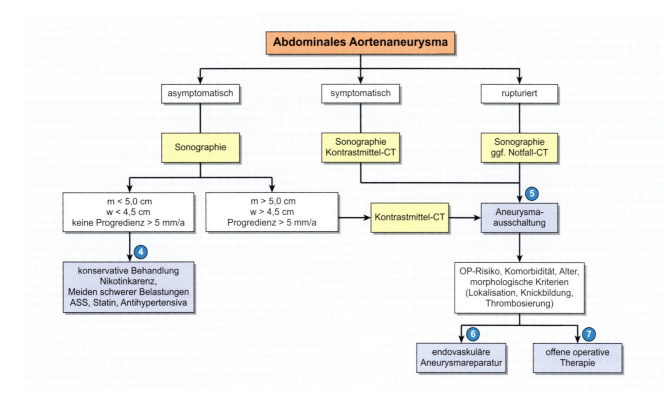

Evidenz der Therapie bei Aortenaneuyrsma und -dissektion		
Therapie	Evidenzgrad	Empfehlungsstärke
Analgesie, Blutdrucksenkung als Initialtherapie	I	C
Typ-A-Dissektion: sofortige chirurgische Therapie	I	B
Typ-B-Dissektion: sofortige Operation oder perkutane Endoprothesenimplantation nur bei lebensgefährlichen Komplikationen	I	B
Versorgung chronischer Dissektionen nur bei Komplikationen	I	B
Einstellung des Bluthochdrucks und der Dyslipoproteinämie	II	B
konsequente Nikotinkarenz	I	B
invasive Therapie bei Querdurchmesser 4,5–5 cm (♀) bzw. 5,0–5,5 cm (♂)	II	B
Behandlungsindikation bei klinischer Symptomatik/Komplikationen	II	B
EVAR bei Patienten mit hohem OP-Risiko	II	B
lebenslange Nachuntersuchungen nach EVAR	II	C
endoluminale Behandlung im Bereich der Aorta ascendens ab Durchmesser 5,5 cm	I	C
offene chirurgische Therapie im Bereich der Aorta ascendens ab Durchmesser 6 cm	IIa	B

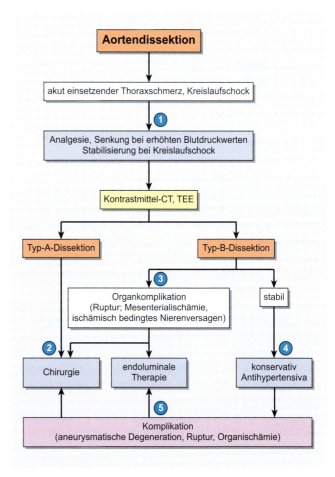

K. Richter-Bastian

Arthrosen

Zur Orientierung

Arthrosen sind die häufigsten Gelenkerkrankungen, betroffen sind überwiegend ältere Menschen. Die Entwicklung einer Arthrose beruht auf einem Missverhältnis zwischen Gelenkbelastung und Knorpelbelastbarkeit.

Die Arthrose kann anfangs symptomfrei sein; sie führt meist allmählich zu zunehmenden Beschwerden wie Schmerzen bei Belastung und nach Ruhephasen (Anlaufschmerz) sowie zunehmender Funktionseinschränkung. Der klinische Verlauf ist meist durch langsames Fortschreiten mit intermittierenden entzündlichen Episoden gekennzeichnet. An den der Palpation zugänglichen Gelenken stellt man eine knöcherne Verbreiterung fest, eine weiche Schwellung ist nur in den Phasen einer Aktivierung mit Reizerguss (z. B. nach Überlastung) nachweisbar.

Die **Diagnose** kann im Allgemeinen durch typische Befunde der Anamnese und der körperlichen Untersuchung gestellt werden, bestätigt durch unauffällige Laboruntersuchungen und typische radiologische Befunde mit Gelenkspaltverschmälerung, subchondraler Sklerosierung und knöchernen Appositionen ❶. Wichtige **Differenzialdiagnosen** sind entzündlich-rheumatische Erkrankungen (z. B. rheumatoide Arthritis, Psoriasisarthritis) und Kristallarthropathien (chronische Gicht, Chondrokalzinose).

Einteilung

Es gibt verschiedene Möglichkeiten, die Arthrosen einzuteilen:

- **Nach Ätiologie:** primäre (idiopathische) Formen mit unbekannter Ursache (Genetik?) und sekundäre Formen (mechanische Faktoren wie Achsenfehlstellungen, Traumata und Überbelastung, Übergewicht, Inaktivität, aber auch entzündliche, hormonelle und metabolische Ursachen).
- **Nach Lokalisation:** häufig Knie- und Hüftgelenksarthrosen (Gon- und Coxarthrose) sowie Arthrosen der Fingerend-/mittelgelenke sowie des Daumens und der Zehen, seltener Sprunggelenks- und Kiefergelenksarthrosen.
- **Nach Aktivitätsgrad:** klinisch stumm oder aktiviert („entzündet"), klinisch manifeste dekompensierte Arthrose mit Dauerschmerz.

Therapie

Die Therapieempfehlungen müssen individuell nach Grad der Beeinträchtigung, Ursache und Lokalisation der Arthrose sowie der Gesamtsituation des Patienten gestaltet werden. **Ziel** der Therapie ist eine Schmerzlinderung sowie Erhalt oder Verbesserung der Funktion unter Vermeidung von Therapienebenwirkungen.

Zunächst sollten nur **nichtmedikamentöse Maßnahmen** ergriffen werden ❷. Diese beinhalten u. a. Patientenaufklärung und -schulung, krankengymnastische Übungen, physikalische Therapie, orthopädietechnische Maßnahmen.

Bei nicht ausreichender Wirkung können zusätzlich **Medikamente** eingesetzt werden ❸. Paracetamol ist insbesondere bei nichtentzündlichen Formen wirksam und in den meisten Leitlinien als erstes Medikament genannt. In den letzten Jahren wird dies zunehmend kritisch betrachtet: Paracetamol habe bei der Behandlung eines Arthrosepatienten nur einen geringen und klinisch nicht bedeutsamen Effekt bei gleichzeitig eher unterschätztem Nebenwirkungspotenzial. Bei nicht ausreichender Wirkung und entzündlichen Komponenten, also aktivierter Arthrose, sind NSAR und selektive COX-2-Inhibitoren (Coxibe) indiziert. Zeigen diese keine ausreichende Wirksamkeit, können Opiate versucht werden. Bei aktivierter Form mit Gelenkerguss sind **intraartikuläre Steroidinjektionen** (insbesondere in Verbindung mit einer Gelenkspülung) sinnvoll. Auch topische Anwendungsformen (z. B. Diclofenac, Capsaicin) können wirksam sein.

Bei nicht ausreichender Wirkung (Dauerschmerz, schlechte oder schlechter werdende Funktion und Mobilität) kommen **operative Verfahren** wie Knorpelglättung, Gelenkersatz und Gelenkversteifung zum Einsatz ❹.

Evidenz der Empfehlungen

Die Evidenz wird auch nach neusten Therapieempfehlungen (OARSI 2015, ACR 2012) als gering eingeschätzt. Sie kann jeweils nur differenziert nach den jeweils betroffenen Gelenken, in den letzten Jahren auch unter Berücksichtigung von Komorbiditäten des meist älteren Patienten ausgesprochen werden. Für die Gonarthrose werden mit als gut oder sehr gut gesichert empfohlen: bei den nicht pharmakologischen Maßnahmen Wassergymnastik, ein kardiovaskuläres Übungsprogramm, Muskelkräftigung, Gewichtsabnahme; weniger eindeutig werden orthopädische Hilfsmittel und Schuh- bzw. Sohlenzubereitung empfohlen. Bei den medikamentösen Therapieformen werden bedingt empfohlen Paracetamol, orale und topische NSAR, Tramadol und intraartikuläre Injektionen. Chondroitin und Glucosamin werden kritisch betrachtet, Opioide, Duloxetin und Hyaluronsäure wechselhaft.

Komplikationen

Fehl-, Über- und Unterbehandlungen von Arthrosen führen zu zahlreichen, meist vermeidbaren Komplikationen.

Häufig werden andere Gelenk- oder Muskelerkrankungen (z. B. Polymyalgia rheumatica, Knochen- oder Weichteiltumoren) als Arthrosen fehleingeschätzt. Hierdurch verpasst man die nötige kausale Therapie dieser Erkrankungen. Besonders bei atypischem Verlauf ist daher eine nativradiologische Kontrolle nötig. Andererseits kann auch eine aktivierte Arthrose/Polyarthrose als primär entzündlicher Gelenkprozess fehlinterpretiert werden; die Folge ist meist eine Überbehandlung.

```
┌─────────────┐
│  Arthrosen  │
└──────┬──────┘
       │ ❶
┌──────▼──────────────────────────────┐
│ Anamnese, körperliche Untersuchung, │
│ typischer radiologischer Befund     │
└──────┬──────────────────────────────┘
       │ ❷
┌──────▼────────────────────────────┐
│ nichtmedikamentöse Maßnahmen      │
│ • Patientenaufklärung und -schulung│
│ • ggf. Gewichtsreduktion          │
│ • Krankengymnastik (Muskelkräftigung)│
│ • physikalische Therapie (Wärme)  │
│ • Wassergymnastik                 │
│ • Einlagen/Schuhzubereitung       │
└──────┬────────────────────────────┘
keine ausreichende Wirkung, weiterhin Schmerzen
       │ ❸
┌──────▼────────────────────────────┐       ┌──❺──────────────────────────┐
│ + medikamentöse Maßnahmen         │       │ • medikamentöse NW          │
│ • topische NSAR                   │──────▶│ • infektiöse oder septische │
│ • nichtentzündlich: Paracetamol   │       │   Komplikationen            │
│ • entzündlich: NSAR, COX-2-Inhibitoren│   └─────────────────────────────┘
│ • ggf. Opiate                     │
│ • ggf. intraartikuläre Steroidinjektionen│
└──────┬────────────────────────────┘
keine ausreichende Wirkung, weiterhin Schmerzen  ❻
und Einschränkung der Lebensqualität  ────────▶ ┌─────────────────────────────┐
       │                                         │ Schädigung benachbarter Gelenke│
       │ ❹                                       └─────────────────────────────┘
┌──────▼────────────────────────────┐
│ operative Verfahren               │
│ • Coxarthrose: ggf. Umstellungsosteotomie│
│   bei jungen Erwachsenen          │
│ • ggf. Gelenkersatz, Gelenkversteifung│
└───────────────────────────────────┘
```

Die medikamentöse Therapie, speziell mit NSAR und Coxiben, kann zu **gastrointestinalen** und **kardiovaskulären Nebenwirkungen** führen; das individuelle Risikoprofil der Patienten muss daher beachtet werden. **Infektiöse** oder **septische Komplikationen** können bei lokaler Gelenktherapie auftreten, insbesondere bei nicht steriler Vorgehensweise ❺.

Schließlich führt ein zu später operativer Gelenkersatz zur Schädigung benachbarter oder kontralateraler Gelenke ❻.

F. J. F. Herth
Asthma bronchiale

Zur Orientierung

Asthma bronchiale ist eine chronisch-entzündliche Erkrankung der Atemwege. Ausgehend von der Entzündungsreaktion kann eine bronchiale Hyperreagibilität bis hin zu einer bronchialen Obstruktion auftreten.
  Weiterhin werden Phänotypen unterschieden
- Allergisches Asthma ist häufig mit dem Auftreten anderer allergischer Erkrankungen und/oder mit Erkrankungen des atopischen Formenkreises vergesellschaftet. Saisonale Verlaufsformen werden von perennialen abgegrenzt.
- Nicht allergisches Asthma kann durch Infektionen der Atemwege ausgelöst werden. Zudem kann eine Intoleranz gegen Acetylsalicylsäure (ASS) oder nichtsteroidale Antirheumatika (NSAR) bestehen.

Leitsymptom ist die anfallsweise auftretende Atemnot, eine gefürchtete Komplikation der Status asthmaticus.
  Die **Diagnose** wird mittels Lungenfunktionstest (Spirometrie, Diffusionskapazität), Peak-flow-Protokoll, Allergietests und RAST-Testung gestellt.

Einteilung
Die Deutschen Atemwegsliga empfiehlt eine Einteilung in vier Schweregrade:

Schweregrade des Asthma bronchiale			
Schweregrad	Anfälle nachts	Anfälle tagsüber	FEV 1
I intermittierend	≤ 2 × pro Monat	≤ 2 × pro Woche	≥ 80 %
II geringgradig persistierend	> 2 × pro Monat	< 1 × pro Tag	≥ 80 %
III mittelgradig persistierend	> 1 × pro Woche	täglich	60–80 %
IV schwergradig persistierend	häufig	ständig	≥ 60 %

Therapie
Die Therapie des Asthma bronchiale erfolgt üblicherweise als Stufentherapie, die sich am **Schweregrad** des Asthmas orientiert. Je nach Stufe unterscheidet man Bedarfs- und Dauertherapie. Grundsätzlich erhalten alle Patienten als **Bedarfsmedikation** inhalative kurz wirksame β₂-Sympathomimetika für den Fall der akuten Atemnot: Jeder Asthmapatient sollte einem Schulungsprogramm zugeführt werden ❶.
  Stufe I – intermittierendes Asthma: Hier gibt es keine Dauertherapie ❷.
  Stufe II – geringgradig persistierendes Asthma: Als Dauertherapie können inhalative Kortikosteroide in niedriger Dosierung oder in begründeten Fällen Leukotrienantagonisten gegeben werden ❸.
  Stufe III – mittelgradig persistierendes Asthma: Als Dauertherapie werden in erster Linie niedrig/mittelgradig dosierte inhalative Kortikosteroide eingesetzt. Diese sollten mit einem langwirksamen β₂-Sympathomimetikum kombiniert werden (auch als feste Kombination). Gemäß den aktuellen Leitlinien kommt als nächster Schritt bei bleibender Symptomatik ein langwirksames Anticholinergikum zum Einsatz. Als weitere Optionen kommen Leukotrienantagonisten in Betracht. Bezüglich des inhalativen Kortikosteroids sollte die niedrigste noch wirksame Dosis austitriert werden ❹.
  Stufe IV – schwergradig persistierendes Asthma: Die dauerhafte Therapie kann mit einem inhalativen Kortikosteroid in mittlerer/hoher Dosierung erfolgen in Kombination mit einem langwirksamen β₂-Sympathomimetikum und langwirksamen Anticholinergika. Bei Patienten mit erhöhtem IG-E-Spiegel kommt Omalizumab zum Einsatz. Bei erhöhter Bluteosinophilie kommen weitere Antikörpertherapien zum Einsatz. Dauertherapien mit oralen Kortikoiden sollten vermieden werden. Jeder Asthmapatient sollte einem Schulungsprogramm zugeführt werden. Der behandelnde Arzt sollte Patienten mit Asthma regelmäßig zu geeigneten Maßnahmen des körperlichen Trainings motivieren, um die Belastbarkeit und Lebensqualität zu verbessern und die Morbidität zu verringern ❺. In Einzelfällen wird eine endoskopische Intervention (Thermoplastie) vorgenommen.

Komplikationen
Der **akute Asthmaanfall** kann dramatisch verlaufen. Die Maximalvariante, der sog. Status asthmaticus, stellt eine unmittelbare Lebensbedrohung dar ❻. Patienten mit Status asthmaticus haben ein verlängertes Exspirium bei exspiratorischem Stridor. Symptome des Status asthmaticus sind Dyspnoe mit hechelnder, beschleunigter Atmung und Abschwächung des Atemgeräusches. Durch die Hypoxie kommt es zu Blässe und Zyanose der Lippen, Finger und Zehen sowie kompensatorischer Tachykardie. Weitere Symptome sind Unruhe, Pupillenweite und Inkontinenz. Bei längerem Verlauf kann es zur Atemerschöpfung, Bradykardie und Somnolenz kommen.

Asthma bronchiale

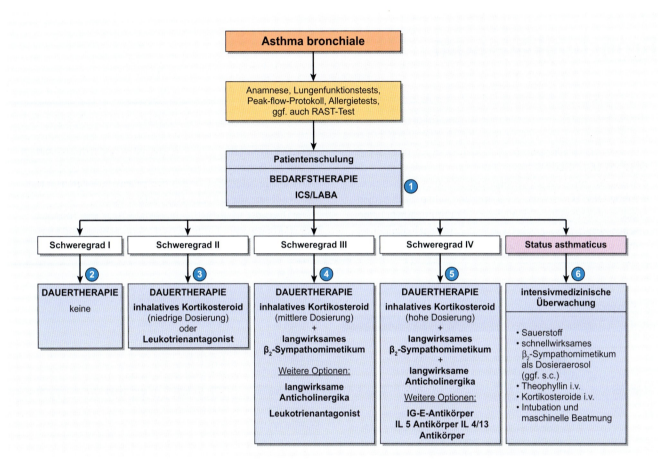

Für den **Status asthmaticus** ist eine sofortige intensivmedizinische Überwachung und Behandlung indiziert. Initial werden 4–8 l O_2/min über eine Nasensonde appliziert, im weiteren Verlauf entsprechend der Blutgasanalyse. Ein intravenöser Zugang zur Applikation der Medikamente und die Kontrolle der Blutgaswerte mittels Blutgasanalyse sind zur Therapieüberwachung Grundvoraussetzung. Die medikamentöse Therapie erfolgt mittels:
- $β_2$-**Sympathomimetika** als Dosieraerosol (2 Hübe ggf. Wiederholung); bei Unfähigkeit zur Inhalation des Patienten ist auch die subkutane Gabe möglich.
- **Theophyllin i. v. in Ausnahmefällen**
- **Kortikosteroide i. v.**
- Sedierung (nur wenn nicht vermeidbar)
- ggf. Intubation und maschinelle Beatmung.

Ökonomische Aspekte

Asthmatiker, die eine Schulung durchlaufen haben und mittels Peak-flow-Kontrollen eine Therapieanpassung gemäß Vorgaben durchführen, erleiden weniger akute Asthmaexazerbationen.

Evidenz der Therapie bei Asthma

Therapie	Evidenzgrad	Empfehlungsstärke
ICS als Basistherapie	Ia	A
Körperliche Aktivität	Ib	A
Rauchstopp	Ia	A
Patientenschulung	Ib	A

T. Freundt
Bronchialkarzinom

Zur Orientierung

Histologisch unterscheidet man **nichtkleinzellige** (Plattenepithel-, Adeno- und großzelliges Bronchialkarzinom; **NSCLC**; etwa 80 % der Bronchialkarzinome) und **kleinzellige** Bronchialkarzinome (**SCLC**). SCLC wachsen schnell und sind daher meist chemotherapie- und strahlensensibel, jedoch nur in Ausnahmefällen operabel. NSCLC wachsen langsamer und sind in Frühstadien durch vollständige Resektion heilbar, aber nur bedingt chemo- und strahlentherapiesensibel. Ca. 85 % der Bronchialkarzinome sind Folge des Rauchens. Die 5-JÜR aller Patienten beträgt etwa 10 %.

Die **Symptomatik** ist meist unspezifisch und tritt erst spät im Verlauf auf (Schmerzen, Husten, blutiger Auswurf, Dyspnoe). Insbesondere beim SCLC zeigen sich gelegentlich paraneoplastische Syndrome wie z. B. eine Hyponatriämie.

Die **Diagnose** wird durch bildgebende Verfahren (Röntgen-Thorax, Kontrastmittel-CT, PET-CT, Sonographie) und bioptisch-histologische Untersuchungen gesichert.

TNM-Klassifikation des Bronchialkarzinoms	
T – Primärtumor	
T0	kein Primärtumor
T1	Tumor ≤ 3 cm ohne Infiltration proximal eines Lappenbronchus, allseits von Lunge umgeben T1a: Tumor ≤ 2 cm T1b: Tumor > 2 cm
T2	Tumor > 3–7 cm *oder* Infiltration eines Hauptbronchus ≥ 2 cm distal der Hauptkarina *oder* Infiltration der Pleura visceralis *oder* Lappenatelektase T2a: Tumor 3–5 cm T2b: Tumor 5–7 cm
T3	Tumor > 7 cm Größe *oder* Infiltration der Brustwand, des Zwerchfells, des parietalen Perikards oder der mediastinalen Pleura *oder* Infiltration eines Hauptbronchus < 2 cm distal der Hauptkarina ohne sie zu infiltrieren *oder* Totalatelektase einer Lunge *oder* Metastase im selben Lappen
T4	Tumor jeder Größe mit Infiltration von Mediastinum, großen Gefäßen, Speiseröhre, N. recurrens, Hauptkarina oder Wirbelkörpern *oder* Metastasen im anderen Lungenlappen derselben Seite
N – regionäre Lymphknotenmetastasen	
N0	kein Lymphknotenbefall
N1	Befall ipsilateraler hilärer Lymphknoten
N2	Befall ipsilateraler mediastinaler oder subkarinaler Lymphknoten
N3	Befall supraklavikulärer oder kontralateraler mediastinaler Lymphknoten
M – Fernmetastasen	
M0	keine Fernmetastasen
M1	M1a Metastasen in der kontralateralen Lunge *oder* maligner Pleuraerguss *oder* maligner Perikarderguss M2a Fernmetastasen

Stadieneinteilung des Bronchialkarzinoms	
Stadium Ia	T1a N0 M0, T1b N0 M0
Stadium Ib	T2a N0 M0
Stadium IIa	T1a/b N1 M0, T2a/b N1 M0, T2b N0 M0
Stadium IIb	T2b N 1 M0 oder T3 N0 M0
Stadium IIIa	T1/2/3 N2 M0, T3 N1 M0, T4 N0/1 M0
Stadium IIIb	T4 N2 M0, jedes T N3 M0
Stadium IV	jedes M

Klassifikation und Stadieneinteilung

Vereinfachte Stadieneinteilung des kleinzelligen Bronchialkarzinoms (SCLC):
- **Limited disease (LSCLC):** Beschränkung des Tumors und seiner Absiedelungen auf einen Hemithorax und die mediastinalen und supraklavikulären Lymphknoten
- **Extensive disease (ESCLC):** jede darüber hinausgehende Tumorausbreitung.

Therapie

Grundlage der Therapieplanung ist die **Stadieneinteilung** des Bronchialkarzinoms nach der TNM-Klassifikation bzw. die vereinfachte Einteilung bei SCLC.

LSCLC werden mit kombinierter Chemoradiotherapie behandelt (Empfehlungsstärke A) ❶. Im Falle einer kompletten Remission wird eine Schädelbestrahlung zur Prophylaxe von Hirnmetastasen angeschlossen (Empfehlungsstärke A) ❷.

NSCLC im Stadium I werden operiert (Tumorresektion und radikale mediastinale Lymphadenektomie; Empfehlungsstärke A) ❸. Voraussetzung für die Resektion ist die funktionelle Operabilität (ausreichende Lungenfunktion, keine schweren Vorerkrankungen). Funktionell inoperable Patienten werden mit kurativer Intention kleinvolumig hypofraktioniert bestrahlt (Empfehlungsstärke C). Im **Stadium II** erfolgt zunächst die Operation, anschließend eine adjuvante Chemotherapie (Empfehlungsstärke A) ❹.

Nach der Therapie mit kurativem Ansatz sollten **Nachsorgeuntersuchungen** durchgeführt werden (Anamnese, körperliche Untersuchung und Röntgen alle 3 Monate in den ersten beiden Jahren,

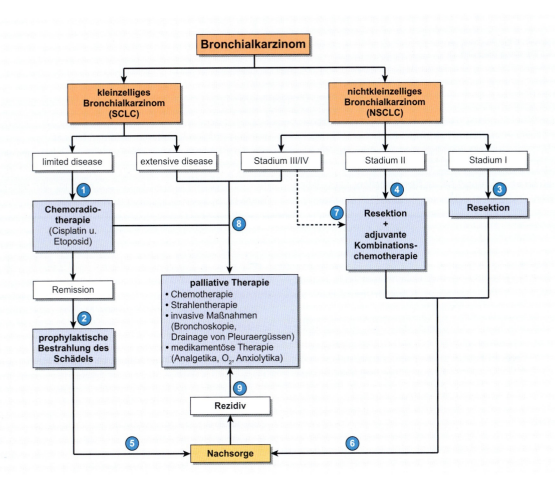

alle 6 Monate in den folgenden 3 Jahren; Empfehlungsstärke C) ❺, ❻. Das **NSCLC Stadium III** beinhaltet heterogene Tumormanifestationen. Bei manchen Subgruppen (z. B. T3 N2 N0) ist eine Operation mit kurativem Ansatz in einem multimodalen Konzept mit Chemotherapie und Bestrahlung möglich ❼, in den meisten Fällen kann jedoch nur palliativ behandelt werden. Durch Chemotherapie und Bestrahlung kann für eine kleine Minderheit der inoperablen Patienten mit Stadium III ein Langzeitüberleben erreicht werden ❽.

Weitere Indikationen für eine **palliative Therapie** sind ESCLC, NSCLC im Stadium IV und zuvor mit einem kurativen Ansatz behandelte Bronchialkarzinome, die nicht auf die Therapie angesprochen haben bzw. bei denen es zu einem Rezidiv gekommen ist (Empfehlungsstärke A) ❾.

Molekulare Therapie des Bronchialkarzinoms

In den letzten Jahren sind mehrere Medikamente in der Behandlung des NSCLC zugelassen worden, deren Wirkmechanismen sich von einer konventionellen Chemotherapie unterscheiden und die bei ausgewählten Patienten eine sehr gute Wirksamkeit haben können (Verlängerung des progressionsfreien Überlebens und der Lebenserwartung). Beispiele für solche Medikamente sind Antikörper gegen Mutationen des EGF-Rezeptors wie Gefitinib und Erlotinib, Antikörper gegen den ALK-Rezeptor wie Crizotinib und Ceritinib und der 2015 zugelassene Immuncheckpointinhibitor Nivolumab. Den molekularen Therapien sind die Beschränkung auf die Behandlung fortgeschrittener/metastasierter Bronchialkarzinome, die enge Indikationsstellung (Crizotinib darf z. B. nur nach vorangegangener Chemotherapie bei ALK-positiven Patienten angewendet werden), besondere Nebenwirkungen (z. B. Rash durch EGFR-Rezeptorantagonisten, autoimmunerkrankungsartige Nebenwirkungen wie Pneumonitis, Nephritis, Hepatitis durch Nivolumab) und die hohen Therapiekosten (bis zu 7000 €/Monat) gemein.

F. Lammert, T. Sauerbruch
Cholelithiasis

Zur Orientierung

Gallensteine (Cholelithiasis) treten bei etwa 10–20 % der Bevölkerung auf. **Prädisponierende Faktoren** sind höheres Lebensalter, weibliches Geschlecht, hochkalorische Ernährung, Bewegungsmangel und genetische Faktoren.

Ca. 20–30 % der Steinträger haben **Beschwerden.** Typisch sind Gallenkoliken – Schmerzattacken von mehr als 15 min Dauer im Epigastrium oder rechten Oberbauch, die auch in den Rücken und in die rechte Schulter ausstrahlen können.

Bei typischer Symptomatik werden zur Sicherung der **Diagnose** eine Ultraschalluntersuchung sowie eine Bestimmung Cholestase anzeigender und weiterer Parameter im Blut durchgeführt (Blutbild, ALT, γ-GT, alkalische Phosphatase, Bilirubin, Lipase).

Einteilung

Aufgrund ihrer Lokalisation werden Gallenblasensteine (**Cholezystolithiasis**) von Gallengangssteinen (**Choledocholithiasis**) abgegrenzt.

Mehr als 90 % der Steine sind **Cholesterin-Gallenblasensteine.** Bei Bilirubinsteinen werden die seltenen **schwarzen Pigmentsteine,** die meist bei chronischen hämolytischen Erkrankungen in der Gallenblase präzipitieren, von den **braunen Pigmentsteinen** unterschieden, die sich in infizierten Gallenwegen entwickeln.

Therapie

Cholezystolithiasis

Der **asymptomatische** Gallenblasenstein ist i. d. R. keine Indikation zur Cholezystektomie ❶ (Ausnahmen [Karzinomrisiko]: Porzellangallenblase, Gallenblasenpolypen ≥ 1 cm, Gallenblasensteine > 3 cm, primär sklerosierende Cholangitis). Die laparoskopische Cholezystektomie ❷ ist die Standardtherapie für die **symptomatische** Cholezystolithiasis, dies schließt in der Regel auch Gallenblasensteine mit anderen Komplikationen (Gallenblasenperforation, Abszess, Darmfistel ❸) ein.

Die medikamentöse Therapie der **Gallenkolik** erfolgt mit Spasmolytika (z. B. N-Butylscopolamin) in Kombination mit peripher wirksamen Analgetika ❹; bei schwerer Symptomatik können Opiatderivate (z. B. Pethidin, Buprenorphin) indiziert sein. NSAR (z. B. Diclofenac, Indometacin) beeinflussen die Entzündung günstig, bieten zusätzliche Schmerzlinderung und verringern auch die Wahrscheinlichkeit, im Verlauf einer biliären Kolik eine akute Cholezystitis zu entwickeln.

Choledocholithiasis

Symptomatische Gallengangssteine sind eine Behandlungsindikation. Da **asymptomatische** Gallengangssteine nur bei etwa 25 % der Patienten zu Komplikationen (Koliken, Cholangitis, oder Pankreatitis) führen, können diese ebenfalls behandelt werden, stellen aber – insbesondere bei älteren Patienten – keine zwingende Indikation zur Steinextraktion dar.

Bei **cholezystektomierten Patienten** sollte eine ERC mit EPT und Steinextraktion durchgeführt werden. Maßnahme der Wahl bei primär nicht zu extrahierenden Steinen ist die mechanische Lithotripsie. Als adjuvante Lithotripsieverfahren beim Versagen der mechanischen Lithotripsie werden die Cholangioskopie-gestützte elektrohydraulische Lithotripsie oder die ESWL eingesetzt.

Therapieoptionen bei **simultanen Gallengangs- und Gallenblasensteinen** sind die prä-, intra- und postoperative ERC und die operative Choledochusrevision.

Bei **hoher Wahrscheinlichkeit** einer gleichzeitigen Choledocholithiasis ist das therapeutische Splitting mit präoperativer EPT und Steinextraktion und anschließender Cholezystektomie ❺ derzeit Therapiestandard.

Bei **mäßiger Wahrscheinlichkeit** einer Choledocholithiasis ist die präoperative ERC und ggf. EPT ❻ nicht Standard, sondern es sollten weniger invasive Verfahren wie die Endosonographie oder die MRC vorgeschaltet werden ❼, die eine hohe Sensitivität und Spezifität für Gallengangssteine haben. Nach erfolgreicher Gallengangssanierung sollte bei gleichzeitiger Cholezystolithiasis unter Risikoabwägung möglichst innerhalb von 72 h cholezystektomiert werden ❷, da ein erhöhtes Risiko von Komplikationen seitens der Steingallenblase besteht. Verlaufsbeobachtungen bei Patienten mit funktionstüchtiger und steinfreier Gallenblase erlauben den Schluss, dass nach EPT und Steinextraktion aufgrund des geringen Risikos biliärer Komplikationen ein abwartendes Verhalten gerechtfertigt ist.

Kriterien für eine simultane Choledocholithiasis bei Cholezystolithiasis

Hohe Wahrscheinlichkeit einer simultanen Choledocholithiasis (> 50 %):
1. sonographisch erweiterter extrahepatischer Gallengang (> 7 mm)
   + Hyperbilirubinämie
   + erhöhte γ-GT, AP oder ALT
2. sonographischer Nachweis von Gallengangskonkrementen
3. klinische und laborchemische Kriterien einer aszendierenden Cholangitis

Mittlere Wahrscheinlichkeit einer simultanen Choledocholithiasis (5–50 %): keine Kriterien für hohe oder niedrige Wahrscheinlichkeit

Niedrige Wahrscheinlichkeit einer simultanen Choledocholithiasis (< 5 %):
1. Gallengang normal weit (≤ 7 mm)
2. Bilirubin, γ-GT, AP und ALT während der aktuellen Schmerzepisode nicht erhöht
3. Fehlen von Episoden, die mit biliärer Pankreatitis einhergehen, z. B. acholische Stühle und/oder Urobilinogenurie bzw. Bilirubinurie in der aktuellen Vorgeschichte

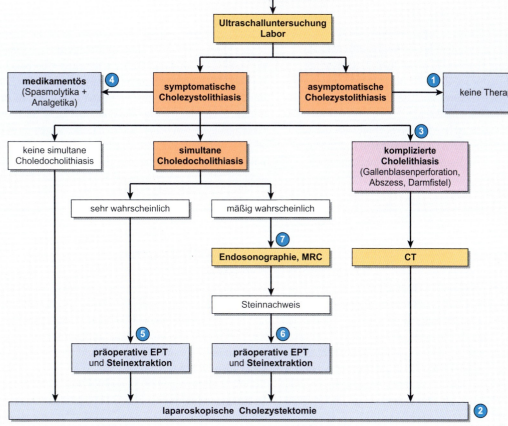

Evidenz der Therapieempfehlungen bei Cholelithiasis	
	Evidenzgrad
symptomatische Cholezystolithiasis	
laparoskopische Cholezystektomie	Ia
asymptomatische Cholezystolithiasis	
in der Regel keine Indikation zur Cholezystektomie	III
Cholezystektomie bei Gallenblasenpolypen ≥ 1 cm	IIb
Cholezystektomie bei Porzellangallenblase	III
Cholezystektomie bei Gallenblasensteinen > 3 cm	III
Cholezystektomie bei Gallenblasenpolypen und primär sklerosierender Cholangitis	III
symptomatische Choledocholithiasis	
präoperative ERC mit Papillotomie vor Cholezystektomie	IIa
intraoperative ERC	IIb
operative Choledochusrevision	Ib
frühe Cholezystektomie nach ERC < 72 h	Ib
asymptomatische Choledocholithiasis	
Therapie wie bei symptomatischer Choledocholithiasis	IIb

Komplikationen

Zu den wichtigsten Komplikationen der Cholelithiasis zählen die akute Cholezystitis, die Gallenblasenperforation, die akute Cholangitis und die akute biliäre Pankreatitis.

Ökonomische Aspekte

Angesichts der hohen Zahl von Cholezystektomien (> 200 000 pro Jahr in Deutschland) sollten Ärzte besser über die Möglichkeiten der Primärprävention von Gallensteinen durch vermehrte körperliche Aktivität und kaloriengerechte Ernährung informieren.

Cholezystitis und Cholangitis

F. Lammert, T. Sauerbruch

Zur Orientierung

Akute Entzündungen der **Gallenblase (Cholezystitis)** und der **Gallenwege (Cholangitis)** werden meist durch **Gallensteine** ausgelöst. Die Abflussstörung der Galle durch den Stein begünstigt sekundär eine Bakterieninvasion. Die häufigsten Keime sind *E. coli*, Klebsiellen und Enterokokken.

Die **akute Cholezystitis** ist durch biliäre Schmerzen, die länger als 5 h anhalten, Fieber bzw. Leukozytose und Gallenblasenwandödem (Ultraschall) in Kombination mit lokalem Druckschmerz (klinisches oder sonographisches Murphy-Zeichen) gekennzeichnet.

Das klinische Bild der **akuten Cholangitis** ist häufig geprägt durch die Charcot-Trias: Fieber + Ikterus + Oberbauchschmerz. Im Labor sind bei der akuten Cholangitis außer den Entzündungswerten die Cholestaseparameter (γ-GT, AP, Bilirubin) erhöht. Wenn der transkutane sonographische Nachweis von Gallengangssteinen bei erweiterten Gallenwegen nicht gelingt, stehen zur Diagnostik endoskopisch-retrograde Cholangiographie (ERC), Endosonographie und Magnetresonanz-Cholangiographie (MRC) zur Verfügung (> Cholelithiasis).

Akute Cholezystitis
Therapie

Die akute steinbedingte Cholezystitis ist eine Indikation zur frühzeitigen **laparoskopischen Cholezystektomie,** die innerhalb von 24 h nach der Aufnahme erfolgen sollte ❷. Bis zur Operation sollte der Patient konservativ durch Flüssigkeitssubstitution, Elektrolytausgleich und Antibiotika ❶ behandelt werden. Bei Patienten mit schweren Begleiterkrankungen (> ASA-Risikoklasse III), bei denen eine frühzeitige laparoskopische Cholezystektomie nicht sinnvoll erscheint, wird der Zeitpunkt der **Cholezystektomie im Intervall** individuell festgelegt ❸.

Bei deutlich erhöhtem Operationsrisiko kann alternativ eine perkutane Drainage der Gallenblase (**Cholezystostomie**) oder eine endosonographisch gesteuerte Gallenblasendrainage (EUS-GBD) ❹ erwogen werden, falls unter der konservativen Therapie keine Besserung eintritt.

Die **konservative** Therapie der akuten Cholezystitis ist bei mildem Verlauf zwar möglich, allerdings kommt es nach alleiniger konservativer Behandlung bei über einem Drittel dieser Patienten zu Komplikationen oder Notaufnahmen wegen biliärer Schmerzen, und bei 30 % wird im weiteren Verlauf eine Cholezystektomie erforderlich.

Komplikationen

Bei 10–30 % der Patienten, die nicht primär operiert werden, treten Komplikationen wie **Gallenblasengangrän, -empyem** oder **-perforation** auf. In diesen Situationen kann vor der (offenen) Cholezystektomie eine CT hilfreiche Informationen liefern. **Fisteln** zwischen der Gallenblase und dem Gastrointestinaltrakt sind oft asymptomatisch; wenn größere Steine durch die Fisteln abgehen, kann es zum Bild des **Gallensteinileus** kommen. Fisteln und Gallensteinileus erfordern eine (zweizeitige) operative Revision mit Cholezystektomie.

Akute Cholangitis
Therapie

Die akute steinbedingte Cholangitis sollte so rasch wie möglich (bei septischen Zeichen notfallmäßig, sonst spätestens innerhalb von 48 h) durch **endoskopische Beseitigung des Steines** mittels ERC und EPT behandelt werden ❺. Eine **antibiotische** Therapie ist angezeigt; die alleinige antibiotische Behandlung ohne adäquate Drainage ist unzureichend.

Ist die endoskopische Steinextraktion nicht möglich, müssen **Drainagemaßnahmen** mittels Stent oder nasobiliärer Sonde ergriffen werden ❻.

Falls die endoskopischen Maßnahmen nicht gelingen, kann über einen **perkutan-transhepatischen** Zugang (PTCD) oder endosonographisch gesteuert eine **Choledochusdrainage** angelegt werden ❼.

Nach erfolgreicher endoskopischer oder perkutaner Gallengangssanierung sollte bei Cholezystolithiasis unter Risikoabwägung möglichst innerhalb von 72 h die **Cholezystektomie** erfolgen ❽. Bei funktionstüchtiger steinfreier Gallenblase ist aufgrund des geringen Risikos erneuter biliärer Komplikationen ein abwartendes Verhalten gerechtfertigt, obgleich kontrollierte Studien hierzu nicht vorliegen.

Komplikationen

Die Komplikationsrate der EPT liegt bei 10 %. Die wichtigsten Komplikationen sind Blutung (2–3 %), Pankreatitis (1–4 %) und Duodenalperforation (< 1 %).

Evidenz der Therapieempfehlungen bei Cholezystitis und Cholangitis	
	Evidenzgrad
akute Cholezystitis	
frühe laparoskopische Cholezystektomie < 24 h	Ib
akute Cholangitis	
sofort Antibiotika und ERC so rasch wie möglich < 48 h	Ia
akute biliäre Pankreatitis	
sofortige ERC bei akuter Cholangitis und biliärer Obstruktion	Ia
ERC bei schwerer Pankreatitis ohne Obstruktion < 72 h	IIb
frühe Cholezystektomie nach milder biliärer Pankreatitis < 72 h	Ib

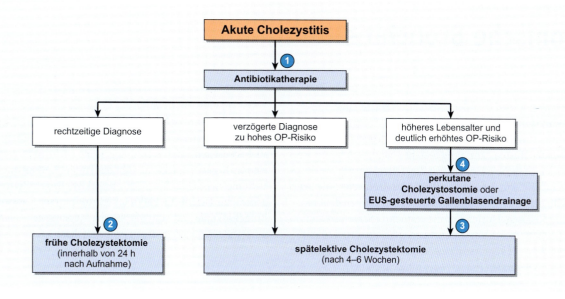
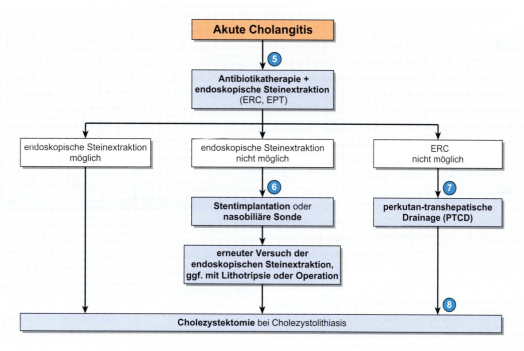

B. Schönhofer, D. Dellweg

Chronische Bronchitis

Zur Orientierung

Die Erkrankung wird charakterisiert durch **Husten** und **Sputumproduktion an den meisten Tagen** für 3 Monate im Jahr in mindestens 2 aufeinander folgenden Jahren, wobei in den meisten Fällen der Husten ganzjährig besteht.

Häufigste **Ursache** ist inhalativer Zigarettenkonsum. Auch rezidivierende Infekte, inhalative Allergene und Noxen sowie genetisch bedingte Funktionsstörungen der Zilien können die Erkrankung auslösen. Husten und die vermehrte Sekretproduktion sind dabei Ersatzreinigungsmechanismen bei gestörter Zilientätigkeit. Im Verlauf kann es zu einer akuten Verschlechterung der Symptomatik kommen (infekt- oder umweltbedingt).

Die **Diagnose** wird durch das klinische Bild gestellt. Zu erfragen sind die Kardinalsymptome Husten und Auswurf sowie stattgehabte Infekte der Atemwege. Menge des Sputums, aber auch Konsistenz und Verfärbung geben wichtige Hinweise auf eine vorliegende Infektion. Gibt der Patient Luftnot an, so besteht meistens eine chronisch-obstruktive Bronchitis mit Lungenemphysem (➤ COPD). Zusätzliche Untersuchungen wie Bronchoskopie und szintigraphische Messung der Zilienfunktion unterstützen die Diagnose in Problemfällen.

Therapie

Wichtigste **Ziele der Therapie** sind die Symptomkontrolle und die Vermeidung einer Progression der Erkrankung.

Chronische Bronchitiden mit **chronischen Symptomen** sollten primär **supportiv** behandelt werden ❶. Oberste Priorität hat die sofortige **Einstellung des Rauchens!** Alleine durch diese Maßnahme kann nach einer Latenz von wenigen Wochen eine deutliche Symptomreduktion erreicht werden. Dem Patienten muss vermittelt werden, dass infolge der gestörten oder verminderten mukoziliären Clearance der Husten eine wichtige Funktion zur Reinigung der Atemwege übernimmt und eine komplette Suppression des Hustens nicht Therapieziel sein kann. Eine gestörte Reinigung des Bronchialsystems führt zu einer längeren Verweildauer infektiöser und toxischer Partikel, was möglicherweise zur verstärkten Karzinogenese führt. Phasenweise kann es jedoch sinnvoll sein, den Hustenreiz medikamentös zu unterdrücken, z. B. bei gestörtem Schlaf durch nächtliches Husten. Es sollten zunächst nichtopioidhaltige **Antitussiva** verwendet werden, bei fehlendem Ansprechen können dann z. B. codeinhaltige Präparate eingesetzt werden. Hier ist auf eine entsprechend hohe Dosierung zu achten, damit der Hustenreiz effektiv reduziert wird. Die Konsistenz des Sekretes kann mit **mukolytischen Substanzen** (z. B. N-Acetylcystein, Ambroxol) eingestellt werden, wobei zu beachten ist, dass sowohl zu zähes, als auch zu dünnflüssiges Sekret zu einer ineffektiven Hustenclearance führen kann. Zur Verbesserung der mukoziliären Clearance können **Verneblerinhalationen** eingesetzt werden. Hier scheint Emser Sole infolge des alkalischen Milieus der konventionellen Kochsalzlösung überlegen zu sein.

Bei den **präventiven Maßnahmen** ❷ steht ebenfalls das Einstellen des Rauchens an erster Stelle. Der Einfluss von Impfungen (Influenza, Pneumokokken) und prophylaktischer Antibiotikagabe ist für die chronische Bronchitis ohne Obstruktion nicht belegt, letztere Therapieform birgt zudem die Gefahr von bakterieller Resistenzentwicklung.

Akute Verschlechterungen (Exazerbationen) einer chronischen Bronchitis werden meist durch Infekte ausgelöst (i. d. R. viral und seltener bakteriell). Eine bakteriologische oder mikroskopische Aufarbeitung des Sputums kann hilfreich sein, das Ergebnis liegt jedoch selten unmittelbar vor, sodass die Entscheidung über eine **antibiotische Therapie** ❸ nach klinischen Gesichtspunkten erfolgt. Die Gruppe der Aminopenicilline sind nach internationalen Richtlinien eine gute Therapiemöglichkeit. Bei Nichtansprechen der Therapie müssen **andere Erkrankungen abgeklärt** werden ❹. Führen umweltbedingte Noxen (v. a. Feinstaub) zu einer akuten Exazerbation, so sollte die **Noxe** möglichst **eliminiert** werden ❺.

Evidenz der Therapieempfehlungen chronischer Bronchitis		
	Evidenzgrad	Empfehlungsstärke
Rauch-Stopp	IIa	A
Antitussiva	Ia	A
Verneblerinhalationen	Ib	B
mukolytische Substanzen	Ib	C
Exazerbation der Bronchitis		
Antibiotika	Ia	C
Glukokortikoide	IV	C

Komplikationen

Die wichtigste Komplikation ist die ➤ COPD auf dem Boden der chronischen Bronchitis.

Akute Komplikationen sind **endobronchiale Blutungen** sowie **Pneumonie** und selten systemische Infektionen, die sich im Rahmen einer bakteriellen endobronchialen Infektion entwickeln können ❻.

Ökonomische Aspekte

Der Einsatz von Mukolytika entbehrt der wissenschaftlichen Grundlage und sollte daher kritisch gesehen werden. Gleiches gilt für den Einsatz von Antibiotika bei fehlendem Keimnachweis.

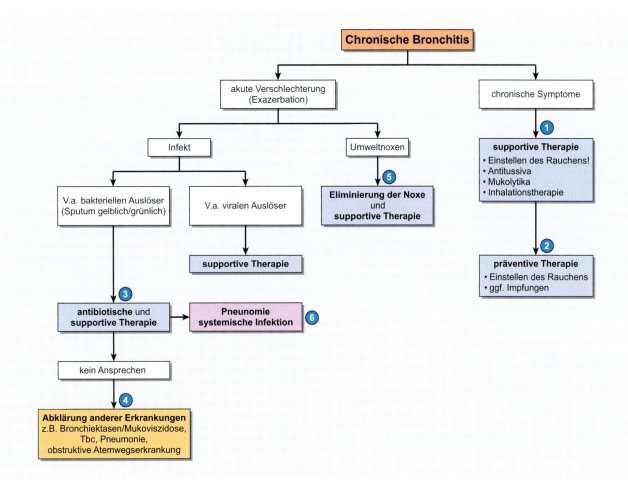

Ph. Schafhausen
Chronische lymphatische Leukämie

Zur Orientierung

Das **Leitsymptom** der chronischen lymphatischen Leukämie (CLL) ist eine dauerhafte und im Verlauf zunehmende **Lymphozytose im peripheren Blut**.

Im Verlauf der Erkrankung umfasst die **Symptomatik** häufig eine schmerzlose Lymphadenopathie und eine Hepato-/Splenomegalie. Im fortgeschrittenen Krankheitsstadium treten konstitutionelle Symptome wie Fieber, Nachtschweiß, Gewichtsverlust (B-Symptome), Fatigue und Zeichen der Knochenmarkinsuffizienz hinzu. Kennzeichnend für die CLL ist ein die zelluläre und humorale Immunantwort betreffender Immundefekt, der sich ggf. durch eine vermehrte Infektneigung oder Autoimmunphänomene manifestiert. Der Krankheitsverlauf ist sehr variabel, erstreckt sich aber meist über viele Jahre, sodass insbesondere bei älteren Patienten die Lebenserwartung durch die Erkrankung kaum beeinflusst wird.

Die initiale **Diagnostik** beinhaltet neben dem mikroskopischen Differenzialblutbild eine FACS-Analyse mit Nachweis des Immunphänotyps einer CLL. Eine Knochenmarkpunktion kann im Krankheitsverlauf bei unklaren Zytopenien zur Beurteilung der Knochenmarkinfiltration oder zur Abklärung einer autoimmunen Zytopenie erfolgen. Zusätzlich ist eine Erhebung des Lymphknotenstatus sowie der Leber- und Milzgröße (ggf. mittels Sonographie) erforderlich. Fakultativ können im weiteren Krankheitsverlauf bei Therapiebedürftigkeit zur Einschätzung der Prognose Zytogenetik (FISH = Fluoreszenz-in-situ-Hybridisierung) und molekulare Untersuchungen hinzugezogen werden ❶.

Stadieneinteilung

Die CLL geht aus einer klonalen Vermehrung von reifzelligen B-lymphatischen Zellen hervor. In der Regel verläuft die Erkrankung indolent, allerdings sind auch aggressive Verläufe möglich. Die Stadieneinteilung nach Binet ergibt sich aus der körperlichen Untersuchung und der Blutbildanalyse.

Stadieneinteilung der CLL (nach Binet)

Stadium	Definition	Überlebenszeit
A	• anhaltende Lymphozytose > 5 000/μl • Hb ≥ 10 g/dl, Thrombozyten ≥ 100 000/μl • < 3 LK-Regionen* befallen	> 10 Jahre
B	• Hb ≥ 10 g/dl, Thrombozyten ≥ 100 000/μl • ≥ 3 LK-Regionen* befallen	ca. 5 Jahre
C	• Hb < 10 g/dl, Thrombozyten < 100 000/μl • LK-Status irrelevant	2–3 Jahre

* als LK-Regionen gelten die bei der klinischen Untersuchung tastbaren zervikalen, axillären und inguinalen LK, die Milz und die Leber (Grundlage ist der tastbare Befund)

Therapie

Eine Heilung durch eine medikamentöse Therapie ist bisher nicht möglich. Aufgrund des indolenten Verlaufs ist bei **Beschwerdefreiheit** ❷ eine „Watch&Wait-Strategie" ❸ indiziert. Erst bei **progressiver Lymphozytose** ab > 30/nl mit rascher Lymphozytenverdopplungszeit < 6 Monate oder **symptomatischer Erkrankung** (konstitutionelle Symptome, ausgeprägte bzw. progrediente Lymphadenopathie, massive Splenomegalie, zunehmende Anämie oder Thrombozytopenie, auf konventionelle Therapie nicht ansprechende Autoimmunphänomene) oder im **Stadium Binet C** besteht eine Therapieindikation ❹. Als zytostatische Substanzen stehen Alkylanzien (Chlorambucil, Cyclophosphamid, Bendamustin) oder Purinanaloga (Fludarabin) zur Verfügung. In der Regel wird die zytostatische Therapie mit neu zur Verfügung stehenden Antikörpern gegen das auf den B-Zellen exprimierte CD-20-Antigen (Rituximab, Obinutuzumab und Ofatumumab) kombiniert ❻. Neu zugelassene Inhibitoren der Bruton-Tyrosinkinase (BTK) (Ibrutinib und Acalabrutinib), von PI3K-delta (Idelalisib) und der Inhibitor des antiapoptotischen BCL-2 Proteins (Venetoclax) können oral eingenommen werden und haben die klassische Chemotherapie bis auf wenige Ausnahmen weitestgehend verdrängt. In der resistenten Situation stehen noch zusätzlich Lenalidomid und Alemtuzumab zur Verfügung. Die Auswahl des Behandlungsschemas bzw. die Abfolge dieser unterschiedlichen Optionen hängt einerseits vom Alter und Allgemeinzustand, andererseits von der molekularen Analyse (Deletion17p oder TP53-Mutation bzw. IGVH-Mutationsstatus) ab. Zu berücksichtigen ist auch die unterschiedliche Behandlungsdauer der verschiedenen Therapieregime (Dauertherapie bei den BTK-TKI versus begrenzte Therapiedauer bei der Chemotherapie oder Venetoclax in Kombination mit CD20-Antikörpertherapie).

Bei del(17p)/TP53-Mutation ist die Chemotherapie nicht gut wirksam. Deswegen werden diese Patienten ausschließlich mit BTK-Inhibitor-Monotherapie (Ibrutinib/Acalabrutinib ❼) oder Venetoclax plus Obinutuzumab oder Idelalisib (nur bei Kontraindikation gegen Ibrutinib) plus Rituximab behandelt ❺. Auch bei unmutiertem IGVH-Status ist die Therapie mit BTK-Inhibitoren oder Venetoclax/Obinutuzumab gegenüber der Chemotherapiekombination die bevorzugte Option.

Die Chemotherapie in Kombination mit CD20-Antikörpertherapie ist aber noch nicht ganz verdrängt und bei Patienten ohne Deletion17p/TP53-Mutation in Abhängigkeit des Allgemeinzustandes und des Alters eine Therapieoption: FCR-Schema bei ≤ 65 Jahre (Fludarabin + Cyclophosphamid + Rituximab) oder BR bei > 65 Jahre (Bendamustin + Rituximab) bzw. bei reduziertem Allgemeinzustand Chlorambucil ❻. Die Indikation zur allogenen Stammzelltransplantation als einzig kurative Therapieoption hat sich durch die neuen molekularen Therapieansätze und der hierdurch verbesserten Prognose stark relativiert ❽. Sie bleibt eine Option bei sehr ungüns-

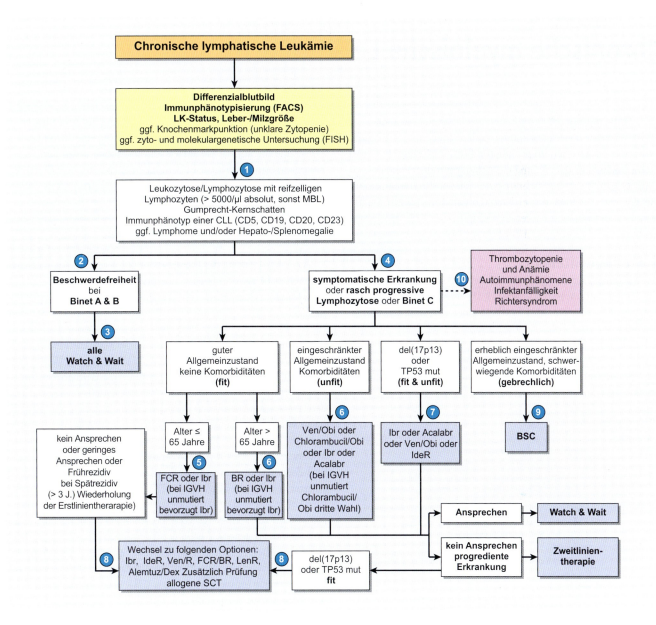

tiger Prognose und/oder bei Versagen gegenüber Chemoimmuntherapie und zielgerichteter Therapie.

Gebrechliche Patienten sollten lediglich supportiv behandelt werden (BSC) ❾.

Komplikationen
Die wichtigsten Komplikationen sind ❿:
- In den fortgeschrittenen Stadien Knochenmarkinsuffizienz mit ausgeprägter **Thrombozytopenie** und **Anämie** (Therapieindikation, ggf. Transfusion)
- **Autoimmunphänomene: autoimmunhämolytische Anämie (AIHA) und Immunthrombozytopenie (ITP)** (→Therapie mit Steroiden, bei fehlendem Ansprechen Rituximab/Bendamustin oder Rituximab/Cyclophosphamid/Dexamethason)
- **erhöhte Infektanfälligkeit** bei sekundärem Immunglobulinmangel (→ regelmäßige Immunglobulingabe)
- Transformation in ein **hochmalignes Lymphom (Richter-Syndrom;** → Behandlung wie hochmaliges Lymphom).

Ökonomische Aspekte

Der Einsatz von monoklonalen Antikörpern gegen CD20 ist mit hohen Therapiekosten verbunden. Noch erheblich höher liegen die Kosten bei den neuen zielgerichteten Substanzen. Der Einsatz dieser Medikamente sollte somit streng nach Indikation im Rahmen der genannten Therapierichtlinien erfolgen.

Ph. Schafhausen
Chronische myeloische Leukämie

Zur Orientierung

Das **Leitsymptom** der chronischen myeloischen Leukämie (CML) ist eine dauerhafte und im Verlauf zunehmende **Vermehrung der Leukozyten im peripheren Blut.** Im Gegensatz zu akuten Leukämien ist der Krankheitsverlauf protrahiert und erstreckt sich meist über mehrere Jahre. Diagnostisch wegweisend ist die Untersuchung des peripheren Blutausstriches mit Nachweis einer **pathologischen Linksverschiebung bis zum Blasten** und einer **Basophilie.** Zusätzlich besteht häufig eine Thrombozytose und die Milz ist bei der Palpation deutlich vergrößert. Zwingend erforderlich zur Einleitung einer spezifischen Therapie ist der Nachweis des BCR-ABL-Genrearrangements mittels Zytogenetik oder PCR ❶.

Stadieneinteilung

Kennzeichnend für die **CML** ist der Nachweis der sog. Philadelphia (Ph)-Translokation: t(9;22)(q34;q11). Das hieraus entstehende Fusionsgen BCR-ABL führt zur Synthese einer Tyrosinkinase mit gesteigerter Aktivität. Folge ist eine Stimulation der Zellproliferation verbunden mit einer verminderten Apoptosefähigkeit und einem Verlust der Zelladhäsion und somit Ausschwemmung von zellulären Vorstufen in das periphere Blut. Typisch ist ein dreiphasiger Krankheitsverlauf.

Stadieneinteilung der CML	
chronische Phase ❷	• schleichender Beginn, oft über Jahre andauernd, ggf. unspezifische Allgemeinsymptome • Leukozytose und pathologische Linksverschiebung, Thrombozytose, Basophilie, hyperzelluläres Knochenmark mit Hyperplasie der Myelopoese, Splenomegalie
akzelerierte Phase ❸	• wenige Monate andauernd, B-Symptome, zunehmende Splenomegalie • 15–29 % Blasten in Knochenmark (KM) oder peripherem Blut (PB) • > 30 % Blasten und Promyelozyten in KM oder PB, aber insgesamt < 30 % Blasten • ≥ 20 % Basophile • persistierende, nicht therapieassoziierte Thrombozytopenie (< 100 000/µl)
Blastenkrise ❸	• Terminalstadium, gleicht dem Bild einer akuten Leukämie • ≥ 30 % Blasten in KM oder PB • extramedulläre Blastenproliferation (Chlorom)

Therapie

Die Einführung der spezifisch gegen das BCR-ABL-Fusionsprotein gerichteten Tyrosinkinaseinhibitoren (TKI) Imatinib, Dasatinib, Nilotinib und Bosutinib konnte die Prognose im Vergleich zur früheren Standardtherapie mit Interferon-α deutlich verbessern. Als weiterer TKI ist Ponatinib bei resistenter oder intoleranter CML ab der Zweitlinie zugelassen.

Bei neu diagnostizierter **CML in der chronischen Phase** wird je nach Ausmaß der Leukozytose bis zum Nachweis des BCR-ABL-Fusionsgens zytoreduktiv Hydroxyurea in Kombination mit ausreichender Flüssigkeitszufuhr und ggf. Harnalkalisierung eingesetzt. Im Verlauf erfolgt dann rasch bei Nachweis des BCR-ABL-Fusionsgens eine Umstellung auf die TKI-Therapie mit Imatinib, Nilotinib, Dasatinib oder Bosutinib als primäre Standardtherapie ❹.

Das Ansprechen auf die Therapie wird durch regelmäßige **Verlaufskontrollen** ❺ auf drei Ebenen überprüft: hämatologisch (peripheres Blut, Klinik), zytogenetisch (Ph-Translokation im Knochenmark) und molekular mittels quantitativer PCR nach internationalem Standard (BCR-ABL^{IS} im peripheren Blut). Bei optimalem Ansprechen ❻ wird die Therapie fortgeführt ❾. Bei Erreichen des sog. tiefen molekularen Ansprechens über einen Zeitraum von > 2 Jahren (besser länger) kann unter der Voraussetzung regelmäßiger molekularer Kontrollen bei etwa der Hälfte der Patienten die TKI-Therapie dauerhaft abgesetzt werden (therapiefreie Remission = TfR) ❻. Beim Auftreten von Warnsignalen ❼ wird ein intensives Monitoring empfohlen ❿. Bei Therapieversagen ❽ muss eine TKI-Resistenz vermutet werden, die u. a. durch Mutationen in der BCR-ABL-Tyrosinkinase verursacht ist. Bei Nachweis der am häufigsten auftretenden T315I-Mutation ist Ponatinib als einziger gegenwärtig zugelassener TKI wirksam. In Abhängigkeit von der Vortherapie und der Mutationsanalyse stehen verschiedene Therapieoptionen zur Verfügung: Dasatinib, Nilotinib, Bosutinib oder Ponatinib ⓫. Die allogene SCT ist in der chronischen Phase bei geeigneten Patienten (Alter, Karnofski, Komorbidität, Spenderverfügbarkeit) erst bei Therapieversagen der Zweitlinientherapie oder Nachweis der T315I-Mutation indiziert ⓬. Bei einer CML in der akzelerierten Phase oder Blastenkrise ist ebenfalls eine TKI-Therapie in Abhängigkeit vom Zeitpunkt des Auftretens, vom Vorliegen spezifischer BCR-ABL-Mutationen und von der Vortherapie indiziert ⓭. Bei der Blastenkrise sollte zusätzlich eine zytostatische Therapie erfolgen ⓮. Nach Erreichen einer Remission sollte bei geeigneten Patienten schnellstmöglich eine allogene SCT angestrebt werden (Ausnahme: optimales Ansprechen auf eine TKI-Therapie in der akzelerierten Phase) ⓯.

Ökonomische Aspekte

Die Behandlung der CML ist seit dem Einsatz moderner TKI im Vergleich zur herkömmlichen Therapie mit hohen Kosten verbunden. Aufgrund der klar verbesserten Überlebenswahrscheinlichkeit führt aber kein Weg an einer TKI-Therapie vorbei. Der Einsatz der Zweitgenerations-TKI Nilotinib und Dasatinib sollte aufgrund höherer Kosten besonders sorgfältig geprüft werden und Patienten mit suboptimalem Ansprechen oder Therapieversagen auf Imatinib bzw. Patienten, bei denen ein tiefes molekulares Ansprechen und Therapiefreiheit angestrebt wird, vorbehalten sein.

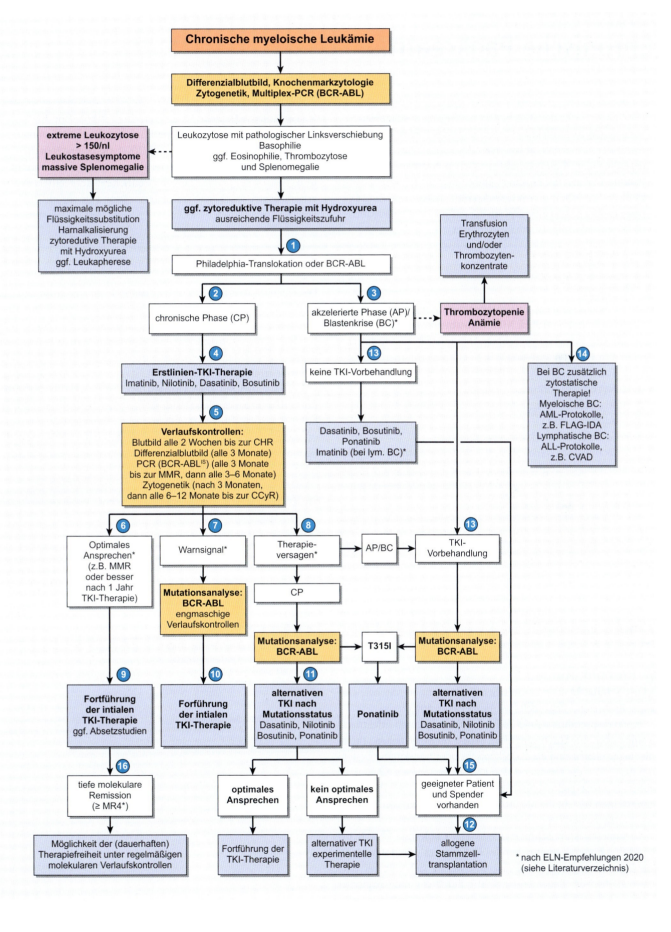

J. Mayerle, G. Fluhr, M. M. Lerch

Chronische Pankreatitis

> **Zur Orientierung**
>
> Die chronische Pankreatitis bezeichnet eine meist schubweise verlaufende, nichtinfektiöse Entzündung des Pankreas, die langfristig zu einem irreversiblen Ersatz des Parenchyms durch Bindegewebe führt. Damit kommt es zu einem fortschreitenden Funktionsverlust mit exokriner und endokriner Pankreasinsuffizienz und den Symptomen Gewichtsverlust, Steatorrhö und Diabetes mellitus. Das **Leitsymptom** der chronischen Pankreatitis ist der gürtelförmige Oberbauchschmerz.
>
> Die häufigste **Ursache** ist der chronische Alkoholabusus (70–90 %). Genetische Faktoren (z. B. Mutationen im kationischen Trypsinogen-Gen oder im SPINK-1-Gen), eine Hypertriglyzeridämie, ein Hyperparathyreoidismus oder eine autoimmune Genese (selten) können einer chronischen Pankreatitis zugrunde liegen. Auch ein Nikotinabusus kann eine chronische Pankreatitis auslösen.

Therapie

Für die Prognose und das Fortschreiten der chronischen Pankreatitis ist die **Alkohol-** und auch **Nikotinabstinenz** von großer Bedeutung ❶. Die konservative **Schmerztherapie** ❷ bei chronischer Pankreatitis erfolgt gemäß den WHO-Leitlinien zur Therapie chronischer Schmerzen:
- 1. Stufe: peripher wirksame Analgetika
- 2. Stufe: zusätzlich schwach wirksame Opioidanalgetika (z. B. Tramadol)
- 3. Stufe: zusätzlich stark wirksame Opioide.

Ist medikamentös keine effektive Schmerzkontrolle möglich, kann eine thorakoskopische Splanchnikektomie oder eine perkutane, CT-graphisch oder endosonographisch gesteuerte Ganglion-coeliacum-Blockade erfolgen ❸.

Bei Vorliegen einer **exokrinen Pankreasinsuffizienz** empfiehlt sich die Substitution von Pankreasenzymen (Pankreatin) zu den Mahlzeiten ❹. Protonenpumpenhemmer sind bei bekannter Hyperazidität des Magens oder nichteffizienter Enzymsubstitution indiziert. Bei zunehmender Fettmaldigestion kann eine parenterale Substitution fettlöslicher Vitamine notwendig werden.

Die endokrine **Pankreasinsuffizienz,** die meist erst später im Verlauf der Erkrankung auftritt und einem Insulinmangeldiabetes entspricht, muss mit Insulingaben behandelt werden ❺.

Komplikationen

Akute Schübe ❻ einer chronischen Pankreatitis werden wie eine akute Pankreatitis behandelt (> Akute Pankreatitis).

Pankreaspseudozysten ❼ können rupturieren, zum Infektfokus werden oder eine Gallengangsobstruktion zur Folge haben. Therapiemöglichkeiten sind die endoskopische oder transkutane Zystendrainage oder die Operation. **Pankreasgangstenosen** ❽ können ebenfalls meist endoskopisch behandelt werden, **bei Pankreasgangsteinen** besteht die Möglichkeit der extrakorporalen Stoßwellenlithotripsie (ESWL).

Therapierefraktäre **Schmerzen** oder eine **Cholestase** ❾ (z. B. bedingt durch eine Kompression des Gallengangs durch einen entzündlich vergrößerten Pankreaskopf), welche sich nur bei etwa einem Drittel der Patienten langfristig durch ein endoskopisches Verfahren beheben lassen, stellen eine Operationsindikation dar.

Das Operationsverfahren wird mit Hinblick auf eine größtmögliche Organ- und Parenchymschonung gewählt (z. B. durch Drainageoperationen wie die longitudinale Pankreatikojejunostomie oder die duodenumerhaltende Pankreaskopfresektion nach Beger). Eine langandauernde Schmerzfreiheit wird jedoch auch hier nur in 60 % der Fälle erreicht.

Bei Patienten mit einer chronischen Pankreatitis ist das Risiko für ein **Pankreaskopfkarzinom** ❿ mit einer Inzidenz von 2 % erhöht. Validierte Überwachungsstrategien für Risikopatienten gibt es bis heute nicht (Therapie > Pankreaskarzinom). Bei einem Malignomverdacht sollte die Indikation zur Operation gestellt werden.

Evidenz der Therapieempfehlungen bei chronischer Pankreatitis		
	Evidenzgrad	Empfehlungsstärke
Alkohol- und Nikotinabstinenz	IIIb	A
Schmerztherapie nach WHO	V	D
interventionelle Schmerztherapie	IV	C
Enzymsubstitution	Ib	A
antidiabetische Therapie	Klinischer Konsens	A
Intervention (z.B. Drainage, OP) bei symptomatischen Pankreaspseudozysten	IIIa	A
Intervention (z.B. Drainage) bei asymptomatischen Pankreaspseudozysten (> 5 cm, länger als 6 Wochen bestehend)	IIa	C
Intervention (ERCP) bei Pankreasgangstenosen und -steinen	IV	D
Intervention (ERC) bei Cholangitis	Klinischer Konsens	A
Intervention (ERC) bei Cholestase	IV	B

Chronische Pankreatitis

```
Chronische Pankreatitis
         │
         ① Allgemeinmaßnahmen
           Alkoholabstinenz
           Nikotinkarenz
```

Schmerzen – gürtelförmige Ausstrahlung in den Rücken, bohrender, dumpfer Schmerz
② **Schmerztherapie** medikamentös (WHO-Schema)
→ keine Schmerzfreiheit erreichbar
③ **operative Therapie** – thorakoskopische Splanchnikektomie, Ganglion-coeliacum-Blockade, ggf. Pankreasteilresektion

exokrine Pankreasinsuffizienz – Fettintoleranz, Maldigestion: Gewichtsabnahme, Fettstühle, Meteorismus, Diarrhö
④ **Substitution von Pankreasenzymen**, Substitution fettlöslicher Vitamine

endokrine Pankreasinsuffizienz – pankreopriver Diabetes mellitus, Insulinmangel, Hyperglykämie
⑤ **Diät**, **Insulintherapie***

Komplikationen

⑥ **akuter Schub** (starke Bauchschmerzen, Lipase ↑) → **Therapie wie bei akuter Pankreatitis** – Flüssigkeitssubstitution!

⑦ **Pankreaspseudozysten** (→ Schmerzen, Gallengangsobstruktion, Blutung, Infektion, Abszess, Ruptur) → **chirurgische Therapie** (bei großen und multiplen Zysten und bei Malignomverdacht); **Zystendrainage:** endoskopisch (transpapillär, transgastral), transkutan (bei infizierten Zysten)

⑧ **Pankreasgangstenosen/-steine** → **endoskopische Therapie** (Papillotomie, Stenteinlage, ESWL bei Steinen) ggf. **chirurgische Therapie**

⑨ **Schmerzen, Cholestase** → **Operation** (Pankreasteilresektion)

⑩ **Pankreaskarzinom** → **Operation** und/oder **Chemotherapie** (➤ Kap. Pankreaskarzinom)

* Cave: Vermeidung zu scharfer Einstellung, da Glukagonmangel!

Ökonomische Aspekte

Jeder zweite Patient mit einer chronischen Pankreatitis wird einmal im Jahr stationär behandelt. 34 % der Patienten benötigen eine dauerhafte Schmerzmedikation, 57 % eine Enzymsubstitution und 29 % eine antidiabetische Therapie. Die mittlere Krankenhausverweildauer eines Patienten mit chronischer Pankreatitis liegt bei 16–20 Tagen pro Jahr. Die direkten und indirekten jährlichen Kosten betragen 79 000 €. Eine konsequente frühzeitige Therapie der Spätfolgen kann Kosten reduzieren.

Chronische venöse Insuffizienz

V. Hach-Wunderle

Zur Orientierung

Bei einer chronischen venösen Insuffizienz (CVI) wird das Blut beim Gehen nicht mehr adäquat aus den Beinvenen abgepumpt. Es resultiert eine venöse Hypertonie in den großen Leitvenen mit Rückwirkung über die Venolen bis in die Mikrozirkulation. Die chronische Störung der Mikrozirkulation führt zu trophischen Hautveränderungen und Ulzera im Bereich der unteren Extremität (v. a. in der Innenknöchelregion).

Hauptursachen sind das postthrombotische Syndrom (PTS) und die schwere Stamm- und Perforansvarikose. Zu den **klinischen Zeichen** zählen Ödeme, lokale Besenreiser, Pigmentverschiebungen, Gewebeverhärtungen bis hin zum Ulcus cruris. Ziel der **Diagnostik** ist die Abklärung der Grundkrankheit (Duplexsonographie, ggf. Phlebographie) und die Erfassung der klinischen und funktionellen Ausprägung, um eine spezifische Therapie einleiten zu können ❶.

Einteilung und Klassifikation

Nach der zugrunde liegenden Pathophysiologie lassen sich Ursachen infolge einer **antegraden** und einer **retrograden Strömungsinsuffizienz** im tiefen Venensystem unterscheiden:

Ursachen einer CVI	
antegrade Strömungsinsuffizienz (durch Abstromhindernis)	**venös** (häufig) • Stammvarikose mit Leitveneninsuffizienz • PTS mit Obstruktion **nicht venös** (selten) • extravasales Kompressionssyndrom (z. B. durch Tumor, Hämatom) • arthrogenes Stauungssyndrom (z. B. durch Ausfall des oberen Sprunggelenks infolge Einsteifung)
retrograde Strömungsinsuffizienz (durch globale Venenklappeninsuffizienz)	• primäre Klappenagenesie (angeborene Avalvulie) • PTS mit zerstörten Klappen nach vollständiger Rekanalisierung (erworbene Klappenfunktionsstörung)

Die Klassifikation erfolgt nach dem CEAP-Prinzip (C = Klinik, E = Ätiologie, A = Anatomie, P = Pathophysiologie). Bezüglich des Kriteriums C werden folgende Schweregrade differenziert:
- C0 = keine sichtbare Varikose
- C1 = Teleangiektasien, retikuläre Venen
- C2 = Varikose der Venen > 3 mm
- C3 = Ödeme
- C4 = Hautveränderungen (C4a = Pigment, Ekzem; C4b = Dermatoliposklerose, Atrophie blanche)
- C5 = ausgeheilte Ulzeration
- C6 = aktive Ulzeration

Therapie

Die **allgemeinen Maßnahmen** ❷ umfassen die Normalisierung des Körpergewichts, eine regelmäßige sportliche Betätigung (Venen- und Sprunggelenksgymnastik, Laufen, Schwimmen, Radfahren) sowie die Versorgung mit adäquatem Schuhwerk. Unverzichtbar ist darüber hinaus die Kompressionstherapie (s. u.).

Die **speziellen Maßnahmen** richten sich nach der Ursache. Je früher die Therapie einsetzt, umso eher ist mit einer Heilung bzw. Besserung der Symptome zu rechnen.

Bei **venöser Ursache** ist zwischen primärer Varikose und PTS zu differenzieren. Die schwere primäre Stamm- und Perforansvarikose wird operativ durch die partielle Saphenaresektion behandelt ❸; in geeigneten Fällen kommen alternativ die endoluminale Obliteration (z. B. durch Laser/Radiowellen) oder die Schaumsklerosierung in Betracht. Bei einem PTS mit persistierender thrombotischer Obstruktion kann sich eine sekundäre Varikose ausbilden. Zur Therapie der Varikose stehen hierbei die Sklerosierung und in ausgewählten Fällen die Operation oder die endoluminale Obliteration zur Verfügung ❹. Zur Therapie der isolierten Obstruktion einer Beckenvene kann deren Rekanalisierung mit Katheter erwogen werden.

Bei einem rekanalisierten PTS mit sekundärer Klappendestruktion kann im Einzelfall eine Venenklappenrekonstruktion erwogen werden. Das gilt auch für die seltene primäre Venenklappenagenesie ❺.

Bei **nicht venöser Ursache** einer CVI wird wie folgt behandelt: Bei einem extravasalen Kompressionssyndrom ist die operative Entfernung der einengenden Struktur (z. B. Tumor, Hämatom) zu erwägen ❻. Beim arthrogenen Stauungssyndrom sind physikalische Maßnahmen zur Kräftigung der Muskulatur und zur Mobilisierung des Sprunggelenks notwendig ❼.

In jedem Krankheitsstadium einer CVI ist die **Kompressionstherapie** ❽ unverzichtbar. Sie erfolgt bei akuten Hautläsionen (z. B. Ulcus cruris, Dermatitis) mit einem Kompressionsverband und im chronischen Stadium mit einem medizinischen Kompressionsstrumpf.

Zur Behandlung des **Ulcus cruris** werden lokale Maßnahmen wie Wundreinigung und Hydroaktivverbände sowie v. a. die Kompressionstherapie eingesetzt ❽, ❾.

Komplikationen

In besonders schweren Fällen einer CVI kann die chronische Entzündungsreaktion der Haut auch den Bandapparat des oberen Sprunggelenks (**arthrogenes Stauungssyndrom**) und die Muskelfaszien des Unterschenkels einbeziehen (**chronisches venöses Faszienkompressionssyndrom**).

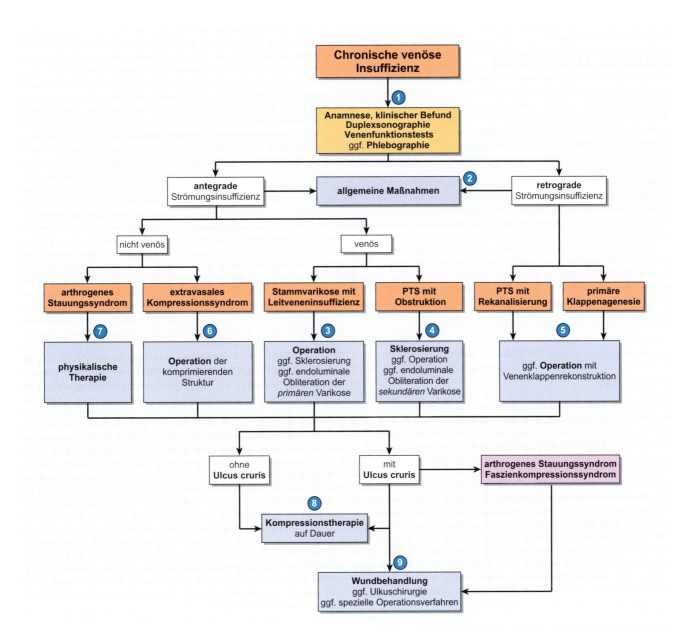

W. Reinisch
Colitis ulcerosa

Zur Orientierung

Die Colitis ulcerosa nimmt als **chronisch-entzündliche Darmerkrankung** in der Regel vom Rektum ihren Ausgang und kann sich **kontinuierlich** und konzentrisch auf weiter oral gelegene Abschnitte des Kolons ausbreiten.

Die **Symptome** werden durch Ausdehnung und Schweregrad der Entzündung bestimmt und reichen von dringlichem Stuhlgang mit sichtbaren Blutbeimengungen über mehrere ungeformte blutige Stühle, begleitet von krampfartigen Unterbauchschmerzen (Tenesmen), bis hin zur Stuhlinkontinenz.

Die **Diagnose** wird durch **Koloskopie** einschließlich der Entnahme von **Biopsien** aus Ileum, allen Kolonsegmenten und Rektum gestellt.

Formen

Je nach Ausdehnung der Erkrankung unterscheidet man **Proktitis, linksseitige Kolitis** (bis zur splenischen Flexur) und **extensive Kolitis** (über die splenische Flexur nach oral hinaus). Diese Unterteilung ist sowohl therapeutisch als auch prognostisch relevant, da mit zunehmender Ausdehnung das Risiko für Komplikationen steigt.

Therapie

Vor allem Schwere und Ausdehnung der Erkrankung bestimmen die Wahl der Medikamente und deren Verabreichungsroute.

Induktionstherapie

Milde bis moderate Schübe werden primär mit **Mesalazin** (5-Aminosalicylsäure, **5-ASA**) therapiert, die als orale und topische Darreichungsformen (Suppositorium, Rektalschaum, Klysma) zur Verfügung stehen. Suppositorien wirken im Rektum, Klysmen gelangen im Idealfall bis zur linken Kolonflexur, Rektalschäume reichen bis in das distale Sigmoid und werden meist besser retiniert als Klysmen. Bei einer **Proktitis** ist eine Monotherapie mit topischer 5-ASA anzustreben (Suppositorien oder alternativ Schäume) ❶. Die Kombination von topischer und oraler 5-ASA oder topischen Steroiden kann wirksamer als die topische 5-ASA-Monotherapie sein und sollte bei mangelnder Wirksamkeit gewählt werden ❷. Die **linksseitige/extensive Colitis ulcerosa** sollte mittels einer Kombination von topischen (Klysmen, Schäume) und oralen 5-ASA-Präparaten behandelt werden ❸.

Moderate Schübe können mit kolonisch freigesetztem Budesonid MMX behandelt werden, während **schwere Schübe** primär **systemischer Steroide** (Prednisolon p.o.) bedürfen ❹. Bei Ansprechen auf Letztere wird die Tagesdosis wöchentlich reduziert. Das Absetzen der Steroide sollte innerhalb von 12 Wochen nach Therapiebeginn angestrebt werden.

Bei Patienten mit fehlendem Ansprechen oder Unverträglichkeit der Steroide und der in der Erhaltungstherapie angewandten Thiopurine (AZA/6-MP, s.u.) ist eine Induktionstherapie mit einem der Biologika **Infliximab, Adalimumab, Golimumab oder Vedolizumab** ❺ indiziert; bei Ansprechen folgt eine Erhaltungstherapie ❻.

Erhaltungstherapie

Eine Erhaltungstherapie ist bei allen Patienten mit Colitis ulcerosa indiziert und zielt auf die steroidfreie klinische und endoskopische Remission ab. Erhaltungstherapien sind als Dauertherapien zu verstehen, wenngleich bei milden Verläufen eine Unterbrechung der Therapie nach 2 Jahren möglich scheint.

Bei einer **linksseitigen/extensiven Colitis ulcerosa** sind orale 5-ASA-Präparate Mittel der 1. Wahl (bei Patienten, die bereits auf 5-ASA, Budesonid MMX oder Steroide angesprochen haben). Alternativ kann auch eine E.-coli-Nissle-Therapie durchgeführt werden ❼. Topische 5-ASA-Präparate sind Mittel der Wahl bei **Proktitis** oder eine Alternative bei der linksseitigen Kolitis ❽. Die Kombination von oralen und topischen 5-ASA-Präparaten stellt eine weitere Alternative dar. Die prophylaktische 5-ASA-Therapie reduziert neben der Rezidivrate möglicherweise auch das Risiko eines kolorektalen Karzinoms.

Azathioprin (AZA) und **6-Mercaptopurin** (6-MP) sind als Erhaltungstherapien bei Patienten mit frühem oder häufigem Rezidiv unter Erhaltungstherapie mit 5-ASA unter optimaler Dosis oder Unverträglichkeit von 5-ASA und bei steroidabhängigen Patienten empfohlen ❾. **Infliximab, Adalimumab, Golimumab oder Vedolizumab** sollen als Erhaltungstherapie bei jenen Patienten fortgesetzt werden, die initial auf diese Therapien angesprochen haben ❻.

Komplikationen

Zu den wichtigsten Komplikationen zählen **schwere Blutungen**, das **toxische Megakolon** und das **kolorektale Karzinom**.

Der **schwere Schub** einer Colitis ulcerosa verlangt nach einer stationären Betreuung der Patienten und der Behandlung mit intravenösen Steroiden. Bei fehlendem Ansprechen innerhalb von 3 Tagen kommt der Einsatz von Cyclosporin A i.v. oder Infliximab in Frage. Tacrolimus i.v. ist eine Alternative. Bei fehlendem Ansprechen innerhalb von 4–7 Tagen ist die **Kolektomie** empfohlen.

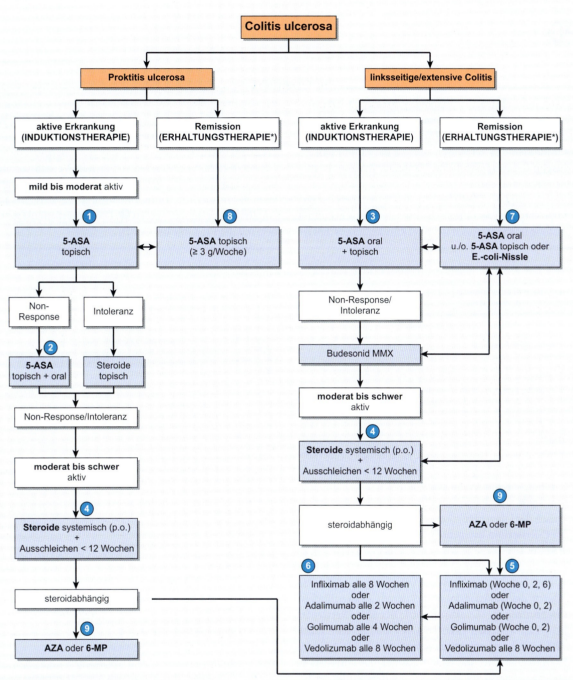

* Alle Erhaltungstherapien sind als Dauertherapien zu verstehen.
  Eine Dauertherapie mit 5-ASA zur Chemoprävention erscheint sinnvoll.

B. Schönhofer, D. Dellweg

COPD

Zur Orientierung

Die COPD (chronic obstructive pulmonary disease) besitzt im Wesentlichen zwei morphologisch-pathophysiologische Komponenten: zum einen die **chronisch-obstruktive Bronchitis (betrifft das luftleitende System)**, zum anderen das **Emphysem, den Verlust an Gasaustauschfläche.** Häufigster Auslöser ist inhalatives Zigarettenrauchen.

Das **klinische Bild** der COPD besteht aus Husten mit oder ohne Sputumproduktion (> Chronische Bronchitis) sowie Luftnot unter Belastung und später auch in Ruhe. Klinisch unterscheidet man den Blue Bloater (vorwiegend obstruktiv) vom Pink Puffer (führendes Lungenemphysem). Die Fluss-Volumen-Kurve bzw. die **Bodyplethysmographie** geben Auskunft über den Schweregrad der Obstruktion (FEV_1; Atemwegswiderstand) sowie der Lungenüberblähung (Residualvolumen im Verhältnis zur Lungen-Gesamtkapazität = RV % TLC). In der **Diffusionsmessung** kann das Ausmaß der Diffusionsstörung und damit des Lungenemphysems bestimmt werden ❶. Die Exazerbationsrate korreliert mit der Prognose bei COPD.

Differenzierung: Blue Bloater und Pink Puffer	
Blue Bloater (vorwiegend Obstruktion)	Pink Puffer (vorwiegend Emphysem)
• adipös	• kachektisch
• Zyanose (bläulich verfärbte Lippen und Nagelbetten)	• keine Zyanose
• Husten mit Auswurf	• wenig Husten und Auswurf
• weniger Beschwerden und geringere Atemnot	• deutlichere Beschwerden und starke Atemnot

Therapie

Eine zentrale Rolle bei der Therapie der COPD spielt die Früherkennung und die Prävention der Progression. Hier liegt der Schwerpunkt auf der **Raucherentwöhnung** ❷. Zusätzlich werden Impfungen gegen Influenza und Pneumokokken empfohlen. Die Stadieneinteilung nach der Lungenfunktion zeigt die Tabelle ❸.

Das **FEV_1/FVC-Kriterium** hat mehrere Limitationen. Die FVC fällt mit dem Grad der Überblähung der Lunge, sodass der FEV_1/FVC-Quotient bei einigen Patienten auch durchaus oberhalb von 70 % liegen kann. Zum anderen hat das Ausmaß des Lungenemphysems (bestimmt durch die Diffusionsmessung) derzeit keinen Einfluss auf die Stadieneinteilung. Die aktuelle GOLD-Leitlinie verwendet eine Einteilung nach 4 Klassen (Klassen A, B, C und D, siehe Tabelle) der COPD nach Lungenfunktion, Symptom-Score (CAT/mMRC) und Exazerbationsrate. Die neue Klassifikation korreliert in wissenschaftlichen Untersuchungen besser mit dem Risiko der Erkrankungsprogression.

Im Bereich der Therapie sieht die neue Klassifikation inhalative Glukokortikoide vor allem für Patienten mit häufiger Exazerbation

Stadien nach Lungenfunktion		
Stadium/Schweregrad	FEV_1/FVC	FEV_1 % des Sollwertes
I – leicht	< 70 %	> 80 %
II – mittel	< 70 %	50 % ≤ FEV_1 < 80 %
III – schwer	< 70 %	30 % ≤ FEV_1 < 50 %
IV – sehr schwer	< 70 %	< 30 % bzw. < 50 % und respiratorische Insuffizienz

FEV1 = Volumen während der ersten Sekunde einer forcierten Ausatmung (forced expiratory volume in one second)
FVC = Volumen welches nach kompletter Ausatmung durch schnelles Luftholen maximal eingeatmet werden kann (forced vital capacity).

Stadieneinteilung und Behandlungsempfehlungen			
Gruppe	Symptome	Risiko	Therapieempfehlung
Alle Gruppen			Vermeidung von Risikofaktoren wie Rauchen jährliche Influenza-Impfung Pneumokokken-Impfung regelmäßige körperliche Betätigung Regelmäßige Überprüfung/Schulung der Inhalationstechnik Langzeitsauerstofftherapie gemäß Leitlinie Rehabilitation
A	wenige Symptome milde o. seltene Symptome (Luftnot bei deutlicher Belastung o. bei schneller Bewegung in der Ebene o. beim Berggehen) o. CAT < 10/mMRC 0–1	niedriges Risiko 0 oder 1 Exazerbationen im vergangenen Jahr ohne Hospitalisation	kurzwirksame Bronchodilatatoren (SABA, SAMA o. deren Kombination)
B	mehr Symptome moderate bis schwere Symptome (Patient muss langsamer gehen als alterssprechend zu erwarten wegen Luftnot, muss bei eigenem Tempo wegen Luftnot in der Ebene anhalten o. hat vermehrt schwere Luftnot) o. CAT ≥ 10/mMRC ≥ 2	niedriges Risiko 0 o. 1 Exazerbationen im vergangenen Jahr ohne Hospitalisation	regelmäßige Anwendung mit einem langwirksamen Bronchodilatator (LAMA oder LABA); zusätzlich kurzwirksamer Bronchodilatator (SABA) bei Symptomen
C	wenige Symptome milde o. seltene Symptome (Luftnot bei deutlicher Belastung oder bei schneller Bewegung in der Ebene oder beim Berggehen) oder CAT < 10 / mMRC 0-1	≥ 2 Exazerbationen o. Exazerbation mit Hospitalisierung	regelmäßige Anwendung eines LAMA; zusätzlich kurzwirksamer Bronchodilatator (SABA) bei Symptomen

```
                              ┌──────────┐
                              │   COPD   │
                              └────┬─────┘
                                   │ ①
                    ┌──────────────▼──────────────┐
                    │ Anamnese (Husten, Auswurf, Luftnot) │
                    │ Bodyplethysmographie (Grad der Obstruktion) │
                    │ Diffusionsmessung (Grad des Emphysems) │
                    └──────────────┬──────────────┘
                                   │ ②
```

Flussdiagramm Therapie der COPD mit Schritten:
1. Anamnese, Bodyplethysmographie, Diffusionsmessung
2. Raucherentwöhnung, ggf. Impfung gegen Influenza und Pneumokokken → Exazerbation ⑦ → Antibiotika, Glukokortikoide
3. medikamentöse Therapie nach Schweregrad:
   - **Gruppe A leicht**: kurzwirksame Bronchodilatatoren (SABA, SAMA o. deren Kombination)
   - **Gruppe B mittel**: regelmäßige Anwendung mit einem langwirksamen Bronchodilatator (LAMA oder LABA); zusätzlich kurzwirksamer Bronchodilatator (SABA) bei Symptomen
   - **Gruppe C schwer**: regelmäßige Anwendung eines LAMA; zusätzlich kurzwirksamer Bronchodilatator (SABA) bei Symptomen
   - **Gruppe D sehr schwer**: regelmäßige Anwendung eines LAMA o. bei schwerer Luftnot (CAT > 20) Kombination aus LAMA plus LABA; zusätzliche Gabe eines ICS bei nachgewiesener asthmatischer Komponente (Asthma/COPD Overlap); zusätzlich kurzwirksamer Bronchodilatator (SABA) bei Symptomen
4. Blutgasanalyse →
   - Hyperkapnie (PCO_2 > 45 mmHg) ± Hypoxämie → ⑥ nichtinvasive Beatmung
   - Ruhehypoxämie: PO_2 < 55 mmHg; PO_2 < 60 mmHg mit Polyglobulie oder Cor pulmonale → ⑤ O_2-Langzeittherapie

vor. Ein weiterer Prädiktor für die Effektivität der inhalativen Glukokortikoide ist nachweisbare Eosinophie. Inhalative Glukokortikoide sollten nur in Kombination mit langwirksamen Bronchodilatatoren gegeben werden.

Mukolytika und **Verneblerinhalationen** können zur Verbesserung der ziliären Clearance im Bronchialsystem gegeben werden.

Die Rehabilitation umfasst Ausdauertraining, Muskeltraining der peripheren und der Atemmuskulatur, Atemphysiotherapie, psychosoziale Beratung sowie Ernährungsberatung.

Stadieneinteilung und Behandlungsempfehlungen *(Forts.)*			
Gruppe	Symptome	Risiko	Therapieempfehlung
D	Mehr Symptome Moderate bis schwere Symptome (Patient muss langsamer gehen als altersensprechend zu erwarten wegen Luftnot, muss bei eigenem Tempo wegen Luftnot in der Ebene anhalten o. hat vermehrt schwere Luftnot) oder CAT ≥ 10/ mMRC ≥ 2	≥ 2 Exazerbationen o. Exazerbation mit Hospitalisierung	regelmäßige Anwendung eines LAMA o. bei schwerer Luftnot (CAT > 20) Kombination aus LAMA plus LABA; zusätzliche Gabe eines ICS bei nachgewiesener asthmatischer Komponente (Asthma/COPD Overlap); zusätzlich kurzwirksamer Bronchodilatator (SABA) bei Symptomen

CAT: COPD Assessment Test (www.catestonline.org), mMRC: Modified Medical Research Council Dypnea Scale, LAMA: Long Acting Muscarinic Agent, LABA: Long Acting Beta Agonist, SAMA: Short Acting Muscarinic Agent, SABA: Short Acting Beta Agonist, ICS: Inhaled Corticosteroid

Anhand der **Blutgasanalyse** ④ muss geklärt werden, ob der Patient eine **Langzeit-Sauerstofftherapie** ⑤ oder eine **nichtinvasive Beatmung** ⑥ benötigt.

Komplikationen

- **Exazerbation**, i. d. R. durch einen viralen oder bakteriellen Infekt ausgelöst, erfordert in der Regel die Gabe von systemischen **Steroiden** und häufig auch **Antibiotika**. Entwickelt der Patient eine Hyperkapnie, so kann eine nichtinvasive Beatmung eine Intubation und invasive Beatmung häufig verhindern und dadurch Leben retten.
- **Chronische ventilatorische Insuffizienz** bezeichnet die Überlastung der Atemmuskulatur und ist erkennbar durch das Entstehen einer Hyperkapnie (bei $PAcO_2$ < 52 mmHg). Durch eine nichtinvasive Beatmung können hier Symptome und Ausdauer des Patienten und das Überleben verbessert werden.
- **Cor pulmonale** und **Rechtsherzdekompensation** gehen häufig mit signifikanter Hypoxämie einher; bei PaO_2 < 55 mmHg besteht Indikation zur Langzeitsauerstofftherapie.
- Beteiligung anderer Organe, u. a. infolge einer mit COPD einhergehenden systemischen Inflammation (z. B. Myositis).

_____ Ökonomische Aspekte _____

Eine Tripeltherapie (LABA + LAMA + ICS) sollte aufgrund der hohen Kosten nur bei klarer Indikationsstellung verordnet werden. Infrage kommen Patienten mit häufigen Exazerbationen, relevanter Bluteosinophilie oder zusätzlichem Asthma.

R. Dinser (†), W. Hermann, U. Müller-Ladner

Degenerative Wirbelsäulenveränderungen

> **Zur Orientierung**
>
> Degenerative Wirbelsäulenveränderungen sind Strukturveränderungen der Wirbelkörper, Bandscheiben, Bänder und Wirbelgelenke, die im Lauf des Lebens aufgrund von Alterungsprozessen auftreten.
>
> Die typische **Symptomatik** ist typischerweise ein belastungsassoziierter Rückenschmerz mit Besserung bei Schonung bzw. in Ruhe. Klinische **Untersuchungsbefunde** sind unspezifisch (Fehlhaltung, Druckschmerz, Muskelspannungsstörungen, Bewegungseinschränkung). Die konventionelle **Röntgendiagnostik** erlaubt die Zuordnung gröberer Veränderungen; eine weitere Bildgebung (z. B. CT, MRT) kann zum Ausschluss von Komplikationen und zur Differenzialdiagnostik von entzündlichen Erkrankungen, z. B. einer ankylosierenden Spondylitis, notwendig sein. Bei akutem Rückenschmerz (< 6 Wochen Dauer) ist (bei fehlenden Hinweisen auf eine schwerwiegende Grunderkrankung!) meist keine weitere Bildgebung erforderlich.

Formen

Die Abnahme der Festigkeit und Elastizität der einzelnen Elemente der Wirbelsäule führt zu typischen radiologischen Veränderungen:

- **Bandscheibe:** Höhenminderung mit reaktiven Knochenveränderungen der Grund- und Deckplatten der korrespondierenden Wirbelkörper (Osteochondrose)
- **Wirbelkörper:** Fraktur mit Fisch- und Keilwirbelbildung (Osteoporose)
- **Facettengelenke:** Abrieb mit Gelenkspaltverschmälerung und reaktiver Sklerose sowie Osteophytenbildung (Spondylarthrose)
- **Bandapparat:** Verrutschen bzw. Verkippen der Wirbelkörper (Skoliose, Pseudospondylolisthese)
- **Reaktive Veränderungen:** Sowohl bei Bandscheiben- als auch bei Wirbelkörper- und Banddegeneration kommt es zur Spondylophytenbildung im Sinne einer Abstützreaktion der Wirbelkörper (Spondylose).

Therapie

Die Therapie ist unabhängig von der morphologischen Veränderung zunächst symptomatisch und richtet sich **kurzfristig** nach der Beschwerde „Schmerz" sowie dem aktuellen Funktionsstatus. **Langfristig** ist eine Vermeidung krankheitsfördernder Faktoren Ziel der Behandlung. Im Vordergrund der Therapie nichtspezifischer Rückenschmerzen steht die Aktivierung der Patienten. Prognostisch bedeutsam ist auch eine ausreichende Patientenedukation.

Die **kurzfristige Behandlung** ❶ beinhaltet **physikalische Therapiemaßnahmen** wie z. B. Krankengymnastik oder Massagen, Lockerung reaktiver Verspannungen z. B. durch progressive Muskelrelaxation. Es besteht keine Evidenz für den Wert von Elektrotherapie, Ultraschall, Diathermie oder Orthesen bei Rückenschmerzen. Bei akuten nichtspezifischen Rückenschmerzen ist von Bettruhe abzuraten. Massagen sind bei subakuten oder chronischen, nicht bei akuten Rückenschmerzen sinnvoll.

Medikamentös ist eine an den Schmerz angepasste Gabe von **Analgetika sinnvoll.** Zum Einsatz kommen reine Analgetika wie Paracetamol oder Metamizol, nichtsteroidale Antiphlogistika in niedriger Dosierung (unter Beachtung der Kontraindikationen, v. a. Ulkuskrankheit oder Niereninsuffizienz) sowie zentral wirksame Analgetika (Opiate, Cannabinoide). Oft ist eine bedarfsweise Behandlung mit rasch resorbierbaren Präparaten, die bei Schmerzeintritt oder vor schmerzhervorrufender Tätigkeit eingenommen werden, ausreichend; gelegentlich ist eine dauerhafte Abdeckung mit retardierten Präparaten notwendig. Ergänzend können Muskelrelaxanzien und/oder Antidepressiva eingesetzt werden. Bei unzureichendem Ansprechen auf Einzeltherapeutika kann eine **Kombinationstherapie** versucht werden.

Bei fehlendem Effekt oder Nebenwirkungen der konservativen Therapie ist eine **operative Therapie** zu erwägen ❸, welche ansonsten erst bei Komplikationen (Spinalkanalstenose und Wurzelkompression) indiziert sein kann.

Die **langfristige Behandlung** ❷ besteht aus Krankengymnastik und Ergotherapie (Korrektur von Haltungsanomalien, Kräftigung der Rückenmuskulatur, Erlernen rückenschonender Arbeitstechniken, ggf. Gewichtsreduktion). Das berufliche Umfeld sollte auf rückenbelastende monotone Tätigkeiten überprüft werden. Langfristige Strategien werden vorwiegend durch die Rehabilitationsmedizin erarbeitet. Die Durchführung bedarf kontinuierlicher Motivation und Schulung des Patienten durch die behandelnden Therapeuten. Bei chronischen Rückenschmerzen ist eine multimodale interdisziplinäre Behandlung erforderlich.

Die nur unzureichende dauerhafte Wirkung und mangelnde Akzeptanz der schulmedizinischen Therapieansätze führen dazu, dass Patienten auch alternative Methoden (z. B. Akupunktur) in Anspruch nehmen.

Komplikationen

Die wichtigsten Komplikationen sind ❹:

- **Spinalkanalstenose** durch Spondylose, Spondylarthrose, ggf. Bandscheibenvorfälle, Pseudospondylolisthese
- **Wurzelkompressionssyndrome** durch Spondylose, Spondylarthrose und Bandscheibenvorfälle (➤ Wurzelkompressionssyndrom)
- **Schmerzausbreitung** im Sinne eines Fibromyalgie-Syndroms oder einer somatoformen Störung.

Häufige Fehler

- Rückenschmerzen finden oft kein Korrelat in der bildgebenden Diagnostik. Andersherum hängt nicht jede Veränderung der Bildgebung mit Beschwerden des Patienten zusammen.

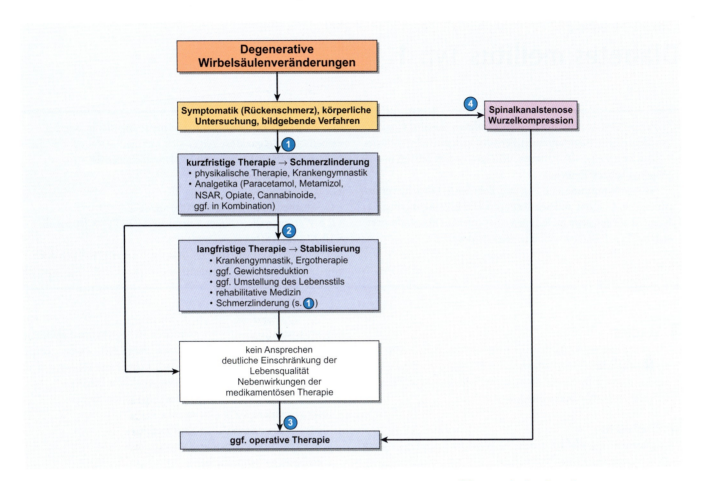

- Nichtsteroidale Antiphlogistika führen bei älteren Patienten oft zu einer Einschränkung der Nierenfunktion.
- Primär somatoforme Störungen können sich klinisch durch chronische Rückenschmerzen manifestieren.
- Eine operative Therapie behebt nicht den Verlust der Elastizität und Festigkeit der Wirbelsäule. Der Körper hat ein hohes Potenzial zur Überbauung degenerativer Veränderungen mit Stabilisierung des Skeletts und Schmerzminderung. Geduld ist daher die wichtigste Eigenschaft von Patient und Therapeut.
- Vor allem bei jüngeren Patienten muss die Differenzialdiagnose „entzündlicher Rückenschmerz" bedacht werden.
- Statine induzieren in bis zu 10% der Patienten muskuloskelettale Schmerzen, dann sollte deren Dosierung überprüft und ggf. auf ein alternatives Präparat gewechselt werden.

Ökonomische Aspekte

Der frühzeitige Einsatz einer adäquaten Physiotherapie und Anleitung des Patienten zur wirbelsäulengerechten Lebensweise sind oft zielführender als eine nebenwirkungsreiche Langzeitmedikation und/oder das Risiko von häufigen wirbelsäulenbedingten Ausfällen am Arbeitsplatz.

K. Müssig, B. Gallwitz
Diabetes mellitus Typ 1

Zur Orientierung

Der Typ-1-Diabetes ist durch einen **absoluten Insulinmangel** bei progredienter autoimmuner Zerstörung der insulinproduzierenden Beta-Zellen des Pankreas definiert. Er tritt gehäuft in jüngeren Lebensjahren auf.

Häufige **Symptome** sind Polyurie, Polydipsie, Gewichtsverlust, Müdigkeit, Übelkeit und Sehstörungen. Der Erkrankungsbeginn ist meist abrupt, etwa im Rahmen eines Infekts. Oft manifestiert sich ein Typ-1-Diabetes mit einer Ketoazidose.

Die körperliche Untersuchung ist meist unauffällig. Nur bei diabetischer **Ketoazidose** zeigen sich Kußmaul-Atmung, Dehydratation, Hypotension und Vigilanzstörungen ❶.

Diagnosekriterien sind:
- Nüchternblutglukose > 126 mg/dl
- Gelegenheitshyperglykämie > 200 mg/dl
- 2 h-Wert im oralen Glukosetoleranztest (OGTT) > 200 mg/dl.
- HbA1c > 6,5 % (48 mmol/mol)

Mit dem Nachweis von Inselzell-Autoantikörpern lässt sich der Typ-1- meist vom Typ-2-Diabetes abgrenzen.

Stadien

Oft folgt der Erstmanifestation eine symptomfreie Periode von Wochen bis Monaten, in der aufgrund der Erholung der Beta-Zellen kaum Insulin benötigt wird („Honeymoon"-Phase). Danach ist eine dauerhafte Insulintherapie notwendig.

Therapie

Therapieziele sind ein gutes Selbstmanagement der Erkrankung und die Vermeidung von
- diabetesbedingten Einschränkungen der Lebensqualität
- schweren Stoffwechselentgleisungen (schwere Hypoglykämien und Hyperglykämien mit Ketoazidose)
- mikro- und makroangiopathischen Folgeerkrankungen.

Daher sollten folgende **Blutglukosewerte** angestrebt werden:
- 90–120 mg/dl vor den Mahlzeiten
- 110–135 mg/dl vor dem Schlafengehen.

Nach Erstbehandlung der Hyperglykämie und einer möglichen Ketoazidose mit **Volumen-** und **Elektrolytsubstitution** sowie **Insulin** ❷ erfolgt die weitere Betreuung des Patienten multidisziplinär (Arzt, Diätassistentin, Diabetesberaterin). Er sollte im Rahmen eines strukturierten **Therapie- und Schulungsprogramms** das Selbstmanagement erlernen (➤ Tabelle) ❸.

Der tägliche Insulinbedarf muss individuell angepasst werden. Eine **intensivierte Insulintherapie** mit mahlzeitenbezogener Insulingabe ist die Therapie der Wahl, da der Patient bei dieser Therapieform die Größe der Mahlzeiten und den Zeitpunkt der Einnahme individuell festlegen kann. Zum Einsatz kommen verschiedene Insulinpräparate (➤ Tabelle).

Komplikationen

Akute Komplikationen ❹ sind:
- Hypoglykämie (u. a. Schweißausbruch, Wärmegefühl, Palpitationen, Bewusstlosigkeit; ➤ Hypoglykämie)
- lokale allergische Reaktionen
- diabetische Ketoazidose.

Ursachen für eine Hypoglykämie können eine zu hohe Insulindosis, ausgelassene Mahlzeiten, vermehrte körperliche Arbeit und Alkoholgenuss sein. Patienten müssen über Hypoglykämie-Symptome und die erforderlichen Maßnahmen aufgeklärt werden (orale Glukosezufuhr z. B. durch Fruchtsäfte). Angehörige können zudem eine Einweisung in die Applikation von Glukagon erhalten.

Chronische Komplikationen ❺ werden unterteilt in:
- **mikrovaskuläre** Komplikationen:
  - periphere und autonome Neuropathie
  - diabetische Retinopathie, Katarakt, Glaukom
  - diabetische Nephropathie.
- **makrovaskuläre** Komplikationen:
  - zerebrovaskuläre Erkrankungen
  - koronare Herzerkrankung
  - periphere arterielle Verschlusskrankheit.

Durch optimale Einstellung der Blutglukose (normnaher HbA_{1c}-Wert) lässt sich das Risiko für Komplikationen senken. Diabetespatienten sollten alle 3 Monate hinsichtlich des Auftretens von makro- und mikrovaskulären Komplikationen untersucht werden ❻. Funduskopien durch einen Augenarzt sollten mindestens einmal jährlich erfolgen. Patienten mit Proteinurie oder Nierenfunktionsstörung sollten durch einen Nephrologen mitbetreut werden.

Ökonomische Aspekte

Die Kosten für die Behandlung der Folgeerkrankungen des Diabetes betragen ein Vielfaches der primären Behandlungskosten für Arzneimittel. Durch eine normnahe Blutglukose-Einstellung lassen sich mikro- wie auch makrovaskuläre Diabetes-Komplikationen vermeiden.

Diabetes mellitus Typ 1

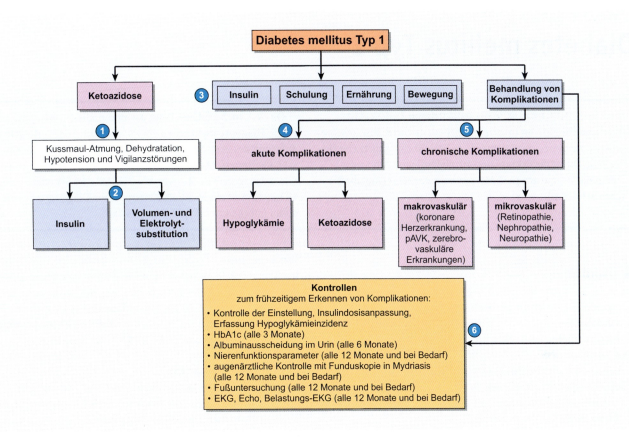

[F847-004]

Therapieempfehlungen bei Menschen mit Typ-1-Diabetes	Empfehlungsstärke
Individualisierte Therapieziele für die glykämische Kontrolle sind zu vereinbaren.	A
Patienten sind neben dem Nutzen auch über die Gefahren einer intensiven Insulintherapie aufzuklären.	A
Insulintherapie hat im Rahmen einer strukturierten Diabetesbetreuung zu erfolgen. Ebenso soll die Schulung strukturiert erfolgen.	A
Humaninsuline (Normalinsulin oder Humaninsuline mit Verzögerungsprinzip) oder Insulinanaloga (kurzwirksame oder langwirksame) sind einzusetzen.	A
Injektionsstellen sind regelmäßig von einem Mitglied des Diabetes-Teams und auch dem Patienten zu untersuchen (Inspektion und Palpation).	A
Menschen mit Typ-1-Diabetes sind über die Pharmakodynamik von Insulinen in Bezug auf einen Spritz-Ess-Abstand aufzuklären.	A
Unmittelbar nach Diagnosestellung des Diabetes und regelmäßig im Verlauf der Erkrankung sind Menschen mit Typ-1-Diabetes und ggf. Bezugspersonen strukturierte Schulungs-und Behandlungsprogramme anzubieten.	A

Insulinpräparate

Insulinwirkung	Präparate	Wirkungsbeginn	Wirkungsmaximum	Wirkdauer
ultrakurz (Insulinanalog)	Fiasp (fast acting insulin Aspartat)	sofort	30–45 min	2 h
sehr kurz (Insulinanaloga)	Aspart, Glulisin, Lispro	15 min	1 h	2–3 h
kurz	Humaninsulin	30 min	2 h	4–6 h
mittellang	NPH-Insulin	1–2 h	4–6 h	8–12 h
lang (Insulinanalogon)	Detemir	3–4 h	10–14 h	16–20 h
sehr lang (Insulinanalogon)	Glargin	3–4 h	10–16 h	20–30 h

NPH = neutrales Protamin Hagedorn

K. Müssig, B. Gallwitz
Diabetes mellitus Typ 2

Zur Orientierung

Der Typ-2-Diabetes (> 90 % der Patienten mit Diabetes) ist durch einen **relativen Insulinmangel** mit gestörter Insulinsekretion bei Insulinresistenz definiert. Es besteht eine genetische Disposition. Oft ist die Erkrankung mit abdominaler Adipositas, Dyslipidämie und arterieller Hypertonie assoziiert (**metabolisches Syndrom**).

Da ein Typ-2-Diabetes lange asymptomatisch verlaufen kann, ist die **Diagnose** nicht selten ein Zufallsbefund oder erfolgt erst aufgrund des Bestehens von Komplikationen. Die laborchemischen Kriterien entsprechen denen des Typ-1-Diabetes. Im klinischen Alltag stellt der HbA1c-Wert (HbA1c >6,5% oder 48 mmol/mol) ein wichtiges Kriterium zur Diagnose eines bis dahin unbekannten Typ-2-Diabetes dar.

Stadien

Bei vielen Patienten besteht zu Beginn der Erkrankung infolge des Übergewichts eine **Insulinresistenz**. Nach anfänglicher Kompensation der Insulinresistenz durch vermehrte Insulinsekretion kommt es zur Erschöpfung der Beta-Zellen und zur Einschränkung des Glukosestoffwechsels:

- **Abnorme Nüchternglukose** (IFG = impaired fasting glucose): Nüchternglukose 100–125 mg/l
- **Gestörte Glukosetoleranz** (IGT = impaired glucose tolerance): 2 h-Wert im OGTT 140–199 mg/l.

Hier können nichtmedikamentöse Maßnahmen (körperliche Bewegung, ausgewogene, kalorienreduzierte Ernährung) das Fortschreiten zum Typ-2-Diabetes aufhalten. Mit zunehmendem Beta-Zell-Versagen im Pankreas kommt es zur Manifestation der Erkrankung.

Therapie

Therapieziele umfassen eine Stoffwechselnormalisierung und die Risikoreduktion für mikro- und makrovaskuläre Erkrankungen ❶. Die Ernährungs- und Bewegungstherapie sowie eine eventuelle Raucher-Entwöhnung, die im Rahmen einer strukturierten Schulung vermittelt werden sollten, sind von entscheidender Bedeutung ❷. Die kurzfristige Therapieüberwachung erfolgt durch Blutglukoseselbstkontrolle, der **HbA1c-Wert** sollte alle 3–6 Monate bestimmt werden und dient der langfristigen Stoffwechselkontrolle.

Sollten die Therapieziele durch die zuvor genannten Maßnahmen nicht erreicht werden (**individuelles HbA1c-Ziel 6,5–7,5 %**), ist zunächst eine Pharmakon-Monotherapie möglichst mit Metformin anzuwenden ❸. Bei erneutem Nichterreichen der individuellen Therapieziele nach 3–6 Monaten kommt eine Pharmaka-Zweifachkombination unter Berücksichtigung des kardiovaskulären Risikos zum Einsatz ❹. Ist nach 3–6 Monaten wiederum keine Besserung erkennbar, ist ein weiteres glukosesenkendes Medikament hinzuzunehmen, ggf. auch Insulin ❺.

Komplikationen

Die Komplikationen entsprechen denen bei Typ-1-Diabetes. Aufgrund des lediglich relativen Insulinmangels tritt allerdings bei einer hyperglykämischen Dekompensation eine diabetische Ketoazidose selten auf, vielmehr kann es zu einem **hyperosmolaren Koma** kommen.

Kardiovaskuläre Erkrankungen treten bei Patienten mit Typ-2-Diabetes viel häufiger auf und sind die Haupttodesursache dieser Patienten. Auch das **diabetische Fußsyndrom** ist hier eine schwerwiegende vaskuläre und neurologische Komplikation und führt zu einer hohen Amputationsrate der unteren Extremitäten.

Nur durch einen umfassenden Behandlungsansatz, der die Kontrolle von Blutglukose, Blutdruck und Blutfetten, eine Ernährungs- und Bewegungstherapie sowie eine Raucherentwöhnung mit einschließt, ist den mikro- und makrovaskulären Risiken zu begegnen.

Ökonomische Aspekte

Bis zu ein Drittel aller stationären Patienten leiden an Diabetes. Eine adäquate Stoffwechseleinstellung verringert unter anderem Krankenhausmortalität und -verweildauer.

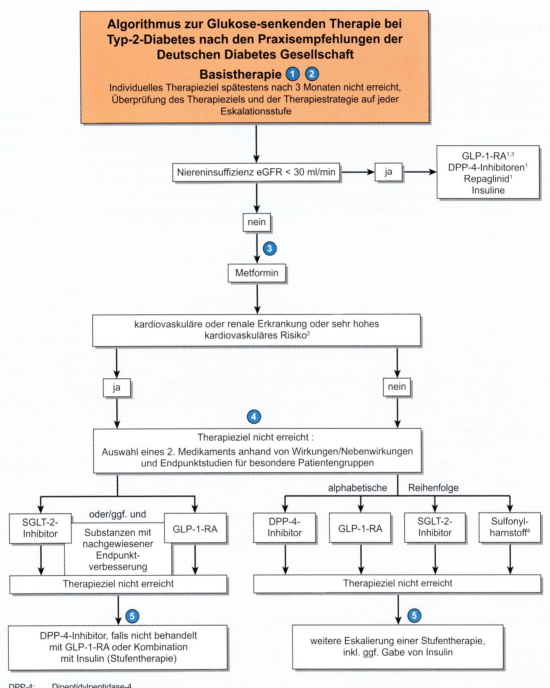

Dumping-Syndrom

M. Mayr, M. Ebert

Zur Orientierung

Das Dumping-Syndrom beschreibt einen **postprandialen Beschwerdekomplex**, der durch den Verlust der Reservoirfunktion des **operierten Magens** verursacht wird.

Bis zu 50 % der Patienten nach Magenoperationen leiden unter neu aufgetretenen Beschwerden. Das Dumping-Syndrom ist der häufigste Beschwerdekomplex nach **Billroth-II-OP**. Unterschieden werden das postalimentäre **Früh-Dumping** mit intestinalen und kardialen Symptomen und das postalimentäre **Spät-Dumping** mit Symptomen der Hypoglykämie. Differenzialdiagnostisch abzugrenzen sind das Afferent-Loop-Syndrom (Duodenalinsuffizienz), das Efferent-Loop-Syndrom (Stenosierung im Anastomosenbereich) und das Blind-Loop-Syndrom (bakterielle Besiedelung der blind endenden Schlinge).

Die **Diagnose** wird überwiegend klinisch gestellt.

Formen

Beim **Früh-Dumping** ❶ kommt es ca. 20 min nach Nahrungsaufnahme durch mechanische Überdehnung des Jejunums bzw. der Mesenterialwurzel zur Freisetzung verschiedener gastrointestinaler Hormone wie u. a. Enteroglukagon, Glucagon-like Peptide (GLP), vasoaktivem intestinalem Polypeptid und pankreatischem Polypeptid. Diese können durch systemische Vasodilatation Symptome wie Schwitzen, Kopfschmerz, Hypotonie und Herzklopfen verursachen. Durch die Distension der Darmwand treten daneben gastrointestinale Symptome wie Übelkeit, Erbrechen, abdominalen Schmerzen und Diarrhö auf.

Das **Spät-Dumping** ❷ ist bedingt durch den schnellen Eintritt und die Resorption größerer Mengen Kohlenhydrate im Dünndarm. Die überschießende Insulinsekretion verursacht aufgrund der längeren Halbwertzeit des Insulins eine reaktive **Hypoglykämie** mit Schwäche, Schwitzen, Unruhe und Heißhunger 2–3 h postprandial. Die assoziierte Ausschüttung von GLP-1 kann durch Senken des Glukagonspiegels die Symptomatik noch verstärken.

Besteht der klinische Verdacht eines Früh-Dumpings, kann die Diagnose durch eine radiologische Untersuchung (Magen-Darm-Passage: Sturzentleerung des Magens) sowie durch eine fettreiche Provokationsmahlzeit und einen H_2-Atemtest (Ausschluss einer bakteriellen Fehlbesiedelung) bestätigt werden ❸. Bestehen die Symptome einer Hypoglykämie, so kann die Bestimmung der Blutzuckerwerte im Rahmen eines Provokationstests durch orale Glukosegabe die Diagnose eines Spät-Dumping bestätigen ❹.

Therapie

Der Therapieansatz richtet sich nach dem Beschwerdebild. Es sollten mehrere kleine, kohlenhydratarme (Reduktion kurzkettiger Kohlenhydrate), eiweiß- und fettreiche **Mahlzeiten** eingenommen werden. Eine 40–60 min andauernde horizontale **Lagerung** postprandial sowie die Gabe von **Spasmolytika** sind zu empfehlen. Bei Diarrhöen können Kalziumkarbonat, Loperamid, Cholestyramin und Quellstoffe verordnet werden ❺. Eine **operative** Korrektur sollte nur bei anhaltenden und therapieresistenten Symptomen diskutiert werden ❻, da sich im Verlauf häufig spontane Besserungen zeigen.

Komplikationen

Die wichtigsten Komplikationen sind ausgeprägte **Kachexie** sowie **Mangelsymptome** durch verminderte Resorption von Eisen, Kalzium, Vitamin D, Vitamin B_{12} und Folsäure. Es besteht das Risiko einer Eisenmangel- und megaloblastären Anämie, einer Postgastrektomie-Osteopathie sowie der Entwicklung eines Magenstumpfkarzinoms im langfristigen Verlauf ❼.

Die Kreislauf- und Flushsymptomatik kann durch Verzögerung der Magenentleerung gelindert werden. Hier ist ein Therapieversuch mit Verdickungsmitteln wie Guarkernmehl oder mit Somatostatin-Analoga möglich. Zudem reduziert Somatostatin die Freisetzung von gastrointestinalen Peptiden und Insulin. Symptome des Spät-Dumpings kann die Gabe von Acarbose durch eine Reduktion der Kohlenhydratresorption bessern.

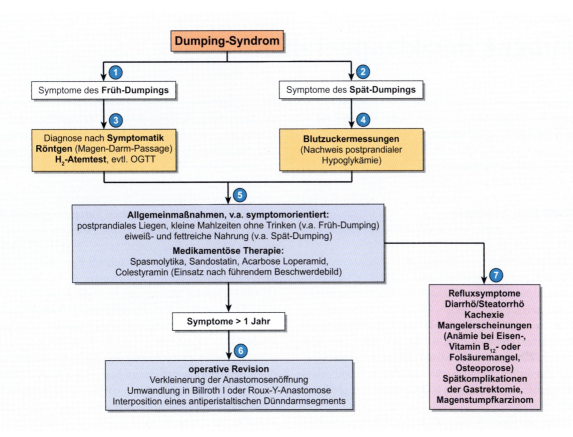

U. Landmesser
Erworbene Herzklappenfehler

Zur Orientierung

Erworbene Herzklappenfehler bei Erwachsenen betreffen am häufigsten die **Aorten-** und **Mitralklappe** (> 80 %) und sind meist auf degenerative Klappenveränderungen zurückzuführen.

Zur Beurteilung des therapeutischen Managements sind die Erhebung der Symptomatik und die echokardiographische Beurteilung des Schweregrads des Klappenvitiums entscheidend.

Formen und Stadien

Die häufigsten in Europa vorkommenden erworbenen Herzklappenfehler sind:

- **Aortenklappenstenose:** Eine **schwere** Aortenklappenstenose ist definiert durch eine Klappenöffnungsfläche (KÖF) < 1,0 cm^2 bzw. < 0,6 cm^2/m^2 Körperoberfläche bzw. einen mittleren Gradienten ≥ 40 mmHg. Bei einer KÖF < 1,0 cm^2, aber niedrigem mittlerem Gradienten kann es sich um eine sog. **schwere Lowgradient-Aortenklappenstenose** handeln, die insbesondere bei reduzierter linksventrikulärer Funktion beobachtet werden kann. Die klassischen Symptome der Aortenstenose sind belastungsinduzierte Dyspnoe, Angina pectoris und Schwindel bzw. Synkope.
- **Mitralklappenstenose:** Eine **signifikante** Mitralstenose liegt bei einer Mitralöffnungsfläche < 1,5 cm^2 vor. Führende Symptome sind Belastungsdyspnoe und tachykardes Vorhofflimmern.
- **Aortenklappeninsuffizienz und Mitralklappeninsuffizienz:** Der Schweregrad der Aorten- und Mitralklappeninsuffizienz wird anhand verschiedener echokardiographischer Kriterien insbesondere bezüglich der Ausprägung des Regurgitationsjets beurteilt. Aorteninsuffizienz und Mitralinsuffizienz werden häufig durch eine verminderte körperliche Belastbarkeit symptomatisch.

Therapie

Bei Patienten mit **schwerer Aortenklappenstenose** ❶ ist mit dem Auftreten von Symptomen die Indikation zum Aortenklappenersatz gegeben, da ab diesem Zeitpunkt ohne Aortenklappenersatz eine sehr schlechte Prognose zu erwarten ist. Wird zu diesem Zeitpunkt ein Aortenklappenersatz durchgeführt, ist ein ausgezeichneter weiterer Verlauf erreichbar. Bei Patienten mit mittlerem und hohem operativem Risiko ist ein katheterbasierter Aortenklappenersatz (TAVI) zu erwägen, der einen weniger invasiven Eingriff darstellt und bezüglich des mittelfristigen klinischen Outcomes nicht unterlegen ist. Bei asymptomatischen Patienten ist ein Aortenklappenersatz bei reduzierter linksventrikulärer Funktion (LV-EF < 50 %) zu empfehlen ❷. Bei asymptomatischen Patienten ohne reduzierte LV-Funktion empfiehlt sich eine Verlaufskontrolle ❸ in 6–12 Monaten.

Bei Patienten mit einer **schweren Aortenklappeninsuffizienz** ❹ ist die Operationsindikation (Klappenrekonstruktion oder -ersatz) gegeben, wenn eine Belastungsdyspnoe (≥ NYHA II), eine relevante Einschränkung der linksventrikulären Funktion (LV-EF < 50 %) oder eine erhebliche linksventrikuläre Dilatation (Durchmesser LV-endsystolisch > 50 mm oder LV-enddiastolisch > 70 mm) vorliegen ❺. Wenn diese Kriterien nicht erfüllt sind, werden in der Regel Verlaufskontrollen und evtl. eine konservative Therapie durchgeführt ❻.

Bei Patienten mit **schwerer Mitralklappeninsuffizienz** ❼ ist eine Operation indiziert, wenn Symptome auftreten (Belastungsdyspnoe, Flüssigkeitsretention) und keine schwer reduzierte LV-Funktion (LV-EF > 30 %) vorliegt sowie kein hohes OP-Risiko besteht ❽. Bei asymptomatischen Patienten wird eine Operation empfohlen, wenn Anzeichen einer Abnahme der LV-Funktion (EF < 60 % oder LV-endsystolisch > 45 mm) und/oder eine sekundäre pulmonale Hypertonie (systolischer PA-Druck > 50 mmHg) oder neu aufgetretenes Vorhofflimmern bestehen. Bei Patienten mit schwerer Mitralinsuffizienz und erhöhtem OP-Risiko können heute Katheter-basierte Verfahren zur Reduktion der Mitralklappeninsuffizienz zum Einsatz kommen. Bei asymptomatischen Patienten mit erhöhtem OP-Risiko kann eine konservative Therapie erfolgen ❾.

Bei einer symptomatischen **Mitralklappenstenose** ❿ mit einer mindestens mittelschweren Stenose (Öffnungsfläche < 1,5 cm^2) empfiehlt sich heute eine Mitralvalvuloplastie ⓫. Sie ist auch zu erwägen bei asymptomatischen Patienten mit bereits stattgehabter Embolie, paroxysmalem Vorhofflimmern oder pulmonaler Hypertonie (systolischer PA-Druck > 50 mmHg). Liegen Ausschlusskriterien für eine Valvuloplastie vor, sollte bereits bei leicht symptomatischer (NYHA II), aber hämodynamisch schwerer Mitralstenose (Öffnungsfläche < 1 cm^2) oder bei erheblich symptomatischer (NYHA III–IV) und hämodynamisch wenig fortgeschrittener Mitralstenose (< 1,5 cm^2) eine chirurgische Intervention (Kommissurotomie/Klappenersatz) erwogen werden. Liegen diese Kriterien nicht vor, erfolgt in der Regel eine jährliche Verlaufskontrolle (klinisch und echokardiographisch) ⓬.

Erworbene Herzklappenfehler 321

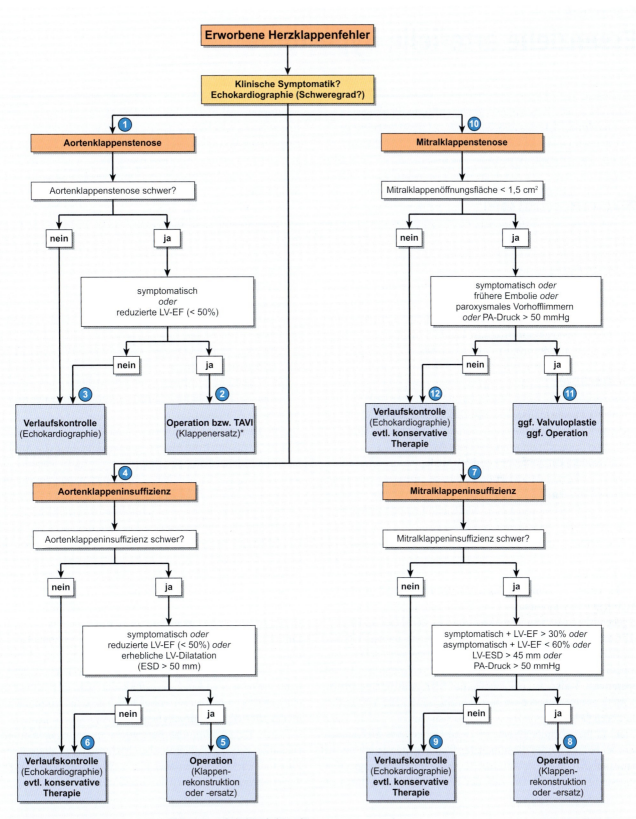

R. Brunkhorst
Essenzielle arterielle Hypertonie

Zur Orientierung

Eine essenzielle Hypertonie liegt vor, wenn ein Blutdruck > 140/90 mmHg (Praxismessung) bzw. > 130/80 (24h-RR) gemessen wird und eine sekundäre Hypertonie ausgeschlossen wurde (➤ Arterielle Hypertonie). Sie macht mehr als **90 % aller Hypertonien** aus. Die **Ätiologie** ist unklar; neben genetischen spielen auch Umwelt- und Ernährungsfaktoren eine Rolle (z. B. Rauchen, Übergewicht, fettreiche Kost, natriumreiche Kost, Bewegungsmangel, Stress). Im Fall eines akuten Blutdruckanstieges (meist Kopfschmerzen, Sehstörungen, Tinnitus) oder in Folge langjähriger Erkrankung durch Begleiterkrankungen (hypertensive Herzerkrankung, Arteriosklerose, AVK, hypertensive Augenerkrankung, Nephrosklerose) kommt es zu unspezifischen **Symptomen.**

Einteilung

Die Hypertonie wird nach **Schweregraden** eingeteilt (➤ Abb. 1). Für die Einschätzung der Prognose und der Behandlungsbedürftigkeit der Hypertonie ist zusätzlich von Bedeutung, ob bereits Endorganschäden (Evidenzgrad IIb) oder Begleiterkrankungen vorliegen (sog. Risikostratifizierung; Evidenzgrad Ib ❶).

Therapie

Basis der Therapie ist eine **Veränderung des Lebensstils** ❷. Dazu zählen allgemeine Maßnahmen wie Beendigung des Rauchens, Gewichtsreduktion, Verminderung des Alkoholkonsums, Sport und Reduktion des Kochsalzkonsums (Ziel < 6 g/Tag).

Die Auswahl der **antihypertensiven Medikamente** ❸ ist abhängig vom kardiovaskulären **Gesamtrisiko** (➤ Abb. 1) sowie von den **Nebenwirkungen** der Medikamente (➤ Tabelle). Bei Diabetes mellitus und bei Vorliegen einer Nierenerkrankung werden Werte < 140/85 mmHg, ohne diese Begleiterkrankungen < 140/90 mmHg (Evidenzgrad Ia) angestrebt. Einzelne Studien belegen den Wert deutlich niedriger RR-Werte bei speziellen Erkrankungen (z. B. kongenitale Zystennieren, primäre Glomerulonephritiden).

Die Deutsche Hochdruckliga gibt **Diuretika** und **β-Blocker, ACE-Hemmer, AT1-Blocker** und **Kalziumantagonisten** gleichermaßen als Medikamente der 1. Wahl an (Evidenzgrad Ia). Da ACE-Hemmer (bzw. bei Husten AT1-Blocker) neben ihrer guten Verträglichkeit insbesondere bei Diabetes (v. a. bei diabetischer Nephropathie) als auch bei Herzinsuffizienz bessere Prognosedaten aufweisen und β-Blocker bei Patienten mit KHK und Herzinsuffizienz Vorteile bieten, haben diese Medikamente eine weite Verbreitung gefunden ❹.

Bei fortbestehender Hypertonie wird ein weiteres Medikament hinzugenommen oder die initiale Medikamentendosis erhöht. Bei der Kombination zweier Antihypertensiva sollte ein **Synergieeffekt** angestrebt werden ❺. Die Zahl der Patienten, die erst durch die Kombination von 3 oder sogar 4 Medikamenten die Zielblutdruckwerte erreichen, liegt bei über 20 %.

Der Zusammenhang zwischen obstruktiver Schlafapnoe (OSA) und nächtlicher Hypertonie ist gut dokumentiert. Wichtigste Therapiemaßnahme ist die Gewichtsreduktion. Eine CPAP-Therapie bei OSA zeigt keine oder nur geringe Effekte auf den Blutdruck und das kardiovaskuläre Risiko.

Die Folgen eines unzureichend eingestellten Blutdrucks liegen vor allem in der **Zunahme kardiovaskulärer Erkrankungen** mit Anstieg der Mortalität.

Von **Therapieresistenz** spricht man bei einer unzureichenden Blutdrucksenkung trotz Allgemeinmaßnahmen unter 3 Antihypertensiva einschließlich eines Diuretikums in ausreichender Dosierung. Mögliche Ursachen: Non-Compliance, Einnahme blutdrucksteigernder Medikamente (z. B. NSAR), sekundäre Hypertonie, falsche Messung, hohe Kochsalzzufuhr oder unzureichende Diuretikatherapie. Bei Therapieresistenz werden Aldosteronantagonisten empfohlen (cave: Hyperkaliämie) auch unabhängig vom Nachweis eines Hyperaldosteronismus. Im Falle des Nichterreichens der therapeutischen Ziele können auch α-Blocker oder zentral wirksame Antiadrenergika eingesetzt werden.

Bei Hypertonie während der Schwangerschaft dürfen wegen der Gefahr fetaler Missbildungen nur α-Methyldopa oder in zweiter Linie bestimmte β-Blocker (z. B. Metoprolol, Atenolol) verordnet werden.

Bei Patienten mit Diabetes mellitus II und arterieller Hypertonie kann die neue Medikamentengruppe der SGLT-2 Hemmer neben einer effektiven Blutzuckersenkung auch eine signifikante Reduktion des arteriellen Blutdrucks bewirken.

Renale Denervation und Baroreflexstimulation ebenso wie die Dilatation von arteriosklerotischen Nierenarterienstenosen sind im Einzelfall effektiv, sollten aber nur nach gezielter Diagnostik und von erfahrenen Anwendern durchgeführt werden (Evidenzgrad Ic).

Essenzielle arterielle Hypertonie

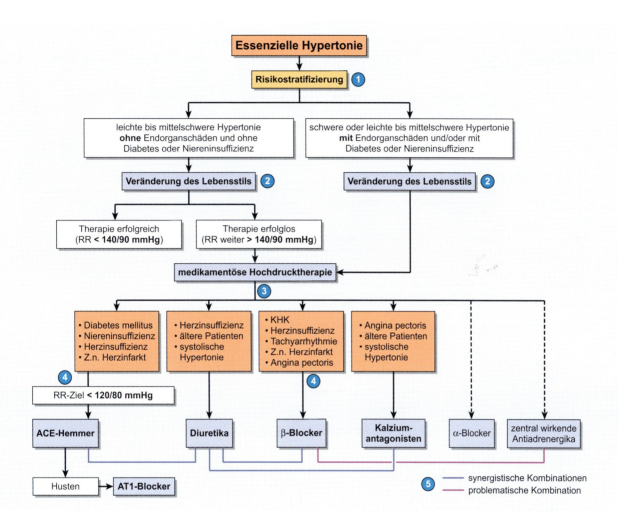

Risikofaktoren (RF) Begleiterkrankungen Endorganschäden	Schweregrad der Hypertonie (SBD = systolischer Wert, DBD = diastolischer Wert)				
	normal SBD 120–129 *oder* DBD 80–84 mmHg	hochnormal SBD 130–139 *oder* DBD 85–89 mmHg	leicht (Grad 1) SBD 140–159 *oder* DBD 90–99 mmHg	mittelschwer (Grad 2) SBD 160–179 *oder* DBD 100–109 mmHg	schwer (Grad 3) SBD > 180 *oder* DBD > 110 mmHg
keine RF	durchschnittliches Risiko keine Behandlung	durchschnittliches Risiko keine Behandlung	geringes Risiko zunächst Lebensstilveränderung, später ggf. Medikamente	mittleres Risiko zunächst Lebensstilveränderung, später ggf. Medikamente	hohes Risiko Lebensstilveränderung + Medikamente
1–2 RF	geringes Risiko Lebensstilveränderung + regelmäßiges RR-Monitoring	geringes Risiko Lebensstilveränderung + regelmäßiges RR-Monitoring	mittleres Risiko zunächst Lebensstilveränderung, später ggf. Medikamente	mittleres Risiko zunächst Lebensstilveränderung, später ggf. Medikamente	sehr hohes Risiko Lebensstilveränderung + Medikamente
3 RF *oder* Endorganschäden oder Diabetes mellitus	mittleres Risiko Lebensstilveränderung + regelmäßiges RR-Monitoring	hohes Risiko Lebensstilveränderung + Medikamente	hohes Risiko Lebensstilveränderung + Medikamente	hohes Risiko Lebensstilveränderung + Medikamente	sehr hohes Risiko Lebensstilveränderung + Medikamente
kardiovaskuläre *oder* renale Begleiterkrankungen	hohes Risiko Lebensstilveränderung + Vorgehen nach Begleiterkrankung	sehr hohes Risiko Lebensstilveränderung + Medikamente	sehr hohes Risiko Lebensstilveränderung + Medikamente	sehr hohes Risiko Lebensstilveränderung + Medikamente	sehr hohes Risiko Lebensstilveränderung + Medikamente

Risikofaktoren: Nikotin, Diabetes mellitus, Übergewicht, Hypercholesterinämie, Bewegungsmangel
Begleiterkrankungen: hypertensive Augenerkrankung, hypertensive Nephrosklerose, hypertensive Herzerkrankung
Endorganschäden: hypertensive Fundusveränderungen, hypertensive Herzerkrankung

Abb. 1 Risikostratifizierung der Hypertonie (nach Deutscher Hochdruckliga): Beurteilung und Therapieindikationen. [G906]

Antihypertensive Medikamente

	spezielle Indikationen	Antihypertensive Potenz	Kontraindikationen	Nebenwirkungen	Bevorzugte Kombinationen
Diuretika					
Thiazide & Analoga (u.a. Hydrochlorothiazid bzw. Chlorthalidon, Indapamid, Xipamid)	Herzinsuffizienz, Nephrolithiasis, Ödeme	++	Gicht	Hypokaliämie, Hyponatriämie, Alkalose, Hyperglykämie, Hyperlipidämie, Hyperurikämie, Hyperkalzämie, erektile Dysfunktion	Kaliumsparende Diuretika & Aldosteronantagonisten (cave: Hyponatriämie), ACE-Hemmer und Sartane, Kalziumantagonisten
Kaliumsparende Diuretika (Amilorid, Triamteren)	Hypokaliämie, Liddle`s Syndrom	+ (Triamteren) ++ (Amilorid)	S-Kalium > 5 mmol/l (speziell bei CKD > 3 und unter ACE-Hemmern/Sartanen), Schwangerschaft	Übelkeit; Meteorismus; erhöhtes S-Kalium, Cl⁻, H⁺; Exantheme; Nephrolithiasis (Triamteren)	Thiazide & Analoga, Schleifendiuretika, Kalziumantagonisten
Aldosteronantagonisten (Spironolacton, Eplerone)	Herzinsuffizienz, primärer Hyperaldosteronismus, therapierefraktäre Hypertonie	+++	S-Kalium > 5 mmol/l (speziell bei CKD > 3 und unter ACE-Hemmern/Sartanen), Schwangerschaft	Hyperkaliämie, Diarrhö, Gynäkomastie und reduzierte Libido bei Männern (Spironolacton), Zyklusstörungen	Thiazide & Analoga, Schleifendiuretika, Kalziumantagonisten
Schleifendiuretika (Furosemid, Torasemid u.a.)	GFR < 30 ml/min, Herzinsuffizienz, Ödeme	++	Hyperurikämie, Schwangerschaft	Hypokaliämie, Hyponatriämie, Alkalose, Hyperglykämie, Hyperlipidämie, Hyperurikämie, Hyperkalzämie, erektile Dysfunktion, primärer Hyperaldosteronismus	Kaliumsparende Diuretika & Aldosteronantagonisten (cave: Hyponatriämie), ACE-Hemmer und Sartane, Kalziumantagonisten
ACE-Hemmer und AT1-Blocker					
ACE-Hemmer (Captopril, Enalapril, Ramipril, Fosinopril u.a.)	Herzinsuffizienz, Diabetes mellitus	++	Schwangerschaft, bilaterale Nierenarterienstenose	Husten, Leukopenie, Panzytopenie, Angioödem, Urtikaria, Hyperkaliämie	Thiazide & Analoga, Schleifendiuretika, Kalziumantagonisten
AT1-Blocker (Losartan, Candesartan, Irbesartan, Valsartan u.a)	ACE-Hemmer-Husten, Herzinsuffizienz, Diabetes mellitus	++	Schwangerschaft, bilaterale Nierenarterienstenose	Hyperkaliämie, cave: Nierenfunktionsstörungen bei paralleler Einnahme von ACE-Hemmern und Sartanen	Thiazide & Analoga, Schleifendiuretika, Kalziumantagonisten

Antihypertensive Medikamente (Forts.)

	spezielle Indikationen	Antihypertensive Potenz	Kontraindikationen	Nebenwirkungen	Bevorzugte Kombinationen
Sympatholytika					
β-Blocker (Bisoprolol, Metoprolol, Atenolol, Carvedilol u.a.)	Z.n. Herzinfarkt, Herzinsuffizienz	++(+)	Asthma, COPD (außer Nebivolol), Sick-Sinus, AV-Block II und III	Bronchospasmus, Depression, Fettstoffwechselstörung, Psoriasis, Herzinsuffizienz, Müdigkeit, Raynaud	Diuretika und ACE-Hemmer/Sartane
α-Blocker (Doxazosin, Prazosin u.a.)	Phäochromozytom (Phentolamin, Phenoxybenzamin)	++	schwere KHK	Tachykardie, Flush, orthostatische Hypotonie/Schwindel, Ödeme	Diuretika und ACE-Hemmer/Sartane
α-Methyldopa	Hypertonie in der Schwangerschaft	+	Lebererkrankungen	Trockene Schleimhäute, Bradykardie, Ödeme, depressive Verstimmungen, Leberschäden	
zentral wirkende Antiadrenergika (Clonidin, Moxonidin)	therapieresistente Hypertonie, zentrale Erregungszustände, Drogenentzug, perioperativ, Weaning	+++	AV-Block II–III, schwere Leber- und Nierenerkrankungen (Moxonidin)	Mundtrockenheit, Müdigkeit, Impotenz, orthostatische Hypotonie, Bradykardie, depressive Verstimmung	Diuretika und ACE-Hemmer/Sartane
Kalziumantagonisten					
Dihydropyridine (z.B. Amlodipin, Nifedipin, Nitrendipin u.a.)	systolische Hypertonie	++++	Herzinsuffizienz (nicht Amlodipin, Felodipin), akutes Koronarsyndrom,	Tachykardie, Flush, Ödeme, Kopfschmerzen, gastrointestinale Störungen	Diuretika und ACE-Hemmer/Sartane
Phenylalkaline und Benzothiazepine (Diltiazem und Verapamil)	Herzrhythmusstörungen	+++(+)	Herzinsuffizienz, akutes Koronarsyndrom, AV-Block II–III	AV-Block, Flush, Kopfschmerz, Obstipation	Diuretika und ACE-Hemmer/Sartane

Antihypertensive Medikamente: www.hochdruckliga.de/tl_files/content/dhl/downloads/2014_Pocket-Leitlinien_Arterielle_Hypertonie.pdf

K. Parhofer
Fettstoffwechselstörungen

Zur Orientierung

Fettstoffwechselstörungen (Hyperlipoproteinämie, Dyslipoproteinämie) sind durch eine Erhöhung oder Erniedrigung verschiedener Lipidfraktionen charakterisiert. Bei ausgeprägten Störungen können äußerlich sichtbare Merkmale auftreten wie **Xanthome** und **Arcus lipoides** corneae.

Einteilung und Formen

Je nach Ätiologie werden **primäre** (häufiger) und **sekundäre** Formen unterschieden. Typische Ursachen für sekundäre Fettstoffwechselstörungen sind entgleister Diabetes mellitus, Hypothyreose, Leber- und Nierenerkrankungen sowie Medikamente (z. B. Proteasen-Inhibitoren, Neuroleptika, Steroidhormone etc.).

Die meisten Fettstoffwechselstörungen können **phänotypisch** folgenden Kategorien zugeordnet werden:

- **Isolierte LDL-Hypercholesterinämie:**
  - Gesamtcholesterin ↑, LDL-Cholesterin ↑, Non-HDL-Cholesterin ↑
  - HDL-Cholesterin und Triglyzeride normal
- **Hypertriglyzeridämie:**
  - Gesamtcholesterin ↑, Triglyzeride ↑, Non-HDL-Cholesterin ↑
  - LDL-Cholesterin meist normal (oder erniedrigt); HDL-Cholesterin meist erniedrigt
- **Gemischte (kombinierte) Hyperlipoproteinämie:**
  - Gesamtcholesterin ↑, LDL-Cholesterin ↑, Triglyzeride ↑, Non-HDL-Cholesterin ↑
  - HDL-Cholesterin meist erniedrigt
- **Isolierte HDL-Cholesterinerniedrigung:** HDL-Cholesterin erniedrigt, andere Lipide normal
- **Lipoprotein(a)-Hyperlipoproteinämie:** Lipoprotein(a) ↑, unabhängig von anderen Fettstoffwechselstörungen.

Veränderungen des Spiegels von LDL-Cholesterin, Lipoprotein(a) und Triglyzeriden (nüchtern und postprandial) sind kausal mit Atherosklerose verknüpft, wohingegen die HDL-Cholesterinkonzentration lediglich einen Risikomarker darstellt. Eine Erhöhung der **LDL-Cholesterinkonzentration** ist mit einem erhöhten **Atheroskleroserisiko** assoziiert, wobei das Risiko mit steigender Konzentration exponentiell zunimmt. Ebenso sind erhöhte Triglyzeridspiegel kausal mit Atherosklerose verknüpft.

Therapie

Da Fettstoffwechselstörungen normalerweise unter dem Gesichtspunkt der Atheroskleroseprävention behandelt werden, erfordert eine adäquate Therapie nicht nur eine korrekte **Klassifikation,** sondern auch eine Abschätzung des Gesamtrisikos und damit eine Evaluierung der anderen **Risikofaktoren,** z. B. Rauchen, Hypertonus, positive Familienanamnese (KHK bei erstgradigen Verwandten vor dem 55. Lj. bei Männern bzw. vor dem 65. Lebensjahr bei Frauen), Alter, Diabetes mellitus ❶. **Zielwerte** ➤ Tabelle.

An erster Stelle der Therapie (v. a. bei Hypertriglyzeridämie) steht eine **Änderung des Lebensstils** ❷ (körperliche Aktivität ↑,

Zielwerte für LDL-Cholesterin (nach EAS/ESC-Empfehlungen 2019)	
LDL-Cholesterin	
– sehr hohes Risiko*	< 55 mg/dl (< 1,4 mmol/l)
– hohes Risiko	< 70 mg/dl (< 1,8 mmol/l)
– moderat erhöhtes Risiko	< 100 mg/dl (< 2,6 mmol/l)
– niedriges Risiko	< 115 mg/dl (< 3 mmol/l)
* Als KHK-Äquivalente gelten eine klinisch relevante Atherosklerose (pAVK, abdominelles Aortenaneurysma, symptomatische Karotisstenose) und ein Diabetes mellitus mit Endorganschaden.	

Körpergewicht ↓, Alkohol ↓, schnell verstoffwechselbare Kohlenhydrate ↓, tierische Fette ↓). Bei LDL-Hypercholesterinämie und Lipoprotein(a)-Hyperlipoproteinämie sind Lebensstilveränderungen oft nur wenig effektiv.

Werden die anzustrebenden Zielwerte damit nicht erreicht (Überprüfung nach 3 Monaten), ist eine **medikamentöse Therapie** indiziert. Bei Nachweis einer Atherosklerose muss diese zeitgleich mit den Lebensstiländerungen begonnen werden.

Bei reiner **Hypertriglyzeridämie** können **Fibrate** zum Einsatz kommen ❸. Sie wirken primär triglyzeridsenkend und HDL-Cholesterin-erhöhend, senken aber auch das LDL-Cholesterin. Auch **Omega-3-Fettsäuren** (Fischöle) wirken triglyzeridsenkend.

Bei allen **anderen Formen** von Fettstoffwechselstörungen sind **Statine** an erster Stelle indiziert ❹. Lassen sich damit die Zielwerte nicht erreichen, kann die Statindosis entweder gesteigert oder mit dem Cholesterinresorptionshemmer Ezetimib kombiniert werden ❺: Bei Patienten mit sehr hohem Risiko und trotz maximal möglicher Therapie deutlich erhöhter LDL-Cholesterinwerte kommt eine Therapie mit PCSK9-Antikörpern (Alirocumab oder Evolocumab) in Betracht. Als Ultima-ratio-Therapie steht die Apherese zur Verfügung. Die Therapie mit Statinen, Statinen mit Ezetimib und die Kombination mit PCSK9-Inhibitoren ist durch Endpunktstudien abgedeckt. Bei schweren kombinierten Fettstoffwechselstörungen kann eine Kombination Statin mit Fibrat oder Statin mit Omega-3-Fettsäuren sinnvoll sein, obwohl entsprechende Endpunktstudien negativ verlaufen sind.

Die medikamentöse Therapie sollte nach 4–6 Wochen überprüft werden. Dabei sollten neben den Lipidwerten auch die CK (v. a. bei Muskelbeschwerden) und die Leberwerte **kontrolliert** werden ❻.

Aufgrund der vorliegenden qualitativ hochwertigen, randomisierten, kontrollierten Studien besteht kein Zweifel, dass kardiovaskuläre Ereignisse sowohl in der Primär- wie auch der Sekundärprävention durch eine Statin-basierte LDL-Senkung vermieden werden können. Allerdings ist die „numbers needed to treat" in der

Fettstoffwechselstörungen

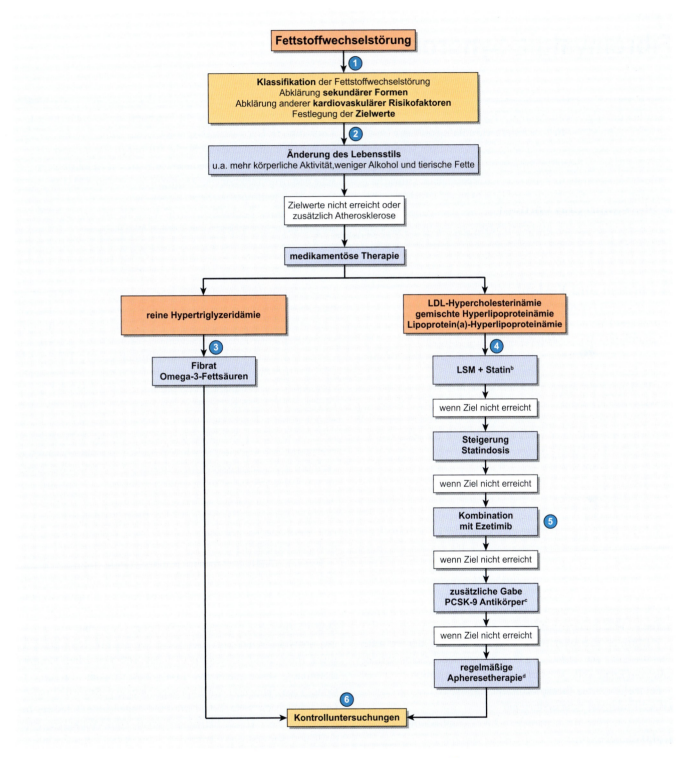

Primärprävention hoch (in bestimmten Patientengruppen sogar sehr hoch), sodass die Indikation anhand des Gesamtrisikos gestellt werden muss. Hier bieten verschiedene Scores eine Hilfestellung.

Ökonomische Aspekte

Die Jahreskosten für Statine liegen bei ca. 100 Euro, die Lipidapherese kostet je nach Behandlungsfrequenz ca. 50 000 Euro pro Jahr, und PCSK9-Inhibitoren liegen derzeit bei 9 000 Euro pro Jahr. Zur Kostenerstattung der Lipidapherese ist eine Prüfung der Indikation durch einen Ausschuss bei der KV erforderlich. Auch bezüglich der PCSK9-Inhibitoren gibt es derzeit eine Verordnungseinschränkung.

I. H. Tarner

Fibromyalgie-Syndrom

Zur Orientierung

Das Fibromyalgie-Syndrom (FMS, ICD-10 M79.70) ist eine chronische, nichtentzündliche **Schmerzerkrankung** unklarer Ursache, die als sog. funktionelles somatisches Syndrom klassifiziert werden kann. Es bestehen chronische Schmerzen der Weichteile und des Skelettsystems in mehreren Körperregionen sowie häufig eine gesteigerte Schmerzempfindlichkeit auf Druckreize (Allodynie) an definierten „tender points" des Bewegungssystems ohne objektivierbare somatische Pathologie. Häufig treten begleitende vegetative Symptome (z. B. Erschöpfung, Schlafstörungen, Kopfschmerz, Herzrasen, Dyspnoe, Globusgefühl, Bauchschmerz, Tinnitus) und psychische Störungen (Depression, Angst) auf. Es gibt experimentelle Hinweise auf endokrinologische und neurofunktionelle Störungen, unter anderem eine Small-fibre-Neuropathie, bei manchen Betroffenen.

Die **Diagnose** des FMS bedarf als Ausschlussdiagnose einer sorgfältigen differenzialdiagnostischen Aufarbeitung.

Formen und Verlauf

Es werden zwei **Formen** unterschieden:
- **primäres FMS** ohne objektivierbare Grunderkrankung
- **sekundäres FMS** bei schmerzhaften Grunderkrankungen, z. B. rheumatische Erkrankungen, Arthrose, endokrine Erkrankungen, Neuropathien, Malignome.

Der **Verlauf** ist chronisch mit relativ schlechter Prognose. Obwohl ca. 65 % der Betroffenen im Verlauf von 10 Jahren eine Besserung gegenüber ihrem Ausgangsstatus angeben, z. T. bereits innerhalb von 2 Jahren, wird keine Heilung erzielt, und die Mehrzahl der Patienten berichtet von persistierenden Schmerzen.

Therapie

Die wichtigste therapeutische und auch diagnostische Maßnahme besteht darin, den Patienten und die Beschwerden ernst zu nehmen. Das FMS löst keine Organschäden aus, der Leidensdruck und die Beeinträchtigung der Lebensqualität dürfen jedoch nicht unterschätzt werden.

Die Ansprechraten auf die verfügbaren **symptomatischen Therapiemöglichkeiten** des FMS sind begrenzt. Der Evidenzgrad für die Therapien wird durch eine geringe Zahl von Studien mit relativ niedrigen Fallzahlen geschmälert.

Wichtigste Therapieziele sind die Aufklärung der Patienten über die Natur der Erkrankung ❶ und multimodale Schmerzlinderung zum Erhalt eines Mindestmaßes an Lebensqualität.

Ein multimodales **Therapiekonzept** umfasst:
- medikamentöse Schmerztherapie
- medikamentöse Modulation der Schmerzempfindung
- physikalische/körperlich aktivierende Therapie
- psychosomatische/psychiatrische Therapie.

Ein solches Therapiekonzept erfordert enge interdisziplinäre Zusammenarbeit zwischen Rheumatologen, Schmerztherapeuten und Psychiatern und eine partizipative Entscheidungsfindung mit betroffenen Patienten.

Der Erfolg der medikamentösen **Schmerztherapie** ❷ ist begrenzt. Paracetamol und Tramadol (Cave: Abhängigkeitspotenzial) sind häufig effektiver als nichtsteroidale Antiphlogistika (NSAR). Ferner gibt es Hinweise für eine bessere Wirkung der Kombination von Paracetamol und Tramadol. Allerdings reicht für beide Substanzen die Studienlage nicht für eine evidenzbasierte Empfehlung aus. NSAR werden evidenzbasiert zur Behandlung des FMS nicht empfohlen, sondern sind nur zur Behandlung entzündlich-schmerzhafter Grunderkrankungen bei sekundärem FMS geeignet.

Evidenzbasiert wird eine **schmerzmodulierende Therapie** ❸ mit Amitriptylin oder alternativ mit Duloxetin oder Pregabalin empfohlen. Insbesondere bei komorbider depressiver oder Angststörung können auch Fluoxetin, Paroxetin oder Quetiapin angewandt werden. Eine Zulassung zur Therapie des FMS besteht für keine dieser Substanzen, allerdings ist Amitriptylin in Deutschland zur Therapie chronischer Schmerzen im Rahmen eines Gesamttherapiekonzeptes zugelassen. Eine Anwendung von Muskelrelaxanzien wie Tolperison wird nicht mehr empfohlen. Ebenso wird eine Anwendung von starken Opiaten, Cannabinoiden und intravenösen Lokalanästhetika nicht empfohlen. Grundsätzlich wird der Einsatz einer medikamentösen Therapie nur zeitlich befristet (ca. 6 Monate) empfohlen.

Eine **physikalische/körperlich aktivierende Therapie** ❹ mit Wärmeanwendungen wird evidenzbasiert stark empfohlen. Maßnahmen der Wahl sind ein moderates aerobes Ausdauertraining (schnelles Spazierengehen, Walking, Radfahren/Ergometertraining, Tanzen, Aquajogging), Krafttraining von geringer bis mäßiger Intensität, Funktionstraining (Trocken- und Wassergymnastik) sowie Thermalbäder. Geeignet sind auch Dehnungs- und Flexibilitätstraining sowie meditative Bewegungstherapien (Tai-Chi, Qi-Gong, Yoga). Hingegen wird Massagetherapie nicht mehr empfohlen, wenngleich viele Betroffene eine angenehme Wirkung beschreiben. Der zeitlich befristete Einsatz von Akupunktur kann evidenzbasiert erwogen werden.

In den Bereich der **psychosomatischen/psychiatrischen Therapie** ❺ fallen kognitive Verhaltenstherapie und Entspannungsverfahren einschließlich autogenem Training und progressiver Muskelrelaxation nach Jacobson, EMG-Biofeedback-Übungen, Erlernen von Coping-Strategien zum Umgang mit chronischem Schmerz sowie die Diagnose und Therapie ggf. vorliegender psychiatrischer Begleiterkrankungen ❻. Dabei wird grundsätzlich eine Kombination mit aerobem Training empfohlen.

Bei sekundärem FMS ist eine adäquate Therapie der Grunderkrankung unerlässlich ❼.

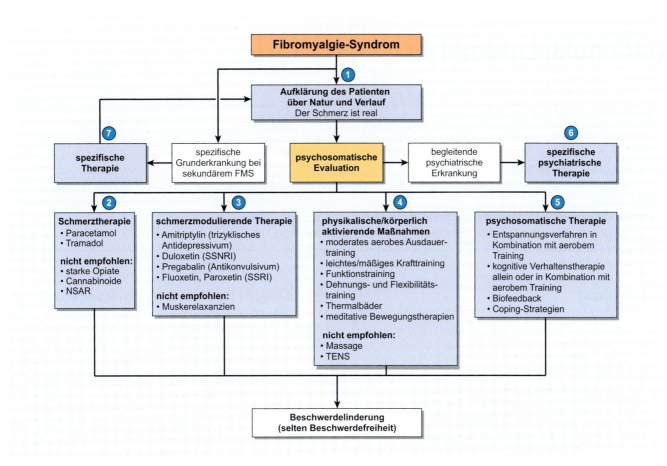

Evidenz der Therapieempfehlungen bei FMS		
Empfehlung	Evidenzgrad	Empfehlungsstärke
aerobes Ausdauertraining	Ia	A
leichtes/mäßiges Krafttraining	IIa	B
Wassergymnastik	Ia	A
Trockengymnastik	IIa	A
Funktionstraining	IIa	A
Dehnungs- und Flexibilitätstraining	IIa	0
Thermalbäder	IIa	B
multimodale Therapie	Ia	A
Entspannungsverfahren in Kombination mit aerobem Training	Ia	A
kognitive Verhaltenstherapie in Kombination mit aerobem Training	Ia	A
kognitive Verhaltenstherapie als Monotherapie	Ia	0
Biofeedback	IIa	0
meditative Bewegungstherapien	Ia	A
Akupunktur	IIa	0
Amitriptylin	Ia	B
Duloxetin bei komorbider Depression/Angststörung	Ia	B
Duloxetin bei Unwirksamkeit/Unverträglichkeit von Amitriptylin ohne Depression/Angststörung	Ia	0

Evidenz der Therapieempfehlungen bei FMS (Forts.)		
Empfehlung	Evidenzgrad	Empfehlungsstärke
Pregabalin bei Unwirksamkeit/Unverträglichkeit von Amitriptylin	Ia	B
Fluoxetin/Paroxetin bei komorbider Depression/Angststörung	IIa	0

Ökonomische Aspekte

Das FMS verursacht in Deutschland hohe direkte (Inanspruchnahme medizinischer Leistungen) und indirekte Krankheitskosten (Krankengeld), sodass eine Verordnung physikalischer Therapiemaßnahmen und auch einer off-label medikamentösen Therapie (z. B. Duloxetin oder Pregabalin) zu Lasten der gesetzlichen Krankenversicherung statthaft ist.

F. Schorr

Gallenblasentumoren

Zur Orientierung

Mit dem Begriff Gallenblasentumoren werden Veränderungen der Gallenblasenwand umschrieben. Diese können lediglich kleine, z. T. auch polypoide Raumforderungen, aber auch generalisierte Veränderungen der Gallenblasenwand umfassen. Die Mehrzahl der Läsionen ist benigne, maligne Entartungen sind jedoch möglich.

Typische **Leitsymptome fehlen.** Gallenblasentumoren sind meist Zufallsbefunde bei der Abklärung von Oberbauchbeschwerden (biliäre Schmerzsymptomatik). Bei fortgeschrittenem organüberschreitendem Wachstum können Cholestasezeichen auftreten.

Zur **Standarddiagnostik** gehören die transkutane Sonographie sowie die Endosonographie (EUS). Ergänzende Untersuchungen erfolgen mittels Kontrastmittelsonographie (CEUS) und der radiologischen Schnittbildverfahren (CT bzw. MRT).

Einteilung

Gallenblasentumoren werden bei ca. 1,5–4,5 % der Ultraschalluntersuchungen gefunden. Hierbei kann zwischen folgenden Formen unterschieden werden:

Gallenblasentumoren		
benigne	nichtneoplastisch	• Cholesterolpolypen, Cholesterolose (63 %) • Adenomyomatose (7 %) • inflammatorische Polypen (7 %) • sonstige
	neoplastisch (6 %):	• Adenome (am häufigsten)
maligne (8 %)		• Adenokarzinome (am häufigsten)

Ursache der **Cholesterolpolypen** sind Lipidakkumulationen in der Mukosa der Gallenblasenwand.

Die **Adenomyomatose** ist eine seltene Wandveränderung durch Verdickung der Muskelschicht, Epithelproliferation sowie Ausbildung intramuraler Divertikel (erweiterte Roktansky-Aschoff-Sinus). Segmental ringförmige, lokalisierte (insbes. Fundus) sowie generalisierte Ausprägungen sind möglich. Insbesondere bei den umschriebenen Formen ist eine Neoplasie differenzialdiagnostisch auszuschließen.

Bei den **neoplastischen Polypen** handelt es sich meist um Adenome sowie Adenokarzinome.

Eine eindeutige Differenzierung in nichtneoplastische und neoplastische Gallenblasentumoren ist durch alleinige bildgebende Verfahren nicht möglich.

Als prädiktiver Marker ist die Polypgröße bislang am zuverlässigsten (s. u.). Neuere Studien lassen jedoch eine zunehmende Bedeutung des kontrastmittelverstärkten Ultraschalls (CEUS) erwarten.

Diagnostik und Therapie

Mittels der Standardverfahren transkutane Sonographie und Endosonographie Erfassung von Größe, Wachstumsform, Binnentextur, Gefäßversorgung und ggf. invasivem Wachstum ❶.

In Abhängigkeit von der Größe der **polypoiden Läsion** ❷ ergeben sich folgende Therapieoptionen:

- **Läsionen > 10 mm und Malignomverdacht:** Zum weiteren Staging sollten kontrastmittelverstärkter Ultraschall (CEUS) und CT sowie Punktion suspekter Lymphknoten (EUS-FNP) erfolgen. Hier ist eine offene und ggf. erweiterte Cholezystektomie mit partieller Leberresektion und Lymphknotenresektion erforderlich ❸.
- **Läsionen > 10 mm:** Cholezystektomie empfohlen, zunächst laparoskopisch; ggf. präoperativ CEUS (+/- CT) ❹. Alter > 50 Jahre ist weiterer Risikofaktor für Malignom.
- **Läsionen 5–10 mm:** Einziges sicheres Kriterium einer Benignität ist die Stabilität der Polypgröße, daher wird eine Kontroll-Sonographie nach 3 und 6 Monaten empfohlen ❺, dann ggf. jährlich. Bei Größenzunahme sollte eine Cholezystektomie durchgeführt werden.
- **Läsionen < 5 mm:** i. d. R. benigne, eine Kontroll-Sonographie kann nach 3 und 6 Monaten erfolgen ❺.

Eine **Cholezystektomie** wird unabhängig von der Polypgröße aufgrund einer erhöhten Karzinominzidenz bei gleichzeitiger Cholezystolithiasis sowie primär sklerosierender Cholangitis empfohlen. Bei anamnestisch rezidivierenden Pankreatitisepisoden und sonst unklarer Ätiologie kann eine Cholezystektomie in Erwägung gezogen werden.

Therapie fortgeschrittener Tumoren (invasives Wachstum) ❻: Primäre en-bloc-Resektion einschließlich des umgebenden Lebergewebes und Lymphadenektomie. Bei R0-Resektion eines T2-T4N1-Tumors ggf. adjuvante CTX (Studien). Bei weit fortgeschrittenem/metastasiertem Tumor (Nachweis durch z. B. EUS-Pkt) kein Benefit durch Operation, primäre CTX indiziert. Derzeit Kombination Gemcitabin und Cisplatin mit ÜL-Vorteil, allerdings insgesamt mäßiger therapeutischer Effekt. Tumorprogress meist langsam.

Drainage gestauter Gallenwege mittels endoskopisch-transpapillärer, perkutan-transhepatischer oder EUS-gesteuerter transgastral-transhepatischer Stentanlage zur Wiederherstellung des Galleabflusses als Palliativtherapie. Ergänzende supportive Maßnahmen (Ernährungs-, Schmerztherapie) ❼.

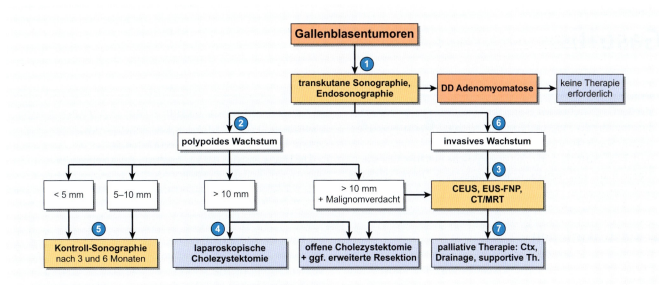

Ökonomische Aspekte

Aufgrund der hohen diagnostischen Wertigkeit der nichtinvasiven Untersuchungsverfahren Sonographie und Endosonographie einschließlich Kontrastmittelgabe (CEUS) kann auf radiologische Verfahren i. d. R. verzichtet werden; Ausnahme: Tumorstaging beim Gallenblasenkarzinom.

M. Ebert, M. Mayr
Gastritis

___ Zur Orientierung ___

Bei der Gastritis handelt es sich um eine histologisch definierte Entzündung der Magenschleimhaut, die **akut** ❶, **chronisch** ❷ oder in **Sonderformen** ❸ auftreten kann.

Für die **akute** Gastritis sind dyspeptische Beschwerden wie Übelkeit und epigastrische Schmerzen typisch. Die meist bakteriell induzierte **chronische** Gastritis verläuft dagegen häufig asymptomatisch. Weitere Symptome sind vor allem auf die jeweils zugrunde liegende Erkrankung zurückzuführen.

Die **Diagnose** wird nach klinischem, endoskopischem und histologischem Befund gestellt.

Klassifikationen

Die weitere Einteilung der Gastritis erfolgt nach ätiologischen und histologischen Kriterien (**ABC-Klassifikation**). Die Klassifikation sollte durch Angabe der Magenregion und Ausprägung der Entzündung (**Sydney-Klassifikation**) ergänzt werden.

ABC-Klassifikation – nach histologischen und ätiologischen Kriterien		
Gastritistyp	Häufigkeit	Ätiologie
A-Gastritis	3–6 %	autoimmun Antikörperbildung gegen Parietalzellen und Intrinsic-Faktor → Vitamin-B_{12}-Mangel
B-Gastritis	80–90 %	v.a. *Helicobacter pylori* (HP) selten Helicobacter Heilmannii, sehr selten viral
C-Gastritis	7–15 %	medikamentös (NSAR), Gallereflux

Eine **Sonderform** der Gastritis ist die Riesenfaltengastritis mit breiten Mukosafalten. Meist entzündlich bedingt tritt sie bei HP-Infektion, Morbus Ménétrier, Zollinger-Ellison-Syndrom und Lymphomen auf. Die lymphozytäre Gastritis (Zunahme CD8-positiver T-Lymphozyten) kommt bei der Sprue, die eosinophile Gastritis (Eosinophileninfiltration der Submukosa) bei allergischer Diathese vor. Epitheloidzellgranulome kennzeichnen die granulomatöse Gastritis bei Morbus Crohn, Sarkoidose, Tbc oder Lues. Selten sind die Strahlengastritis und die kollagene Gastritis.

Therapie

Die **akute** Gastritis bedarf neben dem Weglassen von Noxen meist keiner medikamentösen Therapie. In schweren Fällen sind Protonenpumpeninhibitoren (PPI) sinnvoll ❹. Die Behandlung der **chronischen** Gastritis richtet sich nach der zugrunde liegenden Ursache.

Bei der **Typ-A-Gastritis** ❺ bedarf es einer adäquaten Vitamin-B_{12}-Substitution und ggf. endoskopischer Kontrollen.

Zur Therapie der bakteriellen **Typ-B-Gastritis** wird aufgrund der zunehmenden Clarithromycin-Resistenzen nach aktueller Leitlinie bei erhöhter Clarithromycin-Resistenzlage die Quadrupeltherapie empfohlen (Protonenpumpenhemmer [PPI], Bismut, Tetracyclin, Metronidazol). Alternativ kann weiterhin eine 7-, besser 14-tägige HP-Eradikation durch die Kombination von PPI mit Antibiotika gegeben werden. Das französische Tripelschema enthält Amoxicillin und Clarithromycin, das italienische Metronidazol und Clarithromycin. Den Therapieerfolg zeigt nach 6–8 Wochen die histologische Kontrolle oder nichtinvasiv der C13-Atem- oder Stuhltest. Bei Therapieversagen erfolgt eine Quadrupeltherapie (sofern noch nicht in der Erstlinie gegeben) oder die resistenzgerechte Antibiose nach Testung.

Die wirksamste Behandlung der **Typ-C-Gastritis** ❼ stellen PPI dar. Medikamentöse Noxen sollten gemieden werden. Endoskopische Kontrollen sind bei Ulzerationen nötig.

Die Therapie der selteneren Gastritisformen richtet sich v.a. nach der zugrunde liegenden Erkrankung.

Komplikationen ❽

Die **Typ-B**-Gastritis geht mit einem Risiko für **Duodenal-** (5 %) und **Magenulzera** (1 %) einher. Ebenso besteht ein Risiko für die Entwicklung von **Magenkarzinomen** oder **MALT-Lymphomen;** selten entwickelt sich eine Typ-A-Gastritis.

Bei der **Typ-A**-Gastritis kann eine **perniziöse Anämie** (durch Vitamin-B_{12}-Mangel) auftreten, das etwas erhöhte Karzinomrisiko infolge der intestinalen Metaplasie erfordert regelmäßige endoskopische Kontrollen.

Hauptkomplikation der **Typ-C**-Gastritis sind **Magen-** und **Duodenalulzera** mit eventuellen Blutungskomplikationen.

___ Ökonomische Aspekte ___

Die zunehmenden Clarithromycin-Resistenzen machen den Einsatz einer Quadrupeltherapie in der Erstlinientherapie erforderlich. Die Fortsetzung der PPI-Therapie nach Behandlung der H.-pylori-Infektion sollte kritisch geprüft werden.

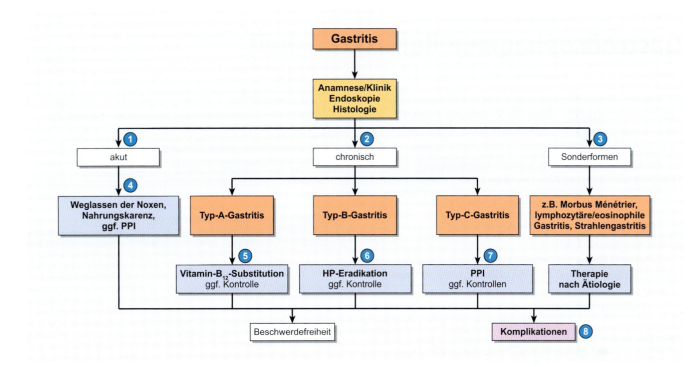

Sydney-Klassifikation – v. a. nach endoskopischen und histologischen Kriterien

endoskopische Kategorien

Topographie	Deskription	Endoskopische Kategorie
Pangastritis **Antrumgastritis** **Korpusgastritis**	Ödem, Erythem, Hämorrhagie, Hyperplasie, Atrophie, Erosion, Gefäßmuster, Exsudat	erythematöse/exsudative Gastritis atrophische Gastritis, Refluxgastritis Riesenfaltengastritis, erosive Gastritis

histologische Differenzierung/Morphologie

Parameter	Graduierung (Grad 1: schwach, Grad 2: mittelgradig, Grad 3: stark)
Schweregrad	3 Grade nach Dichte der Schleimhautinfiltration durch Lymphozyten und Plasmazellen, Lymphfollikel als Zeichen der chronischen Gastritis
Entzündungsaktivität	3 Aktivitätsgrade nach Infiltrationsdichte mit neutrophilen Granulozyten
Drüsenkörperatrophie	3 Grade nach Reduktion der Magendrüsen (Haupt- und Becherzellen)
intestinale Metaplasie	Typ I: komplette Metaplasie Typ II: inkomplette Metaplasie mit Becherzellen Typ III: inkomplette Metaplasie vom enterokolischen Typ (Becherzellen/Krypten)
HP-Besiedlung	Ausmaß der Schleimhautbesiedelung mit HP

Gastroösophageale Refluxkrankheit

E. Endlicher

Zur Orientierung

Nach der Montreal-Klassifikation wird die gastroösophageale Refluxkrankheit als ein Zustand definiert, bei dem der Reflux von Mageninhalt störende Symptome u./o. Komplikationen verursacht. Man unterscheidet die erosive (**Refluxösophagitis**) und nichterosive Form. Leitsymptom ist **Sodbrennen** (➤ Sodbrennen).

Die **Diagnose** kann durch probatorische Therapie mit PPI, ÖGD oder pH-Metrie gestellt werden.

Therapie

Wichtigste **Ziele der Therapie** sind die Beschwerdefreiheit des Patienten, bei endoskopisch nachgewiesener Refluxösophagitis die Abheilung der Läsionen und die Verhinderung von Komplikationen (z. B. Blutung, Stenose, Karzinom).

Die medikamentöse Therapie stellt sowohl bei der Akuttherapie als auch bei erforderlicher Langzeittherapie die wichtigste Therapieform dar. Bei typischen Refluxbeschwerden (Sodbrennen, Regurgitation) ohne Alarmsymptome kann ohne Endoskopie eine empirische Therapie mit einem Protonenpumpenhemmer (**PPI**) erfolgen (➤ Sodbrennen) ❶. Darüber hinaus werden **Allgemeinmaßnahmen** empfohlen, z. B. Schlafen mit erhöhtem Oberkörper, Gewichtsreduktion, Vermeiden fetter Mahlzeiten, Verzicht auf Rauchen.

Spricht der Patient auf eine empirische Therapie an, kann „step down" die Therapie beendet und der Spontanverlauf abgewartet werden oder auf eine Bedarfstherapie oder auch eine niedrigdosierte Dauertherapie umgestellt werden ❷. Kommt es zu einem **frühen Rezidiv** (innerhalb von 3 Monaten) oder spricht der Patient schlecht auf die Therapie an, sollte eine ÖGD durchgeführt werden, da Patienten mit schwerer Ösophagitis durch rasche Rezidive nach Absetzen einer PPI-Akuttherapie gekennzeichnet sind ❸. Kommt es zu einem späten Rezidiv (3 Monate nach Absetzen der Therapie oder später), erfolgt eine Therapie wie initial ❹.

Bei schlechtem Ansprechen auf erneute Therapie oder Weiterbestehen von Beschwerden wird eine **ÖGD** ❺ erforderlich, sofern sie nicht bereits zur Diagnosestellung durchgeführt wurde, um die Diagnose einer Ösophagitis zu stellen, andere Ursachen der Beschwerden auszuschließen (u. a. Karzinom, Divertikel) oder Komplikationen aufzuspüren.

Wird kein pathologischer Befund erhoben, kann die **pH-Metrie/Impedanzmessung** eine Refluxkrankheit nachweisen ❻.

Klassifikationen und Stadieneinteilung

Wird die Diagnose **Ösophagitis** ❼ gestellt, erfolgt die Stadieneinteilung nach unterschiedlichen Klassifikationen.

Die **Einteilung nach der Los-Angeles-Klassifikation** ist einfach, zeigt die geringste interindividuelle Variabilität und wird international verwendet. Sie unterteilt die Refluxösophagitis nach dem Ausmaß der Schleimhauterosionen in 4 Stadien.

Alle Formen werden mit PPI behandelt (s. o.). Die Dauer der Therapie und die Dosis sind abhängig vom Schweregrad. Erst wenn die medikamentöse Therapie versagt, stellt die chirurgische Therapie (**Fundoplikatio**) eine alternative Therapiemöglichkeit dar ❽. Die Entscheidung zur Fundoplikatio wird durch das Vorliegen anatomischer Veränderungen wie einer Hernie erleichtert. Zur Entscheidungsfindung werden ein Röntgen-Breischluck in Kopftieflage und ggf. eine Manometrie herangezogen.

Komplikationen und deren Behandlung

Die wichtigsten Komplikationen ❾ sind Barrett-Ösophagus, peptische Stenosen und Blutungen. Der **Barrett-Ösophagus** wird wegen des Karzinomrisikos in Abhängigkeit von seiner Ausdehnung und Histologie per ÖGD überwacht. **Peptische Stenosen,** die zu Schluckbeschwerden führen, werden bevorzugt endoskopisch dilatiert. Die Therapie von **Blutungen** erfolgt endoskopisch interventionell.

Einteilung nach Los-Angeles-Klassifikation	
Stadium	Schleimhautbefund
A	eine oder mehrere Schleimhautläsionen
B	eine Läsion länger als 0,5 cm, Läsionen überschreiten noch nicht zwei Mukosafalten
C	mehrere Mukosafalten werden von den Läsionen überschritten, aber noch keine zirkulären Defekte
D	Nachweis zirkulärer Defekte

Ökonomischer Aspekt

Bei nichterosiver Refluxkrankheit ist eine PPI-Bedarfstherapie die beste Langzeitstrategie. Bezüglich der Sicherheit einer PPI-Langzeittherapie konnte kürzlich in einer großen randomisierten placebokontrollierten Studie gezeigt werden, dass Pantoprazol über einen Zeitraum von 3 Jahren mit Ausnahme einer geringen Zunahme von gastrointestinalen Infektionen nicht zu signifikanten Nebenwirkungen führt.

Standarddosis der fünf am häufigsten verwendeten PPI	
Substanz	Standarddosis [mg]
Omeprazol	40
Pantoprazol	40
Esomeprazol	40
Lansoprazol	30
Rabeprazol	20

Gastroösophageale Refluxkrankheit

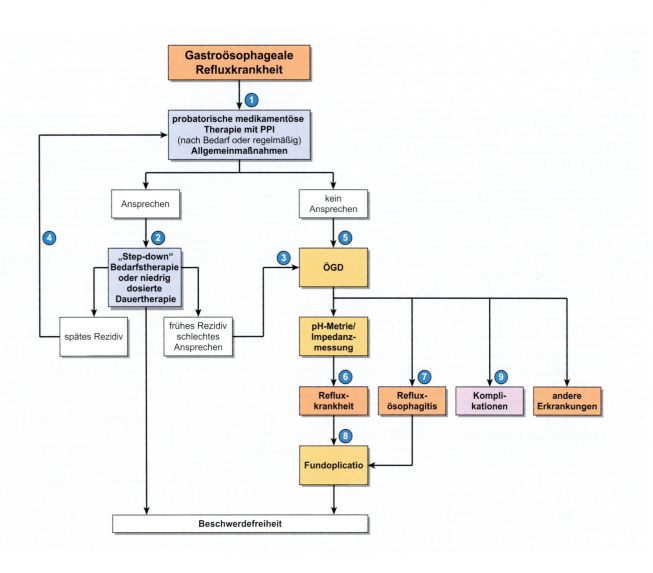

Therapieevidenz gastroösophageale Refluxkrankheit	Evidenzgrad
Patienten mit einer NERD sollten mit einem PPI in halber Standarddosis behandelt werden.	Konsens
Bei unzureichendem Ansprechen einer NERD auf eine 4-wöchige PPI-Therapie können die Therapiedauer verlängert, die Dosis des PPI erhöht (bis max. 2 × 1 Standarddosis) u./o. der PPI gewechselt werden	Starker Konsens
NERD-Patienten, die initial auf eine PPI-Therapie angesprochen haben, sollten mit einer Bedarfstherapie eines PPI behandelt werden.	Starker Konsens
Bei schubweisem Verlauf der Symptomatik mit längeren beschwerdefreien Intervallen kann eine intermittierende Therapie (Wiederholung der initial erfolgreichen Therapie) erfolgen.	Starker Konsens
Eine leichte Refluxösophagitis (Los Angeles A/B) sollte über 4 Wochen, eine schwere Refluxösophagitis (Los Angeles C/D) über 8 Wochen mit einem PPI in Standarddosis behandelt werden.	Starker Konsens

Therapieevidenz gastroösophageale Refluxkrankheit (Forts.)	Evidenzgrad
Bei leichter Refluxösophagitis (Los Angeles Klassifikation A/B) sollte nach Beendigung einer Akuttherapie mit zufriedenstellender Symptomkontrolle ein Auslassversuch erfolgen.	Starker Konsens
Die Langzeittherapie einer leichten Refluxösophagitis (Los Angeles A/B) mit einem PPI kann orientiert am klinischen Verlauf kontinuierlich, intermittierend oder nach Bedarf erfolgen.	Starker Konsens
Bei kontinuierlicher Langzeittherapie einer leichten Refluxösophagitis (Los Angeles A/B) mit einem PPI sollte durch schrittweise Dosisreduktion die symptomatisch minimal noch ausreichend wirksame PPI-Dosis ermittelt werden (step down).	Starker Konsens
Die Langzeittherapie einer schweren Refluxösophagitis (Los Angeles C/D) sollte unmittelbar im Anschluss an eine (erfolgreiche) Akuttherapie mit Versuch der PPI-Dosisreduktion im Verlauf beginnen.	Starker Konsens
Bei langfristig stabiler Remission (z. B. 1 Jahr) unter einer kontinuierlichen PPI-Therapie kann ein Auslassversuch erfolgen.	Starker Konsens

NERD = nicht erosive Refluxkrankheit, ERD = erosive Refluxkrankheit

K. Parhofer

Gicht

Zur Orientierung

Gicht ist ein Sammelbegriff für verschiedene Stoffwechselstörungen, denen ein erhöhter Harnsäurespiegel (**Hyperurikämie**) gemeinsam ist. Dazu gehören die asymptomatische Hyperurikämie, der akute Gichtanfall sowie die chronische Gicht (s. u.). Männer sind wesentlich häufiger betroffen als Frauen, zudem besteht ein enger Zusammenhang mit Übergewicht und dem metabolischen Syndrom. Die verschiedenen Manifestationen der Gicht werden klinisch, klinisch-chemisch und radiologisch gestellt.

Formen
- **Asymptomatische Hyperurikämie.**
- **Akuter Gichtanfall:** Er stellt eine sehr schmerzhafte entzündliche Arthritis (meist Monoarthritis) mit Schwellung und Rötung dar. Am häufigsten ist das Großzehengrundgelenk (**Podagra**) betroffen, es können aber auch alle anderen Gelenke erkranken. Der akute Gichtanfall wird durch die Interaktion zwischen Uratkristallen und inflammatorischen Mechanismen hervorgerufen.
- **Chronische Gicht:**
  - **Interkritische Gicht:** symptomlose Intervalle zwischen akuten Gichtanfällen
  - **Hyperurikämie mit klinisch-radiologischen Zeichen** der Gichtartopathie (Gichttophi), Gichtnephropathie und Nephrolithiasis.

Therapie

Eine **asymptomatische Hyperurikämie** sollte in aller Regel nicht medikamentös behandelt werden. Durch **Änderung des Lebensstils** (z. B. Gewichtsreduktion, purinarme Kost, reduzierte Alkoholzufuhr) und **Medikamentenumstellung** (z. B. Umstellung der antihypertensiven Therapie von Diuretika auf ACE-Hemmer/Sartane) kann der Harnsäurespiegel deutlich gesenkt werden ❶. Nur bei gleichzeitiger Niereninsuffizienz, bei sehr hohen Harnsäurespiegeln (>13 mg/dl), bei einer sehr hohen Harnsäureausscheidung (> 1100 mg/d) oder bei Nephrolithiasis sollte eine asymptomatische Hyperurikämie **prophylaktisch** mit Harnsäurespiegel senkenden Medikamenten behandelt werden (s. u.) ❷.

Der **akute Gichtanfall** ist selbstlimitierend und dauert ohne Therapie zwischen einigen Tagen und mehreren Wochen. Das Ziel der Therapie ist eine möglichst schnelle Schmerzlinderung. Hierzu können eine Reihe von verschiedenen Medikamenten eingesetzt werden. Therapie der ersten Wahl sind nichtsteroidale Antiphlogistika (**NSAR**, z. B. Indometacin, Ibuprofen) oder **COX-2-Hemmer** ❸. Bei Kontraindikationen kommen **Colchizin** oder **Glukokortikoide** (oral oder intraartikulär) in Betracht ❹. Das Ansprechen auf Colchizin ist pathognomonisch für den akuten Gichtanfall. Colchizin wirkt sehr schnell, hat aber eine Reihe von ausgeprägten Nebenwirkungen (Abdominalschmerzen, Durchfall, Übelkeit). Intraartikuläre Glukokortikoide kommen auch dann in Betracht, wenn durch die Therapie mit Colchizin und NSAR keine Besserung erreicht wird. Aspirin sollte nicht eingesetzt werden, da Acetylsalicylsäure mit Harnsäure um die renale Ausscheidung konkurriert.

Bei Patienten mit **rezidivierenden Gichtanfällen** ist umstritten, ab welcher Häufigkeit eine Prophylaxetherapie im Intervall (**interkritische Gicht**) durchgeführt werden sollte ❺. In Europa, insbesondere in Deutschland, wird häufig bereits nach einem Gichtanfall oder gar bei asymptomatischer Hyperurikämie prophylaktisch behandelt, wohingegen in angelsächsischen Ländern meist größere Zurückhaltung (≥ 2 Anfälle/Jahr) geübt wird. Bei **chronischer Gicht mit Gelenkablagerung und Nierenbeteiligung** sollte unabhängig von der Anzahl der Gichtanfälle eine Absenkung erhöhter Harnsäurewerte angestrebt werden.

Zur **Absenkung von erhöhten Harnsäurewerten** ❻ kommen verschiedene Medikamentenklassen in Betracht:
- **Urikostatika:** Allopurinol hemmt die Xanthinoxidase und damit die Harnsäurebildung. Im akuten Gichtanfall sollte es nicht gegeben werden, da dies den Gichtanfall verstärken kann. Febuxostat ist ein neuerer Xanthinoxidase-Inhibitor, der stärker wirksam und nebenwirkungsärmer ist. Bei kürzlich überstandenem Gichtanfall ist es günstig, die Allopurinol-Therapie unter Colchicin-Schutz durchzuführen.
- **Urikosurika:** Benzbromaron, Probenezid und Sulfinpyrazon steigern die Harnsäureausscheidung.
- **Kombinationstherapie:** Bei rezidivierenden Gichtanfällen trotz Monotherapie können Urikosurika und Allopurinol kombiniert werden.
- **Rasburicase:** Kann zur Behandlung akut hoher Harnsäurekonzentrationen, insbesondere beim Tumorlyse-Syndrom, zum Einsatz kommen. Es handelt sich um eine rekombinant hergestellte Harnsäure-Oxidase, die nach intravenöser Gabe den Abbau von Harnsäure zum renal leicht ausscheidbaren Allantoin katalysiert.
- **Canakinumab:** Antikörper gegen Interleukin-1; kann zur symptomatischen Behandlung von erwachsenen Patienten mit häufigen Gichtanfällen (mindestens 3 Anfälle in den vorangegangen 12 Monaten) angewendet werden, bei denen nichtsteroidale Antirheumatika (NSAR) und Colchicin kontraindiziert oder nicht verträglich sind oder keine ausreichende Wirkung zeigen, und für die wiederholte Behandlungszyklen mit Kortikosteroiden nicht in Frage kommen.

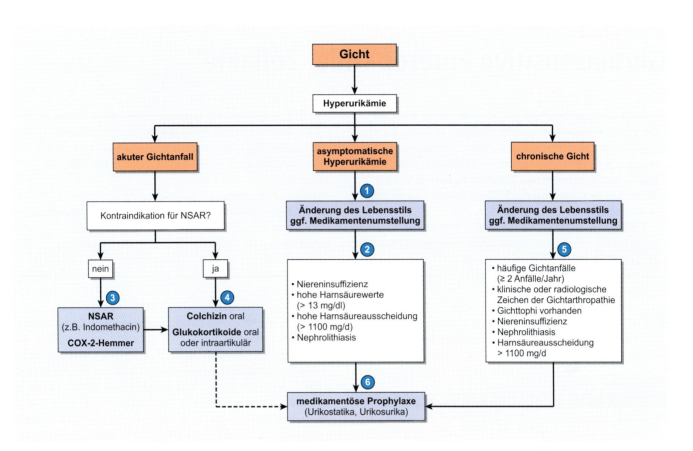

M. Schumann, B. Siegmund
Glutensensitive Enteropathie, Zöliakie

Zur Orientierung

Die **glutensensitive Enteropathie** (Zöliakie) stellt eine Unverträglichkeitsreaktion gegenüber der Gliadinfraktion des Glutens bei genetisch prädisponierten Personen (HLA-DQ2) dar. Bei der klassischen Zöliakie steht das **Malabsorptionssyndrom** mit Diarrhöen, Gewichtsabnahme, Muskelschwund, Eiweißmangel und Fettstühlen im Vordergrund.

Die **Diagnose** wird nach den **ESPGHAN-Kriterien** (European Society for Pediatric Gastroenterology, Hepatology and Nutrition 2012) und der **deutschen Leitlinie** gestellt:

- Dünndarmbiopsien (≥ 6) mit Histologie: Zottenatrophie, Kryptenhyperplasie, Vermehrung intraepithelialer Lymphozyten (pathologisch > 25/100 Epithelzellen); Klassifikation nach Marsh.
- **Antikörper-Nachweis:** Als gleichwertig gilt der Nachweis von IgA-AK gegen Endomysium und Transglutaminase. Weiterhin sollte IgA quantitativ bestimmt werden.
- Rückbildung der Symptomatik unter glutenfreier Diät.

Formen

Nach dem klinischen Verlauf unterscheidet man verschiedene Formen der Zöliakie:

Klinische Formen der Zöliakie	
Form	Charakteristika
klassisch	Malabsorptionssyndrom, Zottenatrophie, positiver AK-Nachweis
symptomatisch	unspezifische Symptome, erhöhte intraepitheliale Lymphozyten (IEL), evtl. Zottenatrophie und positive AK
subklinisch	unauffällige Klinik, erhöhte IEL, evtl. Zottenatrophie und positive AK
potenziell	asymptomatische Patienten, keine histologischen Veränderungen, aber AK
therapierefraktär	klassischer Verlauf hält trotz glutenfreier Diät an • Typ I: IEL sind CD8-positiv, polyklonale T-Zellen in der molekularpathologischen Analyse; gutes Ansprechen auf Immunsuppression • Typ II: IEL sind zu > 50 % CD8-negativ, TCRβ monoklonal mit schlechtem Ansprechen auf Immunsuppression

Therapie

Die Therapie besteht aus einer lebenslangen, strikt **glutenfreien Diät** ❶. Die Mehrzahl der Patienten spricht schnell an. AK-Kontrollen sollten lebenslang alle 2 Jahre durchgeführt werden ❷.

Bei **unsicherer** Diagnose sind eine Kontrollbiopsie unter glutenfreier Diät und danach ein Glutenbelastungstest indiziert ❸.

Bei der **therapierefraktären** Zöliakie kommt es trotz glutenfreier Diät zu keiner eindeutigen Besserung (s. Komplikationen). Hier können Behandlungsversuche mit Steroiden (systemisch oder topisch) oder bei Nichtansprechen mit klassischen **Immunsuppressiva** (z. B. Azathioprin, Calcineurininhibitoren, TNFα-AK) und Oligopeptid-basierter Sonden-/Trinknahrung unternommen werden ❹. Beim therapierefraktären Verlauf muss an das Vorliegen einer kollagenen Sprue ❺ oder eines malignen T-Zell-Lymphoms ❻ gedacht werden. Wichtig sind daher jährliche bioptische Kontrollen mit der Untersuchung auf ein monoklonales T-Zellrezeptor-Rearrangement ❼, um die Entwicklung eines Dünndarmlymphoms frühzeitig zu erkennen.

Differenzialdiagnostisch sollte bei histologischem Nachweis einer **Zottenatrophie** im Dünndarm an **andere Erkrankungen** ❽ gedacht werden, z. B. bakterielle Überwucherung (v. a. proximaler Dünndarm), tropische Sprue (meist diffus im gesamten Dünndarm), Kuhmilchproteinallergie (diffus im Dünn- und Dickdarm), Autoimmunenteropathie (Verteilung wie Zöliakie; serologisch Parietalzell-AK), Morbus Whipple (zusätzlich Nachweis von PAS-positiven Makrophagen in Dünndarmmukosa), AIDS-Enteropathie (Jejunum), Dünndarm-Lymphom, Morbus Crohn sowie Lambliasis (partiell im Duodenum und oberen Jejunum; IF-Test im Stuhl).

Komplikationen

Selten können jejunale **Ulzerationen** im Rahmen einer refraktären Zöliakie entstehen. Es besteht ein gering erhöhtes Risiko für die Entwicklung eines **Karzinoms des GI-Trakts** und für **Non-Hodgkin-Lymphome**. Bei der therapierefraktären Form muss ein malignes **T-Zell-Lymphom** ❻ oder eine **kollagene Sprue** ❺ ausgeschlossen werden.

Evidenz der Therapieempfehlung bei Zöliakie		
	Evidenzgrad	Empfehlungsstärke
klassische Zöliakie		
glutenfreie Ernährung	starker Konsens	A
subklinische Zöliakie		
glutenfreie Ernährung	starker Konsens	A

Ökonomische Aspekte

Die ökonomischen Aspekte treffen bei der glutenfreien Diät primär die Patienten selbst, da diese aufwändig und teuer ist. Bei Sozialhilfeempfängern (Arbeitslosengeld, Hartz IV) kann ein Mehrbedarf beantragt werden.

Glutensensitive Enteropathie, Zöliakie

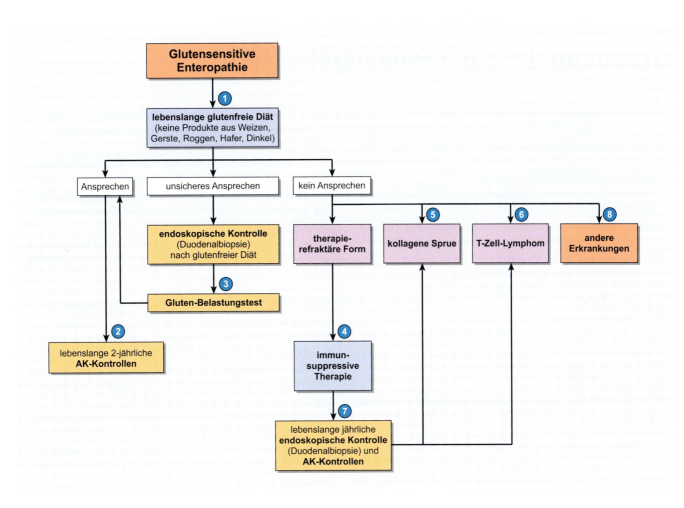

I. H. Tarner

Granulomatose mit Polyangiitis (GPA)

Zur Orientierung

Die Granulomatose mit Polyangiitis (GPA früher Morbus Wegener) ist eine **nekrotisierende Vaskulitis** der mittleren und kleinen Arterien, Venolen und Arteriolen. Typisch ist ein Befall von **Respirationstrakt** und **Nieren.**

Die typische **Klinik** bei Befall des Respirationstrakts umfasst Rhinorrhö, blutigen oder eitrigen Schnupfen, nasale oder orale Ulzera, Husten, Dyspnoe, Heiserkeit, Hämoptoe oder pleuritischen Schmerz. Die Nierenbeteiligung manifestiert sich als Nierenversagen mit nephritischem Sediment (dysmorphe Erythrozyten, Erythrozytenzylinder).

Histologisch finden sich **Granulombildung**, segmental nekrotisierende Glomerulonephritis ohne Immunkomplex-Ablagerung („pauci-immun") und serologisch antineutrophile zytoplasmatische Antikörper mit zytoplasmatischem Fluoreszenzmuster **(cANCA),** gerichtet gegen Proteinase-3 (Anti-PR3-AK).

Verlaufsformen

Man unterscheidet zwei Verlaufsformen:
- **Limitierte Verlaufsform** (ca. 25 % d. F.) mit ausschließlichem Befall des HNO-Bereichs und/oder der Lungen. In ca. 80 % tritt jedoch im Verlauf eine Beteiligung der Nieren oder anderer Organsysteme auf.
- **Generalisierte Verlaufsform** mit primärer Beteiligung des Respirationstraktes, der Nieren und anderer Organsysteme (Muskeln, Gelenke, Haut, Augen, Nervensystem, Herz, Magen-Darm-Trakt).

Der Verlauf ist stets **chronisch-progredient.** Durch den Befall vitaler Organe verlief die Erkrankung früher in bis zu 90 % der Fälle binnen 2 Jahren letal. Heutzutage liegen die Überlebensraten bei 80 % nach 5 bzw. 65 % nach 10 Jahren.

Therapie

Es wird zwischen einer **Remissionsinduktion** und einer **Remissionserhaltung** unterschieden.

Zur **Remissionsinduktion** bedarf es je nach Schweregrad der Krankheitsmanifestation einer mehr oder weniger intensiven Therapie. Entscheidend ist, ob ein organ- oder lebensbedrohlicher Schweregrad vorliegt.

Bei **organ- oder lebensbedrohlichem Schweregrad** besteht die 1. Wahl in **Rituximab (RIX)** oder **Cyclophosphamid (CYC),** jeweils in Kombination mit hochdosierten **Steroiden**. **RIX** ❶ ist dem **CYC** gleichwertig. Bei Anwendung von **CYC** wird einer **parenteralen Pulstherapie** ❷ aufgrund geringerer Toxizität der Vorzug gegenüber dem oralen **Fauci-Schema** ❸ gegeben.

Bei **akut lebensbedrohlichen Verläufen** (Kreatinin > 2,0 mg/dl, respiratorische Insuffizienz, ZNS-Vaskulitis, Darminfarkt) ist eine **Intensivierung** durch streng überwachte Dosissteigerung des **CYC** Fauci-Schemas möglich (Leukozytenzahl > 4000/μl). Bei dialysepflichtiger Nierenbeteiligung und/oder pulmonaler Hämorrhagie kann eine **Plasmapherese** ❹ wirksam sein. Bei sehr schweren Verläufen sind auch Steroidpulse bis zu 1 g/d möglich.

Bei **nicht organ- oder lebensbedrohlichem Schweregrad** ist eine Remissionsinduktion mit **Methotrexat (MTX)** und **Prednisolon** möglich ❺, hier sind jedoch Rezidive häufiger. EULAR empfiehlt als Alternative zu MTX auch Mycophenolat mofetil (MMF), das jedoch in Deutschland off label ist.

Parameter zur **Beurteilung des Therapieerfolges** bzw. der Krankheitsaktivität sind BSG, CRP, Blutbild, Kreatinin, Urinsediment und cANCA sowie klinische Zeichen des Organbefalls. Die Anwendung des Birmingham Vasculitis Activity Score (BVAS) und des Vasculitis Damage Index (VDI) wird empfohlen.

Zur **Remissionserhaltung** nach 3–6 Monaten (ggf. länger) erfolgt die Umstellung auf eine alternative Basistherapie und parallel ein Ausschleichen des Steroids ❻. Als erste Wahl gelten **MTX** ❼, **Azathioprin (AZA)** und **RIX** ❽. Alternativen bei Kontraindikationen, Unverträglichkeit oder Wirkversagen sind **Leflunomid (LEF),** ❾. Reserveoptionen sind **Mycophenolat mofetil (MMF)** und **Cyclosporin A (CyA)** ❿. Bei milden Verläufen mit vorwiegendem Befall des HNO-Bereichs und der Lungen wird **Trimethoprim/Sulfamethoxazol** als Erhaltungstherapie eingesetzt ⓫.

Bei **rezidivfreiem Verlauf** über mindestens 12–24 Monate kann eine schrittweise Dosisreduktion der Basistherapie ⓬ versucht werden.

Zur **Rezidivtherapie** ⓭ ist die Kombination von **RIX** oder **CYC** mit **Prednisolon** 1. Wahl. Bei vorangegangener Verwendung von CYC wird RIX bevorzugt und umgekehrt. Rezidive ohne organbedrohliche Manifestation können durch Erhöhung der Steroiddosis behandelt werden. Echte **Therapierefraktärität** ⓮ gegenüber CYC und RIX ist selten. Evidenzbasierte Leitlinien für diesen Fall existieren nicht. Optionen sind LEF, MMF, Infliximab, Etoposid, oder Anti-Thymozyten-Globulin (ATG). Bei CYC-Bolus-refraktärem Verlauf kann orale CYC-Therapie versucht werden.

Komplikationen

Die wichtigsten Komplikationen ⓯ sind **Organschäden** wie terminale Niereninsuffizienz, respiratorische Insuffizienz, neurologische Ausfälle, Myokardinfarkt, Sattelnase, Orbita-Pseudotumor und subglottische Stenose.

Daneben sind **therapieassoziierte Komplikationen** häufig. CYC-Toxizität umfasst Zystitis, Amenorrhö, opportunistische Infekte, Blasenkarzinom, Myelodysplasie und Lymphom. Bei langdauernder, hochdosierter Steroidtherapie können Katarakt, Osteoporose, aseptische Knochennekrose, gastrointestinale Blutungen oder Steroiddiabetes auftreten. Auch RIX kann Infekte begünstigen. Eine extrem seltene, jedoch letale Infektkomplikation unter RIX kann die progressive multifokale Leukenzephalopathie (PML) sein.

Granulomatose mit Polyangiitis (GPA)

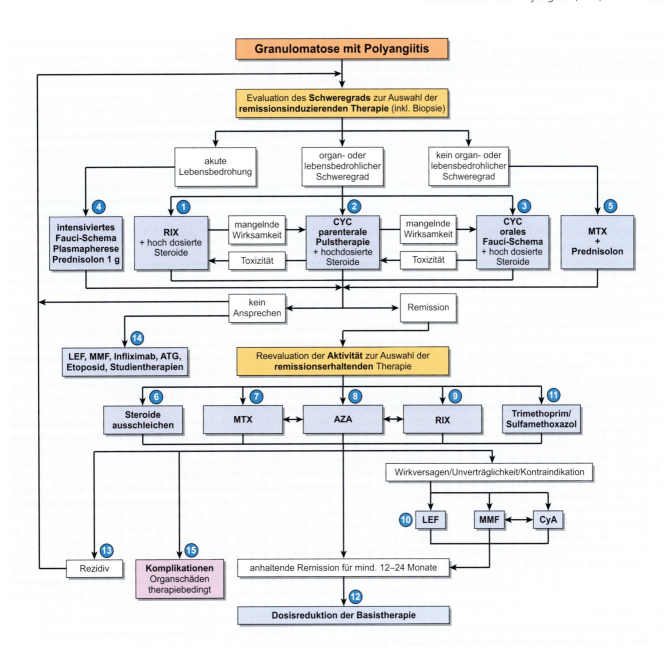

Evidenz der Therapieempfehlungen bei GPA		
Medikament	Evidenzgrad	Empfehlungsstärke
Remissionsinduktion		
Rituximab	Ib	A
Cyclophosphamid	Ib	A
Hochdosis-Steroide	III	B
Bevorzugung der CYC-Bolustherapie gegenüber oraler Dauertherapie	Ib	A
Steroidpulse bis zu 1 g/d bei sehr schweren Verläufen	IV	C
Plasmaseparation bei schwerer alveolärer Hämorrhagie	III	C
Plasmaseparation bei rapid progressiver Glomerulonephritis (Kreatinin > 5,7 mg/dl)	Ib	B
MTX bei nicht organ- oder lebensbedrohlichem Verlauf	Ib	A
Remissionserhalt		

Evidenz der Therapieempfehlungen bei GPA *(Forts.)*		
Medikament	Evidenzgrad	Empfehlungsstärke
MTX, AZA und RIX als gleichwertige Optionen der 1. Wahl	Ib	A
LEF als Alternative	Ib	A
Mycophenolat mofetil als Reserveoption	Ib	A
CyA als Reserveoption	IV	C
Trimethoprim/Sulfamethoxazol bei limitierter Verlaufsform	Ib	A

Ökonomische Aspekte

RIX ist deutlich teurer als CYC, besitzt jedoch eine geringere Akuttoxizität und ist nicht mit dem Risiko von Sekundärmalignomen bei hoher Kumulativdosis behaftet. Zudem gefährdet es nicht die Fertilität bei Frauen im gebärfähigen Alter, und eine Anpassung an die Nierenfunktion ist nicht erforderlich.

P. Otto

Hämorrhoidalleiden

Zur Orientierung

Das Hämorrhoidalleiden wird ausgelöst durch eine Dysfunktion des analen Verschlussapparates sowie eine Hyperplasie des Hämorrhoidalkomplexes mit begleitender Entzündung. Die Ursache dieser Funktionsstörung ist bisher nicht exakt geklärt. Diskutiert wird die Belastung der Mukosa der anorektalen Hochdruckzone. Der Obstipation wird dabei eine besondere Bedeutung beigemessen. Etwa 80 % aller Menschen über 30 Jahre sind während ihres Lebens einmal davon betroffen.

Die **Leitsymptome** des Hämorrhoidalleidens sind Juckreiz, Brennen, Feuchtigkeit und Nässen im Analbereich sowie peranale Blutabgänge (hellrot).

Die **Diagnose** ist nur durch rektal-digitale Austastung in Kombination mit der proktologischen Untersuchung des Analkanals zu stellen ❶. Differenzialdiagnostisch müssen insbesondere tiefsitzende Rektum- oder Analkarzinome ausgeschlossen werden.

Stadieneinteilung

Es werden 3 **Schweregrade** der Hämorrhoidalveränderungen unterschieden, die für das therapeutische Vorgehen ausschlaggebend sind.

Einteilung der Hämorrhoiden	
Grad	Beschreibung
I	Knoten wölben sich ins Proktoskoplumen vor, prolabieren meist nicht und sind nicht palpabel
II	Knoten **prolabieren** unter Defäkation **in den Analkanal** hinein, werden häufig auch nach distal vor den Sphinkter verlagert, aber **spontane Retraktion**
III	Knoten prolabieren unter Defäkation, **keine spontane Retraktion**, digitale Reposition in den Analkanal erforderlich (**sekundärer Analprolaps**); vereinzelt werden die prolabierten Knoten durch den Sphinkter eingeklemmt, was zu massiven, sehr schmerzhaften Thrombosierungen mit ausgeprägten Analrandödemen führen kann

Therapie

Basis der Therapie ist die Regulation der Darmtätigkeit bzw. der Defäkation durch ballaststoffhaltige Nahrungsmittel (Quellmittel: ausreichend Flüssigkeit, Vergrößerung der Stuhlvolumina) ❷. Ergänzende Applikation von steroidfreien Hämorrhoiden-Salben und Suppositorien für maximal 14 Tage.

Das weitere Vorgehen erfolgt je nach Grad des Hämorrhoidalleidens:

Hämorrhoiden I. und II. Grades werden durch **Sklerosierung** (Verödung) behandelt ❸. Dabei wird durch die Injektion einer kristallinen Lösung eine Entzündungs- und schließlich Vernarbungsreaktion provoziert, die die lokale Blutzufuhr drosselt und den Knoten auf der Unterfläche fixiert. Die Therapieergebnisse sind ausgezeichnet bis gut und Komplikationen wie Blutungen, Abszesse und Anodermvernarbung (konsekutive anale Inkontinenz) treten selten auf ❹.

Hämorrhoiden II. und III. Grades mit extremer Vergrößerung der Hämorrhoidalkonvolute oder Knotenprolaps vor den Anus werden mittels **Ligatur** behandelt ❺. Unter proktoskopischer Sicht wird an der Basis des Knotens oberhalb der Linea dentata ein Gummiring gelegt und der Knoten abgeschnürt. Nach 3–10 Tagen fällt der nekrotisch gewordene Gewebeanteil ab. Komplikationen sind ein geringer Druckschmerz für 12–24 h sowie peranale Schmierblutungen (< 6 %), die in 10 % der Fälle massiv verlaufen (Therapie durch Umstechen) ❻. Bei 90 % der Fälle kann die Kontinenz wiederhergestellt werden, nach 5 Jahren sind die meisten Patienten beschwerdefrei. Extreme Hämorrhoiden III. Grades werden operativ versorgt.

Komplikationen

Vergrößerte prolabierende, thrombosierte Hämorrhoidenknoten können aufgrund eines erhöhten Sphinktertonus **inkarzerieren** (extrem schmerzhafter Zustand). Die Therapie beinhaltet eine schnellstmögliche Knotenreposition in Allgemeinnarkose sowie Antiphlogistika und Analgetika. Nach Abklingen der Entzündung muss eine definitive Therapieentscheidung gefällt werden (konservativ oder operativ).

Evidenz der Therapieempfehlungen beim Hämorrhoidalleiden		
	Evidenzgrad	Empfehlungsstärke
Regulation der Darmtätigkeit (ballaststoffhaltige Nahrungsmittel)	IIa	B
ergänzende Applikation von steroidfreien Salben/Suppositorien	Ib	A
Hämorrhoiden I° + II°, Sklerosierung	Ib	A
Hämorrhoiden II° + III°, Ligatur	Ib	A

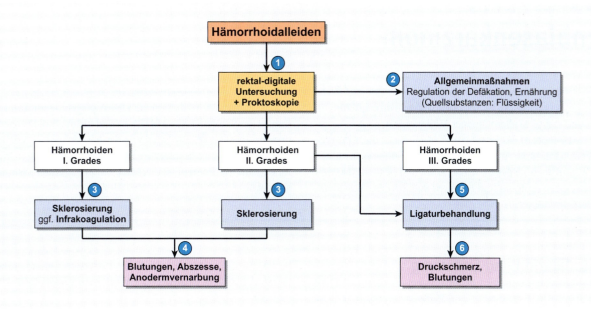

A. S. Merseburger, M. A. Kuczyk

Harnblasenkarzinom

Zur Orientierung

Das Harnblasenkarzinom ist der zweithäufigste urologische Tumor und stellt 3 % aller humaner Malignome dar.

Das **Leitsymptom** des Harnblasenkarzinoms ist die schmerzlose Makrohämaturie. Aufgrund des lokalen Tumorwachstums kann es zur Abnahme der Blasenkapazität und Begleitinfekten kommen. Spätsymptome sind Flanken- und Rückenschmerzen, Anämie, Gewichtsverlust.

Die **Diagnose** wird durch eine Blasenspiegelung mit transurethraler Resektion der Blase (TUR-B) und histopathologischer Beurteilung gestellt ❶. Zur Erfassung der lokalen und systemischen Tumorausdehnung sind weitere Untersuchungen nötig (u. a. Ausscheidungsurographie, CT, MRT, MR-Urographie, Szintigramm).

Klassifikation und Einteilung

Das Harnblasenkarzinom wird histopathologisch nach der **TNM-Klassifikation** (UICC 2001) und dem Differenzierungsgrad eingeteilt (low-grade- und high-grade-Tumoren). Je nach Invasivität unterscheidet man:
- **Papilläre nichtinvasive (oberflächliche)** Tumoren (ca. 70 % bei Primärdiagnose): Ta, Tis, T1
- **Invasive (muskelinvasive)** Tumoren: T2, T3, T4

TNM-Klassifikation der Harnblasenkarzinome	
T – Primärtumor	
Ta	nichtinvasives papilläres Karzinom
Tis	Carcinoma in situ
T1	Infiltration des subepithelialen Bindegewebes
T2	Infiltration der Muscularis propria
T3	Infiltration über die Muscularis hinaus
T4	extravesikale Ausbreitung
N – regionäre Lymphknotenmetastasen	
N0	kein regionaler LK-Befall
N1	einzelner befallener LK < 2 cm
N2	einzelne oder multiple LK bis 5 cm
N3	LK-Befall > 5 cm
M – Fernmetastasen	
M0	keine Fernmetastasen
M1	Fernmetastasen

Therapie

Therapeutischer Goldstandard **nichtinvasiver Tumoren** ist die transurethrale Elektroresektion (TUR); diese hat hier sowohl diagnostische als auch therapeutische Bedeutung. Nach kompletter Resektion eines **papillären pTa-Tumors** ist keine weitere Therapie, jedoch eine regelmäßige Tumornachsorge erforderlich ❷.

Bei **fortgeschrittenem Tumorstadium** und **Grading** (multifokal, Ta G2–3, T1 G2, Tumorgröße > 3 cm) sollte eine Nachresektion nach ca. 2–6 Wochen erfolgen ❸. Die im 24 h-Intervall postoperativ gegebene einmalige intravesikale Frühinstillation eines Zytostatikums reduziert das Auftreten von Rezidiven und Tumorzellimplantation. Zur intravesikalen Rezidivprophylaxe stehen Zytostatika (Doxorubicin, Mitomycin C) und der Immunmodulator BCG (Bacillus Calmette-Guérin; erst 2 Wochen postoperativ) zur Verfügung ❹.

Einen Sonderfall in der Therapie nichtinvasiver Harnblasenkarzinome stellt das **Carcinoma in situ (Tis)** aufgrund seines hohen Rezidiv- und Progressionsrisikos dar. Die postoperative intravesikale Instillationstherapie ist hierbei obligat ❺, bei Therapieversagen ist die radikale Zystektomie indiziert (ebenso bei T1-G3-Tumoren).

Bei **invasiven, muskelinfiltrierenden Tumorstadien** besteht die Indikation zur radikalen Zystektomie ❼, um eine Fernmetastasierung und lokale Komplikationen zu vermeiden. Vor der Operation sollte zur Beurteilung der Tumorausdehnung (lokal, systemisch) eine Ausbreitungsdiagnostik erfolgen ❻. Das operative Vorgehen beinhaltet die Entfernung der pelvinen Lymphknoten und zusätzlich die Entfernung von Uterus, vorderer Vaginalwand und Adnexen bei der Frau sowie von Prostata und Samenblasen beim Mann. Die Strahlentherapie eignet sich für inoperable Tumoren oder Patienten, die die Operation ablehnen. Bei Metastasen ist eine cisplatinhaltige Chemotherapie indiziert, sollte es die Nierenfunktion zulassen ❽. Bei eingeschränkter Nierenfunktion und PD-1/L1-Positivität ist auch eine Checkpointinhibitorentherapie mittels Atezolizumab oder Pembrolizumab als Monotherapie eine neu zugelassene Behandlungsoption. Beide genannten Substanzen und zusätzlich noch Nivolumab sind nach Versagen einer platinhaltigen Therapie indiziert.

Wichtige Evidenzen und Empfehlungen beim Harnblasenkarzinom	Evidenzgrad	Empfehlungsstärke
intravesikale Frühinstallation nach TUR-B	II	C
bei muskelinvasivem Tumor neoadjuvante Chemotherapie erwägen	I	B
bei lymphknotenpositivem Tumorbefund und erfolgter Zystektomie wird eine adjuvante Chemotherapie empfohlen	I	B
eine interdisziplinäre Beratung bei muskelinvasivem Harnblasentumor wird empfohlen	IV	

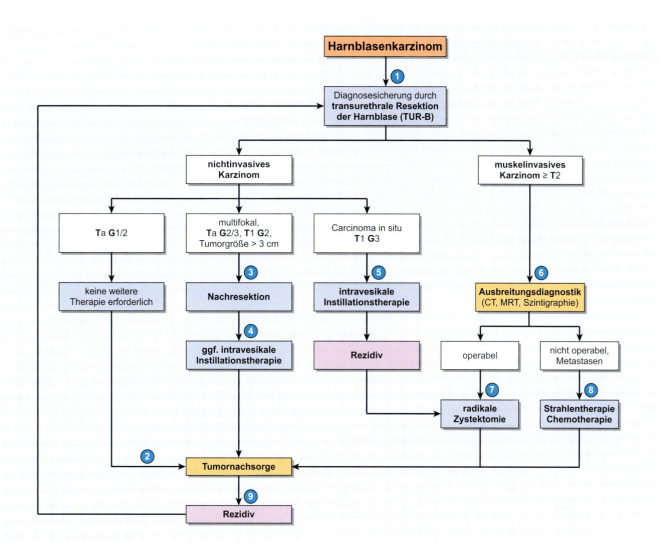

Komplikationen

Die wichtigsten Komplikationen sind **Blutungen** (Anämie), **Rezidiv/Progress** und **Metastasenbildung.** Blutungen können meist transurethral durch Elektrokoagulation gestillt werden, beim Rezidiv oder Progress ❾ müssen die dem Stadium angepassten Therapieschemata angewandt werden. Aufgrund des hohen Rezidiv-Risikos sollten zur **Tumornachsorge** regelmäßige Kontrolluntersuchungen erfolgen, die je nach Ausdehnung und Histologie (oberflächlich oder muskelinfiltrierend) unterschiedlich umfangreich sind (➢ Leitlinien unter www.uni-duesseldorf.de/AWMF).

Ökonomische Aspekte

Angesichts der hohen Kosten der TUR-Blase mit Notwendigkeit der Narkose und Harnblasenspiegelungen alle 3 Monate wären nichtinvasive Tests wünschenswert (Urintests). Diese ersetzen aufgrund der Spezifität und Sensitivität noch nicht die Harnblasenspiegelung.

Auf Tabakrauchen ist zu verzichten!

R. Brunkhorst
Harnwegsinfektionen

Zur Orientierung

Harnwegsinfektionen (HWI) sind überwiegend bakteriell bedingt (> 80 % E. coli). Bei unkomplizierten Harnwegsinfektionen liegt keine Anomalie des Harntraktes, keine Niereninsuffizienz und keine relevante Begleiterkrankung vor.

Pollakisurie, Dysurie und Harndrang sind typische Beschwerden einer **Zystitis** und/oder **Urethritis**; zusammen mit Fieber, Abgeschlagenheit, Flankenschmerzen, ggf. auch klopfschmerzhaften Nierenlagern sind dies dringende Hinweise auf eine **Pyelonephritis** ❶.

Die **Diagnose** stützt sich auf die typische Symptomatik und die Urinuntersuchung (Teststreifenverfahren auf Nitrit und Leukozyten erhöht die Diagnosesicherheit nur gering). Goldstandard ist die quantitative Urinkultur (IA). Eine Harnwegsinfektion liegt bei Nachweis einer **Bakteriurie** (> 10^5 uropathogene Erreger pro mm^3; im Einmalkatheterurin 10^2, im durch suprabubische Punktion gewonnenen Urin jeglicher Keimnachweis) und einer **Leukozyturie** (> 5 pro Gesichtsfeld) vor. Bei komplizierten Formen (s. u.) können weitere Maßnahmen notwendig werden (Sonographie, Pyelographie, CT).

Einteilung

Je nach **Lokalisation** des Infekts unterscheidet man:
- Obere Harnwegsinfektionen: akute Pyelonephritis
- Untere Harnwegsinfektionen: Zystitis, Urethritis, Prostatitis.

Nach dem **klinischen Verlauf** unterscheidet man akute und chronisch-rezidivierende sowie symptomatische und asymptomatische Infektionen der oberen oder unteren Harnwege. Als **akutes urethrales Syndrom** werden typische klinische Beschwerden (Pollakisurie, Dysurie, Harndrang) ohne Keimnachweis bezeichnet; an eine Tuberkulose muss jedoch gedacht werden. Während eine symptomatische Infektion bei sexuell aktiven Frauen häufig ist, ist sie bei jungen Männern eine Seltenheit. Asymptomatische Bakteriurien werden nur bei Schwangeren antibiotisch behandelt (Evidenzgrad Ia).

Therapie

Die Therapieentscheidung hängt u. a. vom **Geschlecht,** von der **Risikokonstellation** und der **Lokalisation des Infekts** ab. Grundsätzlich sind eine ausreichende Trinkmenge und hygienische Maßnahmen einzuhalten.

Vor einer **antibiotischen Therapie** sowie **bei Therapieresistenz** nach probatorischer Therapie (z. B. bei der unkomplizierten Zystitis der Frau) sollte eine quantitative **Urinkultur** ❸ und eine Gramfärbung durchgeführt werden. Bei Vorliegen der Resultate muss die Therapie ggf. geändert werden. Bei Nachweis von mehr als einer Keimart im Mittelstrahlurin muss an eine Kontamination gedacht werden.

Bei **sporadischen Zystitiden** der Frau ist zunächst eine symptomatische Therapie vertretbar Dazu zählt auch eine analgetische Therapie mit Ibuprofen. Als Antibiotika werden Fosfomycin (einmalige Gabe; Evidenzgrad Ia), Trimethoprim/Sulfamethoxazol (über drei Tage) oder Nitrofurantoin empfohlen ❹.

Bei **rezidivierenden unkomplizierten Zystitiden** ist ein Versuch mit harnansäuernden Maßnahmen (Methionin, Obstessig) gerechtfertigt, bei älteren Frauen evtl. östrogenhaltige Salben ❺. Bei rezidivierenden Zystitiden der **Frau** nach dem Geschlechtsverkehr ist ein rasches Wasserlassen postkoital und evtl. eine einmalige Einnahme von Antibiotika (z. B. Trimethoprim, Chinolon) indiziert. Bei sehr häufigen Rezidiven (> 5 Infekte/Jahr) kann eine niedrigdosierte Dauertherapie (z. B. 3 × pro Woche Ciprofloxacin, Nitrofurantoin oder Trimethoprim) eingeleitet werden, ebenso bei einer Prostatitis. In der Schwangerschaft können Cephalosporine, Amoxicillin oder Nitrofurantoin verabreicht werden.

Bei **akuter Pyelonephritis** der Frau oder bei **hochgradigem Verdacht** auf eine solche und bei einer **Zystitis des Mannes** muss mindestens 7 Tage zunächst empirisch behandelt werden ❻.

Bei **komplizierten Infektionen der Harnwege** (bei jeder Pyelonephritis des Mannes) sollte die antibiotische Therapie empirisch i. v. eingeleitet und über insgesamt 14 Tage oral antibiogrammge-

Antibiotikatherapie bei unkomplizierten Harnwegsinfekten					
Antibiotikum	Anwendungsdauer (Tage)	Gesamt-Therapiekosten	Empfehlung/Evidenzlage	Resistenz-Entwicklung (E. coli)	Anwendungs-Einschränkungen
Fosfomycin	1	>20 €	++++/Ia	< 1 %	CKD 2–5
Cotrimoxazol	3	> 5 €	+++/Ia	> 20 %	CKD 4 + 5
Nitrofurantoin	5	< 5 €	+++/Ia	< 5 %	CKD 2–5
Nitroxolin	5	< 5 €	+++/IA	< 5 %	CKD 4 + 5?
Fluorchinolone*	3	> 10 €	+++/Ib	> 5 %	CKD 2–5
Cephalosporine*	3	> 15 €	++/IVb	< 5 %	CKD 4 +5
Aminopenicilline*			∅/Ia	> 30 %	CKD 4–5

*nicht als Mittel der ersten Wahl empfohlen

Harnwegsinfektionen

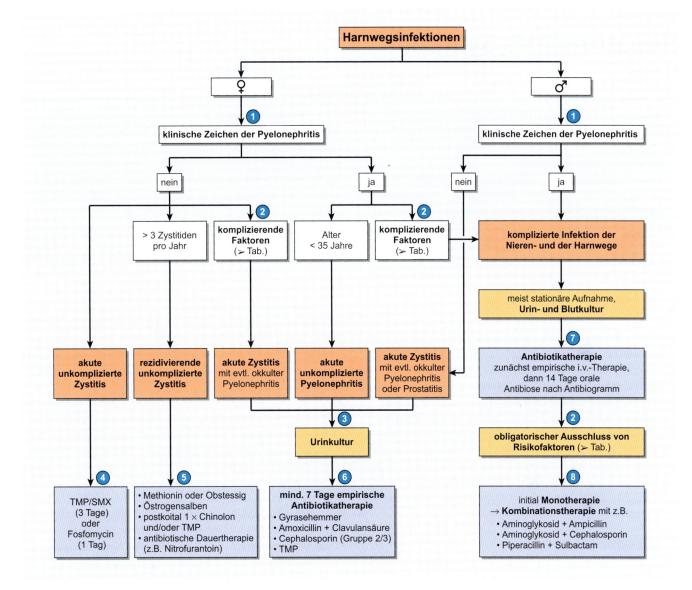

Komplizierende Faktoren der HWI ❷
- Alter < 10; > 70 Jahre; Schwangere
- Harnabflussstörungen:
  - strukturell, z. B. Steine, Prostatahypertrophie, Tumoren
  - funktionell, z. B. neurogene Blasenentleerungsstörungen, kongenitaler vesikourethraler Reflux (Kinder)
- Dauerkatheter, andere Fremdkörper
- Diabetes mellitus
- Immunsuppression
- kürzlich zurückliegende HWI, Antibiotikatherapie
- Niereninsuffizienz

recht fortgeführt werden ❼. Nach einer initialen Therapie z. B. mit Chinolonen kommen Kombinationstherapien (z. B. Aminoglykosid + Ampicillin; Aminoglykosid + Cephalosporin oder Piperacillin + Sulbactam) zum Einsatz ❽.

Komplikationen

Eine **Urosepsis** kann bei inkonsequenter Therapie tödlich verlaufen. **Abszessbildung** intra- und perirenal kommt insbesondere bei Antibiotikaresistenz, bei Immunsuppression, im höheren Alter, bei Diabetes mellitus und Harnabflussstörungen vor. Eine **chronische Pyelonephritis** tritt nach rezidivierenden unzureichend therapierten akuten Pyelonephritiden auf und lässt sich sonographisch durch Verschmälerungen und narbigen Veränderungen des Nierenparenchyms nachweisen.

Hepatorenales Syndrom

R. Brunkhorst

Zur Orientierung

Das hepatorenale Syndrom (HRS) ist definiert als potenziell reversible Nierenfunktionsstörung (Kreatinin > 1,5 mg/dl) bei Patienten mit Leberzirrhose und Aszites oder bei Patienten mit alkoholischer Steatohepatitis.

Differenzialdiagnostisches Kriterium zum Ausschluss eines prärenalen Nierenversagens: Nach mindestens 2-tägiger Pausierung aller Diuretika und Volumenexpansion mit Albumin (1 g/kg KG pro Tag) keine Besserung des Serumkreatinins auf Werte < 1,5 mg/dl.

Ein Schockgeschehen (z. B. Sepsis), ein nephrotoxisches Nierenversagen (z. B. durch NSAIDs) und eine parenchymatöse Nierenerkrankung (z. B. IgA-Nephropathie) müssen ausgeschlossen sein. Daneben gibt es weitere fakultative Diagnosekriterien ❷. Bis zu 40 % aller Patienten mit dekompensierter Leberzirrhose entwickeln innerhalb von 5 Jahren ein HRS. Abhängig vom Typ des HRS (s. u.) beträgt das mittlere Überleben nicht mehr als 6 Monate.

Formen und Einteilung

HRS Typ I ist charakterisiert durch rasches Nierenversagen, definiert als Verdoppelung des Serumkreatinins auf über 2,5 mg/dl (226 mmol/l) in weniger als 2 Wochen. Typ-I-HRS ist sehr häufig mit einer spontan bakteriellen Peritonitis assoziiert. **HRS Typ II** ist oft mit Diuretika refraktärem Aszites vergesellschaftet und zeigt ein moderates Nierenversagen mit Serumkreatininwerten zwischen 1,5 und 2,5 mg/dl (133–226 mmol/l) bei stabilem oder langsam fortschreitendem Verlauf. HRS kann im Zusammenhang mit Infektionen (besonders der spontan bakteriellen Peritonitis, etwa 20 % der HRS Fälle), akuter Alkoholhepatitis oder großvolumigen Parazentesen (etwa 15 %) auftreten ❶. Ein Nierenversagen nach gastrointestinaler Blutung ist eher auf eine Hypovolämie als auf ein HRS zurückzuführen.

Therapie

Patienten mit **HRS Typ I**, die kombiniert mit Terlipressin und Albumin behandelt werden, haben ein signifikant verbessertes kurzfristiges Überleben (Evidenzgrad Ia), das langfristige Überleben bleibt unbeeinflusst. Die **Kombinationsbehandlung aus Albumininfusion** (20–40 g/d) und **Vasokonstriktortherapie** ist daher Therapie der ersten Wahl bei HRS Typ I ❸. Eine fortgesetzte alleinige Albumininfusion bringt keinen weiteren Überlebensvorteil. Diese Therapie soll mit einer Terlipressindosis von 2–4 mg/d (max. 8–12 mg/d) begonnen und über einen Zeitraum von mindestens 3 Tagen, bei Besserung der Nierenfunktion länger, durchgeführt werden. Norepinephrin kann statt Terlipressin eingesetzt werden, allerdings sind die Studien weniger aussagekräftig. Gelatinepolysuccinat statt Albumin als Plasmaexpander ist ebenfalls nur unzureichend untersucht.

Ein Nutzen dieser Therapie für Patienten mit **HRS Typ II** ist bislang nicht klar belegt.

Transjugulärer intrahepatischer portosystemischer Shunt (TIPS): Ein TIPS führt sowohl bei Patienten mit HRS Typ I als auch Typ II zu einer (längerfristigen) Verbesserung der Nierenfunktion und dadurch möglicherweise auch zu einer Überlebensverlängerung (Evidenzgrad IIc). Kontraindikationen, wie eine vorbestehende Enzephalopathie ≥ Grad 2 oder eine eingeschränkte Leberfunktion (Bilirubin > 3–5 mg/dl) müssen jedoch beachtet werden.

Da **Nierenersatzverfahren** allein die Prognose bei HRS nicht verbessern, sollten sie bei Vorliegen einer dialysepflichtigen Niereninsuffizienz vor allem als Überbrückung bis zur Lebertransplantation eingesetzt werden.

Leberersatzverfahren haben keinen signifikanten Einfluss auf Nierenfunktion und Überleben bei Patienten mit HRS. Die extrakorporale Albumindialyse sollte in der Indikation HRS daher derzeit nur im Rahmen kontrollierter Studien zum Einsatz kommen.

Die **Lebertransplantation (LTX)** ist die einzige potenziell kurative Therapie des HRS und der terminalen Leberzirrhose und soll bei geeigneten Patienten angestrebt werden (Evidenzgrad Ia). Die Nierenfunktion kann sich nach erfolgreicher LTX aufgrund ihres funktionellen Charakters erholen. Auch bei beabsichtigter Lebertransplantation können Albumin und Terlipressin zur Überbrückung verabreicht werden.

Ökonomische Aspekte

Aus ethischen und ökonomischen Aspekten ist die Durchführung einer langfristigen, für den Patienten belastenden Intensivtherapie mit Albumin-/Terlipressingaben, Dialysebehandlung und ggf. dem Versuch einer Leberersatztherapie bei den meisten Patienten mit HRS nur vor dem Hintergrund einer geplanten Lebertransplantation zu vertreten.

Hepatorenales Syndrom

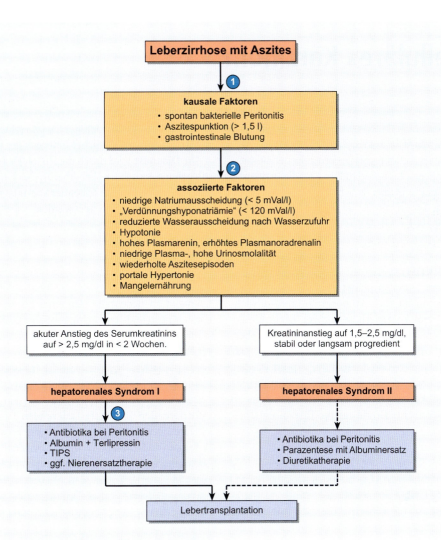

M. Dollinger
Hepatozelluläres Karzinom

Zur Orientierung

Das hepatozelluläre Karzinom (HCC) ist ein primärer maligner **Leberzelltumor**. Weltweit steht das HCC aufgrund der Durchseuchung mit Hepatitis B an fünfter Stelle der häufigsten bösartigen Tumoren. In westlichen Industrieländern liegt die Inzidenz wesentlich niedriger und ist in über 80 % mit einer **Leberzirrhose** assoziiert.

Leitsymptome sind Schmerzen im rechten Oberbauch, Gewichtsverlust und plötzlicher Einbruch der Leberfunktion.

Die **Diagnose** wird durch die Histologie oder eine typische Bildgebung gestellt (➤ Leberherd). Der Tumormarker α-Fetoprotein sollte bei fehlender Spezifität nicht mehr in der Primärdiagnostik verwendet werden.

Stadieneinteilung

Im Gegensatz zu anderen Tumoren richtet sich die Prognose und Therapie des HCC nicht allein nach **Tumorgröße** und **-ausdehnung**. Da meist bereits eine Leberzirrhose vorliegt, hängt die Lebenserwartung des Patienten wesentlich von der erhaltenen **Leberfunktion** (➤ Leberzirrhose) und dem **Allgemeinzustand** ab. Entsprechend muss jede Therapieoption daraufhin überprüft werden, ob sie bei Berücksichtigung aller Parameter durchgeführt werden kann. Die **BCLC-Klassifikation** (**B**arcelona **C**linic **L**iver **C**ancer) gilt derzeit als die praktikabelste Grundlage für Therapieentscheidungen ❷.

Therapie

Allgemeine Therapiemaßnahmen ❶ richten sich nach der hepatischen Grunderkrankung (z. B. Alkoholabstinenz, antivirale Therapie) und der Leberzirrhose (➤ Leberzirrhose), da jede weitere Dekompensation der Leberfunktion das Tumorstadium und die Therapiemöglichkeiten beeinflusst.

Als **kurative Therapieansätze** gelten die chirurgische Leberteilresektion, die Lebertransplantation und lokal-ablative Verfahren wie die perkutane Ethanolinjektion oder die Radiofrequenzthermoablation. Therapie der Wahl bei Patienten **ohne Zirrhose** ist die **Leberteilresektion** ❸, die sonst allenfalls noch bei kompensierter Zirrhose mit exzellenter Leberfunktion in Erwägung gezogen werden sollte. Die optimale Behandlung für Patienten **mit Zirrhose** stellt die **Lebertransplantation** ❹ dar, da sie nicht nur den Tumor kuriert, sondern auch die präkanzeröse Kondition der Leberzirrhose mit dem Risiko weiterer Karzinome entfernt. Es profitieren aber lediglich Patienten mit begrenzter Tumorausdehnung (sog. Milan-Kriterien) von der Transplantation, da bei größeren Karzinomen bereits von einer Mikrometastasierung ausgegangen werden muss.

Bei **nichtoperablen** Patienten oder als überbrückende Therapie vor Lebertransplantation gewinnen **lokal-ablative Verfahren** ❺ zunehmend an Bedeutung. Tumoren bis zu einer Größe von 3 cm können derzeit sicher zerstört werden und neuere Studien zeigen eine vergleichbare Effektivität zur Resektion bei erheblich geringerer Morbidität.

Als **palliative** Therapie steht die **transarterielle Chemoembolisation** ❻ zur Verfügung, die jedoch nur bei Patienten mit guter Leberfunktion durchgeführt werden sollte. Für Patienten mit **vaskulär infiltrierenden** oder **metastasierenden** Tumoren zeigen neue molekulare oder immunologische Therapieansätze mit Angiogenese-Hemmern und Checkpoint-Inhibitoren erste Erfolge ❼, systemische Chemotherapien oder strahlentherapeutische Ansätze konnten dagegen in bisherigen Studien nicht überzeugen. Bei schlechter Leberfunktion und sehr großen Tumoren sollte aufgrund der Lebenserwartung ein rein **symptomatischer Ansatz** ❽ gewählt werden.

Evidenz der Therapieempfehlungen bei HCC		
	Evidenzgrad	Empfehlungsstärke
chirurgische Resektion	IIa	A
lokal-ablative Verfahren	Ia	A
Lebertransplantation	III	GCP
transarterielle Chemoembolisation	Ib	A
Sorafenib	Ia	A
symptomatische Therapie	Ia	A

Komplikationen

Insbesondere die Leberteilresektion kann zu einer **Dekompensation der Leberfunktion** führen. Daher sollte das Restvolumen nach Resektion mindestens 40 % des ursprünglichen Volumens betragen

Stadieneinteilung des hepatozellulären Karzinoms			
Stadium	Tumor	Leberfunktion	Allgemeinzustand
0	solitärer Knoten < 2 cm	Child-Pugh A	keine Einschränkung
A	solitärer Knoten < 5 cm *oder* max. 3 Knoten < 3 cm	Child-Pugh A–B Transplantation: A–C	keine Einschränkung
B	großer/multifokaler Tumor	Child-Pugh A–B	keine Einschränkung
C	vaskuläre Infiltration oder Metastasen	Child-Pugh A–B	selbstversorgend
D	außerhalb Transplantationskriterien	Child-Pugh C	pflegebedürftig

Hepatozelluläres Karzinom

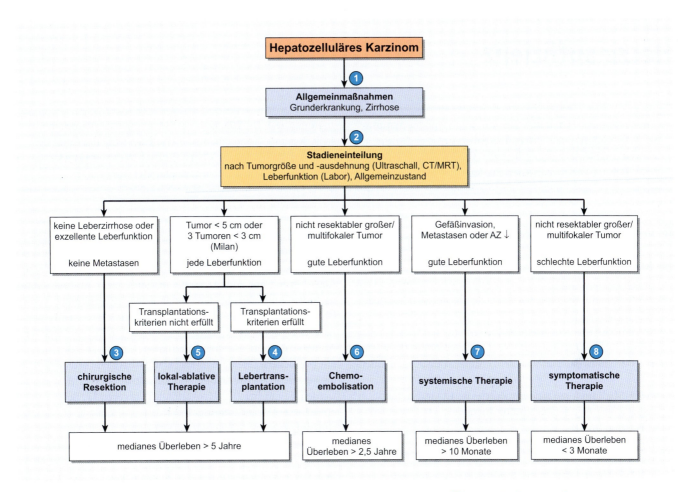

(bei Zirrhose sollten zusätzlich weder Pfortaderdruck noch Bilirubin erhöht sein).

Tumorrezidive oder **metachrone Karzinome** in der Restleber lassen sich lediglich durch die Transplantation verhindern. Nach anderen Verfahren wird eine regelmäßige Nachsorge mittels Schnittbildgebung und ggf. α-Fetoprotein alle 3–6 Monate empfohlen.

Ökonomische Aspekte

Aufgrund der Rezidivrate von bis zu 70 % innerhalb von 5 Jahren nach anderen kurativen Therapieverfahren ist die Lebertransplantation trotz hoher Kosten bei allen dafür geeigneten Patienten primär in Erwägung zu ziehen.

Sorafenib ist zwar für die Behandlung von Patienten im Stadium Child-Pugh B in Deutschland zugelassen, angesichts der Kosten und des fraglichen Überlebensvorteils in diesem Stadium sollte die Therapieindikation aber zurückhaltend gestellt werden.

U. Landmesser
Herzinsuffizienz

Zur Orientierung

Klinisch liegt eine Herzinsuffizienz vor, wenn typische **Symptome** (Belastungsdyspnoe, Orthopnoe, paroxysmale nächtliche Dyspnoe) und Untersuchungsbefunde (Ödeme, pulmonale Stauung, 3. Herzton) bestehen, denen eine kardiale Funktionsstörung zugrunde liegt. Die **Diagnose** der Herzinsuffizienz wird somit gestellt, wenn die Kombination der typischen Symptome und Untersuchungsbefunde sowie ein objektiver Nachweis einer kardialen Dysfunktion (z. B. Echokardiographie) vorliegen.

Formen und Stadien

Nach der klinischen Präsentation wird eine **akute** und **chronische Herzinsuffizienz** unterschieden, wobei die akute Herzinsuffizienz durch den raschen Einsatz der Herzinsuffizienzsymptome als Erstmanifestation oder Dekompensation einer chronischen Herzinsuffizienz charakterisiert ist.

Die **klinische Stadieneinteilung** der chronischen Herzinsuffizienz erfolgt in der Regel nach der NYHA-Klassifikation (New York Heart Association) entsprechend der Leistungsfähigkeit der Patienten:
- **NYHA-Stadium I:** normale körperliche Belastbarkeit ohne Dyspnoe oder Palpitationen (unter Therapie)
- **NYHA-Stadium II:** klinische Symptome (Dyspnoe, Erschöpfung) bei normaler körperlicher Belastung; leicht eingeschränkte Belastbarkeit
- **NYHA-Stadium III:** klinische Symptome (wie Stadium II) bereits bei geringfügiger körperlicher Belastung; stark eingeschränkte Belastbarkeit
- **NYHA-Stadium IV:** Symptomatik bereits in Ruhe, weitere Zunahme unter Belastung; Unfähigkeit zu körperlicher Arbeit.

Therapie

Sowohl bei akuter also auch bei chronischer Herzinsuffizienz sollten zunächst **kausale Therapieansätze** ❶ mit Beseitigung der Ursache ausgeschöpft werden (z. B. koronare Revaskularisation bei ischämischer Kardiomyopathie, Therapie eines Herzklappenfehlers, Therapie einer arteriellen Hypertonie). Bei der akuten Herzinsuffizienz ist insbesondere auch an ein akutes Koronarsyndrom, hypertensive Krise, Arrhythmien, dekompensiertes Herzklappenvitium oder Perikarderguss als Ursache zu denken.

Die **allgemeinen Therapiemaßnahmen** ❷ enthalten u. a. eine Limitierung der Trinkmenge bei Patienten mit Flüssigkeitsretention, bei akuter Herzinsuffizienz auch die körperliche Schonung.

Weiterhin ist eine **medikamentöse Therapie** ❸ zur Verbesserung der Symptome und Prognose indiziert.

Bei der **akuten Herzinsuffizienz** ist häufig Sauerstoffgabe sowie eine diuretische (z. B. Furosemid i. v.) und/oder vasodilatatorische Therapie (z. B. Nitroglycerin) zur Stabilisierung erforderlich ❹.

Bei der **chronischen Herzinsuffizienz** kommen Medikamente mit **symptomatischer** Indikation zum Einsatz: u. a. Diuretika bei Flüssigkeitsretention ❺. Darüber hinaus werden **prognose-/symptom**-verbessernde Medikamente in Form einer **Stufentherapie** nach dem klinischen Stadium verabreicht. **ACE-Hemmer** werden ❻ bei Patienten mit reduzierter systolischer linksventrikulärer Funktion empfohlen; bei Unverträglichkeit (z. B. Husten) sind **AT$_1$-Antagonisten** eine geeignete Alternative. Eine zusätzliche Therapie mit **β-Blockern** (Metoprolol-Succinat, Bisoprolol. Cardvedilol, Nebivolol) ist ab NYHA-Stadium II indiziert ❼, bei NYHA-Stadium I werden sie nur bei Z. n. Myokardinfarkt gegeben ❻. Bei Patienten mit schwerer Herzinsuffizienz (NYHA III–IV) kann durch **Aldosteronantagonisten (Spironolacton)** ❽ zusätzlich die Mortalität gesenkt werden (Cave: Hyperkaliämie!). Die prognostisch günstige Wirkung dieser drei Therapieprinzipien wird unter anderem auf die Reduktion des linksventrikulären Remodelings zurückgeführt. Bei weiter symptomatischen Patienten mit deutliche reduzierter LV-EF (< 35 %) kann der ACE-Hemmer oder AT1-Antagonist durch einen **Angiotensin-Rezeptor-Neprilysin-Inhibitor (ARNI)** ersetzt werden. Bei Patienten mit diesen Kriterien und einer Herzfrequenz > 70/min kann weiterhin Ivabradin gegeben werden.

Bei Patienten mit chronischer Herzinsuffizienz, die trotz optimaler medikamentöser Therapie weiter symptomatisch bleiben sowie eine reduzierte systolische linksventrikuläre Funktion (Ejektionsfraktion, EF < 35 %), Sinusrhythmus und einen verbreiterten QRS-Komplex im EKG (≥ 120 ms) aufweisen, kann die Symptomatik und Prognose durch eine **kardiale Resynchronisationstherapie** (CRT) ❾ mittels eines biventrikulären Schrittmachers verbessert werden. Weiterhin sollte bei Patienten mit Z. n. Kammerflimmern oder symptomatischer ventrikulärer Tachykardie ein **Defibrillator (ICD)** ❿ implantiert werden, was auch bei Patienten mit Herzinsuffizienz NYHA II/III mit reduzierter LV-Funktion (LV-EF < 35 %) unter optimaler medikamentöser Therapie erwogen werden sollte.

Bei Patienten mit schwerster therapierefraktärer Herzinsuffizienz mit schlechter Prognose und ohne Kontraindikationen sollte eine **LV-Assist-Device-Implantation** bzw. **Herztransplantation** ⓫ erwogen werden.

Herzinsuffizienz

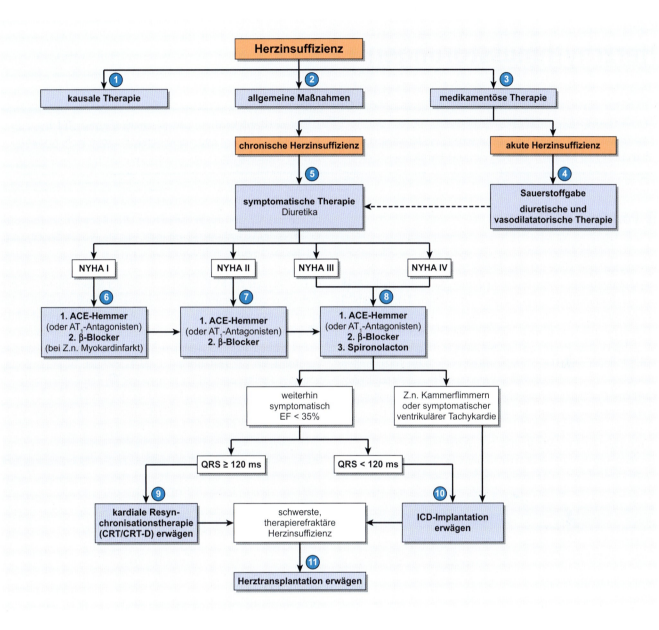

G. Klein

Herzrhythmusstörungen

Zur Orientierung

Unter Herzrhythmusstörungen werden verschiedene Arrhythmieformen zusammengefasst. Grundsätzlich unterscheidet man **harmlose** und **hämodynamisch relevante Formen** sowie zu langsame (**Bradykardien**) und zu schnelle Formen (**Tachykardien**). Anamnese und wegweisende Befunde ➤ Bradykardie und ➤ Tachykardie.

Formen und Therapie

Bradykardie (Frequenz < 60/min)

Asymptomatische Bradykardien bedürfen keiner Behandlung ❶. Bei **symptomatischen** Bradykardien (Schwindel, Leistungsabfall, Herzinsuffizienz, ggf. Synkope) muss zunächst eine mögliche Kausalität diagnostiziert und wenn möglich behoben werden (z. B. AV-Block bei akutem Herzinfarkt, starker vagaler Reiz, medikamentenbedingt durch Digitalis, Kalziumantagonisten vom Verapamiltyp, β-Blocker, Antiarrhythmika) ❷. Bei **irreversiblen, schweren Bradykardien** ist die Implantation eines Herzschrittmachers notwendig ❸.

Akut- und Langzeittherapie der Bradykardien ➤ Tabelle.

Tachykardien (Frequenz > 100/min)

Zu unterscheiden sind **supraventrikuläre (SVT)** und **ventrikuläre Tachykardien (VT)**. SVT weisen einen schmalen QRS-Komplex auf (≤ 120 ms), VT sind durch verbreiterte QRS-Komplexe und zugrunde liegende Arrhythmie (Vorhoftachykardie, Vorhofflattern, AV-Knotentachykardie, atrioventrikuläre Reentrytachykardie) charakterisiert (> 120 ms).

Die Therapie der **SVT** richtet sich nach der Symptomatik. Bei den meisten rezidivierenden SVT wird primär die Katheterablation vor einer medikamentösen Therapie mit Antiarrhythmika empfohlen ❹.

Bei hämodynamisch **stabilen VT** werden zunächst β-Blocker verordnet ❺, bei **instabilen VT** oder erfolgter Wiederbelebung wird ein Defibrillator (ICD) implantiert ❼. Die Katheterablation wird bei sog. idiopathischen VT primär eingesetzt.

Akut- und Langzeittherapie der Tachykardien ➤ Tabelle.

Therapie der verschiedenen Bradykardie- und Tachykardieformen		
	Akuttherapie	Langzeittherapie
Bradykardien		
Sinusknotensyndrom	Atropin, Isoprenalin	Schrittmacher (AAI oder DDD)
bradykardes Vorhofflimmern	Atropin, Isoprenalin	Schrittmacher (VVI)
Karotissinussyndrom	Auslöser vermeiden	selten Schrittmacher nötig
AV-Block I°	keine	keine
AV-Block II°	ggf. Atropin, Isoprenalin	DDD-Schrittmacher
AV-Block III°	passagerer Schrittmacher	DDD-Schrittmacher
Tachykardien		
Sinustachykardien	β-Blocker	β-Blocker
Vorhofflattern	HF-Kontrolle, ggf. Kardioversion	Katheterablation
Vorhofflimmern	HF-Kontrolle, ggf. Kardioversion	Rezidivprophylaxe, Rhythmus- (Kardioversion, Ablation, Antiarrhythmika) o. Frequenzkontrolle
AV-Knoten-Reentry-Tachykardie	Vagusreiz, Adenosin	Katheterablation
AV-Reentry-Tachykardie (WPW)	Vagusreiz, Adenosin	Katheterablation
ventrikuläre Tachykardien	Ajmalin, Amiodaron, Kardioversion	β-Blocker, ICD-Implantation, Katheterablation

AAI = Vorhofschrittmacher; DDD = Zweikammerschrittmacher; VVI = Ventrikelschrittmacher; HF = Herzfrequenz

Schrittmacherindikationen bei persistierenden Bradykardien		
Empfehlung	Evidenzgrad	Empfehlungsstärke
Sick-Sinus-Syndrom mit Symptomen, die klar einer Bradykardie zugeordnet werden können	I	B
Sick-Sinus-Syndrom mit Symptomen, die vermutlich einer Bradykardie zugeordnet werden können	IIb	C
asymptomatische oder durch reversible Ursachen ausgelöste Sinusknotenfunktionsstörung	III	C
AV-Block III° oder II° Typ Mobitz unabhängig von der Symptomatik	I	C
symptomatischer A-Block II° Typ Wenckebach und AV-Block I° mit intra- oder infrahisärer Lokalisation	II	C
persistierende Symptome i. S. e. Schrittmachersyndroms bei AV-Block I° und PQ > 300 ms	IIa	C
AV-Block durch reversible, vermeidbare Ursachen	III	C

Herzrhythmusstörungen

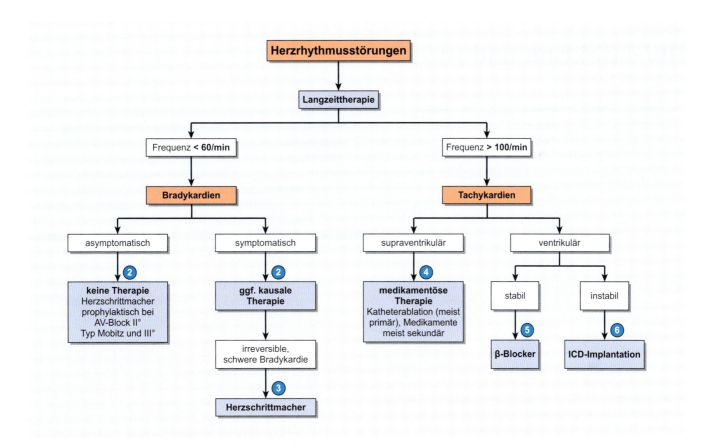

ICD-Therapie und Katheterablation zur Sekundärprävention des plötzlichen Herztods und ventrikulärer Tachykardien		
Empfehlung	Evidenzgrad	Empfehlungsstärke
Eine ICD-Implantation wird empfohlen bei Patienten mit dokumentiertem Kammerflimmern oder hämodynamisch nicht tolerierter Kammertachykardie ohne erkennbare reversible Ursache, nicht < 48 h nach akutem Myokardinfarkt, die optimal medikamentös therapiert sind und eine realistische Lebenserwartung in gutem AZ von > 1 Jahr haben.	I	A
Eine ICD-Implantation kann erwogen werden bei Patienten mit wiederkehrenden, anhaltenden Kammertachykardien (nicht < 48 h nach akutem Myokardinfarkt) mit normaler linksventrikulärer Ejektionsfraktion, die optimal medikamentös therapiert sind und eine realistische Lebenserwartung in gutem AZ von > 1 Jahr haben.	IIa	C
Amiodaron kann erwogen werden bei Patienten mit einer ICD-Indikation, sofern schwere Begleiterkrankungen vorliegen oder der Patient den ICD ablehnt.	IIb	C
Eine dringliche Katheterablation wird empfohlen bei narbenassoziierten (a. e. bedingt durch alten Myokardinfarkt) unaufhörlichen Kammertachykardien bzw. einem sog. elektrischen Sturm.	I	B
Die Katheterablation wird empfohlen bei Patienten mit koronarer Herzkrankheit und wiederkehrenden ICD-Schocks.	I	B
Die Katheterablation sollte erwogen werden bei Patienten mit ICD und koronarer Herzkrankheit nach der ersten ventrikulären Tachykardie.	IIa	B

B. Salzberger
HIV-Infektion und AIDS

Zur Orientierung

Die **HIV-Infektion** wird durch HIV-1 (häufigster Typ) bzw. HIV-2 verursacht (HIV = human immunodeficiency virus). Die Infektion führt initial bei etwa einem Drittel zu einem Mononukleose-ähnlichen Serokonversionssyndrom. Ohne Behandlung fallen die T-Helfer-Lymphozyten fortschreitend ab und es kommt nach einer individuell variabel langen Latenzphase zum Vollbild des **AIDS** (acquired immunodeficiency syndrome), definiert durch eine Reihe von opportunistischen Erkrankungen.

Die **Diagnose** der HIV-Infektion erfolgt durch den Nachweis von HIV-Antikörpern (initial im Suchtest mittels ELISA, dann bestätigt durch Nachweis spezifischer Antikörper mittels Immunfluoreszenztest oder Westernblot) oder durch den direkten Virusnachweis (PCR, Kultur).

Klassifikation und Stadieneinteilung

Die HIV-Infektion wird nach **CDC-Klassifikation** eingeteilt, die sich an der Klinik und dem Ausmaß des Immundefekts orientiert.

Klinische Kategorie:
- **A:** asymptomatische HIV-Infektion (klinische Latenzphase, aber auch Serokonversionssyndrom oder persistierende Lymphadenopathie)
- **B:** durch die HIV-Infektion verursachte Infektionen bzw. Symptome, die nicht in die Kategorie C fallen, z. B. oraler Soor, orale Haarzellleukoplakie, HIV-assoziierte Thrombopenie
- **C:** opportunistische Erkrankung nach der aktuellen Falldefinition (AIDS-definierte Erkrankungen), z. B. *Pneumocystis-jirovecii*-Pneumonie, CMV-Retinitis, Tuberkulose, Kaposi-Sarkom, Zervixkarzinom.

CD4-Zellzahl:
- **1:** CD4-T-Lymphozyten ≥ 500/µl
- **2:** CD4-T-Lymphozyten 200–500/µl
- **3:** CD4-T-Lymphozyten < 200/µl.

Durch Zusammensetzung dieser beiden Kategorien sind Stadien von A1 bis C3 möglich.

Therapie

Die Therapie ist bei allen infizierten Patienten mit asymptomatischer oder **symptomatischer HIV-Infektion** (alle klinischen und immunologischen Stadien) indiziert ❶. Eine hohe Viruslast im Plasma (≥ 100 000 Kopien RNA/ml) ist generell mit einem höheren Progressionsrisiko verknüpft. Bei Patienten unter Therapie finden **Kontrolluntersuchungen** (Klinik, CD4 und HIV-RNA) etwa im 3-monatigen Abstand statt ❷.

Die Therapie besteht in der Regel aus einer **Dreifachkombination** von **antiviralen Substanzen**, z. B. 2 Nukleosidanaloga (Abacavir + Lamivudin, Tenofovir + Emtricitabin) plus entweder 1 Integraseinhibitor oder, 1 nichtnukleosidischer Reverse-Transkriptase-Inhibitor oder 1 Integrase-Inhibitor. Je nach Vorerkrankungen (z. B. Pneumocystis-Pneumonie) oder Immundefekt müssen auch **Prophylaxen** (z. B. Cotrimoxazol) parallel bis zur Wirksamkeit der antiretroviralen Therapie eingesetzt werden ❸. Vor Beginn sollte eine Resistenztestung erfolgen, das Ergebnis muss zur Einleitung nicht abgewartet werden.

Die Wirksamkeit der Therapie sollte nach 1 Monat, danach in 3-monatigen Abständen **kontrolliert** werden ❹. Bei Versagen der Therapie muss eine Reevaluation erfolgen; nach Resistenztest wird die Therapie ggf. angepasst ❺.

Mit der Therapie ist eine langfristige Suppression der Virusreplikation, eine Rückbildung HIV-assoziierter Symptome bzw. ein rascher Rückgang des Risikos opportunistischer Erkrankungen und eine deutliche Verbesserung der Langzeitprognose erreichbar. Eine Heilung bzw. Eradikation der Infektion ist derzeit nicht möglich. Die Behandlung von Koinfektionen bzw. Komorbiditäten muss individuell unter Berücksichtigung der möglichen Interaktionen erfolgen ❻.

Evidenz der Therapieempfehlungen bei HIV-Infektion		
	Evidenzgrad	Empfehlungsstärke
symptomatische und asymptomatische Patienten, unabhängig von CD4-Zellzahl		
antiretrovirale Kombinationstherapie ohne zeitliche Begrenzung	Ia	A
Therapieversagen unter Kombinationstherapie		
Beratung zu besserer Adhärenz	II	A
Resistenztest und ggfs. Adjustierung der Therapie	Ib	A

Komplikationen

Die wichtigsten Komplikationen sind:
- **opportunistische Erkrankungen** (Auftreten v. a. bei fortgeschrittenem Immundefekt, z. B. Stadien A–C3, auch nach Beginn einer Therapie als Immunrekonstitutionssyndrom)
- **Progression von Koinfektionen bzw. Koerkrankungen,** z. B. chronische Hepatitis B oder C, Arteriosklerose, chron. Nierenerkrankung u. a. (Progression kann bei erhöhter systemischer Entzündung durch HIV-Infektion rascher sein)
- **Nebenwirkungen der antiretroviralen Therapie** (Fettstoffwechselstörungen, Lipodystrophiesyndrom, Niereninsuffizienz, Osteoporose)

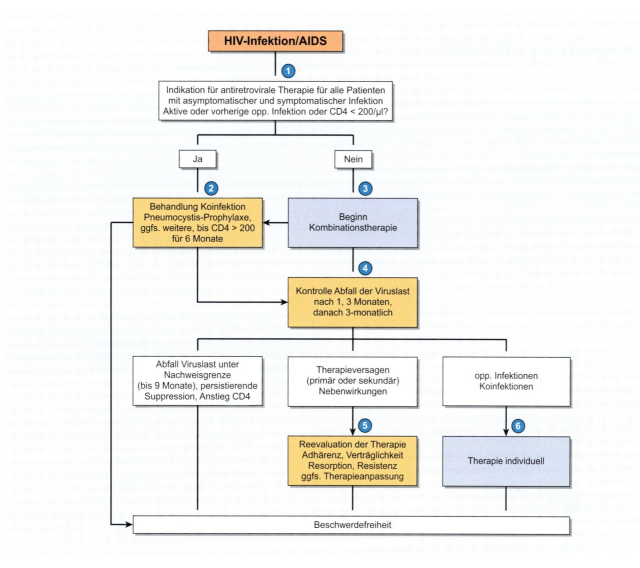

- **Resistenzentwicklung unter Therapie** (kein Abfall der Viruslast oder Wiederanstieg unter Therapie, meistens mit mangelnder Adhärenz bzw. Compliance der Therapie verbunden).

Ökonomische Aspekte

Die Auswahl der Therapeutika erfolgt in allererster Linie aufgrund der Wirksamkeit und Verträglichkeit. Ökonomische Aspekte bei der Wahl der Komponenten sind beim derzeitigen Zulassungsstand (nur wenige Substanzen sind schon generisch verfügbar) noch nachrangig.

R. Naumann

Hodgkin Lymphom

Zur Orientierung

Das Hodgkin Lymphom (Morbus Hodgkin) ist eine maligne lymphatische Systemerkrankung. Die Lymphknoten sind am häufigsten betroffen, aber auch andere Organe wie Lunge, Leber, Knochenmark und Milz können bei Fortschreiten der Erkrankung befallen sein.

Im Vordergrund der **Symptomatik** stehen indolente Lymphknotenschwellungen (v. a. zervikal) und evtl. sog. B-Symptome (Fieber > 38 °C, Nachtschweiß, Gewichtsabnahme von mehr als 10 % in den letzten 6 Monaten).

Die Sicherung der **Diagnose** erfolgt durch Lymphknotenexstirpation mit anschließender histologischer Beurteilung. Die Staginguntersuchungen zur Klärung der Tumorausdehnung umfassen zahlreiche laborchemische und bildgebende Verfahren (u. a. BSG, Blutbild mit Differenzialverteilung, CT mit Kontrastmittel des Halses, Thorax und Abdomen, Röntgen-Thorax und PET/CT). Beim Ausschluss eines Knochenmarkbefalls im PET/CT soll auf eine Knochenmarkbiopsie verzichtet werden ❶.

Klassifikation und Stadieneinteilung

Die **histologische Klassifikation** nach WHO unterteilt die Erkrankung in:
- **Klassisches Hodgkin Lymphom (95 %):** Nachweis von **Hodgkin- und Reed-Sternberg-Riesenzellen;** weitere Unterteilung in 4 Subtypen: nodulär-sklerosierender Typ, Mischzelltyp, lymphozytenreicher und lymphozytenarmer Typ.
- **Noduläres lymphozytenprädominantes Hodgkin-Lymphom (5 %):** Nachweis von Lymphozyten und Histiozyten.

Nach histologischer Sicherung muss die präzise Bestimmung der Tumorausdehnung und damit die **Stadieneinteilung** erfolgen.

Stadieneinteilung (Ann-Arbor-Klassifikation)	
Stadium I	Befall einer einzigen Lymphknotenregion oder Vorliegen eines einzigen lokalisierten extranodalen Herdes
Stadium II	Befall von ≥ 2 Lymphknotenregionen auf einer Seite des Zwerchfells oder Vorliegen lokalisierter extranodaler Herde mit ≥ 1 Lymphknotenregion auf einer Seite des Zwerchfells
Stadium III	Befall von ≥ 2 Lymphknotenregionen auf beiden Seiten des Zwerchfells oder Vorliegen von lokalisierten extranodalen Herden und Lymphknotenbefall auf beiden Seiten des Zwerchfells
Stadium IV	disseminierter Organbefall einer oder mehrerer extralymphatischer Organe (z. B. Leber, Lunge, Herz, Knochenmark) mit oder ohne Lymphknotenbefall

Zusatz: A = ohne B-Symptomatik; **B** = mit B-Symptomatik (s. o.)

Therapie

Die Therapie wird mit kurativer Intention durchgeführt. Die Heilungsraten liegen heute stadienabhängig bei 80–90 %. Alle Patienten sollten, sofern keine Ausschlusskriterien vorliegen, im Rahmen klinischer Studien therapiert werden.

Die **Primärtherapie** erfolgt risikoadaptiert. Zu den Risikofaktoren zählen:
- **a:** großer Mediastinaltumor (> ⅓ des maximalen Thoraxquerdurchmessers)
- **b:** Extranodalbefall
- **c:** erhöhte BSG

Evidenz der Therapieempfehlungen bei der Therapie des Hodgkin Lymphoms		
Stadium	Evidenzbasierte Empfehlung	Empfehlungsstärke (Leitlinienprogramm Onkologie)
früh ❺, ❻	Die Chemotherapie soll mittels 2 Zyklen ABVD erfolgen.	A
	Eine IS-Radiotherapie nach Abschluss der Chemotherapie soll mit einer Dosis von 20 Gy erfolgen.	A
intermediär ❼	Es sollen 4 Zyklen Polychemotherapie verabreicht werden.	A
	Patienten bis 60 Jahre sollen eine Chemotherapie mit 2 Zyklen BEACOPPeskaliert, gefolgt von 2 Zyklen ABVD erhalten (2 + 2).	A
	Bei Kontraindikation oder Ablehnung von eskaliertem BEACOPP sollte eine Chemotherapie mit 4 Zyklen ABVD erfolgen.	B
	Nach Chemotherapie mit 2 + 2 sollten nur Patienten mit positivem PET-Befund (Deauville Score ≥ 4) eine konsolidierende IS-Radiotherapie mit 30 Gy erhalten.	A
	Patienten > 60 Jahre sollten 2 Zyklen ABVD, gefolgt von 2 Zyklen AVD	B
	gefolgt von einer IS-Radiotherapie mit 30 Gy (unabhängig vom PET-Status) erhalten.	A
fortgeschritten ❽	Erwachsene Patienten bis zu 60 Jahren sollen mit BEACOPPeskaliert behandelt werden.	A
	Die Anzahl der Zyklen richtet sich nach dem Ergebnis des Interim-Stagings mit PET/CT nach 2 Zyklen. PET/CT-negative Patienten sollen 2 weitere Zyklen BEACOPPeskaliert, PET/CT-positive Patienten sollen 4 weitere Zyklen erhalten.	A
	Nach Chemotherapie mit BEACOPPeskaliert soll die Entscheidung über eine konsolidierende Strahlentherapie von Resten ≥ 1,5 cm Größe PET/CT-basiert erfolgen	A
	Patienten, die auf eine Chemotherapie angesprochen haben, aber PET/CT-positives Restgewebe zeigen, sollen eine lokale Strahlentherapie mit einer Dosis von 30 Gy erhalten.	A

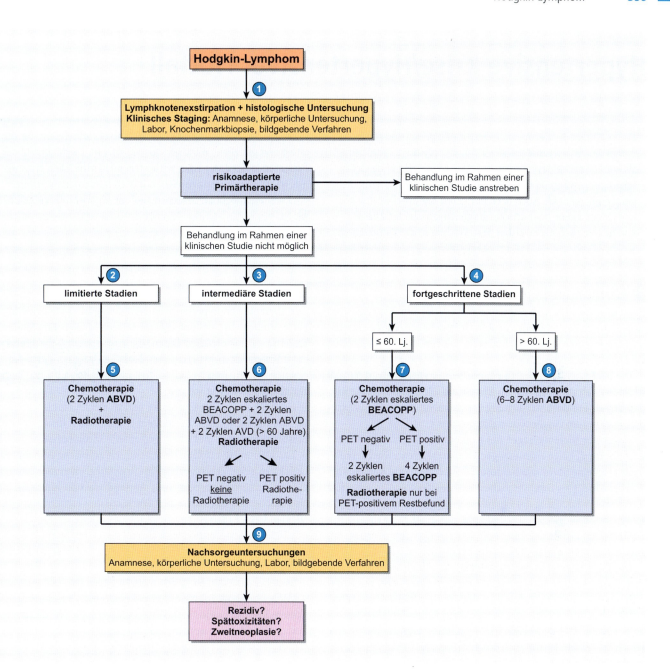

- ≥ 50 mm/h (Patienten ohne B-Symptome)
- ≥ 30 mm/h (Patienten mit B-Symptomen)
- **d:** ≥ 3 befallene Lymphknotenareale.

Nach diesen Risikofaktoren werden die Patienten dann in 3 Gruppen eingeteilt:
- **Limitierte Stadien:** Stadium I und II ohne Risikofaktoren ❷
- **Intermediäre Stadien:** Stadium I und II A mit Risikofaktoren a–d, Stadium II B mit Risikofaktoren c oder d ❸
- **Fortgeschrittene Stadien:** Stadium II B mit den Risikofaktoren a oder b, Stadium III und IV ❹.

Gemäß dieser Einteilung erfolgt eine stadiengerechte Therapie.

Nachsorgeuntersuchungen ❾ zur Früherkennung eines Rezidivs, von Spättoxizitäten (Organschäden nach Therapie) und Zweitneoplasien erfolgen bei asymptomatischen Patienten im ersten Jahr alle 3 Monate, im zweiten bis vierten Jahr alle 6 Monate und ab dem fünften Jahr jährlich. Für Patienten mit einer partiellen Remission sollte eine erneute CT-Bildgebung der anfänglich befallenen Regionen 3 Monate nach dem Abschluss-Staging durchgeführt werden.

Im Rahmen der Initiative „Klug entscheiden" wurde festgelegt: In der Nachsorge von asymptomatischen Patienten in kompletter Remission ohne klinischen Hinweis auf das Vorliegen eines Rezidivs sollte weder ein routinemäßiger Röntgen des Thorax noch eine Routine-CT erfolgen.

Ökonomische Aspekte

Die Thematik der Nachsorgeuntersuchungen nach mehr als drei Jahren wird derzeit aufgrund einer eventuellen Überversorgung im Rahmen der Initiative „Klug entscheiden" kontrovers diskutiert und in die überarbeitete Leitlinie einfließen.

R. Brunkhorst
Hypertensive Krise/Hypertensiver Notfall

Zur Orientierung

Die Leitlinien der European Society for Hypertension (ESH) definieren eine **hypertensive Krise** (Syn.: hypertensive Entgleisung) als einen Anstieg des Blutdrucks > 180/120 mmHg ohne Organschädigung, während der **hypertensive Notfall** mit Organbeteiligung einhergeht ❶. Auch bei niedrigeren Blutdruckwerten können jedoch akute, hochdruckbedingte Organschäden klinisch und histologisch nachweisbar sein. Wichtig in der Pathogenese scheint weniger der absolute Blutdruckwert als vielmehr der relative und plötzliche Blutdruckanstieg zu sein. Die Mehrzahl der Patienten leidet unter einer vorbestehenden arteriellen Hypertonie, häufig liegt eine unzureichende Medikamenteneinnahme vor. Weitere mögliche Ursachen sind im Algorithmus aufgeführt ❷.

Formen und Einteilung

Eine **hypertensive Krise** unterscheidet sich vom hypertensiven Notfall durch den fehlenden akuten Organschaden. Uncharakteristische Symptome wie Kopfschmerzen, Schwindel und Nasenbluten sind jedoch nicht selten ❸.

Die häufigsten Organbeteiligungen beim **hypertensiven Notfall** ❸ finden sich am Auge, an den Nieren und am ZNS. Am Auge werden mittels Fundusuntersuchung Retinaeinblutungen, Retinaexsudate bis hin zum Papillenödem diagnostiziert.

Ein akutes Nierenversagen mit glomerulärer Erythrozyturie und Proteinurie ist Folge einer malignen Nephrosklerose. Die Nierenbiopsie zeigt eine fibrinoide Nekrose der Arteriolen und Kapillaren – wie bei TMA (➤ Thrombotische Mikroangiopathien) – ausgelöst durch eine Schädigung des Endothels und prothrombotische Aktivität. Die akute glomeruläre Ischämie mit einer reninabhängigen zusätzlichen Hypertoniekomponente verstärkt den Anstieg des Blutdrucks bis hin zum Vollbild des hypertensiven Notfalls.

Die Enzephalopathie bei hypertensivem Notfall wird durch ein mehr oder weniger ausgeprägtes Hirnödem verursacht, mit Kopfschmerzen, Übelkeit, Erbrechen und unspezifischen neurologischen Symptomen (Unruhe, Verwirrtheit, Krampfanfällen bis hin zum Koma). Die neurologischen Symptome können durch eine passagere Ischämie, aber auch durch irreversible Schädigungen mit intrazerebraler Blutung, subarachnoidaler Blutung, lakunären Infarkten oder eben hypertensiver Enzephalopathie bedingt sein.

Therapie

Zur Therapie von hypertensiven Notfällen gibt es wenige kontrollierte Studien. Die nationalen und internationalen Empfehlungen basieren auf historischen Daten, die eine extrem hohe Mortalität bei unbehandelten hypertensiven Notfällen zeigten. Patienten mit einem hypertensiven Notfall sollten unverzüglich auf eine Überwachungsstation verlegt werden.

Grundsätzlich sollten zu starke und zu rasche Blutdrucksenkungen vermieden werden. Bei akutem ischämischen Insult sollte eine Blutdrucksenkung nur bei geplanter Thrombolyse oder RR > 220/110 mmHg erfolgen, weil es durch zu rasche Abnahme des Drucks zu einer Vergrößerung des Insultareals kommen kann. Bei akutem Lungenödem oder auch Aortendissektion hingegen muss eine rasche und aggressive Blutdrucksenkung erreicht werden. In allen anderen Fällen ist eine Senkung des arteriellen Mitteldruckes um 25 % des Ausgangswertes während der ersten Stunden das Ziel. In den folgenden 6 Stunden sollte dann ein Blutdruckzielwert < 160/100 mmHg erreicht werden ❹.

Mittel erster Wahl ist in den meisten Fällen Urapidil intravenös, als Bolus oder als Infusion. Bei pektanginösen Beschwerden, bei akutem Koronarsyndrom und Lungenödem sollte Nitroglycerin via Perfusor verabreicht werden. Clonidin kann ebenfalls in intravenöser Form verwendet werden (vorteilhaft wegen einer gleichzeitigen Sedierung beim agitierten Patienten). Bei sehr schweren oder therapieresistenten Fällen ist die Gabe von Nitroprussid-Natrium über Perfusor, das über eine besonders ausgeprägte Wirkung und gute Steuerungsmöglichkeit verfügt, möglich.

Ausgewählte Medikamente für den hypertensiven Notfall			
Medikament	Wirkeintritt/Wirkdauer	Nebenwirkung	Spezielle Indikation
Urapidil (Ebrantil®)	1–2 Min./3 h	Übelkeit, Kopfschmerz, Schwindel, Arrhythmien	jeder hypertensive Notfall, KEINE Anpassung an die Nierenfunktion notwendig! Gut steuerbar
Glyzeroltrinitrat (Perlinganit®)	1–2 Min./3 Min.	Kopfschmerzen, reflektorische Tachykardie, Toleranzentwicklung, Hirndrucksteigerung	bei Angina pectoris, Koronarischämie
Clonidin (Catapressan®)	2–4 Min./6–10 h	Mundtrockenheit, AV-Blockierung	bei starker Unruhe, Entzugssymptomen CAVE: nicht bei hypertensiver Enzephalopathie
Na-Nitroprussid	1–2 Min./1–2 Min.	Übelkeit, Erbrechen, Muskelzittern, Zyanid-Intoxikation	schwere hypertensive Notfälle CAVE: bei hohem intrakraniellem Druck, Niereninsuffizienz

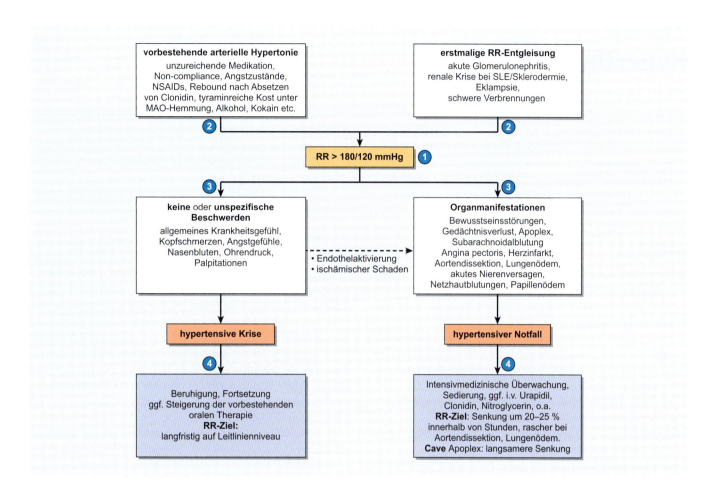

Die Dosierungen sowie die Vor- und Nachteile einiger Medikamente sind in der Tabelle angegeben.

Abzuraten ist von der sublingualen Applikation unretardierter Kalziumantagonisten (wie zum Beispiel Nifedipin) in Form von Tropfen, Spray, Phiolen o. ä. wegen der nachweislich schlechten Steuerbarkeit mit der Gefahr eines zu raschen Blutdruckabfalls mit der Folge zerebraler und kardialer Ischämien. Die orale Zufuhr von β-Blockern oder Hemmstoffen des RAAS kann hingegen, abhängig von der kardialen und renalen Beteiligung, sinnvoll sein.

Bei der hypertensiven Krise ist im Gegensatz zum hypertensiven Notfall nicht zwingend eine unmittelbare zusätzliche antihypertensive Therapie erforderlich ❹. In erster Linie sollte eine Beruhigung des Patienten und ggf. eine Ergänzung der oralen antihypertensiven Therapie erfolgen.

U. Woenckhaus

Hyperthyreose

Zur Orientierung

Die Hyperthyreose ist eine **Schilddrüsenüberfunktion,** die in ihrer manifesten Form durch die **Leitsymptome** Tachykardie, Gewichtsabnahme und innere Unruhe gekennzeichnet ist.

Die **Diagnose** wird laborchemisch durch erhöhte Schilddrüsen-(SD-)Hormonspiegel (fT3, fT4) bei supprimiertem TSH gestellt. Im Falle einer latenten Hyperthyreose zeigt ein erniedrigter TSH-Wert bei normwertigen peripheren SD-Hormonspiegeln die Herunterregulation der thyreotropen Achse an.

Formen

- **Hyperthyreose bei Schilddrüsenautonomie** (häufigste Ursache in Gebieten mit Joddefizit): Man unterscheidet unifokale, multifokale oder disseminierte Formen. Eine Sonderform ist die **jodinduzierte Hyperthyreose.**
- **Immunogene Hyperthyreose** (Morbus Basedow; häufigste Ursache in Gebieten ohne Jodmangel): Sie wird durch **TSH-Rezeptor-AK** oder eine eventuell begleitende endokrine Orbitopathie bewiesen (➤ Morbus Basedow).
- **Iatrogene Hyperthyreose:** durch Übersubstitution mit Schilddrüsenhormonpräparaten (Anamnese!)
- **Hyperthyreose bei Thyreoiditis** (selten): dringend differenzialdiagnostisch abklären (➤ Thyreoiditis)
- **Seltene Sonderformen der Hyperthyreose ohne TSH-Erniedrigung:**
  a) TSH-sezernierendes Hypophysenadenom
  b) SD-Hormonresistenz.

Therapie

Steht der Patient unter einer **L-Thyroxin-Therapie,** so ist lediglich eine **Dosiskorrektur** ❶ erforderlich (sofern kein SD-Karzinom vorliegt, welches thyreosuppressiv behandelt werden muss).

Allgemeine Maßnahme ❷ bei jeder anderen Hyperthyreoseform ist insbesondere in Jodmangelgebieten die Vermeidung einer weiteren Jodzufuhr. Zur Behandlung der adrenergen Symptome können unselektive Betablocker wie **Propranolol** (wegen gleichzeitiger Hemmung der Konversion von T4 in T3), aber alternativ auch ß1-selektive Betablocker wie Atenolol, Metoprolol etc. eingesetzt werden. Das weitere therapeutische Procedere hängt von der zugrunde liegenden Pathogenese ab.

Zunächst wird eine **TSH-Rezeptorantikörperbestimmung** ❸ durchgeführt. Fällt diese **positiv** aus, ist damit in aller Regel ein **Morbus Basedow** bewiesen (Vorgehen ➤ Morbus Basedow).

Sind die Rezeptor-AK **negativ,** erlaubt in der Mehrzahl der Fälle die **SD-Sonographie** ❹ zusammen mit den anamnestischen Angaben die differenzialdiagnostische Abgrenzung einer **Thyreoiditis** (Vorgehen ➤ Thyreoiditis). Liegt auch keine Thyreoiditis vor, ist die Hyperthyreose durch eine **SD-Autonomie** bedingt. Diese wird **szintigraphisch** ❺ nachgewiesen, wobei für eine adäquate Traceraufnahme eine Jodkontamination ausgeschlossen sein muss. Erstes therapeutisches Ziel ist die Wiederherstellung einer Euthyreose durch **Thyreostatika** (Thionamide oder Propylthiouracil) ❻. Ist dieses erreicht, sollte sich möglichst rasch eine definitive Therapie in Form einer **SD-Operation** ❼ oder **Radiojodtherapie** ❽ anschließen. Je nach SD-Restfunktion wird in der Folge eine **L-Thyroxin-Dauersubstitution** ❾ notwendig.

Ist bei bestehender Autonomie der hyperthyreoten Entgleisung eine **Jodkontamination** (jodhaltige Kontrastmittel, Amiodaron) vorausgegangen, so ist häufig eine höherdosierte und länger andauernde **Thyreostatikagabe** bis zum Erreichen einer Euthyreose erforderlich ❿. Additiv wird über max. 4 Wochen **Perchlorat** gegeben. Der **szintigraphische** Autonomienachweis ⓫ ist frühestens 8 Wochen nach Jodexposition möglich.

Eine latente Hyperthyreose wird nur bei Vorliegen klinischer Risikofaktoren (hohes Lebensalter, bekannte Herzerkrankung oder erhöhtes kardiovaskuläres Risiko, Osteoporose) behandelt (Procedere entspricht dann der manifesten Form).

Evidenz der Therapieempfehlungen bei Hyperthyreose		
	Evidenzgrad	Empfehlungsstärke
Betablocker bei Hyperthyreosesymptomatik	Ib	A
Thyreostatika bei manifester Hyperthyreose	IIb	B
Thyreostatika bei latenter Hyperthyreose		Einzelfallentscheidung
Radiojodtherapie	IV	C
Schilddrüsenoperation	IV	C
Glukokortikoide bei thyreotoxischer Krise	IV	C
Colestyramin bei thyreotoxischer Krise	IV	C

Komplikationen

Die wichtigsten Komplikationen sind:
- **Hypothyreose unter Thyreostatikatherapie**
- **Spezifische Nebenwirkungen (NW) der Thyreostatika:**
  - **Leichte NW:** v. a. Hautreaktionen, Transaminasenerhöhung, Arthralgien (→ evtl. Präparatewechsel)
  - **Schwere NW:** v. a. Agranulozytose, Polyarthritis, Leberversagen (→ Thyreostatika absetzen + spezifische Gegenmaßnahmen).
- **Therapieversagen der Thyreostatika:** In diesem Fall muss eine Notfall-Thyreoidektomie erwogen werden.
- **Thyreotoxische Krise:** schwerste klinische Form der Hyperthyreose mit einer Mortalität von 10–30 %, die durch die begleitende schwere Kreislaufdepression und neurologische Symptomatik charakterisiert ist. Neben der SD-spezifischen Therapie ist

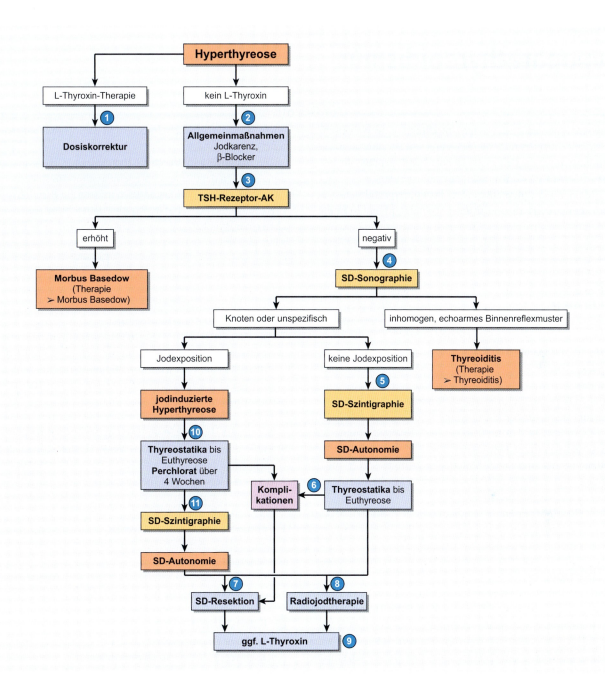

eine intensivmedizinische Überwachung und supportive Behandlung notwendig.

Häufige Fehler und Irrtümer

Um eine transiente TSH-Erniedrigung auszuschließen, ist in unklaren Fällen eine TSH-Kontrolle nach 2-3 Monaten durchzuführen.

Ökonomische Aspekte

Die Ultraschalluntersuchung ist als primäre Bildgebung in der Differenzialdiagnose der Hyperthyreose sehr effektiv und kann in eindeutigen Fällen eine Schilddrüsenszintigraphie verzichtbar machen.

Die Kosteneffektivität der routinemäßigen Laborkontrollen (Blutbild) unter Thyreostatikatherapie ist umstritten, da sich die gefürchtete NW einer Agranulozytose meist rasant entwickelt und deshalb in der Regel primär klinisch erfasst wird. Auch für oder gegen das laborchemische Monitoring der Leberfunktion gibt es weiterhin keine ausreichende Evidenz.

Die Wahl der definitiven Therapie einer Hyperthyreose ist primär von Patientenfaktoren abhängig (Patientenwunsch, mögliches gleichzeitiges Vorliegen eines Schilddrüsenkarzinoms, Größe der Schilddrüse/obstruktive Symptomatik durch Struma, Komorbidität, Alter, Schwangerschaftswunsch etc.), ökonomische Aspekte sind von untergeordneter Bedeutung.

K. Parhofer
Hypoparathyreoidismus

Zur Orientierung

Hypoparathyreoidismus ist eine Unterfunktion der Nebenschilddrüse mit einer verminderten Sekretion von Parathormon. Die **Klinik** ist durch die Folgen der Hypokalzämie geprägt, die bei einem Gesamt-Ca < 1,8 mmol/l (oder ionisiertem Ca < 1,1 mmol/l) symptomatisch wird. Im Vordergrund stehen Parästhesien (perioral und an den Extremitäten) und Krämpfe (bis zur schweren Tetanie). Chronisch können neurologische Symptome (extrapyramidale Bewegungsstörungen), Papillenödem, Katarakt, Muskelschwäche und Zahnfehlbildungen auftreten.

Die **Diagnose** wird durch die Hypokalzämie, Hyperphosphatämie und den deutlich erniedrigten Parathormonspiegel im Blut gestellt ❶. Differenzialdiagnostisch müssen ein Pseudohypoparathyreoidismus (Phosphat ↑, Parathormon ↑) und andere Ursachen einer Hypokalzämie ausgeschlossen werden (> Hypokalzämie) ❷.

Formen

Je nach Ursache des Hypoparathyreoidismus werden unterschieden:
- **primäre, idiopathische** Formen (häufig angeboren)
- **andere Formen,** z. B. postoperativ (ausgedehnte Operationen im Halsbereich), Z. n. Bestrahlung im Halsbereich, polyglanduläres Autoimmunsyndrom, Hämochromatose.

Am häufigsten wird der Hypoparathyreoidismus durch operative Eingriffe verursacht, z. B. im Rahmen einer Thyreoidektomie. Kongenitale Formen treten teilweise im Rahmen von komplexen Syndromen auf und sind durch Mutationen gekennzeichnet, die den Kalziumrezeptor, die Signaltransduktion und Synthese bzw. Sekretion von Parathormon betreffen.

Beim **Pseudohypoparathyreoidismus** besteht eine Endorganresistenz, bei der das ausreichend vorhandene Parathormon aufgrund eines Rezeptordefekts an den Nieren nicht wirken kann.

Therapie

Bei einem **akut** aufgetretenen Hypoparathyreoidismus (z. B. postoperativ) muss eine **intravenöse Kalzium-Substitution** durchgeführt werden ❸, da es sonst im schlimmsten Fall zum Laryngospasmus mit Ersticken kommen kann. Hierzu wird 10%iges Kalziumglukonat als Dauerinfusion gegeben, um den Gesamtkalziumspiegel auf > 1,8 mmol/l bzw. den ionisierten (freien) Anteil auf > 1,1 mmol/l zu halten. Bei Niereninsuffizienz müssen zuerst die erhöhten Phosphatspiegel abgesenkt werden, da es sonst zu Präzipitationen kommen kann.

Sowohl in der Akuttherapie, wie auch in der Langzeittherapie ist die alleinige Gabe von oralem Kalzium wirkungslos, da es nicht resorbiert wird. Zur **Dauertherapie** sind große Mengen **Vitamin D₃** oder seiner aktiven **Metaboliten** notwendig ❹. Dabei ist zu beachten, dass die therapeutische Breite der am stärksten wirksamen Substanzen (Kalzitriol) am geringsten ist, sodass leicht Hyperkalzämien auftreten können. Wegen der größeren therapeutischen Breite werden zunächst meist die schwächer wirksamen Substanzen Kalzidiol oder Dihydrotachysterol eingesetzt. Ziel der Therapie ist das Anheben des Kalziumspiegels in den unteren Normbereich.

In der kürzlich veröffentlichten Leitlinie wird das therapeutische Vorgehen wie folgt zusammengefasst:
- Alle Patienten mit chronischem Hypoparathyreoidismus mit Symptomen einer Hypokalzämie oder einem Albumin-korrigierten Kalziumwert < 2,0 mmol/l (ionisiertes Kalzium < 1,0 mmol/l) sollten behandelt werden.
- Zur primären Therapie werden Vitamin D-Analoga und Kalzium eingesetzt.
- Bei Hyperkalziurie können Thiazid-Diuretika eingesetzt werden.
- Ein routinemäßiger Gebrauch von PTH oder PTH-Analoga wird nicht empfohlen.
- Bei Veränderungen der Therapie sollte eine wöchentliche oder 14-tägige Laborkontrolle erfolgen; bei stabilen Patienten genügt eine Kontrolle alle 3–6 Monate.

Ein postoperativer Hypoparathyreoidismus kann auch passager bestehen, sodass initial der Kalziumspiegel kurzfristig kontrolliert werden muss. Ansonsten sind – wie bei den angeborenen Formen – eine lebenslange Substitutionstherapie und **regelmäßige Kontrollen des Kalziumspiegels** notwendig ❺.

Komplikationen

Die wichtigste Komplikation ist die Überdosierung mit der Folge einer schweren iatrogenen **Hyperkalzämie** ❻.

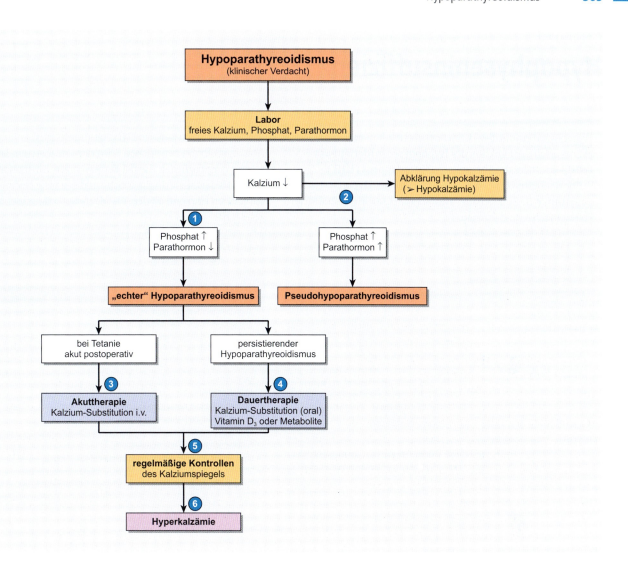

J. Seufert
Hypophyseninsuffizienz

Zur Orientierung

Hypophyseninsuffizienz bezeichnet einen kompletten oder partiellen Ausfall der Funktion des **Hypophysenvorderlappens (HVL)** und/oder des **Hypophysenhinterlappens (HHL).**

Die häufigsten **Ursachen** sind Tumoren der Hypophysen-Hypothalamus-Region, Schädel-Hirn-Trauma sowie entzündliche Hypophysenveränderungen.

Bei der HVL-Insuffizienz (Hypopituitarismus) kommt es in Abhängigkeit des betroffenen Sekretionsareals zu einem kompletten oder partiellen Ausfall der jeweiligen Hormonachse. Die **Klinik** ist davon abhängig, welche und wie viele Hormonachsen ausgefallen sind und ob der Ausfall abrupt oder schleichend eingesetzt hat.

Klinik bei Hypophyseninsuffizienz	
HVL-Insuffizienz (Hypopituitarismus)	
sekundäre Nebenniereninsuffizienz (Morbus Addison)	Adynamie, Müdigkeit, Gewichtsverlust, Nausea/Vomitus, blasses Hautkolorit durch Depigmentation, Lichtempfindlichkeit, Hypotonie bis zum Schock, Hyponatriämie
sekundäre Hypothyreose	allgemeine Verlangsamung in Kognition, Sprache und Bewegung, Heiserkeit, teigig-trockene Haut, Kälteintoleranz, periorbitales Myxödem, Bradykardien, vermindertes Herzzeitvolumen, Obstipation
sekundärer Hypogonadismus	**Frau:** Amenorrhö, Infertilität, systemische und lokale Östrogenmangelerscheinung (Hitzewallungen, Vaginalatrophie, Libidoverlust, Dyspareunie) **Mann:** Libidoverlust, Erektionsschwierigkeiten, Infertilität, Gynäkomastie **beide Geschlechter:** Ausfall der Sekundärbehaarung
Wachstumshormonmangel	abdominelle Fetteinlagerung, Muskelatrophie, erhöhtes Osteoporose- und Arterioskleroserisiko, psychische Labilität, Neigung zur Hypoglykämie Bei Kindern: Minderwuchs
HHL-Insuffizienz	
Diabetes insipidus centralis	Polyurie, Polydipsie, Elektrolytstörungen (Hypernatriämie, Hyperkaliämie), Astenurie

Formen

Durch die **endokrinologische Funktionsdiagnostik** kann auf die insuffiziente Hormonachse rückgeschlossen werden:
- insuffiziente **ACTH**-Sekretion → **kortikotrope** Achse: sekundäre NNR-Insuffizienz ❶
- insuffiziente **TSH**-Sekretion → **thyreotrope** Achse: sekundäre Hypothyreose ❷
- insuffiziente **LH-/FSH**-Sekretion → **gonadotrope** Achse: sekundärer Hypogonadismus ❸
- insuffiziente **GH**-Sekretion → **somatotrope** Achse: Syndrom des GH-Mangels ❹
- insuffiziente **Prolaktin**-Sekretion → **laktotrope** Achse: nur symptomatisch bei Frauen während der Laktationsperiode.

Ursachen der Hypophyseninsuffizienz
Primäre Hypophyseninsuffizienz

• Tumoren mit Hypophysendestruktion
  intraselläre Tumoren (Adenome, Kraniopharyngeome)
  paraselläre Tumoren (Meningeome, Optikus-Gliome)
  metastatische Tumoren (Mamma, Lunge, Melanome, Nierenzellkarzinome)
• Ischämie der Hypophyse
  postpartum (Sheehan Syndrom)
  Diabetes mellitus
  systemische Erkrankungen (Sichelzellanämie, Arteriitis, Eklampsie, Arteriosklerose, hämorrhagisches Fieber)
• Hypophysenapoplex
• Sinus-cavernosus-Thrombose
• Aneurysma der intrakraniellen Arteria carotis interna
• Infektionen (tuberkulöse Meningitis, Pilzerkrankungen, Malaria, HIV)
• Stoffwechselerkrankungen (Hämochromatose, Amyloidose)
• immunologisch, granulomatös (Lymphozytäre, granulomatöse Hypophysitis, Sarkoidose)
• primäres Empty-Sella-Syndrom
• iatrogen
  nasopharyngeale Hypophysen- oder Hirnbestrahlung
  operative Destruktion
• genetisch (PIT-1-, GH-, β-LH-, GHRH-R-Mutationen)
• „idiopathisch" (GH, ACTH, TSH): häufig monohormonal

Sekundäre Hypophyseninsuffizienz
• Tumoren (Kraniopharyngeom, Keimzelltumoren, Metastasen, Lymphome, Leukämie) • metabolisch (durch Ablagerungen; Hämochromatose, Lipidspeicherkrankheiten) • Schädel-Hirn-Trauma • hormonell induziert (Glukokortikoide, Sexualsteroide) • iatrogen (OP, Radiatio) • infektiös (HIV, TBC) • nutritiv (Kachexie, Adipositas) • Anorexia nervosa • schwere Allgemeinerkrankung (Interleukine) • psychoneuroendokrin • genetisch (Vasopressin-Neurophysin-Gen, KAL- Gen)

Sonderformen:
- **Sheehan-Syndrom:** HVL-Insuffizienz infolge peripartaler Einblutung/Nekrose der Hypophyse
- **Simmond-Krankheit:** klinisches Vollbild des „Panhypopituitarismus", bei frühzeitiger Entwicklung und jahrzehntelangem unbehandelten Verlauf (selten)

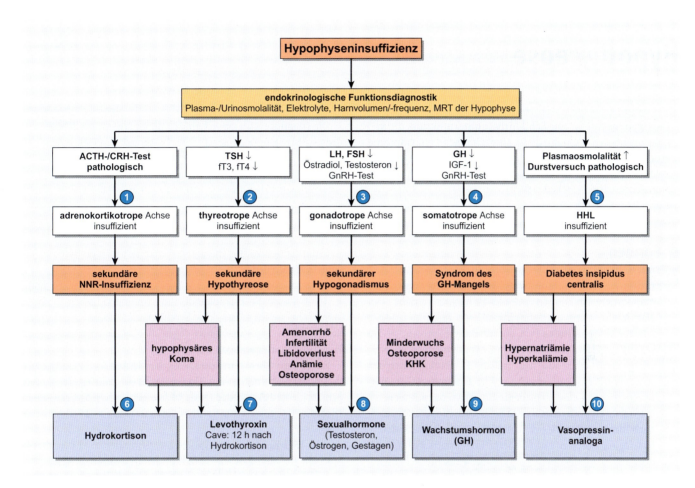

- **Diabetes insipidus centralis** (HHL-Insuffizienz): Synthese- und/oder Sekretionsstörung von antidiuretischem Hormon (ADH, Vasopressin) ❺.

Therapie

Der Ausfall der thyreotropen sowie der kortikotropen Achse kann zu lebensbedrohlichen Zuständen führen (hypophysäres Koma). Die Substitutionstherapie bei sekundärer NNR-Insuffizienz mit **Hydrokortison** ❻ und bei sekundärer Hypothyreose mit **Levothyroxin** ❼ sind daher lebensnotwendig (Patientenschulung, Notfallausweis ausstellen!). Unter Stresssituationen (Infekte, Traumen, Operationen, Erbrechen, Diarrhö) muss die Substitutionstherapie individuell angepasst werden.

Evidenz der Therapieempfehlungen bei Hypophyseninsuffizienz		
	Evidenzgrad	Empfehlungsstärke
Substitution der insuffizienten adrenokortikotropen Hypophysenfunktion	Ia	A
Substitution der insuffizienten thyreotropen Hypophysenfunktion	Ia	A
Substitution der insuffizienten gonadotropen Hypophysenfunktion	IIa	B
Substitution der insuffizienten somatotropen Hypophysenfunktion (im Erwachsenenalter)	IIIa	B
Substitution der Hypophyseneffizienz (Diabetes insipidus)	Ia	B

Auch bei Insuffizienz der anderen Achsen muss eine hormonelle Substitution erfolgen. Bei sekundärem Hypogonadismus werden daher **Sexualhormone** ❽, beim Syndrom des GH-Mangels **Wachstumshormon** ❾ und bei Diabetes insipidus centralis **Vasopressinanaloga** ❿ substituiert.

Komplikationen

Bei ACTH- oder TSH-Mangel kann es als Komplikation zu einem lebensbedrohlichen **akuten hypophysären Koma** mit schläfrig-stuporösem Krankheitsbild kommen. Die Therapie beinhaltet Hydrokortison als Bolus und Dauerinfusion, Flüssigkeitssubstitution (2–4 l NaCl 0,9 % in den ersten 12–24 h) und evtl. Ausgleich einer Hypoglykämie. 12–24 h später wird Levothyroxin als Bolus verabreicht, anschließend als Dauerinfusion (Cave: Addison-Krise).

Ökonomische Aspekte

Die MRT-Untersuchung der Hypophyse ist immer einer CT-Untersuchung vorzuziehen.

Die Substitution mit Wachstumshormon im Erwachsenenalter erzeugt hohe Kosten und sollte restriktiv symptomorientiert erfolgen.

U. Woenckhaus

Hypothyreose

Zur Orientierung

Die Hypothyreose ist eine **Schilddrüsenunterfunktion,** die in ihrer manifesten Form durch die unspezifischen **Leitsymptome** Müdigkeit, Gewichtszunahme, Kälteintoleranz, Obstipation und Zyklusstörungen gekennzeichnet ist.

Die **Diagnose** wird laborchemisch durch erniedrigte Schilddrüsen-(SD-)Hormonspiegel (fT3, fT4) gestellt. Im Falle einer latenten Hypothyreose zeigt ein erhöhter TSH-Wert bei normwertigen peripheren SD-Hormonspiegeln die Stimulation der thyreotropen Achse an.

Formen
- **Primäre Hypothyreose:** thyreogen bedingt
  - **Chronische Autoimmunthyreoiditis** (häufigste Form): Sie manifestiert sich klinisch entweder als hypertrophische (Typ Hashimoto, selten) oder atrophische Form (dominierend).
  - **Andere Thyreoiditiden** (v. a. die **subakuten** Formen, > Thyreoiditis): Sie können passager eine hypothyreote Stoffwechsellage verursachen oder nach initialer Restitution durch den späteren Übergang in eine chronische Autoimmunthyreoiditis langfristig in eine permanente Hypothyreose münden.
  - **Iatrogene Hypothyreose:** nach Schilddrüsenoperationen, nach Radiojodtherapie der Schilddrüse, nach Radiatio der Halsregion, durch zu hoch dosierte Thyreostatikatherapie oder andere Medikamente, die als unerwünschte Nebenwirkung die SD-Hormonsynthese vermindern (Lithium, Amiodaron, α-Interferon)
- **Sekundäre und tertiäre Hypothyreose:** hypothalamisch-hypophysär bedingt
- **Sonderform:** Low-T3-Syndrom mit zentraler Downregulation der thyreotropen Achse im Rahmen einer schweren Akuterkrankung.

Therapie
Das Vorgehen ist abhängig von der Ursache der Hypothyreose. Basis der Behandlung ist in aller Regel die orale **L-Thyroxinsubstitution** ❶. Die Kombinationstherapie von T4 und T3 wird in Einzelfällen praktiziert (Dosisverhältnis ca. 14 : 1), ein Nutzen ist allerdings weiterhin nicht belegt.

Eine **TSH-Erhöhung** ist Ausdruck der stimulierten thyreotropen Achse bzw. eines Mangels an funktionstüchtigem Schilddrüsengewebe. Während im Falle einer Hypothyreose nach **SD-Resektion** ❷ unmittelbar mit der zu erwartenden täglichen Gesamtdosis substituiert werden kann (bei Athyreose 1,6–1,8 μg/kg KG), entwickelt sich die Hypothyreose nach **Radiojodtherapie** oder **externer Radiatio** über einen längeren Zeitraum (Monate bis Jahre) und wird deshalb der sich ändernden Stoffwechsellage kontinuierlich angepasst. Bei den **medikamenteninduzierten Formen** ❸ sind zur Dosisfindung zunächst ebenfalls regelmäßige Laborkontrollen erforderlich. Die **subakuten Thyreoiditiden** ❹ sind – wenn überhaupt – häufig nur für kurze Zeit substitutionspflichtig. Im Gegensatz dazu ist bei der **chronischen Autoimmunthyreoiditis** ❺ mit einem progredienten SD-Funktionsverlust zu rechnen, der eine dauerhafte L-Thyroxinsubstitution in steigender Dosierung erfordert.

Unumstritten ist die Therapie bei manifester Hypothyreose; allgemein empfohlen ist L-Thyroxin auch bei latenter Unterfunktion mit einem TSH-Spiegel von > 10 mU/l. Bei einer TSH-Erhöhung < 10 mU/l wird die Therapieindikation von individuellen Faktoren abhängig gemacht (Alter, klin. Symptomatik, TPO-AK, kardiovaskuläres Risiko etc.) und muss gegen die Gefahr einer iatrogenen Hyperthyreose abgewogen werden.

Ein anderes therapeutisches Vorgehen ist bei der Hypothyreose durch Übersubstitution mit **Thyreostatika** ❻ indiziert. Hier führt primär die **Reduktion der Dosis** ❼ zu einer Euthyreose, nur selten wird die Thyreostase um L-Thyroxin erweitert (> Morbus Basedow).

Eine **TSH-Erniedrigung** spricht bei verminderten fT3- und fT4-Spiegeln für eine gestörte Funktion der thyreotropen Achse. Bei Vorliegen einer klassischen **hypothalamisch-hypophysär** bedingten SD-Unterfunktion ❽ wird die L-Thyroxindosis allein anhand der peripheren SD-Hormonspiegel festgelegt. Handelt es sich um den Sonderfall eines **Low-T3-Syndroms** ❾ ist **keine L-Thyroxinsubstitution** indiziert ❿, da diese keinen Benefit für Mortalität oder Outcome bringt.

Evidenz der Therapieempfehlungen bei Hypothyreose		
	Evidenzgrad	Empfehlungsstärke
L-Thyroxinsubstitution bei manifester Hypothyreose	Ia	A
L-Thyroxinsubstitution bei latenter Hypothyreose mit TSH ≥ 10 mU/l	IIb	B
L-Thyroxinsubstitution bei latenter Hypothyreose mit TSH < 10 mU/l	-	Einzelfallentscheidung
keine L-Thyroxinsubstitution bei kritisch Kranken mit Low-T3-Syndrom	Ib	A

Komplikationen
Um **therapiebedingte Hyperthyreosen** ⓫ zu vermeiden, sind je nach zugrunde liegender Erkrankung und Begleitumständen unterschiedlich häufig Laborkontrollen notwendig. Das **Myxödemkoma** als schwerste Form der Hypothyreose ist klinisch durch Bewusstseinsstörungen, Hypoventilation und Hypothermie charakterisiert. Neben intensivmedizinischen Maßnahmen sind hochdosiertes intravenöses L-Thyroxin und eine Hydrokortisontherapie erforderlich.

Hypothyreose

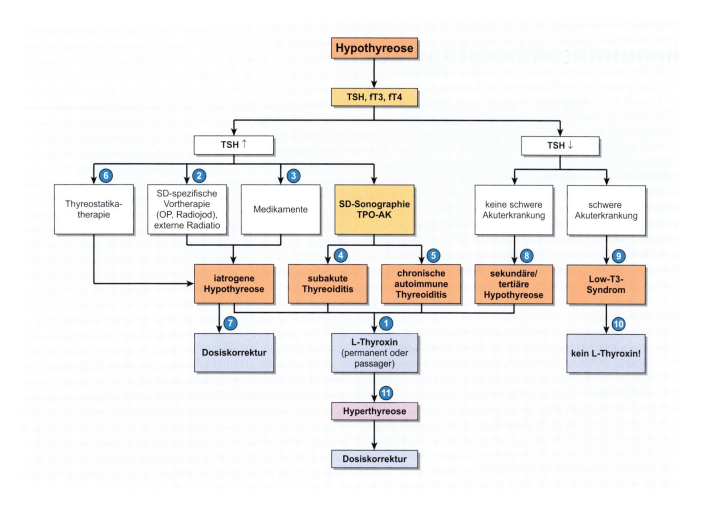

Häufige Fehler und Irrtümer

- Um eine transiente TSH-Erhöhung auszuschließen, ist in unklaren Fällen für die Diagnosestellung eine TSH-Kontrolle nach 2–3 Monaten durchzuführen. Bei älteren Pat. (> 70 Jahre) sind leicht erhöhte TSH-Spiegel physiologisch und deshalb häufig ohne therapeutische Relevanz.
- Um eine maximal mögliche Resorption zu erreichen, ist eine Nahrungskarenz von 60 min einzuhalten.
- Aufgrund der langen **HWZ des L-Thyroxins (7 Tage)** wird nach Dosisänderung das neue Gleichgewicht erst nach ca. 6 Wochen erreicht.
- Vor der Einleitung einer L-Thyroxin-Substitution muss eine mögliche **Nebenniereninsuffizienz (primäre oder sekundäre Form) ausgeschlossen** oder zunächst behandelt werden, um keine adrenale Krise zu provozieren (gesteigerter Glukokortikoidbedarf unter L-Thyroxintherapie). Dies gilt insbesondere bei möglicher polyglandulärer Endokrinopathie z. B. als Nebenwirkung der onkologischen Therapie mit Immuncheckpointmodulatoren.
- Liegt im Rahmen einer schweren Akuterkrankung eine TSH-Erhöhung mit erniedrigten peripheren SD-Hormonspiegeln vor, so muss von einer peripher bedingten Hypothyreose ausgegangen werden, die dann substituiert wird.

Ökonomische Aspekte

Die L-Thyroxintherapie ist eine sehr effektive, günstige Therapie mit exzellenten Langzeiterfahrungen. Da sich die Präparate verschiedener Hersteller in ihrer Bioverfügbarkeit um bis zu 10% unterscheiden, erfordert ein Herstellerwechsel zusätzliche Laborkontrollen und sollte deshalb sorgfältig überdacht werden.

S. Mayer
Immunthrombozytopenie (ITP)

Zur Orientierung

Die ITP (auch chronische idiopathische thrombozytopenische Purpura) ist eine Autoimmunerkrankung. Durch Autoantikörper und T-Lymphozyten werden Thrombozyten in der Milz abgebaut (verkürzte Überlebenszeit). Der vermehrte Thrombozytenumsatz führt zum Verbrauch von Thrombopoietin (TPO), es entsteht ein relativer TPO-Mangel. Die Inzidenz der ITP liegt bei 0,2–0,4 Neuerkrankungen/10 000/Jahr, die Prävalenz der chronischen ITP beträgt 2/10 000 Personen. Leitsymptome der Thrombozytopenie sind petechiale Blutungen (v. a. an den unteren Extremitäten), Schleimhautblutungen, kleine Hämatome und verlängerte Blutungen nach Traumen. Bei Frauen ist eine verstärkte Regelblutung (Menorrhagie) möglich. Die Diagnostik umfasst eine Anamnese sowie laborchemische und bildgebende Verfahren ❶. Die ITP ist eine Ausschlussdiagnose! Wichtige Differenzialdiagnosen: Pseudothrombopenie (Agglutination der Thrombozyten in vitro), heparininduzierte Thrombopenie (HIT), thrombotisch-thrombozytopenische Purpura (TTP), Thrombopenie bei Hypersplenismus, hypo- und amegakaryozytäre Thrombopenien verschiedener Genese.

Einteilung

Die Einteilung der ITP erfolgt in eine primäre und eine sekundäre Form. Die primäre ITP wird in drei Krankheits- und Therapiephasen eingeteilt. Die akute ITP betrifft v. a. Kinder und Jugendliche, tritt häufig nach Virusinfektionen auf und zeigt in ca. 80 % der Fälle eine spontane Remission innerhalb von 6 Monaten. Bei der persistierenden ITP sind partielle oder komplette Remissionen noch in 30–50 % der Fälle beschrieben. Die chronische Verlaufsform betrifft überwiegend Erwachsene, Spontanremissionen sind selten.

Einteilung der Immunthrombozytopenien	
primäre ITP ohne bekannte Grunderkrankung	• neu diagnostizierte ITP (0–3 Monate) • persistierende ITP (3–12 Monate) • chronische ITP (> 12 Monate, Morbus Werlhof)
sekundäre ITP mit bekannter Grunderkrankung	• maligne Lymphome (z. B. CLL) • Autoimmunerkrankungen (z. B. SLE) • Antiphospholipid-Syndrom • HIV, Hepatitis C, *Helicobacter pylori* • medikamentös induziert (z. B. Penicilline, Cephalosporine) • nach Impfungen (z. B. MMR 1:40.000)

Therapie

Da sich die Behandlung der ITP primär an der klinischen Blutungsneigung und nicht an der Thrombozytenzahl orientiert, wird zur Einschätzung der Blutungsschwere der Blutungsgrad nach WHO empfohlen. Indikationen zur Behandlung sind jede symptomatische ITP (WHO °III–°IV), nicht aufschiebbare Operationen, die neu diagnostizierte ITP mit Thrombozyten ≤ 30.000/µl sowie die persistierende und chronische ITP mit Blutungszeichen (≥ WHO °II).

Zur Akuttherapie kommen zum raschen Anheben der Thrombozyten (bedrohliche Blutung, präoperativ) intravenöse Steroide in Kombination mit Immunglobulinen in hoher Dosierung zum Einsatz. Im Einzelfall können Thrombozytenkonzentrate, Thrombopoeitin-Rezeptor-Agonisten (TRAs) und der CD20-Antikörper Rituximab zum Einsatz kommen ❷.

Bei der Thrombopenie ohne bedrohliche Blutung (WHO °0–°II) erfolgt die Primärtherapie durch Steroide (Dexamethason-Stoßtherapie, Prednisolon) ❸. Eine langfristige (> 3 Monate) Steroidmedikation ist aufgrund der Nebenwirkungen kontraindiziert ❹!

Die Indikation zur Sekundärtherapie besteht bei persistierender oder chronischer ITP und schweren Blutungen (WHO °III–°IV). Bei steroidrefraktärer oder steroidabhängiger ITP und leichten Blutungszeichen (WHO °I–°II) muss individuell entschieden werden ❺. In der Sekundärtherapie der therapiepflichtigen ITP kommen TRAs oder eine Splenektomie infrage. Die Splenektomie sollte erst bei der chronischen ITP (> 12 Monate) zum Einsatz kommen ❻.

TRAs können auch als sogenannte Splenektomie-aufschiebende Therapien der persistierenden ITP genutzt werden ❼. In der Zweitlinientherapie wird die Zulassung des Syk-Inhibitors Fosamatinib erwartet.

TRAs können nach längerfristigem Erreichen des Thrombozytenzielwertes (50-150/nl) z. T. erfolgreich ausgeschlichen werden

Evidenz der Therapieempfehlungen bei ITP			
	Therapie	Evidenzgrad	Empfehlungsstärke
Notfälle			
WHO °III/°IV-Blutungen	Immunglobuline, Steroide	Ia	A
	Thrombozyten	II-III	B
OP-Vorbereitung	Immunglobuline	Ib	B
Erstlinientherapie			
akute ITP, Thrombozyten < 30/nl	Kortikosteroide	Ia	A
Zweitlinientherapie			
WHO °III/°IV-Blutungen	TRAs, Splenektomie	Ib	A
persistierende ITP			
Splenektomie aufschiebende Therapie	TRAs	Ia	A
	Rituximab	IIa	B
Drittlinientherapie nach Splenektomie			
WHO °II–°IV-Blutungen	TRAs	Ia	A
	Rituximab	Ib	B
supportive Therapie			
Schleimhautblutungen, Zahneingriffe	Tranexamsäure	II	B

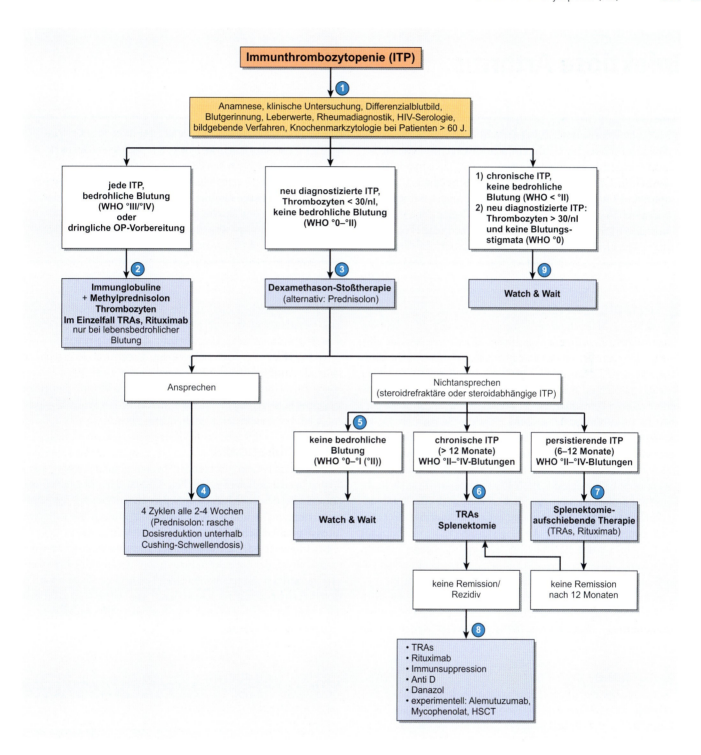

Immunsuppressive Substanzen (z. B. Azathioprin, Cyclophosphamid, Vinca-Alkaloide) sowie experimentelle Verfahren sollten aufgrund der Nebenwirkungen (v. a. Infektionen) nur zum Einsatz kommen, wenn die o. g. Therapien kein ausreichendes Ansprechen der Blutungsneigung erreichen ❽. Auch bei **fehlender Therapieindikation** sollten regelmäßige klinische und laborchemische Verlaufskontrollen erfolgen ❾ sowie auf Medikamente, welche die Thrombozytenfunktion beeinträchtigen, verzichtet werden.

Supportiv kann v. a. bei Blutungen im Schleimhautbereich das Antifibrinolytikum Tranexamsäure zum Einsatz kommen.

Vor Splenektomie ist eine prophylaktische Immunisierung gegen kapseltragende Keime (Pneumokokken, *Haemophilus*, Meningokokken) indiziert. Eine Immunisierung gegen Hepatitis B ist wegen der potenziellen Gabe von Blutprodukten sinnvoll. Bei der **sekundären ITP** wird die Grunderkrankung therapiert.

Komplikationen

Bedrohliche Blutungen (intrazerebral, gastrointestinal), Infektionen v. a. durch immunsuppressive Wirkung der eingesetzten Therapeutika.

J. Strunk
Infektiöse Arthritis

Zur Orientierung

Bei der infektiösen (septischen) Arthritis handelt es sich um eine direkte Infektion eines Gelenks (Monarthritis) und des periartikulären Gewebes durch Mikroorganismen. Klinisch imponiert diese Form der Arthritis oft mit deutlicher Schwellung, Überwärmung und Rötung des betroffenen Gelenks. An der Wirbelsäule finden sich infektiöse Spondylitiden, welche sekundär auf die kleinen Wirbelgelenke und Bandscheiben übergreifen können. Die Erregerinvasion findet meist **hämatogen** oder auf **direktem** Weg im Rahmen einer Punktion oder Operation statt. Die häufigsten Erreger sind Staphylokokken, Streptokokken/Gonokokken, gramnegative Bakterien (*Pseudomonas, Proteus, E. coli, Salmonellen*) und *Haemophilus* (häufig bei Kindern). Eine eindeutige **diagnostische** Zuordnung ist ausschließlich durch eine **Gelenkpunktion** und anschließende Synoviaanalyse möglich. Das purulente Punktat kann in vielen Fällen schon an dem sehr trüben, grau-gelben makroskopischen Aspekt erkannt werden.

Therapie

Die wichtigste Maßnahme vor Einleitung einer Therapie stellt die **diagnostische Punktion** des betroffenen Gelenks dar, um die auslösenden Erreger bestimmen zu können ❶. Bei dringendem klinischen Verdacht, dem makroskopischen Aspekt eines purulenten Gelenkergusses und einer entsprechend hohen Zellzahl muss unmittelbar nach Durchführung der Punktion eine initial breite parenterale **antibiotische Behandlung** eingeleitet werden ❷. Da als häufigste Erreger einer Gelenkinfektion Staphylokokken oder Streptokokken zu finden sind, stellt die Wahl eines **Aminopenicillins** mit Betalaktamasehemmstoff (z. B. Ampicillin/Sulbactam) eine wirksame Initialtherapie dar. Bei hoher systemischer Krankheitsaktivität mit drohender septischer Aussaat kann auch eine Kombinationsbehandlung z. B. durch Gabe eines **Cephalosporins** (z. B. Cefotaxim-Gruppe) **und** eines **Aminoglykosids** (z. B. Gentamicin) durchgeführt werden. Bei Hinweisen auf eine bestehende Infektion mit gramnegativen Erregern kann auch ein Gyrasehemmer mit guter Gewebepenetration (z. B. Ciprofloxacin) gewählt werden.

In enger Abstimmung mit einem Orthopäden oder Chirurgen muss frühzeitig die Vorgehensweise bezüglich einer notwendigen **Gelenkdrainage** ❸ mit Eiterentleerung festgelegt werden. Neben der arthroskopischen Spülung des Gelenks mit anschließender Spül-/Saugdrainage kann auch eine offene Revision je nach befallenem Gelenk und Ausdehnung des Befundes erforderlich sein.

Nach Erhalt der bakteriologischen Untersuchungsergebnisse sollte die **Antibiose gemäß Resistenzlage** der gefundenen Mikroorganismen (Antibiogramm) angepasst werden ❹ und über einen ausreichend langen Zeitraum von mindestens 2–4 Wochen in parenteraler Applikationsform verabreicht werden.

Komplikationen

Grundsätzlich besteht insbesondere bei immuninkompetenten Patienten das Risiko einer septischen Aussaat der Erreger. Bei der Entwicklung des Vollbildes einer **Sepsis** mit entsprechender Allgemeinsymptomatik und Kreislaufinstabilität müssen die Patienten **intensivmedizinisch** betreut und behandelt werden ❺.

Bei fehlender oder unzureichender Therapie kann es zu einer rasch eintretenden **Gelenkzerstörung** kommen, die eine **Gelenkersatzoperation** mit Implantation einer Totalendoprothese erfordert ❻. Hierbei ist darauf zu achten, dass eine solche Operation erst nach kompletter Erregersanierung stattfindet, um eine Protheseninfektion zu verhindern.

Infektiöse Arthritis

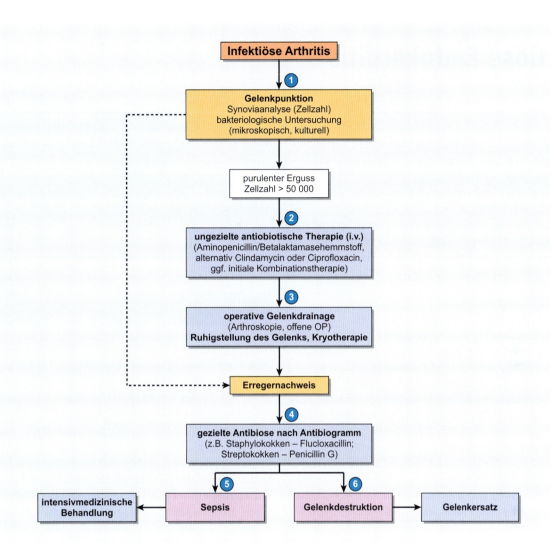

A. Khattab
Infektiöse Endokarditis

Zur Orientierung

Die infektiöse Endokarditis ist eine Entzündung des Endokards, meist mit Beteiligung der Herzklappen (somit häufig Ursache einer Klappendysfunktion). Es handelt sich um eine meist **bakteriell** bedingte septische Erkrankung, die unbehandelt i. d. R. letal endet. Risikogruppen sind Patienten mit bestimmten Herzvitien und Klappenprothesenträger.

Leitsymptome sind Fieber (zum Teil unklares Fieber), neue Herzgeräusche, Splenomegalie, und arterielle Embolien. Insbesondere bei Risikopatienten sollte für jede Erkrankung, die mit Fieber (> 38 °C) einhergeht, die Endokarditis als Differenzialdiagnose ausgeschlossen werden.

Die Sicherung der **Diagnose** erfolgt durch ein positives Echokardiogramm (z. B. endokarditische Vegetationen) und positive Blutkulturen (Hauptkriterien der Duke-Kriterien).

Verlaufsformen

Der klinische Verlauf wird vom Erreger mitbestimmt.
- **Akuter Verlauf:** Durch Erreger **hoher** Virulenz (z. B. *Staphylococcus aureus*) werden häufig **gesunde** Herzklappen besiedelt.
- **Subakuter Verlauf:** Durch Erreger **geringer** Virulenz (z. B. *Streptococcus viridans*: Keim der normalen Mundflora) werden meist **vorgeschädigte** Herzklappen oder Klappenprothesen befallen.

Evidenz der Therapieempfehlungen bei infektiöser Endokarditis		
	Evidenzgrad	Empfehlungsstärke
antibiotische Therapie für Hochrisikopatienten	IIa	C
antibiotische Therapie für andere Risikopatienten	III	C
antibiotische Therapie für zahnärztliche Eingriffe	IIa	C
Antibiotika für nichtzahnärztliche Eingriffe	III	C

Therapie

Nachfolgend wird die Therapie der bakteriellen Endokarditis dargestellt.

Obwohl der Nachweis typischer Mikroorganismen in Blutkulturen als Hauptkriterium einer definitiven Endokarditis gilt, darf der Therapiebeginn (beim akuten Verlauf) nicht bis zum Vorliegen der Kulturergebnisse verzögert werden. Daher ist häufig ein positiver echokardiographischer Befund entscheidend für die Initiierung der **ungezielten antibiotischen Therapie** ❶, welche eventuell später nach Vorliegen des Antibiogramms korrigiert werden kann ❷. In 10 % der Fälle bleiben die Kulturen negativ. Der frühzeitige Behandlungsbeginn bestimmt aber die Prognose. Die ungezielte Initialtherapie richtet sich nach der jeweiligen Ausgangssituation (Nativ- oder Prothesenklappenendokarditis); in der Regel werden zwei Antibiotika in Kombination empfohlen (Weiteres s. Empfehlungen der Paul-Ehrlich-Gesellschaft unter www.p-e-g.org) ❶.

Während der Therapie werden regelmäßige **Verlaufskontrollen** durchgeführt ❸.

Eine **chirurgische Intervention** ❹ ist bei Komplikationen oder bei folgenden Voraussetzungen indiziert: akute Herzinsuffizienz, Pilzendokarditiden, frühe Prothesenendokarditis, Ringabszess der Aortenklappe, zunehmende Klappendysfunktion und persistierende Infektion (trotz Antibiotikatherapie), rezidivierende Embolien, Mikroorganismen mit schlechter Ansprechbarkeit auf Antibiotika, mobile Vegetationen > 10 mm (erhöhtes Embolierisiko).

Bei günstigem Verlauf bzw. nach operativer Sanierung wird die **Antibiotikatherapie für insgesamt 4–6 Wochen** fortgesetzt ❺. Nach Abschluss der Behandlung erhalten die Patienten einen **Endokarditis-Ausweis** ❻, der aktuelle Empfehlungen und Behandlungsrichtlinien zur Endokarditisprophylaxe enthält.

Empfehlungen zur **Prophylaxe** sind (in Anlehnung an die Leitlinien der Europäischen Gesellschaft für Kardiologie 2015):
- **Zielgruppe (nur Hochrisiko-Patienten):** Herzklappenprothesen, prothetisches Material sowohl chirurgisch als auch kathetertechnisch implantiert (i. d. R. für die ersten 6 Monate bis zur Endothelialisierung), frühere infektiöse Endokarditis, zyanotische Herzfehler (nichtoperierte), operierte angeborene Herzfehler
- **Prophylaxebedürftige Eingriffe:** Alle zahnärztlichen Eingriffe mit Manipulation an Zahnfleisch, periapikaler Zone der Zähne oder Verletzung der Mundschleimhaut. Grundsätzlich ist eine antibiotische Prophylaxe bei nichtzahnärztlichen Eingriffen nicht indiziert.
- **Auswahl der prophylaktischen Antibiotika** (Einzeldosis 30–60 min vor Eingriff): Amoxicillin p. o. (Standardempfehlung) oder Ampicillin i. v.; alternativ Cephalexin i. v., Cefazolin i. v. oder Ceftriaxone i. v.; bei Penicillinallergie: Clindamycin p. o./i. v.
- **Allgemeine Hygienemaßnahmen:** Diese gelten für alle Risikopatienten (hoch und intermediär) und beinhalten die regelmäßige Dentalhygiene, Wunddesinfektion, etc. Es wird von Tattooing und Piercing abgeraten.

Komplikationen

- **Klappendestruktion** und **Dekompensation** (→ Klappenersatz)
- **Abszessbildung** und **AV-Blockierungen** (→ operative Sanierung und Klappenersatz, ggf. Schrittmacherimplantation)
- **Septische Embolien:** z. B. in Gehirn, Niere, Milz (→ Therapie je nach Lokalisation).

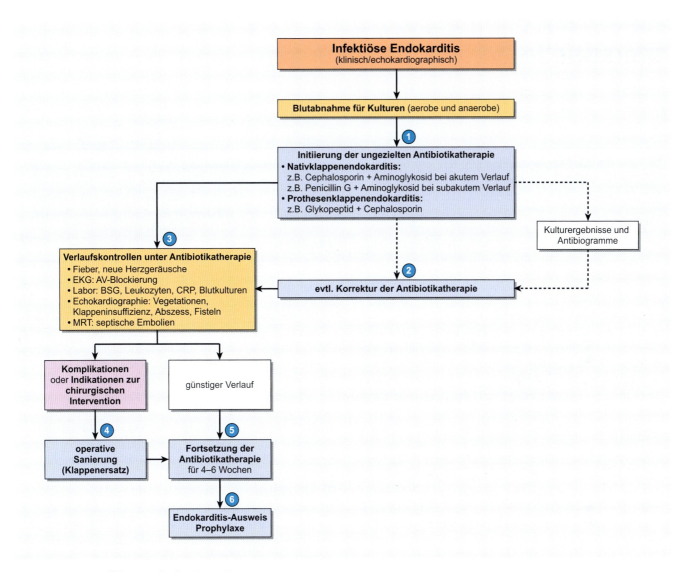

Ökonomische Aspekte

Die antibiotische Prophylaxe ist auf Hochrisikopatienten und zahnärztliche Eingriffe beschränkt, da hier die größte Kosteneffektivität besteht.

B. Schönhofer, M. Kreuter

Interstitielle Lungenerkrankungen

Synonym: diffuse Lungenparenchymerkrankungen

Zur Orientierung

Die **interstitiellen Lungenerkrankungen (ILE;** engl. interstitial lung disease, ILD) sind sehr heterogen und lassen sich in über 1000 Krankheitsentitäten subsummieren. Abb. 1 bietet einen Überblick zu den ILEs.

Grundsätzlich sind bei den interstitiellen Lungenerkrankungen das Interstitium und/oder die Alveolen betroffen. Die Diagnose der jeweiligen Erkrankung basiert auf klinischen, radiologischen und pathologischen Kriterien. Prinzipiell lässt sich in ILE mit bekannter Ursache (z. B. Kollagenosen oder exogen allergische Alveolitis) bzw. unbekannter Ursachen unterscheiden. Die primären ILE werden als **idiopathische interstitielle Pneumonien (IIP)** bezeichnet.

Formen und Diagnostik

Zur Basisdiagnostik der interstitiellen Pneumonie gehören Anamnese, körperliche Untersuchung (vor allem Auskultation), Röntgen-Thorax, Lungenfunktion (restriktive Ventilationsstörung), Blutgasanalyse und Labortests ❶.

Goldstandard der **Bildgebung** ist das hochauflösende CT des Thorax (high resolution CT, **HRCT**).

Typisch, aber nicht spezifisch für eine **IPF** ist das UIP-Muster mit retikulärer Zeichnungsvermehrungen mit Betonung der basalen und subpleuralen Areale, „Honigwabenmuster" und meist Traktionsbronchiektasen, bei der auf eine weitere invasive Diagnostik verzichtet werden kann ❷. Wegen der therapeutischen Konsequenzen und der Prognoseabschätzung hat die **Abgrenzung der IPF** zu den anderen Formen der idiopathischen ILE und ILE mit bekannter Ursache (insbesondere chronische EAA, Kollagenosen, Medikamenten-Assoziation) eine besondere Bedeutung.

Ist das HRCT untypisch für IPF und liegt z. B. überwiegend eine milchglasartige Trübung des Lungenparenchyms vor, dann lassen sich die anderen Formen der idiopathischen interstitiellen Pneumonien nur mit weiterer invasiver Diagnostik klären ❸. In der Differenzialdiagnose haben die **Bronchoskopie mit bronchoalveolärer Lavage (BAL,** z. B. zum Nachweis der Lymphozytose bei EAA) und die **transbronchiale Biopsie** (oft als Kryobiopsie, bei Sarkoidose auch als Zangenbiopsie) einen hohen diagnostischen Stellenwert.

Die chirurgisch durch videoassistierte Thorakoskopie (VATS) entnommene **Lungenbiopsie** ist bei nicht wegweisender endoskopisch entnommener Biopsie ein wichtiges diagnostisches Verfahren.

Bei älteren Patienten mit zusätzlicher Komorbidität sollte jedoch wegen der erhöhten Komplikationsrate auf eine chirurgische Lungenbiopsie verzichtet werden. Hier sind BAL und TBB (ggf. als Kryobiopsie) zur weiteren Abklärung einer Infektion oder eines malignen Geschehen (z. B. lepidisches Karzinom und Metastasierung) hilfreich.

Therapie

Sekundäre Ursachen der ILE werden kausal behandelt (z. B. Staub- und Allergenkarenz, Absetzen eines toxischen Medikaments) ❹.

Bei den idiopathischen interstitiellen Pneumonien ergeben sich unterschiedliche Therapieansätze ❺. Bei **RB-ILD** und **DIP** ist Zigarettenkarenz die wichtigste Maßnahme, bei **NSIP** ist eine intensive und langfristige (evtl. sogar lebenslange) Therapie mit Kortikosteroiden indiziert.

In der Behandlung der IPF sind in jungerer Vergangenheit neue Erkenntnisse gewonnen worden. Die lange etablierte immunsup-

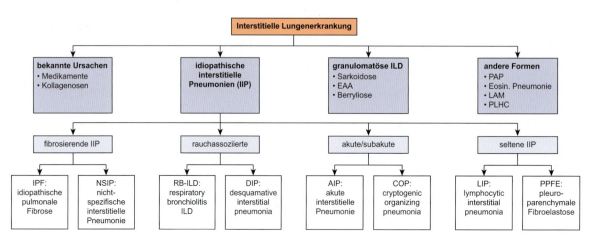

Abb. 1 Interstitielle Lungenerkrankungen im Überblick

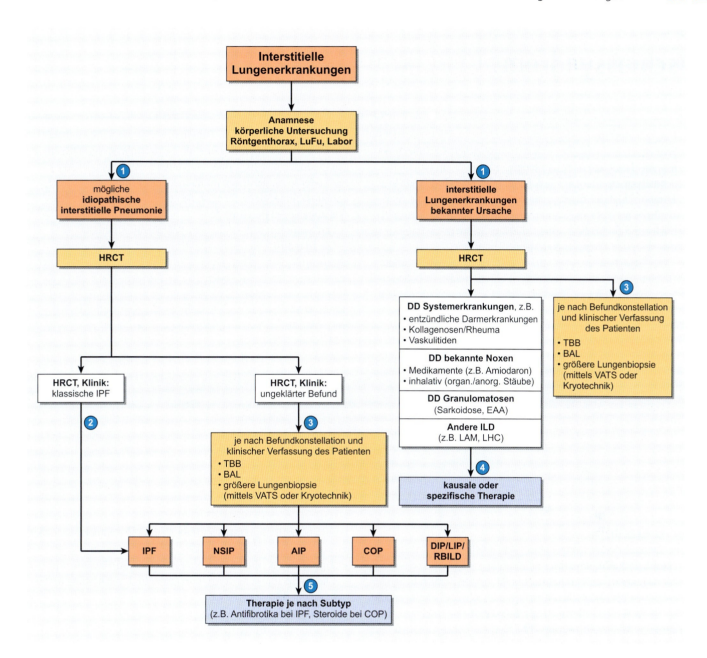

pressive „Triple-Therapie" aus Steroiden, Azathioprin und ACC wird wegen erhöhter Mortalitätsrate definitiv nicht mehr empfohlen. Der positive Effekt antifibrotisch wirkender Medikamente (Pirfenidon und Nintedanib) auf den Krankheitsverlauf ist eindeutig und sollte daher symptomatischen Patienten nach Diagnosestellung empfohlen werden.

Bei **Kollagenosen** ist die immunsuppressive Therapie in Absprache mit Rheumatologen zu erwägen, möglicherweise in Zukunft je nach Subtyp auch antifibrotisch. Bei **Sarkoidose** ist bei Beteiligung des Lungenparenchyms mit signifikanter Lungenfunktionseinschränkung die Steroidtherapie indiziert.

Im **fortgeschrittenen Stadium** wird die Hypoxämie mit Sauerstoffgabe therapiert. Zur Behandlung der Ruhedyspnoe ist ein Therapieversuch mit einem Morphinpräparat gerechtfertigt. In dieser Krankheitsphase muss die Indikation zur Lungen- oder Herz-Lungen-Transplantation oder auch die Palliativtherapie geprüft werden.

P. Brunotte

Ischiassyndrom

Zur Orientierung

Das Ischiassyndrom wird häufig als Sammelbegriff verwendet für Schmerzen im Lumbalbereich mit umschriebener Schmerzlokalisation (**Lumbago** oder **Lumbalgie**) oder auch mit radikulärer Schmerzausstrahlung ins Gesäß und/oder Bein (**Ischialgie** bzw. **Lumboischialgie**). Streng genommen bezieht sich das Ischiassyndrom nur auf eine Schmerzausstrahlung im Versorgungsbereich des N. ischiadicus, eine radikuläre Schmerzausstrahlung in den ventralen Oberschenkel ist eine Femoralgie.

Als **Ursachen** kommen am häufigsten Bandscheibenvorfälle (BSV) und knöchern degenerative Veränderungen (z. B. Spondylose, Spondylarthrose, Spondylolisthesis, Hypertrophie der Wirbelbogengelenke und der Ligamenta flava) vor, selten lokale Raumforderungen wie z. B. Tumoren, Metastasen, intraspinale Prozesse (Ependymome, Hämatom), entzündliche Veränderungen (Spondylodiszitis, Lyme-Radikulitis, Zoster, spinaler Abszess) oder Veränderungen im Rahmen einer Meningeosis carcinomatosa. Eine Sonderform ist die Lumbalstenose mit gehstreckenabhängigen Beschwerden.

Leitsymptom ist die radikuläre Schmerzausstrahlung.

Die **Diagnose** eines Ischiassyndroms wird nach Anamnese und neurologischem Befund gestellt, gesichert durch die Schnittbildgebung mittels MRT oder CT, nur ausnahmsweise durch die Myelographie. Ergänzend ist gelegentlich bei entzündlichen oder tumorösen Prozessen noch eine Liquordiagnostik erforderlich.

Leitsymptome der am häufigsten geschädigten lumbalen Nervenwurzeln					
Segment	Wurzel	motorische Störung (Kennmuskel)	Sensibilitätsstörung Schmerzen	Reflexminderung Reflexverlust	Dehnungszeichen
LWK3/4	L4	Kniestrecker	mediale Tibiakante Innenseite Unterschenkel	Patellarsehnenreflex	umgekehrter Lasègue
LWK4/5	L5	Fuß- und Großzehenheber (Gluteus-medius-Parese)	Fußrücken, Großzehe Gesäß, Außenseite Unterschenkel	Tibialis-posterior-Reflex	Lasègue
LWK5/SWK1	S1	Fußsenker (Gluteus-maximus-Parese)	Fußaußenrand Beinrückseite	Achillessehnenreflex	Lasègue

Therapie

Die Therapie richtet sich nach der zugrunde liegenden Ursache.

Lumbale Radikulopathien infolge eines **Bandscheibenvorfalls** oder **degenerativer Veränderungen** ❶ werden ähnlich behandelt. Bei leichten neurologischen Ausfällen oder Reizerscheinungen können ca. 90 % der Fälle mit einer **konservativen** (nichtinvasiven) **Therapie** beherrscht werden ❷. Ziel ist dabei zunächst eine Schmerzlinderung und anschließend eine funktionelle Normalisierung der Rückenmuskulatur. **Operative Behandlungen** ❸ sind nur bei schweren neurologischen Defiziten (Kaudasyndrom mit akuter Paraparese durch Massenvorfall oder pathologischer Wirbelkörperfraktur, Blasen- und Mastdarmlähmung, funktionell relevanter oder progredienter motorischer Ausfälle) und bei Versagen der konservativen Therapie bei gesicherter Wurzelkompression indiziert. Die konservative und operative Behandlung beinhalten im Einzelnen:

- **konservativ:** keine längerfristige Ruhigstellung und Entlastung, Physiotherapie, Rückenschule zur Kräftigung der Rücken- und Beckenmuskulatur, lokale Wärmeanwendung, medikamentöse Therapie mit Analgetika (Paracetamol), NSAR (z. B. Ibuprofen), in seltenen Fällen Tramadol oder Opioide, Myotonolytika für kurze Zeit
- **operativ:** offene Sequesterentfernung und/oder Nukleotomie in mikrochirurgischer Technik; alternativ kommen nur bei bestimmten Konstellationen auch minimal invasive Verfahren in Frage.

Lumbale Radikulopathien anderer Genese ❹ erfordern zusätzlich spezielle Therapiemaßnahmen ❺:

- **Tumoröser Wirbelkörperprozess:** Operation, Radiatio und Chemotherapie je nach Art, Fortschritt und Ausbreitung der Erkrankung ❻
- **Intraspinale Prozesse:** operative Entlastung bei Hämatom, Neurinom, Meningeom ❼, Operation und Radiatio bei Ependymom ❽
- **Entzündliche Erkrankung:** ausreichend lange antiinfektiöse Therapie bei Zoster-Radikulitis und Lyme-Borreliose ❾; Spondylodiszitis und epiduraler Abszess nach Antibiogramm, ggf. chirurgisch ❿
- **Meningeosis carcinomatosa:** Radiatio, intrathekale und systemische Chemotherapie in Abhängigkeit von Ausbreitung, Nachweis von Hirnmetastasen und extrazerebraler Tumormanifestation ⓫
- **Lumbalstenose:** konservative Therapie bei leichten und mittelschweren Symptomen, sonst operative Entlastung ⓬.

Komplikationen

Eine besondere Verlaufsform eines lumbalen Bandscheibenvorfalles ist der **drohende Wurzeltod** mit rascher Schmerzabnahme und gleichzeitig hochgradigem bis komplettem Ausfall der Nervenwurzelfunktion (→ operative Sofortbehandlung). Das **Kaudasyndrom** mit akuter Paraparese bei lumbalem Massenvorfall ist ein neurochirurgischer Notfall.

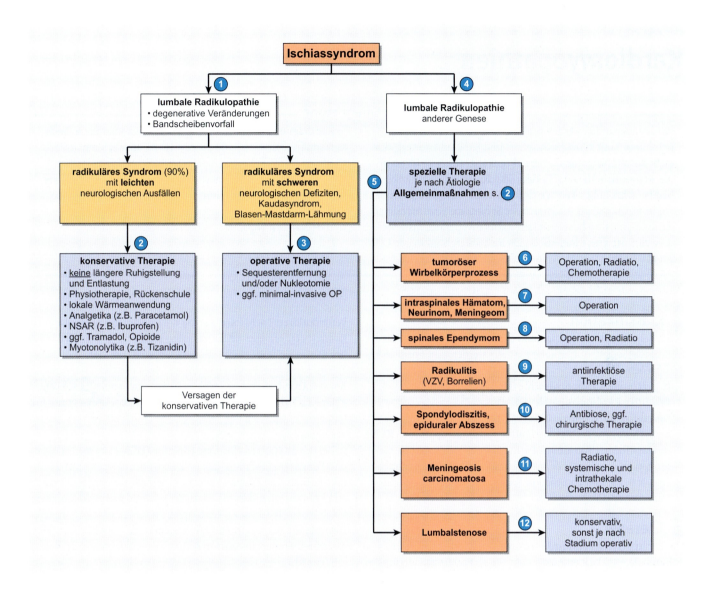

Evidenz der Therapieempfehlung beim lumbalen Bandscheibenvorfall (BSV)	
	Empfehlungsstärke
absolute OP-Indikation	
• Kaudasyndrom mit akuter Paraparese bei medialem Massenvorfall	A
• Blasen-Mastdarm-Lähmung	A
• BSV mit funktionell bedeutsamer oder zunehmender Parese	A
relative OP-Indikation	
• konservativ (über 6 Wochen) ungenügend therapierbare Ischialgie bei bildmorphologisch eindeutig zur Klinik korrespondierenden Befund	A

Ökonomische Aspekte

Mit geeigneten Maßnahmen (Diagnostik, Therapie) sollten die Rückenschmerzen innerhalb von 12 Wochen abklingen, sonst droht die Gefahr einer Chronifizierung. Immerhin sind chronische Rückenschmerzen für bis zu 35 Milliarden Euro an Sozialabgaben verantwortlich und die häufigste Ursache für eine vorzeitige Berentung.

U. Landmesser

Kardiomyopathien

> **Zur Orientierung**
>
> Kardiomyopathien werden heute definiert als Herzmuskelerkrankungen mit kardialer Struktur- und Funktionsstörung, die nicht durch eine koronare Herzerkrankung, arterielle Hypertonie, kongenitale Herzerkrankung oder Herzklappenerkrankung bedingt sind. Einige Formen sind genetisch bedingt (z. B. HCM).
>
> Das klinische Bild wird durch die **Symptome** einer Herzinsuffizienz geprägt, wobei bei einigen Kardiomyopathien insbesondere auch Herzrhythmusstörungen im Vordergrund stehen (z. B. ARVD, HCM).
>
> Zur **diagnostischen Abklärung** sind neben Anamnese (wichtig Familienanamnese) und körperlicher Untersuchung insbesondere EKG, Echokardiographie (wichtig!), ggf. weitere nichtinvasive bildgebende Diagnostik (z. B. Kardio-MRT) und häufig eine Herzkatheteruntersuchung erforderlich. Weiterhin kann eine Myokardbiopsie erwogen werden, z. B. bei unerklärter restriktiver Kardiomyopathie

Klassifikation

Nach der WHO-Klassifikation und der aktuellen Klassifikation der „European Society of Cardiology" (ESC) werden fünf Formen unterschieden:
- **hypertrophe Kardiomyopathie (HCM)**
- **dilatative Kardiomyopathie (DCM)**
- **restriktive Kardiomyopathie (RCM)**
- **arrhythmogene rechtsventrikuläre Kardiomyopathie (ARVD)**
- **unklassifizierte Kardiomyopathie** (seltene Kardiomyopathieformen, die mit keiner der oben genannten Entitäten vereinbar sind, z. B. LV-non-compaction-Kardiomyopathie, Takotsubo-Kardiomyopathie).

Therapie

Bei der **hypertrophen Kardiomyopathie (HCM)** zeigt sich häufig echokardiographisch eine asymmetrische Hypertrophie des linken Ventrikels, insbesondere im Septumbereich. Man unterscheidet obstruktive (Obstruktion linksventrikulärer Ausflusstrakt) und nichtobstruktive Formen. Die Therapie der symptomatischen HCM kann primär medikamentös versucht werden ❶, während bei asymptomatischen Patienten i. d. R. keine medikamentöse Therapie erfolgt. Bei **symptomatischen** Patienten werden β-Blocker und Kalziumantagonisten (Verapamil) eingesetzt, die die ventrikuläre Füllung verbessern und den Druckgradienten im linksventrikulären Ausflusstrakt reduzieren können. Zur Behandlung der **Obstruktion** des linksventrikulären Ausflusstrakts steht insbesondere bei Patienten mit einer Herzinsuffizienzsymptomatik und einem Druckgradienten von ≥ 50 mmHg die interventionelle Katheter-Septumablation (bei geeigneter Septalast-Anatomie) oder die operative Septummyektomie zur Verfügung ❷. Bei Patienten, die nach plötzlichem Herztod erfolgreich **reanimiert** wurden, bzw. Patienten mit einer dokumentierten **anhaltenden ventrikulären Tachykardie** sollte die Implantation eines Defibrillators (ICD) erfolgen ❸. Diese sollte auch primär-prophylaktisch bei Patienten mit einem Hochrisikoprofil für den plötzlichen Herztod (positive Familienanamnese eines plötzlichen Herztodes, linksventrikuläre Hypertrophie ≥ 30 mm, nicht anhaltende ventrikuläre Tachykardie im Langzeit-EKG) erwogen werden (zur Beurteilung sehr hilfreich der HCM-Risk-SCD-Calculator, welcher frei verfügbar ist).

Bei der **dilatativen Kardiomyopathie (DCM)** ist eine Dilatation und Funktionseinschränkung des linken oder beider Ventrikel charakteristisch. Die Diagnose sollte nur gestellt werden, wenn davon ausgegangen wird, dass die eingeschränkte Ventrikelfunktion nicht Folge einer Hypertonie, Herzklappenerkrankung oder koronaren Herzerkrankung ist. Insbesondere sollte eine Herzinsuffizienztherapie (➤ Herzinsuffizienz) und eine Vermeidung kardialer Noxen erfolgen ❹.

Merkmale der **restriktiven Kardiomyopathie (RCM)** sind vergrößerte Vorhöfe bei normal großen Ventrikeln und fast normaler systolischer Kontraktilität sowie das Dip-plateau-Phänomen bei der Herzkatheteruntersuchung. Neben der Herzinsuffizienztherapie (mit einschleichender diuretischer Therapie) ist die spezifische Behandlung der Grunderkrankung von besonderer Bedeutung (z. B. Amyloidose, Hämochromatose, Morbus Fabry, Sarkoidose) ❺.

Die **arrhythmogene rechtsventrikuläre Dysplasie (ARVD)** ist durch eine fibrolipomatöse Degeneration mit Vergrößerung und Funktionseinschränkung primär des rechten Ventrikels gekennzeichnet, die im fortgeschrittenen Stadium auch den linken Ventrikel betreffen kann. Wichtiges Therapieziel sind die Herzrhythmusstörungen ❻. Zur Primärprävention des plötzlichen Herztodes sollte bei entsprechenden Risikomerkmalen ein Defibrillator (ICD) implantiert werden ❼. Bei monomorphen Kammertachykardien kann eine Ablation erwogen werden ❽.

Kardiomyopathien

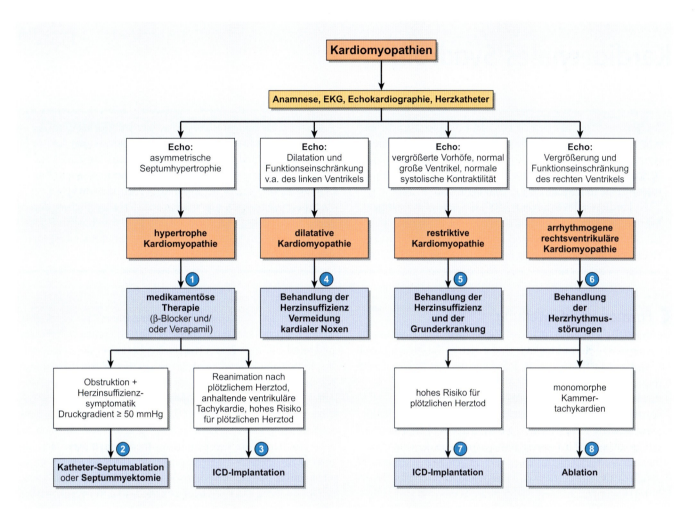

R. Brunkhorst
Kardiorenales Syndrom

> **Zur Orientierung**
>
> Bei Herzinsuffizienz liegt in 20–60 % der Fälle auch eine chronische Niereninsuffizienz vor. Bei akuter Dekompensation der Herzinsuffizienz ist eine gleichzeitige Niereninsuffizienz mit fast 70 % deutlich häufiger. Bei Patienten mit terminaler Niereninsuffizienz ist die Herzinsuffizienz die häufigste Todesursache.
>
> Als **kardiorenales Syndrom** (KRS) wird eine **gleichzeitige Erkrankung von Herz und Niere** bezeichnet, bei der die akute oder chronische Funktionseinschränkung des einen Organs zu einer Funktionseinschränkung des anderen Organs führt. Das Auftreten einer Nierenfunktionseinschränkung ist bei Herzinsuffizienz ebenso wie umgekehrt eine kardiovaskuläre Erkrankung bei akuter und chronischer Nierenerkrankung (CKD) mit negativer Morbiditäts- und Mortalitätsprognose assoziiert. Von besonderer Relevanz ist der Zustand, bei dem die Therapie einer Herzinsuffizienz durch eine zunehmende Verschlechterung der Nierenfunktion begrenzt wird und durch ein maschinelles Filtrationsverfahren zur Flüssigkeitselimination entscheidend ergänzt werden kann.

Formen und Einteilung

Die theoretischen pathogenetischen Zusammenhänge einer parallelen Nieren- und Herzerkrankung sind in der > Tabelle dargestellt. Für die klinische Beurteilung und die Therapiesteuerung ist die Differenzierung nach pathophysiologischen Gesichtspunkten, die die kardiale Problematik in den Vordergrund stellt, hilfreicher:

1. Bei führender Linksherzinsuffizienz (z. B. bei Kardiomyopathie oder myokardialer Ischämie) kommt es zu einem kardialen Pumpversagen ❶ („Vorwärtsversagen") und in der Folge zu einer renalen Minderperfusion mit *prärenalem Nierenversagen* ❸.
2. Bei Rechtsherzinsuffizienz (z. B. bei pulmonal-arterieller Hypertonie) kommt es zu einer renal-venösen Stauung ❶ (kardiales „Rückwärtsversagen") mit konsekutivem *intrarenalen Nierenversagen* ❸.

Therapie

Leitsymptom zur Indikation und Erfolgsbeurteilung der Therapie bei KRS ist die **Hypervolämie** mit Gewichtszunahme, peripheren Ödemen, Lungenödem, Pleuraergüssen, intestinalen Ödemen ❷ mit verminderter Medikamentenresorption sowie Stauungshepatopathie mit Aszites. Charakteristisch für das KRS ist, dass trotz optimierter Diuretikatherapie keine ausreichende und zeitnahe Diurese zu erzielen ist. Von einer **„Diuretikaresistenz"** ist auszugehen, wenn: 1. Höchstdosis intravenöser Schleifendiuretika (z. B. Furosemid mind. 500 mg), 2. sequenzielle Nephronblockade (z. B. zusätzlich Hydrochlorothiazid mind. 25 mg), 3. Mineralokortikoidantagonisten, sofern von Kaliumwerten toleriert (z. B. Spironolacton mind. 25 mg), 4. Trinkmengenbeschränkung (Trinkmenge < 1,5 l/Tag) und Kochsalzrestriktion (≤ 6 g/Tag) zu keiner Ödemausschwemmung und Gewichtsabnahme führen. Auch Patienten mit KRS profitieren von den etablierten **medikamentösen Maßnahmen** ❹ zur Therapie der Herzinsuffizienz. Die Blockade des Renin-Angiotensin-Aldosteronsystems (RAAS) und die Gabe von Aldosteronantagonisten ist jedoch häufig durch das Auftreten einer Hyperkaliämie im Rahmen einer Nierenfunktionsstörung limitiert. RAAS-Blockade kann zudem die Nierenfunktion zusätzlich negativ beeinflussen. Die Medikamente sollten bei Nierenfunktionseinschränkung zu Therapiebeginn niedrigdosiert werden, Laborkontrollen müssen zunächst engmaschig erfolgen. Die Indikation zu einer **kardialen Resynchronisation** muss bei Linksherzinsuffizienz und Vorhofflimmern geprüft werden. Kommt es trotz maximal möglicher medikamentöser Therapie zu rezidivierenden kardiorenalen Dekompensationen mit Diuretikaresistenz ❺, ist der Einsatz eines **Nierenersatzverfahrens** zur Volumenkontrolle mit dem Ziel

Typen des kardiorenalen Syndroms (nach pathogenetischen Gesichtspunkten)				
Typ	Grunderkrankung	Folgeerkrankung	Beispiele	Häufigkeit
Typ 1: akutes kardiorenales Syndrom	akute Herzinsuffizienz	akutes Nierenversagen	Herzrhythmusstörung, akutes Koronarsyndrom, kardiogener Schock, Myokarditis	++
Typ 2: chronisches kardiorenales Syndrom	chronische Herzinsuffizienz	chronische Niereninsuffizienz, häufig mit akuten Dekompensationen	Kardiomyopathie, Klappenfehler, pulmonale Hypertonie	++++
Typ 3: akutes renokardiales Syndrom	akutes Nierenversagen	akute Herzerkrankung (z. B. Herzinsuffizienz, akutes Koronarsyndrom, Herzrhythmusstörung, kardiogener Schock, Lungenödem)	Kontrastmittel-induziertes Nierenversagen, interstitielle Nephritis, Harnstauungsnieren	+
Typ 4: chronisches renokardiales Syndrom	chronische Niereninsuffizienz	chronische Herzinsuffizienz (systolisch oder diastolisch), akute Herzinsuffizienz, akutes Koronarsyndrom	chronische Glomerulonephritis, Zystennieren	+++
Typ 5: sekundäres kardiorenales Syndrom	systemische Erkrankung	Herzinsuffizienz (akut oder chronisch), akutes Koronarsyndrom, akutes Nierenversagen, chronische Niereninsuffizienz	Diabetes mellitus, systemischer Lupus erythematodes, Sepsis, Amyloidose	++++

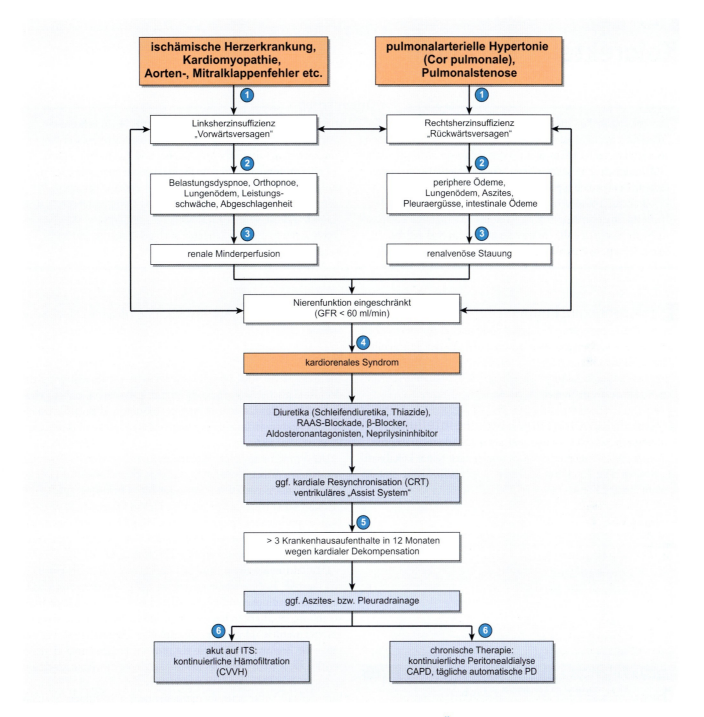

einer kardialen und renalen Entlastung zu erwägen. Hier sind kontinuierliche Verfahren (im chronischen Verlauf Peritonealdialyse) mit allmählichem Volumenentzug vorteilhaft ❻.

Ökonomische Erwägungen

Den klinischen Zusatznutzen des neuen, kostenintensiven Therapieprinzips der Neprilysininhibition bei KRS müssen weitere Studien zeigen. Grundsätzlich sollte der Patient vor Einleitung einer chronischen Nierenersatztherapie sorgfältig über die Prognose aufgeklärt werden.

Kolorektales Karzinom

C. Teschendorf

Zur Orientierung

Das kolorektale Karzinom (KRK) ist mit einer Inzidenz von 70/100 000 der häufigste Tumor in Deutschland. Sowohl Inzidenz als auch Mortalität nehmen durch den Erfolg der Koloskopie ab.

Ätiologisch unterscheidet man sporadische (95 %) und hereditäre (5 %) Formen. **Sporadische** Formen entwickeln sich aus bestehenden Adenomen (Adenom-Karzinom-Sequenz). Zu den **hereditären** Formen zählen die familiäre adenomatöse Polyposis (APC-Gen), die HNPCC (Amsterdamkriterien) und andere seltene Polyposissyndrome (Peutz-Jeghers-Syndrom, Gardner-Syndrom). Weitere **Prädispositionen** des KRK sind chronisch-entzündliche Darmerkrankungen (v. a. Colitis ulcerosa), ernährungsbedingte Faktoren sowie Alkohol und Zigarettenrauchen.

Leitsymptome sind Blut im Stuhl (sichtbar oder okkult), Blutungsanämie, Gewichtsabnahme oder ein Wechsel der Stuhlgewohnheiten. Etwa 15 % der Patienten sind asymptomatisch.

Die **Diagnose** wird durch Koloskopie mit Biopsie gesichert (bei asymptomatischen Patienten auch als Zufallsbefund im Rahmen der Vorsorgekoloskopie).

Vorsorgekoloskopie

Die seit 2002 angebotene Vorsorgekoloskopie hat sowohl zu einer signifikanten Senkung der Inzidenz als auch der Mortalität geführt. Männer können ab dem 50. Lebensjahr, Frauen ab dem 55. eine Vorsorgekoloskopie in Anspruch nehmen. Seit 2019 ist ein schriftliches Einladungsverfahren etabliert.

Klassifikationen und Stadieneinteilung

Histologisch handelt es sich überwiegend um **Adenokarzinome**.

Die klinische Einteilung des KRK erfolgt nach seiner **Lokalisation**: etwa 30 % sind **Rektum** lokalisiert, 20–25 % im Sigma und der Rest im übrigen Kolon.

TNM-Klassifikation des kolorektalen Karzinoms	
T – Primärtumor	
T0	kein Anhalt für Primärtumor
Tis	Carcinoma in situ
T1	Infiltration der Submukosa
T2	Infiltration der Muscularis propria
T3	Infiltration von Serosa oder nichtperitoneal überzogenem perikolischem oder perirektalem Gewebe
T4	Infiltration des viszeralen Peritoneums oder angrenzender Organe
N – regionäre Lymphknotenmetastasen	
N0	keine regionären LK-Metastasen
N1	≤ 3 regionäre LK-Metastasen
N2	>3 regionäre LK-Metastasen
M – Fernmetastasen	
M0	keine Fernmetastasen
M1	Fernmetastasen

Stadieneinteilung des kolorektalen Karzinoms (UICC)		
Stadium	TNM	5-JÜR [%]
I	T1 N0 M0, T2 N0 M0	85–95
II	T3 N0 M0, T4 N0 M0	60–80
III	jedes T, N1–2, M0	30–60
IV	jedes T, jedes N, M1	< 5

Auf der Basis der **TNM-Klassifikation** erfolgt die **Stadieneinteilung** nach UICC.

Therapie

Die Therapie des KRK erfolgt stadiengerecht. Die **Koloskopie** dient der histologischen Sicherung des Tumors und seiner genauen Lokalisation bzw. der Unterscheidung in Rektum- und Kolonkarzinom ❶. Das Rektum ist anatomisch definiert als 0–16 cm ab Anokutanlinie.

Der Primärtumor eines **Kolonkarzinoms** wird bis auf wenige Ausnahmen primär chirurgisch **reseziert** ❷, auch wenn synchrone Fernmetastasen vorliegen. Eine **adjuvante Chemotherapie** ist im Stadium III (Lymphknoten positiv) klar indiziert; im Stadium II kann eine adjuvante Chemotherapie bei Vorliegen bestimmter Risikofaktoren (T4-Tumor, OP unter Notfallbedingungen, Tumorperforation, Zahl der Lymphknoten < 12) erfolgen ❸.

Das **Rektumkarzinom** wird nur im Stadium I (T1–2 N0) primär **reseziert** ❹. Höhere Stadien bedürfen der **präoperativen** (neoadjuvanten) **Radiochemotherapie** oder einer alleinigen **Kurzzeitbestrahlung** ❺. Hierdurch kann die Lokalrezidivrate um die Hälfte gesenkt werden. Liegt eine höhergradige Tumorstenose vor, so muss vor Beginn der Therapie ein protektives **Ileostoma** angelegt werden ❻. Je nach Höhe des Rektumkarzinoms wird die Resektion in Form einer TME (totale mesorektale Exstirpation, anteriore Rektumresektion) oder einer abdominoperinealen Rektumexstirpation

Evidenz zu Therapieempfehlungen und Prävention des kolorektalen Karzinoms		
	Evidenzgrad	Empfehlungsstärke
Vorsorgekoloskopie	IIIb	B
laparoskopische Operation gleichwertig der offenen Operation	Ia	A
adjuvante Therapie im Stadium III des Kolonkarzinoms	Ia	A
adjuvante Therapie im Stadium II mit Risikofaktoren des Kolonkarzinoms	IIIb	B
neoadjuvante Radio- oder Radiochemotherapie im UICC Stadium II und III des Rektumkarzinoms	Ib	A

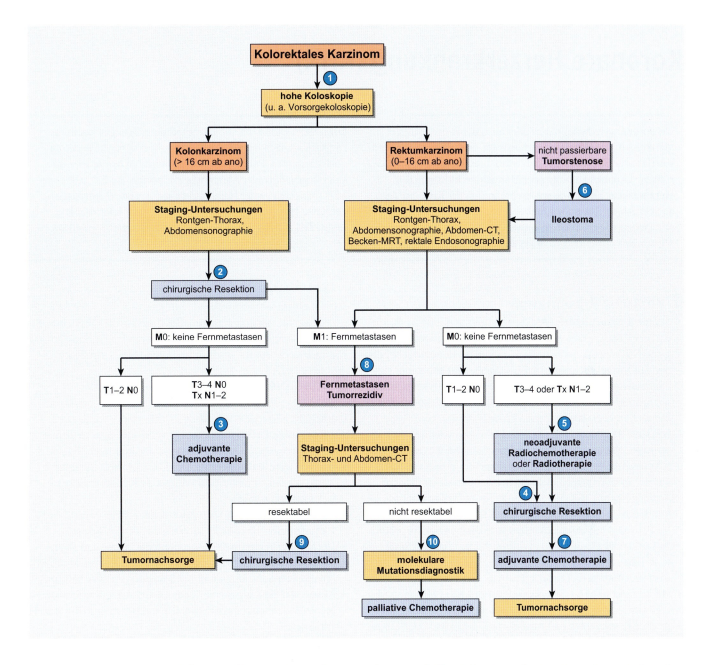

vorgenommen. Postoperativ erfolgt eine **adjuvante Chemotherapie** in den Stadien II und III ❼.

Nach abgeschlossener Therapie wird der Patient entsprechend den Leitlinien nachgesorgt.

Komplikationen

Die wichtigsten Komplikationen des Primärtumors sind der **Ileus** und die **Tumorblutung,** welche in der Regel eine Notfallsituation bedeuten und operativ angegangen werden müssen.

Das Auftreten eines **Rezidivs** ist die häufigste Komplikation, die nach kurativ intendierter Therapie eines Ersttumors auftritt ❽. Lokalrezidive finden sich fast nur bei Rektumkarzinomen. **Fernmetastasen** entwickeln sich je nach Stadium bei bis zu 70 % der Patienten. Sind diese resektabel und können alle Lokalisationen operativ saniert werden, ist eine Operation anzustreben, da diese in einem Langzeitüberleben, d. h. Kuration, resultieren kann ❾. Ist keine Resektion möglich, erfolgt eine palliative Chemotherapie. Entscheidend für die Prognose und die Wahl der Substanzen (Chemotherapeutika, targeted therapy mit monklonalen Antikörpern) ist der „genetische Fingerabdruck" des Tumors (ras-Mutationen, braf-Mutation, Mikrosatellitenstabilität) sowie die Lokalisation des Tumors (linke vs. rechte Seite). Zunehmend kommen auch Immuncheckpointinibitoren in der palliativen Therapie zum Einsatz ❿.

---- Ökonomische Aspekte ----

Aufgrund der hohen Kosten der monoklonalen Antikörper sollte der Einsatz nur gezielt entsprechend der vorhandenen Mutationen eingesetzt werden.

G. Richardt
Koronare Herzerkrankung (KHK)

Zur Orientierung

Die koronare Herzerkrankung oder auch ischämische Herzerkrankung ist die Manifestationsform der Arteriosklerose an den Herzkranzgefäßen. Bedingt durch flusslimitierende koronarsklerotische Läsionen kommt es zur **Mangeldurchblutung des Herzmuskels**. Eine etwas weitere Definition der KHK umfasst auch Spasmen, Thromben/Embolien und Vaskulitiden der Koronararterien, die ebenfalls zu koronaren Perfusionsstörungen führen können. In der Folge kann es zu Angina pectoris, Herzinfarkt, Herzinsuffizienz und Herzrhythmusstörungen kommen. Die KHK ist nach wie vor die häufigste Todesursache in den Industrienationen. Patienten mit KHK berichten häufig über thorakales Engegefühl oder Atemnot bei Belastung. Bei bis zu 50 % der KHK-Patienten ist der Herzinfarkt aber die erste Manifestation der KHK. **Hauptrisikofaktoren** sind Rauchen, arterieller Hypertonus, LDL-Cholesterinerhöhung, familiäre Belastung und Diabetes mellitus.

■ Klinische Präsentation

- **Stabile Angina pectoris** ❶: durch bestimmte Anlässe (z. B. körperliche Anstrengung, emotionaler Stress) auslösbare Angina pectoris, die sich innerhalb von 5–15 min bei Ruhe zurückbildet und auf Nitrate gut anspricht. Die Ursache sind höhergradige Stenosen der großen Koronararterien, die allenfalls langsam zunehmen. Aber auch mikrovaskuläre Störungen der koronaren Zirkulation können eine Angina pectoris verursachen.
- **Instabile Angina pectoris** ❷: jede Erstangina oder Angina pectoris von zunehmender Schwere, Dauer und Häufigkeit der Schmerzanfälle, Ruhe-Angina, zunehmender Bedarf an antianginösen Medikamenten ohne Anstieg der Biomarker für myokardiale Nekrose (CK-MB, Troponin T oder I). Von einer **sekundären instabilen Angina pectoris** spricht man, wenn sich bei Patienten mit chronischer stabiler KHK eine Angina pectoris verstärkt oder manifestiert, nachdem extrakardiale Faktoren (z. B. Hyperthyreose, Anämie) den Sauerstoffbedarf erhöht oder das Sauerstoffangebot reduziert haben.
- **Herzinfarkt ohne ST-Strecken-Elevation** (NSTEMI = non ST-segment-elevation myocardial infarction) ❷: Herzinfarkt mit typischen Beschwerden und Anstieg von CK-MB und/oder Troponin, aber ohne ST-Streckenhebung. Meist besteht eine rupturierte Plaque mit **subtotalem** thrombotischem Gefäßverschluss und thrombotischen Embolisationen in die Gefäßperipherie.
- **Herzinfarkt mit ST-Strecken-Elevation** (STEMI = ST-segment-elevation myocardial infarction) ❸: Herzinfarkt mit infarkttypischen EKG-Veränderungen (initial ST-Hebung). Meist bestehen kontinuierliche Beschwerden (Thoraxschmerzen, vegetative Symptomatik) aufgrund einer progredienten myokardialen Infarzierung bei **komplettem**, in der Regel atherothrombotischem Koronargefäßverschluss.

Instabile Angina pectoris, NSTEMI und STEMI werden wegen der pathophysiologischen Gemeinsamkeit einer instabilen Koronarläsion unter dem Begriff des **akuten Koronarsyndroms (ACS)** zusammengefasst. Im Unterschied zur instabilen Angina findet sich beim NSTEMI ein Anstieg der Nekrosemarker im Blut. Mit der Verfügbarkeit hochsensitiver Troponin-Assays wird heute häufiger ein NSTEMI diagnostiziert. Für die Diagnose eines Herzinfarkts reichen allerdings erhöhte Nekrosemarker alleine nicht aus, denn zusätzlich muss eine entsprechende Symptomatik und/oder ein anderer Hinweis auf eine Infarzierung (EKG, Echo, MRT) bestehen. Erhöhte Troponinspiegel findet man auch bei anderen Erkrankungen, wie Tachyarrhythmie, Herzinsuffizienz und Lungenembolie.

■ Therapie

Generelle Maßnahmen ❹

- **Lebensstiländerung** mit Beendigung des Rauchens, regelmäßigem körperlichem Training und einer mediterranen Diät.
- **hochdosierte Statintherapie.** Der LDL-Wert soll auf unter 70 mg/dl oder zumindest auf weniger als 50% des Ausgangswerts gesenkt werden.
- **Blutdruckregulierung** vorzugsweise mit β-Blockern und ACE-Hemmern. Der Blutdruck sollte bei 130/80 mmHg liegen.
- **Gerinnungshemmung** mit Thrombozytenaggregationshemmern und/oder Antikoagulanzien. Die Empfehlungen zur Kombination der Substanzen und zur Dauer der Therapie sind abhängig von der klinischen Präsentation, den Begleiterkrankungen (z. B. Vorhofflimmern) und dem individuellen Risiko des Patienten.
- **antianginöse Therapie** mit β-Blockern, Nitraten oder Kalziumantagonisten. Gelegentlich kommen auch Ranolazin oder Ivabradin zum Einsatz.
- koronare **Revaskularisation** mit perkutaner koronarer Intervention (PCI) oder Bypass-Operation (ACB-OP).
- Eine Revaskularisation verbessert in der Regel die Prognose bei Patienten mit ACS. Bei Patienten mit chronischer KHK führt die Revaskularisation schneller zur Beschwerdefreiheit als eine optimale medikamentöse Therapie und auch zur Verbesserung der Lebenserwartung, wenn eine fortgeschrittene KHK besteht (d. h. bei Patienten mit Hauptstammstenosen oder Erkrankung aller drei Koronargefäße). Die Morphologie der Koronarstenosen und das Operationsrisiko sind auch dafür verantwortlich, ob die Patienten vorzugsweise eine PCI oder eine ACB-OP erhalten. Im Rahmen der PCI werden moderne medikamentenfreisetzende Stents (DES) implantiert. In der Bypasschirurgie wird ein hoher Anteil an arteriellen Bypassgefäßen angestrebt.

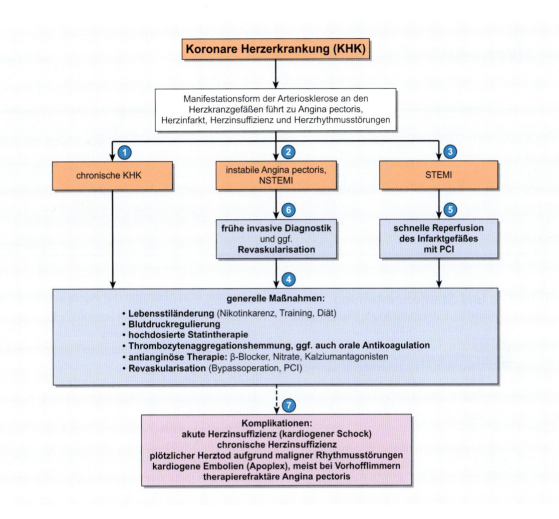

Spezielle Therapie

Beim **STEMI** ist die schnelle Wiedereröffnung des Infarktgefäßes (Reperfusion) das vordringliche Therapieziel. Die Reperfusion kann mit Thrombolyse oder primärer PCI erfolgen ❺. Die primäre PCI hat die höheren Erfolgsraten. Die PCI sollte höhergradige Stenosen von Nicht-Infarkt-Gefäßen mitbehandeln.

Beim **NSTEMI** und der **instabilen Angina pectoris** sollte in der Regel rasch eine invasive Diagnostik und ggf. eine PCI oder Bypass-Operation erfolgen ❻. Die Dringlichkeit der invasiven Diagnostik (unmittelbar < 2 h, früh < 24 h oder verzögert < 72 h) wird durch das individuelle Risiko (sehr hoch, hoch, intermediär) bestimmt. Ein hohes bzw. sehr hohes Risiko besteht insbesondere bei hämodynamischer Instabilität, Arrhythmien und dynamischen ST-Streckenveränderungen.

Bei allen ACS-Patenten, die eine PCI erhalten, ist eine duale Thrombozytenhemmung mit ASS und modernen $P2Y_{12}$-Hemmern (Prasugrel bzw. Ticagrelor) erforderlich. Diese Behandlung sollte über 12 Monate fortgesetzt werden und kann abhängig vom Blutungs- und Ischämierisiko verkürzt oder auch verlängert werden. Bei Patienten mit Vorhofflimmern werden andere gerinnungshemmende Regime empfohlen (z. B. Clopidogrel plus orale Antikoagulation).

Bei Patienten mit **KHK und eingeschränkter Ventrikelfunktion** sollte die medikamentöse Therapie um einen Aldosteronrezeptorblocker erweitert werden und ein Defibrillator sollte zum Schutz vor malignen Arrhythmien implantiert werden. Bei einem Linksschenkelblock kann den Patienten zudem mit einer kardialen Resynchronisationstherapie geholfen werden.

Komplikationen

Die wichtigsten Komplikationen sind ❼:

- **kardiogener Schock** meist im Rahmen eines akuten Herzinfarkts
- **chronische Herzinsuffizienz** im Rahmen einer sog. ischämischen Kardiomyopathie, einer ausgedehnten Infarzierung des Herzens (Aneurysmabildung) oder einer ischämischen Mitralklappeninsuffizienz
- **plötzlicher Herztod** beim akutem Myokardinfarkt oder bei ventrikulären Tachyarrhythmien, die in der Regel im chronischen Verlauf nach einem großen Herzinfarkt auftreten
- **kardiogene Embolien** (u. a. Hirnembolien) bei KHK-bedingtem Vorhofflimmern oder infolge kardialer Thromben in großen Aneurysmen bzw. Infarktnarben
- **therapierefraktäre Angina pectoris** (Verlaufsform der chronischen KHK bei diffuser Stenosierung der Koronarien ohne eine Möglichkeit der Revaskularisierung und oft gut erhaltener Ventrikelfunktion mit vitalem Myokard)
- **kardiogene Synkopen** in der Folge von bradykarden (z. B. AV-Block) oder tachykarden Herzrhythmusstörungen.

H. Tilg
Leberzirrhose

Zur Orientierung

Bei der Leberzirrhose kommt es als Folge verschiedenster chronischer Schädigungen zum bindegewebigen Umbau des Organs.
Ätiologisch kommen verschiedenste chronische Noxen wie Virushepatitis B und C, immun-mediierte Lebererkrankungen, alkoholtoxische und nichtalkoholische Lebererkrankungen, Hämochromatose u. a. in Frage.

Oft liegen unspezifische **Symptome** wie Müdigkeit, Leistungsknick und Inappetenz vor. Spezifischere Symptome stellen Meläna, Ikterus, Gynäkomastie oder Juckreiz dar.
Bei der **Diagnosestellung** spielen neben Laboranalyse und Ultraschalluntersuchung die Anamnese und v. a. die klinische Untersuchung eine hervorragende Rolle (oft liegen zahlreiche Leberhautzeichen vor), ggf. kann auch eine Leberbiopsie notwendig werden.

Klassifikation und Stadieneinteilung

Die Stadieneinteilung erfolgt nach der **Child-Pugh-Klassifikation**.

Child-Pugh-Klassifikation			
Befund	1 Punkt	2 Punkte	3 Punkte
Quick (%)	> 70	40–70	< 40
INR	< 1,7	1,7–2,3	> 2,3
Albumin (g/dl)	> 3,5	3,5–2,8	< 2,8
Bilirubin (mg/dl)	< 2	2–3	> 3
Aszites	nicht, gering	mäßig	massiv
Enzephalopathie (Grad)	0	I–II	III–IV

- **Stadium Child A** (≤ 7 Punkte): kompensierte Zirrhose (1-JÜR fast 100 %)
- **Stadium Child B** (8–10 Punkte): eingeschränkte Syntheseleistung (1-JÜR 85 %)
- **Stadium Child C** (> 10 Punkte): dekompensierte Zirrhose (1-JÜR 35 %)

Therapie und Komplikationen

Eine kausale Therapie steht nicht zur Verfügung. Letztlich ist nur die Lebertransplantation bei passender Indikationsstellung ein kurativer Therapieansatz.

Allgemeinmaßnahmen und Therapie der Grunderkrankung ❶

Nach Diagnosestellung ist es entscheidend, eine Progression der Grunderkrankung möglichst zu verhindern. Bei verschiedenen chronischen Lebererkrankungen wie autoimmune Lebererkrankung wirkt sich eine effiziente Therapie z. B. mit Steroiden ± Azathioprin auch noch im Zirrhosestadium sehr günstig auf die Lebenserwartung aus. Alkoholkonsum sollte bei alkoholtoxischer Zirrhose gemieden werden. Eine chronische Hepatitis B oder C im Zirrhosestadium wird mit direkt antiviralen Substanzen (Protease-, Polymerase-, NS5A-Hemmern) behandelt. Weiterhin sollte die Leber unbedingt vor weiteren Schädigungen geschützt werden (Impfung gegen Hepatitis A und B, Meiden hoher Dosen von Paracetamol).

Diagnostik und Therapie der Komplikationen ❷

Die Patienten sollten bezüglich eventueller Komplikationen untersucht und dann therapiert werden.

- **Aszites:** Bedeutet Ansammlung von Flüssigkeit in der Bauchhöhle und stellt die häufigste Komplikation dar (bei 60 % innerhalb von 10 Jahren). Bei faktisch allen Patienten geht eine portale Hypertension voraus. **Therapie** mit Spironolacton, Schleifendiuretika; evtl. TIPS ❸.
- **Spontan bakterielle Peritonitis:** Diese Patienten präsentieren sich mit Fieber, Bauchschmerzen und oft mit einer Verschlechterung der zerebralen Funktionen. Diagnosestellung erfolgt über eine diagnostische Aszitespunktion (Leukozytenzahl). **Therapie** mit Cephalosporinen der 3. Generation ❹.
- **Varizenblutung:** Dramatischste aller Komplikationen, die sich bei 30–40 % aller Leberzirrhotiker ereignet. Hohe Mortalität trotz modernster Medizin. Screening mittels Gastroskopie (ÖGD); **Therapie** durch Betablocker und Varizenbanding; evtl. TIPS bei refraktärer Blutung ❺.
- **Hepatorenales Syndrom:** Dabei kommt es bei Patienten mit fortgeschrittener Lebererkrankung zum akuten Nierenversagen (oft getriggert durch Infektionen). **Therapie** mit Vasokonstriktoren und Albumin; evtl. TIPS ❻.
- **Hepatische Enzephalopathie:** Neuropsychiatrische Symptome bei Leberzirrhose, die oft durch Infektionen oder eine Varizenblutung ausgelöst werden. Das Endstadium (Stadium IV) stellt das Leberkoma dar. **Therapie** durch Laktulose und nichtresorbierbare Antibiotika wie Rifaximin ❼.
- **Hepatozelluläres Karzinom (HCC):** Das HCC entsteht vorwiegend bei Patienten mit kompensierter Leberzirrhose. Die Entwicklung in einer nichtzirrhotischen Leber kommt selten vor, meist zeigen sich keine Symptome. Screening mittels Sonographie und Messen von Alpha-1-Fetoprotein (AFP) alle 6 Monate (normales AFP schließt ein HCC nicht aus); **Therapie** mit Radiofrequenzablation, Chemoembolisation, Sorafenib, Lenvatinib oder Regorafinib und Atezolizumab als Immuntherapie ❽.

Die wichtigste ärztliche Maßnahme ist, bei allen fortgeschrittenen Lebererkrankungen an eine eventuelle **Lebertransplantation** zu denken.

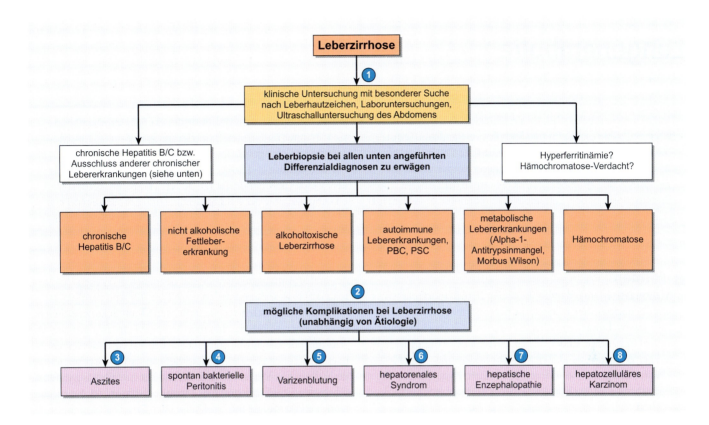

Evidenz der Therapieempfehlungen bei Komplikationen der Leberzirrhose			
Komplikation	Therapie	Evidenzgrad	Empfehlungsstärke
Aszites	Diuretika	Ia	A
	TIPS (falls therapierefraktär)	Ia	A
spontan bakterielle Peritonitis	Antibiotika	Ia	A
Varizenblutung	Varizenbanding	Ia	A
	Betablocker	Ia	A
	TIPS	Ib	A
hepatorenales Syndrom	Vasokonstriktoren mit Albumin	Ia	A
	TIPS	IIb	B
hepatische Enzephalopathie	Rifaximin	Ia	A
hepatozelluläres Karzinom	Tyrosinkinasehemmer	Ia	A

Ökonomische Aspekte

Eine TIPS-Anlage ist an spezialisierte Zentren gebunden und die Indikationsstellung erfahrungs- und kostenintensiv. Die medikamentöse Therapie des HCC ist kostenintensiv, und die Prognose der Lebergrunderkrankung sollte in die Entscheidung entsprechend einfließen. Bei den anderen diskutierten Therapien sind ökonomische Aspekte von untergeordneter Bedeutung.

H. P. Lorenzen

Lungenembolie

> **Zur Orientierung**
>
> Unter Lungenembolie wird der Verschluss einer Lungenarterie durch einen eingeschwemmten Embolus verstanden. Die mit Abstand häufigste Emboliequelle ist eine **tiefe Venenthrombose** der unteren Extremitäten, seltener anderer Körperregionen (> Tiefe Venenthrombose). Andere Formen der Lungenembolie (Fremdkörperembolie, Luftembolie, Tumorembolie) werden hier nicht behandelt.
>
> Die wichtigsten **Leitsymptome** der akuten Lungenembolie sind Dyspnoe und akuter Thoraxschmerz, wobei die klinische Symptomatik ausgesprochen variabel sein kann.
>
> Die **Diagnose** und Schweregradbeurteilung erfolgt insbesondere durch Laborparameter (D-Dimere, Troponin, BNP) sowie CT-Angiographie der Pulmonalgefäße und Echokardiographie.

Formen

- **Nichtmassive Lungenembolie:** stabiler Patient, normotensiv, keine Schockzeichen, keine Rechtsherzbelastung.
- **Submassive Lungenembolie:** hämodynamisch (noch) stabiler Patient, d. h. keine Schockzeichen, normotensive Blutdruckwerte, aber Zeichen einer akuten Rechtsherzbelastung.
- **Massive Lungenembolie:** instabiler Patient, Hypotension, Rechtsherzbelastung bzw. Rechtsherzversagen mit Schockzeichen.

Therapie

Allgemeine Therapiemaßnahmen orientieren sich am Schweregrad der Embolie sowie den vorliegenden Begleitumständen und können von einer ambulanten Therapie bis hin zu Intensivbehandlung und Reanimation reichen. Sauerstoff, Analgetika und Sedativa werden situationsgebunden eingesetzt. Katecholamine sind bei kardiogenem Schock erforderlich.

Hämodynamisch stabile Patienten ❶ mit geringen oder keinen Beschwerden und **ohne** Zeichen der **Rechtsherzbelastung** bedürfen in der Regel keiner Intensivüberwachung. Immobilisation wird nicht mehr generell empfohlen; eine Kompressionstherapie der unteren Extremitäten ist immer dann sinnvoll, wenn floride oder abgelaufene thrombotische Veränderungen nachgewiesen werden können. Zentraler Therapiebaustein ist die **Antikoagulation** (Empfehlungsgrad A, Evidenzlevel I) ❷. Die Initialtherapie erfolgt zumeist mit niedermolekularen Heparinen (Enoxaparin, Tinzaparin) oder Fondaparinux (unfraktioniertes Heparin nur noch in Ausnahmefällen, (Empfehlungsgrad B, Evidenzlevel I). Überlappend wird eine **orale Antikoagulation** mit Phenprocoumon oder Warfarin begonnen (Empfehlungsgrad B, Evidenzlevel I) ❸. Die Ziel-INR beträgt 2,0–3,0, und die Therapie mit Heparin bzw. Fondaparinux kann beendet werden, wenn die INR > 2,0 ist.

Direkte orale Antikoagulanzien stellen eine gleichwertige Alternative dar (Empfehlungsgrad B, Evidenzlevel I). Zur **Akuttherapie** von Lungenembolien muss bei Dabigatran und Edoxaban mindestens fünf Tage lang zuvor ein Heparin gegeben werden. Die direkten Faktor-XA-Antagonisten Rivaroxaban oder Apixaban können unmittelbar nach Diagnosestellung eingesetzt werden. In diesem Fall besteht die Akutbehandlung aus einer erhöhten Dosis des oralen Antikoagulans während der ersten 3 Wochen (für Rivaroxaban) bzw. während der ersten 7 Tage (für Apixaban).

Hämodynamisch instabile Patienten ❹ **mit Schockzeichen** bedürfen einer sofortigen Intensivtherapie. Eine ausführliche und zeitraubende Diagnostik muss in solchen Fällen unterbleiben und in einigen Fällen gründet sich das therapeutische Vorgehen nur auf dem klinischen Bild sowie dem Befund der notfallmäßig durchzuführenden Echokardiographie. Therapie der Wahl ist die medikamentöse **Fibrinolyse** mit Urokinase oder Gewebeplasminogen-Aktivator (z. B. 50 mg rtPA, (Empfehlungsgrad B, Evidenzlevel I) ❺. In Reanimationssituation wird eine Bolusgabe empfohlen. Alternativen sind die mechanische Fragmentation mittels Katheter (Empfehlungsgrad C, Evidenzlevel IIa) und als Ultima Ratio die chirurgische Embolektomie ❺.

Hämodynamisch stabile Patienten mit Zeichen der akuten **Rechtsherzbelastung** ❻ sollten stationär überwacht werden, um bei hämodynamischer Verschlechterung (oder ausbleibender Verbesserung) eine thrombolytische Therapie einleiten zu können ❼. Eine routinemäßige Thrombolyse hämodynamisch stabiler Patienten wird aufgrund des hohen Blutungsrisikos nicht empfohlen (Empfehlungsgrad B, Evidenzlevel III).

Bei Patienten mit einem klar definierten und **zeitlich begrenzten Auslöser** für eine venöse Thrombembolie (z. B. Operation, Schwangerschaft) kann die Antikoagulation nach 3–6 Monaten beendet werden (Empfehlungsgrad B, Evidenzlevel I) ❽. Patienten mit **hohem Rezidivrisiko wie zum Beispiel Zweitereignis** (Empfehlungsgrad C, Evidenzlevel IIa) **oder aktives Malignomleiden** sollten möglichst dauerhaft antikoaguliert werden, sofern der klinische Zustand dies gestattet bzw. sinnvoll erscheinen lässt ❾.

Komplikationen

Die wichtigsten Komplikationen sind Rechtsherzversagen, Rezidiv-Embolie bei unzureichender Antikoagulation und Pleuraerguss auf der betroffenen Seite (v. a. differenzialdiagnostisch relevant). Die chronisch-thromboembolische pulmonale Hypertonie (CTEPH) ist eine seltene Langzeitkomplikation nach einer einzigen bzw. nach rezidivierenden Lungenembolien.

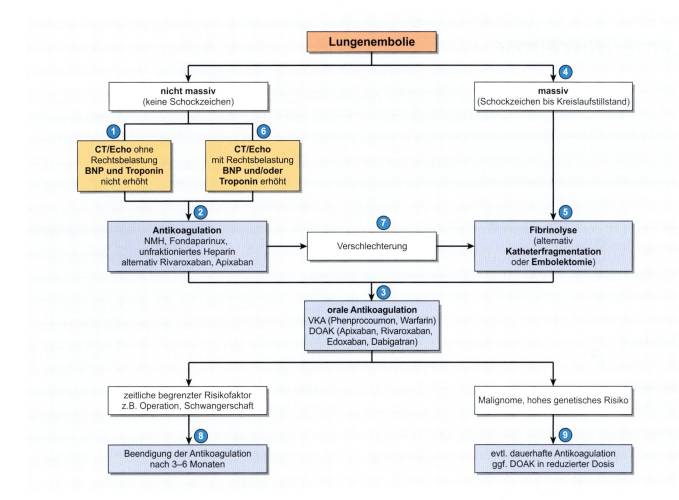

Ökonomische Aspekte

Bezogen auf die reinen Medikamentenkosten liegen die Tageskosten der DOAK um den Faktor 18 höher als Phenprocomoum. Das IQWIG sieht allerdings für Edoxaban und Apixaban bei gleicher Wirksamkeit einen geringen Zusatznutzen aufgrund der geringeren Blutungsrate im Vergleich zu Vitamin K-Antagonisten. Rivaroxaban und Dabigatran wurden aufgrund ihrer früheren Zulassung keiner solchen Prüfung unterzogen.

Die Krankenhauskosten einer Blutung sind beträchtlich. DOAKs dürften bei reduzierter Blutungsrate einen Großteil ihrer Mehrkosten einsparen. Eine sozioökonomische Gegenüberstellung von VKA und DOAK wurde für Deutschland bislang nicht erarbeitet (> Tiefe Venenthrombose).

B. Salzberger
Lyme-Borreliose

Zur Orientierung

Die Lyme-Borreliose wird durch *Borrelia burgdorferi* (mehrere Spezies, in den USA ausschließlich *B. burgdorferi sensu strictu*, in Europa überwiegend *B. afzelii* und *B. garinii*), ausgelöst und durch Zecken *(Ixodes ricinus)* übertragen. Das **klinische Bild** ist gekennzeichnet durch kutane, neurologische, kardiale, okuläre und rheumatische Symptome. Die **Diagnose** erfolgt durch das klinische Bild und durch den Nachweis von Borrelien-Antikörpern in Serum, Liquor, Synovialflüssigkeit und Hautbiopsat.

Bei Verdacht auf eine Lyme-Borreliose ❶ sollte eine **Serologie** veranlasst werden ❷. Lassen sich im Suchtest (**ELISA**) Antikörper nachweisen, so ist – wegen kreuzreagierender Spirochäten (z. B. Treponemen) – ein **Westernblot** obligat. Die Serokonversion ist unabhängig von einer empirisch begonnenen antibiotischen Therapie.

Stadien
Die Erkrankung verläuft in drei Stadien:

Stadien der Lyme-Borreliose	
Stadium I lokalisiert 1–4 Wochen nach Zeckenstich	• zentrifugales **Erythema migrans** (EM, 80 % d. F.) • bei Kindern: häufig Ausbildung eines sog. **Lymphozytoms** mit Rötung und Induration (u. a. am Ohrläppchen und im Gesicht) • Fieber, Kopf- und Muskelschmerzen, Lymphadenopathie (alle Symptome sistieren auch ohne Therapie nach ca. 4 Wochen)
Stadium II disseminiert Wochen bis Monate nach Zeckenstich	• multiple Eritheme • **neurologische Symptome** wie Meningoradikulitis, **Bannwarth-Syndrom** (= lymphozytäre Liquorpleozytose, periphere Paresen, v. a. der Hirnnerven VI und VII, kraniale Neuralgie), zerebelläre Ataxie, asymmetrische radikuläre Neuropathie, v. a. bei Kindern Mononeuritis n. optici • wandernde muskuloskelettale Schmerzen, Oligoarthritiden der großen Gelenke • **kardiale Reizleitungsstörungen** (5 %), Perimyokarditis, dilatative Kardiomyopathie • okuläre Symptome (Konjunktivitis, Iritis und Panophthalmitis)
Stadium III persistierende Infektion Monate bis Jahre nach Zeckenstich	• **Acrodermatitis chronica atrophicans** (ACA): rötlich livide, sklerosierend atrophische Hautläsion • **distale Polyneuropathie** oder **radikuläre Neuritis**, selten manifestiert sich eine chronische Enzephalomyelitis • **chronische Arthritiden** v. a. der großen Gelenke

Ein positives **IgM** (mit positivem Westernblot) ist im **Stadium I** nach ca. 3 Wochen zu verzeichnen, der beweisende positive **IgG**-Titer ca. 6 Wochen nach Borreliendissemination zu erwarten. Bleibt IgG aus, so ist nicht von einer Lyme-Erkrankung, sondern von einer polyklonalen Immun-globulin-Stimulation auszugehen, wie dies z. B. bei einer EBV- oder rheumatologischen Erkrankung möglich ist.

Während im Stadium II IgM oft noch erhöht und IgG zumeist nachweisbar ist, findet man in Stadium III **stets** positive Serum-IgG. Weitere wegweisende Untersuchungen und Befunde sind:
- **Stadium II:**
  - **Akute Neuroborreliose:** Lumbalpunktion mit Nachweis von lymphozytärer Pleozytose und **intrathekalen** Borrelien-IgM und/oder -IgG sowie positivem **Liquor/Serum-AK-Quotient** (in bis zu 90 % positiv)
  - **Arthritis:** Borrelliennachweis in der Synovialflüssigkeit (PCR) in 70 % positiv
- **Stadium III:**
  - **Chronische Neuroborreliose:**
    mit Meningoenzephalopathie: Liquor/Serum-AK-Titer stets positiv
    mit isolierter peripherer Polyneuropathie: intrathekale AK stets negativ
  - **Acrodermatitis chronica atrophicans:** hohes Serum-IgG, Borrelliennachweis im Hautbiopsat (PCR, Kultur).

Therapie
Die AK-Bildung im **Stadium I** ist träge, daher rechtfertigt die Anamnese mit entsprechenden Hautveränderungen wie Erythema migrans oder Lymphozytom die sofortige Therapie ❸. Durch die Therapie im Stadium I werden Spätmanifestationen in bis zu 97 % verhindert. Spätestens 6 Wochen nach Borrelienaussaat ist die Serologie beweisend positiv (IgM, IgG und Westernblot). Nach erfolgreicher Therapie persistieren IgM und auch IgG Monate bis Jahre; insbesondere Schwankungen in den ELISA-Titern sind daher kein Grund für eine erneute Therapie.

20–50 % der Seropositiven entwickeln nie Symptome der Lyme-Erkrankung, sodass im **Stadium II und III** nur die Kombination aus klinischem Bild und positiver Serologie die Behandlungsindikation sichert ❹.

Die Therapie der Borreliose erfolgt nach Stadium I und Befallsmuster mit **oralen oder intravenösen** Antibiotika ❺, ❻. Wirksam sind Penicilline, Cephalosporine der zweiten Generation, Doxycyclin und Makrolide.

Lyme-Borreliose

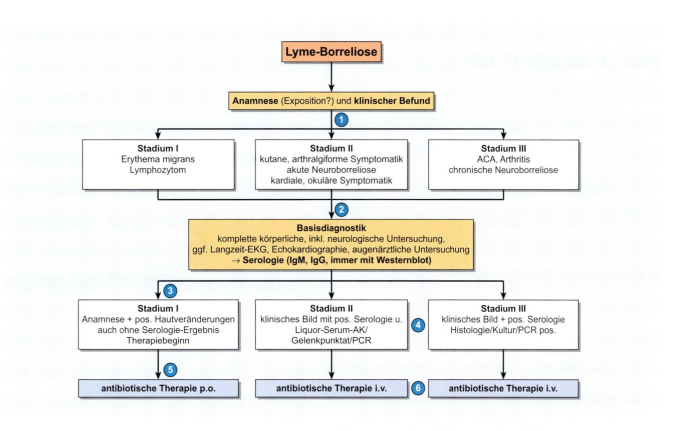

Evidenz der Therapieempfehlungen bei Lyme-Borreliose		
	Evidenzgrad	Empfehlungsstärke
Therapie im Stadium I (EM, Lymphozytom)		
Doxycyclin 2 × 100 mg	Ib	A
Amoxicillin 3 × 500 mg/d	Ib	A
Cefuroxim 2 × 500 mg	Ib	A
Azithromycin 2 × 250 mg	Ib	E
Stadium II (frühe neurologische Komplikation)		
Ceftriaxon 1 × 2 g/d i. V.	Ib	B
Penicillin G 18–24 Mio. IE/d in 6 Dosen i. V.	Ib	B
Cefotaxim 3 × 2 g/d i. V.	Ib	B
Doxycyclin 2 × 200–400 mg	II	B
Stadium II (kardiale Manifestation)		
Ceftriaxon 1 × 2 g/d i. V.	IV	B
Penicillin G 18–24 Mio. IE/d in 6 Dosen	IV	B
Cefotaxim 3×2 g/d i. V.	IV	B

Evidenz der Therapieempfehlungen bei Lyme-Borreliose (Forts.)		
	Evidenzgrad	Empfehlungsstärke
Stadium III		
Arthritis		
Doxycyclin 2 × 100 mg oral	Ib	B
Amoxicillin 3 × 500 mg oral	Ib	B
Cefuroxim 3 × 500 mg oral	IV	B
Re-Therapie bei Versagen		
erneute orale Therapie	IV	B
intravenöse Therapie	IV	C
bei refraktärer Arthritis (2 Behandlungen, einmal intravenös, PCR aus Synovia, -flüssigkeit negativ)	IV	B
späte neurologische Manifestation		
Ceftriaxon 1 × 2 g/d	III	B
Penicillin G 18–24 Mio. IE/d in 6 Dosen i. V.	IV	B
Cefotaxim 3 × 2 g/d i. V.	IV	B
Acrodermatitis chronica atrophicans		
orale Therapie	IV	B

M. Ebert, M. Mayr
Magenkarzinom

Zur Orientierung

Das primäre Magenkarzinom bezeichnet die verschiedenen malignen epithelialen Neoplasien des Magens. Verschiedene **Risikofaktoren** wie Ernährung, genetische Prädisposition, intestinale Metaplasie und HP-Infektion sind bekannt.

Frühsymptome des Magenkarzinoms wie dyspeptische Beschwerden fehlen häufig oder sind uncharakteristisch, die Diagnose wird daher oft erst in fortgeschrittenen Tumorstadien gestellt.

Durch Gastroskopie mit Biopsie wird die **Diagnose** gesichert. Das Primärstaging wird durch die Endosonographie und verschiedene bildgebende Verfahren ergänzt.

Klassifikationen und Stadieneinteilung

Histologisch unterscheidet man Adenokarzinome (papillär, tubulär, muzinös, Siegelringzellkarzinom), adeno-squamöse Karzinome, Plattenepithelkarzinome und undifferenzierte Karzinome. Meist handelt es sich um **Adenokarzinome**, oft auch im Bereich des ösophagogastralen Übergangs (AEG Typ I–III nach Siewert).

Die **Laurén-Klassifikation** differenziert das Magenkarzinom nach dem histologischen Wachstumsmuster. Sie ist insbesondere für das Resektionsausmaß von Bedeutung. Man unterscheidet:
- **Diffuser Typ:** infiltratives Wachstum, frühe lymphatische Metastasierung, Entwicklung einer Linitis plastica
- **Intestinaler Typ:** polypös, drüsig wachsend, gut begrenzt, bessere Prognose
- **Mischtyp.**

Die **Stadieneinteilung** des Magenkarzinoms erfolgt nach der **TNM-Klassifikation:**

TNM-Klassifikation des Magenkarzinoms	
T1a	Invasion der Lamina propria oder Muscularis mucosae
T1b	Inv. der Submukosa
T2	Inv. der Muscularis propria
T3	Inv. der Subserosa (einschl. Inv. des Lig. gastrocolicum oder gastrohepaticum ohne Perforation der Serosa)
T4a	Perforation der Serosa
T4b	Inv. von Nachbarorganen
N1	Metastasen in 1–2 regionären LK* (von mindestens 15 LK)
N2	Metastasen in 3–6 regionären LK*
N3	Metastasen in ≥ 7 regionären LK*
N3a	Metastasen in 7–15 regionären LK
N3b	Metastasen in ≥ 16 regionären LK
M1	andere LK oder Fernmetastasen (einschließlich pos. Peritonealzytologie)
*regionäre LK = große + kleine Kurvatur, Pankreas und Milzregion	

Stadieneinteilung des Magenkarzinoms	
Stadien (AJCC)	TNM
IA	T1 N0
IB	T1 N1/T2 N0
IIA	T1 N2/T2 N1/T3 N0

Stadieneinteilung des Magenkarzinoms (Forts.)	
Stadien (AJCC)	TNM
IIB	T1 N3, T2 N2, T3 N1, T4a N0
IIIA	T2 N3/T3 N1/T4a N1
IIIB	T3 N3, T4a N2, T4b N0/1 M0
IIIC	T4a N3, T4b N2–3 M0
IV	jedes T jedes N M1

Therapie

Die Therapie des Magenkarzinoms richtet sich nach dem Stadium der Erkrankung. Eine endoskopische Resektion ❶ ist bei Beschränkung des Tumors auf die Mukosa (**Mukosakarzinom**) möglich. Sobald das Karzinom die Submukosa (**Submukosakarzinom**) er-

Evidenz der Therapieempfehlungen beim Magenkarzinom		
	Evidenzgrad	Empfehlungsstärke
endoskopische Therapie		
Oberflächliche Magenkarzinome, die auf die Mukosa begrenzt sind (T1a N0 M0), können unter bestimmten Voraussetzungen endoskopisch abgetragen werden: • < 2 cm Größe in erhabenen Typen • Läsionen von < 1 cm Größe in flachen Typen • histologischer Differenzierungsgrad: gut oder mäßig (G1/G2) • keine makroskopische Ulzeration • Invasion begrenzt auf die Mukosa • keine restliche invasive Erkrankung nach ER	II	0
lokal fortgeschrittenes Magenkarzinom		
Beim lokal fortgeschrittenen Magenkarzinom kann eine perioperative Chemotherapie durchgeführt werden.	Ib	A/B
Bei einer Lymphadenektomie < D2 oder in begründeten Risikosituationen kann eine adjuvante Radiochemotherapie durchgeführt werden.	II	0
metastasiertes Magenkarzinom		
Die Durchführung einer palliativen Chemotherapie beim HER2/neu positiven Magenkarzinom mit Trastuzumab ist sinnvoll.	Ib	

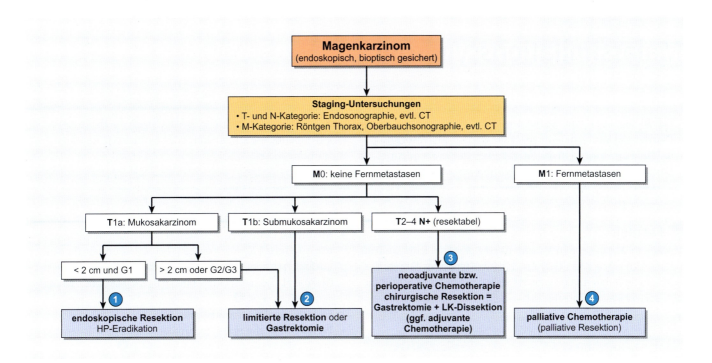

reicht hat, ist die chirurgische Resektion mit Lymphknotendissektion erforderlich ❷.

Bei Tumoren mit **Lymphknotenbefall** ohne Fernmetastasen (T2–4 N+) ist eine perioperative Chemotherapie ❸ indiziert. In Einzelfällen kann eine adjuvante Radiochemotherapie sinnvoll sein.

Ist in **fortgeschrittenen Stadien** kein kurativer Therapieansatz möglich, wird eine palliative systemische Chemotherapie ❹ durchgeführt. Für die palliative Chemotherapie ist die Analyse des HER2/neu-Status am Tumor erforderlich. Sofern eine HER2/neu-Überexpression vorliegt, kann der Antikörper Trastuzumab mit der Chemotherapie verabreicht werden.

Komplikationen

Neben den **allgemeinen** Symptomen einer fortgeschrittenen Tumorerkrankung wie Fatigue, Schmerzen, Kachexie, Anämie etc. sind für das Magenkarzinom auch **paraneoplastische** Syndrome beschrieben (u. a. Akrokeratose, Acanthosis nigricans). Spezifische Komplikationen durch **lokales** Tumorwachstum sind Passagestörungen (Ileus), Blutungen, Aszites und Abtropfmetastasen der Ovarien (Krukenberg-Tumoren).

Ökonomische Aspekte

Die Durchführung einer Endosonographie ist nur bei einem potenziell kurativen Therapieansatz sinnvoll.

Nach Durchführung einer neoadjuvanten Chemotherapie sind vor der geplanten Resektion keine weiteren diagnostischen Untersuchungen erforderlich, sofern der Patient keine neuen Symptome in Zusammenhang mit dem Tumor aufweist.

Die Gabe von Trastuzumab ist nur beim HER2/neu-positiven Tumor indiziert.

B. Siegmund, M. Schumann
Malassimilationssyndrom

Zur Orientierung

Polyätiologisches Syndrom mit den **Leitsymptomen** chronische Diarrhö und Steatorrhö. Die zugrunde liegende **Malabsorption** (Störung der Resorption der Nahrungsbestandteile aus dem Darmlumen) oder **Maldigestion** (Störung der Aufspaltung der Nahrungsbestandteile) kann sich jedoch auch durch unspezifische Symptome wie z. B. Anämie oder verminderte Knochendichte präsentieren.

Formen

Sowohl die Malabsorption als auch die Maldigestion kann zu dem bunten klinischen Bild des Malassimilationssyndroms führen. Die ätiologische Differenzialdiagnose ❶ stellt den kritischen Schritt für eine spätere kausale Therapie dar.

Ätiologische Differenzialdiagnose des Malassimilationssyndroms	
Malabsorption	Maldigestion
• **Dünndarmerkrankungen:** z. B. Zöliakie, tropische Sprue, Parasitosen, andere Infektionen, Morbus Whipple, Morbus Crohn, Amyloidose, HIV-Enteropathie • **Dünndarmresektion** (= Kurzdarm) • **Intestinale Durchblutungsstörung:** Angina intestinalis, schwere Rechtsherzinsuffizienz • **gestörte intestinale Lymphdrainage:** idiopathisch, sekundär (Lymphome, Morbus Whipple u. a.) • **hormonal aktive Tumore:** Karzinoid, Zollinger-Ellison-Syndrom, Verner-Morrison-Syndrom • **Systemerkrankungen:** systemische Sklerose, systemischer Lupus erythematodes, HIV, variables Immundefektsyndrom (common variable immunodeficiency, CVID), Morbus Addison, Diabetes mellitus, Hyperthyreose	• **Zustand nach Magenresektion** • **exokrine Pankreasinsuffizienz:** chronische Pankreatitis, Mukoviszidose, Pankreasresektion • **Mangel an konjugierten Gallensäuren:** Ileumresektion/Morbus Crohn; Dekonjugation durch bakterielle Fehlbesiedlung (Blind-loop-Syndrom), parenchymatöse Lebererkrankung, biliäre Obstruktion • **Bindung bzw. Unlöslichkeit der konjugierten Gallensäuren:** Zollinger-Ellison-Syndrom, Colestyramin-Einnahme • **primärer** (d. h. vererbter) **Lactasemangel**

Therapie

Die Grundlage der Therapie wird durch die **Diagnose der kausalen Ursache** des Malassimilationssyndroms gebildet.
- **Anamnese:** Operationen, Reisen, Familienanamnese (Zöliakie, Morbus Crohn), Alkoholkonsum, Diabetes mellitus, Medikamente, HIV, Strahlentherapie in der Vorgeschichte ❷
- **Klinik/Labor:** Steatorrhö, chronische Diarrhö, hypoproteinämische Ödeme, Flatulenz, Anämie, Symptome des Mangels an fettlöslichen Vitaminen (A, D, E, K), sekundäre endokrine Störungen (z. B. Amenorrhö), Symptome der ursächlichen Erkrankung ❸
- **Stuhluntersuchungen:** mikrobiologische Untersuchung, Fettbestimmung im Stuhl (pathologisch > 7 g/24 h) ❹
- **Atemtests:** Laktose-H_2-Atemtest (Laktosemalabsorption primär/sekundär); Xylose-Atemtest (bei Malabsorption im Jejunum finden sich im Sammelurin verminderte Xylosewerte), Glukose-H_2-Atemtest (Ausschluss bakterielle Fehlbesiedlung), ggf. Schilling-Test ❺
- **Endoskopie:** Dünndarmbiopsien ❻
- **Weitere Bildgebung:** Dünndarmdarstellung (MR-Enteroklysma), Abdomensonographie, Abdomen-CT ❼.

Ist die **kausale** Ursache bekannt, muss diese soweit möglich therapiert werden ❽, z. B. Enzymsubstitution bei exokriner Pankreasinsuffizienz, Therapie des Morbus Crohn, glutenfreie Diät bei Zöliakie (➤ Glutensensitive Enteropathie). In manchen Fällen gelingt keine kausale Klärung oder die Therapie der Grunderkrankung führt zu keiner kompletten Beseitigung des Malassimilationssyndroms. In diesen Fällen ist eine **symptomatische** Therapie indiziert. Diese beinhaltet bei Patienten mit kritischem Ernährungszustand eine parenterale Ernährung sowie eine parenterale Substitution der mangelhaft resorbierten Stoffe, z. B. fettlösliche Vitamine, Vitamin B_{12} oder auch Eisen.

Komplikationen

Die Komplikationen entstehen als Folge der Mangelernährung. Es können ein unspezifischer **Gewichtsverlust** oder bei **Eiweißverlust** Ödeme auftreten. Bei **mangelnder Kohlenhydratabsorption** kann es zu Flatulenz kommen. Bei **Vitaminmangel** werden spezifische Mangelzustände beobachtet: Vitamin A → Nachtblindheit und trockene Haut; Vitamin D → Rachitis (Säuglinge) und Osteomalazie; Vitamin K → Blutungsneigung durch verminderte Synthese von Gerinnungsfaktoren; Vitamin B_{12}, Folsäure und Eisen → Anämie.

Ökonomische Aspekte

Die ökonomischen Aspekte treffen beim Malassimilationssyndrom primär die Patienten selber, da die Ernährung häufig aufwändig und teuer ist. Bei Sozialhilfeempfängern (Arbeitslosengeld, Hartz IV) kann in Abhängigkeit der zugrunde liegenden Diagnose hier ein Mehrbedarf beantragt werden.

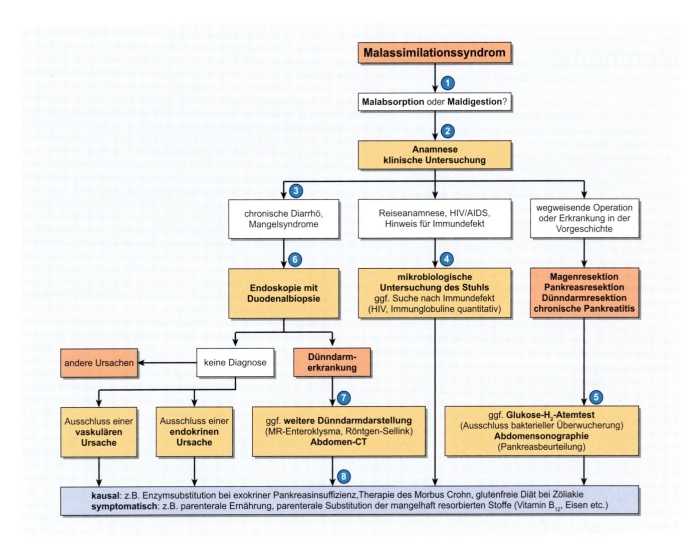

A. Schwartz
Meningitis

Zur Orientierung

Die **Meningitis** ist eine Entzündung der Hirnhäute. Eine eitrige Entzündung der harten Hirnhaut z. B. durch offene Schädel-Hirn-Verletzung wird als **Pachymeningitis** bezeichnet. Eine Entzündung der weichen Hirnhäute, eine **Leptomeningitis,** führt häufig zu einer Ausbreitung auf das Hirnparenchym.
Nackensteifigkeit und im weiteren **meningeale Dehnungszeichen** wie Lasègue-, Kernig- und Brudzinski-Zeichen nach einem Prodromalstadium mit Abgeschlagenheit, Müdigkeit und Inappetenz zusammen mit Kopfschmerzen und Fieber lassen eine Meningitis vermuten. Bei Verdacht auf Meningitis sollte eine Liquorpunktion vorgenommen werden, gleichzeitig auch ein Differenzialblutbild und CRP-Verlaufskontrollen. Die Erregersuche im peripheren Blut und apparative Bildgebung mit CT und/oder MRT sind ebenfalls obligat ❶.

Formen
- **Virale Meningitis:** häufigste ZNS-Entzündung überhaupt, die nach uncharakteristischem Prodromalstadium im Verlauf von 2 Wochen in der überwiegenden Zahl der Fälle spontan abklingt.
- **Bakterielle Meningitis:** zweithäufigsten Meningitisform. Der Verlauf ist abhängig vom Erreger. Während bei Erwachsenen meist Pneumokokken (ca. 50 %) und Meningokokken (ca. 30 %) gefunden werden, sind es bei Säuglingen und Kleinkindern überwiegend gramnegative Enterobakterien oder *Haemophilus influenzae*. Bei älteren Kindern und Jugendlichen finden sich in fast der Hälfte der Fälle Meningokokken.
- **Pilzmeningitis:** am häufigsten durch *Kryptococcus neoformans*, *Aspergillus fumigatus* und *Actinomyces israelii*, seltener *Histoplasma capsulatum* oder *Candida albicans*. Die Haupteintrittspforte ist die Lunge mit sekundärer hämatogener Streuung. Nicht selten kann es zu einer zerebralen Abszedierung kommen.
- **Parasitäre Meningitiden** durch Protozoen oder durch Würmer sind charakterisiert durch meningitische Zeichen zu Beginn, der subakut verläuft. Die meisten chronischen Meningitisfälle sind parasitär bedingt.

Therapie
- **Bakterielle Meningitis** ❷**:** Es muss so früh wie möglich eine **antibiotische Therapie** begonnen werden. Ein mikroskopischer Nachweis von Kokken oder ein Antibiogramm sind schnell anzustreben. Wenn bei Erwachsenen der Erreger unbekannt ist, wird die Therapie zunächst mit einer Kombination aus Breitspektrum-Penicillin, Cephalosporin der 3. Generation und einem Aminoglykosid eingeleitet. Sind bereits Kokken nachgewiesen, kann auch mit Penicillin G allein begonnen werden. **Allgemeine Therapiemaßnahmen** sind: Fiebersenkung und Analgesie, ggf. Sedierung, Therapie des Hirnödems mit hyperosmolaren Substanzen (z. B. Sorbit) und ggf. antikonvulsive Einstellung (z. B. Phenytoin-Infusionen). Bei Entwicklung eines **Verschlusshydrozephalus** kann eine externe Ventrikeldrainage notwendig werden.
- **Parasitäre Meningitis** ❸**: Protozoen** wie *Toxoplasma gondii* werden mit Folsäure-Antagonisten (Pyrimethamin) + Sulfonamid (Sulfadiazin) + Folsäure behandelt, **Trypanosomen** mit Pentamidin oder Nitrofuranen, **Würmer** wie Ascariden mit Mebendazol, *Toxocara canis*, *Taenia solium* und **Schistosomen** mit Breitspektrum-Anthelminthika.
- **Pilzmeningitis** ❹**:** Die Basisbehandlung wird mit intravenöser Gabe von **Amphotericin B** durchgeführt. Bei immuninkompetenten Patienten sollte eine Kombination mit Flucytosin oder **Fluconazol** angestrebt werden. Raumfordernde Abszesse oder Pilzgranulome erfordern eine neurochirurgische Sanierung, ggf. unter gleichzeitiger Chemotherapie.

Charakteristische Befunde bei Meningitis		
Diagnose	Häufigkeit	charakteristische Befunde
virale Meningitis	++++	- **Blut:** CRP spät und gering erhöht, Lymphozytose - **Liquor:** klar, wenige bis 1 000/ml lymphomonozytäre Zellen, Gesamteiweiß gering erhöht, Zucker unauffällig
bakterielle Meningitis	++	- **Blut:** CRP +++, neutrophile Granulozytose, ggf. Bakterien in der Blutkultur - **Liquor:** trüb bis eitrig, 400–4 000/ml neutrophile Granulozyten, Gesamteiweiß > 1 g/l, Albuminkonzentration Liquor/Plasma > 20, Glukose erniedrigt, Laktat erhöht, ggf. Erreger - **MRT:** ggf. Anfärbung der Meningen bzw. der Ventrikelwände, Ausschluss Hydrozephalus (!)

parasitäre Meningitis	(+)	- **Blut:** CRP ++, leichte Leukozytose, ggf. Eosinophilie und Stuhlbefund bei Würmern
		- **Liquor:** leichte Pleozytose und Eiweißhöhung, Eosinophilie bei Würmern
		- **MRT, CT:**
		  – Toxoplasmose: unspezifische, multifokale Herde, chronisch Verkalkungen v. a. periventrikulär
		  – Zystizerkose: Zysten mit Kontrastmittelaufnahme und Ödem

Pilzmeningitis	(+)	- **Blut:** CRP spät und gering erhöht, vereinzelt Eosinophile - **Liquor:** lymphomonozytäre Pleozytose (30–300 Zellen/ml), Direktnachweis durch Spezialfärbungen, mäßige Eiweißhöhung, erniedrigte Glukose, passager oligoklonale IgG-Banden - **MRT:** intrazerebrale Abszesse oder Granulome

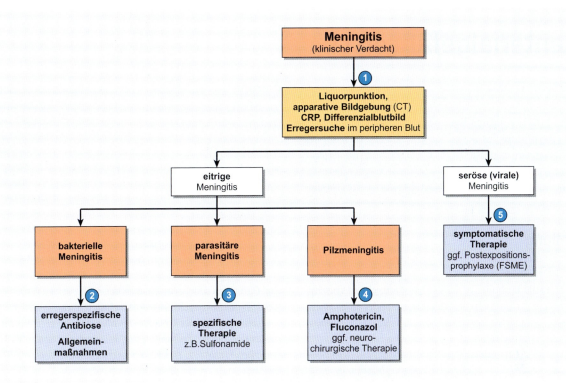

- **Virale Meningitis ❺: symptomatische Therapie** durch Fiebersenkung mit physikalischen Maßnahmen (z. B. kalte Umschläge) oder Antipyretika (z. B. Paracetamol) sowie Kopfschmerztherapie. Selten ist die Therapie eines Hirnödems notwendig. Bei Verdacht auf eine Frühsommer-Meningoenzephalitis (FSME) nach Zeckenbissen in Endemiegebieten kann innerhalb der ersten 3 Tage noch eine **Postexpositionsprophylaxe** nachgeholt werden (passive Immunisierung mit Immunglobulin).

Evidenz der Therapieempfehlungen bei der Behandlung der eitrigen und nicht eitrigen Meningitis

Die Evidenz der Therapieempfehlungen beruht auf einer Entwicklungsstufe S1, Expertenkommission, repräsentative Expertengruppe der medizinischen Fachgesellschaft, sowie S2, formale Konsensusfindung, nominaler Gruppenprozess, Delphi-Methode und Konsensuskonferenz. Diese Entwicklungsstufen fußen auf einem Empfehlungsgrad und einer Nachweisstärke von A1a bis A1c sowie B2a bis B3b, einige wenige auch auf C4 und D5.

Komplikationen

Bei einer Meningitis kann es zu zahlreichen Komplikationen kommen, schlimmstenfalls zur **Sepsis** und zum **septischen Schock.** Unbehandelt verläuft die bakterielle Meningitis oft tödlich, doch auch unter Therapie beträgt die Sterblichkeit je nach Art der Erkrankung 5–30 %. Eine gefürchtete Komplikation ist das **Waterhouse-Friderichsen-Syndrom.**

Ökonomische Aspekte

Der schnelle Behandlungsbeginn bei Verdacht auf eine bakterielle Meningitis ist sehr wichtig und beeinflusst die Prognose und damit die indirekten Kosten durch Krankenhausaufenthalt und die Dauer der Rekonvaleszenz. Die direkten Kosten der Therapie hängen zu einem überwiegenden Teil von der Wahl der Antibiotika ab. Diese sollte sich grundsätzlich nach dem Ergebnis der Resistenzprüfung (Antibiogramm) richten, sobald das Ergebnis vorliegt, um den Einsatz wenig oder gar nicht wirksamer Antibiotika zu vermeiden und einer Resistenzbildung vorzubeugen.

G. Fluhr, J. Mayerle
Mesenterialgefäßverschluss

Zur Orientierung

Akute Mesenterialgefäßverschlüsse können zum Mesenterialinfarkt mit Infarzierung und Nekrose von Darmabschnitten führen. **Leitsymptom** des akuten Mesenterialgefäßverschlusses ist ein plötzlich auftretender starker Bauchschmerz, oft gefolgt von einem symptomarmen Intervall. Da die Ischämietoleranz des Darms nur wenige Stunden beträgt, ist eine **rasche Diagnosestellung** überlebenswichtig. Die Letalität der akuten mesenterialen Ischämie liegt immer noch um 50 %. Entwickelt sich die Stenosierung einer Mesenterialarterie langsam, können sich Kollateralkreisläufe ausbilden. Schmerzen treten dann oft nur bei einem gesteigerten Blutbedarf des Darms auf, z. B. postprandial (Angina abdominalis).

Einteilung

Die akute mesenteriale Ischämie wird nach der Ätiologie der Gefäßokklusion unterteilt:
- **Akute arterielle Embolie** (ca. 50 %): meist ausgehend vom linken Herzen, manchmal von den Herzklappen oder einer arteriosklerotisch veränderten Aorta. In 85 % der Fälle ist die A. mesenterica superior betroffen.
- **Akute arterielle Thrombose** (ca. 25 %): entsteht auf dem Boden arteriosklerotischer Veränderungen. Angina abdominalis und Gewichtsverlust können auf eine vorbestehende chronische Durchblutungsstörung hindeuten.
- **Nichtokklusive mesenteriale Ischämie** (NOMI; ca. 20 %): mesenteriale Vasokonstriktion als Reaktion auf eine vorausgegangene erhebliche Minderperfusion des Stromgebietes (z. B. bei kardiochirurgischen Eingriffen oder Volumenmangel anderer Art).
- **Mesenterialvenenthrombose** (ca. < 10 %): bei Hyperkoagulabilität, Reduktion des venösen Blutflusses bei portaler Hypertension, intraabdominalen Tumoren, Verletzungen oder Entzündungen (z. B. Pankreatitis, Divertikulitis).

Therapie

Die Inzidenz der akuten Mesenterialischämie ist mit max. 0,2 % aller Akutpatienten in Notaufnahmen gering. Besonders bei älteren Patienten mit kardiovaskulären Risikofaktoren muss bei heftigen Bauchschmerzen und initial relativ blandem Abdomenbefund ggf. in Kombination mit Übelkeit, Erbrechen, Diarrhö, Fieber und peranalem Blutabgang aber unbedingt an diese Differenzialdiagnose gedacht werden. Bei Peritonitiszeichen liegt häufig schon eine irreversible Darmischämie mit Nekrosen vor. Die laborchemischen Veränderungen sind unspezifisch (Laktaterhöhung, Leukozytose, CRP-Anstieg). Ein normaler D-Dimer-Wert kann eine akute mesenteriale Ischämie ausschließen.

Bei jedem Patienten, bei dem der Verdacht auf eine mesenteriale Ischämie besteht, sollte schnellstmöglich eine CT-Angiographie ❶ durchgeführt werden - auch bei evtl. erhöhten Nierenwerten, da eine verzögerte Diagnose dem Patienten mehr schadet als das Kontrastmittel.

Therapeutisch wichtige Basismaßnahmen ❷ sind:
- Optimierung des Volumenhaushalts mit Kristalloiden und ggf. Blutprodukten (gesteuert durch hämodynamisches Monitoring; hoher Volumenbedarf durch „Capillary Leak" möglich),
- Korrektur des Elektrolyt- und Säure-Basen-Haushalts,
- Kreislaufstabilisierung,
- Anlage einer nasogastrischen Sonde zur Druckentlastung,
- Breitspektrumantibiotika,
- Vollantikoagukation mit unfraktioniertem Heparin i. v. (Empfehlungsgrad 1B).

Bei Patienten mit Peritonitiszeichen sollte unverzüglich eine Laparotomie ❸ durchgeführt werden (Empfehlungsgrad 1A).

Abhängig von der Ursache des Mesenterialverschlusses kommen unterschiedliche Techniken zur **Wiederherstellung des Blutflusses** zum Einsatz: z. B. ❹ Embolektomie oder verschiedene Angioplastieverfahren bei embolischen Verschlüssen der Arteria mesenterica superior, ❺ Bypassverfahren (ggf. mit Einsatz von Gefäßprothesen) bei Thrombosen, die von der Aorta ausgehen. Die **Entfernung sämtlicher avitaler Darmabschnitte** ist wichtig, um ein Multiorganversagen und infolgedessen den Tod des Patienten zu verhindern. In unklaren Fällen kann eine intraoperative Doppler-Sonographie weiterhelfen, ggf. auch ein Arteriogramm.

Nach dem sog. Damage-Control-(Schadensbegrenzungs-)Verfahren wird geplant, innerhalb von meist 48 Stunden eine **Second-Look-Operation** ❻ durchzuführen, in der die Darmvitalität reevaluiert, ggf. nachreseziert und über Anastomosen, Stomaanlage und Bauchdeckenverschluss entschieden wird.

Bei Patienten, die bei fehlenden Peritonitiszeichen keine offene Notfalloperation benötigen, können zur Wiederherstellung des Blutflusses primär endovaskuläre Embolektomiemethoden, Throm-

Empfehlungen zum Management der akuten mesenterialen Ischämie		
Empfehlungen	Evidenzgrad	Empfehlungsstärke
Diagnostik		
Bei Patienten mit V. a. auf eine akute mesenteriale Ischämie wird eine dringliche CTA empfohlen.	I	C
Bei Patienten mit V. a. auf eine akute mesenteriale Ischämie sollte eine Bestimmung der D-Dimere erwogen werden, um die Diagnose abzuschließen.	IIa	B
Behandlung		
Bei Patienten mit akutem embolischem Verschluss der A. mesenterica superior sollten sowohl die endovaskuläre als auch die offen chirurgische Therapie in Betracht gezogen werden.	IIa	B
Bei Patienten mit akutem thrombotischem Verschluss der A. mesenterica superior sollte eine endovaskuläre Therapie als Strategie der ersten Wahl zur Revaskularisation erwogen werden	IIa	B

Nach: ESC Pocket Guidelines. Version 2017. Diagnose und Therapie der peripheren arteriellen Erkrankung. Kapitel 8. Erkrankungen der Mesenterialarterien

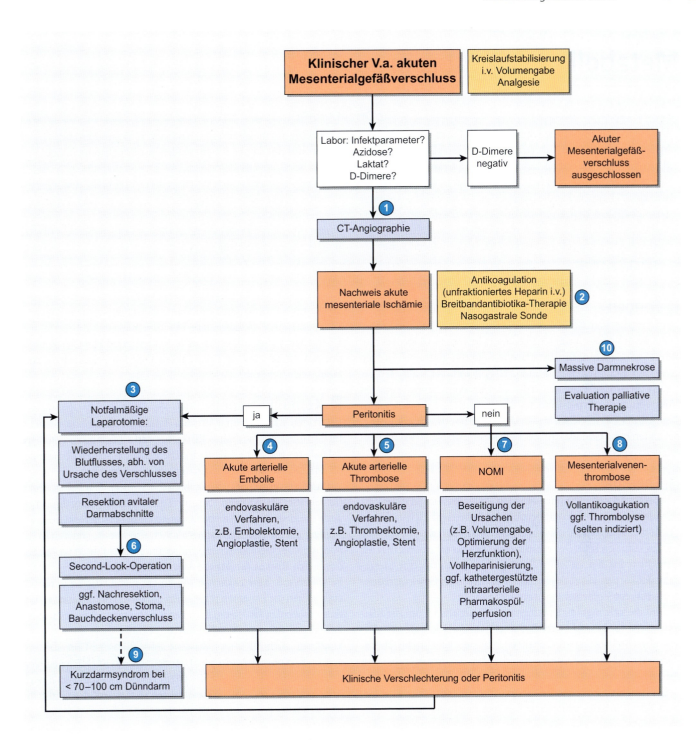

bolyse, Angioplastie mit oder ohne Stentimplantation und intraarterielle Vasodilatatoren zum Einsatz kommen.

Bei Verdacht auf eine NOMI ❼ steht die Beseitigung der zugrunde liegenden Ursachen an erster Stelle, zusätzlich eine systemische Antikoagulation und ggf. die kathetergestütze Infusion vasodilatatorischer Substanzen (z. B. Papaverin) in die A. mesenterica superior. Mesenterialvenenthrombosen ❻ können häufig mit einer systemischen Heparinisierung behandelt werden.

Komplikationen

Bei der Resektion von ischämisch geschädigten Darmabschnitten können Anastomoseninsuffizienzen mit einer deutlichen Steigerung der Letalität auftreten. Verbleiben < 70–100 cm Dünndarm, droht ein Kurzdarmsyndrom ❾. Daher kann es beim Nachweis sehr ausgedehnter Darmnekrosen ❿ insbesondere bei multimorbiden Patienten teilweise angezeigt sein, von vornherein auf eine Operation zu verzichten und ein palliatives Vorgehen zu wählen.

K. Parhofer
Metabolisches Syndrom

Zur Orientierung

Unter dem metabolischen Syndrom versteht man das überzufällig häufig gemeinsame Auftreten von mehreren kardiovaskulären Risikofaktoren, die arteriosklerotische Gefäßveränderungen und deren Folgeerkrankungen (z. B. Myokardinfarkt, Apoplex) nach sich ziehen können. Für die Diagnose gibt es eine Reihe von **unterschiedlichen Definitionen.** Am häufigsten wird dabei die gemeinsame Definition internationaler Fachgesellschaften (IDF, NHLBD, AHA, EAS, etc.) verwendet ❶. Die pathogenetische Grundlage des metabolischen Syndroms ist die **abdominale Adipositas** mit daraus resultierender **Insulinresistenz** (möglicherweise auf dem Boden einer „Low-grade-Entzündung"). Die Prävalenz des metabolischen Syndroms beträgt in der deutschen Erwachsenenbevölkerung ungefähr 25 %. Aufgrund der Zunahme von Adipositas steigt auch die Prävalenz des metabolischen Syndroms ständig an. Zunehmend sind mehr Jugendliche und junge Erwachsene betroffen.

Formen

Der Übergang vom Gesunden zum metabolischen Syndrom ist fließend. Beim Vorliegen eines Risikofaktors bzw. eines Diagnosekriteriums sollte auch nach den anderen Faktoren gefahndet werden (also Glukosestoffwechselstörung, Fettstoffwechselstörung, Hypertonus). Bei vielen Patienten stellt das metabolische Syndrom ein **Vorstadium des Typ-2-Diabetes** dar. Genetische Faktoren bedingen, warum bei manchen Patienten die **Fettstoffwechselstörung,** bei anderen die **Glukosestoffwechselstörung** und bei wieder anderen der **Hypertonus** im Vordergrund steht.

Therapie

Entsprechend der zugrunde liegenden Pathophysiologie ist es entscheidend, über eine **Veränderung des Lebensstils** (Gewichtsreduktion und Steigerung der körperlichen Aktivität) das abdominale Fett zu reduzieren ❸. Der entscheidende Punkt scheint hierbei die Gewichtsreduktion zu sein. Allerdings können durch eine Steigerung der körperlichen Aktivität auch bei fehlender Gewichtsreduktion deutliche Verbesserungen erreicht werden.

Sind die Lebensstilmaßnahmen nicht ausreichend, um die Risikofaktoren (insbesondere Dyslipoproteinämie, Hypertonus, Glukosestoffwechselstörung) zu behandeln, müssen **spezifische Therapieansätze** ❹ gewählt werden (Lipidsenker, Antihypertensiva und Antidiabetika, s. entsprechende Kapitel).

Bei Patienten mit nachgewiesener Atherosklerose oder sehr hohem Risiko hierfür, sollte eine Therapie der Risikofaktoren zeitgleich mit den Lebensstilmaßnahmen begonnen werden. Präventive Maßnahmen, insbesondere mit dem Ziel, das Auftreten von Übergewicht und Adipositas zu verhindern, sind von entscheidender Bedeutung, um langfristig die Zunahme der Prävalenz des metabolischen Syndroms zu stoppen.

Komplikationen

Bei Patienten mit metabolischem Syndrom, aber ohne Diabetes mellitus, besteht ein hohes Risiko für den Übergang in den **Typ-2-Diabetes** (ca. 5–10 % jährlich). Die Patienten sollten deshalb bezüglich des Blutzuckers regelmäßig untersucht werden.

Daneben vermittelt das metabolische Syndrom ein hohes Risiko für **Gefäßerkrankungen.** Neuere Daten weisen darauf hin, dass auch die beim Diabetiker beobachtete erhöhte Atheroseroserate weniger auf die Hyperglykämie, als vielmehr auf die anderen Komponenten des metabolischen Syndroms zurückzuführen ist. Wegen des hohen Risikos für **Atherosklerose-Erkrankungen** (ca. ⅔ aller Patienten mit Atherosklerose weisen ein metabolisches Syndrom auf), sollten die Patienten regelmäßig auf Gefäßkomplikationen untersucht werden ❷. Hierzu kommen am ehesten nichtinvasive Verfahren wie Sonographie, Ergometrie, Echokardiographie, in Zukunft evtl. auch MRT-Angiographie sowie klinische Untersuchungen (z. B. Knöchel-Arm-Index) in Betracht. Beim Nachweis von Atherosklerose in einem Gefäßsystem (z. B. KHK) sollte auch nach Atherosklerose in anderen Gefäßbetten (z. B. Karotiden und periphere Gefäße) gesucht werden.

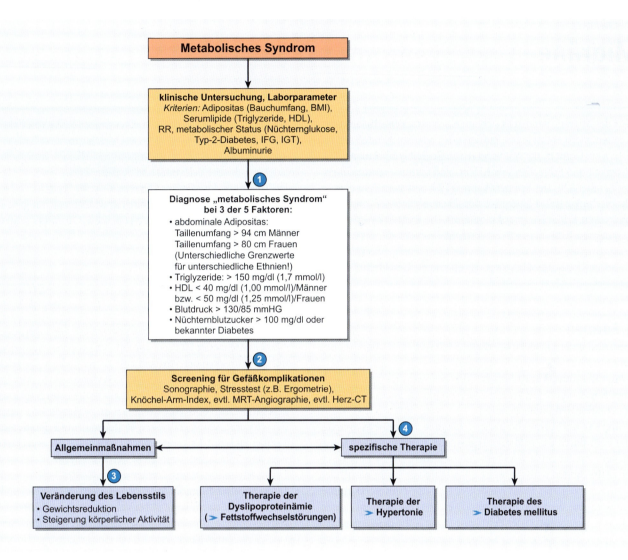

A. Schwartz

Migräne

Zur Orientierung

Bei der Migräne handelt es sich um einen **attackenartig** auftretenden, meist halbseitigen, pulsierenden oder stechenden starken Kopfschmerz, der mit **vegetativen Begleitsymptomen** wie Übelkeit und Erbrechen sowie Licht- und Lärmüberempfindlichkeit einhergeht. Der Schmerz kann 4–72 h andauern. Vor dem Kopfschmerz treten häufig Sehstörungen mit Schleier- und Flimmersehen, selten Flimmerskotome auf. Die Frequenz von Migräneattacken schwankt zwischen mehrmals pro Woche bis wenige Male pro Jahr. Das weibliche Geschlecht ist häufiger betroffen (nur im Kindesalter überwiegt das männliche Geschlecht).

Eine Migräneattacke kann von einer ganzen Reihe von **Faktoren** getriggert werden, wie Wetterwechsel, hormonelle Umstellung (z. B. Menstruation), Nahrungsmittel (Alkohol, Käse, Schokolade), psychische Belastung und Schlafmangel.

Die **Diagnose** der Migräne stützt sich auf die typische Anamnese und den unauffälligen neurologischen Untersuchungsbefund. Apparative Untersuchungen (z. B. EEG, CT, MRT) sollten nur bei V. a. sekundäre Kopfschmerzen (z. B. V. a. intrakraniellen Prozess) durchgeführt werden.

Formen

Prinzipiell unterscheidet man Migräne mit Aura und Migräne ohne Aura.

Migräne ohne Aura (einfache Migräne) wird als migränetypischer Kopfschmerz mit vegetativen Symptomen, aber ohne neurologische Herdsymptome definiert.

Migräne mit Aura (komplizierte Migräne, Migraine accompagnée) wird durch das Auftreten **transienter neurologischer Herdzeichen** von der einfachen Form unterschieden. Die Symptome einer „Aura" treten typischerweise 30–60 min vor (nicht nach!) den Kopfschmerzen auf. Meist handelt es sich um **Flimmerskotome**, d. h. weißliche oder bunte, flackernde Lichter, die langsam (innerhalb von Minuten) von der Peripherie in die Mitte des Gesichtsfeldes laufen. Solche positiven Skotome können gelegentlich von einem negativen Skotom, d. h. einer umschriebenen Zone des Visusverlustes, abgelöst werden. Bei einer visuellen Aura können komplexe szenische Abläufe, Nachbilder (Palinopsie), homonyme Hemianopsie bis zum vorübergehenden kompletten Visusverlust (retinale Migräne) auftreten.

Weitere transiente neurologische Herdzeichen sind **sensible** und **motorische Halbseitensymptome** bis hin zur Hemiplegie (hemiplegische Migräne), seltener auch Aphasien und Dysphasien.

Therapie

Vor dem Beginn jeder Therapie einer Migräne müssen anderweitige Kopfschmerzursachen sorgfältig ausgeschlossen werden. Bei einer langandauernden Anamnese ist auch an einen möglichen Schmerzmittelmissbrauch (analgetikainduzierter Kopfschmerz) zu denken. Wenn ein kausaler Zusammenhang mit der Einnahme von Kontrazeptiva erwogen wird, sollte ein Wechsel der Antikonzeption erfolgen.

Bei der **medikamentösen Therapie** ❶ muss zwischen der Behandlung des Migräneanfalls und der Behandlung im erscheinungsfreien Intervall unterschieden werden.

- **Anfallsbehandlung:** Unabhängig davon, ob es sich um eine leichte oder schwere Migräneattacke handelt, sollte anfangs wegen Übelkeit und Erbrechen Metoclopramid oder Domperidon ❷ (Cave bei gleichzeitiger Einnahme von QT-verlängernden Arzneimitteln oder CYP3A4-Inhibitoren) gegeben werden, auch um ein Erbrechen der Medikamente zu verhindern. Die **leichte** Migräneattacke ❸ wird mit Acetylsalicylsäure (ASS) oder Paracetamol bzw. Ibuprofen behandelt, alternativ kann Naproxen gegeben werden oder eine Kombination zweier dieser Präparate. Bei **schweren** Schmerzattacken ❹ stehen heute Triptane zur Verfügung (s. u.). Es können auch Ergotamine per os, rektal oder über Inhalation verabreicht werden. Alternativ stehen auch Lysinacetylsalicylate zur Verfügung.
- **Intervallbehandlung** ❺: Mit den β-Blockern Metoprolol und Propranolol, den Antikonvulsiva Valproinsäure oder Topiramat soll das erneute Auftreten von Kopfschmerzen verhindert werden. Bei vielen Patienten handelt es sich um eine langfristige, chronische Erkrankung, die mit einer deutlichen Einschränkung der Lebensqualität einhergeht. Im Verlauf der Behandlung treten nicht selten Probleme der Compliance auf. Patienten, bei denen Trigger in Form von Stress eine Rolle spielen, sollte eine **Verhaltenstherapie** oder **Relaxationsverfahren** ❻ angeboten werden. Viele Patienten sprechen auch positiv auf **Entspannungsübungen** an ❻.

Evidenz der Therapieempfehlungen bei Migränebehandlung		
Therapieempfehlung	Evidenzgrad	Empfehlungsstärke
50 mg Sumatriptan waren wirksamer als 1 000 mg ASS, aber nicht als 400 mg Ibuprofen.	I	A
Die Kombination von ASS, Paracetamol und Coffein war wirksamer als Sumatriptan.	I	A
Die Kombination von 900 mg ASS und Metoclopramid war vergleichbar mit 100 mg Sumatriptan.	I	A
100 mg Diclofenac waren vergleichbar mit 100 mg Sumatriptan.	I	A
Rizatriptan 10 mg war Ibuprofen 400 mg überlegen.	I	A
Ergotamintartrat war weniger wirksam als Sumatriptan.	I	A

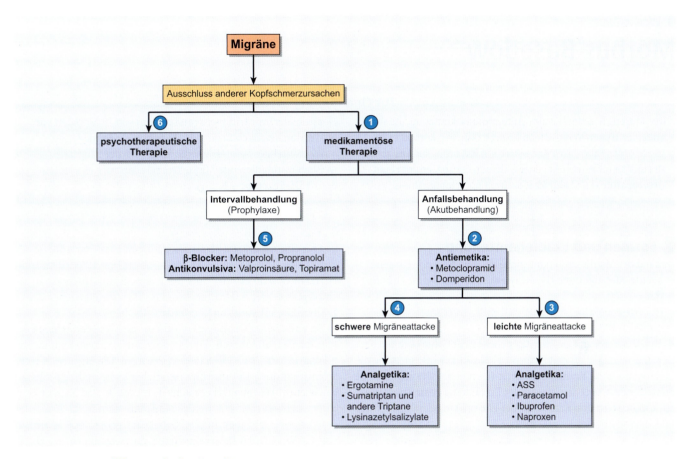

Ökonomische Aspekte

Die Behandlung der Migräne stellt für die Solidargemeinschaft eine hohe Belastung dar, da durch sie sowohl enorme direkte Kosten für die medizinische Therapie als auch hohe indirekte Kosten wie zum Beispiel Erkrankungstage etc. anfallen. Die Migräne zählt daher mit zu den teuersten neurologischen Erkrankungen. Somit muss das Ziel der Therapie sein, so rasch als möglich eine effektive Behebung der Migräneattacken zu erzielen, damit Erkrankungstage zu minimieren und letztendlich in Folge eine Behinderung zu reduzieren.

U. Woenckhaus
Morbus Basedow

Zur Orientierung

Der Morbus Basedow ist eine Autoimmunerkrankung, die sich mit einer **Hyperthyreose** manifestiert. Daneben kommt es in 15–25 % der Fälle durch Kreuzreaktion mit orbitalen Antigenen zu einer signifikanten Augenbeteiligung, der sog. **endokrinen Orbitopathie** (EO; Leitbild: Lidretraktion, Exophthalmus, Doppelbilder). Sie tritt meist im Zeitraum von 18 Monaten **vor** bis 18 Monaten **nach** Beginn der **Hyperthyreose** auf.

Wegweisender Befund sind die in ca. 90 % der Fälle nachweisbaren stimulierenden (in seltenen Fällen auch blockierenden) **TSH-Rezeptor-AK.**

Formen und Stadieneinteilung

Anhand der Manifestation unterscheidet man folgende Formen:
- latente oder manifeste Hyperthyreose ohne endokrine Orbitopathie
- isolierte endokrine Orbitopathie („euthyreoter Morbus Basedow", ca. 10 %)
- Hyperthyreose mit gleichzeitiger endokriner Orbitopathie.

Zur Beurteilung einer endokrinen Orbitopathie wird einerseits die inflammatorische Krankheitsaktivität (clinical activity score, CAS) erfasst, andererseits die Schwere der Erkrankung quantifiziert. Daraus ergeben sich drei Kategorien der EO: mild, moderat bis schwer und visusbedrohend.

Therapie

Wichtigstes Ziel der Behandlung der **Hyperthyreose** ist die Wiederherstellung eines euthyreoten Stoffwechsels. Da Jodzufuhr die Schilddrüsenhormonüberproduktion weiter triggern kann, ist die erste **Allgemeinmaßnahme** ❶ eine weitgehende Jodrestriktion. Nikotinkonsum beeinflusst den Verlauf der Schilddrüsenfunktion ungünstig und verschlechtert bewiesenermaßen auch die endokrine Orbitopathie.

Basis der medikamentösen Behandlung ist die **Thyreostase** ❷, die initial höherdosiert und mit Therapieansprechen auf eine möglichst niedrige Erhaltungsdosis reduziert wird. Zur Behandlung der adrenergen Symptome und Hemmung der Konversion von T4 in T3 sollten β-Blocker (**Propranolol, alternativ auch selektive β1-Blocker**) eingesetzt werden. Um ein frühes Rezidiv zu vermeiden, wird die **thyreostatische Erhaltungstherapie** über 12–18 Monate fortgeführt ❸. Die Entwicklung einer iatrogenen Hypothyreose muss wegen ungünstiger Auswirkungen auf eine endokrine Orbitopathie unbedingt vermieden werden, ggf. wird die Therapie um L-Thyroxin ergänzt.

Nach Absetzen der Thyreostase kommt es innerhalb der ersten 1–2 Jahre in ca. 50 % der Fälle zu einem **Hyperthyreoserezidiv** ❹. Dies erfordert nach Wiederaufnahme der Thyreostase ❺ eine definitive Therapie durch **totale oder nahezu totale Thyreoidektomie** ❻ oder **ablative Radiojodtherapie** ❼. Da sich die EO unter Radiojodgabe verschlechtern kann, wird sie bei höhergradiger EO meist nicht empfohlen.

Schon zu einem früheren Zeitpunkt wird eine definitive Therapie notwendig, wenn die Hyperthyreose auf **Thyreostatika nicht anspricht** ❽, schwere **Medikamenten-Nebenwirkungen** auftreten ❾ bzw. Thyreostatika kontraindiziert sind oder die Wahrscheinlichkeit für eine dauerhafte Remission gering ist (stark vergrößerte SD, hochtitrige TSH-Rezeptor-AK nach laborchemischer Remission etc.). Zur Gewährleistung einer Euthyreose ist im Anschluss an die chirurgische oder nuklearmedizinische Therapie eine **lebenslange L-Thyroxin-Substitution** ❿ erforderlich.

Bei **endokriner Orbitopathie** sind zur Therapie der milden Formen **lokale Maßnahmen** (Tränenersatz, Augensalben, Kopfhochlagerung, getönte Brille) ⓫ häufig ausreichend. Die Effektivität einer Selensubstitution ist umstritten, wird aber insbesondere bei nachgewiesenem Selenmangel empfohlen. Bei moderater bis schwerer, aktiv entzündlicher EO werden **Glukokortikoide** ⓬ eingesetzt (vorzugsweise als gepulste i.v. Gabe), die gewöhnlich innerhalb von 4–6 Wochen zur Besserung führen. Zur Behandlung von Therapieversagern oder bei Auftreten von signifikanten NW sind steroidsparende Immunsuppressiva und vielversprechende Ak-basierte Therapien in Erprobung. Diese könnten das Management der aktiven Kategorie 2 der EO verbessern. Bereits etabliert als Zweitlinientherapie ist die **Orbitaspitzenbestrahlung** ⓭ in Kombination mit Glukokortikoiden. Ultima Ratio bei progredienter Orbitopathie oder akuter Erblindungsgefahr sind chirurg. Maßnahmen, insbesondere die **Orbitadekompression** ⓮.

Ganz wesentlich für den Gesamtverlauf der endokrinen Orbitopathie ist die adäquate schilddrüsenspezifische Behandlung, da sich sowohl die hyperthyreote als auch die hypothyreote Stoffwechsellage negativ auf die Orbitopathie auswirken.

Evidenz der Therapieempfehlung bei Morbus Basedow mit Hyperthyreose		
	Evidenzgrad	Empfehlungsstärke
Nikotinkarenz	III	B
Betablocker	Ib	A
Thyreostatika	IIb	B
Radiojodtherapie (Steroidprophylaxe bei milder EO)	IIb	B
Operation	IIb	B

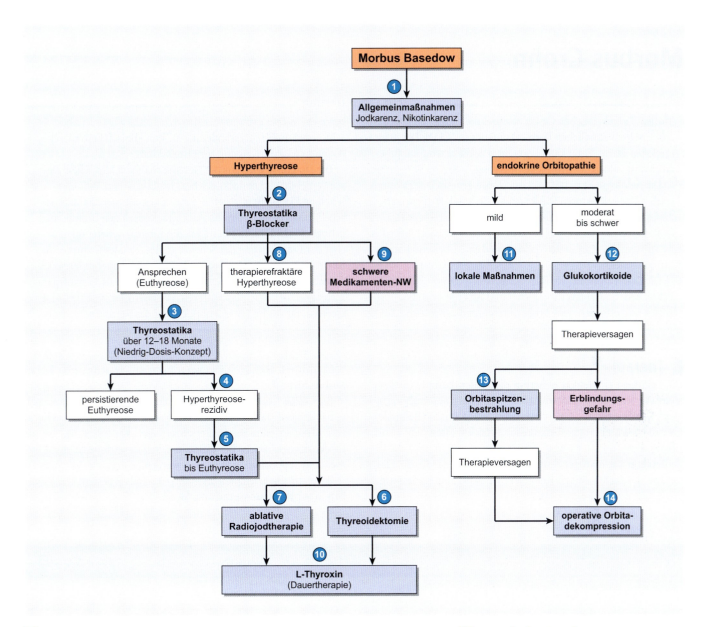

Komplikationen

- **Nebenwirkungen unter Thyreostatikatherapie** (➤ Hypothyreose)
- **Erblindungsgefahr** bei progredienter endokriner Orbitopathie.

Ökonomische Aspekte

Wie bei der Hyperthyreose allgemein ist auch im Spezialfall des Morbus Basedow die Wahl der definitiven Therapie primär von Patientenfaktoren abhängig, ökonomische Aspekte sind von untergeordneter Bedeutung.

Nur bei der primär medikamentösen Therapie über mindestens 12 Monate besteht die Chance auf eine dauerhafte Remission ohne die Notwendigkeit einer lebenslangen L-Thyroxinsubstitution.

Ob die totale Thyreoidektomie kosteneffektiver ist als die Radiojodtherapie, ist in der Literatur umstritten. Zu beachten sind international sehr unterschiedliche Strahlenschutzrichtlinien, die erhebliche Auswirkungen auf die Therapiekosten haben.

Sollten Studien den Nutzen von Ak-basierten Therapien bei aktiver moderater bis schwerer EO weiter untermauern, sind die hohen Kosten dieser Therapieformen mit zu berücksichtigen.

F. Obermeier
Morbus Crohn

Zur Orientierung

Morbus Crohn ist neben Colitis ulcerosa die häufigste Form der chronisch-entzündlichen Darmerkrankungen (CED). Der gesamte Magen-Darm-Trakt kann **segmental** befallen sein, Hauptbefallsort ist jedoch der ileozökale Übergang.

Die **Ätiologie** ist multifaktoriell. Neben genetischen Faktoren spielen Umweltfaktoren wie Rauchen, ein hoher Hygienestandard und die Exposition zu nicht steroidalen Antiphlogistika (z. B. Ibuprofen, Diclofenac) eine Rolle. Pathogenetisch liegen eine Störung der intestinalen Barriere und eine Überaktivität des Immunsystems vor.

Die **Leitsymptome** wie Durchfälle, Bauchkrämpfe, Übelkeit/Erbrechen, Gewichtsverlust, Fieber und Anämie sind eher unspezifisch und erfordern eine breite differenzialdiagnostische Abklärung, ebenso die extraintestinalen Symptome wie Gelenkbeschwerden und Hautveränderungen. Von klinisch besonderer Bedeutung ist die Neigung zur Fistelbildung.

Die **Diagnose** wird aus der Gesamtschau von klinischem Beschwerdebild und endoskopischen, histologischen, radiologischen und laborchemischen Befunden gestellt. Der charakteristische histologische Nachweis von epitheloidzelligen Granulomen gelingt oft nicht. Blutbild und Entzündungsparameter dienen eher der Einschätzung des Schweregrades. Fäkales Calprotectin ist ein unspezifischer Leukozytenmarker, dient eher differenzialdiagnostisch dem Ausschluss einer CED und ist als Verlaufsparameter geeignet. Wichtige **Differenzialdiagnosen** sind die Colitis ulcerosa, infektiöse Enterokolitiden und das Reizdarmsyndrom.

Therapie

Die Leitlinien empfehlen weiterhin die **Stufentherapie** (Step-up), alternativ wird die Top-down-Strategie (hit hard and early) propagiert. Therapieziel ist die Beschwerdefreiheit (klinische Remission), und die Verhinderung struktureller Schäden (Stenosen, Fisteln, Abszesse).

Bei **leichter bis mäßiger Entzündungsaktivität** der Ileozökalregion und des rechtsseitigen Kolon soll zunächst mit **Budesonid** ❷ behandelt werden, bei Therapieversagen mit **systemischen Kortikosteroiden** ❹.

Bei **Colitis Crohn** kann ein Behandlungsversuch mit Sulfasalazin oral oder bei distalem Befall mit Mesalazin (5-ASA) topisch in Form von Klysmen oder Suppositorien erfolgen ❶. Allerdings ist die Evidenzlage schwach. Bei distalem Befall kann **topisch** mit Klysmen und Suppositorien behandelt werden.

Bei erstmaligen leichten bis mäßigen Schüben besteht keine Indikation zur Remissionserhaltung ❸, ❺.

Evidenz der Therapieempfehlungen bei Morbus Crohn			
↑ Remissionsinduktion	Therapie	Evidenzgrad	Empfehlungsstärke
milde Aktivität			
Ileozökalbefall und/oder rechtsseitiges Kolon	Budesonid	I	↑↑
	Mesalazin	IV	↑
Kolonbefall	Sulfasalazin	IV	↑
Mäßige Aktivität			
Ileozökalbefall und/oder rechtsseitiges Kolon	Budesonid oder systemische Steroide	I	↑↑
Kolonbefall	systemische Kortikosteroide	I	↑↑
distaler Befall	begleitend topische Therapie	IV	↑
schwerer Schub/ausgedehnter Dünndarmbefall/symptomatischer Befall des oberen GI-Trakts	systemische Kortikosteroide (± Azathioprin)	I	↑↑
	TNF-Ak (± Azathioprin)	I	↑↑
	anti-IL-12/IL-23 (anti-p40)	I	↑↑
Remissionserhaltung	Azathioprin	I	↑↑
	MTX	I	↑
	Anti-TNF	I	↑↑
	Anti-IL-12/ 23 (p40)	I	↑↑
	Anti-Integrin	I	↑↑
	Keine Kortikosteroide	I	↓↓
primäre Operation bei isoliertem Ileozökalbefall als Alternative vor Einleitung einer immunsuppressiven Therapie erwägen		II	↑

↑↑ stark positiv; ↑ abgeschwächt positiv; ↓↓ stark negativ; ↓ abgeschwächt negativ

Morbus Crohn

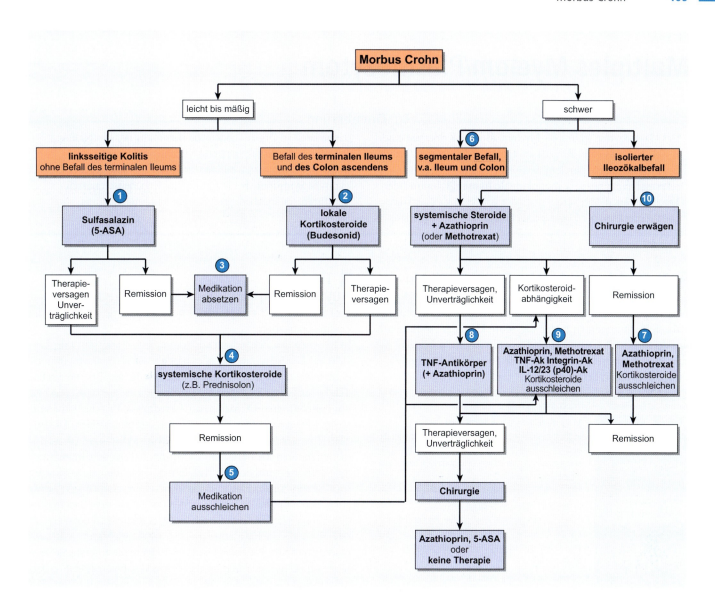

Schwere Schübe sollten primär mit **systemischen Kortikosteroiden** in Kombination mit einem **Immunsuppressivum** (v. a. Azathioprin, 6-Mercaptopurin oder Methotrexat) behandelt werden ❻. Bei Remission sollten die Kortikosteroide ausgeschlichen, die Immunsuppression aber langfristig fortgesetzt werden ❼. Bei fehlendem Ansprechen oder Unverträglichkeit sind die rekombinanten **anti-TNF-Antikörper** wie Infliximab und Adalimumab und deren Biosimilars indiziert. Eine weitere Option zur Akutbehandlung bei fehlender Wirksamkeit/Verträglichkeit von TNF-Ak stellen neuerdings noch IL-12/23 (p40)-Ak dar ❽.

Wichtig ist es jedoch, auch Komplikationen wie Stenosen und eine perforierende Entzündung (Abszesse/Fisteln) bei fehlendem Effekt von Kortikosteroiden auszuschließen und eine begleitende antibiotische Therapie einzuleiten. Zur Durchbrechung einer Kortikosteroidabhängigkeit und zur langfristigen Remissionserhaltung können Azathioprin, TNF-Ak, MTX, der anti-Integrin-Ak Vedolizumab und der anti-IL12/IL23 (p40)-Ak Ustekinumab verwendet werden ❾. Bei isoliertem Ileozökalbefall mit höherer Krankheitsaktivität und dem Bedarf einer langfristigen immunsuppressiven Therapie kann alternativ eine **primäre Operation** diskutiert werden ❿.

Komplikationen

Zu den häufigen Komplikationen gehören narbige **Stenosen,** die Ileusbeschwerden machen können, sowie **Fisteln** (enteroenteral, enterokutan, vaginal, vesikal), die häufig von **Abszessen** begleitet sind. Diese erfordern meist ein chirurgisches Vorgehen. Nach zahlreichen Operationen kann es zum **Kurzdarmsyndrom** kommen. Gefürchtete Komplikationen der langfristigen **Kortikosteroidbehandlung** sind Osteoporose, Diabetes, Cushing-Gesicht und Katarakt.

Ökonomischer Aspekt

Bei TNF-Ak sollten primär Biosimilars von Infliximab und Adalimumab verordnet werden. Diese sind genauso wirksam, aber deutlich günstiger als die „Originalpräparate".

M. Eder
Multiples Myelom/Plasmozytom

Zur Orientierung

Das Plasmozytom (multiples Myelom, Morbus Kahler) ist eine **B-Zell-Neoplasie** mit zumeist multilokulärer/diffuser Infiltration des Knochenmarks durch monoklonale Plasmazellen. Diese sezernieren in über 95 % **monoklonale Immunglobuline** oder **Leichtketten,** die im Serum und/oder Urin nachweisbar sind. Die Proliferation der Plasmazellen und die Bildung von Paraproteinen kann zu Organschäden wie Hemmung der Blutbildung, Osteolysen, Hyperkalzämie und Niereninsuffizienz führen, wodurch die Indikation zur systemischen Therapie gegeben ist. Typische **Symptome** bei Diagnose sind Knochenschmerzen/-frakturen, (anämiebedingte) Fatigue und Infektneigung.

Formen monoklonaler Gammopathien

Das **symptomatische Plasmozytom** gehört mit „**monoklonalen Gammopathien unklarer Signifikanz**" (**MGUS**) und **asymptomatischen** Plasmozytomen zu den sog. **monoklonalen Gammopathien,** deren Einteilung und klinische Symptomatik durch das Ausmaß der Plasmazellproliferation und Folgen der Paraproteinbildung (**M-Protein**) bestimmt wird.

Formen monoklonaler Gammopathien	
MGUS ❶ („monoklonale Gammopathie unklarer Signifikanz")	• **M-Protein** im Serum < 30 g/l *und* • < 10 % monoklonale Plasmazellen im Knochenmark *und* • keine plasmazellbedingten Organschäden bzw. Symptome (s. u.) *und* • kein Hinweis auf andere B-Zell-Neoplasie
asymptomatisches Plasmozytom ❷	• **M-Protein** im Serum > 30 g/l *und/oder* • 10–60 % monoklonale Plasmazellen im Knochenmark *und* • keine plasmazellbedingten Organschäden bzw. Symptome (s. u.)
symptomatisches Plasmozytom ❸	• monoklonale Plasmazellen im Knochenmark und/oder durch Biopsie nachgewiesenes Plasmozytom • plasmazellbedingte Organschäden bzw. Symptome
plasmazellbedingte Organschäden bzw. Symptome (1 Befund ausreichend) • **Kalzium** > 0,25 mmol/l über Norm oder > 2,75 mmol/l • **Kreatinin** > 177 mmol/l oder GFR < 40 ml/min • **Anämie: Hb** 2 g/dl unter Norm oder < 10 g/dl • **eine oder mehrere Osteolysen** • **andere:** > 60 % klonale Plasmazellen im Knochenmark, Quotient der freien Leichtketten > 100, > 1 fokale Läsion im MRT.	

Weitere Diagnostik bei symptomatischem Plasmozytom: Blutbild mit Differenzialblutbild, Gerinnung, Elektrolyte mit Kalzium, Nierenwerte, Gesamteiweiß mit Albumin, Serum- und Immunelektrophorese, quantitative Immunglobuline, Bence-Jones-Protein im 24-h-Urin, Bestimmung freier Leichtketten, β_2-Mikroglobulin, LDH, GPT, Knochenmarkzytologie/-histologie, ggf. Zytogenetik (Fluoreszenz-in-situ-Hybridisierung, FISH), Röntgen-Low-dose-Ganzkörper-CT, ggf. (Ganzkörper-)MRT bzw. nach klinischer Symptomatik. Echokardiographie bei V. a. kardiale Amyloidose und vor anthrazyklinhaltiger Chemotherapie.

Therapie

MGUS und **asymptomatisches** Plasmozytom werden im Verlauf beobachtet ❹, bei **symptomatischem** Plasmozytom besteht eine Therapieindikation.

Initial wird das Behandlungsziel (komplette Remission mit Aussicht auf Langzeitremission oder partielle Remission/symptomorientierte Therapie) in Abhängigkeit vom klinischen Zustand des Patienten festgelegt. Es stehen neben konventionellen **zytostatischen Therapieoptionen** ❺ (Melphalan + Prednison, Polychemotherapien mit Glukokortikoiden [Dexamethason], Anthrazyklinen, Alkylanzien, Vincaalkaloiden) **neue hochwirksame Substanzen** (Proteasomeninhibitoren wie Bortezomib, Carfizomib, Ixazomib; Immunmodulatoren wie Lenalidomid, Thalidomid, Pomalidomid; Antikörper wie Daratumomab, Elotuzumab; sowie Panobinostat) zur Verfügung, deren optimaler Einsatz in der Erstlinien- bzw. nachfolgenden Therapielinien derzeit noch nicht abschließend definiert ist. Derzeit ist die **Hochdosistherapie mit autologer Stammzelltransplantation** ❻ für Patienten bis ca. 65-70 Jahre die empfohlene Therapie zur Konsolidierung, an die sich risikoabhängig eine Erhaltungstherapie anschließen Die allogene Stammzelltransplantation für geeignete Hochrisikopatienten wird klinisch evaluiert.

Supportive Therapien und spezielle Therapieoptionen

Das Fortschreiten osteolytischer Prozesse, Knochenschmerzen und Auftreten pathologischer Frakturen kann durch **Bisphosphonate** (Pamidronat, Ibandronat, Zoledronat) verzögert bzw. gelindert werden (Therapiemodifikationen bei Niereninsuffizienz für Bishosphonate!).

Symptomatische Hyperviskosität aufgrund erhöhter Paraproteinspiegel kann mittels **Plasmapherese** und zytoreduktiver Therapie behandelt werden ❼.

Die **Strahlentherapie** ist u. a. bei frakturgefährdeten Osteolysen ❽, zur hocheffektiven Therapie von Knochenschmerzen und zur Behandlung extramedullärer Plasmozytomherde indiziert.

Plasmozytombedingte Hyperkalzämie bedarf der umgehenden Einleitung einer zytoreduktiven Behandlung, der **Rehydratation** mit NaCl 0,9 % sowie der Gabe von Bisphosphonaten ❾, ggf. auch der **Dialyse** ❾.

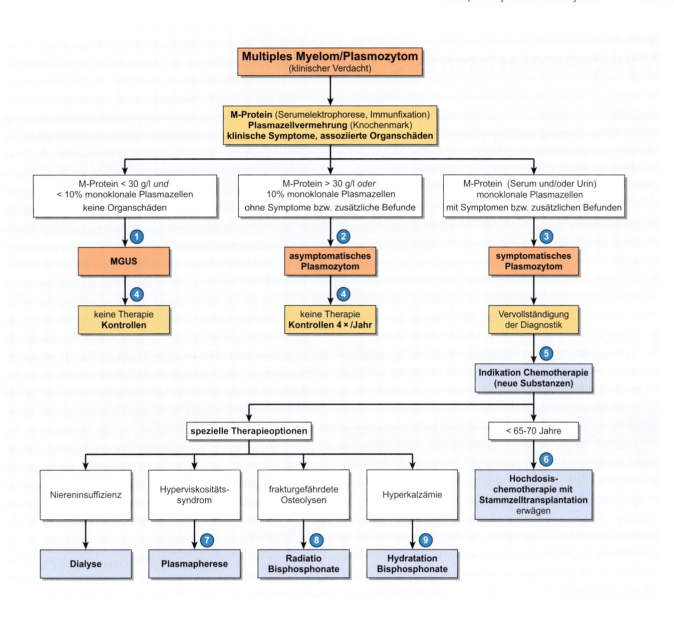

B. Gleissner
Myelodysplastisches Syndrom (MDS)

Zur Orientierung

Das myelodysplastische Syndrom (MDS) ist eine heterogene Gruppe von Erkrankungen mit **Mono-** oder **Bi-Panzytopenie** (Hb < 10,0 g/dl und/oder Neutrophile < $1,8 \times 10^9$/l und/oder Thrombozyten < 100×10^9/l), die durch Schädigung pluripotenter Stammzellen entstehen.
  Diagnose und Stadieneinteilung durch ❶:
- **klinische Beschwerden:** Leukopenie (Fieber/Infekte), Anämie (Abgeschlagenheit/Luftnot), Thrombopenie (Blutungen/Petechien)
- **Differenzialblutbild:** dysplastische Zellen, teils Ferritin ↑, Erythropoetin ↓
- **Knochenmarkzytologie:** in ≥ 1 Zellreihen > 10 % dysplastische Zellen (Pelger-Hüet-Neutrophile, Mikro-Megakaryozyten, anomale Erythropoese, < 20 % Blasten)
- **Knochenmarkhistologie:** normale/vermehrte Zellularität, abnormal lokalisierte myeloische Vorstufen (CD34+), dysplastische Megakaryozyten, Markfibrose
- **Zytogenetik der Knochenmarkzellen:** klonale chromosomale Anomalie, Ausschluss t(15;17), t(8;21), inv(16) (AML).

Formen und Verlauf

Die WHO-Klassifikation 2016 teilt das MDS in Abhängigkeit von der Zahl der dysplastischen Zellreihen, der Anwesenheit von Blasten und Ringsideroblasten ein.

Klassifikation des MDS

	peripheres Blut (pB)	Knochenmark (KM)
MDS mit Dysplasie in einer Zellreihe (MDS-SLD)	• Mono-Zytopenie > 6 Monate	• Dysplasie in ≥ 10 % Zellen in 1 Zellreihe • < 5 % Blasten • < 15 % Ringsideroblasten
MDS mit multilinearer Dysplasie (MDS-MLD)	• Bi/Pan-Zytopenien > 6 Monate	• s. MDS-SLD, aber • Dysplasie in ≥ 10 % Zellen in ≥ 2 Zellreihen
MDS mit Dysplasie einer Zellreihe und Ringsideroblasten (MDS-RSSLD)	• s. MDS-SLD	• MDS-SLD und SF3B1-Mutation • MDS-SLD aber ≥ 15 % Ringsideroblasten
MDS mit multilinearer Dysplasie und Ringsideroblasten (MDS-RSMLD)	• s. MDS-MLD	• MDS-MLD und SF3B1-Mutation • MDS-RSMLD aber ≥ 15 % Ringsideroblasten
MDS mit Exzess von Blasten 1 (MDS-EB1)	• MDS-SLD/MDS-MLD • < 5 % Blasten	• MDL-SLD/MDS-MLD • 5–9 % Blasten
MDS mit Exzess von Blasten 2 (MDS-EB2)	• MDS-SLD/MDS_MLD • 5–19 % Blasten • Auerstäbchen ±	• MDS-SLD/MDS-MLD • 10–19 % Blasten • Auerstäbchen ±
MDS, unklassifiziert (MDS-U)	• MDS-SLD • < 1 % Blasten ≥ 6 Monate	• MDS-SLD
MDS mit Deletion 5q (5q-Syndrom)	• Anämie • < 5 % Blasten • Thrombozyten normal/erhöht	• normale/vermehrte Megakaryozyten mit hypolobulierten Kernen • < 5 % Blasten, keine Auerstäbchen • isolierte Deletion 5q

Erkrankungen mit Eigenschaften sowohl des MDS als auch myeloproliferativer Erkrankungen (MPS) werden als MDS-MPN zusammengefasst. Die chronisch myelo-monozytäre Leukämie (**CMML**, > 1×10^9/l Monozyten im Blut, Blasten < 5–19 % im pB und KM) und das **MDS/MPN unklassifiziert** werden zum großen Teil entsprechend dem MDS behandelt.

Der **Verlauf** des MDS lässt sich z.B. mit dem IPSS-R-Score abschätzen. Dieser bewertet Knochenmarkblasten, Hämoglobinwert, Thrombozytenzahl, Neutrophilenzahl und Zytogenetik. Anhand der erreichten Punktzahl werden 5 Risikogruppen hinsichtlich des mittleren Überlebens (OS) unterschieden.

Therapie

Die Therapie erfolgt in Abhängigkeit vom **Allgemeinzustand** und dem **Risikoprofil** der Erkrankung. Für therapeutische Entscheidungen werden i. d. R. niedriges und intermediäres Risiko (**Niedrigrisiko-MDS**) bzw. intermediäres Risiko und hohes Risiko (**Hochrisiko-MDS**) zusammengefasst. Beim intermediären Risiko des IPSS-R bestimmen das Alter der Patienten, der Allgemeinzustand sowie LDH und Ferritinwert im Serum die Zuordnung.

Niedrigrisiko-MDS

Viele Patienten erhalten supportive Therapie. Hierzu zählen **Transfusionen** von Erythrozyten/Thrombozyten bei Anämie oder Blutung ❷. Wiederholte Erythrozytentransfusionen (ab 25 Stück) führen zu Eisenüberladung, sodass **Eisenchelatoren** (Desferasirox, Desferoxamin) eingesetzt werden sollten.

Weiterhin sind die empirische Behandlung von Infektionen (bakteriell, viral, Pilze) und prophylaktische Maßnahmen (z. B. Impfung gegen Grippeviren) empfehlenswert.

Die Therapie mit **hämatopoetischen Wachstumsfaktoren** zeigt bei 40–60 % der Patienten Erfolg. Bei einem Serum-Epoietin-Spiegel < 500 mU/ml sollten rekombinantes humanes Epoietin oder Darepoietin ± Granulozyten-stimulierender-Faktor (G-CSF) gegeben werden. Thrombopoetin-Rezeptor-Stimulatoren (Eltrombopaq, Romiplostim) können bei Thrombopenie eingesetzt werden. Zu be-

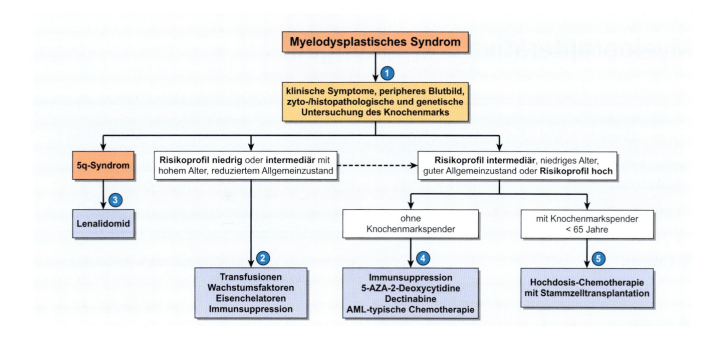

achten ist, dass hämatopoietische Wachstumsfaktoren keine Zulassung für die Behandlung des MDS besitzen.

Bei transfusionsbedürftigem **5q-Syndrom** ist das Thalidomid-Analogon Lenalidomid indiziert ❸. Patienten mit Anämie ohne del(5q) sprechen in ca. 30 % auf Lenalidomid an.

Eine weitere Therapiemöglichkeit ist die **Immunsuppression** mit Anti-Thymozytenglobulin oder Cyclosporin. Diese Behandlung wird vor allem bei jüngeren Patienten (< 60 Jahre) eingesetzt, wenn Wachstumsfaktoren nicht oder nicht mehr wirksam sind. Das Ansprechen der Immunsuppression ist höher bei Vorhandensein eines PNH-Klons, HLA-DR 15, Knochenmarkhypoplasie und/oder einem normalen Karyotyp.

Niedrigrisiko-Patienten können wie Hochrisiko-Patienten behandelt werden.

Hochrisiko-MDS

Hochrisiko-Patienten mit gutem Allgemeinzustand können mit einer **AML-typischen Chemotherapie** oder **5-AZA-2-Deoxycytidine** behandelt werden (64 % Response) ❹.

Eine **allogene Stammzelltransplantation (SCT)** ist für Patienten in gutem Allgemeinzustand und einem Alter < 70 Jahre die einzige kurative Therapie ❺. Das 3-Jahres-DFS beträgt bei Geschwisterspendern etwa 35–40 %.

Alle Therapieempfehlungen haben den Evidenzgrad IIa.

Komplikationen

- **Eisenüberladung** bei wiederholten Transfusionen
- **Blutungen** (Thrombozytentransfusion, antifibrinolytische Reagenzien)
- **Infektionen** (antibiotische Prophylaxe bei Leukozytenzahlen < 1 000/µl)
- Transformation in eine **sekundäre akute Leukämie**

Ökonomische Aspekte

Die Behandlung der Patienten mit MDS ist kostenintensiv durch wiederholte Transfusion von Blutprodukten sowie den Einsatz teurer Medikamente und der allogenen SCT. Bis auf die SCT ist die Behandlung des MDS palliativ.

B. Gleissner

Myeloproliferative Erkrankungen

Zur Orientierung

Myeloproliferative BCR-ABL-negative Erkrankungen sind charakterisiert durch eine neoplastische Vermehrung von Erythrozyten, Leukozyten und/oder Thrombozyten (**myeloide Zellreihen**) aufgrund der klonalen Expansion hämatopoetischer Stammzellen. Initial treten uncharakteristische **Beschwerden** auf (Müdigkeit, Abgeschlagenheit, Gicht, Fieber, Juckreiz). Häufig besteht eine Splenomegalie, Kopfschmerzen, Schwindel, Bluthochdruck, Sehstörungen sowie Brennen in Zehen und Fingern (Erythromyalgie). Komplikationen sind arterielle und venöse Thrombosen sowie Blutungszeichen.

Diagnostisch sind Blutbild, Differenzialblutbild, LDH, Serum-Ferritin, Serum-Epoietin, Knochenmarkzytologie (bei PMF nicht möglich) und -histologie (Vermehrung von ≥ 1 myeloiden Zellreihe, Grad der Fibrose), Zyto- und Molekulargenetik wegweisend ❶.

Formen

Häufige Subtypen BCR-ABL-negativer myeloproliferativer Erkrankungen		
Subtyp	dominante Blutbildveränderungen	genetischer Befund
Polycythaemia vera (PV)	Erythrozytose	in 95 % Mutationen Exon 12 oder 14 von JAK2
essenzielle Thrombozytose (ET)	Thrombozytose	50 % JAK2-V617V-Mutation 25 % CALr-Mutation 5 % MPLW515L/K-Mutation
primäre Myelofibrose (PMF)	präfibrotisches Stadium: Leukozytose, Thrombozytose fibrotisches Stadium: leukerythroblastische Anämie, Panzytopenie	58 % JAK2-Mutationen MPLW515L/K-Mutationen CALr-Exon-9-Mutation Mutationen in ASXL1, SRF2, EZH2, IDH1/2

Therapie

Die Behandlung myeloproliferativer Syndrome zielt auf die Reduktion von Komplikationen und Beschwerden. Zur Verminderung von Juckreiz können Antihistaminika eingesetzt werden, Trigger von Juckreiz (Wärme, Wasser usw.) sollten vermieden werden. Low-dose-Acetylsalicylsäure (ASS) reduziert thrombembolische Komplikationen und ist unstritten bei PV und PMF sowie bei ET mit KHK, Zeichen peripherer Durchblutungsstörungen, Mikrozirkulationsstörungen oder Erythromyalgie. Auf eine Hyperurikämie sollte geachtet und mit Allopurinol behandelt werden.

Polycythaemia vera ❷, essenzielle Thrombozytose ❸

Die Therapieindikation richtet sich bei PV und ET nach Alter, Leukozytenzahl und dem Auftreten von Thrombosen (**PV:** Leukozytenzahl ≥ 15 × 10^9/l [1 Punkt]; venöse Thrombose [1 Punkt], Alter 57–66 Jahre [2 Punkte], Alter ≥ 67 Jahre [5 Punkte]; **ET:** Leukozytenzahl ≥ 11 × 10^9/l [1 Punkt]; Thrombose [1 Punkt], Alter ≥ 67 Jahre [2 Punkte]). Es wird jeweils in 3 Risikogruppen eingeteilt: niedriges (0 Punkte), intermediäres (1–2 Punkte), hohes Risiko (≥ 3 Punkte).

Zur Verbesserung der Perfusionsverhältnisse sollte bei PV ein Ziel-Hämatokrit (Hct) < 45 % angestrebt werden. Aderlässe werden durchgeführt, bis ein klinischer Eisenmangel auftritt.

Eine zytoreduktive Therapie (Hydroxyurea, Interferon-α) sollte bei Hochrisikopatienten mit PV und ET sowie beim Versagen der Aderlassbehandlung bei Niedrigrisiko-PV begonnen werden. Acetylsalicylsäure (ASS) wird zur Reduktion thrombembolischer Komplikationen gegeben. Als Zweitlinientherapie bei Komplikationen oder fehlendem Ansprechen ist Ruxolitinib (JAK2-Inhibitor) für die Behandlung der PV zugelassen und verlängert das Überleben. Anagrelide stellt bei ET eine Therapieoption dar.

Myelofibrose ❹

Bei Zytopenie erfolgt meist eine symptomatische Behandlung (Transfusion und evtl. Erythropoetingabe bei Anämie, Thrombozytensubstitution bei Thrombopenie), aber auch eine Therapie mit Prednison, Androgenen oder Lenalidomid (ohne Zulassung). Bei klinischen Beschwerden, Splenomegalie, deutlicher Zytopenie oder Zytose, höherem Alter der Patienten und Blasten > 1 % im PB ist die Behandlung mit Ruxolitinib indiziert. Bei symptomatischem Hypersplenismus kann eine Splenektomie oder Milzbestrahlung hilfreich sein. Einzige kurative Therapie ist insbesondere bei jüngeren Patienten eine **allogene Stammzelltransplantation**.

Evidenz der Therapieempfehlungen bei myeloproliferativen Erkrankungen			
	Therapieempfehlung	Evidenzgrad	Empfehlungsstärke
Polycythaemia vera	Aderlässe bis Hct < 45 %		
	ASS	Ib	A
	Litalir	Ib	A
	Ruxolitinib	Ib	A
essenzielle Thrombozytose	ASS, außer bei hohen Plättchenzahlen und vorausgegangenen Blutungen	IIb	B
	Litalir	Ib	A
	Anagrelide	III	B
	Interferon	III	B
primäre Myelofibrose	Transfusionen (Erythrozytenkonzentrate, Thrombozytenkonzentrate)	II	B
	hämatopoetische Wachstumsfaktoren	III	B
	Prednison	III	B
	Androgene	III	B
	Lenalidomid	III	B
	Ruxolitinib	Ia	A
	Milzbestrahlung	III	B
	allogene Stammzelltransplantation	III	B

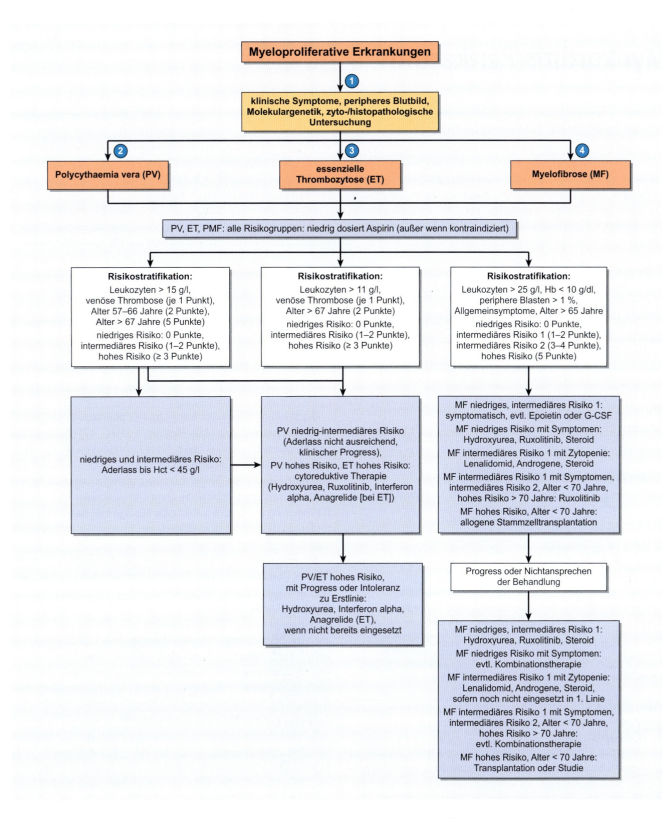

Komplikationen

Die wichtigsten Komplikationen sind:
- **5–7-fach erhöhtes Thromboserisiko**
- **sekundäre Myelofibrose** bei ET und PV
- Übergang in eine **akute Leukämie** (am höchsten bei PMF).

Ökonomische Aspekte

Angesichts der hohen Kosten von Ruxolitinib ist ein Einsatz nur bei symptomatischen Patienten mit PMF mit Splenomegalie oder Allgemeinsymptomen und bei Patienten mit Litalir-Resistenz oder -Unverträglichkeit indiziert.

D. C. Gulba
Myokarditis/Perikarditis

Zur Orientierung

Die Myokarditis ist eine **Entzündung des Herzmuskels,** die Perikarditis eine **Entzündung des Perikards.** Sie haben meist eine gemeinsame infektiöse Ursache (viral > bakteriell > Pilze > Parasiten) und treten häufig gemeinsam auf **(Myoperikarditis oder Pankarditis).** Seltenere Ursachen sind metabolischer Natur (z. B. Urämie), kardiotoxische Substanzen (z. B. Schwermetalle), Medikamente (z. B. Zytostatika, Barbiturate), Bestrahlung, Systemerkrankungen (z. B. Überempfindlichkeitsreaktionen, z. B. während oder nach einer Schwangerschaft), autoimmune Mechanismen (z. B. Sarkoidose) oder Neoplasien (Mesotheliom). Die Diagnose gründet sich auf die Anamnese (Infekt, Noxen), Leitsymptome (Dyspnoe, Fieber, scharfer pulssynchroner Schmerz, Pleuraschmerz, Arrhythmien oder dem typischen Perikardreiben), EKG-Veränderungen (typische ST-Hebungen oder T-Inversion, Arrhythmien), Labor (Entzündungsparameter ↑, Troponin ↑, CK ↑), Echokardiographie (evtl. reduzierte regionale oder globale ventrikuläre Pumpfunktion, Perikarderguss), Kardio-MRT (Nachweis eines intramyokardialen Ödems), Herzkatheter und Biopsie ❶. Sehr häufig basiert die Diagnose auf der Zusammenschau mehrerer Verfahren.

Die Prognose der Myokarditis ist insgesamt günstig, reicht jedoch von subklinischen Verläufen (häufig) bis hin zu einer raschen kardialen Dekompensation und Tod **(fulminante Myokarditis).** Meist heilt die Myokarditis folgenlos aus, eine Chronifizierung ist bei adäquater Behandlung selten und führt zur Defektheilung mit persistierend reduzierter Ventrikelfunktion oder dem Bild einer **dilatativen Kardiomyopathie.** Die Prognose der isolierten Perikarditis ist ebenfalls gut, Rezidive sind jedoch häufig. Bei bakteriellen Infektionen (z. B. Tuberkulose) entwickelt sich bei bis zu ⅓ der Patienten eine **Pericarditis constrictiva.**

Formen und Stadien

Klinisch-pathologische Einteilung nach Liebermann, Hutchins und Herskowitz.

Klinisch-pathologische Einteilung der Myokarditis	
fulminante Myokarditis	• rasanter Krankheitsbeginn, schwere kardiovaskuläre Kompromittierung • Histologie: multiple entzündliche Foci • rasche Besserung oder aber rasche Verschlechterung der LV-Funktion
akute Myokarditis	• weniger rasanter Krankheitsbeginn • i. d. R. gute Prognose • selten Entwicklung einer dilatativen Kardiomyopathie
chronisch-aktive Myokarditis	• häufig klinisch und histologisch entzündliche Rezidive • Entwicklung einer LV-Dysfunktion mit Nachweis persistierender chronisch-entzündlicher Veränderungen möglich
chronisch-persistierende Myokarditis	• histologischer Nachweis persistierender entzündlicher Infiltrate, häufig mit Nachweis von myokardialen Fibrosen • häufig typische Symptome ohne Nachweis einer LV-Dysfunktion

Therapie

Die vorrangige Behandlung der Myokarditis und der Perikarditis ist die **körperliche Schonung,** u. U. ist zu Beginn der Behandlung protrahierte Bettruhe indiziert; bei Vorliegen von Rhythmusstörungen ❷ und/oder schwerer linksventrikulärer Funktionseinschränkungen sind ggf. eine **Monitorüberwachung** ❸ und/oder eine **intensivmedizinische Überwachung** ❹ notwendig. Im Verlauf kann eine langsame symptomorientierte Steigerung der körperlichen Aktivität unter regelmäßiger Kontrolle der ventrikulären Pumpfunktion erfolgen. Das Meiden kardialer Noxen (Alkohol, Barbiturate etc.) ist obligat.

Bei Myokarditiden sollte frühzeitig eine **pharmakologische kardiale Entlastung** mit ACE-Hemmern oder AT1-Antagonisten (ARBs) und ß-Blockern erfolgen, beim Auftreten von Herzinsuffizienzzeichen sollten zusätzlich Diuretika zum Einsatz kommen. Der generelle Einsatz von Aldosteronantagonisten ist sinnvoll ❺ und kann die kardiale Fibrosierung positiv beeinflussen. Im Falle von isolierten Perikarditiden wird heute die Therapie mit NSAR (Ibuprofen) und Colchicin in niedriger, gewichtsadaptierter Dosis empfohlen.

Bei progredienter Verschlechterung der Myokarditis trotz adäquater Therapie sollte eine Verlegung in ein spezialisiertes Zentrum erwogen werden. ❻ In diesen Fällen sollte frühzeitig eine **Myokardbiopsie** ❼ erfolgen. Bei Nachweis einer Viruspersistenz oder einer persistierenden Entzündung in den Biopsaten kann eine **antivirale** (Interferon) oder **immunsuppressive Therapie** (Kortikoide, Azathioprin) versucht werden ❾. Bei Hinweisen auf eine Grunderkrankung (z. B. Neoplasie, Kollagenose, Speicherkrankheit), die sekundär zu einer Peri- und/oder Myokarditis führte, sollte möglichst die Diagnose mittels Biopsie gesichert werden, um dann eine **gezielte Therapie** zu initiieren ❿.

Bei drohendem Herzversagen kann der frühe Einsatz von Herzunterstützungssystemen, sog. kardiale **Assist-Systeme** (z. B. ECMO) ❽ zur Stabilisierung der klinischen Situation erforderlich sein. In seltenen Fällen kann als Ultima Ratio eine Notfall-Herztransplantation (HTx) erwogen werden ⓫.

Nach Ausheilung der akuten Erkrankung sind **Verlaufskontrollen** inkl. EKG, ggf. Langzeit-EKG, Echokardiographie und ggf. MRT nach 1, 3, 6, (9) und 12 Monaten empfehlenswert.

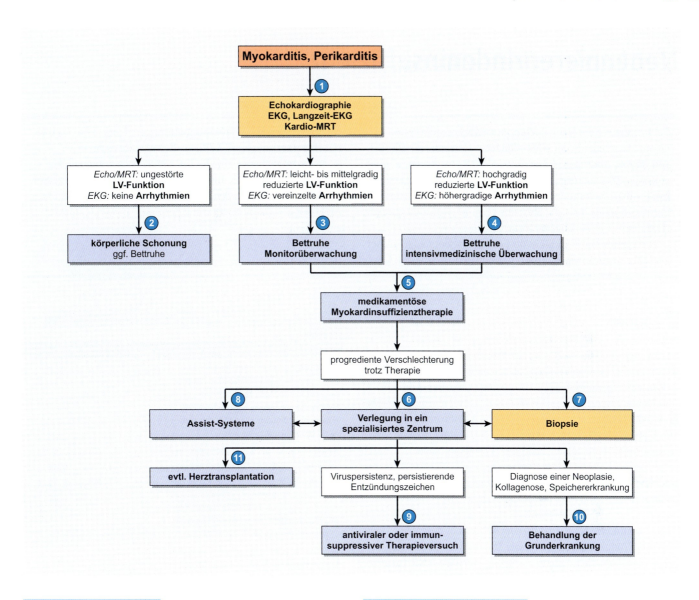

Diagnostik bei Myokarditis

Anamnese	• Infekt oder andere Noxe in den letzten Monaten • Systemerkrankungen • Schwangerschaft
Klinik	• Krankheitsgefühl, Leistungsknick Dyspnoe, Thoraxschmerz • Myalgien, Palpitationen, Synkope
EKG	• typische T- und/oder ST-Veränderungen (keinem Versorgungsgebiet zuordenbar) • singuläre oder komplexe ventrikuläre Arrhythmien • AV-Blockierung (Sarkoidose? Riesenzellmyokarditis?)
Labor	• erhöhte Entzündungsparameter • Troponin-, seltener CK-/CK-MB-Erhöhungen • (Keimnachweis [Bakteriologie, Virus-Serologie])
Echokardiographie	• regional oder global reduzierte linksventrikuläre Pumpfunktion • Dilatation der Herzhöhlen • epi-perikardiale Separation, Perikarderguss und/oder -verdickung

Diagnostik bei Myokarditis (Forts.)

Kardio-MRT	• Regionale oder globale ventrikuläre Pumpfunktionsstörung, kardiale Diameter, Perikarderguss • Nachweis eines peri- und/oder myokardialen Ödems, Myokardfibrose oder myokardialer (Tumor-)Infiltrationen • Klärung nicht eindeutiger Diagnosen
Herzkatheter	• Ausschluss einer KHK bzw. eines akuten Herzinfarkts • Ausschluss einer Takotsubo-Kardiomyopathie

Biopsie	• einziges Verfahren, das die definitive Diagnose ermöglicht
	• Indikationen:
	  – rasch progrediente und therapierefraktäre Myokarditis
	  – subakute oder chronische Myokarditis, um die Therapie zu leiten
	  – Verdacht auf Systemerkrankung mit myokardialer Beteiligung, cave: geringe Sensitivität

J. Seufert
Nebennierenrindeninsuffizienz

Zur Orientierung

Bei Insuffizienz der Nebennierenrinde (NNR) kommt es zu einem Mangel der in der NNR gebildeten Hormone (Kortisol, Aldosteron, Androgene). Auslöser der NNR-Insuffizienz können entweder Erkrankungen der NNR selbst (**primäre** Form) oder hypophysäre (**sekundäre** Form) bzw. hypothalamische (**tertiäre** Form) Störungen sein, die über eine verminderte Stimulation der NNR den Hormonmangel bewirken.

Die **Symptomatik** ist meist unspezifisch: abdominale Schmerzen, Erbrechen, Übelkeit, belastungsinduzierte Müdigkeit, Gewichtsverlust und Herzrhythmusstörungen. Beim akuten schweren Hypokortisolismus (**Addison-Krise**) kann es zu lebensbedrohlichem Koma bis hin zum Schock kommen. Bei längerer primärer NNR-Insuffizienz kann sich durch Stimulation des MSH-Rezeptors in den Melanozyten durch exzessiv erhöhtes ACTH eine Hyperpigmentierung der Haut- und Schleimhäute entwickeln.

Formen

Mit Hilfe der endokrinologischen Diagnostik mittels Hormon-Basalwerten, Funktionstests und ggf. bildgebenden Verfahren (MRT) ❶ kann zwischen den einzelnen Formen differenziert werden.

Von einer **primären NNR-Insuffizienz (Morbus Addison)** ❷ spricht man, wenn mehr als 90 % des Nebennierenrindengewebes funktionell ausgefallen sind, sodass dem Organismus lebensnotwendige Glukokortikoide (Kortisol) und Mineralokortikoide (Aldosteron) nicht mehr ausreichend zur Verfügung stehen. Klinisch kann hier eine **Hyperpigmentierung** bestehen. Häufige Ursachen sind eine Autoimmunadrenalitis (auch im Rahmen einer pluriglandulären Insuffizienz) oder beidseitige Nieren-/Nebennierenerkrankungen (Tumoren, Infektionen).

Eine **sekundäre NNR-Insuffizienz** ❸ entsteht durch eine ungenügende Produktion von ACTH bei Hypophyseninsuffizienz bzw. bei hypothalamischer Funktionsstörung (**tertiäre NNR-Insuffizienz**) mit entsprechend fehlender ACTH- bzw. CRH-Sekretion. Hier besteht ausschließlich ein Kortisolmangel, während die Mineralokortikoidproduktion der Nebenniere nicht betroffen ist. Im Gegensatz zur primären NNR-Insuffizienz besteht hier klinisch **keine Hyperpigmentierung** (häufigste Ursachen ➤ Hypophyseninsuffizienz).

Therapie

Der Hypokortisolismus wird unabhängig von der Form (primär, sekundär/tertiär) und auch der Ätiologie mit dem Glukokortikoid **Hydrokortison** behandelt ❹, ❺. Hierbei sollte die **zirkadiane Rhythmik** des Kortisols imitiert werden. Meist geschieht dies durch die orale Gabe morgens und mittags (⅔ der Dosis morgens, ⅓ mittags). Neuere Präparate imitieren auch bei Einmalgabe durch spezielle Galenik die zirkadiane Rhythmik. In Stresssituationen (Operationen, konsumierende Erkrankungen) muss die Substitutionsdosis aufgrund des höheren Kortisolbedarfs um das 3–5-Fache erhöht werden. In jedem Fall muss der Patient über die Symptome und die Bedeutung der potenziell lebensbedrohlichen Erkrankung unterrichtet sein und Dosisanpassungen, besonders in Stresssituationen, möglichst selbständig durchführen. Ein Notfallausweis sollte zudem immer mitgeführt werden. Eine Patientenschulung ist notwendig.

Evidenz der Diagnose- und Therapieempfehlungen bei Nebennierenrindeninsuffizienz		
	Evidenzgrad	Empfehlungsstärke
Untersuchung akut erkrankter Patienten mit anderweitig nicht erklärlicher Hypotonie, Volumenmangel, Hyponatriämie, Hyperkaliämie, Fieber, Bauchschmerzen, Hyperpigmentierung, Hypoglykämie auf Nebenniereninsuffizienz	Ia	B
Bestätigungstest bei V. a. Nebennierenrindeninsuffizienz mit ACTH-Stimulationstest	Ia	A
sofortige Behandlung mit intravenöser Gabe von Hydrokortison in „Stressdosis" vor dem Vorliegen von Testergebnissen bei klinischem Verdacht auf adrenale Krise oder schweren Symptomen	Ia	B
Bei Patienten mit Hypokortisolismus bestätigt ein Plasma-ACTH-Wert zweifach oberhalb des oberen Grenzwertes des Normbereiches eine primäre Nebennierenrindeninsuffizienz	Ia	B
Die simultane Bestimmung von Renin und Aldosteron ist zur Diagnose einer Mineralokortikoiddefizienz geeignet	Ia	B
Glukokortikoidsubstitution bei allen Patienten mit bestätigter Nebennierenrindeninsuffizienz	Ia	A
Hydrokortison-Dosis 15–25 mg/d; aufgeteilt auf zwei bis drei Tagesdosen, höchste Dosis morgens	IIb	B
Fludrokortisonsubstitution bei allen Patienten mit bestätigtem Mineralokortikoidmangel	Ia	A
DHEA-Substitutionsversuch bei Frauen mit primärer Nebennierenrindeninsuffizienz und reduzierter Libido und/oder depressiven Symptomen trotz adäquater Glukokortikoidsubstitution	IIb	B

Über die optimale Substitutionsdosis entscheidet üblicherweise das klinische Bild des Patienten, und es sollte versucht werden, die niedrigst mögliche Substitutionsdosis für den Patienten zu errei-

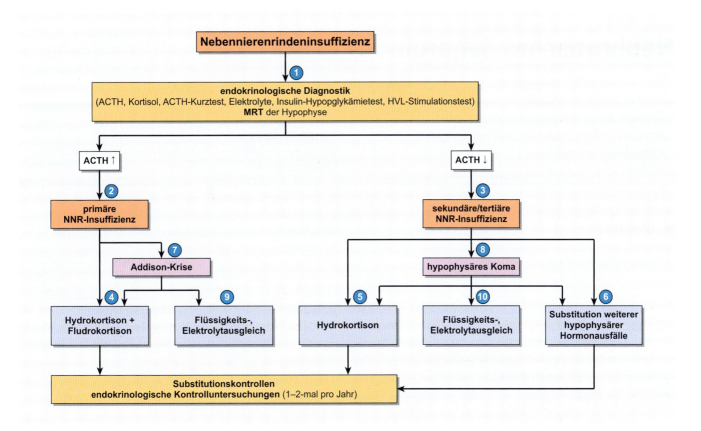

chen. Bei der primären NNR-Insuffizienz kann neben der Klinik aufgrund der intakten hypophysären-hypothalamischen Achse mit Vorsicht auch der ACTH-Wert zur Substitutionskontrolle mit herangezogen werden. Primäres Ziel ist die Sicherstellung einer normalen Lebensqualität des Patienten.

Bei der primären NNR-Insuffizienz ist häufig zusätzlich die Produktion des Mineralokortikoids Aldosteron ausgefallen, welches maßgeblich für einen ausgeglichenen Wasser- und Salzhaushalt verantwortlich ist und üblicherweise durch **Fludrokortison** ❹ ersetzt wird. Die adäquate Substitution lässt sich durch Kalium- und Reninbestimmungen im Serum sowie anhand von Kreislauffunktionstests (z. B. Schellong-Test) überprüfen. Hypertonie, Ödeme und Hypokaliämie deuten auf eine Überdosierung hin.

Bei der **sekundären/tertiären NNR-Insuffizienz** ist auf Insuffizienzen weiterer hypophysärer Hormonachsen (thyreotrop, gonadotrop, somatotrop, mammotrop) zu achten, welche entsprechend substituiert werden müssen ❻ (➤ Hypophyseninsuffizienz).

Ohne Beschwerden oder Komplikationen sollten **endokrinologische Kontrolluntersuchungen** halbjährlich bis jährlich stattfinden.

Komplikationen

Die wichtigsten Komplikationen sind **akuter Hypokortisolismus (Addison-Krise)** ❼ bei primärer NNR-Insuffizienz und **hypophysäres Koma** ❽ bei sekundärer/tertiärer NNR-Insuffizienz mit schweren Elektrolytentgleisungen, lebensgefährlichen Vigilanzstörungen und Schock. Diese Patienten werden intensivmedizinisch mit viel Flüssigkeit (mind. 2–3 l täglich i. v.) ❾ ❿ und hohen Hydrokortisongaben therapiert.

Ökonomische Aspekte

Die Diagnose einer primären oder sekundären Nebennierenrindeninsuffizienz wird laborchemisch gestellt.

Eine primäre bildgebende Diagnostik zur Diagnose einer primären oder sekundären Nebennierenrindeninsuffizienz ist nicht sinnvoll.

Neuere Hydrokortisonpräparate mit adaptierter Galenik zur Einmalgabe bei Hypokortisolismus erzeugen hohe Kosten im Vergleich zu Standard-Hydrokortisonpräparaten und sollten restriktiv symptomorientiert eingesetzt werden.

R. Brunkhorst
Nephrotisches Syndrom

Zur Orientierung

Das nephrotische Syndrom umfasst Nierenerkrankungen, die mit folgendem Symptomenkomplex einhergehen:
- Proteinurie (> 3 g/24 h)
- Ödeme
- Hypoalbuminämie
- Hyperlipidämie.

Die Ödeme sind das klinische Leitsymptom, der Schlüsselbefund ist die Proteinurie.

Therapie

Allgemeine Therapiemaßnahmen

Grundsätzlich ist eine Therapie mit **ACE-Hemmern** oder Sartanen unabhängig vom Blutdruck (Evidenzgrad Ib) angezeigt ❶. Diese bewirken durch eine Vasodilatation des Vas efferens eine Druckentlastung des Glomerulus und damit eine Abnahme der Proteinurie. Bei nicht ausreichendem Ansprechen kann die Kombination mit **Angiotensin-I-Rezeptorantagonisten** additiv wirken. Den Patienten wird eine **natriumarme Kost** (< 6 g NaCl/24 h) und ggf. **Bettruhe** verordnet, zusätzlich erhalten alle Patienten **Diuretika** (Schleifendiuretika, ggf. mit Thiaziden). Bei schwerem renalen Proteinverlust (bes. häufig beim Plasmozytom) kann die Hypoproteinämie (Serumprotein < 40 g/l) durch Hypotonie, Infekte, Katabolismus etc. lebensgefährlich werden, sodass in Einzelfällen eine Nephrektomie in Betracht gezogen wird.

Spezielle Therapiemaßnahmen

Die spezielle Therapie richtet sich nach der zugrunde liegenden Erkrankung. Die Unterscheidung der **primären Glomerulonephritiden** kann nur histologisch, also durch **Nierenbiopsie** ❷, vorgenommen werden.

Abzugrenzen von den „entzündlichen" Glomerulonephritiden sind Glomerulopathien bei Patienten mit mehr als 10-jährigem **Diabetes mellitus** (Typ I oder II) oder bei Patienten mit multiplem Myelom. Eine Nierenbiopsie sollte auch bei Vorliegen einer dieser Grunderkrankungen diskutiert werden, da bei Diabetes-Patienten (Diabetes < 10 Jahre, keine Retinopathie) eine nichtdiabetische Nierenerkrankung vorliegen kann und bei gesichertem Plasmozytom nur die Histologie zwischen den Formen der Nierenbeteiligung unterscheiden kann (→ Konsequenzen für Prognose und Therapie).

Bei Vorliegen einer **diabetischen Nephropathie** ❸ ist therapeutisch auf eine optimale **Blutzucker-** und **Blutdruckeinstellung** (systolisch < 120, diastolisch < 85 mmHg) zu achten. **ACE-Hemmer** sind Therapie der 1. Wahl, da sie zusätzlich zur antihypertensiven Wirkung einen nephroprotektiven Effekt (auch bei eingeschränkter Nierenfunktion) haben.

Grundsätzlich kann es beim **multiplen Myelom** ❹ drei verschiedene Typen einer Nierenbeteiligung geben: Myelomniere, AL-Amyloidose der Nieren oder Leichtkettennephropathie. Die Myelomniere wird v. a. durch ausreichende **Flüssigkeitszufuhr** mit dem Ziel einer Normovolämie und einer Alkalisierung des Urins behandelt. In der Therapie des Plasmozytoms hat sich ein Therapieschema mit **Glukokortikoiden** und **Melphalan** sowie in den letzten Jahren **Bortezomib** bewährt, allerdings bessert sich die Langzeitprognose nur unwesentlich. Deshalb sollte bei allen Patienten (insbesondere bei jüngeren Patienten ohne Herzbeteiligung), eine **Hochdosis-Chemotherapie** mit autologer oder heterologer **Stammzelltransplantation** angestrebt werden (> Multiples Myelom).

Prognostisch unterschiedliche **Glomerulonephritiden** können ein nephrotisches Syndrom verursachen (Therapie > Glomerulonephritis).

- Die **Minimal-Change-GN** ❺ ist im Kindesalter die bei weitem häufigste Glomerulonephritis; unter einer **Glukokortikoidtherapie** (Evidenzgrad Ib) kommt es in > 90 % der Fälle zu einer kompletten Remission.
- Die **Minimal-Change-GN** kann mit einer **fokal segmentalen Glomerulosklerose** (FSGS) ❻ kombiniert sein. Dadurch verschlechtert sich die Prognose der Erkrankung drastisch.
- Die häufigste GN im Erwachsenenalter ist die **mesangioproliferative GN,** die nur in etwa 30 % der Patienten mit einem nephrotischen Syndrom einhergeht ❼.
- Die häufigste Ursache eines nephrotischen Syndroms bei Erwachsenen ist die **membranöse GN** ❽. Sie tritt insbesondere beim älteren Patienten häufig paraneoplastisch auf (**Tumorsuche:** Röntgen-Thorax, Sonographie, Koloskopie, Hämoccult-Test, ggf. CT).

Komplikationen

- **Hyperkoagulabilität** bedingt u. a. durch einen AT-III-Mangel. Spätestens bei Albuminwerten < 20 g/l ist eine **Antikoagulation** (langfristig mit Marcumar) angezeigt.
- Die **Hyperlipidämie** ist u. a. durch eine vermehrte hepatische Synthese von Lipoproteinen bedingt (bes. LDL, bei schwerer Erkrankung auch VLDL und Triglyzeride). Wahrscheinlich ist eine cholesterinsenkende Therapie mit **Statinen** progressionsverzögernd wirksam.
- **Hypochrome Anämie** verursacht durch den renalen Verlust von Transferrin.

Nephrotisches Syndrom

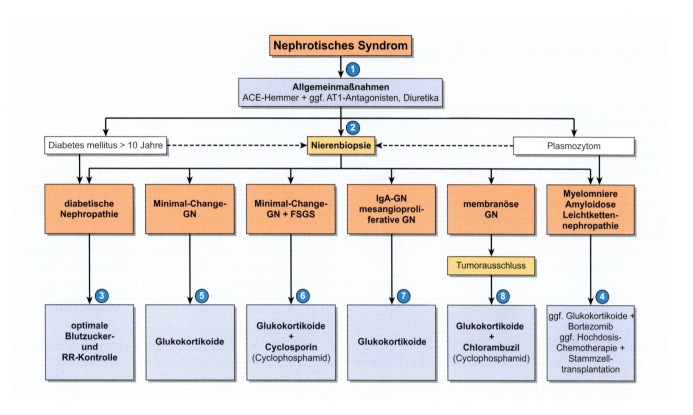

C. Schmidt, A. Stallmach
Neuroendokrine Neoplasien

Zur Orientierung

Neuroendokrine Tumoren (NEN) sind seltene, meist langsam wachsende Tumoren des Gastrointestinaltrakts (ca. 70 %), der Bronchien (ca. 25 %) sowie seltener der Ovarien, Haut oder des Urogenitaltraktes, die von verschiedenen neuroendokrinen Zellsystemen ausgehen. Man unterscheidet hormon**aktive** und (häufigere) hormon**inaktive** Tumoren. Alle NEN sind potenziell maligne, wobei NET des Dünndarms, des Pankreas und des Kolons meist ein malignes Verhalten zeigen, während NEN der Appendix, des Rektums oder Magens zumeist ein benignes Verhalten aufweisen.

Die **Symptomatik** hängt bei hormonaktiven Tumoren vom jeweiligen Sekretionsmuster ab, ein „Karzinoidsyndrom" tritt in < 10 % der Fälle auf. Endokrin inaktive Tumore zeigen oft nur unspezifische lokale Tumormasseneffekte. Neben hormonellen Untersuchungen und Bestimmung des Markers Chromogranin A werden zur **Diagnostik** bildgebende und endoskopische Verfahren sowie die Somatostatinrezeptor-Szintigraphie herangezogen, wenn die Tumorzellen durch einen stärkeren Besatz von Somatostatinrezeptoren charakterisiert sind. Eine noch höhere Sensitivität weist die modernere DOTA-TOC-Positronenemissionstomographie (PET) auf.

Klassifikationen

Die Einteilung der Tumoren erfolgt nach Lokalisation, pathologischen Kriterien und Funktionalität.

Hinsichtlich der **Lokalisation** wird bei NEN des gastroenteropankreatischen (GEP) Systems zwischen Tumoren des Vorderdarms (Ösophagus, Magen, Duodenum und Pankreas), des Mitteldarms (Jejunum bis Colon ascendens) und des Hinterdarms (Colon transversum bis Rektum) unterschieden. Am häufigsten finden sich die Tumoren in Dünndarm und Rektum.

Die **pathologische** Klassifikation (nach WHO) orientiert sich an der Proliferation des Tumors (Ki-67-Index). Man unterscheidet:
- hochdifferenzierte neuroendokrine Tumoren (G1 [Ki 67 ≤ 2 %] und G2 [Ki 67 3–20 %]) und
- schlecht differenzierte neuroendokrine Karzinome (G3 [Ki 67 > 20 %]).

Für pankreatische NEN besteht seit 2017 eine geänderte WHO-Klassifikation für G3-Tumoren (Ki-67 > 20%), die NET G3 (günstigere Prognose) von NEC G3 unterscheidet. Die Mehrzahl der NEN sind sporadisch, sie können aber auch im Rahmen familiärer Syndrome auftreten (MEN I, Von-Hippel-Lindau Syndrom, Neurofibromatose Typ 1).

Hinsichtlich der **endokrinen Sekretion** finden sich entsprechend der Herkunft der Tumorzellen bei Vorderdarmtumoren Gastrinome und Insulinome, selten Glukagonome, VIPome, Somatostatinome, und bei funktionellen NEN des Dünndarms das Karzinoidsyndrom, während Enddarmtumoren in aller Regel nichtfunktionell sind. Die **Metastasierung** der Tumoren erfolgt in erster Linie in die Leber, zudem in regionale Lymphknoten.

Therapie

Im Rahmen der **Staging-Diagnostik** werden neben den o. g. laborchemischen Untersuchungen eine (funktionelle) Somatostatinrezeptor-Bildgebung (a.e. als PET/CT), bei NEC G3 eine FDG-PET/CT sowie eine komplementäre Bildgebung mittels CT/MRT und ggf. Endosonographie, seltener durch Kapselendoskopie oder Enteroskopie empfohlen ❶.

Die Therapie von Patienten mit neuroendokrinen Tumoren soll interdisziplinär erfolgen. Bei **lokalisierten Tumoren** stellt die Operation die Therapie der Wahl dar. Das Ausmaß der **Resektion** wird dabei von Größe und Lokalisation des Tumors bestimmt ❷. Während kleine Magen-NEN (insbes. Typ I und Typ II) z. T. durch eine endoskopische Mukosektomie geheilt werden können, wird bei größeren Tumoren sowie bei den Subtypen III (> 1 cm) und IV (neuroendokrines Karzinom) eine chirurgische Resektion (Ausmaß vom Staging des Tumors abhängig) durchgeführt. Auch kleine NEN des Duodenums (bis 1[–2] cm) können endoskopisch therapiert werden, größere Tumoren sollten chirurgisch „onkologisch" reseziert werden. NEN des Pankreas bedürfen meist einer operativen Therapie. Bei kleineren Tumoren ist eine Enukleation ausreichend, bei größeren Tumoren ist eine Pankreaskopf- oder -linksresektion indiziert. Bei inoperablen Patienten kann eine endoskopisch-ablative Therapie erwogen werden. Dünndarm-NEN werden üblicherweise mittels einer Segmentresektion inkl. Lymphadenektomie therapiert. NEN des Kolons (< 1 cm) können endoskopisch abgetragen werden, zumeist ist bei oft fortgeschrittenen Tumoren eine onkologische Resektion erforderlich. Bei NEN der Appendix (< 2 cm, keine Risikofaktoren) ist keine weitere Therapie erforderlich, bei fortgeschritteneren Tumoren sollte eine Hemikolektomie unter onkologischen Aspekten erfolgen. NEN des Rektums (G1; R0; keine Risikofaktoren) < 1 cm können endoskopisch abgetragen werden. Bei NEN zwischen 1 und 2 cm Größe (G1/G2) schlägt die aktuelle Leitlinie eine differenzierte Vorgehensweise vor, während Rektum-NET > 2 cm sowie G3-Tumoren chirurgisch therapiert werden sollten. **Resektable Metastasen** sollten bei G1/G2-Tumoren reseziert werden. Bei ausgedehnter Leberfilialisierung oder nicht operablen Patienten können Verfahren wie die transarterielle (Chemo-)Embolisation, lokal-ablative Verfahren oder die Radioembolisation/selektive interne Radiotherapie (SIRT) eingesetzt werden ❸. In seltenen Fällen (G1/G2-Differenzierung, keine extrahepatischen Filiae) kann eine Lebertransplantation erwogen werden.

Bei Patienten mit GEP-NEN G1 und G2 (insbesondere bei hormonaktiven Tumoren) ist eine biologische Therapie mit Somatosta-

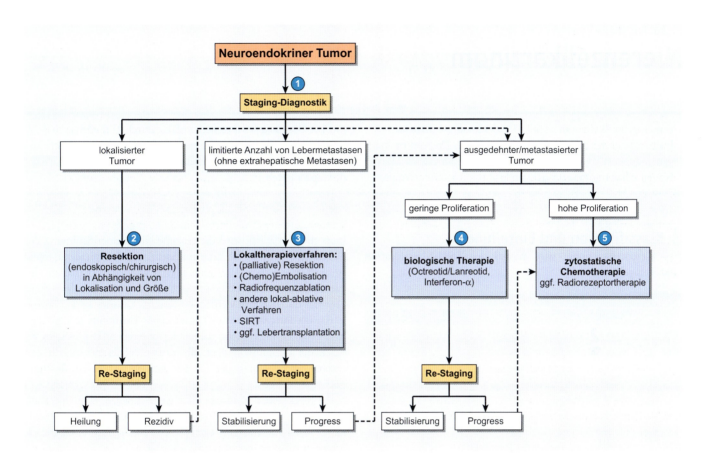

tinrezeptor-Analoga (SSA; Octreotid bzw. Lanreotid; v.a. in der retardierten Depotform) die antiproliferative Therapie der ersten Wahl. In zweiter Linie kommt Interferon-α zur Symptomkontrolle zum Einsatz ❹. Für das Insulinom steht zur symptomatischen Therapie Diaxozid, für das Gastrinom eine hoch dosierte PPI-Therapie zur Verfügung. Der mTOR-Inhibitor Everolimus hat sowohl bei pankreatischen NEN als auch bei NEN des Intestinaltrakts, der Lunge und bei NEN mit unklarem Primarius einen antiproliferativen Effekt gezeigt. Sunitinib, ein Multi-Tyrosinkinase-Inhibitor ist bei progredienten pankreatischen NEN etabliert, nicht jedoch bei extrapankreatischen Tumoren. Patienten mit fortgeschrittenen Tumoren oder auch extrahepatischen Filiae profitieren nach Versagen einer medikamentösen Therapie von einer Peptidrezeptor-Radionuklidtherapie (PRRT), wenn die Tumoren Somotostatin-Rezeptoren exprimieren. Die PRRT ist für die Behandlung aller GEP-NEN zugelassen und kann bei hoher Tumorlast zur Reduktion der Tumormasse führen, steht jedoch nur in wenigen Zentren zur Verfügung. Bei progredienten, symptomatischen oder höhergradigen NEN des Pankreas wird eine zytostatische Chemotherapie mit Streptozotocin (z. B. mit 5-FU) empfohlen. Alternativ steht die orale Kombination von Temozolomid (Alkylans) und Capecitabin zur Verfügung. Weitere Protokolle bei NEC G3 umfassen Cisplatin/Carboplatin, FOLFOX, FOLFIRI oder Taxane ❺.

Prognose, Verlauf, Komplikationen

Die Prognose der Erkrankung variiert sehr stark in Abhängigkeit der Proliferationsrate (Ki 67-Index). Das 10-Jahres-Überlebensrate eines kleinen Appedix-NEN kann 99% erreichen, während die das Gesamtüberleben fortgeschrittener NEN wenige Monate betragen kann. Die wichtigsten Komplikationen sind bei hormonell aktiven Tumoren Hypoglykämie, peptische Ulzera/Blutungen und die Karzinoidkrise. In Abhängigkeit von den sezernierten Hormonen können beim Insulinom lebensbedrohliche **Hypoglykämien** resultieren, beim Gastrinom kann es zu atypischen und ausgeprägten **Ulzerationen** mit u. U. massiven **gastrointestinalen Blutungen** oder Perforationen kommen. Eine **Karzinoidkrise** ist durch eine ausgeprägte Flush-Symptomatik, extreme Blutdruckschwankungen, Bronchokonstriktion, Arrhythmien bis hin zu Verwirrung und Stupor gekennzeichnet.

M. Fahlbusch
Nierenzellkarzinom

Zur Orientierung

Das Nierenzellkarzinom ist mit 85 % der häufigste maligne Primärtumor der Niere und betrifft 2–3 % aller Krebserkrankungen. Männer erkranken häufiger als Frauen (3,5 vs. 2,5 %). Das Nierenzellkarzinom verursacht im Frühstadium keine Symptome. Die **Diagnose** wird zumeist zufällig durch Abdomensonographie und -CT gestellt. Mit zunehmendem Tumorwachstum können Flankenschmerzen, Hämaturie und palpable Raumforderung auftreten.

Klassifikation und Einteilung

Das Nierenzellkarzinom wird gemäß der **TNM-Klassifikation** (2002) eingeteilt.

TNM-Klassifikation des Nierenzellkarzinoms	
T – Primärtumor	
T1a	Tumor < 4 cm auf die Niere begrenzt
T1b	Tumor 4–7 cm auf die Niere begrenzt
T2	Tumor > 7 cm auf die Niere begrenzt
T3a	Tumor infiltriert perirenales Gewebe innerhalb der Gerota-Faszie oder Nebenniere
T3b	Tumorthrombus in Nierenvene oder V. cava unterhalb des Zwerchfells
T3c	Tumorthrombus oberhalb des Zwerchfells
T4	Tumor außerhalb der Gerota-Faszie
N – regionäre Lymphknotenmetastasen	
N1	Befall eines regionalen LK
N2	Befall > ein regionaler LK
M – Fernmetastasen	
M1	Fernmetastasen

Man unterscheidet drei histologische Subtypen: **chromophobes** (4–5 %; beste Prognose), **papilläres** NZK (10–15 %) und **klarzelliges** Nierenzellkarzinom (80–90 %; schlechteste Prognose).

Therapie

Bei lokal begrenzten Nierenkarzinomen richtet sich die Therapieentscheidung nach Größe und Lage des Tumors sowie nach Nierenfunktion, Alter und Komorbidität des Patienten.

Ein kleiner Nierentumor (< 4 cm) kann bei selektierten Patienten aktiv überwacht werden. Einheitliche Protokolle liegen hierfür jedoch nicht vor. Dieses Konzept ist für ältere und multimorbide Patienten gedacht.

Alternativ kann bei Tumoren dieser Größe eine Kryoablation oder Radiofrequenzablation angeboten werden ❷. Bei diesen wenig invasiven Verfahren werden die Tumoren nach Punktion mit einer Sonde entweder mit Kälte oder durch elektromagnetische Wellen abladiert. Prospektiv randomisierte Studien zu diesen Techniken fehlen.

Etabliertes kuratives Verfahren ist die chirurgische Resektion des Tumors ❶. Dabei sollte wann immer möglich ein Organerhalt angestrebt werden. Ist dies wegen der Lokalisation und Größe des Tumors nicht möglich, wird die gesamte Niere unter Schonung der Nebenniere entfernt ❸. Eine routinemäßige Lymphadenektomie ist nicht erforderlich. Alle diese Eingriffe können offen operativ, laparoskopisch oder roboterassistiert mit gleichem onkologischem Ergebnis durchgeführt werden.

Hat ein fortgeschrittener Tumor einen **Thrombus** in der Vena cava gebildet, muss dieser mittels Kavotomie entfernt werden ❸. Reicht der Thrombus bis oberhalb des Zwerchfells oder sogar in den rechten Vorhof, kann der Einsatz einer Herz-Lungen-Maschine notwendig werden.

Bei **resektablen Metastasen** ist, wenn möglich, eine Operation anzustreben. Die operative Versorgung scheint der alleinigen medikamentösen Therapie überlegen zu sein. Die Indikation ist je nach Allgemeinzustand großzügig zu stellen ❹.

Im **fortgeschrittenen metastasierten Stadium** scheint die Kombination aus zytoreduktiver Nephrektomie und medikamentöser Therapie Patienten mit einem guten Performance-Status einen Überlebensvorteil zu bieten ❺. Eine systemische Therapie in dieser Situation erfolgt mit Multikinaseinhibitoren, mTOR-Inhibitoren und monoklonalen Antikörpern.

Evidenz der Therapieempfehlungen bei Nierenzellkarzinom		
	Evidenzgrad	Empfehlungsstärke
lokalisiertes Stadium, Tumor < 4 cm		
aktive Überwachung	III	0
Kryotherapie, Radiofrequenzablation	II	0
chirurgische Resektion, wenn möglich organerhaltend	IV	A
lokalisiertes Stadium, Tumor > 4 cm		
chirurgische Resektion, wenn möglich organerhaltend	IV	A
Ist ein Organerhalt nicht möglich, sollte eine Nephrektomie minimalinvasiv erfolgen.	III	B
lokal fortgeschritten oder metastasiertes Stadium		
Bei synchron metastasierten Patienten mit einem guten Performance-Status (ECOG 0–1) sollte der Primärtumor operativ entfernt werden.	I++ bis III	B
Bei metachroner Metastasierung sollten solitäre Befunde lokal therapiert werden. Bei kurativer Intention und kompletter Resektabilität sollte unabhängig vom Organsystem eine Operation erwogen werden.	III	B

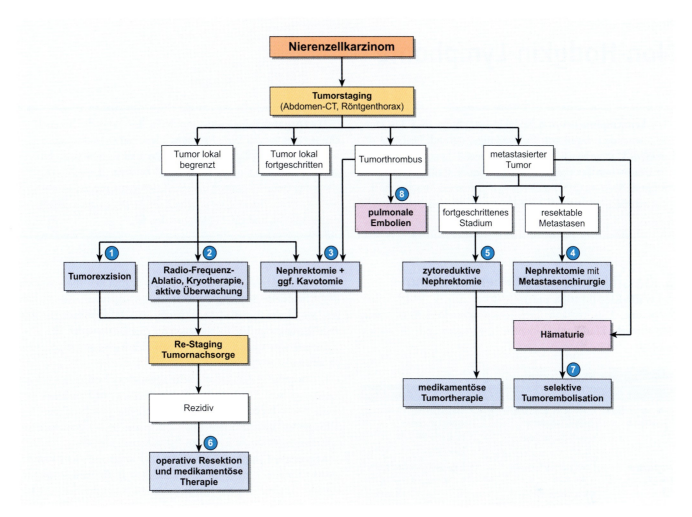

Tritt in der Nachsorge ein **Rezidiv** oder eine metachrone Metastase auf, ist immer auch die operative Resektion dieser Befunde als Option zu prüfen ❻.

Komplikationen

Durch Einbruch des Tumors in das Hohlsystem der Niere kann es zu einer **Makrohämaturie** und bei Abgang von Blutkoageln über den Harnleiter zur **Nierenkolik** kommen. Falls der Patient nicht operabel ist, kann man durch eine palliative Embolisation ❼ der Niere die Blutung beherrschen. Ein Tumorthrombus kann selten zu ausgedehnten **pulmonalen Embolien** führen ❽. Paraneoplastische Syndrome zeigen neben Fieberschüben und einer Anämie häufig Leberfunktionsstörungen und eine **Hyperkalzämie.** Im metastasierten Stadium richten sich die Komplikationen nach der Lokalisation der Metastasen (Lunge, Knochen, ZNS).

Ökonomische Aspekte

Der Einsatz minimalinvasiver Operationsverfahren bei der chirurgischen Behandlung des Nierenzellkarzinoms ist mit Zusatzkosten verbunden. Die Patienten profitieren durch schnellere Rekonvaleszenz. Die Entwicklung moderner Tumortherapeutika verbessert das Tumoransprechen bei verbesserter Verträglichkeit. Die Jahrestherapiekosten liegen bei bis zu 100.000 EUR/Substanz.

Ph. Schafhausen

Non-Hodgkin-Lymphome

___ Zur Orientierung ___

Das **Leitsymptom** der Non-Hodgkin-Lymphome (NHL) ist eine zunehmende **Lymphknotenschwellung.** Zugrunde liegt eine maligne klonale Neoplasie, die von B- oder T-Lymphozyten des lymphatischen Gewebes ausgeht. Eine Sonderform bildet das multiple Myelom (MM), welches sich primär im Knochenmark ➤ manifestiert. Ca. 30 % der NHL manifestieren sich leukämisch.

Die **Diagnose** sollte immer durch eine histologische Untersuchung eines ganzen Lymphknotens oder einer Organbiopsie, bei Knochenmarkbeteiligung durch eine Beckenkammbiopsie, erfolgen. Die Immunphänotypisierung und Zytogenetik sind als ergänzende Untersuchungen obligat. Zur Beurteilung der Lymphomausbreitung erfolgen neben CT-Bildgebung eine Knochenmarkpunktion und ggf. Liquorpunktion ❶.

Klassifikation und Stadieneinteilung

Die **WHO-Klassifikation** unterscheidet B- von T- und NK-Zell-Neoplasien. Entsprechend ihres biologischen Verhaltens erfolgt eine **klinische Einteilung** in indolente, aggressive und sehr aggressive NHL.

WHO-Klassifikation der NHL (modifiziert)		
	B-Zellen-Neoplasien	T- und/NK-Zellen-Neoplasien
sehr aggressive Lymphome ❷	• Vorläufer-B-lymphoblastisches Lymphom • Burkitt-Lymphom	• Vorläufer-T-lymphoblastisches Lymphom • blastäres NK-Zell-Lymphom
aggressive Lymphome ❸	• follikuläres Lymphom (Grad III) • Mantelzell-Lymphom • diffus großzelliges B-Zell-Lymphom	• angioimmunoblastisches T-Zell-Lymphom (AILD) • ALK+ großzelliges Lymphom

indolente Lymphome ❹	• follikuläres Lymphom (Grad I–II)
	• chronische lymphatische Leukämie (B-CLL)
	• B-Prolymphozyten-Leukämie (B-PLL)
	• lymphoplasmozytisches Lymphom (LPL), Sonderform: Morbus Waldenström
	• Haarzellenleukämie (-Variante)
	• multiples Myelom (MM)
	• Marginalzonenlymphom
		• Leukämie großer granulärer Lymphozyten
		  – T-Zell-Typ (T-CLL)
		  – NK-Zell-Leukämie
		• T-Prolymphozyten-Leukämie (T-PLL)
		• Mycosis fungoides, Sézary-Syndrom

Die **Stadieneinteilung** der NHL erfolgt wie bei den Hodgkin-Lymphomen nach Ann-Arbor und unterscheidet zwischen **lokalisierten** Stadien (I–II) bzw. **disseminierten** Stadien (III–IV) (➤ Hodgkin-Lymphom).

Therapie

Aggressive Lymphome stellen insbesondere in fortgeschritteneren Stadien einen Notfall dar: bei Therapieeinleitung droht aufgrund des raschen Tumorzerfalls ein Tumorlysesyndrom ❺. Zur Vermeidung sollten als **Allgemeinmaßnahmen** neben einer ausreichenden Flüssigkeitszufuhr (> 2–6 Liter) zu Beginn der Therapie eine prophylaktische Senkung des Harnsäurespiegels mit Allopurinol erfolgen ❻. Bei Hyperkalzämie (häufig bei MM) ❺ muss zusätzlich eine Therapie mit Bisphosphonaten durchgeführt werden ❻.

Die **primäre Chemotherapie** richtet sich nach der Art des Lymphoms und dem Stadium:

Die spezifische Behandlung **sehr aggressiver** Lymphome erfolgt meist nach dem ALL-Protokoll für Erwachsene und beinhaltet eine wiederholte Polychemotherapie einschließlich Behandlung des ZNS, ggf. zusätzliche Strahlentherapie sowie eine allogene Stammzelltransplantation (SCT) bei Höchstrisikopatienten ❼.

Aggressive Lymphome werden in der Regel mit einer kombinierten Immunchemotherapie behandelt, z. B. Rituximab (monoklonaler Antikörper ggen CD20) in Kombination mit dem CHOP-Protokoll oder bei älteren Patienten mit Bendamustin ❽. In bestimmten Situationen (großer Primärtumor, Resttumor nach Chemotherapie) kann zusätzlich eine Strahlentherapie erfolgen. Die Hochdosis-Chemotherapie mit Transplantation von autologen Stammzellen aus dem peripheren Blut (autoPBSCT) wird meist in der Rezidivsituation bzw. in Studien eingesetzt ❽. Eine Ausnahme bildet das Mantelzell-Lymphom: bei jungen Patienten (≤ 65 Jahre) und gutem Allgemeinzustand erfolgt initial eine dosisintensivierte Therapie (R-CHOP/DHAP im Wechsel), gefolgt von einer autoPBSCT. Bei rezidiviertem oder refraktärem Mantelzell-Lymphom stehen mit dem oralen und gut verträglichen Tyrosinkinase-Inhibitor Ibrutinib sowie mit Lenalidomid oder Bortezomib neue Behandlungsoptionen zur Verfügung

Indolente Lymphome werden selten im **Stadium I** diagnostiziert; dann ist mit einer alleinigen Bestrahlung eine kurative Behandlung möglich ❾. In den fortgeschrittenen Stadien (**Stadium II–IV**) ist eine Heilung mit einer konventionellen Chemotherapie meist nicht möglich. Daher wird zunächst ein abwartendes Vorgehen verfolgt (Watch & Wait) ❿. Eine Therapie sollte erst bei Auftreten von Beschwerden oder zunehmender Zytopenien begonnen werden ⓫. Als Behandlungskonzepte stehen die konventionelle Chemotherapie, die passive Immuntherapie oder die autologe und allogene Stammzelltransplantation zur Verfügung ⓬. Letztere wird wegen des chronischen Verlaufs und bei dem meist höheren Alter der Patienten nur selten eingesetzt. Eine Sonderform bildet der Morbus Waldenström, der durch eine IgM-Paraproteinämie zu

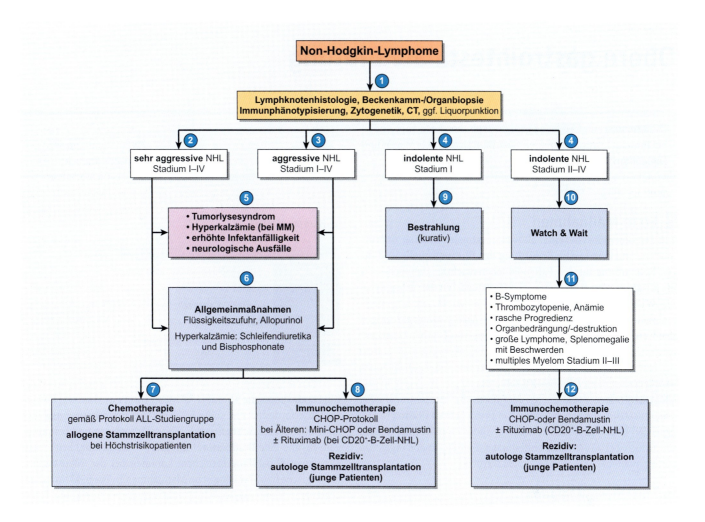

vielfältigen Symptomen führen kann (Neuropathien, Kryoglobulinämie und bei exzessiver Bildung Mikrozirkulationsstörungen mit Ausbildung eines Hyperviskositätssyndroms). Neuerdings kann auch bei Morbus Waldenström Ibrutinib in der Zweitlinie oder bei Immunchemotherapie-ungeeigneten Patienten eingesetzt werden.

Komplikationen

Die wichtigsten Komplikationen ❺ sind:
- **Tumorlysesyndrom** bei großer Tumorlast mit akutem Nierenversagen
- **Hyperkalzämie** bei multiplem Myelom (MM)
- erhöhte **Infektanfälligkeit** bei sekundärem Immunglobulinmangel
- ZNS-Befall mit **neurologischen Defiziten**
- Hyperviskositätssyndrom bei Morbus Waldenström (→ Plasmapherese).

Quellen der Therapieempfehlungen bei NHL

	Leitlinie DGHO Onkopedia	Stand
sehr aggressive Lymphome	ALL	2012
aggressive Lymphome	diffus großzelliges B-Zell-Lymphom/ Mantelzell-Lymphom	2018/2019
indolente Lymphome	follikuläres Lymphom	2019

Ökonomische Aspekte

Der Einsatz von Rituximab bei den B-Zell-NHL ist zwar mit hohen Therapiekosten verbunden, aber aufgrund der eindeutigen Studienergebnisse in alle Therapieprotokolle der Immunchemotherapie integriert. Der Einsatz in der Erhaltungstherapie sollte aktuell ausschließlich auf die follikulären NHL bei Patienten in gutem Allgemeinzustand und bei gutem Ansprechen auf die Primärtherapie beschränkt bleiben.

S. Gölder
Obere gastrointestinale Blutung

Zur Orientierung

Hämatemesis und **Melaena** sind die typischen Leitsymptome bei Blutungen aus dem oberen Gastrointestinaltrakt (Magen und Duodenum).

Erste Maßnahmen

Um den Blutverlust bei einer aktiven intestinalen Blutung zu minimieren, sind eine **rasche Ermittlung der Blutungsquelle und deren Behandlung** für den Patienten **lebenswichtig.** Dennoch sollte die diagnostische Abklärung wenn möglich nur bei hämodynamisch stabilen Patienten durchgeführt werden ❶. Als Allgemeinmaßnahmen empfehlen sich zunächst die Anlage von **großlumigen venösen Zugängen** und die **Bereitstellung von Erythrozytenkonzentraten.** Transfusionen von Erythrozytenkonzentraten sollten bei einem Hb-Wert von 7 g/dl beginnen und Übertransfusionen vermieden werden. Der Ziel-Hb sollte über 7 g/dl bis 9 g/dl liegen, aber nicht höher. Bei stärkeren Blutungen mit Massentransfusion sollte zusätzlich die Bereitstellung von **Fresh Frozen Plasma** (1 FFP pro 5 EK) ❷ erfolgen. Eine notwendige endoskopische Intervention soll jedoch bei akuter gastrointestinaler Blutung unabhängig von vorliegenden Laborwerten begonnen werden.

Hämatemesis/Melaena

Bei klinischem Verdacht auf eine obere gastrointestinale Blutung sollte eine **Ösophagogastroduodenoskopie** (ÖGD) ❸ unverzüglich durchgeführt werden. Dabei ist eine Lokalisation der Blutungsquelle und ggf. eine endoskopische Therapie möglich.

Zur Vorbereitung auf die Untersuchung kann bei erwarteter aktiver Blutung oder nicht nüchternem Patienten eine prokinetische Therapie (Förderung der Magen-Darm-Motilität) mit Erythromycin eingeleitet werden.

Bei **Verdacht auf Ösophagusvarizenblutung** sollte Terlipressin verabreicht werden. Alternativ kommt Somatostatin in Frage.

Eine Protonenpumpenhemmergabe erfolgt in der Standarddosierung sofort i.v. und weiter nach ÖGD-Befund, bei verzögerter Durchführung der ÖGD in Standarddosierung 2-mal täglich i.v.

Formen und weitere Maßnahmen

Die weiteren Maßnahmen richten sich im Wesentlichen nach dem **Befund der endoskopischen Untersuchung** ❸.

Lässt sich zwar die Blutungsquelle nicht, aber frisches Blut bzw. Hämatin im oberen Gastrointestinaltrakt (GIT) nachweisen, erfolgt bei kreislaufstabilen Patienten eine **Kontrollgastroskopie** nach 12–24 h ❹. **Chirurgische** bzw. **radiologische Intervention** ist bei hämodynamisch instabilen Patienten notwendig ❺.

Bei nicht lokalisierbarer Blutung ohne Blutnachweis kommen bei kreislaufinstabilen Patienten mit Melaena weitere Maßnahmen wie die **Koloskopie** oder **Angiographie** in Frage ❻. Kreislaufstabile Patienten bluten womöglich an anderer Stelle als im oberen GIT ❼.

Ulkusblutung

Endoskopische Einteilung der Ulkusblutung nach Forrest	
Forrest Ia	Ulkus mit spritzender arterieller Blutung
Forrest Ib	Ulkus mit Sickerblutung
Forrest IIa	Ulkus mit Gefäßstumpf
Forrest IIb	Ulkus mit Blutkoagel
Forrest IIc	Ulkus mit hämatinbelegtem Grund
Forrest III	fibrinbelegtes Ulkus

Eine **endoskopische Therapie** ❽ ist bei Ulzera im Stadium **Forrest Ia–IIb** erforderlich. Es sollte während der Endoskopie zusätzlich ein **Helicobacter-Schnelltest** durchgeführt werden und bei positivem Befund eine **Eradikation** erfolgen (➤ Ulkuskrankheit). Lässt sich keine Blutstillung erreichen, kommen bei der Ulkusblutung chirurgische bzw. radiologische Maßnahmen in Frage ❺. Wird dagegen eine Hämostase erzielt, richtet sich die weitere konservative Therapie nach der Blutungsquelle ❾.

Die **Protonenpumpenhemmertherapie** sollte in der Standarddosierung zweimal täglich i.v. für 72 h weitergeführt werden, dann mit der Standarddosis einmal täglich.

Ösophagusvarizenblutung

Bereits initial sollte eine Kombination aus **endoskopischer (Ligatur oder Histoacrylinjektion)** und **medikamentöser Therapie** erfolgen (Somatostatin- oder Terlipressingabe) ❿.

Endoskopisch nicht stillbare Varizenblutungen können mit **Ballonsonden** oder **Ösophagusstent** behandelt werden (Sengstaken-Blakemore bei Ösophagusvarizen, Linton-Nachlass-Sonde bei Magenvarizen) ❺. Auch ein transjugulärer intrahepatischer portosystemischer Shunt (TIPS) oder eine chirurgische Shuntanlage zur Senkung des Pfortaderdrucks ist möglich ❺.

Nach Blutstillung sollte eine **Enzephalopathieprophylaxe** mit Laktulose und eine Antibiose (z.B. Aminopenicillin/Clavulansäure, Cephalosporin Gr. 3 oder Fluorchinolon Gr. 2 oder 3) begonnen werden ❾.

Als **Rezidivprophylaxe** werden nichtselektive Betablocker (z.B. Propranolol) einschleichend nach Herzfrequenz und Blutdruck und endoskopische Ligaturbehandlung eingesetzt.

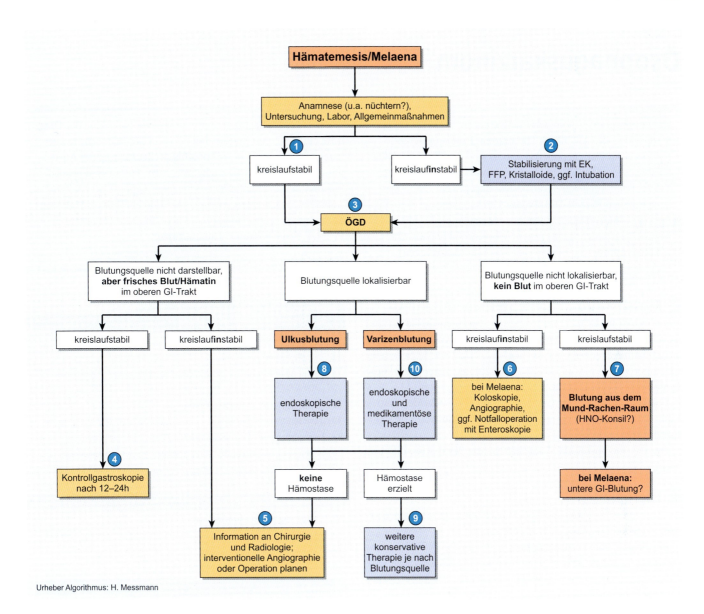

Urheber Algorithmus: H. Messmann

Evidenz der Therapieempfehlungen bei oberer gastrointestinaler Blutung		
	Evidenzgrad	Empfehlungsstärke
nichtvariköse Blutung		
Transfusionstrigger Hb 7 g/dl, Ziel-Hb 7–9 g/dl	Ia	A
Protonenpumpenhemmertherapie i. v.	Ib	B
unverzügliche ÖGD	Ib	B
Helicobacter-pylori-Eradikation bei Ulkus	Ia	A
variköse Blutung		
Transfusionstrigger Hb 7 g/dl, Ziel-Hb 7–9 g/dl	Ia	A
Pfortaderdrucksenkung – Terlipressin	Ia	A
Ballonsonden bei nicht beherrschbarer Blutung	Ib	B
TIPS bei nicht beherrschbarer Blutung	Ia	A

Komplikationen

Bei endoskopisch nicht beherrschbaren **Varizenblutungen** ist die notfallmäßige Anlage eines TIPS oder eine chirurgische Shuntanlage zur Senkung des Pfortaderdrucks möglich.

Ökonomische Aspekte

Die frühe endoskopische Risikostratifizierung von Patienten mit oberer gastrointestinaler Blutung hat Einfluss auf die Krankenhausverweildauer und Mortalität der Patienten insbesondere bei variköser Blutung.

Endoskopisch nicht beherrschbare Blutungen sollten in Zentren mit entsprechender Expertise in allen Methoden der Blutstillung behandelt werden.

Ösophaguskarzinom

E. Endlicher

Zur Orientierung

Das Ösophaguskarzinom gehört mit einer Inzidenz von ca. 2,5–8/100 000 zu den selteneren Tumorarten. **Prädisponierende Faktoren** des Plattenepithelkarzinoms sind Rauchen und Alkoholabusus, darüber hinaus Laugenverätzungen, Achalasie und Tylose. Beim Adenokarzinom besteht dagegen ein Zusammenhang mit dem **Barrett-Ösophagus** (Umwandlung des Plattenepithels in Zylinderepithel = intestinale Metaplasie), der mit einer langjährigen gastroösophagealen Refluxerkrankung assoziiert ist.

Leitsymptom ist die Dysphagie (> Schluckstörungen).

Bei V. a. Ösophaguskarzinom werden zur Sicherung der **Diagnose** eine ÖGD mit Biopsie und bei endoskopisch nicht passierbarem Tumor ein Röntgenbreischluck (Beurteilung der Ausdehnung) durchgeführt. Bei nachgewiesenem Tumor sind je nach Lokalisation und Stadium verschiedene Staging-Untersuchungen sinnvoll (bildgebende Verfahren wie Röntgen-Thorax, Abdomensonographie, Endosonographie, Hals-/Thorax-/Abdomen-CT, PET-CT, Bronchoskopie, Laparoskopie).

Klassifikationen und Stadieneinteilung

Histologisch findet man am häufigsten **Plattenepithelkarzinome** (> 90 %) und **Adenokarzinome**, wobei für Adenokarzinome in den letzten Jahren ein deutlicher Anstieg verzeichnet wurde. Sehr seltene Tumoren sind u. a. anaplastische Karzinome, Leiomyosarkome, Lymphome, Sarkome, gastrointestinale Stromatumoren.

Unter therapeutischen Gesichtspunkten unterscheidet man je nach **Tumorlokalisation zervikale** (20 %), **supra-** (50 %) und **infrabifurkale** (30 %) Ösophaguskarzinome.

Für das therapeutische Vorgehen ist die **TNM-Klassifikation** wichtig.

TNM-Klassifikation des Ösophaguskarzinoms	
T – Primärtumor	
T0	kein Anhalt für Primärtumor
Tis	nichtinvasives Karzinom
T1	Infiltration von Lamina propria, Muscularis mucosae (T1a) und/oder Submukosa (T1b)
T2	Infiltration der Muscularis propria
T3	Infiltration der Adventitia
T4	Infiltration von Nachbarstrukturen
T4a	Infiltration von Pleura, Perikard, V. azygos, Zwerchfell oder Peritoneum
T4b	Infiltration von anderen Nachbarstrukturen wie Aorta, Wirbelkörper oder Trachea
N – regionäre Lymphknotenmetastasen	
N0	keine regionären LK-Metastasen
N1	regionäre LK-Metastasen (1–2)
N2	3–6 regionäre Lymphknoten
N3	≥7 regionäre Lymphknoten
M – Fernmetastasen	
M0	keine Fernmetastasen
M1	Fernmetastasen

Therapie

Die Therapie erfolgt stadienadaptiert nach folgenden Therapieempfehlungen (kein standardisiertes Vorgehen):

Bei **Fehlen von Fernmetastasen (M0)** ist die Differenzierung zervikal und supra- bzw. infrabifurkal wichtig ❶. Zervikale Ösophaguskarzinome haben meist eine schlechte Prognose. Häufig sind daher nur palliative Maßnahmen möglich ❷.

Im **Frühstadium (Tis, T1 m, N0)** zeigt inzwischen die endoskopische Resektion an erfahrenen Zentren vergleichbare Ergebnisse mit der Operation bei jedoch deutlich niedrigerer Morbidität und Mortalität ❸. Beim Plattenepithelkarzinom bis zur Infiltration in die mittlere Mukosa (m2) sowie bei Patienten mit oberflächlicher Submukosainfiltration eines Adenokarzinoms ohne Risikofaktoren (pT1 sm1 < 500 µm Tiefeninvasion, L0, V0, G1/2, < 20 mm, keine Ulzeration) kann die ER daher eine ausreichende Alternative zur Operation sein.

Eine chirurgische radikale Tumorentfernung ist meist nur bei **T1–2** möglich. Alternativ ist im T2-Stadium beim Adenokarzinom eine perioperative Chemotherapie und beim Plattenepithelkarzinom eine präoperative Radiochemotherapie zu erwägen. ❹

Bei **lokal fortgeschrittenen Tumoren (T3–4)** kann beim Plattenepithelkarzinom ebenso entweder eine neoadjuvante Radiochemotherapie mit anschließender Operation oder auch eine definitive Radiochemotherapie durchgeführt werden ❹; beim Adenokarzinom ist in diesem Stadium eine perioperative Chemotherapie oder auch präoperative Radiochemotherapie sinnvoll ❺.

Bei Vorliegen von **Fernmetastasen (M1)** ist ein individuelles Behandlungsregime angezeigt ❻. Neben Radiochemotherapie oder alleiniger Chemotherapie sind Verfahren zur Wiederherstellung der Nahrungspassage, (par-)enterale Ernährung und Schmerztherapie bedeutsam.

Komplikationen

Die wichtigsten Komplikationen sind:
- **Ösophagusobstruktion** (→ mechanischer Dilatation, Einlage von Endoprothesen und Brachytherapie, ggf. Anlage einer perkutanen endoskopischen Gastrostomie [PEG])
- **Rekurrensparese**
- **Tumorblutungen** (→ thermische Laserkoagulation oder Argonplasmakoagulation)
- **ösophagotracheale Fistel** (→ Deckung durch Endoprothesen).

Ösophaguskarzinom

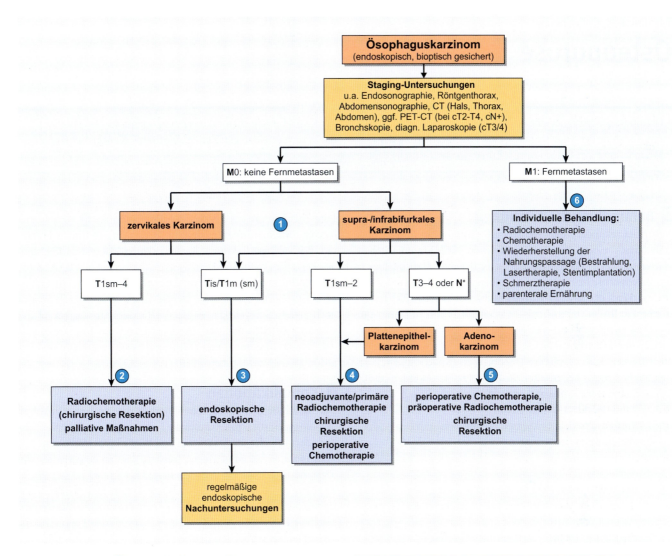

Ökonomische Aspekte

Eine frühe enterale Ernährung über eine bereits intraoperativ duodenal/jejunal platzierte Ernährungssonde oder Feinnadelkatheterjejunostomie (FKJ) kann evtl. die Infektionsrate, Krankenhausverweildauer und Letalität vermindern

Eine intensive perioperative ernährungsmedizinische Mitbehandlung kann die postoperative Rate schwerer Komplikationen, die Länge des Intensivaufenthalts und auch die Krankenhausverweildauer reduzieren.

Evidenz der Therapieempfehlungen bei Ösophaguskarzinom (siehe S3-Leitlinie Ösophaguskarzinom, DGVS 2018)	Evidenzgrad	Empfehlungsstärke
ER kann bei Adenokarzinom (pT1sm1, < 500 µm Tiefeninvasion, L0,V0, G1/2, < 20 mm) eine ausreichende Alternative zur Operation sein.		EK (100%)

Evidenz der Therapieempfehlungen bei Ösophaguskarzinom (siehe S3-Leitlinie Ösophaguskarzinom, DGVS 2018) (Forts.)	Evidenzgrad	Empfehlungsstärke
Eine endoskopische En-bloc-Resektion sollte bei Plattenepithelkarzinom (L0, V0, keine Ulzeration, Infiltrationstiefe m1/m2, G1/2) angestrebt werden, da hierdurch neben der Therapie auch ein Staging der Läsion mit der Frage der Tiefeninfiltration erfolgt.		EK (100%)
Bei Adenokarzinom cT2 kann eine präoperative CTX durchgeführt und postoperativ fortgesetzt werden.	Ib	0
Bei Plattenepithelkarzinom cT2 kann eine präoperative RCXT mit anschließender kompletter Resektion durchgeführt werden.		EK (100%)
Bei resektablem Adenokarzinom cT3/T4 soll eine perioperative CTX oder präoperative RCXT durchgeführt werden.	Ia	EK (A)
Bei resektablem Plattenepithelkarzinom cT3/T4 soll eine präoperative RCXT mit anschließender kompletter Resektion durchgeführt werden.	Ia	EK (A)

T. Laurentius, C. Bollheimer

Osteoporose

Zur Orientierung

Osteoporose bezeichnet eine Erkrankung des gesamten Skeletts mit Abnahme der Knochenmasse und Verschlechterung der Mikroarchitektur. Osteoporose führt zu einem drastisch erhöhten Risiko für Knochenfrakturen (sog. manifeste Osteoporose), die es zu vermeiden gilt. Zur Diagnostik ➤ Knochenschwund.

Behandlungsbedürftigkeit

Neben der sekundärprophylaktischen Indikation von Antiosteoporotika nach einem bereits eingetretenen niedrigtraumatischen, osteoporotischen Frakturereignis wird die Behandlungsbedürftigkeit der **Osteoporose** heutzutage auch primärprophylaktisch am statistischen Wert des sog. **10-Jahres-Frakturrisikos (10-JFR)** festgemacht. Ein Risiko von mehr als 30%, innerhalb von 10 Jahren eine Wirbelkörperfraktur und/oder eine hüftgelenksnahe Oberschenkelfraktur zu erleiden, gilt dabei als bedenklich. In die Kalkulation des 10-JFR gehen dabei primär der **T-Score-Wert** (Knochendichte), das Geschlecht und das **Lebensalter** ein. Darüber hinaus werden zusätzliche osteoporogene Risikofaktoren, wie

A. die kontinuierliche Einnahme von
  1. Kortikosteroiden (> 2,5 mg/d Prednisolonäquivalent) oder
  2. Protonenpumpenhemmern sowie
B. das Vorliegen einer
  3. (subklinischen) Hyperthyreose,
  4. fortgeschrittenen Herzinsuffizienz,
  5. chronischen Bronchitis (nebst Raucheranamnese),
  6. rheumatoiden Arthritis oder
  7. eines Typ-1-Diabetes mellitus und schließlich
C. eine spezifische Anamnese für
  8. vorherige Frakturereignisse,
  9. generelle Sturzanfälligkeit und
  10. Immobilität, Frailty berücksichtigt.

Die für die Indikationsstellung notwendige Kalkulation des 10-JFR wird damit derart komplex, dass auch die Verwendung entsprechender Matrizen, wie z.B. die der aktuellen Leitlinie des Dachverbands Osteologie (DVO), angeraten ist.

Therapie

Ziel bei der Behandlung einer Osteoporose ist die Prophylaxe von Frakturen. Abgesehen von der Behandlung der Grunderkrankung und möglichen **Lebensstilmodifikationen** (Aufgabe von Nikotin- und Alkoholkonsum, Vermeidung von Untergewicht, körperliche Aktivität zur Förderung von Muskelkraft und Koordination) wird die **Basisprophylaxe** mit einer täglichen **Kalziumsupplementation** (bei < 1000 mg Kalzium über die Nahrung) und **Vitamin-D-Zufuhr (800–1000 IE)** empfohlen ❶. Bei frischer osteoporotischer Fraktur ❸ und unter Therapie mit spezifischen Antiosteporotika ist immer eine Kalziumzufuhr unabhängig von der über die Nahrung aufgenommenen Menge indiziert.

Eine Therapie mit spezifischen Antiosteoporotika ❹ ist bei einer osteoporotischen Sinterungsfraktur (Beckenring-, hüftnahe Frakturen, Wirbelkörperfrakturen, Radiusfrakturen) ❸ und darüber hinaus bei einem pathologischen T-Score (berechnet aus DXA, Alter, Geschlecht, individuelle Risikofaktoren) ❷ angezeigt. Für Frauen ❺ mit primärer Osteoporose stehen neben den Bisphosphonaten noch andere Substanzklassen zur Verfügung, für Männer ❻ mit primärer Osteoporose sind in Deutschland die Bisphosphonate Alendronat, Risedronat und Zoledronat sowie Teriparatid und Denosumab zugelassen (Stand 2020).

Komplikationen

Die wichtigsten Komplikationen sind proximale Femurfrakturen (Synonym: Hüftfrakturen, hüftnahe Femurfrakturen, Schenkelhals- und schenkelhalsnahe Frakturen) und Wirbelkörperfrakturen.

Es muss davon ausgegangen werden, dass ab einem Alter von 65 Jahren jede(r) Dritte und ab einem Alter von 85 Jahren jede(r) Zweite mindestens einmal jährlich stürzt, wobei aus jedem zwanzigsten bis hundertsten Sturzereignis eine proximale Femurfraktur resultiert Das Lebenszeitrisiko für eine **proximale Femurfraktur** beträgt von daher bei den Über-50-Jährigen 15% (Mann) und 30% (Frau). mit einer unmittelbaren Mortalität von 20–30%.

Bei einer akuten osteoporotisch bedingten **Wirbelkörperfraktur** (typische Lokalisation BWK6 bis LWK2) bestehen in der Regel stärkste Schmerzen. Symptomatisch im Vordergrund steht deshalb die (bisweilen langfristige) symptomatische Therapie mit starkwirksamen Analgetika nach Ausschluss einer instabilen Fraktur (**cave:** Hinterkantenbeteiligung) mittels bildgebender Verfahren (1. Stufe konventionelles Röntgen, 2. Stufe natives CT); zur Vermeidung einer Immobilität ist Physiotherapie indiziert. Erst bei Versagen der konservativen Therapie kommen interventionelle Maßnahmen (Kypho-/Vertebroplastie) in Betracht.

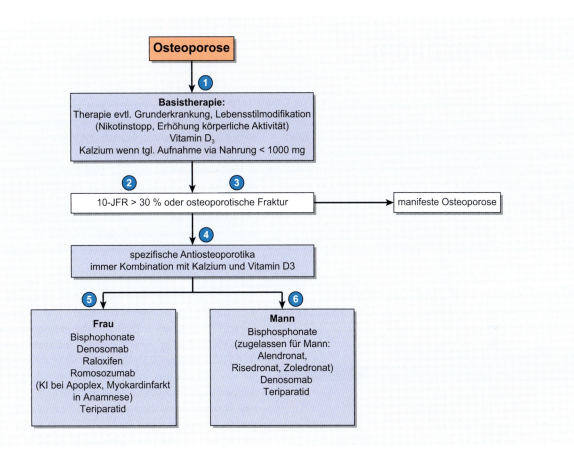

M. Löhr
Pankreaskarzinom

Zur Orientierung

Das Pankreaskarzinom (duktales Adenokarzinom > 90 %) ist die häufigste maligne Erkrankung des Pankreas. Die mediane Überlebenszeit des inoperablen Pankreaskarzinoms beträgt ca. 6 Monate. Gesicherte **ätiologische** Faktoren sind das Rauchen sowie eine chronische, insbesondere hereditäre Pankreatitis als prädisponierende Erkrankung. Die Diagnose wird häufig zu spät gestellt.

Leitsymptome sind abdominale (epigastrische) Schmerzen, auch Rückenschmerzen, Gewichtsverlust, Inappetenz sowie ein (Verschluss-)Ikterus (➤ Ikterus).

Die **Diagnose** wird durch Spiral-CT oder MRT gestellt. Zur unbedingt notwendigen Abklärung der Operabilität hat sich die kontrastmittelverstärkte Endosonographie bewährt. Eine histologische Sicherung ist nur in der inoperablen Situation oder vor neoadjuvanter Therapie indiziert.

Klassifikation und Stadieneinteilung

Für das therapeutische Vorgehen sind die **TNM-Klassifikation** und die **Stadieneinteilung** nach UICC wichtig.

TNM-Klassifikation des Pankreaskarzinoms	
T – Primärtumor	
Tis	Carcinoma in situ
T1	Tumor ≤ 2 cm, begrenzt auf Pankreas
T2	Tumor > 2 cm, begrenzt auf Pankreas
T3	Tumor überschreitet Pankreas, invadiert aber **nicht** Truncus coeliacus oder A. mesenterica superior
T4	Tumor überschreitet Pankreas und invadiert Truncus coeliacus oder A. mesenterica superior
N – regionäre Lymphknotenmetastasen	
N0	keine regionären LK-Metastasen
N1	regionäre LK-Metastasen
M – Fernmetastasen	
M0	keine Fernmetastasen
M1	Fernmetastasen

Stadieneinteilung des Pankreaskarzinoms		
Stadium	TNM	Kommentar
0	T0/PanIN	klinisch nicht fassbare intraepitheliale Neoplasie
I	T1 N0 M0, T2 N0 M0	
II	T1–T3, N0, M0	
III	T1–T3, N1, M0	theoretisch resektabel
IV	jedes T, jedes N, M1	definitiv inoperabel

Für die Prognose und Therapie sind das Grading sowie weitere histologische Kriterien (z. B. Lymphangiose) unerheblich.

Therapie

Zunächst muss die **(Nicht-)Operabilität** des Tumors festgelegt werden. Sie ist grundsätzlich durch die komplette Ummauerung der arteriellen Gefäße definiert. Da arterielle Resektionen, ggf. auch nach Downstaging-Chemotherapie möglich sind, ist hier die Zuratziehung eines ausgewiesenen Pankreaskarzinomzentrums sehr empfohlen. Primäres Ziel des **operablen** Pankreaskarzinoms (duktales Adenokarzinom Stadium I, II, III) ist die **chirurgische Resektion** ❶. Operierte Patienten werden obligat **adjuvant chemotherapiert** (FOLFIRINOX oder GEM/Abraxane®) ❷ Wichtigste Ziele der Therapie des **inoperablen** Pankreaskarzinoms (Stadium IV) sind die Schmerz- und Beschwerdefreiheit des Patienten sowie eine antitumoröse Therapie. Erster therapeutischer Schritt nach histologisch nachgewiesenem inoperablem Pankreaskarzinom ist für diese Patienten die generische **supportive Behandlung** maligner Erkrankungen ❸. Diese besteht in einer patientenzentrierten und symptomorientierten Behandlung (Schmerz- und Ernährungstherapie). Darüber hinaus wird eine Chemotherapie empfohlen.

Die **Erstlinien-Chemotherapie** ❹ besteht heutzutage aus FOLFIRINOX, meistens in einer modifizierten/abgeschwächten Form, Gemcitabine kombiniert mit Abraxane®. Damit lassen sich mediane Überlebenszeiten von 11–12 Monaten erreichen. Gemcitabine-Monotherapie (GEM; Kurzinfusion 1×/Woche) ist Standard für alle Patienten, die keine der vorgenannten Kombinationen vertragen können. Zugelassen ist auch die Gabe von Erlotinib (Tarveva®) bei gutem Allgemeinzustand, insbesondere wenn die Patienten nach den ersten wenigen Gaben ein Erythem entwickeln.

Wenngleich sich die medianen Überlebenszeiten unter Chemotherapie nur langsam verbessern, ist der Anteil der Ein-Jahres-Überlebenden von ca. 10 % (GEM) auf ca. 40 % (FOLFIRINOX oder GEM/Abraxane®) gestiegen. Daher lohnen sich die Chemotherapie bis zum Progress und die anschließende **Zweitlinientherapie** ❺. Ein bewährtes Zweitlinienschema ist das OFF-Protokoll (Oxaliplatin-5-FU-Folinsäure), zugelassen ist jetzt auch liposomales Irinotekan (Onyvide®). Darüber hinaus werden jetzt FOLFIRINOX, alternativ GEM/Abraxane® mit gutem Erfolg (anschließende Resektabilität) zum Downstaging bei grenzwertig resektablen/lokal fortgeschrittenen Tumoren eingesetzt. ❻

Beim duktalen Adenokarzinom werden aufgrund der **schlechten Prognose** ständig kontrollierte Therapiestudien durchgeführt. Deshalb ist es vor Beginn einer Chemotherapie empfehlenswert, sich über die aktuellen Therapieempfehlungen zu informieren (z. B. www.aio-portal.de oder www.clinicaltrials.gov).

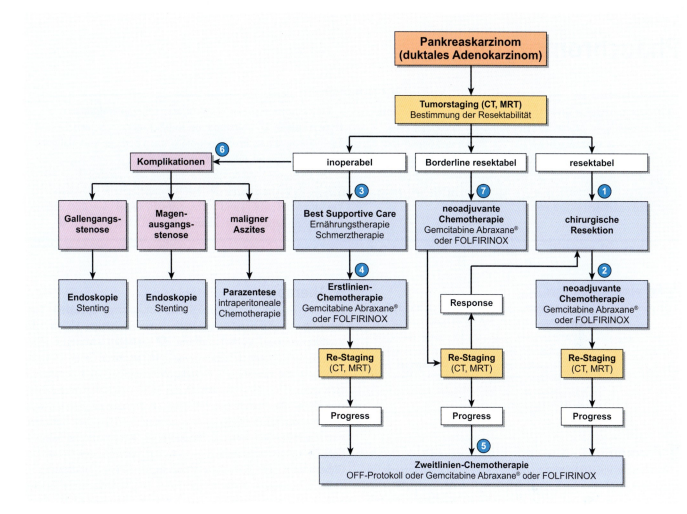

Komplikationen

Die wichtigsten Komplikationen ❼ sind:
- **Gallengangsstenose** (Verschlussikterus) und maligne **Magenausgangsstenose** (→ endoskopische Anlage einer Endoprothese)
- **maligner Aszites** (→ Parazentese und ggf. lokal ablative Chemotherapie mit 5-FU, Mitoxantron).

J. Seufert
Phäochromozytom

Zur Orientierung

Phäochromozytome sind **katecholaminproduzierende Tumoren** chromaffiner Zellen des sympathischen Nervengewebes. Meist sind sie **sporadischer** Natur (ca. 90%), sie können aber auch **familiär** (10–20%) im Rahmen einer MEN 2, dem Von-Hippel-Lindau-Syndrom, der Neurofibromatose Typ 1 oder familiärer Phäochromozytom-Paragangliom-Syndrome sowie bei Phakomatosen auftreten.

Leitsymptom ist eine schwere, meist therapierefraktäre **Hypertonie** in Kombination mit Kopfschmerzen, Schwitzen und Tachykardie. Phäochromozytome können benigne und maligne sein sowie bilateral auftreten.

Die **Diagnose** wird durch Bestimmung der Katecholamine und Metanephrine im Plasma sowie durch radiologische bildgebende Verfahren (CT, MRT) und hochspezifische molekulare Bildgebung (MIBG-Szintigraphie, 18F-Fluor-DOPA-PET/CT) gesichert ❶.

Symptome bei Phäochromozytom	
Leitsymptom	schwere Hypertonie mit Kopfschmerzen (nur zu 30% anfallsartig), Schwitzen und Tachykardie
weitere Symptome	Gewichtsabnahme, Blässe, Übelkeit, Fieber, Nervosität/Unruhe, Tremor, pektanginöse Beschwerden, Linksherzinsuffizienz mit Lungenödem, absolute Arrhythmie bei Vorhofflimmern, dilatative Kardiomyopathie (Katecholaminkardiomyopathie, Takotsubo), evtl. Abdominal- oder Flankenschmerz

Formen

85–90% aller Phäochromozytome sind im **Nebennierenmark** (intraadrenal) und etwa 10–15% in den **Ganglien des sympathischen Nervensystems** (Paragangliom; extraadrenal) lokalisiert. 10% treten **bilateral** auf – bevorzugt bei Kindern (bis zu 35%) und familiären Tumoren.

Benigne und **maligne** (10–15%) Phäochromozytome sind möglich. Die Tendenz zur Entartung besteht bei extraadrenalen Manifestationen, niedrigem Manifestationsalter, weiblichem Geschlecht und einer Größe über 5 cm. **Fernmetastasen** finden sich insbesondere im Skelettsystem und in der Leber. Eine eindeutige Differenzierung benigner und maligner Phäochromozytome ist häufig präoperativ nicht möglich. Multilokularität und/oder Metastasierung sowie invasives Wachstum, aber auch der Verlust der Katecholaminproduktion (Entdifferenzierung) sind Zeichen der Malignität. Auch histologisch ist bei hochdifferenzierten Phäochromozytomen der Malignitätsgrad oft nicht eindeutig einzuordnen.

Das Phäochromozytom kann entweder sporadisch oder familiär auftreten. Aufgrund einer vermutlich hohen Dunkelziffer an genetisch bedingten Formen kann nur geschätzt werden, dass etwa 15–20% aller Phäochromozytome familiärer Natur sind. Ein familiäres Auftreten besteht insbesondere im Rahmen einer multiplen endokrinen Neoplasie (MEN 2a/b), dem von-Hippel-Lindau-Syndrom (vHLS), der Neurofibromatose Typ 1 und bei familiären Glomustumoren und Paragangliom-Syndromen. Bei der Diagnostik spielen hier die Familienanamnese, die Kenntnis der syndromalen Begleiterkrankungen sowie spezifische molekulargenetische Untersuchungen eine Rolle.

Therapie

Ziel der Therapie ist die möglichst vollständige **operative Entfernung** des Tumors. Präoperativ muss in vielen Fällen eine **medikamentöse Vorbehandlung** ❷ erfolgen. Mithilfe einer α-Rezeptorblockade (Phenoxybenzamin, Prazosin oder Doxazosin) kann die vasokonstriktorische Wirkung der sezernierten Katecholamine blockiert werden. Damit kann eine präoperative Blutdruckkontrolle erreicht und evtl. lebensbedrohlichen hypertensiven Krisen während der Operation vorgebeugt werden. Bei Auftreten von Tachykardien unter α-Blockade als Nebenwirkung können Betablocker (vorzugsweise $β_1$-selektiv) gegeben werden (Cave: Die Gabe eines Betablockers ohne Alphablocker ist kontraindiziert!).

Beim **benignen** Phäochromozytom ist im Falle eines in der Nebenniere liegenden Tumors die laparoendoskopische oder retroperitoneoskopische **Adrenalektomie** ❸ Standardverfahren. Bei kleinen Tumoren gelingt manchmal auch die Enukleation unter Erhalt der gesunden Nebenniere.

Bei Vorliegen eines **malignen Phäochromozytoms** (invasives Wachstum, Metastasen) wird versucht, durch operative, chemotherapeutische und radiotherapeutische Verfahren das Tumorgewebe zu reduzieren. Nach einer möglichst **radikalen Operation** ❹ gibt es postoperativ folgende Behandlungsmöglichkeiten ❺:

- **^{131}Jod-MIBG-Radiatio:** erste Therapieoption unter Berücksichtigung des szintigraphische Speicherverhaltens des Tumors (Remission in 24–55% der Fälle)
- **Somatostatinanaloga:** Manche Phäochromozytome exprimieren Somatostatinrezeptoren (SSTR 2 und 3), die eine Therapie mit Somatostatinanaloga (Octreotid, Lanreotide) ermöglichen.
- **177Lu-DOTATATE-Radioligandentherapie:** Bei Somatostatinrezeptorpositivität ist insbesondere im disseminiert metastasierten Stadium eine gezielte molekular gesteuerte Radiotherapie möglich.
- **Chemotherapie:** Gabe von Cyclophosphamid, Vincristin und Dacarbazin (Ansprechrate ca. 57%)
- **Strahlentherapie:** Sie ist nur bei Vorliegen von Skelettmetastasen mit Instabilität zur Prävention einer pathologischen Fraktur indiziert.

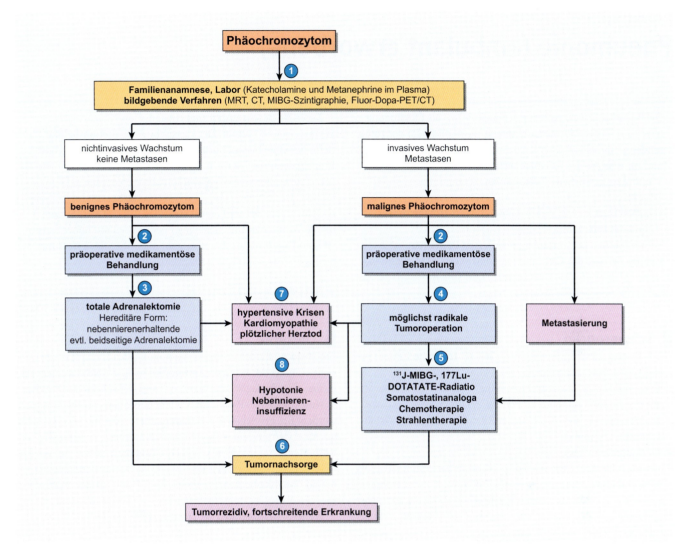

Postoperativ sollte in einem Abstand von 3–6 Monaten die erste **Nachsorgeuntersuchung** erfolgen, anschließend in jährlichen Abständen ❻.

Komplikationen

Die wichtigsten Komplikationen sind **hypertensive Krisen** (Therapie: Nitroprussidnatrium, Urapidil oder Phentolamin) und Folgeerscheinungen des arteriellen Hypertonus bzw. der anhaltend erhöhten Katecholaminausschüttung, z. B. Katecholamin-**Kardiomyopathie, plötzlicher Herztod** ❼. Postoperativ kann sich durch Hypovolämie eine **Hypotonie** ❼ entwickeln, die eine rasche Flüssigkeitssubstitution erfordert; bei Auftreten von Hypertonien liegt meist noch Resttumorgewebe vor. Daneben kann insbesondere nach bilateraler Adrenalektomie eine **Nebenniereninsuffizienz** ❽ auftreten.

Die **5-JÜR** benigner Phäochromozytome liegt über 95 %, **Rezidive** treten in bis zu 10 % der Fälle auf. Bei malignen Phäochromozytomen beträgt die 5-JÜR 45 %.

Evidenz der Diagnose- und Therapieempfehlungen bei Phäochromozytom		
	Evidenzgrad	Empfehlungsstärke
Das initiale biochemische Screening auf ein Phäochromozytom soll mittels der Bestimmung von freien Metanephrinen im Plasma oder fraktionierten Metanephrinen im Urin erfolgen.	Ia	A
Erste Wahl der Bildgebung ist die CT (nicht MRT) wegen der hohen räumlichen Auflösung.	IIc	B
MRT wird bei metastasiertem Phäochromozytom für die zervikale und zerebrale Bildgebung sowie bei Kindern bevorzugt.	Ib	B
18F-DOPA-PET/CT-Bildgebung ist bei metastasierter Erkrankung der MIBG-Szintigraphie überlegen.	IIc	A
Präoperative Alpha- und Beta-Blockade für 7–14 Tage ist bei allen Patienten mit nachgewiesener biochemischer Aktivität empfohlen.	Ib	B

J. Niedermeyer
Pneumonie (ambulant erworbene)

Zur Orientierung

Die Pneumonie wird pathologisch-anatomisch als Entzündung überwiegend der Alveolen, des Interstitiums und/oder der zuführenden terminalen Bronchien definiert. Je nach Erkrankungsort und Abwehrlage des Patienten werden unterschieden:
- **ambulant erworbene Pneumonien** („community acquired", **CAP**)
- **stationär** (d. h. > 48 h nach Aufnahme) **erworbene (nosokomiale) Pneumonien** („hospital acquired", **HAP**)
- Pneumonien bei immunsupprimierten Patienten.

Häufige **Erreger der CAP** sind Pneumokokken, Mykoplasmen, *Haemophilus influenzae*, Chlamydien und *Staphylococcus aureus*.

Typische Beschwerden sind Husten, Fieber, pleuritische Schmerzen und Luftnot. Der klassische Auskultationsbefund (fein- bis mittelblasige ohrnah klingende Rasselgeräusche oder Bronchialatmung) ist nicht immer zu erheben. Mit zunehmendem Lebensalter sind oligosymptomatische Verläufe häufiger. Radiologisch ist eine neue oder größenprogrediente Infiltration nachzuweisen. Der thorakale Ultraschall weist in Verbindung mit der klinischen Untersuchung Pneumonien mit hoher Sensitivität und Spezifität nach und erlaubt die frühzeitige Erfassung pleuraler Prozesse (Erguss, Empyem).

Schweregrad

Der Schweregrad ❶ wird durch den **CRB-65-Index** (je 1 Punkt pro Kriterium) erfasst und beinhaltet die 4 klinischen Kriterien:
- C (= confusion): Bewusstseinstrübung
- R (= respiratory rate): Atemfrequenz ≥ 30/min
- B (= blood pressure): diastolischer RR ≤ 60 mmHg oder systolischer RR < 90 mmHg
- 65 = Alter ≥ 65 Jahre.

Patienten mit einem **CRB-65-Index = 0, einer Sauerstoffsättigung > 90 % und ohne relevante Komorbidität** können meist ambulant behandelt werden ❷. Bei einem **CRB-65 > 0** sollte die stationäre Einweisung erwogen werden ❸. **Schwere CAP (CRB-65 3–4)** bedürfen der intensivmedizinischen Überwachung, wenn eine schwere akute respiratorische Insuffizienz (PaO_2/FiO_2 < 250) vorliegt, multilobuläre Infiltrate im Röntgenthoraxbild nachweisbar sind bzw. wenn die Notwendigkeit zur maschinellen Beatmung oder Schocktherapie besteht.

Therapie

Entscheidend für den Erfolg der antimikrobiellen Therapie ist der frühzeitige Einsatz des richtigen **Antibiotikums.** Das Ergebnis einer eventuellen mikrobiologischen Diagnostik kann nicht abgewartet werden.

Hospitalisierte Patienten sollten initial **parenteral** behandelt werden. Bei Erreichen der Herzfrequenz < 100/min, der Atemfrequenz < 24/min, eines systolischen Blutdrucks ≥ 90 mmHg, der Körpertemperatur < 37,8 °C, der O_2-Sättigung > 90 %, eines normalen Bewusstseinszustandes und Wiedererlangung der Fähigkeit zur oralen Medikamenteneinnahme kann auf **orale** Antibiotika (Sequenztherapie) umgestellt werden.

Weiteres Management ➤ Flowchart ❹.

Kalkulierte antibiotische Therapie der CAP			
Ort	Risikokonstellation	Antibiotikum der Wahl	Alternative
ambulant	keine Komorbidität	Aminopenicillin	Fluorchinolone Gr. 3 und 4 oder Makrolid
	mit Komorbidität	Aminopenicillin mit Betalaktamaseinhibitor	
stationär	mittelschwere Pneumonie	Aminopenicillin mit Betalaktamaseinhibitor oder Cephalosporin Klasse 2 od. 3a +/- Makrolid (3 Tage)	Fluorchinolone Gr. 3 und 4
	schwere Pneumonie	Kombination Breitspektrumbetalactam plus Makrolid (3 Tage)	für Patienten ohne septischen Schock: Fluorchinolone Gr. 3 und 4

Evidenz der Diagnostik und Therapie bei ambulant erworbener Pneumonie		
	Evidenzgrad	Empfehlungsstärke
Diagnostik		
Anfertigung einer Röntgenthoraxaufnahme bei klinischem Verdacht auf ambulant erworbene Pneumonie	IIa	B
Risikostratifizierung soll mit CRB-65-Score, Funktionsstatus, Komorbidität und SaO_2 erfolgen	Ib	A
Verzicht auf mikrobiologische Diagnostik bei leichtgradiger, ambulant behandelbarer Pneumonie	III	A
Therapie		
antibiotischer Therapiebeginn bei hospitalisierten Patienten innerhalb von 8 h nach Aufnahme	Ib	B
Überprüfung des Therapieansprechens nach Klinik, Stabilitätskriterien und Biomarkern an Tag 3–4	Ib	A
Penicillin-G-Therapie bei nachgewiesener Pneumokokkenpneumonie mit Bakteriämie	IIb	A
Beendigung der antibiotischen Therapie: 2 Tage nach klinischer Stabilisierung (Therapiedauer 5–7 Tage)	Ib	A

Pneumonie (ambulant erworbene)

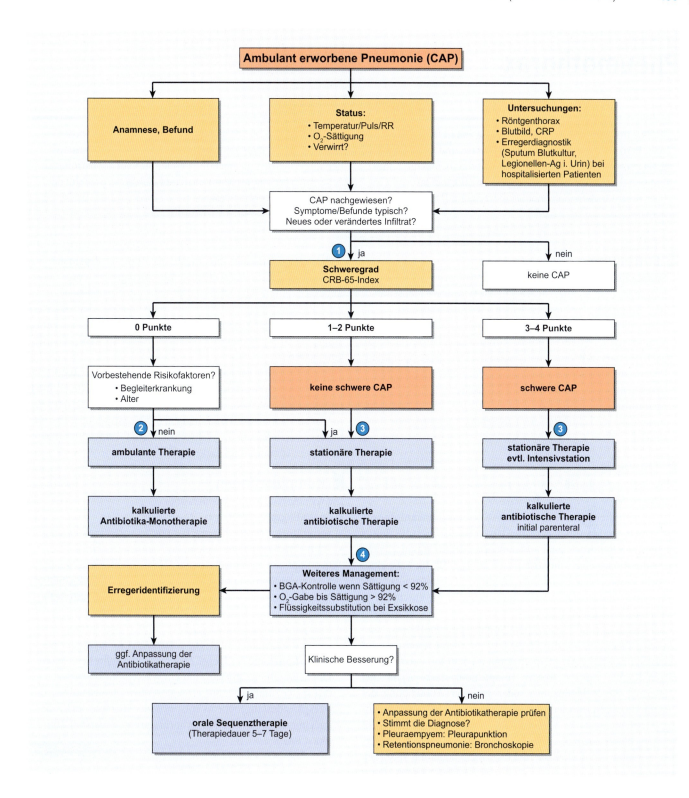

Komplikationen
- **Progrediente Pneumonie** bei unzureichender Antibiotikatherapie (z. B. Unterdosierung, Erregerspektrum nicht berücksichtigt)
- **Pleuraempyem**
- **Retentionspneumonie** (zentrale Obstruktion z. B. durch Bronchialkarzinom)
- **Lungenabszess.**

T. Freundt
Pneumothorax

Zur Orientierung

Ein Pneumothorax ist eine Ansammlung von Luft im Pleuraspalt. **Leitsymptome** sind Thoraxschmerzen und Luftnot. Abhängig von der Ausdehnung des Pneumothorax und der Lungenfunktion des Patienten kann die Symptomatik von fast vollständiger Beschwerdefreiheit über Schmerzen und Dyspnoe bis zur respiratorischen Insuffizienz reichen. Mithilfe eines Röntgen-Thorax (in 2 Ebenen) kann die **Diagnose** gesichert werden. Bei der körperlichen Untersuchung können sich auf der betroffenen Seite ein hypersonorer Klopfschall und ein abgeschwächtes oder fehlendes Atemgeräusch zeigen.

Einteilung
- **Spontanpneumothorax:** primär (= idiopathisch; v. a. junge lungengesunde Männer) oder sekundär (v. a. ältere Menschen mit vorbestehenden Lungenschäden wie Emphysem oder Lungenfibrose)
- **Traumatischer Pneumothorax:** stumpfes oder spitzes Trauma, auch iatrogen (z. B. durch unsachgemäße Pleuraergusspunktion, fehlerhafte Anlage eines zentralen Venenkatheters oder selten bei Patienten, die invasiv mit hohen Drücken beatmet werden)
- **Spannungspneumothorax:** insbesondere bei Pneumothorax infolge schwerer Traumata, selten als Spontanspannungspneumothorax.

Therapie
Allgemeinmaßnahmen sind die Gabe von Sauerstoff und ggf. Analgetika ❶.

Liegen klinische Hinweise auf einen **Spannungspneumothorax** vor (zunehmende Luftnot, gestaute Halsvenen, Tachykardie, Pulsus paradoxus = Blutdruckabfall > 10 mmHg bei der Einatmung), muss rasch die Anlage einer Thoraxdrainage erfolgen ❷. Im Falle eines Schocks ist sofort eine Entlastungspunktion mit einem großvolumigen Zugang notwendig (Empfehlungsstärke D) ❸, anschließend wird eine Thoraxdrainage gelegt.

Bei einem gering ausgeprägten **Spontanpneumothorax** kann zunächst abgewartet werden, ob die Luft von alleine resorbiert wird (Empfehlungsstärke A); alternativ kann die Luft mit einer großlumigen Kanüle aspiriert werden (Empfehlungsstärke A) ❹. Bei Misserfolg dieser Maßnahmen oder größerer Ausdehnung des Pneumothorax ist jedoch die Anlage einer Thoraxdrainage notwendig (Empfehlungsstärke A) ❺. Mittels Unterdruck kann nach dem Wasserschlossprinzip die Luft aus dem Pleuraspalt abgeleitet werden. Entfaltet sich die kollabierte Lunge nicht, kann mit speziellen Apparaturen ein Sog von bis zu 100 mbar angelegt werden (Empfehlungsstärke C). Der Erfolg der Drainage wird täglich durch Röntgen überprüft. Nach kompletter Entfaltung der Lunge sollte der Drainageschlauch für 24 h abgeklemmt werden. Bleibt die Lunge über 24 h entfaltet, kann die Drainage entfernt werden (Empfehlungsstärke D).

Ist der Pneumothorax wegen eines großen Luftlecks trotz der genannten Maßnahmen und ggf. der Anlage weiterer Drainagen therapierefraktär, wird ein thoraxchirurgischer Eingriff erforderlich (Empfehlungsstärke A) ❻.

Beim **traumatischen Pneumothorax** ist in der Regel nach Anlage einer Thoraxdrainage ebenfalls ein chirurgisches Vorgehen erforderlich (Empfehlungsstärke D) ❼. Eine Ausnahme stellt der iatrogene Pneumothorax dar, bei dem meist nur ein kleiner Defekt ursächlich ist. Hier kann mitunter ein Vorgehen analog zum gering ausgeprägten Spontanpneumothorax erfolgreich sein (Empfehlungsstärke D).

In etwa 20–50 % der Fälle **rezidiviert** ein Spontanpneumothorax. Dann sind eine Pleurodese (Verklebung der Pleurablätter) durch thorakoskopische Talkumverstäubung in der Pleurahöhle oder chirurgische Maßnahmen (Aufrauung der Pleurablätter oder Pleurektomie) notwendig, um die Wahrscheinlichkeit weiterer Rezidive zu verringern (Empfehlungsstärke D) ❽.

Komplikationen
Die wichtigsten Komplikationen sind:
- **Spannungspneumothorax**
- **respiratorische Insuffizienz:** fast nur bei vorerkrankter Lunge
- **Haut-/Mediastinalemphysem:** Luft kann nach kranial bis in den Kopf und nach medial in das Mediastinum gelangen und zu Kompressionserscheinungen der Gefäße und Atemwege führen (ggf. Entlastung mit subkutanen Kanülen oder Mediastinostomie mit Drainageeinlage).
- **Reexpansionslungenödem:** Risikofaktoren sind ein langes Bestehen des Pneumothorax, ein ausgeprägter Kollaps und eine rasche Entfaltung der Lunge. Prophylaktisch sollte beim Spontanpneumothorax zunächst nur ein Wasserschloss angelegt und erst später zusätzlicher Sog erzeugt werden. Die Behandlung des Reexpansionslungenödems entspricht der Therapie des kardialen Lungenödems (Oberkörperhochlagerung, Sauerstoff, Diuretika, CPAP).

Pneumothorax

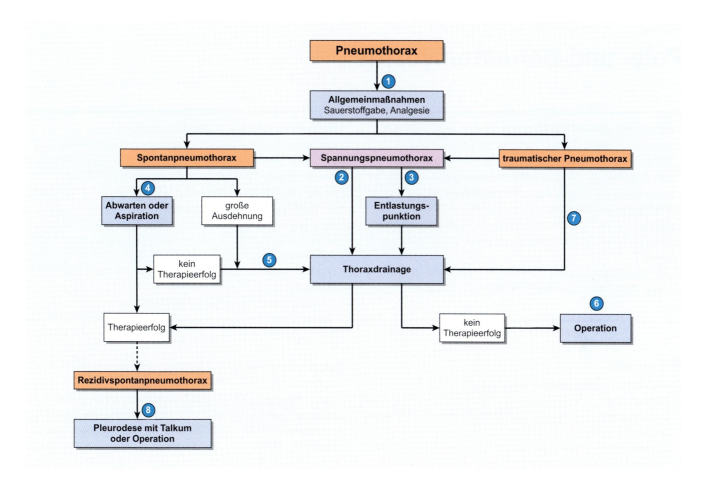

J. Strunk

Poly- und Dermatomyositis

Zur Orientierung

Bei der **Polymyositis** handelt es sich um eine immunologisch vermittelte, entzündliche Erkrankung der quergestreiften Muskulatur. Die **Dermatomyositis** geht zusätzlich mit einer erythematösen entzündlichen Hautbeteiligung unterschiedlicher Ausprägung und Lokalisation einher. **Leitsymptom** ist die proximal betonte Muskelschwäche. Bei bis zu 30 % der Patienten finden sich Myositis-assoziierte Antikörper mit unterschiedlichen Zielantigenen (z. B. Antisynthetase Antiköper, antinukleäre Antikörper).

Die Erkrankung ist sehr wahrscheinlich bei Vorliegen von **mindestens 4 der folgenden Kriterien:**

- Hautveränderung, z. B. Erythem der Augenlider, Gottron-Zeichen (= Erythem auf der Streckseite der Fingergelenke)
- proximale Muskelschwäche
- erhöhte Serum-CK (Serum-Kreatinkinase) oder Aldolase
- Druck- oder Spontanschmerz der Muskulatur
- pathologische EMG-Veränderungen
- Nachweis von Anti-Jo-1-(Histidyl-tRNA-Synthetase-)Antikörpern oder anderen Myositis-assoziierten Antikörpern
- nichtdestruierende Arthritis oder Arthralgien
- systemische Entzündungszeichen (Fieber, CRP- oder BSG-Erhöhung)
- Nachweis einer Myositis in der Muskelbiopsie.

Formen

Hinsichtlich der Ausprägungsformen unterscheidet man:
- **Polymyositis**
- **Dermatomyositis:** entzündlich-erythematöse Hautveränderungen unterschiedlicher Lokalisation
- **Einschlusskörperchen-Myositis:** typisches histologisches Bild
- **Antikörper-assoziierte Myositis:** Antisynthetase-Syndrome (z. B. Anti-Jo-1, -PL-7, -PL-12 u. a.); hierbei häufig gleichzeitig auftretende interstitielle Lungenerkrankung, Assoziation mit weiteren, seltenen Antikörpern, z. B. gegen SRP, Mi-2, KU, PM-ScL u. a.

Therapie

Nach Ausschluss einer malignen Grunderkrankung und Entnahme einer Muskelbiopsie zur histologischen Untersuchung stellt die Gabe von **Glukokortikoiden** den initialen therapeutischen Schritt bei der Polymyositis dar ❶. Neben der oralen Behandlung mit **Prednisolon** ist in besonders schweren Fällen auch eine intravenöse Gabe von hoch dosiertem **Methylprednisolon** eine mögliche Alternative. Die Wirksamkeit der Therapie stellt sich oft erst im Verlauf ein. Sie wird in Form einer klinisch fassbaren Zunahme der Muskelkraft und der Rückläufigkeit der **Kreatinkinase (CK)** gemessen ❷. Die Reduktion der Glukokortikoide muss langsam und über einen ausreichend langen Zeitraum in kleinen Dosisreduktionsschritten bis zu einer Erhaltungsdosis durchgeführt werden.

Kommt es unter Reduktion der Glukokortikoide zu einem erneuten Anstieg der CK bzw. tritt bei der initialen Therapie nur ein unzureichender Effekt ein, so besteht die Indikation für die Einleitung einer **immunsuppressiven Dauertherapie.** Die hier am häufigsten eingesetzten Substanzen sind **Azathioprin** und **Methotrexat** ❸. In schweren Fällen stellt **Cyclophosphamid** ❹ eine Alternative dar, wobei die Dauer dieser Therapie auf ca. ein halbes Jahr begrenzt sein soll. Da es aufgrund fehlender Studien keine evidenzbasierten Therapieempfehlungen für die Polymyositis gibt, können auch weitere immunsuppressive Substanzen wie Cyclosporin A oder Mycophenolatmofetil zum Einsatz kommen (Wirksamkeit in Einzelfallberichten beschrieben).

Nach Versagen der gängigen immunsuppressiven Therapien oder bestehenden Kontraindikationen bzw. therapiebedingten Nebenwirkungen stellen sowohl die Gabe von **intravenösen Immunglobulinen** (IVIG) als auch die Verabreichung von **Rituximab** (Anti-CD20-Antikörper) eine potenziell wirksame Therapiemöglichkeit dar ❺.

Komplikationen

Sowohl die Polymyositis als auch die Dermatomyositis (häufiger) können als **paraneoplastisches Syndrom** bei Karzinomen (z. B. Mamma, Magen, Bronchien, Ovarien) auftreten, sodass im Rahmen der initialen Diagnosestellung immer die Suche nach einem möglichen malignen Geschehen einbezogen werden muss.

In seltenen Fällen tritt das Erkrankungsbild akut mit **Rhabdomyolyse** und **Myoglobinurie** auf. Ein unbehandeltes Voranschreiten der Myositis kann zur irreversiblen **Muskelatrophie** mit entsprechenden **Kontrakturen** führen.

Ökonomische Aspekte

Bei therapierefraktären Verläufen ist der Einsatz von Rituximab oder IVIG trotz der hohen Kosten zu empfehlen, um irreversible Muskelschäden zu verhindern. Bezüglich des Einsatzes von IVIG bei Polymyositis ist auf eine positive Empfehlung des Gemeinsamen Bundesausschusses (GBA) für diese Off-label Therapie zu verweisen.

Poly- und Dermatomyositis 443

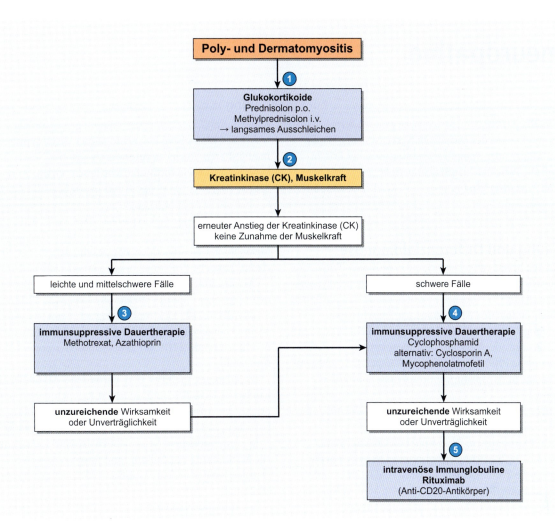

O. Kastrup
Polyneuropathie

Zur Orientierung

Polyneuropathien (PNP) sind systemische generalisierte Schädigungen/Erkrankungen des peripheren Nervensystems. Häufig treten sie als Folge oder Komplikation internistischer Erkrankungen auf. Die Patienten klagen über periphere **sensible** oder **motorische Ausfallserscheinungen** (z. B. Kribbelmissempfindungen, Krämpfe, Schmerzen, Lähmungen, Schwächegefühl), wobei sich die meisten Polyneuropathien **distal symmetrisch** manifestieren. Auch das **autonome**/vegetative Nervensystem kann betroffen sein (orthostatische Beschwerden, Störungen der Magen-/Darmmotilität, der Blasen- sowie Sexualfunktion).

Einteilung und Differenzialdiagnose

Es wird zwischen **hereditären** (selten) und **erworbenen** Polyneuropathien unterschieden. Die Ursachen der erworbenen Polyneuropathien sind vielfältig (> Tabelle). Es gibt folgende Hauptgruppen:
- **Metabolisch-endogene** PNP: endokrin, urämisch, hepatisch, Vitamin-Mangel-PNP, PNP bei Gammopathie, PNP bei systemischer Kollagenose oder Vaskulitis, paraneoplastisch
- **Toxisch-exogene** PNP: Alkohol, Chemotherapeutika (Vinca-Alkaloide, Taxane und Cisplatin), antiretrovirale Substanzen, Interferon-α
- **Entzündliche/infektiöse** Polyneuritiden: chronische inflammatorische demyelinisierende PNP (**CIDP**)
- **Hereditäre Neuropathien:** Diese früher als Charcot-Marie-Tooth Erkrankung bezeichneten Syndrome lassen sich heute durch genetische Testung diagnostizieren (CMT-Gene). Subgruppen sind motorisch oder sensibel betont, können Neigung zu Druckläsionen haben oder auch autonome Formen.

Entzündlich infektiöse PNP und Polyneuritiden treten häufig akut bis subakut auf oder manifestieren sich schubförmig rezidivierend. Metabolische Neuropathien entwickeln sich in der Regel schleichend. Toxische PNP können sich akut oder subakut entwickeln.

Primäre **Diagnostik:** Anamnese, körperliche Untersuchung inkl. neurologischer Status, elektrophysiologische Untersuchungen, Standardlabor ❶. Elektrophysiologisch kann zwischen PNP mit Axonschädigung (**axonale** PNP ❷) und mit Myelinschädigung (**demyelinisierende** PNP ❸) unterschieden werden, Mischformen sind häufig.

Da **Diabetes mellitus** und **chronische Alkoholkrankheit** die häufigsten Ursachen sind, sollte im Rahmen der Stufendiagnostik primär der Ausschluss und die Diagnostik in Richtung einer alkoholischen oder diabetischen Neuropathie erfolgen ❹, ❺.

Bei **entzündlichen** Neuropathien ist eine Liquoruntersuchung zur Bestimmung des Zellzahl- und Eiweißgehaltes sowie der oligoklonalen Banden obligat. Typischerweise zeigt sich hier eine Eiweißerhöhung.

Bei **Heredoneuropathien** sind früher Beginn, gute Adaptation trotz höherer Behinderung, schleichender Verlauf über Jahrzehnte und vordergründige Atrophien (Storchenbeine) typisch.

Häufige Ursachen einer Polyneuropathie		
mögliche Erkrankung (relative Häufigkeit)	axonal (A), demyelinisierend (D)	weiterführende Untersuchungen, typische Befunde
diabetische PNP (++++)	A, D	• distale sensible symmetrisch betonte und autonome Neuropathie
alkoholtoxische PNP (+++)	A	• Transaminasen ↑, Anämie und CDT ↑ (CDT = Carbohydrate-deficient transferrin)
urämische PNP (+++)		• distale sensomotorische Neuropathie • Restless-legs-Syndrom, Besserung durch Dialyse und Nierentransplantation
hepatische PNP (++)		• Leberzirrhose
Vitaminmangel-PNP (++)		• bei Alkoholabusus, chronisch-entzündlicher Darmerkrankung • assoziiert mit funikulärer Myelose und perniziöser Anämie • Vitamine: B_1, B_6, B_{12}, E
PNP bei Gammopathie, Plasmozytom, Amyloidose (++)	D	• Immunfixationselektrophorese, Leichtkettennachweis, Amyloidnachweis im Gewebe
PNP bei Hypo- oder Hyperthyreose (+)	D	• Myopathie, Akromegalie • TSH, T3, T4
PNP bei Kollagenose (+)	A	• Nachweis von Antikörpern für SLE, Sharp-Syndrom, Sklerodermie, Sjögren-Syndrom, primär chronische Polyarthritis, Sarkoidose
paraneoplastische PNP (+)		• schmerzhafte, distale sensible PNP • bei kleinzelligem Bronchialkarzinom • onkoneurale AK (anti-HU, Anti-Ri)
PNP nach Chemotherapie (+)	A	• Vinca-Alkaloide, Taxane und Cisplatin
chronische inflammatorische demyelinisierende PNP (CIDP) (+)	D	• schubförmiger Verlauf mit schweren proximalen Paresen • Liquor: normale Zellzahl, hoher Proteingehalt • Variante des Guillain-Barré-Syndroms mit Demyelinisierung der Nerven • z. T. MAG- oder GAD-AK

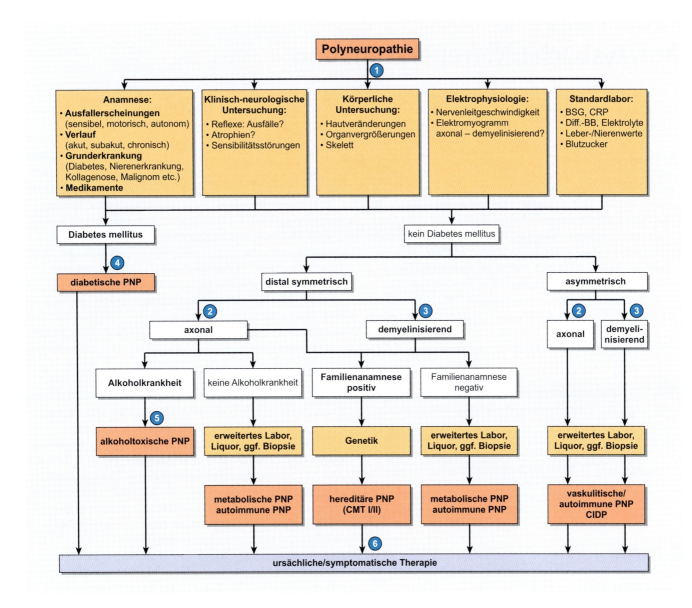

Bei über **30 % aller PNP** bleibt jedoch auch unter Ausschöpfung aller diagnostischen Maßnahmen die **Ätiologie unklar**.

Therapie ⑥

Grundsätzlich richtet sich bei den erworbenen endogenen PNP das Hauptaugenmerk der Therapie auf die **Behandlung der internistischen Grunderkrankung** (Urämie) oder **Korrektur der metabolischen Störung** (Diabetesoptimierung). Diese darf initial bei jungen Patienten nicht zu rasch geschehen, da unter hohen Insulindosen eine Akutneuropathie auftreten kann **(Insulin-Neuritis)**.

Die autoimmun-bedingten Polyneuritiden bei systemischen Kollagenosen werden üblicherweise mit **Glukokortikoiden** therapiert, ggf. mit Azathioprin zur Steroideinsparung oder mit Cyclophosphamid-Pulsen bei schweren Verläufen, wie Mononeuritis multiplex z. B. bei granulomatöser Angiitis.

Die CIDP zeigt neben Glukokortikoiden auch therapeutisches Ansprechen auf intravenöse **Immunglobuline (IVIG)**, oder bei therapierefraktären Verläufen auf Rituximab. Die multifokal-motorische Neuropathie wird mit IVIG oder Cyclophosphamid behandelt. Das akute Guillain-Barré-Syndrom respondiert auf **Plasmapherese** und **Immunglobuline**.

Im Vordergrund vieler Therapiemaßnahmen bei PNP steht die rein **symptomatische Schmerztherapie** des neuropathischen Schmerzes. Hier kommen **Antiepileptika** und **Membranstabilisatoren** (Carbamazepin, Pregabalin, Gabapentin) als First-line-Therapie in Betracht, ggf. auch bei neuropathischen Schmerzen wirksame **Antidepressiva** (Amitriptylin, Duloxetin, Venlafaxin). **Duloxetin** (Cymbalta) hat die Zulassung zur Therapie des neuropathischen Schmerzes bei diabetischer PNP. Auch retardierte **Opiate** sind in der Therapie des neuropathischen Schmerzes wirksam. Alternativ können lokale Capsaicin- oder Lidocain-Pflaster bei Brennschmerzen hilfreich sein.

G. A. Müller, M. Wallbach, O. Gross

Polyzystische Nierenerkrankung

Synonyme: Zystennieren, familiäre Zystennieren

Zur Orientierung

Polyzystische Nierenerkrankungen sind **erbliche Nephropathien** mit progredienter Zystenbildung in Nephronen und Sammelrohren mit Beteiligung anderer Organsysteme wie Leber, Gefäße, Herz, Hirngefäße, Pankreas. Die häufigste Form (s. u.) ist die **autosomal-dominante polyzystische Nierenerkrankung** (autosomal dominant polycystic kidney disease, **ADPKD**). Mit einer Genfrequenz von etwa 1 : 1000 ist sie die häufigste autosomal-dominante Erkrankung beim Menschen.

Typischerweise haben die Patienten mit ADPKD über mehrere Jahrzehnte keine Symptome. Später treten **sekundäre Symptome** als Folge der arteriellen Hypertonie, Verdrängungssymptomatik (große Zysten) und fortgeschrittener Niereninsuffizienz auf.

Die **Diagnostik** umfasst eine gezielte Anamnese zur Klärung des Erbgangs (einschließlich **Familienanamnese**) und die **Sonographie** ❶. Eine sonographische Diagnose ❷ ist in ca. 95 % der Anlageträger bis zum 20. Lebensjahr und bei praktisch allen Patienten bis zum 30. Lebensjahr möglich. Bei Patienten unter 40 Jahren beweist die sonographische Darstellung von drei oder mehr uni- oder bilateralen Zysten die Diagnose! Zusätzliche Untersuchungen auf Beteiligung weiterer Organe. Erkrankungen, die mit Nierenzysten einhergehen, sollten ausgeschlossen werden ❸.

Organbeteiligung bei polyzystischen Nierenerkrankungen

Leber	**Leberzirrhose** bei Kindern mit autosomal-rezessivem Erbgang
Gehirn	**Hirnblutungen** (bei positiver Familienanamnese sollte ein Screening auf Hirnarterienaneurysmen erfolgen)
Magen-Darm-Trakt	• **Kolondivertikel** (häufige Komplikationen insbesondere bei transplantierten Patienten) • **Mangelernährung** durch Verdrängung/Obstruktion des Magen-Darm-Trakts

▌Formen
- **Autosomal-dominante** polyzystische Nierenerkrankung (ADPKD): ADPKD-1- und ADPKD-2-Gen
- **autosomal-rezessive** polyzystische Nierenerkrankung (ARPKD): bei Kindern, obligate Leberzirrhose, sehr seltene Form
- **medulläre** polyzystische Nierenerkrankung: Nieren nicht vergrößert, medulläre Zysten.

Eine Gen-Analyse ist nur in wenigen Fällen indiziert (z. B. bei geplanter Nierenspende eines Familienmitglieds) ❹.

▌Therapie
Kausale Therapie: Der Vasopressin-2-Rezeptor-Antagonist (Tolvaptan – Handelsname Jinarc®) ist in Europa bei rasch fortschreitender ADPKD Stadium CKD G1–4 zugelassen (Evidenzgrad Ia). Die Nebenwirkungen wie Polydipsie, Polyurie und ggf. Verschlechterung der Leberparameter sind nicht unerheblich. Tolvaptan verlangsamt sowohl die Zunahme der Nierengröße als auch die Abnahme der Nierenfunktion ❺. Die Indikationsstellung wird anhand eGFR-Verlauf, Nierengröße (hohes Volumen = Risikofaktor für Progression) und ggf. Genotyp gestellt. Insbesondere gilt ein GFR-Verlust von > 5 ml/min/1,73m²/J., > 2,5 ml/min/1,73m²/5 J. bzw. ein jährliches Zystenwachstum > 5% als Indikation für Tolvaptan. Verbreitete Risikoscores zur Abschätzung des Progressionsrisikos: Mayo Clinic ADPKD Score (ohne Genetik) bzw. der Pro PKD Score (inkl. Genetik). Bei mTOR-Antagonisten konnte bisher keine Verlangsamung des Abfalls der Nierenfunktion gezeigt werden.

Supportive Therapie: Eine frühzeitige, sorgfältige **Hypertoniebehandlung** (Evidenzgrad IIb) vorzugsweise mit ACE-Hemmern oder AT1-Antagonisten und die konsequente **Therapie von Harnwegsinfekten** (Evidenzgrad IIb; z. B. Chinolone wegen guter Zystenpenetration, alternativ Cephalosporine) werden empfohlen.

Die terminale Niereninsuffizienz entwickelt sich im Mittel mit 54 Jahren (ADPKD 1) bzw. 74 Jahren (ADPKD 2). Auch mit terminaler Niereninsuffizienz haben die Patienten eine gute Überlebensprognose – die **Nierentransplantation** kann mit guten Ergebnissen erfolgen, auch ggf. als Leber-Nieren-Doppeltransplantation bei massiven Leberzysten. Aufgrund ihrer Größe vor Transplantation oder rezidivierenden Zysteninfekten ist ggf. die Entfernung einer Zystenniere notwendig.

Weiterführende Informationen unter http://www.pkdcure.de/.

Nach Diagnosestellung sollten jährliche **Kontrolluntersuchungen** stattfinden (RR-Kontrollen, Sonographie, Urinuntersuchung, Nierenfunktionswerte) ❻. Der Beginn der antihypertensiven Therapie (vorzugsweise ACE-Hemmer oder AT1-Antagonisten) wird oft schon im jungen Erwachsenenalter notwendig bei Grenzwerthypertonie oder Herzhypertrophiezeichen.

▌Komplikationen
Die wichtigsten Komplikationen sind ❼:
- **Hämaturie** meist durch **Zystenruptur** (schmerzhaft)
- **Einblutungen in Zysten:** sind häufig mit Schmerzen verbunden und ohne Hämaturie
- (Flanken-)Schmerzen, Blutungen mit Koliken, **Harnwegsinfekte (inkl. Zysteninfekt),** mäßiggradige Proteinurie und **Nephrolithiasis** (20 % der Patienten)

Polyzystische Nierenerkrankung

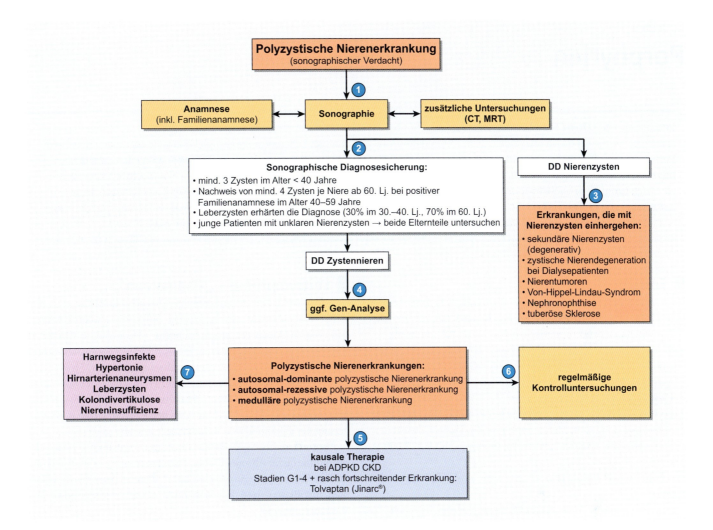

- **verminderte Konzentrationsfähigkeit des Urins** (→ Nykturie, Polyurie, Polydipsie, Enuresis nocturna bei Kindern)
- **sekundäre Nierenerkrankungen:** Insbesondere bei schwerer **arterieller Hypertonie** kann sich eine fokale Glomerulosklerose entwickeln.
- Blutungen bei **Hirnarterienaneurysmen** bei 10–15 % der Familien
- **Leberzysten** in 75 % der Fälle im 60. Lebensjahr, aber nie Leberinsuffizienz
- **Pankreaszysten, Leistenhernien** und **Bauchwandhernien**
- **Kolondivertikulose** bei mehr als 50 % der Dialysepatienten mit ADPKD
- **Herzklappenerkrankungen:** Mitralklappenprolaps (25 % der Patienten), Mitral-/Trikuspidalinsuffizienz ist häufiger als in der Normalbevölkerung.

Ökonomische Aspekte

Wegen des hohen Preises und der potenziellen Nebenwirkungen sollte die Therapieindikation für Tolvaptan (Jinarc®) streng und vom Spezialisten gestellt werden. Möglicherweise profitieren die „fast progressors" besonders von der Therapie. Als Orientierung gilt die 3:1-Regel: Laut Studienlage scheinen je drei Jahre Therapie das Nierenversagen im Mittel um je ein Jahr zu verzögern.

D. Dorlars
Porphyrien

Zur Orientierung

Porphyrien sind **seltene Stoffwechselstörungen der Hämbiosynthese,** verursacht durch Enzymdefekte mit Kumulation von Porphyrinen und Vorstufen in Urin, Stuhl, Blut und im Gewebe mit entsprechend unterschiedlicher Klinik. Man unterscheidet genetisch bedingte **primäre** Porphyrien (erythropoetische und hepatische) von exogen verursachten **sekundären** Porphyrien (z. B. Bleiintoxikation), die meist klinisch asymptomatisch sind.

Die Klinik ist sehr variabel mit den **Leitsymptomen** Photodermatose, Lebererkrankung, Splenomegalie oder akute Bauchsymptome. Wegen der häufigen Fehldiagnosen gilt: daran denken! Die **Diagnose**sicherung erfolgt mit dem Nachweis kumulierter Porphyrine im 24h-Sammelurin, Stuhl oder Erythrozyten (➤ gelbe Kästen im Flowchart; **Proto** = Protoporphyrin, **Kopro** = Koproporphyrin, **Uro** = Uroporphyrin).

Formen

Nach dem Hauptort der Expression des Gendefekts unterscheidet man 10 Formen, **erythropoetischer** und **hepatischer** Porphyrien.

Die selteneren **erythropoetischen** Porphyrien ❶ umfassen:

- **kongenitale erythropoetische Porphyrie (CEP)** oder Morbus Günther: autosomal-rezessiv, < 1:1 000 000 (nur etwa 200 Fälle weltweit!), Manifestation bereits im Kleinkindesalter, Defekt der Uroporphyrinogen-III-Synthetase.
- **erythropoetische (erythrohepatische) Protoporphyrie (EPP):** autosomal-dominant, Manifestation im Kindesalter, Defekt der Ferrochelatase, zweithäufigste Form in Europa mit 9,2 : 1 000 000).

Die **hepatischen** Porphyrien ❷ umfassen akute und chronische Formen:

- Die vier **akuten** Formen **(AHP)** ❸, die eher Frauen betreffen (4:1), gehen mit einer Induktion der ALS-Synthase (ALS = Aminolävulinsäure) der Leber einher und treten meist ab dem 20.–30. Lebensjahr auf. Am häufigsten sind **akute intermittierende Porphyrie (AIP,** autosomal-dominant, 5,9 : 1 000 000, dritthäufigste Form in Europa) mit einem Defekt der PBG-Desaminase und die **Porphyria variegata** (autosomal-dominant, < 1:1 000 000) mit einem Defekt der Protoporphyrinogen-Oxidase. Selten sind die hereditäre Koproporphyrie (autosomal-dominant) und die Doss-Porphyrie (autosomal-rezessiv).
- Die **chronische** Form **(CHP)** ❹ bzw. die **Porphyria cutanea tarda (PCT)** tritt weltweit am häufigsten auf (21 : 1 000 000) mit deutlichem Überwiegen der Männer (5:1). Die Manifestation erfolgt meist im jungen Erwachsenenalter. Ursache ist ein Defekt oder eine Inaktivität der Uroporphyrinogen-Decarboxylase in der Leber. Man unterscheidet 2 Typen der PCT: Typ 1 (80 %, erworben oder sporadisch) mit Funktionsstörung des Enzyms, das v. a. in inaktiver Form vorliegt, Typ 2 (20 %, hereditär oder familiär, autosomal-dominant) mit einer Enzymaktivität von unter 50 %, die zunächst nicht allein zu einer Krankheitsmanifestation führt. Co-Faktoren sind erforderlich, die den Ausbruch der Erkrankung triggern (Eisen, HFE-Gen-Mutation etc.). Daneben gibt es toxisch verursachte Formen. Eine seltene Unterform der PCT ist die autosomal-rezessive hepatoerythropoetische Porphyrie (HEP), die klinisch meist schwer verläuft.

Leitsymptome – „Chamäleon"!

Vor dem durch den Enzymdefekt gestörten Syntheseschritt häufen sich Metaboliten an, deren toxische Wirkung verstärkt werden kann durch **Auslöser** (porphyrinogene Medikamente; Hormone wie Östrogene und Progesteron; Eisen, Alkohol/Ethanol, UV-Strahlung, verminderte Kohlenhydratzufuhr, bzw. Hunger, Stress, Rauchen, Schmerzen, Exposition mit chlorierten Kohlenwasserstoffen, bestimmte Virusinfektionen [Hepatitis C, HIV]). Die Symptome der Porphyrien erklären sich aus den bevorzugten Orten der Einlagerung der akkumulierten Porphyrine.

Photodermatose: Photodermatose und -sensibilität sind Leitsymptome der erythropoetischen Porphyrien und der PCT, z. B. bei milden Formen als „Sonnenurtikaria" ❺ oder bei schweren Formen mit Blasen- und Narbenbildung sowie sklerodermieartigen Veränderungen ❻.

Akute unklare meist kolikartige Bauchschmerzen („akutes Abdomen") mit Übelkeit, Erbrechen bis zur Ileussymptomatik und wiederholte Krankenhausaufenthalte inkl. Voroperationen: akute, klinisch z. T. bedrohliche vielfältige abdominale Symptome müssen an die AIP denken lassen. Mögliche **Auslöser** (Anamnese!) s. o., vor allem Medikamente („Pille"!), Alkohol, Steroide und Hungern ❼. Ein erhöhtes Risiko akuter Porphyrieanfälle besteht daher prämenstruell und in der Schwangerschaft. Typisch ist eine jahrelange Leidensgeschichte bis zur Diagnosestellung.

Leberwerterhöhung ohne sonstige Ursache: schwere **Cholestase** und Ikterus, bis 10 % sogar Leberzirrhose treten bei der EPP auf ❺. Leberveränderungen bis zur Zirrhose finden sich auch bei der PCT ❽; wichtige Kofaktoren sind hier Alkohol, Östrogene und Eisen (Assoziation mit Hämochromatose möglich).

Neurologisch-psychiatrische Symptome: Bei den AHP können eine progrediente motorische Neuropathie (beginnend an der Streckermuskulatur von Händen und Armen) bis zur Tetraparese und Ateminsuffizienz auftreten sowie Krampfanfälle, Vigilanzstörungen, Delir, Halluzinationen.

Hyponatriämie (durch eine inadäquat hohe ADH-Sekretion) bei unklarer abdomineller Symptomatik kann auf eine AHP hinweisen! ❼

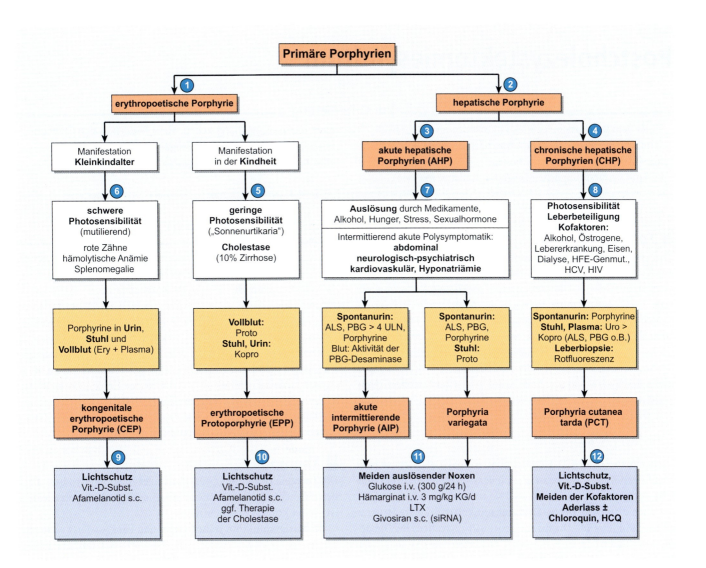

Therapie

Bei den **erythropoetischen Porphyrien** und bei der **PCT** ist Schutz vor Sonnenlicht wichtig (Sonnencreme mit Titandioxid bzw. Zinkoxid) und die Substitution von Vitamin D (Spiegel!). Dies kann durch Betakarotin 50–150 mg/d p. o. unterstützt werden ❾, ❿. Bei Cholestase werden symptomatisch die üblichen Maßnahmen empfohlen (Ursodeoxycholsäure, fettlösliche Vitamine ADEK, evtl. Colestyramin, HAV- und HBV-Impfschutz!). α-MSH-Analogon Afamelanotid (Scenesse®, im Dezember 2014 zugelassen) ermöglicht eine Sonnenlichtexposition. Es wird alle 3 Monate als kleiner Stift s. c. implantiert, z. B. von Frühling bis Herbst.

Für die **AHP** ist das Meiden auslösender Noxen essenziell. Glukose i. v. (insgesamt 300 g/24 h) bzw. Infusionen mit Hämarginat (Normosang®) 3 mg/kg Kg/d i. v. in 100 ml Humanalbumin über 15 min über max. 4 Tage (bei schwerem Verlauf und neurologischer Symptomatik u./o. Hyponatriämie) bewirken eine Unterdrückung der ALS-Synthase-Induktion in der Leber ⓫. Dadurch kann ein akutes Stadium in eine Latenzphase zurückgeführt werden. Bei rezidivierenden Krisen ist eine Intervalltherapie bis zu 1 Jahr möglich. Eine Lebertransplantation (LTX) kann als Mittel der letzten Wahl eine anhaltende klinische Remission bewirken. Ein völlig neues Therapieprinzip ist das im November 2019 bei der FDA zugelassene Givosiran (2,5 mg/kg Kg s. c.). Doppelstrang-RNA-Fragmente (si [small interfering] RNA) inhibieren die hepatische ALS-Synthase 1 mRNA, und die Zahl der klinischen Schübe wird deutlich reduziert.

Bei der **CHP** führen Alkoholkarenz, Vermeidung von Östrogenen und Aderlässe (500 ml alle 2 Wochen bis Ferritin niedrig normal) oft zu einer klinischen Besserung. Therapie der Wahl bei schwerem Verlauf ist Chloroquin (niedrigdosiert 125 mg alle 3 Tage) oder das besser verträgliche Hydroxychloroquin (HCQ 2 × 100–200 mg/Wo.). Sie steigern die Porphyrinausscheidung. ⓬

Ökonomische Aspekte

Patienten mit Porphyrien sollten immer an Porphyriezentren vorgestellt werden zur Bestätigung der Diagnose und ggf., um die Indikation für aufwendige Therapien (Lebertransplantation; Givosiran) zu prüfen. Akute Porphyrien: Bei akuten schweren Attacken erspart die frühzeitige Behandlung mit Hämarginat oder Givosiran längere Krankenhausaufenthalte. Die früher empfohlene alleinige Gabe von glukosehaltigen Infusionen ist hier unzureichend.

H. Tilg
Postcholezystektomiesyndrom

> **Zur Orientierung**
>
> Unter dem sog. Postcholezystektomiesyndrom versteht man sämtliche Beschwerden, die im Anschluss an eine Cholezystektomie (CHE) auftreten bzw. fortbestehen (Häufigkeit: ca. 15–20 %) und mit der ursprünglichen Diagnose (Gallensteinleiden) häufig nicht in Zusammenhang stehen. Meist handelt es sich dabei um funktionelle Störungen im Gallengangsbereich, wie z. B. eine Störung der Sphinkter-Oddi-Funktion.

Formen

Das „echte" Postcholezystektomiesyndrom ❶ tritt sehr selten auf. Es kann ausgelöst werden durch übersehene Steine, Papillenstenose, übersehene Tumoren, operationsbedingte Verletzung der Gallenwege, postoperative Verwachsungen oder Narbenhernien.

Meist sind bei diesen postoperativen Beschwerden **andere Ursachen** als das zur CHE führende Gallensteinleiden zu erwägen. Sehr häufig lösen **funktionelle Störungen** wie eine Sphinkter-Oddi-Dysfunktion ❷, Reizmagen oder psychosomatische Erkrankungen dieses Beschwerdebild aus. Auch **Krankheiten der Nachbarorgane** (Pankreas, Magen, Leber) bzw. Fehldiagnosen müssen in Erwägung gezogen werden ❸.

Sphinkter-Oddi-Dysfunktion

Die Sphinkter-Oddi-(SO-)Dysfunktion (entweder als Stenose oder Motilitätsstörung) ist beim Postcholezystektomiesyndrom eine sehr wichtige Differenzialdiagnose; sie kann aber auch ohne CHE auftreten (häufiger). Der SO stellt eine muskuläre zirkuläre Struktur an der Mündung von Ductus choledochus/pancreaticus ins Duodenum dar und ist ca. 6–10 mm lang. Er fungiert als physiologische Barriere, um die Gallenblasenfüllung zu garantieren bzw. den duodenalen Reflux zu verhindern. Für Störungen in diesem Bereich wurden unterschiedlichste Nomenklaturen verwendet, u. a. Papillenstenose, sklerosierende Papillitis, biliärer Spasmus, biliäre Dyskinesie bis hin zum Postcholezystektomiesyndrom.

Man unterscheidet zwei klinische Beschwerdebilder: **biliärer** (d. h. kolikartiger) **Schmerz** im rechten Oberbauch bzw. Epigastrium (SO des Ductus choledochus), der mindestens 30 Minuten anhält, ❹ und **Pankreatitis** (SO des Ductus pancreaticus) ❺ mit bohrendem Schmerz im Epigastrium, die in den Rücken ausstrahlen. Eine SO-Dysfunktion ist eine häufige Ursache (in bis zu 30 % der Fälle) bei idiopathischer rekurrenter akuter Pankreatitis.

Die **Diagnostik** beinhaltet folgende Untersuchungen: zunächst Labor, Sonographie, Endosonographie, MRCP (Nachweis einer Choledocholithiasis), dann ERCP mit Manometrie. Die Diagnosestellung einer SO-Dysfunktion ist schwierig und verlangt u. a. erhöhte Amylase/Lipase (> 1,5-fach der oberen Norm), erhöhte Transaminasen bzw. GGT/alkalische Phosphatase (> 1,5-fach der oberen Norm), einen dilatierten Pankreasgang (> 6 mm im Pankreaskopf) bzw. Gallengang (> 10 mm in der Ultraschalluntersuchung) und eine verzögerte Kontrastmittelentleerung nach **ERCP**. Die Diagnose wird durch eine **SO-Manometrie** ❻ gestellt (wichtigster pathologische Befund: erhöhter Basaldruck).

Eine SO-Manometrie weist eine deutlich höhere Komplikationsrate wie Pankreatitis auf und die Indikaktion muss streng gestellt werden. Sie sollte nur in spezialisierten Zentren erfolgen. Eine Voraussetzung dafür ist, dass die Patienten die Rom-IV-Kriterien erfüllen, d. h.:
- Schmerz im rechten Oberbauch bzw. Epigastrium
- Dauer der Schmerzattacken mindestens 30 Minuten
- Wiederholte Attacken (nicht täglich)
- Schmerz beeinträchtigt alltägliche Aktivitäten und führt zu Besuch in Notaufnahme
- Schmerz unabhängig vom Stuhlgang
- Schmerz unabhängig von Körperposition und Säuresuppression (Verwendung von Protonenpumpenhemmern)

Therapie

Die Therapie richtet sich beim Postcholezystektomiesyndrom nach den möglichen Ursachen. Die Erstdiagnose eines Gallensteinleidens ist immer kritisch zu hinterfragen.

Bei **SO-Dysfunktion** sollten Galle- und Pankreasfluss verbessert werden; dafür ist eine exakte Diagnose Voraussetzung. Die Patienten sprechen sowohl bei biliärem Schmerz als auch Pankreatitis gut auf eine **endoskopisch-interventionelle** Therapie (Papillotomie) an ❼. Bei erfahrenem Untersucher und gesicherter Diagnose kann mit Erfolg bei 50–60 % der Patienten gerechnet werden. Darüber hinaus kann alternativ ein **medikamentöser** Therapieversuch mit Kalziumantagonisten (Nifedipin) und Nitraten unternommen werden (generell liegen aber nur wenige Studiendaten vor) ❽.

Ein „echtes" Postcholezystektomiesyndrom muss meist **endoskopisch-interventionell** therapiert werden (Steinextraktion, Papillotomie) ❾.

Komplikationen

Die wichtigsten Komplikationen der Therapie sind: Verletzung des Gallengangs, Blutungen, gallige Peritonitis, Abszess, Fisteln, Strikturen, mechanische **Cholestase** und **Pankreatitis** ❿.

Postcholezystektomiesyndrom

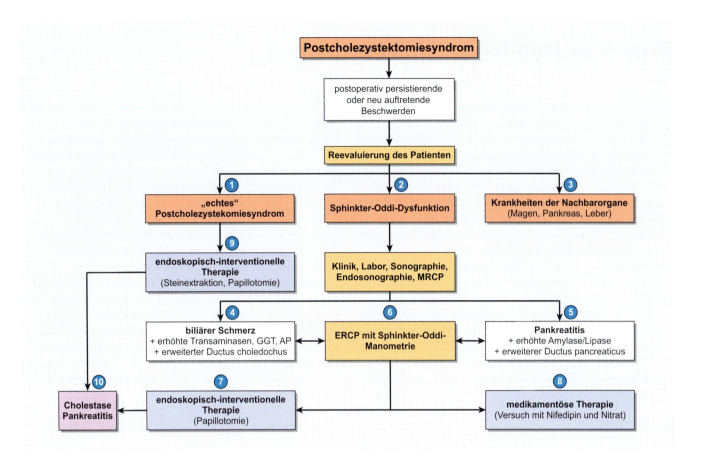

K. Parhofer
Primärer Hyperparathyreoidismus

Zur Orientierung

Ein primärer Hyperparathyreoidismus stellt eine autonome Sekretion von Parathormon entweder durch ein **solitäres Adenom** der Nebenschilddrüse (seltener Karzinom) oder durch eine primäre **Hyperplasie** aller 4 Nebenschilddrüsen (evtl. auch im Rahmen einer MEN) dar. Beim solitären Nebenschilddrüsenadenom sind die übrigen Nebenschilddrüsen atrophiert. Die Häufigkeit ist stark altersabhängig und schwankt zwischen 1:10 000 und 1:500 (in der älteren Bevölkerung). Die vermehrte Parathormonausschüttung führt zu einer vermehrten Kalziumresorption aus dem Darm, einer verstärkten Kalziumrückresorption in die Nieren und zu einem beschleunigten Knochenumsatz (mit Überwiegen des Knochenabbaus).

Meist verläuft der primäre Hyperparathyreoidismus über lange Zeit asymptomatisch, einziger Hinweis ist eine **Erhöhung des Serumkalziums.** Langfristig kommt es allerdings zu einer Osteopenie oder Osteoporose sowie zur Bildung von Nierensteinen.

Hohe Kalziumspiegel können daneben zu weiteren Symptomen führen (Übelkeit, Anorexie, Polyurie, Polydipsie, Obstipation, Somnolenz, Koma). Schnell ansteigende Kalziumspiegel können dabei bereits bei relativ niedrigen Werten – knapp oberhalb der Norm – zu Symptomen führen. Entscheidend ist nicht die Konzentration an Gesamtkalzium, sondern an freiem Kalzium.

Neben einer Erhöhung des Kalziums fällt häufig auch ein **erniedrigter** oder **niedrig normaler Phosphatspiegel** auf. Das diagnostisch eingesetzte intakte **Parathormon** (PTH) ist entweder erhöht oder im oberen Normbereich ❶.

Differenzialdiagnostisch sollte der sekundäre Hyperparathyreoidismus (Kalzium erniedrigt oder im unteren Normbereich; Phosphat erhöht; Vitamin-D-Spiegel erniedrigt) und bei asymptomatischen Patienten die familiäre hyperkalzurische Hyperkalzämie (Kalziumausscheidung im 24h-Urin) ausgeschlossen werden.

Diagnostik

Entsprechend den 2014 veröffentlichten Empfehlungen sollte bei asymptomatischem primärem Hyperparathyreoidismus folgende Diagnostik erfolgen:
- Serum: Kalzium, Phosphat, AP, Kreatinin, Vitamin D, Parathormon
- 24h-Urin: Kalziumausscheidung
- Hinweis auf Nierensteine (Sono, Röntgen, CT)
- Knochendichte: DXA
- Hinweis auf Frakturen (Röntgen oder „vertebral fracture assessment") durch DXA

Lokalisation: Sonographisch lässt sich in ⅔ der Fälle das Adenom lokalisieren, zusammen mit einer 99mTc-Methoxyisobutylisonitril-(sestamibi)-Szintigraphie wird eine Sensitivität von > 90 % erreicht. Daneben kommen vor Rezidiv-Operationen ggf. auch 11c-Methionin-PET sowie 4D-CT zum Einsatz.

Therapie

Eine **operative** Sanierung sollte dann angestrebt werden, wenn eine **symptomatische** Form vorliegt oder wenn bei **asymptomatischen** Patienten eines oder mehrere der nachfolgenden Kriterien erfüllt sind ❷:
- Serumkalzium > 2,90 mmol/l
- Kalziumausscheidung im 24h-Urin > 400 mg
- Einschränkung der altersadjustierten Kreatinin-Clearance um > 30 %
- Verminderung der Knochendichte: T-Score < –2,5 SD
- Patient < 50 Jahre
- Kontrollen nicht gewährleistet.

Lässt sich präoperativ ein Adenom eindeutig lokalisieren ❸, sollte eine **minimal-invasive Operation** mit intraoperativer PTH-Schnellmessung durchgeführt werden ❹. Ist dies nicht möglich, sollte eine **bilaterale Operation** mit Darstellung aller 4 Nebenschilddrüsen erfolgen ❺. Findet sich eine Hyperplasie aller Nebenschilddrüsen, werden hiervon 3,5 entfernt und das verbliebene Nebenschilddrüsengewebe markiert. Bei MEN (multiple endokrine Neoplasie) werden alle 4 Nebenschilddrüsen entfernt und eine halbe Nebenschilddrüse auf den Unterarm autotransplantiert.

Eine **konservative** Therapie kommt in Betracht ❻, wenn keines der genannten Kriterien erfüllt ist; allerdings sollten dann regelmäßige Kontrollen gewährleistet sein ❼. Daneben kommen konservative Ansätze bei inoperablen oder operationsunwilligen Patienten zum Einsatz. Die konservative Therapie zielt v. a. auf eine Vermeidung der Hyperkalzämie sowie der Osteoporose. Neben allgemeinen supportiven Maßnahmen (Vermeidung von Bettruhe, adäquate Hydrierung, moderate Kalziumzufuhr, Vermeidung von Thiaziden und Lithium) können zur konservativen Therapie Östrogen-Gestagen-Kombinationen (Zunahme der Knochendichte) und Bisphosphonate (eingesetzt werden).

Komplikationen: akute Pankreatitis.

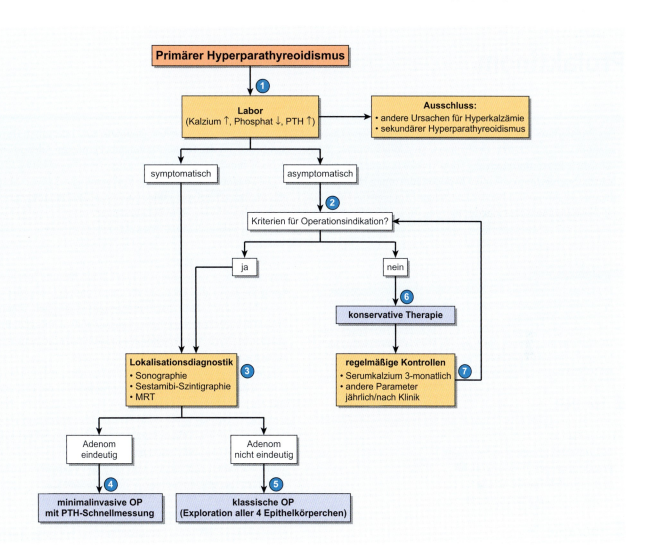

K. Parhofer
Prolaktinom

Zur Orientierung

Das Prolaktinom ist ein Prolaktin produzierendes **Hypophysenadenom** und mit 40–45 % der häufigste Hypophysentumor. Die vermehrte Prolaktinfreisetzung (Hyperprolaktinämie) führt bei beiden Geschlechtern zu einem **hypogonadotropen Hypogonadismus.** Während sich bei der Frau Oligo-/Amenorrhö, Infertilität und Galaktorrhö entwickeln, führt die Hyperprolaktinämie beim Mann zu Libidoverlust, Impotenz und Infertilität. Durch den Druck auf den Sehnerv können bei größeren Adenomen Gesichtsfeldausfälle auftreten.

Die **Diagnose** wird durch die Bestimmung des Prolaktinspiegels im Blut (DD Hyperprolaktinämie ➤ Tabelle) und durch bildgebende Verfahren (MRT) gesichert.

DD Hyperprolaktinämie
- physiologisch (Schwangerschaft, Stillzeit, Stress, Stimulation Brustwarzen)
- hypophysär (Akromegalie, Läsionen des Hypophysenstiels)
- hypothalamisch (Tumoren)
- systemische Erkrankungen (Hypothyreose, Leberzirrhose, Niereninsuffizienz)
- Medikamente (Neuroleptika, Antidepressiva, Metoclopramid, Methyldopa, Reserpin, Verapamil, Opiate etc.)
- Labor (Stresshormon, Makroprolaktinämie)

Formen

Je nach Tumorgröße (MRT) und Höhe des Prolaktinspiegels unterscheidet man:
- **Mikroprolaktinome:** Größe < 1 cm, Prolaktinspiegel 20–200 ng/ml ❶
- **Makroprolaktinome:** Größe > 1 cm, Prolaktinspiegel > 200 ng/ml ❷.

Therapie

Die Therapie richtet sich nach der Größe des Tumors und dem Kinderwunsch der Patientin.
- **Therapie des Mikroprolaktinoms:** Bei Galaktorrhö oder Kinderwunsch wird eine Therapie mit Dopaminagonisten durchgeführt ❸; zur alleinigen Therapie des Hypogonadismus erfolgt meist die Substitution mit Sexualhormonen ❹. Alternativ können auch in dieser Situation Dopaminagonisten eingesetzt werden. Mit Cabergolin kann in etwa 90 %, mit Bromocriptin in etwa 60 % der Fälle eine Normalisierung des Serumprolaktins erreicht werden.
- **Therapie des Makroprolaktinoms:** Therapie der Wahl ist die medikamentöse Therapie mit Dopaminagonisten ❺. Häufig (80 %) findet sich darunter eine Tumorregression und Normalisierung des Gesichtsfeldes.

Bei der medikamentösen Therapie nutzt man die hemmende Wirkung von **Dopaminagonisten** auf die Prolaktinsynthese und -sekretion aus. Cabergolin und Quinagolid weisen gegenüber Bromocriptin eine bessere Effektivität und Verträglichkeit auf. Bei Nichtansprechen oder Unverträglichkeit von Bromocriptin sollte deshalb eine Umstellung auf Cabergolin oder Quinagolid erfolgen. Häufige Nebenwirkungen aller Dopaminagonisten sind Übelkeit, Erbrechen und orthostatische Hypotension. Zur Reduktion dieser Nebenwirkungen wird einschleichend dosiert. Die Therapie sollte sowohl bei Mikro- als auch Makroadenomen dauerhaft (mind. 2 Jahre) durchgeführt werden. Unter engmaschiger klinischer und biochemischer Kontrolle kann die Therapie reduziert und ggf. beendet werden (ausschleichen), wenn nach mindestens 2-jähriger Therapie die Prolaktinspiegel im Normbereich liegen und kein Resttumor nachweisbar ist. Nach Absetzen kommt es häufig zu erneutem Prolaktinanstieg und Tumorwachstum.

Eine **Operation** (transsphenoidale Resektion) ist indiziert, wenn trotz Dopaminagonisten ein Makroprolaktinom nicht kleiner wird und nach mehrmonatiger Therapie keine befriedigende Prolaktinsenkung erreichbar ist ❻. Eine **Strahlentherapie** kann bei großen Prolaktinomen mit Dopaminagonistenresistenz und bei Kontraindikation zur Operation eingesetzt werden.

Für Patienten mit einem sehr seltenen malignen Prolaktinom wird eine Therapie mit Temozolomid empfohlen.

Komplikationen

Beim Makroprolaktinom kommt es in erster Linie durch den Druck auf Nachbarstrukturen zu Komplikationen (**Chiasmasyndrom,** andere neurologische Symptomatik, Einschränkung der anderen Hypophysenachsen mit entsprechenden Mangelzuständen).

Tritt unter einer Dopaminagonistentherapie eine Schwangerschaft auf, sollte die Therapie beendet werden. Während einer **Schwangerschaft** ist bei 1–5 % der Mikroadenome eine **Größenzunahme** zu beobachten. Prolaktinbestimmungen sind allerdings in der Schwangerschaft nicht sinnvoll, als Monitoring können lediglich die Klinik und die Perimetrie dienen. Bei Makroprolaktinomen besteht in der Schwangerschaft ein hohes Risiko der Entwicklung von **neurologischen Symptomen** (15–35 %). Daher sollte bei Kinderwunsch eine Vorbehandlung zur Tumorverkleinerung mit Dopaminagonisten unter Kontrazeption erfolgen; ggf. kann Bromocriptin während der gesamten Schwangerschaft gegeben werden. In ausgewählten Fällen kann auch eine chirurgische Entfernung des Prolaktinoms vor der geplanten Konzeption erfolgen.

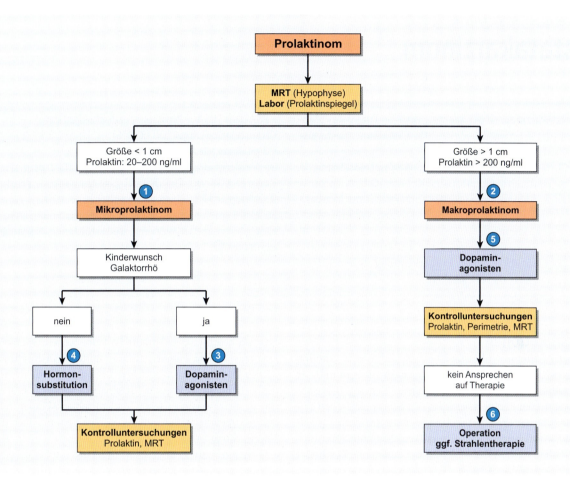

A. S. Merseburger, M. A. Kuczyk
Prostatakarzinom

Zur Orientierung

Das Prostatakarzinom ist der häufigste maligne Tumor des Mannes und ab der 4. Lebensdekade bei 30 % aller Männer nachweisbar.

Im Frühstadium zeigen sich meist keine **Symptome,** häufig kommt es erst durch symptomatische Knochenmetastasen zu Beschwerden. Aufgrund von lokalem Tumorwachstum kann es zur Makrohämaturie, Harnstrahlabschwächung, Nykturie oder Hämatospermie kommen.

Gegenwärtig wird bei asymptomatischen Männern eine Aufklärung über Möglichkeiten der **Früherkennung** ab dem 45. Lebensjahr empfohlen, diese beinhaltet:

- PSA-Test (**PSA** = Prostata-spezifisches Antigen)
- transrektaler Ultraschall (**TRUS**)
- digitale rektale Untersuchung (**DRU**)

Die Verdachtsdiagnose wird bei positivem DRU-Befund und einem PSA-Wert > 4 ng/dl durch eine **transrektale Prostatastanzbiopsie** ❶ mit histopathologischer Beurteilung gesichert. Bei histologisch nachgewiesenem Prostatakarzinom ist in Abhängigkeit vom PSA-Wert eine **weiterführende Diagnostik** empfohlen ❷.

Klassifikationen

Das Prostatakarzinom wird histopathologisch nach dem **Grading nach WHO** (2004), der Tumorarchitektur **nach Gleason** und der **TNM-Klassifikation** (UICC 2001) eingeteilt. Der sog. Gleason-Score verwendet ein Punktesystem, das sich am histologischen Differenzierungsmuster orientiert und eine Summe zwischen 2 (niedrigster) und 10 (höchster Malignitätsgrad) ergeben kann. Das histologische Grading nach WHO erfolgt in drei Stufen und beschreibt den Grad der Kernaplasie (gering = G1; mäßig = G2; stark = G3–4).

TNM-Klassifikation der Prostataadenokarzinome (modifiziert)	
T – Primärtumor	
T0	kein Anhalt für einen Primärtumor
T1	Tumor weder tastbar noch in der Bildgebung sichtbar
T2	auf die Prostata begrenzter Tumor
T3	extrakapsuläre Tumorausbreitung
T4	Tumor ist fixiert oder infiltriert andere benachbarte Strukturen mit Ausnahme der Samenblasen (z. B. Blasenhals, Rektum, Beckenwand)
L – regionäre Lymphknotenmetastasen	
N0	kein regionaler LK-Befall
N1	regionäre LK-Metastase(n)
M – Fernmetastasen	
M0	keine Fernmetastasen
M1	Fernmetastasen

Therapie

Das wichtigste **Ziel in der Therapie** des Prostatakarzinoms sind die frühzeitige Detektion mit nachfolgender Tumorfreiheit und eine möglichst lange rezidivfreie Zeit nach Primärdiagnose. Besonders bei metastasierten, fortgeschrittenen Tumoren spielt die Lebensqualität eine wichtige Rolle.

Beim **lokalisierten Prostatakarzinom (T1–3, N0, M0)** ist die Standardtherapie eine radikale Prostatektomie ❸ mit pelviner Lymphadenektomie. Nach kompletter R0-Resektion eines auf die Prostata beschränkten Tumors ist keine weitere Therapie, jedoch eine regelmäßige Tumornachsorge mittels PSA-Kontrollen erforderlich ❹. Je nach histologischem Befund und Patientenwunsch ist die Bestrahlung der Prostata (Brachytherapie oder perkutane Radiatio) als gleichwertig zu sehen. Zudem sollten Männer, für die eine kurativ intendierte Behandlung infrage kommt, über die Aktive Überwachung (Active Surveillance) informiert werden. Diese stellt eine Option beim Niedrigrisiko-Tumorstadium dar Bei gesundheitlich eingeschränkten Patienten oder bei hohem Alter wird bei niedrigem Stadium auch eine Wait&See-Strategie ❺ verfolgt.

Bei persistierend hohen PSA-Werten nach Primärtherapie oder PSA-Rezidiv sollte eine adjuvante Androgensuppression mit postoperativer Radiatio erfolgen.

Lokal fortgeschrittene oder metastasierte Prostatakarzinome werden in der Regel nicht mehr operiert. Bei **lokal fortgeschrittenen Tumoren** kann primär eine Strahlentherapie erfolgen und/oder eine palliative Hormontherapie (Hormonentzug oder -blockade z. B. durch Antiandrogene, LH-RH-Agonisten, Östrogene, etc.) ❻.

Auch bei **primär fernmetastasierten Tumoren** wird die Therapie mit einer Hormonblockade begonnen ❼. Aktuelle Daten unterstützen den frühen Einsatz einer Chemo- oder erweiterten Hormontherapie in dieser Situation.

Kommt es zum erneuten Ansteigen des PSA-Wertes (meist nach 3–4 Jahren) kann die Hormontherapie erweitert werden, was meist zu einer erneuten PSA-Erniedrigung führt. Bei 3-maligem PSA-Anstieg unter Hormontherapie liegt definitionsgemäß ein **hormonresistentes Karzinom** vor. Als Sekundärtherapie ist dann eine Erweiterung der Hormonblockade, Radiumtherapie oder Chemotherapie ❽ empfohlen. Eine Osteoprotektion (Denosumab, Bisphosphonate) wirkt supportiv und reduziert skelettale Ereignisse (z. B. Frakturen).

Das Prostatakarzinom wird je nach TNM-Stadium nachgesorgt. Bei durchgeführter kurativer Therapie erfolgen vierteljährliche PSA-Wert-Kontrollen. Beim fortgeschrittenen Prostatakarzinomleiden sollten je nach Therapiemodalität und Verlauf engmaschige urologische Kontrollen erfolgen.

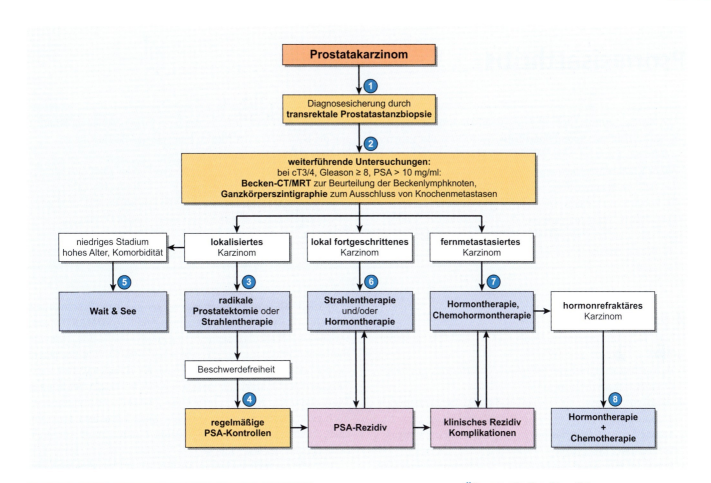

Wichtige Evidenzen und Empfehlungen beim Prostatakarzinom		
	Evidenzgrad	Empfehlungsstärke
Das lokal begrenzte Prostatakarzinom kann zur Kuration radikal operiert oder bestrahlt werden.	II	C
Beim kastrationsresistenten Prostatakarzinom sollte die Hormontherapie erweitert werden (Chemotherapie, Radium-223 oder Zweitlinienhormontherapie).	I	B

Ökonomische Aspekte

Die Prostatakarzinomvorsorge sollte durch einen Facharzt durchgeführt werden, um über die diagnostischen Möglichkeiten des PSA-Screenings und dann anschließender Diagnostik vor dem Hintergrund des Alters und Komorbiditäten aufklären zu können. Hierdurch wird in vielen Fällen eine Überdiagnostik und -therapie verhindert.

Komplikationen

Die wichtigsten Komplikationen der primären Therapie (Operation/Radiatio) sind Harninkontinenz, Impotenz, Rezidiv, Progress, Metastasen (v. a. Knochenfiliae), Blutungen (meist erst bei lokal fortgeschrittenen Stadien), Anämie, Thrombosen, Embolien.

P. Klemm
Psoriasisarthritis

Zur Orientierung

Die Psoriasisarthritis (PsA) ist eine systemisch chronisch und progressiv verlaufende **Spondyloarthritis**. Bis zu 30 % aller Patienten mit Psoriasis sind betroffen. Die Erkrankung ist vielschichtig. Typische Krankheitserscheinungen sind **Arthritiden** (teils destruktiver, teils proliferativ-osteoplastischer Art, von Oligoarthritis bis Polyarthritis), **Enthesitis, Daktylitis, Psoriasis** und axiale **Spondylitis**. Typischerweise tritt die Erkrankung einige Jahre nach Beginn einer **Psoriasis der Haut** auft; eine Manifestation vor Beginn der Hauterkrankung ist ebenfalls möglich.

Typisch ist die **Daktylitis**: der Befall der Fingergelenke im Strahl mit der bei anderen Arthritiden sehr seltenen Beteiligung des Endgelenks.
Die **Diagnose** wird durch Anamnese, verbunden mit typischer Klinik und Röntgenbefunden gestellt. Ein spezifischer Laborparameter besteht nicht, wobei i. d. R. die PsA Rheumafaktor negativ ist und HLA-B27-Positivität mit einer axialen Beteiligung korreliert.

Formen
Je nach Befallsmuster unterscheidet man folgende Manifestationsformen:
- **Polyarthritis** (ähnlich der rheumatoiden Arthritis): mit teils symmetrischem Befall auch kleiner Gelenke
- **Oligoarthritis**: asymmetrischer Befall großer Gelenke, speziell des Kniegelenks
- **Monarthritis**: Beteiligung nur eines größeren Gelenks, meist Sprung- oder Kniegelenk
- Befall der **Fingerend-** und evtl. auch der **Fingermittelgelenke** häufig im Strahl unter dem Bild einer Daktylitis eines Fingers oder einer Zehe
- **axialer Befall** in Form einer entzündlichen Wirbelsäulenveränderung (Spondylitis), am häufigsten einer Sakroiliitis
- **Enthesitis**: Entzündung von Sehnen, Sehnenansätzen und bindegewebigen Platten, besonders plantar und im Bereich und der Achillessehne.

Therapie
Die PsA beeinträchtigt die Funktionsfähigkeit und Lebensqualität in ähnlichem Ausmaß wie die rheumatoide Arthritis. Bei rund 20% der Betroffenen entwickeln sich irreversible Gelenkdeformationen und bleibende Funktionseinschränkungen bis -verluste. Therapieziele sind die Unterdrückung und möglichst Beendigung der Entzündungsprozesse, die Linderung der Schmerzen bis zur Schmerzfreiheit und der Erhalt oder die Wiederherstellung der Funktion von Gelenken und Wirbelsäule. Die Therapiewahl richtet sich nach der **Schwere der Erkrankung** und besonders dem **Erkrankungstyp** (Psoriasis, periphere Arthritis, axiale Beteiligung, Daktylitis, Enthesitis). Aktivität der Psoriasisarthritis ist nicht eng an die Aktivität der Hautveränderungen gebunden.

Zu den **allgemeinen Therapiemaßnahmen** ❶ zählen die **Aufklärung** des Patienten über Wesen und Verlauf seiner Erkrankung, die schnelle **Schmerzlinderung** mit NSAR, selektiven COX-2-Hemmern oder bei Bedarf reinen Analgetika der WHO-Klasse II sowie **Physiotherapie** und **physikalische Maßnahmen** (u. a. Physiotherapie, Ergotherapie sowie Kalte- und Wärmetherapie).

Spezielle Therapiemaßnahmen richten sich nach Erkrankungsschwere und -typ. Klassische Basistherapeutika (**csDMARD** = conventional synthetic disease modifying antirheumatic drug) wie Methotrexat, Cyclosporin A, Sulfasalazin und Leflunomid sind speziell bei der peripheren Arthritis ❷ wie auch der Hautbeteiligung wirksam, weniger bei Daktylitis, bis wirkungslos bei axialer Beteiligung. Die Evidenz für die Wirksamkeit der csDMARDs ist teilweise jedoch gering. Sollten einzelne Gelenke nicht befriedigend ansprechen, können **lokale Steroidinjektionen** zum Einsatz kommen, besonders bei der Daktylitis ❸.

Bei nicht ausreichend gutem Ansprechen auf Lokalmaßnahmen und mindestens 2 csDMARDs über mindestens 6 Monate können **bDMARDs** (biological DMARDs) und **tsDMARDs** (targeted synthetic DMARDs) eingesetzt werden. Diese Präparate haben eine gute bis sehr gute Wirksamkeit auf Haut **und** Gelenkerscheinungen, speziell auch auf die axiale Beteiligung 4 und die Enthesitiden.

Die bei PsA wirksamen und zugelassenen bDMARD und tsDMARD beruhen auf folgenden Wirkprinzipien:
- TNFα-Blockade (bDMARD)
- IL-17-Inhibition (bDMARD)
- IL12/IL23-Inhibition (bDMARD)
- CTLA-4-Inhibition (bDMARD)
- Phosphodiesterase-Inhibition (tsDMARD)
- Januskinase-Inhibitoren (tsDMARD)
- Dabei ist nicht jedes bDMARD oder tsDMARD zur Behandlung jeder PsA-Manifestation gleich gut geeignet. Bei axialer Beteiligung haben sich z. B. die TNF-Hemmer sowie die IL-17-Inhibitoren bewährt. Dieser differenzialindikative Einsatz der verschiedenen Therapeutika trägt dem zunehmenden Verständnis der Pathogenese der PsA Rechnung. Mittlerweile konnte man einige Schlüsselzytokine (TNFα, IL1-7, IL-23) identifizieren, welche in unterschiedlicher Art und Weise an den jeweils verschiedenen Entitäten der PsA beteiligt sind. So spielt IL-23 eine besondere Rolle in der Pathogenese der Enthesitis, was die gute Wirkung einer IL12-/IL23-Blockade bei Enthesitis erklären kann. Aufgrund dieser Erkenntnisse wurden spezifische Therapiealgorithmen je nach klinischer Ausprägung der PsA im Sinne einer Treat-to-Target-Strategie definiert (EULAR- und GRAPPA-Empfehlungen). Aufgrund des derzeitig rasch zunehmenden Verständnisses der Pathogenese und der ra-

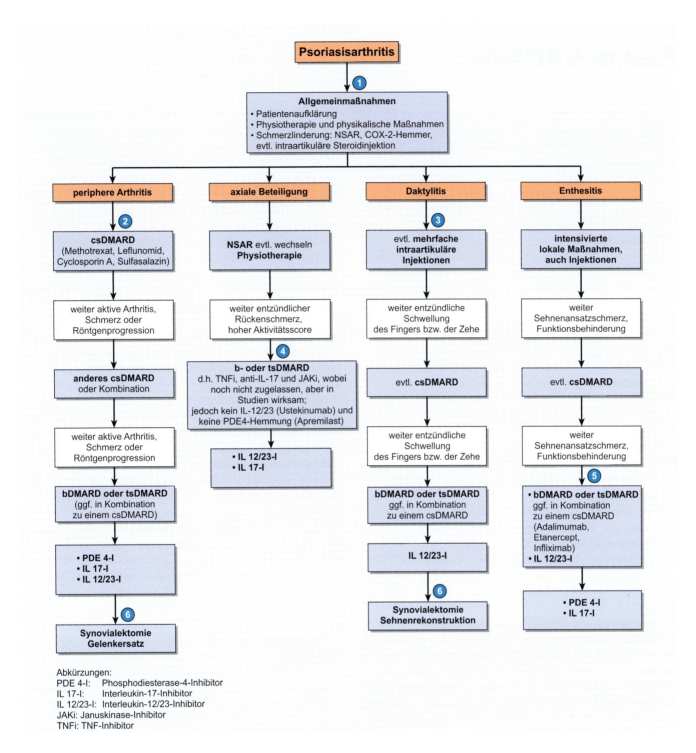

Abkürzungen:
PDE 4-I: Phosphodiesterase-4-Inhibitor
IL 17-I: Interleukin-17-Inhibitor
IL 12/23-I: Interleukin-12/23-Inhibitor
JAKi: Januskinase-Inhibitor
TNFi: TNF-Inhibitor

schen pharmakologischen Weiterentwicklung dient der angefügte Algorithmus nur als Orientierung. Vor Therapieentscheidung sollten die erwähnten Empfehlungen konsultiert werden.

Die Therapie soll möglichst früh beginnen, auf dem Boden regelmäßiger Kontrollen das Ziel „Remission" verfolgen und die Komorbiditäten des Patienten in der Therapiewahl berücksichtigen.

Bei mangelhaftem Erfolg der konservativen und medikamentösen Maßnahmen sollten frühzeitig die Möglichkeiten der **operativen Therapie** (Synovialektomie, Sehnenrekonstruktion, Gelenkersatz) bedacht werden ❻.

Komplikationen

Komplikationen der Psoriasisarthritis treten besonders bei zu später oder inkonsequenter Behandlung auf. Wie bei allen Arthritiden kann es zur **Gelenkzerstörung** mit weitgehendem Funktionsverlust kommen.

Im Rahmen der symptomatischen und Basistherapie können die bekannten Nebenwirkungen auftreten, also besonders **Nebenwirkungen von NSAR/COX-2-Hemmern** (gastrointestinal, hepatisch, kardiovaskulär) und **DMARD** (Transaminasenerhöhung, Hypertonus, Zytopenie, Infektionen).

J. Strunk
Reaktive Arthritis

Zur Orientierung

Bei der reaktiven Arthritis handelt es sich um eine entzündliche Gelenkerkrankung, die wenige Tage bis Wochen nach Infekten im Urogenital- (z. B. Chlamydien), Intestinal- (z. B. Yersinien, Salmonellen) oder Respirationstrakt (z. B. Streptokokken) auftritt. Der Häufigkeitsgipfel der Erkrankung liegt zwischen dem 20. und 40. Lebensjahr, bei ca. 65 % der betroffenen Patienten findet sich ein positives HLA-B27.

Als **Leitsymptom** steht eine asymmetrische Mon- oder Oligoarthritis mit Betonung der unteren Extremität im Vordergrund, wobei grundsätzlich jedes Gelenk inkl. der Wirbelsäule betroffen sein kann. Extraartikuläre Manifestationen können beobachtet werden. Die klassische postinfektiöse reaktive Arthritis ist durch die typische Symptomkonstellation Arthritis, Urethritis (Prostatitis, Zervizitis) und Konjunktivitis (Iritis) charakterisiert.

Für die **Diagnosestellung** der reaktiven Arthritis ist der anamnestische Hinweis auf einen vorangegangenen Infekt richtungweisend und wird in den meisten Fällen von einer laborchemisch messbaren entzündlichen Aktivität (BSG, CRP) unterstützt.

Extraartikuläre Manifestationen bei reaktiver Arthritis	
Auge	Konjunktivitis (häufig), Iritis
Haut, Schleimhaut	Keratoderma blennorrhagicum, Balanitis circinata
Herz- und Blutgefäßveränderungen	Myo-, Endo- oder Perikarditis
Allgemeinsymptome	Einschränkung des Allgemeinbefindens, Fieber

Therapie

Da die reaktive Arthritis oft sehr schmerzhaft ist, stellt die Gabe eines **nichtsteroidalen Antirheumatikums (NSAR)** ❶ die grundlegende therapeutische Maßnahme dar. Hierbei müssen neben der Anpassung der adäquaten Tagesdosis des jeweiligen Präparates auch mögliche Komorbiditäten (z. B. Ulkuskrankheit, Herz-Kreislauf-Erkrankungen) berücksichtigt werden. Bei noch aktuell nachgewiesenem Infekt sollte eine gemäß Antibiogramm **gezielte Antibiose** ❷ durchgeführt werden (z. B. Streptokokken – Penicillin; Chlamydien – Tetracyclin, Yersinien – Ciprofloxacin).

Schon bei initialer differenzialdiagnostischer Unsicherheit im Hinblick auf die Genese der Mon- oder Oligoarthritis muss eine **Gelenkpunktion** ❸ mit anschließender Synoviaanalyse durchgeführt werden. Kann hierbei eine infektiös-septische Arthritis ausgeschlossen werden, so ist eine unmittelbare **intraartikuläre Glukokortikoidgabe** ❹ (z. B. Triamcinolon-Kristallsuspension) eine sehr wirksame Maßnahme, welche die Arthritis im betroffenen Gelenk meist dauerhaft zur Ruhe bringt. Auch bei Versagen der NSAR-Therapie ist an eine Glukokortikoidinjektion in das Gelenk zu denken.

Bei hochaktiven Fällen mit Beteiligung vieler Gelenke (mehr als 5 Gelenke = **Polyarthritis**) ist grundsätzlich der Einsatz **systemischer Glukokortikoide** ❺ möglich. Jedoch zeigt dies meist nicht die erwartete Wirksamkeit, sodass diese Vorgehensweise mit Zurückhaltung nur in Einzelfällen zu empfehlen ist.

Sollte eine reaktive Arthritis einen **chronischen Verlauf** nehmen, so ist im ersten Schritt eine Überprüfung der Diagnose erforderlich. Hierbei muss geklärt werden, ob sich nicht eine andere seronegative Spondyloarthritis, wie z. B. eine ankylosierende Spondylitis oder eine Psoriasisarthritis, mit initialer Mon- oder Oligoarthritis manifestiert. Da eine Therapie mit **Sulfasalazin** ❻ bei den meisten Spondyloarthritiden wirksam ist, sollte dies als Mittel der ersten Wahl bei chronischen Verläufen zur Anwendung kommen.

Häufige Fehler und Irrtümer

Der alleinige serologische Nachweis eines Antikörpers gegen einen potenziellen Erreger, der eine reaktive Arthritis induzieren kann (wie z. B. Chlamydien oder Streptokokken), reicht zur Diagnosestellung nicht aus, da die Durchseuchung in der Bevölkerung für diese Keime hoch ist.

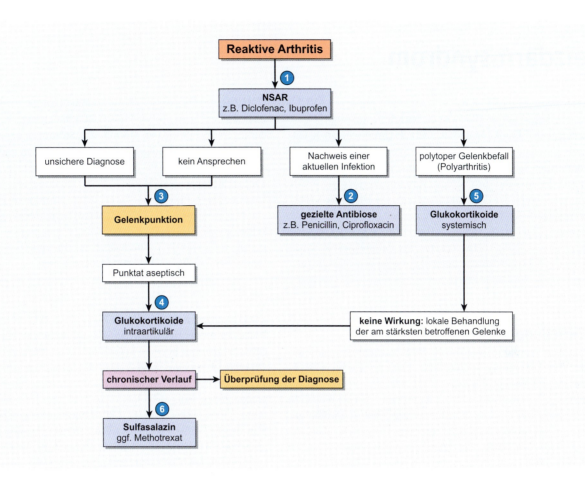

J. Keller, L. Gottschalk, F. Bertram, P. Layer

Reizdarmsyndrom

Zur Orientierung

Das Reizdarmsyndrom (RDS) ist die wichtigste funktionelle gastrointestinale Erkrankung und definiert als chronischer, d. h. länger als 3 Monate bestehender variabler Symptomkomplex aus abdominalen Schmerzen, Blähungen und Stuhlgangsveränderungen, der auf den Darm bezogen wird und zu einer relevanten Beeinträchtigung der Lebensqualität führt. Die **Diagnose** erfordert zusätzlich das Fehlen von Alarmzeichen und den Ausschluss relevanter Differenzialdiagnosen. Dies erfordert in der Regel auch eine unauffällige Ileokoloskopie. Die **Pathogenese** ist unzureichend geklärt; spezifische Biomarker liegen derzeit nicht vor.

Insbesondere beim postinfektiösen RDS finden sich aber Veränderungen des intestinalen Mikrobioms, Störungen der mukosalen Barriere, geringgradige mukosale Inflammation und Alteration neuronaler intestinaler Strukturen und Funktionen. Diese können Störungen von Motilität, Sekretion und Perzeption als Ursache von Symptomen erklären, deren Ausprägung zusätzlich von psychosozialen Faktoren beeinflusst wird. Derzeit gibt es keine kausale **Therapie,** die Behandlung erfolgt probatorisch und symptomorientiert, z.T. durch Off-Label-Therapien bzw. mit in Deutschland nicht zugelassenen Medikamenten.

Einteilung/Formen

Anhand von Symptomclustern wird das RDS klassifiziert und therapiert: Der **Diarrhötyp** zeichnet sich durch breiige bis wässrige Stühle aus, oft besteht ein imperativer oder früh-postprandialer Stuhldrang. Der **Obstipationstyp** hat nur zum Teil eine reduzierte Stuhlfrequenz, oft erfolgen am Tag mehrere, aber mühsame und unvollständige Stuhlentleerungen mit zunächst hartem, dann zunehmend weichem Stuhl. Der **Schmerztyp** klagt über oft schwer lokalisierbare und teils krampfartige abdominale Schmerzen. Typischerweise bessern sich bei allen Formen einschließlich **Blähtyp** die Symptome nach dem Stuhlgang und werden durch Nahrungsaufnahme induziert oder verschlimmert.

Therapie

Eine kausale Therapie des Reizdarmsyndroms gibt es nicht, ebenso keine etablierte symptomatische Standardtherapie. Eine gute Arzt-Patienten-Beziehung mit Vermittlung eines Krankheitskonzeptes ❶ und eine offene Kommunikation bezüglich des probatorischen Charakters der Behandlung sind unerlässlich. Dabei sollte der Patient plausibel über den Ausschluss möglicher bedrohlicher Differenzialdiagnosen aufgeklärt werden. Jeder Patient sollte zunächst zu einem „gesunden Lebensstil" einschließlich ausreichender Bewegung und gesunder Ernährung mit Meidung individueller Triggerfaktoren (Nahrungsmittel, Stress) ermutigt werden ❶.

Ergibt sich nach diesen Basismaßnahmen keine zufriedenstellende Besserung der Symptome, kann medikamentös behandelt werden ❷. Der Therapieerfolg wird dabei an der Symptombesserung sowie der Verträglichkeit gemessen. Trotz teils guter Studienlage sind allerdings nicht alle bei RDS wirksamen **Medikamente** in Deutschland erhältlich bzw. in dieser Indikation zugelassen. Bei **Obstipation** ❸ können lösliche Laxanzien (Flohsamenschalen) helfen, faserhaltige nicht, die meist sogar zu verstärkten Beschwerden führen. Sonst sollten zunächst Laxanzien, z. B. Makrogole, eingesetzt werden, in ausgewählten Fällen der 5-HT4-Rezeptoragonist Prucaloprid oder der Guanylatcyclase-C-Aktivator Linaclotid (zugelassen, aber nur über die Internationale Apotheke verfügbar). Bei **Diarrhö** ❹ ist eine sorgfältige Differenzialdiagnostik essenziell, weil sich in der Mehrzahl der Fälle andere, kausal behandelbare Ursachen finden. Falls nicht, kann Loperamid zur Hemmung der Motilität oder Colestyramin als Gallensäurebinder gegeben werden. Von den in Studien hocheffektiven 5-HT3-Antagonisten ist Ondansetron in Deutschland erhältlich und in anderweitig therapierefraktären Fällen einsetzbar (off-label). Bei **Schmerzen** ❺ helfen Spasmolytika wie Mebeverin, Pfefferminzöl oder Butylscopolamin. Gegen **Blähungen** ❻ können Entschäumer eingesetzt werden (z. B. Simeticon, Dimeticon) und in therapierefraktären Fällen das topische Antibiotikum Rifaximin (off-label). Probiotika und Phytotherapeutika werden oft von den Patienten eigenständig eingenommen und sind eine Option bei sämtlichen RDS-Formen, ohne dass das individuelle Ansprechen auf ein bestimmtes Präparat vorhergesagt werden kann ❸–❻. Stuhlregulierung kann Schmerzen und Blähungen durch indirekte Effekte lindern ❺, ❻.

Teilweise können auch durch **diätetische Therapie** sehr gute Erfolge erzielt werden ❼. Manche Patienten profitieren von glutenfreier Kost, auch wenn keine Sprue vorliegt (Nicht-Zöliakie-Weizensensitivität). Die Reduktion osmotisch aktiver, fermentierbarer Saccharide im Rahmen einer sog. low-FODMAP-Diät kann bei vielen Patienten die Symptome lindern. Eingreifende Diäten sollten zeitlich begrenzt und unter professioneller Anleitung erfolgen. Sie können frühzeitig sinnvoll sein ❽, sofern sich im Rahmen von Anamnese und Diagnostik entsprechende Hinweise ergeben.

Psychologische Betreuung, darmbezogene Hypnose durch einen darin erfahrenen Psychotherapeuten und/oder die Gabe von Antidepressiva ist bei psychischer Komorbidität primär sinnvoll ❽ und sollte auch mit langfristig therapierefraktären Patienten besprochen werden ❼. Antidepressiva werden hierbei niedrigdosiert appliziert und nach dem Nebenwirkungsprofil ausgewählt.

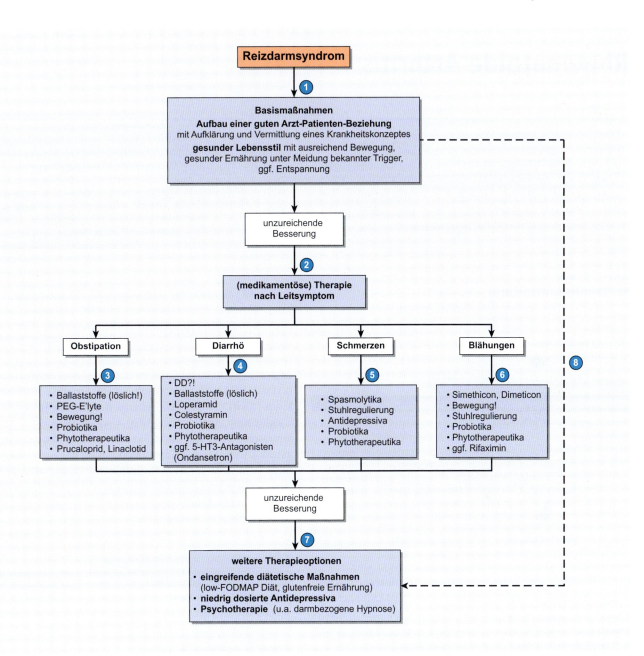

I. H. Tarner

Rheumatoide Arthritis

Zur Orientierung

Die rheumatoide Arthritis (RA) ist eine autoimmune **Polyarthritis** mit entzündlicher Erosion von Knorpel und Knochen. Zugrunde liegt eine entzündliche Aktivierung des Synovialgewebes unklarer Ursache. Typisch sind Schmerz und Schwellung der meist symmetrisch befallenen Gelenke (v. a. proximale kleine Gelenke der Hände und Füße), langdauernde Morgensteifigkeit und schubartiger Verlauf. Auch die Halswirbelsäule, Sehnen, Sehnenscheiden und Bursen werden befallen. Ein systemischer Verlauf mit Allgemeinsymptomen (Müdigkeit, Fieber) und Organmanifestationen (Vaskulitis, Neuropathie, Beteiligung von Herz, Lunge, Augen) ist möglich.

Die **Diagnose** wird klinisch und mittels Labordiagnostik (u. a. Entzündungszeichen, Autoantikörper) und Bildgebung (Röntgen, Sonographie, Szintigraphie, MRT) gestellt.

Stadieneinteilung

Eine Stadieneinteilung erfolgt gemäß **radiologischer** Kriterien. Eine **funktionelle** Einteilung des American College of Rheumatology (ACR) bewertet das Ausmaß der Einschränkung in Beruf, Freizeit und Selbstversorgung.

Stadieneinteilung der rheumatoiden Arthritis		
Stadium	radiologische Kriterien (Steinbrocker)	funktioneller Status (ACR)
I	gelenknahe Entkalkung	keine Einschränkung des täglichen Lebens
II	beginnende Knorpel- und Knochendestruktion	Einschränkung der Freizeitaktivitäten
III	Knochendestruktion, Osteoporose, Subluxationen	Einschränkung von Freizeitaktivitäten und Beruf; Selbstversorgung noch möglich
IV	fortgeschrittene Gelenkzerstörungen, Luxationen, Ankylosen	Einschränkung aller Aktivitäten

Zur Beurteilung von **Krankheitsaktivität** und **therapeutischem Ansprechen** kann der Disease Activity Score 28 (DAS28) herangezogen werden, der aus der Zahl schmerzhafter und geschwollener Gelenke (28 Gelenke), der BSG und der Einschätzung der Krankheitsaktivität durch den Patienten berechnet wird.

Therapie

Wichtigste **Therapieziele** sind Entzündungshemmung und Aufhalten der Gelenkzerstörung zum Erhalt von Funktion und Lebensqualität.

Zur allgemeinen Therapie gehören **nichtsteroidale Antiphlogistika (NSAR)** ❶, **Analgetika, physikalische Therapie** ❷ und **Ergotherapie** mit Hilfsmittelversorgung ❷.

Entscheidend ist eine frühestmögliche **Basistherapie** ❸. **Steroide** ❹ werden eingesetzt im akuten Schub, bei systemischer Beteiligung und zur Überbrückung der Wirklatenz der Basistherapie, sollten aber frühestmöglich reduziert werden ❺. **Methotrexat (MTX)** ❸ ist 1. Wahl der Basistherapie. Alternativen bei Unverträglichkeit oder mangelnder Wirkung sind **Sulfasalazin (SSZ)** und **Leflunomid (LEF)**, als Monotherapie ❻ oder in **Kombination** ❼. **Hydroxychloroquin (HCQ)** wird bei milden Verläufen und als Kombinationspartner eingesetzt. **Biologika** und **Januskinase-Inhibitoren (JAKi)** sind indiziert bei mangelnder Wirkung ❽ oder Unverträglichkeit ❾ von MTX, SSZ, LEF oder HCQ. Ein frühzeitiger Einsatz kann bei schlechter Prognose erfolgen ❿. Verfügbare Biologika sind TNF-Hemmer (**Infliximab [INX], Etanercept [ETC], Adalimumab [ADM], Certolizumab pegol [CEZ], Golimumab [GOM]**), der Interleukin-6-Hemmer **Tocilizumab (TOZ)**, der Kostimulationshemmer **Abatacept (ABC)** und das B-Zellen depletierende **Rituximab (RIX)**. Als Reserve gilt der Interleukin-1-Hemmer **Anakinra (AKR)**. Zu den JAKi gehören **Baricitinib, Tofacitinib** und **Upadacitinib. Azathioprin (AZA), Cyclosporin A (CyA)** und **Cyclophosphamid (CYC)** sind reine Reserve-Präparate. Bei langfristig gutem Ansprechen kann eine **Deeskalation** der Basistherapie versucht werden ⓫. **Invasive Maßnahmen** (Gelenkpunktion, Radiosynoviorthese, operativer Gelenkersatz) sind an einzelnen Gelenken indiziert, wenn Medikamente unzureichend wirken oder fortgeschrittene Schäden vorliegen.

Evidenz der Therapieempfehlungen bei RA		
Empfehlung	Evidenzgrad	Empfehlungsstärke
frühestmögliche Basistherapie	Ia	A
MTX als Basistherapie 1. Wahl	Ia	A
SSZ oder LEF als Alternativen zu MTX	Ia	A
Steroide für die Initialtherapie mit rascher Reduktion	Ia	A
Therapieänderung bei mangelndem Ansprechen nach 3 Monaten	IIb	B
Wechsel auf ein anderes konventionelles Basistherapeutikum bei mangelndem Ansprechen und guter Prognose	V	D
Wechsel auf ein Biologikum oder einen JAKi bei mangelndem Ansprechen und Vorliegen schlechter Prognose	V	D
Wechsel auf ein Biologikum oder einen JAKi in Kombination mit MTX bei Wirkversagen konventioneller Basistherapeutika	Ib	A
Wechsel auf ein anderes Biologikum oder einen JAKi bei Versagen eines Biologikums	Ib	A
Wechsel auf ein Biologikum bei Versagen eines JAKi	V	D
Deeskalation der Basistherapie bei anhaltender Remission	IIb	B

Rheumatoide Arthritis

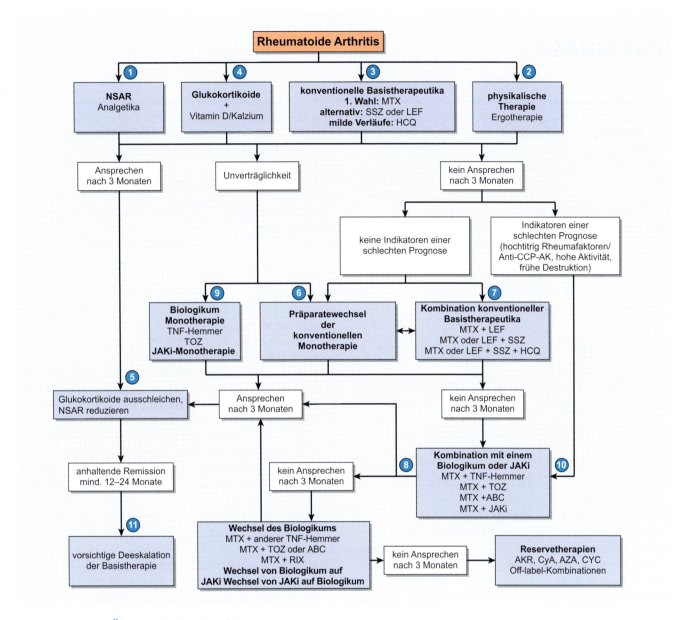

Ökonomische Aspekte

Die direkten Therapiekosten der RA in Deutschland haben sich in den Jahren zwischen 2002 und 2011 um ca. 67 % erhöht. Den größten Anteil daran hatten die Kosten für Biologika. Gleichzeitig sanken die Kosten für stationäre Therapie, Arbeitsunfähigkeit und Minderung der Erwerbsfähigkeit. Somit ist die Aufwendung dieser Therapiekosten angesichts einer erheblich verbesserten Prognose einschließlich Erhalt der Erwerbsfähigkeit ökonomisch sinnvoll. Relevante Kosteneinsparungen sind durch den Einsatz von Biosimilars möglich. Bislang sind folgende Biosimilars zugelassen: Für INX Flixabi®, Inflectra®, Remsima® und Zessly®, für ETC Benepali® und Erelzi®, für ADM Amgevita®, Cyltezo®, Halimatoz®, Hefiya®, Hulio®, Hyrimoz®, Imraldi® und Solymbic® sowie für RIX Blitzima®, Ritemvia®, Rituzena®, Rixanthon®, Riximyo® und Truxima®.

A. Prasse, T. Welte
Sarkoidose

Zur Orientierung

Die Sarkoidose (Morbus Besnier-Boeck-Schaumann) ist eine **granulomatöse Multisystemerkrankung** unklarer Ätiologie. Die Lunge ist das am häufigsten betroffene Organsystem (> 90 %). Die Histologie ist gekennzeichnet durch nichtverkäsende Epitheloidzellgranulome, die sich im Kern aus Riesenzellen und Makrophagen und im Randbereich aus Lymphozyten zusammensetzen.

Die **Diagnose** basiert auf dem klinischen Bild (s. u.), dem histologischen Nachweis nichtverkäsender Granulome und dem Ausschluss anderer Erkrankungen (z. B. Tbc, atypische Mykobakterien, Pilzinfektionen, Immundefekte, Tumoren und andere interstitielle Lungenerkrankungen). Der Granulomnachweis und Ausschluss einer anderweitigen granulomatösen Erkrankung erfolgt zumeist über die Lunge mittels Bronchoskopie und transbronchialer Lungengewebsbiopsie (TBB) sowie endobronchialer ultraschallgesteuerter Nadelaspiration der mediastinalen Lymphknoten (EBUS).

Differenzialdiagnose der Sarkoidose
Tuberkulose (Infektion mit *M. tuberculosis*)
atypische Mykobakteriosen
Pilzinfektionen, Histoplasmose
Infektion mit Bartonellen, Toxoplasmose, Brucellen
sarkoidoseähnliche Läsionen bei Krebserkrankungen
sarkoidoseähnliche Läsionen bei Immundefekten
sarkoidoseähnliche Läsionen medikamentenassoziiert
hartmetallassoziierte Granulomatose
chronische Berylliose
systemische Vaskulitiden
rein pulmonal: exogen allergische Alveolitis, Silikose

Formen und Einteilung

Es gibt pulmonale und extrapulmonale Manifestationsformen.

Die **pulmonale Sarkoidose** (> 90 %) wird nach dem Röntgen-Thorax-Befund (p. a.-Aufnahme) in folgende Typen eingeteilt:
- **Typ 0:** Normalbefund
- **Typ I:** bihiläre (ggf. mediastinale) Lymphadenopathie (BHL)
- **Typ II:** BHL mit Lungeninfiltration
- **Typ III:** Lungenbefall ohne BHL
- **Typ IV:** Lungenfibrose.

Die **extrapulmonale Sarkoidose** kann jedes Organsystem betreffen. Besonders häufig sind Haut (Erythema nodosum, Lupus pernio), Lymphknoten, Augen (Uveitis) und Leber beteiligt (außerdem: Milz, Nervensystem, Gl. parotis/lacrimalis, Knochen, Gelenke, Herz, Niere und Skelettmuskulatur).

Bezüglich des klinischen Verlaufs unterscheidet man eine akute und eine chronische Sarkoidose. Häufig tritt die **akute** Verlaufsform als **Löfgren-Syndrom** auf, mit zumeist erheblichen Allgemeinbeschwerden und der typischen Trias aus beidseitiger Sprunggelenksarthritis, Erythema nodosum (Schienbeine) und bihiläre Lymphadenopathie. Zudem fällt hierunter das Heerfordt-Waldenström-Syndrom mit Fieber, Parotis-Schwellung, Uveitis anterior und Fazialisparese. Die häufigere **chronische** Form manifestiert sich hingegen schleichend, und die Klinik wird durch die befallenen Organe geprägt.

Therapie

Publizierte Evidenz (kontrollierte Studien) zur Therapie der Sarkoidose ist nur sehr begrenzt vorhanden. Es gibt zudem keine aktuellen Therapieleitlinien für die Behandlung der Sarkoidose. Experten sehen das Hauptproblem bei der Therapieentscheidung in der **Einschätzung von Erkrankungsausmaß und -aktivität** ❶. Eine klare Therapieindikation ergibt sich bei einem Organbefall, der potenziell lebensbedrohlich ist, z. B. der Befall von ZNS und Herz (cave: Rhythmusstörungen). Besteht diese Gefahr nicht, sollten zunächst das Ausmaß des Organbefalls und die resultierenden Funktionseinschränkungen sorgfältig abgeklärt werden. Nur bei drohender Organschädigung bzw. deutlicher Funktionseinschränkung sollte behandelt werden. Der Nachweis eines Organbefalls per se stellt keine Therapieindikation dar.

Prednisolon ist die **Therapie der ersten Wahl** und sollte, wenn die Indikation hierzu besteht, über 6 Monate in reduzierender Dosierung eingesetzt werden ❷. Die Startdosis wird je nach Schwere der Erkrankung zwischen 0,5–1 mg/kg KG gewählt.

Bei **milden Verlaufsformen** wie Hautbeteiligung, Uveitis anterior oder Husten können Glukokortikoide auch nur topisch ❹ angewendet werden.

Beim **Löfgren-Syndrom** sind nichtsteroidale Antiphlogistika (NSAR) in der Regel ausreichend ❸, zumal eine sehr hohe Spontanheilungsrate belegt ist.

Bei **Nichtansprechen** der Therapie bzw. zur langfristigen Glukokortikoideinsparung werden in der Zweitlinientherapie vor allem Methotrexat und Azathioprin eingesetzt ❺. Bei Versagen der Standardtherapie kann eine Therapie mit einem Anti-TNF-alpha-Blocker (Infliximab) erwogen werden. Das Medikament ist jedoch nicht zur Behandlung der Sarkoidose zugelassen und die Gabe bedarf einer Einzelbeantragung.

Eine **Verlaufskontrolle** ist auch bei rein konservativem Vorgehen über mindestens 3 Jahre notwendig ❻.

In seltenen Fällen kann im **Endstadium** der Erkrankung eine Organtransplantation (z. B. Lungen) notwendig werden. Sarkoidoserezidive in den transplantierten Organen sind häufig (30–80 %), jedoch unter Immunsuppression selten bedeutsam.

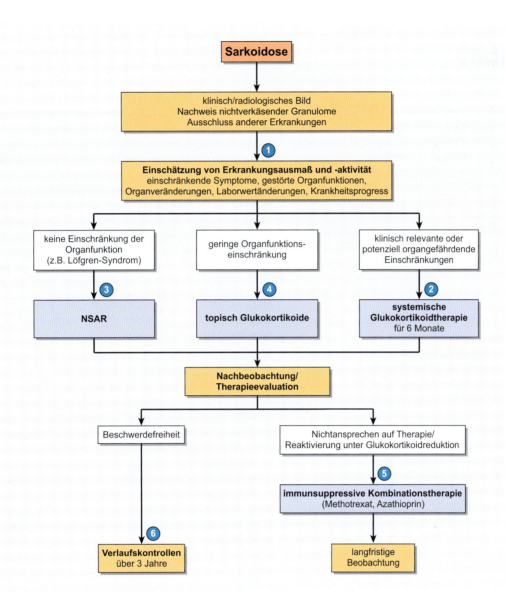

Komplikationen

Mortalität und Morbidität werden vor allem durch Herz-, ZNS- und **Lungenmanifestation** bedingt. Am bedeutsamsten ist die Entstehung einer Lungenfibrose und einer pulmonalen Hypertonie. Manifestationen an **Herz** und **ZNS** sind gefürchtet, da sie vital bedrohlich sein können und auf die Prednisonmonotherapie nicht immer gut ansprechen.

P. Berlit
Schlaganfall

Zur Orientierung

85 % aller Schlaganfälle kommen durch eine zerebrale Durchblutungsstörung zustande, meist embolisch aus vorgeschalteten Gefäßabschnitten (**zerebrale Makroangiopathie** mit arterioarterieller Embolie) oder dem Herzen (**kardiogene** Embolie). Seltene Ursachen sind Koagulopathien und nichtarteriosklerotische Vasopathien. Die **zerebrale Mikroangiopathie** führt zu lakunären Infarkten und subkortikaler arteriosklerotischer Enzephalopathie (Gang- und Blasenstörung, Demenz). **Blutungen** sind für 15 % aller Schlaganfälle verantwortlich.

Die wichtigsten **Risikofaktoren** sind Hypertonie (Odds Ratio, OR = 5), Diabetes mellitus (OR = 2) und absolute Arrhythmie bei Vorhofflimmern (OR = 5–18).

Leitsymptom ist das **akute neurologische Defizit.** Dabei kann es sich um Lähmungen, Sensibilitätsstörungen, Sprach- oder Sprechprobleme sowie Sehschwierigkeiten handeln. Bewusstseinsstörungen (Basilaris!) oder Kopfschmerzen (Dissektion, Subarachnoidalblutung, Sinusvenenthrombose) können begleitend auftreten. Vor einem Hirninfarkt treten häufig **flüchtige Ischämien** (TIA = transitorische ischämische Attacke, Amaurosis fugax) auf (jährliche Schlaganfallrate nach flüchtiger Ischämie: 5–10 %).

Diagnostisch erfolgen CT und MRT zum Infarktnachweis und Blutungsausschluss, Ultraschallmethoden (extra- und transkranielle Duplexsonographie) und CTA/MRA zum Nachweis einer Makroangiopathie sowie die Herzdiagnostik (Langzeit-EKG, TEE) zum Nachweis kardialer Emboliequellen ❷. **Differenzialdiagnostisch** müssen Hypoglykämien, eine Todd-Symptomatik nach epileptischem Anfall, eine Migräne-Aura, Tumoren oder Enzephalitiden bedacht werden.

Formen

- **Mediainfarkt** (bis zu 65 % aller Hirninfarkte): kontralaterale brachiofazial betonte Hemiparese und Sensibilitätsstörung, ggf. Aphasie, Dysarthrie
- **Anteriorinfarkt** (< 5 %): kontralaterale, beinbetonte Hemiparese
- **Posteriorinfarkt** (10 %): homonyme Hemianopsie zur Gegenseite, oft mit Neglect
- **Kleinhirninfarkt** (< 5 %): ipsilaterale Hemiataxie
- **Hirnstamminfarkt** (bis zu 10 %): gekreuzte Symptomatik mit Hirnnervensymptomen ipsilateral und Extremitätensymptomen kontralateral
- **Lakunäre Syndrome** (bis zu 25 %): rein motorische oder rein sensible Halbseitensymptomatik, Dysarthria-clumsy-hand-Syndrom.

Therapie

Jeder akute Schlaganfall (< 24 h) sollte notfallmäßig in eine **Stroke Unit** eingewiesen werden (Evidenzgrad Ia) ❷. Die Behandlung auf einer Stroke Unit mit multidisziplinärem Team reduziert die Mortalität um 18–46 %, Tod oder Abhängigkeit um 29 % und Pflegebedürftigkeit um 25 %.

Entscheidend für die Notfallversorgung ist das **Zeitfenster:** Die **intravenöse Lyse** mit rtPA (10 % der Gesamtdosis als Bolus, die restlichen 90 % als Infusion über 60 min) ist bis zu 4,5 Stunden nach Symptombeginn möglich (Evidenzgrad 1a) ❶. Die **interventionelle Therapie** (Thrombektomie mittels Stent-Retriever) wird bei proximalen intrakraniellen Gefäßverschlüssen (Karotis, Media) im Zeitfenster bis zu 6 Stunden nach Symptombeginn empfohlen und ist der i. v. Lyse überlegen (Evidenzgrad 1b). Akute Basilarisverschlüsse können außerhalb dieses Zeitfensters thrombektomiert oder lysiert werden (Evidenzgrad II).

Insbesondere beim Wake up-Stroke (unbekannter Symptombeginn) erlaubt die MRT-Mismatch-Diagnostik (Diffusion versus Perfusion/FLAIR) die Entscheidung, ob eine Rekanalisation möglich ist oder nicht.

Beim akuten Hirninfarkt sind wichtig: keine Blutdrucksenkung, frühe Rezidivprophylaxe mit **ASS** und Gabe von **Atorvastatin.** Weiterhin sollten eine frühzeitige Physiotherapie, Ergotherapie und Logopädie erfolgen, außerdem Schluckdiagnostik (FEES), Frühmobilisation und low-dose-Heparin s. c. zur Thromboseprophylaxe ❸.

In der Sekundärprophylaxe müssen bestehende Risikofaktoren behandelt werden (Hypertonie, Diabetes) ❹. Je nach Ursache sind Thrombozytenaggregationshemmer, Antikoagulation, TEA (Thrombendarteriektomie) oder Stent-PTA (perkutane transluminale Angioplastie) indiziert:

- **Aggregationshemmer** (Evidenzgrad Ia): ASS 100 mg ist Standard, alternativ Clopidogrel. Die duale Aggregationshemmung mit ASS und Clopidogrel hat ein hohes Blutungsrisiko und sollte nur nach Stent oder vorübergehend bei intrakraniellen hochgradigen Stenosen gegeben werden ❺.
- **Antikoagulation:**
  - Neue orale Antikoagulanzien (NOAKs – Apixaban, Dabigatran, Edoxaban, Rivaroxaban) bei nichtvalvulärem Vorhofflimmern (Evidenzgrad Ia)
  - Vitamin K-Antagonisten (Marcumar, Warfarin mit Ziel-INR 2–3): bei Patienten mit anderer kardialer Emboliequelle (z. B. Klappenfehler) (Evidenzgrad Ia), Koagulopathien oder Sinusvenenthrombose (Evidenzgrad II) ❻.
- **Karotis-TEA** bei symptomatischer Internastenose > 70 % (Evidenzgrad Ia). **Stent-PTA** bei Rezidivstenosen nach TEA, radiogenen Stenosen, im Einzelfall auch bei symptomatischen Vertebralisstenosen oder symptomatischen intrakraniellen Stenosen (Evidenzgrad Ib) ❼.

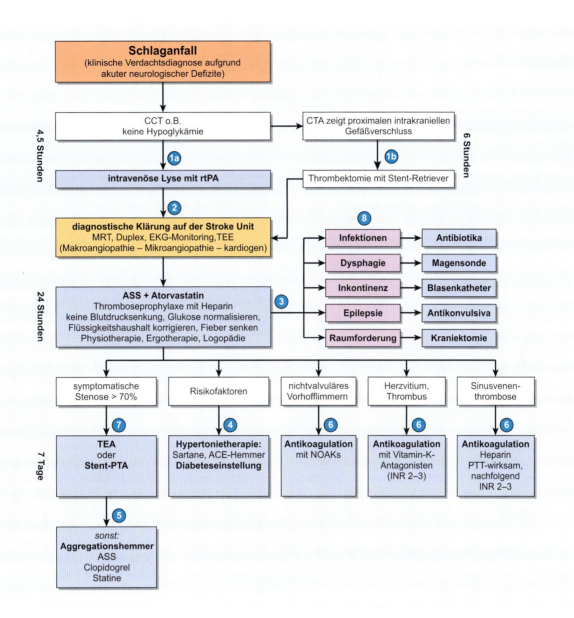

Komplikationen ⑧

Interkurrente **Infektionen** (Pneumonie, Harnwegsinfekt) sollten früh antibiotisch behandelt werden, gezielte Therapie bei **Schluckstörungen** (ggf. Magensonde), bei **Inkontinenz** muss ein Blasenkatheter gelegt werden. Bei **epileptischen Krampfanfällen** sind Antikonvulsiva indiziert (akut Lorazepam oder Diazepam, danach Lamotrigin oder Levetiracetam). Entlastungskraniektomie bei **raumfordernden zerebellären** oder **Mediainfarkten**.

R. Brunkhorst

Sepsis

Zur Orientierung

Die Sepsis ist eine **systemische inflammatorische Reaktion** auf eine Infektion. Es gibt keinen einzelnen Parameter, der zur Diagnosestellung ausreicht. Bei 30 % der Patienten kann keine mikrobiologisch gesicherte Infektion nachgewiesen werden. Die Sepsis und ihre Schweregrade werden über eine Kombination aus Vitalparametern, Laborwerten, hämodynamischen Daten und Organfunktionen definiert. Die Inzidenz liegt bei 100 Betroffenen pro 100 000 Einwohnern mit einer Mortalität über 20 %, die mit dem Schweregrad und dem Lebensalter ansteigt.

Atemwegsinfektionen sind mit > 60 %, gefolgt von intraabdominalen Infektionen (> 20 %), der häufigste Infektionsfokus bei Patienten mit schwerer Sepsis. Über 30 % der Patienten mit schwerer Sepsis haben eine zugrunde liegende ambulant erworbene Infektion und fast 20 % eine nosokomiale Infektion.

Formen und Einteilung

Nach neuen Leitlinien sollte bei jedem V. a. Infektion der sog. Quick SOFA Score ermittelt werden. Wenn ≥ 2 der 3 (Atemfrequenz, Bewusstsein, systolischer Blutdruck) Parameter positiv sind, gilt eine Sepsis als wahrscheinlich. Anhand von Diagnosekriterien erfolgt die Einteilung in die Schweregrade ❶: **Sepsis:** Kriterien I und II; **schwere Sepsis:** Kriterien I, II und III; **septischer Schock:** Kriterien I und II sowie für wenigstens 1 Stunde ein systolischer arterieller Blutdruck ≤ 90 mmHg oder notwendiger Vasopressoreinsatz, um den systolischen arteriellen Blutdruck ≥ 90 mmHg zu halten. Laktat ≥ 2 mmol/l. Der neue (2016) „Quick Sofa Score" soll die Zeit bis zur Diagnose einer Sepsis in der Notaufnahme verkürzen. Liegen zwei der drei folgenden Symptome vor (Atemfrequenz ≥ 22/min, sys. Blutdruck ≤ 100 mmHg, Bewusstseinsveränderung) wird eine Sepsis als gesichert angesehen. Prospektive Untersuchungen zum klinischen Nutzen dieser neuen Nomenklatur liegen nicht vor.

Diagnosekriterien für Sepsis, schwere Sepsis und septischen Schock	
I. Nachweis der Infektion	Infektnachweis durch mikrobiologischen Befund oder eindeutigen klinischen Befund
II. Severe inflammatory response syndrome (SIRS) (mind. 2 Kriterien)	• Fieber (≥ 38 °C) oder Hypothermie (≤ 36 °C) • Tachykardie: Herzfrequenz ≥ 90/min • Tachypnoe (Frequenz ≥ 20/min) o. Hyperventilation ($PaCO_2$ ≤ 33 mmHg) • Leukozytose (≥ 12 000/mm³) oder Leukopenie (≤ 4 000/mm³)
III. akute Organdysfunktion (mind. 1 Kriterium)	• akute Enzephalopathie: eingeschränkte Vigilanz, Desorientiertheit, Unruhe, Delirium • relative oder absolute Thrombozytopenie: Abfall der Thrombozyten um > 30 % innerhalb von 24 Stunden oder Thrombozytenzahl ≤ 100 000/mm³ • Hypoxämie: PaO_2 ≤ 10 kPa (≤ 75 mmHg) bzw. PaO_2/FiO_2 Ratio. unter Raumluft • renale Dysfunktion trotz ausreichender Volumensubstituion ➤ ANV • metabolische Azidose: Base Excess ≤ 5 mmol/l oder Laktatkonzentration > 1,5×

Therapie

Es wird empfohlen, bei klinischem Verdacht auf eine Sepsis schnellstmöglich vor Einleitung einer antimikrobiellen Therapie **Blutkulturen** (2–3 Pärchen) abzunehmen ❷. Zur Diagnosesicherung und Verlaufsbeurteilung unter laufender Therapie dienen CRP und/oder Prokalzitonin (PCT). Bei beatmeten Patienten sollte eine bronchoalveoläre Lavage zur Gewinnung von Sekret für eine mikrobiologische Testung vorgenommen werden. Bei liegenden Venenkathetern, Drainagen o. ä. sollten bei Sepsis die Zugänge gewechselt werden. Liegen Hinweise auf eine intraabdominale Infektionsquelle vor, sind zeitnahe Abdomensonographie und bei fehlender Klärung eine CT mit Kontrastmittel indiziert.

Antibiotikatherapie sollte nach Abnahme von Blutkulturen, jedoch so früh wie möglich (innerhalb einer Stunde), erfolgen ❸. Die frühzeitige intravenös verabreichte, kalkulierte, am individuellen Risikoprofil des Patienten und am spezifischen mikrobiologischen Resistenzmuster der Klinik ausgerichtete antimikrobielle Therapie reduziert die Letalität bei Sepsis. In der Regel sollte ein *Pseudomonas*-wirksames Antibiotikum verwandt werden, z. B. Ureidopenicilline (Piperacillin) oder Dritt- bzw. Viertgenerations-Cephalosporine (Ceftazidime oder Cefepime) oder Carbapeneme (Imipenem oder Meropenem). Bei dringendem Verdacht auf eine **MRSA-Infektion** wird empfohlen, eine Therapie mit Linezoliden oder Daptomycin einzuleiten. Bei Sepsis infolge einer ambulant erworbenen Pneumonie wird eine Kombination aus Betalaktam-Antibiotika und Makrolid empfohlen ❹.

Wichtige Evidenzen und Empfehlungen bei Sepsis	Evidenzgrad	Empfehlungsstärke
vor Einleitung einer antimikrobiellen Therapie Blutkulturen (2–3 Pärchen)	I	B
kalkulierte Antibiotikatherapie nach Abnahme von Blutkulturen, jedoch so früh wie möglich (innerhalb einer Stunde) starten	I	B
bei Verdacht auf MRSA-Sepsis Linezolid oder Daptomycin	II	C
bei ambulant erworbener Pneumonie Kombination aus Betalaktam-Antibiotika und Makrolid	I	B
Humanalbumin zeigte bei schwerer Sepsis und septischem Schock keine Überlebensvorteile gegenüber Kristalloiden.	I	B
Vasopressoren sind gleichwertig einsetzbar, in den Leitlinien wird Norepinephrin empfohlen.	II	E
Bei kardialem Pumpversagen Dobutamin.	II	E

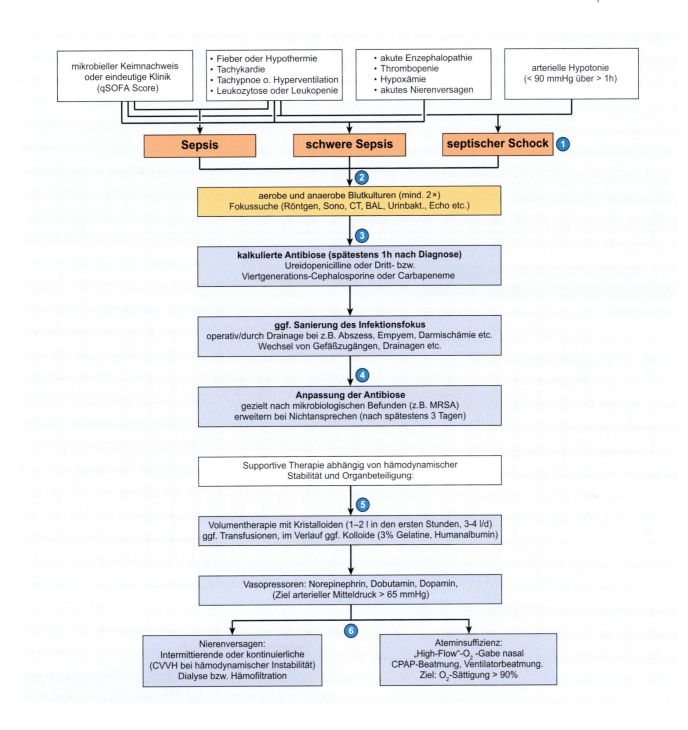

Supportive Therapiemaßnahmen siehe Algorithmus ❺, ❻.

Ökonomische Aspekte

Die rechtzeitige Diagnose und eine kalkulierte, frühzeitige Antibiose verringern nicht nur die Letalität der Sepsis, sondern können auch kostenträchtige Intensivaufenthalte verkürzen. Alternativlose Antibiotika oder Antimykotika entziehen sich damit einer Kostenbetrachtung. Volumentherapie sollte mit Kristalloiden durchgeführt werden, Humanalbumin zeigte bei schwerer Sepsis und septischem Schock keine Überlebensvorteile. Für die Gabe von Immunglobulinen, Selen, Wachstumshormon, Prostaglandinen, Pentoxifyllin, hochdosiertem N-Acetylcystein, Granulozyten-colony-stimulating-factor, rekombinantem Protein C liegen in der Behandlung von Patienten mit schwerer Sepsis oder septischem Schock nur niedrige Evidenz- und Empfehlungsgrade vor.

U. Müller-Ladner

Systemischer Lupus erythematodes (SLE)

Zur Orientierung

Der SLE ist eine chronisch verlaufende **Autoimmunerkrankung**, welche sich als „Chamäleon der Inneren Medizin" an **allen Organsystemen** manifestieren kann. Das Erscheinungsbild ist äußerst variabel und reicht von einer leichten Leistungsminderung bis zu bereits initial rasch progressivem Organverlust. Pathophysiologisch liegt neben der Aktivierung des Immunsystems wahrscheinlich eine Störung der Apoptose in Verbindung mit gefäßschädigenden zirkulierenden Immunkomplexen zugrunde.

Die **Diagnose** des SLE wird aufgrund positiver ANA mittels eines Summenscores (≥ 10) gestellt, von denen die Symptome nicht zwingend zeitgleich auftreten müssen.

Neue EULAR/ACR-Klassifikationskriterien für den SLE		
Klinische Domänen und Kriterien		**Wichtung**
Konstitutionell	Fieber	2
Haut	nicht vernarbende Alopezie	2
	orale Ulzera	2
	subakut-kutaner o. diskoider LE	4
	akuter kutaner LE	6
Arthritis	Synovitis in ≥ 2 Gelenken o. Druckschmerz in ≥ 2 Gelenken mit Morgensteifigkeit ≥ 30 Min.	6
Neurologie	Delirium	2
	Psychose	3
	Anfälle	5
Serositis	Pleura- o. Perikarderguss	5
	akute Perikarditis	6
Hämatologie	Leukopenie	3
	Thrombopenie	4
	Autoimmunhämolyse	4
Nieren	Proteinurie > 0,5 g/24 h	4
	Lupusnephritis (histol.) Typ II, V	8
	Lupusnephritis (histol.) Typ III, IV	10
Immunologische Kriterien		**Wichtung**
Antiphospholipid-Ak	aCL > 40 GPL o. aβ2GPI > 40 GPL o. LA+	2
Komplement	C3 o. C4 vermindert	3
	C3 u. C4 vermindert	4
Hochspezifische Auto-Ak	a-ds-DNS-Ak	10
	a-Sm-Ak	
Klassifikation als SLE: ≥ 10 Punkte		

■ Therapie

Die Therapie orientiert sich unabhängig vom bisherigen Verlauf stets am Grad der aktuellen systemischen Aktivität oder der Organbeteiligung. Falls keine Kontraindikationen bestehen, sollte jeder Patient auf Hydroxychloroquin als Dauertherapie eingestellt werden. Hiermit kann auch die häufige Fatigue verbessert werden. Dies ist auch in der Schwangerschaft möglich.

Bei **schwerer** lebensbedrohlicher **Aktivität** ❶ (zerebrale Vaskulitis, schwere Allgemeinsymptome) oder drohendem **Organausfall** (Niere) kommt das Fauci-Schema (Cyclophosphamid + Prednisolon) oder das Austin-Schema zum Einsatz. In jüngerer Zeit konnte gezeigt werden, dass das sogenannte EURO-Lupus-Schema ❶ mit deutlich verminderter Dosis genauso effektiv mit weniger Nebenwirkungen ist. Alternativ bzw. additiv können i.v./s.c. Immunglobuline gegeben oder Plasmapheresen durchgeführt werden

Bei **hoher Aktivität** (Fieber, Serositis, Leukopenie, Thrombopenie, nicht rasch progrediente Nierenfunktionseinschränkung) sollte primär Prednisolon (0,5–1 mg/kg KG) gegeben werden ❷. Bei Normalisierung aller Symptome nach wenigen Tagen kann die Steroidgabe bis auf eine Erhaltungsdosis für 3–6 Monate reduziert werden. Bei Persistenz der Symptome sollte nach spätestens einer Woche eine immunsuppressive Therapie ❸ mit Azathioprin, MTX oder Mycophenolat begonnen werden. Alternativ stehen Cyclosporin A oder Leflunomid zur Verfügung. Bei Verschlechterung kommt ebenfalls Cyclophosphamid zum Einsatz.

Bei **mäßiger bis niedriger Aktivität** (führende Hautsymptome, Arthritis, eingeschränkter Allgemeinzustand, Blutbildveränderungen) sollte primär mit einer geringeren Prednisolon-Dosis (15–20 mg/d) begonnen werden ❹. Bei Normalisierung aller Symptome nach wenigen Tagen kann die Steroidgabe auf eine Erhaltungsdosis für 3–6 Monate reduziert und anschließend ggf. abgesetzt werden ❺. Alternativ kann mit den Biologika Belimumab (zugelassen für SLE) oder Rituximab (off-label) therapiert werden.

Bei **Persistenz der Symptome** sollte nach einer Reevaluation (Wiederholung in der Regel alle 3–6 Monate) eine Therapie mit einem alternativen Immunsuppressivum begonnen werden. Bei **kompletter Remission** kann in 6-Monatsintervallen ein Ausschleichen der Immunsuppression versucht werden ❻.

Bei therapieresistentem Verlauf kann eine Stammzelltransplantation diskutiert werden ❼.

Die häufig vorkommenden **Gelenkschmerzen** können mit nichtsteroidalen Antirheumatika oder Coxiben behandelt werden, **Arthritiden** mit Methotrexat oder Leflunomid.

■ Komplikationen

Die wichtigsten Komplikationen sind:
- Thrombosen oder rezidivierende Aborte sollten immer an ein **sekundäres Antiphospholipidsyndrom** denken lassen. Aborte können durch ASS +/- Heparin verhindert werden.
- Schwangerschaft: Bei positiven SSA/SSB-Antikörpern (Risiko: **kongenitaler Herzblock**) muss zwischen der 14. und 32 Woche

Systemischer Lupus erythematodes (SLE)

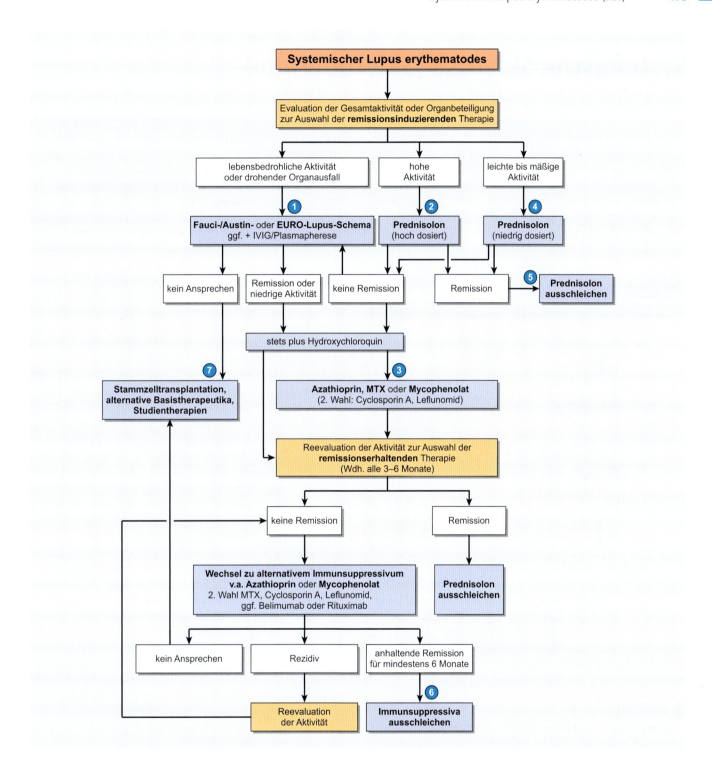

alle 2 Wochen ein fötaler Ultraschall durchgeführt werden. Mögliche Immunsuppressiva sind Hydroxychloroquin, Azathioprin (nicht während Stillen), Cyclosporin.
- Hohe **Agranulozytosegefahr** bei Kombination von Azathioprin und Allopurinol/Febuxostat.
- **Steroidbedingte Osteoporose:** Bei jeder Steroidgabe > 2 Wochen sollte eine Osteoporoseprophylaxe mit Kalzium und Vitamin D erfolgen.
- Alternativmedizinisch aufgeschlossene Patienten müssen vor Immunstimulanzien und nichtdefinierten Homöopathika gewarnt werden, auch entsprechende Therapieformen wie Eigenblutbehandlungen etc. können zu einem **letalen „immunologic burst"** führen.

Ökonomische Aspekte

Bedingt durch die Multiorganbeteiligung sollte frühzeitig ein mindestens jährliches Monitoring der Organe durchgeführt werden um (versteckt ablaufende) Komplikationen nicht zu übersehen und umgehend behandeln zu können.

U. Müller-Ladner

Systemische Sklerose (Sklerodermie)

Zur Orientierung

Die systemische Sklerose (SSc) ist eine chronisch-**fibrosierende Autoimmunerkrankung,** welche v. a. an der **Haut** aber auch an zahlreichen inneren **Organen** (v. a. Lunge und GIT) zu einer weitgehend irreversiblen Bindegewebsvermehrung und Gefäßschädigung mit nachfolgendem Funktionsverlust des betroffenen Organs führt. Serologisch lassen sich neben antinukleären Antikörpern (ANA) meist Autoantikörper gegen Scl70 und Zentromere nachweisen.

Die **Diagnose** wird durch einen **Summenscore** gestellt, der sich aus mehreren Organ-Komponenten zusammensetzt. Ab 9 Punkten kann man von einer SSc sprechen. Diese Punktzahl wird bereits erreicht, wenn die Hautverdickung von den Fingern bis proximal der Metakarpophalangealgelenke reicht.

Klassifikationskriterien der SSc		
Kriterien	Subkriterien	Wichtung
Hautverdickung Finger	puffy fingers	2
	ganze Finger	4
Läsionen der Fingerspitze	digitale Ulzera	2
	pitting scars	3
Teleangiektasien		2
Pathologische Kapillarmikroskopie		2
PAH und/oder ILD		2
Raynaud-Phänomen		3
SSc-Ak (Centromer, Scl70, Topoisomerase III)		3

Formen

Die systemische Sklerose verläuft chronisch-progredient. Es werden zwei Hauptformen unterschieden, die **systemische** Form, bei der das gesamte Integument von der Hautfibrose betroffen sein kann und die **limitierte** Form, bei der die Hautfibrose nur distal der Ellbogen- und Kniegelenke auftritt. Das Gesicht kann bei beiden Formen involviert sein. Das **CREST-Syndrom** ist eine spezielle Unterform der limitierten systemischen Sklerose und ist durch **C**alcinosis, **R**aynaud-Syndrom, Ösophagusbeteiligung (engl.: „esophagus"), **S**klerodaktylie und **T**eleangiektasien charakterisiert. Überlappungen mit anderen Autoimmunerkrankungen wie rheumatoider Arthritis oder SLE (sog. **Overlap-Syndrom**) sind möglich.

Therapie

Im Gegensatz zu den meisten anderen Autoimmunerkrankungen ist inzwischen der Fibrosehemmer Nintedanib für die Lungenfibrose zugelassen. Weitere Immunsuppressiva einschließlich D-Penicillamin sind evidenzbasiert ohne sicher nachgewiesene Wirkung (Biologika wie Tocilizumab wurden allerdings in klinischen Studien getestet und könnten hierfür zugelassen werden). Lediglich bei rasch progredientem Verlauf kann zu Beginn Methotrexat oder Cyclophosphamid (international Mycophenolat) eingesetzt werden. Schwerpunkt der therapeutischen Maßnahmen ist daher v.a. der **Organschutz** bzw. die **Therapie der Organkomplikationen.**

Die **Haut** sollte v. a. an mechanisch exponierten Stellen vor Druck geschützt werden ❶; auf einen ausreichenden Wärmeschutz muss auch wegen des meist vorhanden **Raynaud-Syndroms** dringend geachtet werden ❷. Letzteres sollte primär mit Kalziumantagonisten (z. B. 5–20 mg Nifedipin) behandelt werden, bei Versagen bzw. der Entwicklung von digitalen Ulzera kommt in der Akutphase Ilomedin und zur Verhinderung eines Neuauftretens Bosentan zum Einsatz. Eine **pulmonale Hypertonie** muss frühzeitig mit Kalziumantagonisten, ggf. Antikoagulation und Sauerstoff behandelt werden ❸, ab NYHA (II)–III sind Endothelin-Rezeptorantagonisten, PDE5-Hemmer, Riociguat oder Selexipag indiziert. Bei der Entwicklung einer rapid progressiven **Lungenfibrose** kann eine Cyclophosphamid-Stoßtherapie über mindestens 6 Monate erfolgen ❹; für Immunsuppressiva wie Mycophenolat und v. a. Biologika wie Rituximab und Tocilizumab, gibt es positive Studien, aber noch keine offizielle Zulassung. **Herzrhythmusstörungen** oder eine **Herzinsuffizienz** werden entsprechend der geltenden Richtlinien therapiert (➤ entsprechende Kapitel) ❺. Eine **Refluxsymptomatik** oder **-ösophagitis** wird mit Protonenpumpenhemmern (PPI, z. B. Omeprazol) dauerhaft, z. T. in Maximaldosierung behandelt ❻. Für gastrointestinale **Motilitätsstörungen** können alle Prokinetika (z. B. Metoclopramid, Domperidon, Erythromycin, Prucaloprid, Somatostatin i. m., Immunglobuline i. v.) versucht werden ❼, der Erfolg ist allerdings meistens begrenzt. Zeigt die Überwachung der **Nierenfunktion** auch nur geringe Einschränkungen, sollte eine Therapie mit ACE-Hemmern begonnen werden, diese wirken allerdings nicht protektiv ❽. **Gelenkschmerzen** können unter Beachtung der renalen Toxizität mit nichtsteroidalen Antiphlogistika (NSAR) oder Coxiben behandelt werden ❾, bei Nachweis von **Arthritiden** sollte primär wie bei der rheumatoiden Arthritis Methotrexat zum Einsatz kommen ❿. Die häufige **Sicca-Symptomatik** wird wie beim Morbus Sjögren primär mit künstlichem Speichel und Tränenersatzmitteln behandelt ⓫. Bei Überlappungssyndromen wird die führende Grunderkrankung therapiert ⓬. Ultima Ratio ist die Organ- (Lunge/Herz) oder Stammzelltransplantation, Letztere geht allerdings mit einer Mortalität von 10 % im ersten Jahr einher.

Komplikationen

Bei raschem Blutdruckanstieg, Entwicklung von Ödemen und Kreatininanstieg liegt in der Regel eine **renale Krise** vor. Diese muss sofort in Maximaldosierung mit ACE-Hemmern (ggf. intensivmedizinisch) behandelt werden, eine Verzögerung von > 24 h bedeutet

Systemische Sklerose (Sklerodermie)

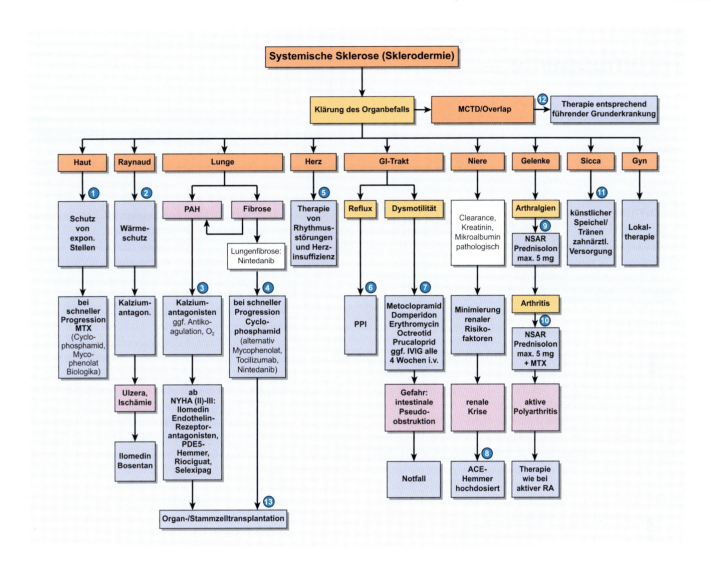

Organverlust, auch die intestinale Pseudoobstruktion mit bakterieller Überwucherung ist eine Notfallsituation.

Stärke der Empfehlung nach aktuellen EULAR-Empfehlungen

Symptom	Medikation	Empfehlungsstärke
Raynaud-Syndrom	Kalziumkanalblocker	A
	i. v. Prostaglandine	A
	PDE-5-Hemmer	A
	Fluoxetin	C
Digitale Ulzera	i. v. Prostaglandine	A
	PDE-5-Hemmer	A
	Bosentan	A
PAH	ERA (Ambrisentan, Bosentan, Macitentan)	B
	sGC-Stimulator Riociguat	B
	PDE-5-Hemmer (Sildenafil, Tadalafil)	B
	Epoprostenol	A
	i. v. Prostaglandine	A
Haut- und Lungenfibrose	Methotrexat (für Haut, frühe SSc)	A
	Cyclophosphamid	A
	Stammzelltransplantation	A

Stärke der Empfehlung nach aktuellen EULAR-Empfehlungen (Forts.)

Symptom	Medikation	Empfehlungsstärke
renale Krise	ACE-Hemmer	C
	Keine Glukokortikoide	C
Gastrointestinaltrakt	Protonenpumpenhemmer	B
	Prokinetika	C
	(rotierende) Antibiose	D

Modifiziert nach Kowal-Bielecka et al., Ann Rheum Dis 2017

Bei rascher **Verschlechterung der Hautfibrose** oder der **Lungenfunktion** (Wochen bis Monate) sollte eine Stammzelltransplantation (s. o.) diskutiert werden ⓭

Ökonomische Aspekte

Bedingt durch die Multiorganbeteiligung sollte frühzeitig ein mindestens jährliches Monitoring der Organe durchgeführt werden um (versteckt ablaufende) Komplikationen nicht zu übersehen und umgehend behandeln zu können – die zugrunde liegende Gefäßpathologie und Fibrose ist in der Regel therapierefraktär, ebenso die daraus resultierenden kostenträchtigen Organdysfunktionen.

Ch. Wrede
Thrombopenie

Zur Orientierung

Eine Thrombopenie ist definiert als eine **Verminderung der Thrombozytenzahl** im Blut. Differenzialdiagnostisch sollte eine Pseudothrombopenie durch Bestimmung der Thrombozytenzahl im Citratblut ausgeschlossen werden.

Formen

Thrombopenien werden durch **erhöhten Thrombozytenverbrauch** ❶, **Bildungsstörungen** ❷ oder Sequestration in die Milz bei **Splenomegalie** ❸ verursacht. Die Kenntnis der Ätiologie ist für die weitere Therapie einschließlich der Gabe von Thrombozytenkonzentraten entscheidend.

Therapie

Allgemeine Therapiemaßnahmen

Ziel der Therapie einer Thrombopenie ist die Vermeidung und Behebung von Blutungen. Die **Substitution** von **Thrombozytenkonzentraten** bei lebensbedrohlichen Blutungen ist bei allen Thrombopenien indiziert. Eine **prophylaktische Gabe** von Thrombozytenkonzentraten ist bei vielen Erkrankungen (❻–❿) bei Thrombozytenzahlen < 10 000/µl indiziert, da unter diesem Wert das Risiko zerebraler Blutungen steigt. Eine Ausnahme stellen die prokoagulatorischen Erkrankungen thrombotisch-thrombozytopenische Purpura (TTP) und heparininduzierte Thrombopenie (HIT) dar, bei denen eine prophylaktische Gabe von Thrombozyten die Bildung von intravasalen Thromben fördern kann ❹, ❺.

Spezielle Therapiemaßnahmen

Bei **Thrombopenie nach Heparin-Exposition,** ggf. Thrombosen und Nachweis von PF4-Antikörpern im HIT-ELISA ❹ muss die Heparintherapie sofort gestoppt und eine therapeutische Antikoagulation mit Substanzen ohne klinisch relevante Kreuzreaktion gegen Heparin durchgeführt werden (z. B. Argatroban, Danaparoid, Lepirudin, Bivalirubin oder Fondaparinux). Neue orale Antikoagulanzien wie Rivaroxaban oder Dabigatran haben theoretisch ebenfalls keine Kreuzreaktivität mit Heparin und wurden in einigen Studien erfolgreich bei HIT eingesetzt.

Thrombotische Mikroangiopathien mit hämolytischer Anämie werden neben der Thrombopenie durch eine hämolytische Anämie mit hoher LDH, erniedrigtem Haptoglobulin und Fragmentozyten im Blutausstrich diagnostiziert. Die **thrombotisch-thrombopenische Purpura (TTP)** ist klinisch eher durch neurologische Auffälligkeiten charakterisiert, während bei dem **hämolytisch-urämischen Syndrom (HUS)** blutige Diarrhöen und Nierenversagen im Vordergrund stehen ❺. Differenzialdiagnose und Therapie sind in der Tabelle dargestellt. Generell sollte vor Einleitung einer Therapie EDTA-Blut und Serum asserviert werden, z. B. zur Bestimmung der ADAMTS13-Protease-Aktivität, deren Erniedrigung die Diagnose einer TTP sichert, zur Analyse von Shiga-like-Toxin bildenden *E. coli* (STEC) bei HUS sowie für Komplement-Analysen.

Eine **disseminierte intravasale Gerinnung (DIC)** ist durch eine intravasale Thrombenbildung mit Thrombozyten- und Fibrinverbrauch sowie eine Fibrinolyse mit Erhöhung der D-Dimere gekennzeichnet. Eine akute DIC geht mit Verbrauchskoagulopathie und schwerer Blutungsneigung einher, während eine chronische DIC aufgrund kompensatorischer Bildung von Gerinnungsfaktoren eher durch thrombotische Ereignisse gekennzeichnet ist. Die Therapie der akuten DIC besteht in der Gabe von Fresh Frozen Plasma (FFP) und Gerinnungsfaktoren, bei schwerer Blutung ggf. zusätzlich mit Thrombozyten, Blutkonserven sowie Tranexamsäure. Therapie der chronischen DIC ist die Behandlung der Grundkrankheit, eine prophylaktische Antikoagulation allein aufgrund der DIC ist nicht erforderlich ❻. Bei **Sepsis** und **vaskulär** bedingter Thrombopenie (z. B. bei Vaskulitis) steht ebenfalls die Therapie der Grunderkrankung im Vordergrund, während **mechanisch** bedingte Thrombopenien (z. B. bei extrakorporaler Zirkulation oder durch mechanische Herzklappen) nur durch Thrombozytensubstitution therapierbar sind ❻.

Medikamente und verschiedene **Infektionserreger** wie Zytomegalie, HIV und Malaria können über einen immunologisch bedingten Thrombozytenverbrauch, über Thrombozytenaggregation oder auch über eine Knochenmarkdepression (z. B. durch Chemotherapeutika) zur Thrombopenie führen ❼. Wichtigstes Therapieprinzip ist das Absetzen der Medikamente bzw. Behandlung der Infektion. Die **idiopathische thrombozytopenische Purpura (ITP)** spricht oft gut auf Prednisolon an, bei kritischer Thrombopenie können neben der Thrombozytensubstitution intravenöse Immunglobuline gegeben werden ❼.

Die **fehlende** oder **ineffektive Bildung von Thrombozyten** bei aplastischer Anämie oder perniziöser Anämie ❽ und auch die Knochenmarkinfiltration mit **soliden oder hämatologischen neoplastischen Zellen** ❾ betrifft in der Regel alle Blutreihen und wird primär durch die Behandlung der Grunderkrankung und Thrombozytensubstitution therapiert. Bei Vitamin-B$_{12}$- und Folsäure-Mangel wird eine entsprechende Substitutionsbehandlung durchgeführt.

Eine ausgeprägte Splenomegalie bei **Leberzirrhose, Leukämien, Lymphomen** oder **myeloproliferativen Syndromen** kann über ein Pooling der Thrombozyten zu einer Thrombopenie führen ❿. Meist ist diese nicht ausgeprägt, sodass neben der Therapie der Grunderkrankung keine weiteren Maßnahmen erforderlich sind. In seltenen Fällen kann eine Splenektomie nach vorheriger Pneumokokken- und *Haemophilus*-Impfung indiziert sein.

Thrombopenie

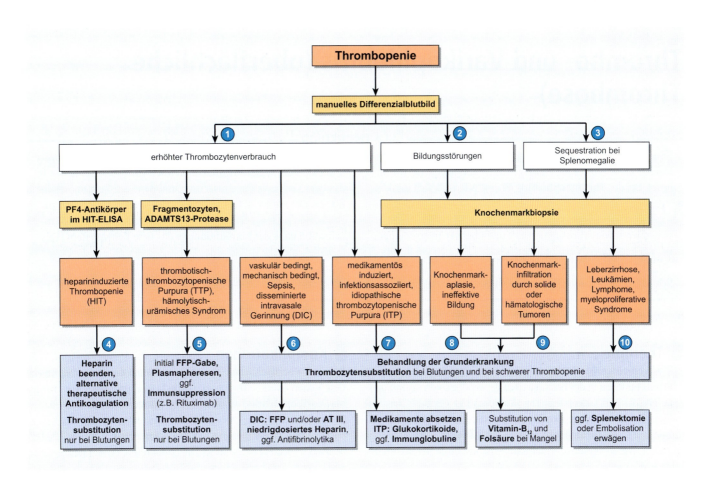

Differenzialdiagnose der thrombotischen Mikroangiopathien (TMA)		
Erkrankung	Besonderheiten	Therapie
hereditäre TTP mit erniedrigter ADAMTS13-Aktivität	kein Antikörper nachweisbar, meist Kinder, Nierenversagen selten	Plasmaaustausch
erworbene TTP mit erniedrigter ADAMTS13-Aktivität	Antikörper nachweisbar, meist Erwachsene, Nierenversagen selten	Plasmaaustausch, ggf. Immunsuppression, ggf. Anti-vWF (Caplacizumab)
HUS	Enteritis durch Shiga-Toxin bildende E. coli- oder S. dysenteriae-Stämme, oft Kinder; Nierenversagen häufig	supportive Therapie, evtl. Plasmaaustausch oder Eculizumab
atypisches HUS: hereditär	multiple Mutationen mit Komplementmangel ADAMTS13-Aktivität normal, meist Kinder; Nierenversagen häufig	Eculizumab, Plasmaaustausch
atypisches HUS: erworben	Antikörper gegen Komplementfaktor H, Kinder oder Erwachsene; Nierenversagen häufig	Eculizumab, Plasmaaustausch, ggf. Immunsuppression
medikamenteninduzierte thrombotische Mikroangiopathien	Antikörper-vermittelt (rascher Verlauf) oder direkt toxisch (langsamer Verlauf), Nierenversagen	Medikamente absetzen, supportive Behandlung
TMA: andere Ursachen	assoziiert mit Autoimmunerkrankungen (z. B. SLE, Antiphospholipidantikörper-Syndrom), HIV- und CMV-Infektionen, Tumorerkrankungen, allogene Knochenmarktransplantation	Therapie der Grundkrankheit, supportive Behandlung
HELLP-Syndrom	Schwangerschaft, erhöhte Leberwerte	Entbindung so früh wie möglich

Komplikationen

Die wichtigste Komplikation einer Thrombozytensubstitution ist die Bildung von thrombozytären Antikörpern, die einerseits als akutes Ereignis eine Woche nach der Transfusion als sog. **Posttransfusionspurpura** auftreten und andererseits zu einer **transfusionsrefraktären Thrombopenie** führen kann.

V. Hach-Wunderle

Thrombo- und Varikophlebitis (oberflächliche Thrombose)

Zur Orientierung

Eine Entzündung in einer oberflächlichen Vene kann mit einer lokalen Thrombosierung einhergehen (= oberflächliche Thrombose). Bei der **Thrombophlebitis** ist eine offensichtlich intakte Vene betroffen. Die klassischen Entzündungszeichen Rubor, Tumor, Dolor und Kalor lassen das Gefäß gerötet, verhärtet, geschwollen sowie druckschmerzhaft und überwärmt erscheinen. Bei der häufigeren **Varikophlebitis** handelt es sich um die entzündliche Reaktion einer Krampfader, die obligat mit einer örtlich begrenzten Thrombose einhergeht.

Die **Diagnose** lässt sich in der Regel allein durch Inspektion und Palpation stellen. Thromben können vom oberflächlichen in das tiefe Venensystem einwachsen und dann zur Lungenembolie führen. Das trifft v. a. für die Stamm- und Perforansvarikose zu. Deshalb sollte v. a. bei Befall der Vv. saphenae und/oder bei Lokalisation nahe der Einmündung in das tiefe Venensystem (Leiste, Kniekehle) die B-Bild- oder Duplexsonographie in die Diagnostik einbezogen werden ❶.

Therapie

Die **allgemeinen Maßnahmen** bei einer Thrombo- oder Varikophlebitis bestehen in der bedarfsweisen Anwendung von Antiphlogistika (NSAR) und lokaler Kühlung (Kühlpackung, gekühlte Heparinsalbe) ❷. Ein Kompressionsverband wird bei der Varikophlebitis immer, bei der Thrombophlebitis je nach lokaler Verträglichkeit angelegt. Die fortgesetzte Mobilisation ist im Sinne der Thromboseprophylaxe wichtig.

Die **speziellen Maßnahmen** richten sich nach der Ursache.

Als **externe Ursachen** einer Thrombophlebitis kommen u. a. Traumen und (häufiger) venenreizende Infusionen in Betracht. Nach Abstellung der Reizung bildet sich die Entzündungsreaktion langsam zurück ❸.

Bei den **internen Ursachen** einer Phlebitis ist zwischen der Entzündungsreaktion in einer intakten Vene im Sinne der strangförmigen Thrombophlebitis und der Thrombosierung einer Varize im Sinne einer Varikophlebitis zu differenzieren.

Die **strangförmige Thrombophlebitis** ❹ erfordert eine komplette internistische Untersuchung und die Therapie richtet sich nach der Grunderkrankung ❺. In erster Linie ist ein Malignom auszuschließen; die Phlebitis wird deshalb auch unter dem Begriff „paraneoplastisches Syndrom" geführt. Weiterhin kommen ätiologisch u. a. in Betracht: eine systemische Vaskulitis, eine Kollagenose oder der Morbus Buerger (= Thrombangiitis obliterans). Eine Antikoagulation, dann vorzugsweise mit Fondaparinux (FDX) oder niedermolekularem (NM-)Heparin, ist bei einer Progredienz der Thrombophlebitis in Erwägung zu ziehen ❺.

Die **Varikophlebitis** ❻ ist eine häufige Komplikation der primären oder sekundären Varikose. Sie kann spontan oder nach einer Sklerosierung auftreten. Bei der lokalen Form ❼ ist eine Antikoagulation, vorzugsweise mit FDX (oder NM-Heparin) in prophylaktischer Dosis, indiziert, wenn der Thrombus eine Länge ≥ 5 cm aufweist und mehr als 3-5 cm von der Einmündung in eine tiefe Vene („krossenfern") entfernt ist. Bei tastbarer Verhärtung führt die Thrombusexpression nach Stichinzision mit anschließendem Kompressionsverband zur sofortigen Schmerzlinderung.

Komplikationen

Bei einer oberflächlichen Thrombose können die Thromben in das tiefe Venensystem einwachsen (**transfaszial progrediente Thrombo-/Varikophlebitis**) und dann zur **Lungenembolie** führen. Die Gefahr ist v. a. gegeben, wenn sich der Thrombus weniger als 3–5 cm entfernt von der Mündungsregion („krossennah") in der Leistenbeuge oder Kniekehle befindet. Die Behandlung erfolgt dann wie bei einer tiefen Venenthrombose mit *therapeutischer* Antikoagulation (NM-Heparin oder Fondaparinux oder ein orales Antikoagulans) und Kompressionsverband ❽. Bei einer zugrunde liegenden Stamm- oder Perforansvarikose ist die operative Ausschaltung der Varikose zu empfehlen, entweder sofort oder nach einigen Tagen/Wochen bei initialer Antikoagulation.

Bei der sog. **Kragenknopfphlebitis** wächst ein Thrombus über eine Perforansvene in die zugehörige Leitvene ein. Am häufigsten sind die Cockett-Venen oberhalb des Innenknöchels betroffen. Bei einem umschriebenen Befund reichen Antiphlogistika und Kompressionsverband aus, beim Einwachsen des Thrombus in die V. tibialis posterior ist die Antikoagulation empfehlenswert, außerdem eine sonographische Kontrolle.

Ökonomische Aspekte

Bei der Varikophlebitis einer Stamm- oder Perforansvene (Ersterereignis sowie erst recht bei einem Rezidiv) ist die operative Ausschaltung der betroffenen Vene zu empfehlen. Das erspart krankheitsbedingte Komplikationen und wiederholte Phasen einer Antikoagulation.

Thrombo- und Varikophlebitis (oberflächliche Thrombose)

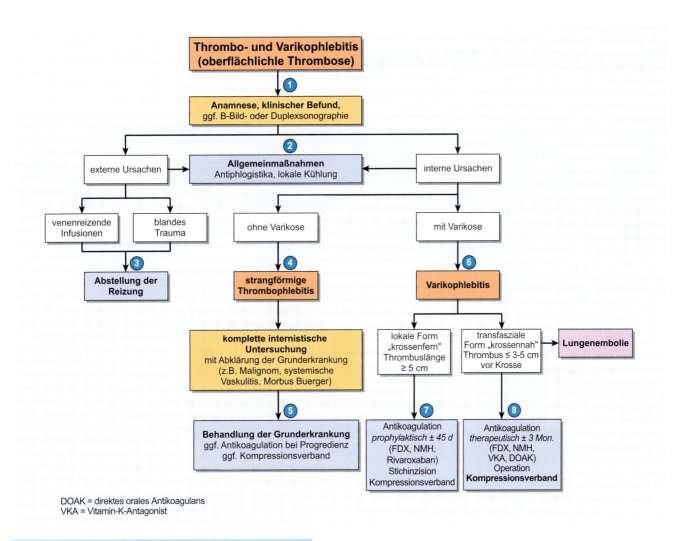

DOAK = direktes orales Antikoagulans
VKA = Vitamin-K-Antagonist

Empfehlungsgrade der Therapie bei oberflächlicher Venenthrombose	
Bei Thrombuslänge > 5 cm:	Antikoagulation prophylaktisch mit Fondaparinux (FDX) 2,5 mg/d s.c. für 45 d: **Grad 1B** alternativ: NM-Heparin (geringere Evidenz) Rivaroxaban 10 mg/d für 45 d (getestet, aber nicht explizit zugelassen)
Bei Thrombus < 3–5 cm entfernt von Krosse bzw. in tiefe Vene eingewachsen:	Antikoagulation **therapeutisch** mit FDX, NM-Heparin, VKA oder DOAK für ≥ 3 Mon.: **Grad 2B**

R. Brunkhorst
Thrombotische Mikroangiopathie

Zur Orientierung

Thrombotische Mikroangiopathien (TMA) sind durch hämolytische Anämie, Thrombopenie, akutes Nierenversagen ❶ und ggf. neurologische Symptome gekennzeichnet. Zugrunde liegt eine endotheliale Schädigung, ausgelöst u. a. durch bakterielle Toxine (u.a. Shigatoxin von Enterohämorrhagischen E.coli, EHEC), aber auch Medikamente oder Gerinnungsstörungen (ADAMTS 13-Mangel). Prädisponierende Faktoren sind Störungen des Komplementsystems (z. B. Faktor-H-Autoantikörper). Eine Differenzialdiagnose der Ursachen der TMA wird durch spezielle Laboruntersuchungen ermöglicht ❷. Abzugrenzen sind die maligne Hypertonie, eine disseminierte intravasale Gerinnung (DIC) bei Sepsis, Lupus erythematodes u. a., und ein Vit. B_{12}-/Folsäuremangel ❸.

Formen und Einteilung

Grundsätzlich können die endothelialen Schäden in zahlreichen Organen Veränderungen hervorrufen (Niere, Gehirn, Lunge, Herz, Gefäße). Stehen neurologische Symptome im Vordergrund, spricht man auch von einer **thrombotisch-thrombozytopenischen Purpura (TTP)**, bei Überwiegen der renalen Beteiligung von einem **hämolytisch-urämischem Syndrom (HUS)**. Neben dem Basislabor (Hb, LDH, freies Hb, Thrombozyten, Haptoglobin, Fragmentozyten, GOT, GPT, GLDH, Kreatinin, Harnstoff, GFR) sind eine Duplexsonographie der Nierengefäße (Resistive Index ≥ 1); ggf. EEG/CCT und eine Nierenbiopsie erforderlich.

Therapie

Falls klinisch erforderlich, werden Erythrozyten und Thrombozyten substituiert. Der arterielle Blutdruck sollte unter 140/90 mmHg liegen; Nierenersatzverfahren sind rechtzeitig einzuleiten; bei V. a. auf ZNS-Beteiligung ist eine prophylaktische antikonvulsive Therapie zu erwägen.

Von der Differenzierung der zugrunde liegenden Erkrankung anhand von Labordiagnostik ❷ hängt die rechtzeitige gezielte Therapie und damit die Prognose quo ad vitam sowie in Bezug auf die Organschäden ab (z. B. Dialysepflicht, neurologische Residuen):

Bei **EHEC-HUS** gibt es keine evidenzbasierte Therapie. Dies gilt auch für eine antibiotische Therapie des Darminfektes. Im Zweifel ist eine Plasmapherese und/oder eine Komplementinhibition mittels Eculizumab zu erwägen ❹.

Bei schwerer TMA mit fehlendem Nachweis einer EHEC-Infektion ist bis zur genauen Diagnosestellung eine Plasmapheresetherapie sinnvoll ❺.

Weisen die Laborbefunde auf ein **aHUS** mit Beteiligung des Komplementsystems hin, ist bei progredienter Klinik eine Therapie mit Eculizumab indiziert ❻. Ob grundsätzlich eine lebenslange Therapie erforderlich ist, ist bislang nicht hinreichend untersucht.

Bei **sekundärem HUS** ❸ ist die Grunderkrankung (z. B. maligne Hypertonie, SLE, Infekte etc.) zu behandeln bzw. das auslösende Medikament abzusetzen. Beim HELLP-Syndrom muss nach der 34. SS-Woche eine Sectio vorgenommen werden.

Ursachen der TMA und deren charakteristische Laborbefunde, Klinik und Vorkommen			
Ursache	Charakteristische Laborbefunde	Besondere klinische Befunde	Häufigkeit bei TMA
STEC-HUS	Shigatoxin und/oder enterohämorrhagischer E. coli in Stuhlkultur	• hämorrhagische Diarrhöen bei nahezu 100 % • Proteinurie • Ödeme • ZNS-Beteiligung	• bei Kindern 60–90 % • bei Erwachsenen < 5 %
aHUS	• ADAMTS13 > 5–10 % • Complement-Faktor H (CFH) ↓ • Complement-Faktor I (CFI) ↓ • ggf. andere CF ↓ • S-Kreatinin oft > 4 mg/dl • Thrombozyten oft > 50×10^9/l • Genmutationen im Complement System	• Diarrhöen bei 30 % • kardiovaskuläre Beteiligung < 20 % • ZNS-Beteiligung < 20 %	• bei Kindern und Erwachsenen 20–40 % • Anti-CFH bei Erwachsenen 1–3 % • Anti-CFH bei Kindern 15–30 %
sekundäres HUS	• HELLP-Syndrom: Proteinurie, GOT, GPT, AP, γGT, Bilirubin • SLE: ANAs, Anti-DNS-AK, Antiphospholipid-AK; Sklerodermie: Anti-SCL70-AK, Anti-Zentromer-AK • Infektnachweis	• Schwangerschaft, HELLP Syndrom, postpartal • Lupus erythematodes, Antiphospholipid-Syndrom, Sklerodermie • maligne Hypertonie • HIV, Influenza A, Malignom, u. a. • Medikamente: Chinin, Mitomycin, Cisplatin, Interferon, Sirolimus u. a.	• 10–20 % bei Erwachsenen • < 5 % bei Kindern
TTP	• ADAMTS13-Aktivität < 5–10 % • ADAMTS13-AK positiv	• ZNS-Symptome relativ häufig	• bei Erwachsenen 60–80 % • bei Kindern < 5 %

Thrombotische Mikroangiopathie

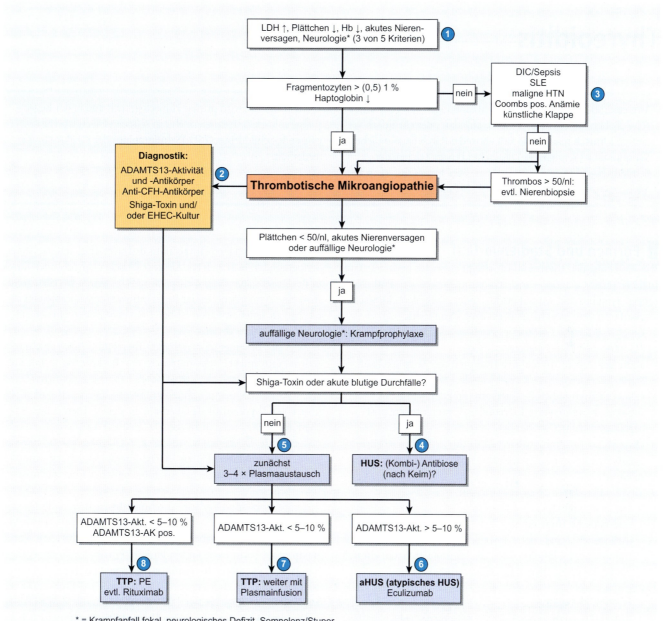

* = Krampfanfall fokal, neurologisches Defizit, Somnolenz/Stupor

Liegt eine **TTP mit Mangel an ADAMTS13** vor, ist die Fortführung der Plasmapherese mit Frischplasma bzw. eine Frischplasmainfusion zur Substitution von ADAMTS13 indiziert ❼.

Besteht eine **TTP** mit ADAMTS13-Defizienz und wiederholtem Nachweis von **ADAMTS13-Antikörpern,** kann eine zusätzliche immunsuppressive Therapie mit Rituximab erforderlich sein ❽.

Ökonomische Erwägungen

Eine TMA ist eine seltene, potenziell tödlich verlaufende Erkrankung, für die keine kontrollierten Studien vorliegen. Insbesondere die Indikation für eine lebenslange, 4-wöchig zu verabreichende Eculizumab-Therapie mit Jahrestherapiekosten von etwa 200 000 € muss laufend – in auf die genannten Erkrankungen spezialisierten Zentren – überprüft werden.

U. Woenckhaus
Thyreoiditis

Zur Orientierung

Thyreoiditiden sind Schilddrüsenentzündungen von ganz unterschiedlicher Pathogenese, die **akut, subakut** oder **chronisch** verlaufen. **Klinisch** machen sie sich entweder durch entzündliche Symptomatik (Schmerzen, Lokalbefund) oder Zeichen der Schilddrüsenfehlfunktion bemerkbar. Die Thyreoiditis kann aber auch asymptomatisch bleiben (Zufallsbefund).

Die **Diagnose** wird primär klinisch gestellt und in der Regel sonographisch untermauert. Nur in seltenen Fällen ist eine ergänzende Schilddrüsen-(SD-)Szintigraphie oder SD-Punktion erforderlich.

Formen und Stadienverlauf

Die Einteilung der Thyreoiditiden erfolgt entweder nach der **Ätiologie** (infektiös, parainfektiös, autoimmun), nach der **Pathologie** (eitrig, lymphozytär, granulomatös) oder nach dem **klinischen Verlauf** und Schweregrad (akut, subakut, chronisch).

Unter Kombination mehrerer Gesichtspunkte lassen sich folgende Hauptformen unterscheiden:

- **akute bakterielle Thyreoiditis** (Haupterreger Streptokokken, Staphylokokken)
- **subakute Thyreoiditis de Quervain** (granulomatöse Form)
- **subakute lymphozytäre Thyreoiditis** (Untergruppen: postpartale und silent Thyreoiditis)
- **chronische Autoimmunthyreoiditis** (hypertrophische Form = klassische Hashimoto-Thyreoiditis, atrophische Form = häufigere Form)
- **Thyreoiditis durch exogene Faktoren:**
  - Strahlenthyreoiditis
  - traumatische Thyreoiditis
  - medikamenteninduzierte Thyreoiditis (Amiodaron, Lithium, Immuncheckpointinhibitoren u. a.); histologisch und klinisch häufig der silent Thyreoiditis entsprechend

Die Schilddrüsenfunktion verläuft bei den Thyreoiditiden klassischerweise in drei **Stadien**:

- **1. initiale Hyperthyreose** durch Zerstörung der Follikelepithelzellen und Proteolyse von gespeichertem Thyreoglobulin (Dauer meist 2–8 Wochen)
- **2. Hypothyreose** nach Aufbrauchen der SD-Hormonspeicher (Dauer 2–8 Wochen, ev. mehrere Monate)
- **3. Restitutio mit Euthyreose.**

Je nach Schweregrad des entzündlichen Prozesses werden die einzelnen Phasen in unterschiedlicher Ausprägung und in variabler Länge durchlaufen. In bis zu 30 % der Fälle kommt es nicht zur Restitutio, sondern zur Persistenz der Hypothyreose (> Hypothyreose).

Therapie

Die Therapie der Thyreoiditiden richtet sich nach der führenden Symptomatik.

So reichen zur Behandlung der **schmerzhaften traumatischen** oder **radiogenen Thyreoiditis** NSAR und lokale Maßnahmen (Kühlung) ❶ aus. Liegen diese exogenen Faktoren anamnestisch nicht vor, so ist zwischen der seltenen akuten bakteriellen Thyreoiditis und der häufigeren Thyreoiditis de Quervain zu unterscheiden. Sonographisch lässt sich ein **Abszess** ❷ bei entsprechender Klinik in der Regel sicher diagnostizieren und drainieren ❸. Gleichzeitig wird eine systemische, in der Regel intravenöse Antibiose eingeleitet. Nur in seltenen Fällen ist bei Therapieversagen eine chirurgische Intervention ❹ nötig.

Zeigt sich bei einer schmerzhaften Thyreoiditis (nach anamnestischem Virusinfekt) sonographisch ein **fleckförmig echoarmes Muster** ❺, so ist bei charakteristischen Laborveränderungen (massive BSG-Beschleunigung ohne signifikante Leukozytose) die Diagnose einer **Thyreoiditis de Quervain** zu stellen. Therapeutisch reichen hier NSAR meist nicht aus. Das schnelle Ansprechen auf Glukokortikoide ❻ kann als zusätzlicher Diagnosebeweis gewertet werden. In **unklaren Fällen** ist vor Therapieeinleitung eine SD-Punktion ❼ mit zusätzlicher mikrobiologischer Untersuchung erforderlich.

Symptomatik und Verlauf der **schmerzlosen** Thyreoiditiden sind in aller Regel so blande, dass nach anamnestischer Differenzierung zwischen den Untergruppen (**medikamenteninduzierte** Form, **postpartale** Form nach Entbindung innerhalb des vorangegangenen Jahres bzw. **silent Thyreoiditis**) der Spontanverlauf abgewartet werden kann. In eher seltenen Fällen werden β-Blocker ❽ zur Symptomlinderung eingesetzt (relative Kontraindikation: Stillen).

Die **chronische lymphozytäre Thyreoiditis** manifestiert sich klinisch in aller Regel durch langsam progrediente **Hypothyreosesymptomatik** ❾ (> Hypothyreose). Nur in Ausnahmefällen besteht initial eine transiente Hyperthyreose (in schwererer Ausprägung „Hashitoxikose" genannt). Für den Einsatz von Selen besteht aufgrund der unzureichenden Datenlage weiterhin keine ausrei-

Evidenz der Therapieempfehlungen bei Thyreoiditis		
	Evidenzgrad	Empfehlungsstärke
Abszessdrainage und systemische Antibiose bei akuter bakterieller Thyreoiditis	III	B
Betablocker bei Hyperthyreosesymptomatik	IV	C
NSAR bei lokalen Schmerzen	IV	C
Glukokortikoide bei Thyreoiditis de Quervain	IV	C

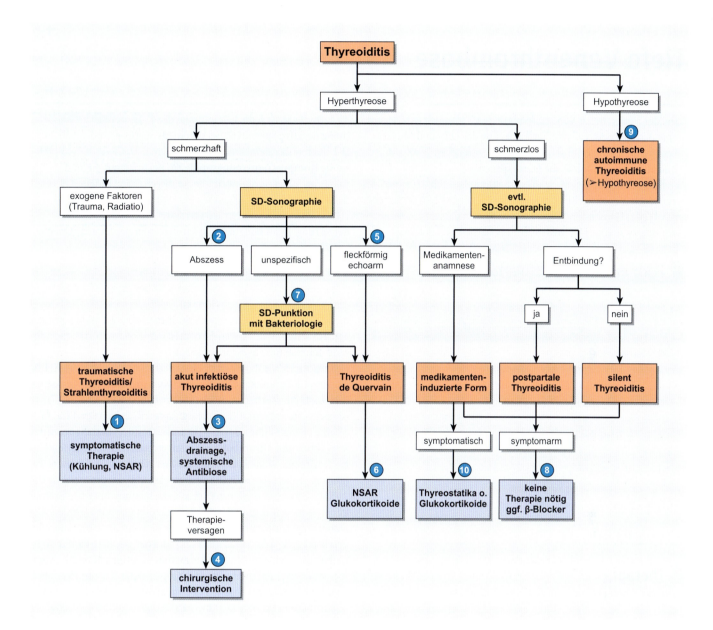

chende Evidenz, auch wenn in einzelnen Studien ein signifikanter Abfall der TPO-AK und eine Verbesserung des Allgemeinbefindens nachgewiesen werden konnte.

Komplikationen

Unter Amiodaron entwickelt ca. 1% der Pat. eine klinisch bedeutsame Hyperthyreose, wobei je nach Pathogenese 2 Typen unterschieden werden. Die bei Typ 1 gesteigerte Hormonproduktion wird mit Thyreostatika ❿ behandelt, die Freisetzungshyperthyreose bei Typ 2 (destruierende Thyreoiditis) mit Glukokortikoiden ❿.

Ökonomische Erwägungen

Da Schilddrüsenfunktionsstörungen unter Amiodaron und den in der Onkologie zunehmend eingesetzten Checkpointinhibitoren häufig auftreten, ist die Evaluation der Schilddrüsenfunktion (inkl. SD-spezifischer Ak) vor Therapiebeginn sinnvoll.

H.-P. Lorenzen
Tiefe Venenthrombose

Zur Orientierung

Bei der akuten tiefen Venenthrombose (TVT) handelt es sich um eine partielle oder vollständige Verlegung der Leit- und Muskelvenen durch Blutgerinnsel, die zum appositionellen Wachstum und zur Embolisation in die Lunge neigen.

Symptome wie Ödem, Schmerz, Spannungsgefühl, Zyanose, verstärkte Venenzeichnung sowie Druck- und Dehnungsschmerz der Wade (Homan- und Payr-Zeichen) gelten als typisch. Diese können zwar eine TVT weder definitiv nachweisen noch ausschließen, sollten aber eine weitere **Diagnostik** nach sich ziehen. Bei Patienten mit niedriger klinischer Wahrscheinlichkeit einer TVT empfiehlt sich die Bestimmung der **D-Dimere** ❶ im Blut (hohe negative Spezifität). Bei erhöhtem Score oder positiven D-Dimeren sollte eine Bildgebung erfolgen, Methode der 1. Wahl ist die **Kompressionssonographie** ❷. Bei unklarem Befund sollte eine **Phlebographie,** im Beckenbereich eine **Phlebo-CT** zur definitiven Klärung erfolgen ❸. Als Differenzialdagnosen sind Hämatome, eine rupturierte Bakerzyste, Muskelfaserriss, Bänderzerrung, Lymphödem sowie kardiale oder nephrogene Ödeme in Betracht zu ziehen.

Einschätzung der klinischen Wahrscheinlichkeit einer tiefen Venenthrombose	
Klinische Parameter	Punkte
aktive Krebserkrankung	1
Lähmung oder kürzliche Immobilisation der Beine	1
Bettruhe (> 3 Tage), große Chirurgie (< 12 Wochen)	1
Schmerz/Verhärtung entlang der tiefen Venen	1
Schwellung des ganzen Beins	1
Schwellung des Unterschenkels > 3 cm gegenüber der Gegenseite	1
eindrückbares Ödem am symptomatischen Bein	1
Kollateralvenen nachweisbar	1
venöse Thrombembolie in der Vorgeschichte	1
alternative Diagnose mindestens ebenso wahrscheinlich wie TVT	-2
Auswertung: ≥ 3 hohe Wahrscheinlichkeit; 1–2 mittlere Wahrscheinlichkeit; < 1 geringe Wahrscheinlichkeit	

Therapie

Ziele der Therapie sind, ein weiteres Thrombuswachstum zu verhindern, die Entwicklung einer Lungenembolie zu vermeiden sowie den ursprünglichen Blutfluss möglichst schnell wiederherzustellen.

Bei gesicherter TVT ist daher eine sofortige effektive **Antikoagulation** ❹ erforderlich (Empfehlungsgrad A, Evidenzlevel Ia). Die initiale Behandlung kann mit niedermolekularem **Heparin (NMH)** in körpergewichtsadaptierter Dosierung erfolgen (Empfehlungsgrad B, Evidenzlevel Ia). NMH führen wesentlich seltener zu einer heparininduzierten Thrombozytopenie (HIT) Typ II als unfraktioniertes Heparin.

Die Umstellung der Antikoagulation auf oral applizierbare **Vitamin-K-Antagonisten (VKA)** ❼ kann bereits am Tag der Diagnosestellung bzw. dem nachfolgenden Tag begonnen werden (Empfehlungsgrad B, Evidenzlevel I). Die Heparintherapie wird überlappend bis zum Erreichen des INR-Zielwertes 2,0–3,0 fortgeführt. Alternativ zu den Vitamin-K-Antagonisten können auch die direkten oralen Antikoagulanzien Dabigatran oder Edoxaban eingesetzt werden (Empfehlungsgrad B, Evidenzlevel Ia) Wenn stattdessen Rivaroxaban oder Apixaban verabreicht wird, kann die orale Behandlung bereits unmittelbar nach Diagnosestellung begonnen werden (Empfehlungsgrad B, Evidenzlevel I). In diesem Fall besteht die Akutbehandlung aus einer erhöhten Dosis des oralen Antikoagulans während der ersten 3 Wochen (für Rivaroxaban) bzw. während der ersten 7 Tage (für Apixaban).

Eine Immobilisation ist nicht indiziert (Empfehlungsgrad A, Evidenzlevel IIa) Anfänglich sollte eine **Kompression** mit elastischen Kurzzugbinden erfolgen, nach Abschwellung werden Kompressionsstrümpfe angepasst (Empfehlungsgrad B, Evidenzlevel IIa) ❻.

Eine Behandlung durch **Thrombektomie, kathetergestütze Verfahren und Thrombolyse** bei jungen Patienten mit ilio-femoraler Thrombose sollte spezialisierten Zentren mit ausreichender Erfahrung vorbehalten sein (Empfehlungsgrad B, Evidenzlevel IIa).

Nach 3 bis 6 Monaten soll eine Entscheidung über die Beendigung oder Fortführung der Antikoagulation getroffen werden. Die **Dauer der Rezidivprophylaxe** ergibt sich aus der Abwägung des geschätzten Rezidivrisikos einerseits und des geschätzten Blutungsrisikos andererseits (Empfehlungsgrad C, Evidenzlevel I). Argumente für eine Fortführung sind idiopathische Genese, Rezidivereignis, proximale Lokalisation der Thrombose, nachweisbarer Residualthrombus, erhöhte D-Dimere nach Beendigung der Antikoagulation, schwere Thrombophilie oder aktives Tumorleiden.

Tumorpatienten mit Thrombose sollten initial für 3 bis 6 Monate mit niedermolekularem Heparin behandelt werden (Empfehlungsgrad B, Evidenzlevel IIa). DOAKs zeigen als Therapiealternative im Vergleich zu NMH eine tendenziell bessere Wirksamkeit und ein höheres Risiko schwerer – nicht aber vital bedrohlicher – Blutungen, besonders bei Patienten mit gastrointestinalen Tumoren (Empfehlungsgrad C, Evidenzlevel Ib). Bei Kontraindikationen gegen eine orale Antikoagulation, insbesondere bei hohem Blutungsrisiko, zwischenzeitlich aufgetretenen Gegenanzeigen (z. B. gastrointestinales Ulkus) oder schweren Blutungskomplikationen kann eine längerfristige Heparinthrapie erwogen werden ❽.

Komplikationen

Die am meisten gefürchtete akute Komplikation der tiefen Venenthrombose ist die **Lungenarterienembolie.** Langfristig kann sich im Rahmen eines **postthrombotischen Syndroms** eine sekundäre chronische venöse Insuffizienz mit Stauungsbeschwerden und ein Ulcus cruris venosum entwickeln (➤ Chronische venöse Insuffizienz).

```
                    Tiefe Venenthrombose
                            │
                            ▼
                  klinische Wahrscheinlichkeit
                     │                 │
                   niedrig           hoch
                     │                 │
                    (1)                │
                  D-Dimere             │
                  │      │             │
              negativ  positiv         │
                  │      │             ▼
                  │      │            (2)
                  │      └──► Kompressionssonographie
                  │                │         │        │
                  ▼                ▼         │        ▼
         keine Venenthrombose  frische    Befund unklar
                  │            Venen-         │
                  │            thrombose     (3)
                  ▼                │      Phlebographie
         Kompressionstherapie mit  │      Phlebo-CT
         elastischen Kurzzugbinden │          │
                  │                ▼          ▼
                 (6)              (4)       Malignom
         Anpassung von      Antikoagulation     │
         Kompressionsstrümpfen mit NMH         (5)
                             alternativ    Fortführung der
                             sofortiger    Antikoagulation
                             Beginn DOAK   mit NMH
                             (Rivaroxaban, alternativ mit DOAK
                             Apixaban)     Edoxaban oder Rivaroxaban
                                 │
                                (7)
         Kontraindikation    orale Antikoagulation
         gegen orale         mit VKA
         Antikoagulanzien,   alternativ DOAK
         schwere             (Rivaroxaban, Edoxaban,
         Blutungskomplikation Apixaban, Dabigatran)
                  │
                 (8)
         längerfristige NMH-Gabe
```

Ökonomische Aspekte

Für Patienten sind DOAK unkomplizierter zu handhaben, weil regelmäßige Blutentnahmen zur Kontrolle des Gerinnungsstatus entfallen, auch ist ein Bridging vor geplanten invasiven Eingriffen nicht erforderlich. Bezogen auf die reinen Medikamentenpreise sind VKA mit Tageskosten von ca. 20 Cent deutlich günstiger als DOAK, deren Preis um den Faktor 18 höher liegt. Dazu kommen noch die Kosten für die regelmäßig erforderlichen Gerinnungskontrollen bei Gabe von VKA. Die INR-Messung im Labor kostet etwa 60 Cent, Beratung und Blutabnahme durch betreuende Ärzte sind hinzuzurechnen. Bei Sofortbestimmung mit Hilfe eines Messgerätes z. B. Coagucheck in der ärztlichen Praxis oder i. R. einer Selbsttestung geschulter Patienten betragen die Kosten etwas 4,70 € (laut EBM mit Laborgebühr nach GOP 32026).

DOAK dürften bei reduzierter Blutungsrate einen Großteil ihrer Mehrkosten einsparen, denn die Krankenhauskosten einer Blutung sind beträchtlich. Eine sozioökonomische Gegenüberstellung von VKA und DOAK wurde für Deutschland bislang nicht erarbeitet.

M. M. Dollinger

Toxische Leberschäden

Zur Orientierung

Toxische Leberschäden sind akute oder chronische Lebererkrankungen, die auf eine **medikamentös-**, **industriell-** oder **alimentär-toxische Substanz** zurückzuführen sind. Das meistverbreitete Toxin ist Alkohol und führt in der Regel zu einem chronischen Leberversagen. Medikamente stellen dagegen in der westlichen Welt die häufigste Ursache eines akuten Leberversagens dar.

Aufgrund der heterogenen Schädigung der Leber durch Toxine reicht das Spektrum der **klinischen Beschwerden** von asymptomatisch über Ikterus und Juckreiz bis hin zu Aszites und Enzephalopathie.

Die **Diagnose** wird anhand der Anamnese, der Laborparameter, des sonographischen Befundes und ggf. der Leberhistologie gestellt. Häufig lässt sich die ursächliche Noxe jedoch nicht bestimmen, da ein Re-Expositionsversuch ethisch nicht vertretbar ist.

Einteilung und Formen

Der Leberschaden wird durch den **Fremdstoff** selbst oder ein im Körper entstehendes Abbauprodukt verursacht. Pathogenetisch werden unterteilt:

- **direkt wirkende Hepatotoxine:** Leberschädigung obligat und dosisabhängig innerhalb einer Woche (z. B. Paracetamol)
- **idiosynkratische Hepatotoxine:** Leberschädigung fakultativ und dosisunabhängig
  - **immuno-allergisch:** assoziiert mit Fieber, Exanthem und Autoantikörpern; Auftreten innerhalb von 1–5 Wochen (z. B. Phenytoin)
  - **metabolisch:** bedingt durch genetische Unterschiede im Stoffwechsel; Auftreten variabel nach 1–100 Wochen (z. B. Valproinsäure).

Prognostisch entscheidend ist das **Schädigungsmuster** ❷.

Schädigungsmuster toxischer Leberschäden			
Pathologie	klinisches Bild	Labor	Beispiel
Hepatitis	Übelkeit Enzephalopathie	ALAT/ASAT ↑ > 5-fach AP ↑ < 2-fach	Paracetamol Knollenblätterpilz
Cholestase	Ikterus/Juckreiz	AP ↑ > 2-fach ALAT/ASAT ↑ < 5-fach	Erythromycin Clavulansäure
cholestatische Hepatitis (Mischtyp)	Übelkeit Ikterus/Juckreiz	ALAT/ASAT ↑ > 3-fach AP ↑ > 2-fach	Marcumar Penicilline
mikrovesikuläre Fettleber	Übelkeit Enzephalopathie	ALAT/ASAT ↑ 5–25-fach AP ↑ 1–3-fach	Tetracyclin Salicylate
makrovesikuläre Fettleber	asymptomatisch Druckgefühl im Abdomen	ALAT/ASAT ↑ 1–5-fach AP ↑ 1–3-fach	Alkohol Amiodaron
vaskuläre Veränderungen	Druckgefühl im Abdomen Aszites	Bilirubin/ALAT/ASAT ↑	Cyclophosphamid Pyrrolizidin (Huflattich)
Tumoren	Leberrundherd	variabel	Aflatoxin Östrogene

Therapie

Allgemeine Therapiemaßnahmen

Die wichtigste Maßnahme ist die **Elimination der Noxe** ❶, ggf. müssen alle verdächtigen Substanzen oder Medikamente abgesetzt werden. Bei akuten Vergiftungen kann die orale Gabe von **Aktivkohle** oder eine **Hämodialyse** indiziert sein. Führt das Absetzen der Noxe nicht zu einer raschen Besserung der Symptome, kann bei vorrangig **cholestatischen** Verläufen eine Therapie mit Ursodesoxycholsäure oder Cholestyramin ❸ versucht werden, bei immunologisch idiosynkratischer Genese **(hepatitischer Verlauf)** mit Kortikosteroiden oder N-Acetylcystein ❹. Für beide Medikamente fehlen aber Studien, die die Wirksamkeit belegen. Therapieansätze für eine mikrovesikuläre Fettleber (➤ Fettleber) fehlen bisher ❺.

Spezielle Therapiemaßnahmen

Nur für wenige Toxine existieren spezielle Therapiemaßnahmen oder Antidote.

Eine **Paracetamolvergiftung** ❻ ist häufig ein Suizidversuch und kann in der Frühphase bei noch messbarem Paracetamol-Spiegel im Blut mit dem hierfür spezifischen Antidot N-Acetylcystein behandelt werden.

Hauptsächlich zwischen August und Oktober verursachen hitzestabile Amatoxine die **Knollenblätterpilzvergiftung** ❼. Nach neuesten Studien sollte nur noch das Antidot Silibinin eingesetzt werden.

Die **alkoholtoxische (makrovaskuläre) Fettleber** ist bei alleiniger Abstinenz regredient, die **Steatohepatitis** kann laut Leitlinie bei schweren Verläufen (➤ Fettleber) antientzündlich mit Glukokortikoiden behandelt werden ❽. Eine 2015 publizierte, große randomisierte Studie konnte jedoch einen positiven Effekt dieser Therapiemaßnahme nicht bestätigen. Die Langzeitprognose verbessert sich durch eine hochkalorische enterale Ernährung, auch ein Therapieversuch mit N-Acetylcystein ist möglich. Die Lebertransplantation wird aus ethischen Gründen derzeit kontrovers diskutiert.

Eine **Budd-Chiari-Syndrom** ❾ (Lebervenenthrombose) sollte initial mittels Antikoagulation bzw. Thrombolyse behandelt werden. Bei Therapieversagen kann mit einem transjugulären intrahepatischen porto-systemischen Shunt (TIPS) die Leberdurchblutung entlastet werden. Bei der rein intrahepatischen **Venenverschlusskrankheit (VOD)** ❿ sollte dagegen Defibrotide eingesetzt werden.

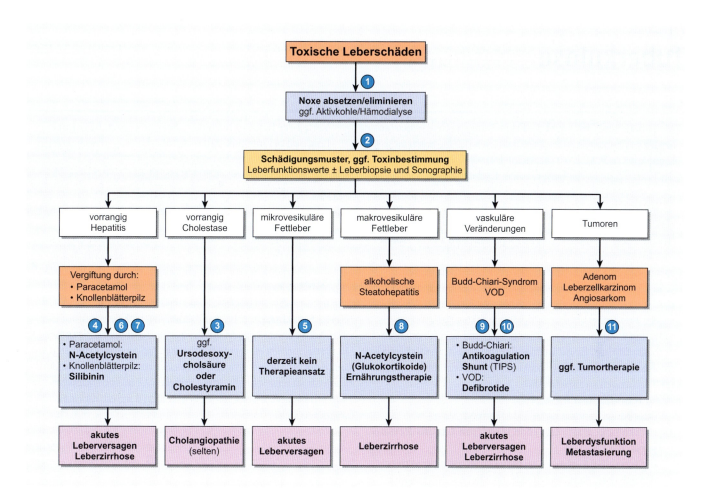

Toxine können sowohl benigne als auch maligne **Tumoren** induzieren, die je nach Stadium chirurgisch oder onkologisch-internistisch behandelt werden müssen ⑪.

Komplikationen

Die wichtigsten Komplikationen sind:
- **akutes Leberversagen:** Alarmsymptome sind steigende Bilirubin- und Kreatininwerte, ein fallender Quick sowie eine Enzephalopathie. Bei direkt wirkenden Toxinen (Paracetamol, Knollenblätterpilz u. a.) tritt erst eine **Latenzphase** (24–48 h nach Einnahme) mit Besserung der Symptome auf. Einzige Therapie ist die sofortige Lebertransplantation.
- **Leberzirrhose** (➤ Leberzirrhose)
- **chronische Cholangiopathie:** seltene Komplikation mit Destruktion der großen oder kleinen Gallenwege, einzige Therapie mit langfristigem Erfolg ist die Transplantation.

Ökonomische Aspekte

Alkohol ist die häufigste Ursache des toxischen Leberschadens und verursacht die höchsten Kosten (➤ Fettleber). Eine frühzeitige psychotherapeutische Entzugstherapie reduziert nicht nur die Folgeerkrankungen, sondern auch die Kosten für das Gesundheitssystem.

Medikamentös induzierte Leberschäden sind bis auf wenige Ausnahmen idiosynkratisch und damit nicht vorhersehbar.

Toxische Schäden durch eine unnötige Polypharmakotherapie vor allem bei älteren Patienten lassen sich aber vermeiden und sparen Therapiekosten.

Evidenz der Therapieempfehlungen bei toxischen Leberschäden		
	Evidenzgrad	Empfehlungsstärke
Glukokortikoide		
bei hepatitischem Verlauf	IV	C
bei alkoholischer Steatohepatitis	I	A
N-Acetylcystein		
bei hepatitischem Verlauf	IV	D
bei Paracetamol-Vergiftung oder akutem Leberversagen	Ib	B
bei alkoholischer Steatohepatitis	II	B
Silibinin bei Knollenblätterpilzvergiftung	III	GCP
Ursodesoxycholsäure	IV	D
Cholstyramin	IV	C
Antikoagulation bei Budd-Chiari-Syndrom	I	A
TIPS bei Budd-Chiari-Syndrom	I	A
Defibrotide bei VOD	II	B
Lebertransplantation	II	B

T. Freundt
Tuberkulose

Zur Orientierung

Als Tuberkulose (Tbc) wird die Erkrankung durch *Mycobacterium (M.) tuberculosis* und andere Bakterien des *M.-tuberculosis*-Komplexes (z. B. *M. bovis*) bezeichnet. Hauptmanifestationsort der Erkrankung ist die **Lunge**, es kann jedoch auch jedes andere Organ befallen sein (**extrapulmonale** Tbc). Bei abwehrgeschwächten Erkrankten sind generalisierte Verläufe (Miliartuberkulose bis zur Sepsis) möglich. Neben chronischem Husten (trocken oder produktiv, z. T. Hämoptysen) und auch Dyspnoe (bei ausgeprägtem Lungenbefall) klagen die Erkrankten über unspezifische Allgemeinsymptome wie leichte Ermüdbarkeit.

Tbc ist in Deutschland heute eine seltene Erkrankung mit einer Inzidenz von etwa 4 200 Erkrankungsfällen im Jahr. Weltweit ist Tbc aber weiterhin eine sehr häufige Erkrankung mit geschätzten 9 Millionen Neuerkrankungen und 1,5 Millionen Todesfällen jährlich. Eine Zunahme der Inzidenz in Deutschland ist infolge der Einwanderung von Menschen aus Gebieten mit höherer Tbc-Inzidenz wahrscheinlich.

Zur **Basisdiagnostik** gehören:
- **Bildgebung** (Röntgen, ggf. CT des Thorax)
- **Tuberkulinhauttest** (THT) und **Interferon-Gamma-Release-Assays** (IGRA)
  - THT und IGRA erlauben nicht die Diagnose einer aktiven Tuberkulose, denn beide fallen auch bei durchgemachter Tbc positiv aus.
  - Vorteil der IGRA ist die höhere Spezifität (nach BCG-Impfung und bei Infektion mit nichttuberkulösen Mykobakterien sind IGRA negativ).
- **Erregernachweis:** aus Sputum, Bronchialsekret, Magensaft, Urin oder Biopsaten
  - direkmikroskopisch (säurefeste Stäbchen) und kulturell (lange Anzuchtzeit!)
  - Nukleinsäureamplifikationstechniken (NAT; z. B. PCR): rasche Differenzierung von *M. tuberculosis* und nichttuberkulösen Mykobakterien, wenn direktmikroskopisch säurefeste Stäbchen nachweisbar sind. Sind säurefeste Stäbchen nicht nachweisbar, beträgt die Sensitivität der NAT nur ca. 50 %.

Resistenztestung: Erfolgt standardmäßig nach dem kulturellen Tbc-Nachweis und dauert auf Festmedien drei bis vier Wochen, in Flüssigmedien etwa eine Woche. Bei Patienten aus Gebieten mit einer erhöhten Prävalenz von Resistenzen gegen Tbc-Medikamente ist eine Schnelltestung mittels NAT aus direktmikroskopisch positivem oder kulturellem Material innerhalb eines Tages möglich.

Therapie

Besteht der Verdacht auf eine Tbc, muss der Erregernachweis zur Sicherung der Diagnose angestrebt werden.

Sind **säurefeste Stäbchen direkmikroskopisch nachweisbar** und **NAT** auf M. tuberculosis positiv ❶, sollte umgehend mit der Therapie begonnen werden (Empfehlungsstärke A). Der direktmikroskopische Nachweis von säurefesten Stäbchen im Sputum bedeutet Infektiosität und erfordert die Isolierung des Patienten, bis der direktmikroskopische Nachweis negativ wird (Empfehlungsstärke A).

Bei Verdacht auf eine Tbc und **negativer Direktmikroskopie** ❷ wird die Therapieentscheidung von der Erkrankungsschwere und der Wahrscheinlichkeit des Vorliegens einer Tbc (anhand Klinik, THT bzw. IGRA, Bildgebung und NAT) abhängig gemacht. Bei Patienten mit **geringen** Beschwerden kann das Ergebnis der Tuberkulosekulturen abgewartet werden ❸. Sind sie positiv, wird die Tbc behandelt ❹; sind sie negativ, müssen die Differenzialdiagnosen der Tbc abgeklärt werden ❺. Bei **schwer** kranken Patienten oder einer hohen Wahrscheinlichkeit für eine Tbc sollte bzw. kann mit der Therapie begonnen werden, ohne das Kulturergebnis abzuwarten (Empfehlungsstärke D) ❻.

Die **Standardtherapie** der Tbc erfolgt über 6 Monate (Empfehlungsstärke A) ❼: **2 Monate** als **Vierfachkombination** mit sog. Erstrangmedikamenten (Isoniazid, Rifampicin, Ethambutol, Pyrazinamid oder Streptomycin), anschließend **4 Monate** als **Zweifachkombination** (Isoniazid und Rifampicin). Die Kombinationstherapie ist erforderlich, um die Therapiedauer abzukürzen und die Entwicklung von Resistenzen zu verhindern.

Bei **schwer kranken Patienten,** tuberkulöser Meningitis (Verlängerung der Gabe der Zweifachkombination auf 10 Monate) oder Perikarditis werden in der Anfangsphase der Therapie zusätzlich Glukokortikoide gegeben (Empfehlungsstärke D) ❽.

Bei **Immungeschwächten** (z. B. Diabetiker, AIDS-Kranke) ist eine Therapiedauer von bis zu 9 Monaten (2 Monate Vierfachkombination, 4–7 Monate Zweifachkombination), mitunter sogar länger, notwendig (Empfehlungsstärke A) ❾.

Bestehen in der Sensibilitätstestung, die erst nach kultureller Anzüchtung der Tuberkulosebakterien durchgeführt werden kann, **Resistenzen** gegen die Erstrangmedikamente ❿, ist die Umstellung auf andere Antituberkulotika (Erst- oder Zweitrangmedikamente) und wegen schlechterer Wirksamkeit die Verlängerung der Therapiedauer auf bis zu 2 Jahre (oder mehr) notwendig. Die Heilungschancen sind geringer als bei sensiblen Erregern. In Ausnahmefällen kann eine Resektion der befallenen Lungenareale die Ausheilung fördern (Empfehlungsstärke D).

Bei **fehlendem Therapieansprechen** (kultureller Nachweis zwei bis drei Monate nach Therapiebeginn noch positiv, keine Rückbil-

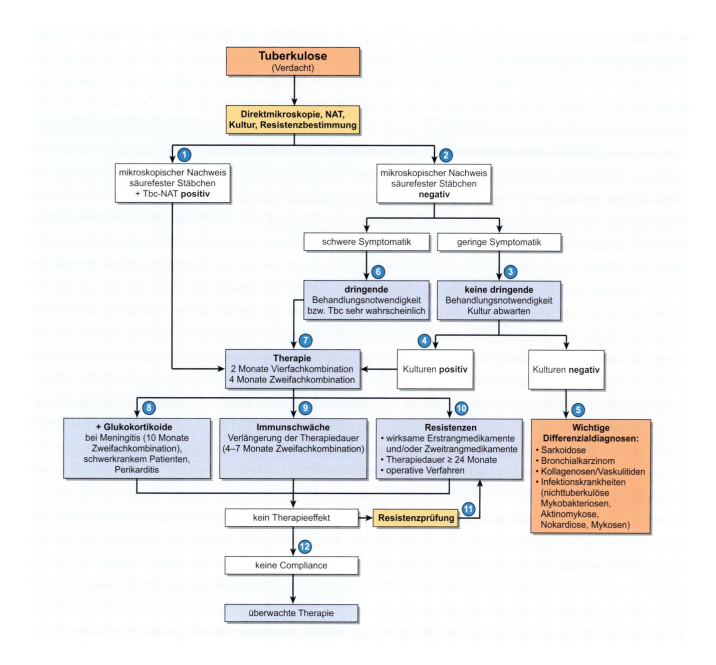

dung der Tbc-Manifestationen) muss eine erneute **Resistenzprüfung** und ggf. Therapieumstellung erfolgen (Empfehlungsstärke D) ⓫. NAT eignen sich nicht zur Verlaufskontrolle, weil sie lange nach der Ausheilung der Tbc noch positiv bleiben können. Bestehen keine Resistenzen, muss die Compliance des Patienten angezweifelt werden; die Medikamenteneinnahme sollte dann ärztlich überwacht erfolgen ⓬.

M. Ebert, M. Mayr

Ulkuskrankheit

Zur Orientierung

Das peptische Ulkus ist ein begrenzter Schleimhautdefekt, der im Gegensatz zur Erosion **über die Muscularis mucosae** hinaus die Magenwand penetriert. Meist liegt eine Schädigung der Schleimhaut durch verschiedene Noxen vor, eine Gastritis muss jedoch nicht zwingend vorausgehen.

Leitsymptome sind epigastrische Schmerzen, teils mit Übelkeit, Inappetenz oder Erbrechen. Bis zu 30 % der Ulzera bleiben klinisch stumm und die Diagnose wird erst beim Auftreten von Komplikationen gestellt.

Die **Diagnose** wird mittels Gastroduodenoskopie mit Biopsien gesichert ❶. Endoskopisch können das Ulkusstadium (aktiv, Heilung, Narbe), die Größe sowie der Ulkusgrund (evtl. Blutungsstigmata) und der Ulkusrand (glatter Randwall ohne Faltenabbruch bei benignem Ulkus) beurteilt werden. Jedes Magenulkus muss wiederholt kontrolliert werden, um ein Magenkarzinom auszuschließen.

Klassifikationen und Formen

Magenulzera werden nach Lokalisation in 3 Typen eingeteilt:
- **Typ I** (60 %): an kleiner Kurvatur gelegen, hypoazid
- **Typ II** (20 %): Magenulkus distal des Angulus und Duodenalulkus, normo- bis hyperazid
- **Typ III** (ca. 20 %): präpylorisches Magenulkus, hyperazid.

Nach Ätiologie können **HP-positive** und **HP-negative** Ulzera unterschieden werden. HP-Infektionen liegen bei 99 % der Duodenalulzera und bei 75 % der Magenulzera vor. Da sich die Prävalenz der HP-Infektionen mit zunehmendem Lebensalter erhöht, spielen zusätzliche exogene Faktoren und die genetische Disposition eine wichtige Rolle. Als Ursache HP-negativer Ulzera sind vor allem **nichtsteroidale Antirheumatika (NSAR)** ❷ bekannt. Weitere exogene Risikofaktoren stellen Alkohol- und Nikotinabusus wie auch Stressfaktoren **(akutes Stressulkus)** ❸ dar. Zu den endogenen Risikofaktoren gehören **Durchblutungsstörungen** ❹ (postoperativ, Vaskulopathien), galliger Reflux, Hyperparathyreoidismus, **Malignome** ❺, **systemische Erkrankungen** (z. B. Morbus Crohn) ❻ und das seltene **Zollinger-Ellison-Syndrom** ❼ (Säurehypersekretion),

Sonderformen: Nach Magenoperationen entstehen u. a. durch den Gallereflux häufig Ulzera im Anastomosenbereich **(Anastomosenulkus)**. Wegen des erhöhten Karzinomrisikos sind ausgiebige Biopsien nötig. Das **Ulcus Dieulafoy** beschreibt eine meist nur kleine Läsion, die aufgrund atypisch großer submuköser Arterien zu bedrohlichen Blutungen führen kann. Unter den „**kissing ulcers**" versteht man 2 gegenüberliegende Duodenalulzera der Bulbusvorderwand.

Therapie

Die Therapie des Ulkus richtet sich nach der Ätiologie.

Bei **HP-positiver** Ulkuskrankheit erfolgt die Eradikation ❽ entweder mit einer Tripletherapie (7–14 Tage) aus 1 Protonenpumpeninhibitor (PPI) und 2 Antibiotika oder mittels Quadrupeltherapie (je nach lokaler Clarithromycin Resistenzlage). Der Therapieerfolg kann z. B. mittels Atemtest nach 6–8 Wochen überprüft werden. Therapieversager sollten zur Resistenzbestimmung des Keims erneut biopsiert und dann testgerecht behandelt werden.

Auch **HP-negative** Ulzera werden nach Möglichkeit entsprechend der zugrunde liegenden Erkrankung behandelt. Beim häufigen **NSAR-induzierten Ulkus** sollte ein Wechsel der Medikation ❾ geprüft werden. Diätetische Empfehlungen sind weitgehend verlassen worden, mögliche exogene Risikofaktoren wie u. a. Nikotin oder Stress ❿ sollten reduziert werden.

Wichtiger Therapiebestandteil ist die Säureblockade mit **Protonenpumpeninhibitoren (PPI)** ⓫, H$_2$-Rezeptorantagonisten spielen heute nur noch eine untergeordnete Rolle (z. B. bei PPI-Unverträglichkeit). Die chirurgische Intervention ist lediglich bei Komplikationen wie der Perforation oder bei Malignomen sinnvoll.

Evidenz der Therapieempfehlungen bei H.-pylori-bedingtem Ulkus		
	Evidenzgrad	Empfehlungsstärke
Dreifachtherapie (PPI + 2 Antibiotika)	Ia	A
Quadrupeltherapie	Ia	A

Komplikationen

Bei der Ulkuskrankheit können Früh- und Spätkomplikationen unterschieden werden. Akut spielen vor allem **Blutungen** eine Rolle, die bei 20 % der Ulkuspatienten auftreten und deren Aktivität nach der Forrest-Klassifikation beurteilt wird (> Obere gastrointestinale Blutung). Seltener sind **Perforationen** oder die **Penetration** von Ulzera in benachbarte Organe. Zu den Spätkomplikationen zählen die narbige Magenausgangs- oder Duodenalstenose sowie die maligne Entartung chronischer Magenulzera.

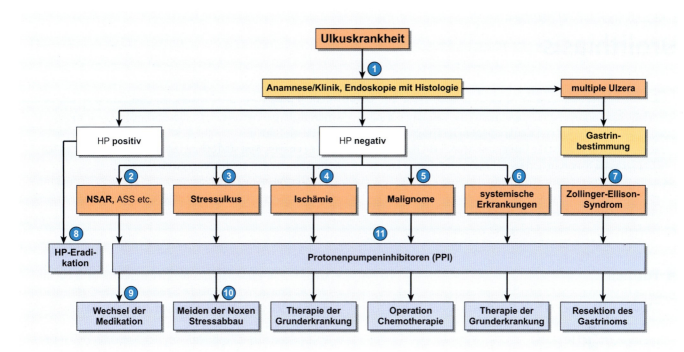

Ökonomische Aspekte

Jedes Ulkus des Magens muss bis zur vollständigen Abheilung endoskopisch kontrolliert werden. Duodenale Ulzera sind dagegen nicht kontrollbedürftig, eine Abheilung nach H.-pylori-Eradikation ist hier grundsätzlich zu erwarten.

S. Merseburger, T. R. W Herrmann
Urolithiasis

Zur Orientierung

In westlichen Ländern ist die Urolithiasis eine Volkskrankheit, definiert durch jede Art von **Konkrementen im Urogenitaltrakt**. Nach Definition ist die Urolithiasis jedoch ein multifaktoriell ausgelöstes Syndrom und keine Erkrankung. Einige Erkrankungen wie Hyperoxalurie (Oxalatausscheidung > 1,5–3,0 mmol/d), Hyperkalzurie (Kalziumausscheidung > 4 mg/kg KG/d), Morbus Crohn, renale tubuläre Azidose, Kurzdarmsyndrom, Hyperthyreose, Sarkoidose oder Gicht können zur Urolithiasis führen.

Das **Leitsymptom** sind Schmerzen bis hin zu vernichtenden Kolikschmerzen in der Nierengegend.

Die **Diagnose** wird durch Sonographie, Röntgen, CT und Inspektion mithilfe der Endoskopie gestellt.

Formen

Folgende Gruppen von Steinarten können auftreten:
- **Kalziumoxalatsteine (75 %):** Kalziumoxalat-Monohydrat (Whewellit) und -Dihydrat (Weddellit)
- **Harnsäuresteine (10–15 %)**
- **Infektsteine:** Struvit, Ammoniumurat, Karbonatapatit
- **Zystinsteine:** bei autosomal-rezessiv vererbbarer tubulärer Transportstörung (lebenslange Nachsorge notwendig!)
- **Xanthinsteine:** Rarität, autosomal-rezessiv vererbbare Defekt der Xanthinoxidase (Familienanamnese!).

Je nach Lokalisation der Steine unterscheidet man Nierenbeckensteine **(Nephrolithiasis)** und Harnleitersteine **(Ureterolithiasis).**

Therapie

Ziel in der Therapie ist die Steinfreiheit und möglichst lange rezidivfreie Zeit nach der Behandlung.

Primärtherapie bei einer Harnleiterkolik sollte in der **Schmerzbekämpfung** ❶ mit gleichzeitiger Spasmolyse (Diclofenac, Butylscopolamin, Metamizol) zur Erleichterung eines spontanen Steinabgangs bestehen.

Konkremente < 4 mm (insbesondere bei Lage im oberen Kelchsystem und im distalen Harnleiter) werden meist spontan ausgeschieden und bedürfen daher keiner Therapie; ggf. kann der Steinabgang medikamentös gefördert werden (Chemolitholyse) ❷.

Bei **Konkrementen > 4 mm** ist grundsätzlich eine **interventionelle Therapie** je nach Lage und Größe des Konkrements zu empfehlen, da es im Verlauf zu Größenzunahme und Komplikationen (s. u.) kommen kann.

- Für eine **Nephrolithiasis** ist die Lage im Kelchsystem entscheidend. Vor allem die **untere** Kelchgruppe ❸ zeigt anatomisch bedingt ein schlechtes Ansprechen auf nichtinvasive Therapien (ESWL). Für Steine der **mittleren** und **oberen** Kelchgruppen sowie des **Nierenbeckens** ❹ kommen je nach Steingröße sowohl invasive als auch nichtinvasive Verfahren zum Einsatz.
- Für den **Harnleiter** ist die Höhe der Steinlage sowie die Größe entscheidend ❺. Entsprechend dieser Kriterien kommt auch hier ein fein ausdifferenziertes Schema zum Einsatz.

Zur **interventionellen Therapie** der Urolithiasis gehören:
- **ESWL** (= extrakorporale Stoßwellentherapie): Zertrümmerung der Konkremente durch von außen am Körper wirkende **Stoßwellen**
- **URS** (= semirigide oder flexible ureterrenoskopische Lithotripsie und Konkrementextraktion): **endoskopische** Steinentfernung mittels Körbchen, Zangen und Zertrümmerungsinstrumenten (Laser)
- **PNL** (= perkutane Nephrolithotripsie): Nierenbecken- oder Kelch**punktion** mit Steinentfernung.
- **Chemolitholyse:** medikamentöse Steinauflösung, z. B. bei Harnsäuresteinen.

Die allgemeine **Rezidivprophylaxe** ❻ zielt darauf ab, die Flüssigkeitsausscheidung zu steigern und somit lithogene Substanzen im Urin zu reduzieren. Dies kann u. a. erreicht werden durch Steigerung der Trinkmenge, Urin-Alkalisierung oder je nach Äthiologie Ansäuerung, Vermeiden von Kaffee, schwarzem Tee und Alkohol, Stuhlregulierung, Vermeiden von tierischen Eiweißen. Auch regelmäßige Steinkontrollen sollten erfolgen.

Wichtige Evidenzen und Empfehlungen bei Urolithiasis		
	Evidenzgrad	Empfehlungsstärke
Medikamentöse Alphablockertherapie (medikamentöse expulsive Therapie, MET) kann die Steinausscheidungsrate erhöhen und den Steinabgang beschleunigen.	I	B
Die Sonographie soll die bildgebende Diagnostik der ersten Wahl sowohl in der Akutsituation als auch in der allgemeinen Diagnostik und Nachsorge sein.	II	C
Bei medikamentös nicht beherrschbaren Koliken, hochgradiger Obstruktion mit konsekutiver Harnstauungsniere und/oder steigenden Retentionswerten (postrenales Nierenversagen) oder infizierter Harnstauungsniere besteht die Indikation zur Harnableitung.	I	B
Vor aktiver Steintherapie soll eine akute Harnwegsinfektion ausgeschlossen oder eine resistenzgerechte Antibiotikatherapie eingeleitet sein.	III	

Komplikationen

Die wichtigsten Komplikationen sind Nierenkoliken, Schmerzen, rezidivierende Infektionen, postrenales Nierenversagen und Urosepsis.

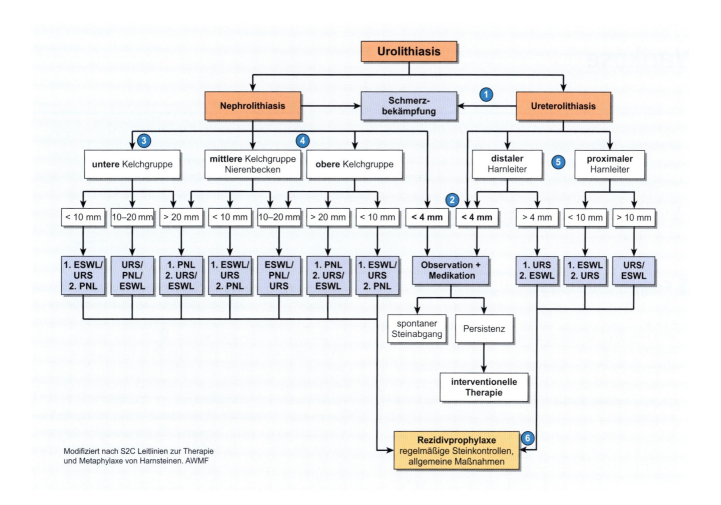

Modifiziert nach S2C Leitlinien zur Therapie und Metaphylaxe von Harnsteinen. AWMF

Obstruktive **Nieren- und Harnleiterkoliken** sollten bei ausbleibender Schmerzfreiheit (im Extremfall: Status colicus) mittels sofortiger Harnleiterschienung und Spasmoanalgesie (z. B. Butylscopolamin und Metamizol i. v.) therapiert werden. Bei unbehandeltem Krankheitsprogress kann es andernfalls zum **postrenalen Nierenversagen** und/oder intensivpflichtigen **septischen** Krankheitsbild kommen. Die notfallmäßige Behandlung besteht primär in einer sofortigen möglichst Niederdruck-Harnableitung (Harnleiterschiene, Nierenfistel, Dauerkatheter) und testgerechter Antibiose.

Durch eine vollständige Konkrementsanierung des Harntraktes lassen sich nach antibiotischer Therapie **rezidivierende Infektionen** meist erfolgreich behandeln.

Ökonomische Aspekte

Die Urolithiasis ist in den entwickelten Ländern ein Volksleiden und korreliert mit Adipositas und dem metabolischen Syndrom. Präventive Maßnahmen, sportliche Betätigung sowie ausreichend hohe Trinkmengen (ca. 2 Liter/Tag) sind anzuraten.

Varikose

V. Hach-Wunderle

Zur Orientierung

Bei der Varikose liegt eine variköse Degeneration einer oberflächlichen, extrafaszial gelegenen Vene mit konsekutiver Venenklappeninsuffizienz vor.

Die **primäre Varikose** (> 90 %) tritt gehäuft im 3. Lebensjahrzehnt bei familiärer Disposition auf. Begünstigend wirken u. a. hormonelle Einflüsse wie Gravidität, Adipositas und stehende Berufsausübung. Die **sekundäre Varikose** (< 10 %) entsteht als Spätfolge einer venösen Abflussbehinderung im tiefen Venensystem, meistens beim postthrombotischen Syndrom.

Der **Nachweis** einer Venenklappeninsuffizienz erfolgt mit der Duplexsonographie unter Anwendung von Provokationstests (Valsalva-Presstest, Wadendekompressionstest) ❶.

Formen und Stadien

Bei der primären Varikose sind pathophysiologisch zu unterscheiden:

- **ohne transfasziale Kommunikation** (eher *geringer* Krankheitswert) ❷:
  Seitenastvarikose (bestimmte Formen), retikuläre Varikose, Besenreiser
- **mit transfaszialer Kommunikation** (eher *hoher* Krankheitswert) ❸:
  Stammvarikose, Perforansvarikose, Seitenastvarikose (bestimmte Formen).

Varizen mit direkter Verbindung zum tiefen Venensystem (= transfasziale Kommunikation) haben eine höhere Komplikationsrate. Das trifft v. a. auf die Stammvarikose zu. In Abhängigkeit von der distalen Ausdehnung der Venenklappeninsuffizienz werden bei der Stammvarikose der Vena saphena magna 4 und bei der Vena saphena parva 3 Krankheitsstadien nach Hach differenziert (➤ Abb. 1). Je schwerer das Krankheitsstadium, umso größer ist das über die tiefen Venen zum Herzen rezirkulierende Blutvolumen. Ein **kompensierter Rezirkulationskreis** verursacht keine oder kaum Beschwerden (➤ Abb. 2). Nach Jahren kann infolge der Überlastung tiefer Venen ein **dekompensierter Rezirkulationskreis** auftreten, erkennbar an einer zunehmenden Beinschwellung.

Therapie

Zu den **Allgemeinmaßnahmen** bei einer Varikose gehören die Normalisierung des Körpergewichts und die regelmäßige sportliche Aktivität (u. a. Laufen, Schwimmen, Radfahren) ❹.

Die **speziellen therapeutischen Maßnahmen** hängen v. a. ab von: Art der Varikose, Lebensalter des Patienten, Beschwerden, Begleiterkrankungen und lokalen Komplikationen.

Bei einer Varikose **ohne transfasziale Kommunikation** ❷ und Beschwerdefreiheit kommt ggf. eine Behandlung aus ästhetischen Gründen in Betracht ❺. Wenn die Varizen lokale Schmerzen oder ein Stauungsgefühl verursachen, stehen die Sklerosierung mit Polidocanol, bei Seitenastvarizen alternativ auch die minimal-invasive operative Extraktion und bei Besenreisern ggf. die Laserkoagulation alternativ zur Sklerosierung zur Verfügung ❻.

Bei einer Varikose **mit transfaszialer Kommunikation** ❸ ist die individuelle Situation zu berücksichtigen. Bei fehlenden Komplikationen und fortgeschrittenem Lebensalter, kann unter jährlicher Befundkontrolle abgewartet werden ❼. Je schwerer das Krankheitsstadium und je jünger der Patient ❽, umso eher sollte die Varikose auch bei Beschwerdefreiheit beseitigt werden, um späteren Komplikationen vorzubeugen. Bei lokaler Schwellungsneigung und Schmerzen oder bei Komplikationen wie Phlebitis, Ulkus und CVI ❾ ist eine rasche Sanierung erforderlich. Bei einer **Stammvarikose** erfolgt in schweren Fällen bevorzugt die Operation mit Strippingmanöver des defekten Anteils der Vene; suffiziente Venensegmente bleiben erhalten (ggf. für Venenbypässe). In leichteren Krankheitsfällen kann anstelle der Operation die endoluminale Obliteration der Stammvene (u. a. durch Laserkoagulation oder Radiofrequenzablation) und bei älteren Patienten eine Schaumsklerosierung vorgenommen werden. Endoluminale Obliterationsverfahren sind ebenso erfolgreich wie Operationen; bei einer Schaumsklerosierung besteht eine höhere Rezidivneigung. Die **Perforansvarikose** wird vorzugsweise chirurgisch ausgeschaltet, die **Seitenastvarikose** wahlweise durch eines der genannten Verfahren. Die Kompressionstherapie erfolgt nach einer Sklerosierung für wenige Tage und nach Operation/endoluminaler Obliteration für ca. 2–4 Wochen (meist Kompressionsstrumpf, in komplizierten Krankheitsfällen zusätzlicher Kompressionsverband am Unterschenkel).

Komplikationen

Bei ausgeprägten Formen der Stammvarikose sowie der Perforansvarikose können folgende Komplikationen auftreten:

- **Varikophlebitis** (= Thrombosierung der Varize) mit Gefahr des Einwachsens in das tiefe Venensystem und konsekutiver Lungenembolie.
- **sekundäre Leitveneninsuffizienz** (= Überlastung der tiefen Venen durch großes rezirkulierendes Blutvolumen) mit Ödemneigung
- **chronische venöse Insuffizienz** (CVI)
- **arthrogenes Stauungssyndrom** (= eingeschränkte/aufgehobene Beweglichkeit des oberen Sprunggelenks durch lokale Entzündungsreaktion).

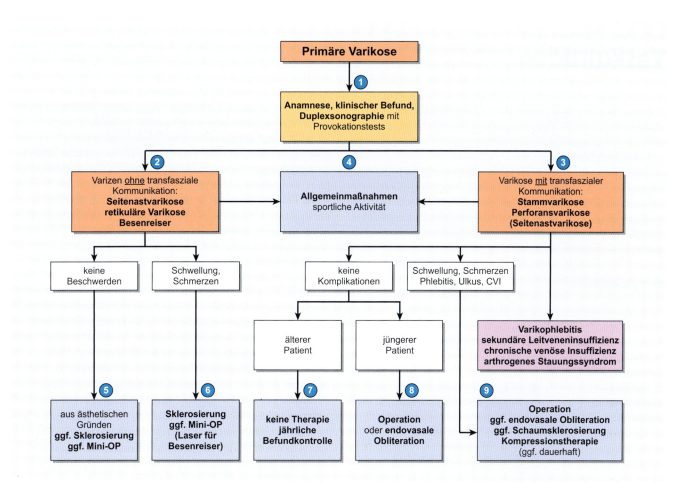

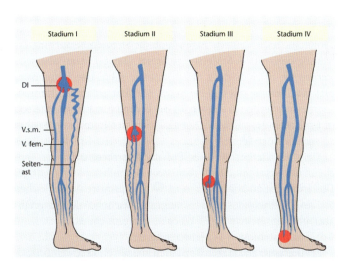

Abb. 1 Einteilung der Stammvarikose der Vena saphena magna (V. s. m.) in 4 Stadien (nach Hach). Proximaler Insuffizienzpunkt (PI) bei defekter Mündungsklappe in der Leiste und distaler Insuffizienzpunkt (DI) in Leiste (Stadium I), oberhalb (II) bzw. unterhalb (III) des Kniegelenks und am Innenknöchel (IV). [L157]

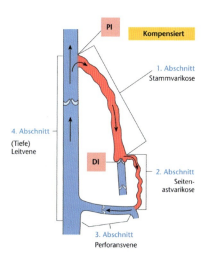

Abb. 2 Kompensierter Rezirkulationskreis bei Stammvarikose der Vena saphena magna (nach Hach). Reflux des Blutes aus der V. femoralis in die Vena saphena magna über eine defekte Mündungsklappe in der Leiste (1. Abschnitt) und dann über eine konjugierende Seitenastvarize (2. Abschnitt) und eine Perforansvene (3. Abschnitt) in das tiefe Venensystem (4. Abschnitt). PI = proximaler Insuffizienzpunkt, DI = distaler Insuffizienzpunkt. [L157]

U. Müller-Ladner

Vaskulitiden

Zur Orientierung

Als **primäre Vaskulitiden** wird eine Gruppe von immunologisch geprägten Erkrankungen bezeichnet, die alle eine (peri)vaskuläre chronische Entzündungsreaktion mit häufig nachfolgendem Gefäßverschluss und Dysfunktion des hiervon abhängigen Organs bzw. deutlicher Reduktion des Allgemeinzustandes nach sich ziehen. Je nach Typ der Vaskulitis können große Gefäße (z. B. bei der Takayasu-Arteriitis) bis hin zu Kapillaren (z. B. der mikroskopischen Polyangiitis) betroffen sein.

Sekundäre Vaskulitiden können eine Komplikation von rheumatischen und autoimmunen Erkrankungen sein, im Rahmen von Infektionen auftreten oder durch Medikamente und toxische Substanzen bedingt sein; am häufigsten sind allerdings paraneoplastische Vaskulitiden.

Die **Lokalisation** und eine **Biopsie** (wenn möglich) klärt in der Regel die Art der Vaskulitis, daneben können **spezifische Befunde** bei der Differenzialdiagnostik hilfreich sein (➤ Tabelle).

Primäre Vaskulitiden	
große Gefäße (Aorta und deren Abgänge)	• Takayasu-Arteriitis • Riesenzellarteriitis • Polymyalgia rheumatica • IgG4-assoziierte Periarteriitis (Sonderform)
mittelgroße Gefäße (Organversorger)	• Panarteriitis nodosa
kleine Gefäße (Intraorgangefäße, Hautgefäße)	• Granulomatose mit Polyangiitis (früher Morbus Wegener), eosinophile Granulomatose mit Polyangiitis (früher Churg-Strauss-Syndrom) bzw. ANCA-assoziierte Vaskulitiden (AAV) • mikroskopische Polyangiitis (z. T. ebenfalls AAV) • Purpura Schönlein-Henoch (Kindesalter) • Immunkomplexvaskulitis • Morbus Behçet • Thrombangitis obliterans (Morbus Winiwarter-Buerger) • leukozytoklastische Vaskulitis

Verlauf

Die meisten primären Vaskulitiden sind **chronisch-progredient.** Durch den häufigen Befall vitaler Organsysteme (v. a. Gehirn, Lunge, Nieren) verlaufen sie ohne Therapie in der Regel letal oder ziehen einen schweren Organschaden bzw. -verlust nach sich. Behandelt können alle Patienten eine normale Lebenserwartung erreichen, wenn zügig eine langfristige Remission induziert wird.

Therapie

Alle Vaskulitiden bedürfen zur **Remissionsinduktion** einer aggressiven, immunsuppressiven Therapie, die sich im Wesentlichen auf Cyclophosphamid und hoch dosierte Glukokortikoide stützt, wobei aktuelle Daten eine Gleichwertigkeit von Tocilizumab (Großgefäßvaskulitiden) sowie Mycophenolat und Rituximab (Kleingefäßvaskulitiden) zeigen.

Bei den sekundären Vaskulitiden muss die Grunderkrankung bzw. das auslösende Agens gesucht und primär behandelt werden (➤ entsprechende Kap.) ❶. Reicht das nicht aus, sollte wie bei primären Vaskulitiden vorgegangen werden

Bei schwerer **lebensbedrohlicher Aktivität** (zerebrale Vaskulitis, schwere Allgemeinsymptome) oder drohendem **Organausfall** (Niere) kommt das Fauci- bzw. Austin-Schema (Cyclophosphamid + Prednisolon) oder das verträglichere Euro-Lupus-Schema zum Einsatz ❷.

Bei **hoher Aktivität** (Verminderung des Allgemeinzustandes, Organdysfunktion) sollte primär Prednisolon gegeben werden ❸. Bei Normalisierung aller Symptome nach wenigen Tagen kann die Steroidgabe auf eine Erhaltungsdosis für 3–6 Monate reduziert werden ❹. Bei Persistenz der Symptome sollte nach spätestens einer Woche eine immunsuppressive Therapie mit Methotrexat, Azathioprin oder Mycophenolat begonnen werden ❺. Alternativ stehen Cyclosporin A oder Leflunomid zur Verfügung. Für die Riesenzellarteritis steht aktuell auch Tocilizumab zur Verfügung. Bei Verschlechterung kommt ebenfalls Cyclophosphamid zum Einsatz. Für ANCA-assoziierte Vaskulitiden ist seit Kurzem auch Rituximab im Vaskulitis-Schema zugelassen. Dieses wirkt auch gut bei IgG4-assoziierten Perivaskulitiden.

Bei **leichter bis mäßiger Aktivität** (führende Hautsymptome, Entzündungskonstellation) sollte primär mit einer niedrigeren Prednisolondosis begonnen werden ❻. Bei Normalisierung aller Symptome nach wenigen Tagen kann die Steroidgabe auf eine Erhaltungsdosis für 3–6 Monate reduziert und ggf. dann abgesetzt werden ❹. Bei Persistenz der Symptome sollte eine immunsuppressive Therapie mit den bei hoher Aktivität genannten Immunsuppressiva begonnen werden ❺. Bei **kompletter Remission** kann in 6-Monatsintervallen ein Ausschleichen der Immunsuppression versucht werden ❼.

Eine Besonderheit stellt die **Polymyalgia rheumatica** dar, welche in der Regel mit einer Prednisolon-Monotherapie in niedriger Dosierung gut zu kontrollieren ist ❽. Das primäre Ausschleichen bis auf Erhaltungsdosen muss aufgrund der hohen Rezidivgefahr aber über mindestens 8–12 Wochen erfolgen, ein Absetzen kann i. d. R. frühestens nach 1–2 Jahren erfolgen.

Bei **therapierefraktären Verläufen** können als Reservemedikation andere Biologika (v. a. Tocilizumab, Rituximab) eingesetzt werden ❾. Der Morbus Behçet spricht meist gut auf Interferon oder Colchizin an. Die einzige und kausale Therapie der Thrombangitis obliterans ist der komplette Verzicht auf Nikotin.

Komplikationen

Da Gefäße lebenswichtig für alle Organe sind, ziehen schwere Verlaufsformen der Vaskulitiden unbehandelt in der Regel den **Organ(funktions)verlust** nach sich: Nierenversagen, apoplektischer Insult, Nekrosen an den Extremitäten etc.

Vaskulitiden

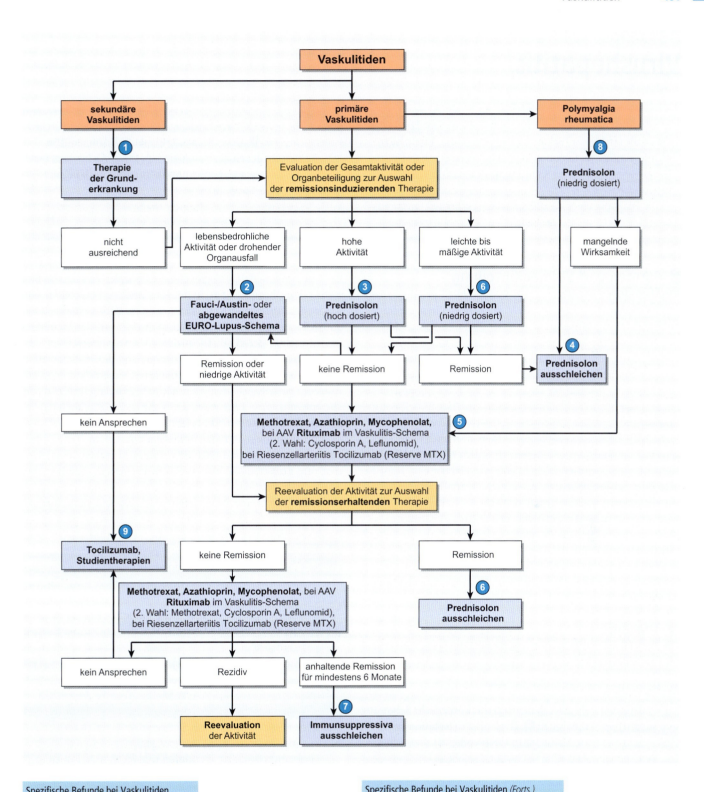

Spezifische Befunde bei Vaskulitiden	
klinisches Merkmal oder Laborparameter	häufig bei
i. d. R. BSG > 40, Alter > 50 J.	Polymyalgia rheumatica, Riesenzellarteriitis
Alter < 40 J.	Takayasu-Arteriitis
Eosinophilie > 10 %, Asthma	eosinophile Granulomatose mit Polyangiitis
cANCA (Anti-Proteinase-3-Antikörper)	Granulomatose mit Polyangiitis, AAV

Spezifische Befunde bei Vaskulitiden (Forts.)	
klinisches Merkmal oder Laborparameter	häufig bei
pANCA (Anti-Myeloperoxidase-Antikörper)	mikroskopische Polyangiitis, AAV
Aneurysmen, Hepatitis-B-Träger	Panarteriitis nodosa
rezidivierende genitale/orale Ulzera, HLA-B51	Morbus Behçet
zirkulierende Immunkomplexe	Immunkomplexvaskulitis
IgG4-positive Plasmazellen	IgG4-assoziierte Periarteriitis

M.-W. Welker

Virushepatitis

Zur Orientierung

Als Hepatitis bezeichnet man eine entzündliche Schädigung der Leber, die infektiöser (Bakterien, Parasiten, Pilze, Viren) oder nichtinfektiöser (autoimmun, hereditär, metabolisch, toxisch) Genese sein kann. Dieses Kapitel umfasst ausschließlich Virushepatitiden.

Die **Diagnose** einer Hepatitis wird über erhöhte Transaminasen (ALT, AST) und ggf. histologisch und molekulargenetisch gestellt. Die Feststellung der Ätiologie gelingt durch serologische Untersuchungen ❶. Cave: Bei akuter Hepatitis B können HBc-IgM-Antikörper der einzige serologisch positive Marker sein; bei akuter Hepatitis C und E können Antikörpertests noch negativ ausfallen.

Formen und Stadieneinteilung

Virushepatitiden können ausgelöst werden durch **primär** hepatotrope Viren (HAV, HBV/HDV, HCV, HEV) oder Viren, die im Stadium der Organmanifestation zu einer Hepatitis führen können (v. a. Viren der Herpesgruppe: CMV, EBV, HSV, VZV).

Nach dem klinischen Verlauf unterscheidet man eine **akute** und eine **chronische Hepatitis** (Virusnachweis > 6 Monate). Während ein chronischer Verlauf bei Hepatitis A und E bei immunkompetenten Patienten nicht vorkommt, kann eine Hepatitis E bei immunkompromittierten Patienten auch chronifizieren. HBV/HDV- sowie HCV-Infektionen können ausheilen, aber auch ohne Vorliegen einer Immunkompromittierung chronisch verlaufen. Viren der Herpesgruppe persistieren lebenslang und können eine Hepatitis akut oder bei Reaktivierung auslösen. Eine **Stadieneinteilung** ist vor allem für chronische Hepatitiden von Bedeutung. Histologisch wird das Ausmaß der entzündlichen Aktivität (**Grading**), des bindegewebigen Umbaus (**Staging**) und der Grad der Verfettung (**Steatosis**) bestimmt. Histologische **Score-Systeme** sind für die chronische Hepatitis B/D und C gebräuchlich (Desmet-, Ishak-, Metavir-Score). Der Fibrosegrad kann auch nichtinvasiv abgeschätzt werden (z. B. Fibro-Test, Fibro-Scan, Fibrosis-4 [FIB-4]-Score).

Therapie

Die Therapiemaßnahmen richten sich nach Dauer (akut/chronisch) und ursächlichem Virus.

Allgemeine Therapiemaßnahmen

Im Vordergrund stehen bei akuter Hepatitis **körperliche Schonung** und **supportive Maßnahmen** ❷. Hygienische (**Isolation** bei HAV, HEV) und gesetzliche Maßnahmen (**Meldepflicht!**) sind zu beachten. Eine spezielle „Leberdiät" ist nicht erforderlich.

Spezielle Therapiemaßnahmen

Bei akuter **Hepatitis A** ❸ und **E** ❹ erfolgt keine antivirale Therapie. Bei Chronifizierung einer Hepatitis E ❹ wird eine Behandlung mit Ribavirin empfohlen. Allerdings ist Ribavirin (RBV) für diese Indikation nicht zugelassen (Stand November 2019). Bei unkomplizierter **akuter Hepatitis B(/D)** ist keine spezifische Therapie etabliert; bei fulminanten Verläufen wird jedoch häufig ein Nukleos(t)idanalogon eingesetzt. Eine Behandlungsindikation bei **chronischer Hepatitis B(/D)** ❺ wird in Abhängigkeit von der Schwere der Hepatitis (Transaminasen, Histologie) und der Höhe der Viruslast im Blut gestellt. Die Therapie – pegyliertes Interferon-α (PEG-INF-α) und Nukleos(t)idanaloga – richtet sich nach dem HBV-Genotyp (A–F) und der Serologie. Das Therapieziel ist die Senkung der Morbidität und Mortalität der HBV(/D)-Infektion. Surrogatmarker sind die Suppression der Viruslast unter Therapie und die Serokonversion von HBs-Antigen zu anti-HBs-Antikörpern. Eine Behandlung mit Nukleos(t)idanaloga ist zeitlich zunächst unlimitiert; während eine Therapie mit (PEG-)IFN-α zeitlich begrenzt ist. Die Therapie der **chronischen Hepatitis C** ❻ besteht aus der kombinierten Gabe von zwei bis drei direkt antiviral wirkenden Substanzen (DAA, direct antviral agents) mit und ohne RBV über 8-12 (selten 16-24) Wochen; die Viruseradikationsraten liegen bei 90-95%. Die DAA-Behandlung ist auch bei akuter Hepatitis C wirksam; für diese Indikation besteht aber keine Zulassung der DAA. Eine antivirale Therapie

Evidenz der Therapieempfehlung bei chronischer Virushepatitis		
	Evidenzgrad	Empfehlungsstärke
chronische Hepatitis B*		
(pegyliertes) Interferon-α	Ia–IIa	A
Nukleos(t)idanaloga	Ia–Ib	A
chronische Hepatitis B/D*		
(pegyliertes) Interferon-α **	Ib–IIb	A
chronische Hepatitis C*		
Kombination verschiedener antiviraler Substanzen	Ib–V	A, B, C
Hepatitis E		
Ribavirin****	III	B

* bei gegebener Therapieindikation. Therapieindikation und Therapieregime richten sich nach virologischen, biochemischen und Patientenspezifischen (Krankheitsstadium, evtl. Schwangerschaft, evtl. Vortherapien) Merkmalen.
** Eine Behandlung mit Nukleos(t)idanaloga der Hepatitis B sollte erfolgen, wenn eine Behandlungsindikation vorliegt. Sie kann erwogen werden, wenn eine signifikante HBV-Replikation nachweisbar ist. Eine Kombination von Nukleos(t)idanaloga und (pegyliertem) Interferon-α wird außerhalb von Studien nicht empfohlen.
*** unterschiedliche Evidenzen für verschiedene Medikamentenkombinationen. Therapieindikation und Therapieregime richten sich nach virologischen, biochemischen und patientenspezifischen (Krankheitsstadium, evtl. Schwangerschaft, evtl. Vortherapien) Merkmalen.
**** in dieser Indikation nicht zugelassen.

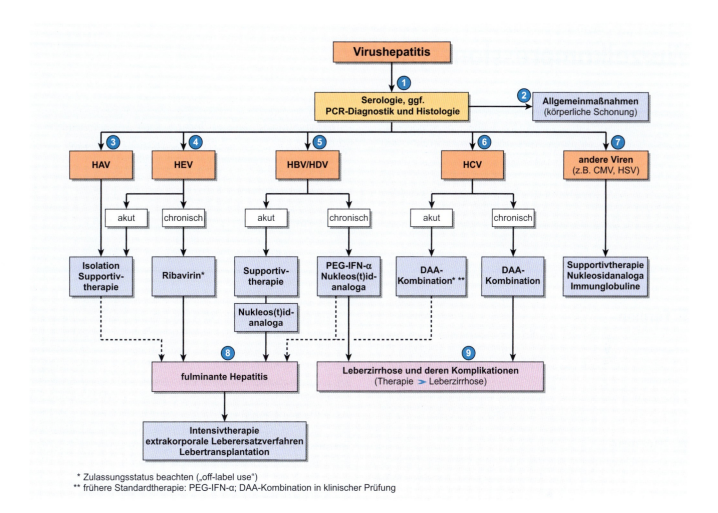

* Zulassungsstatus beachten („off-label use")
** frühere Standardtherapie: PEG-IFN-α; DAA-Kombination in klinischer Prüfung

erfolgt bei **CMV, HSV** und **VZV** ❼ in der Regel bei immunkompromittierten Patienten (Virostatikum allein oder in Kombination mit Immunglobulinen), die antivirale Behandlung einer EBV-Infektion ist nicht etabliert.

Komplikationen

Die wichtigsten Komplikationen sind:
- **fulminante Hepatitis** mit Leberversagen ❽
- **Leberzirrhose** (➤ Leberzirrhose), portale Hypertension, hepatozelluläres Karzinom (➤ hepatozelluläres Karzinom) ❾

Ein fulminanter Verlauf kann bei akuter Hepatitis B (< 1 %), A (< 0,5 %) und E (bis 10 %), äußerst selten bei akuter Hepatitis C sowie als Komplikation bei chronischer Hepatitis B („flare up", HDV-Superinfektion) auftreten. Bei Zeichen des Leberversagens ist eine **Intensivtherapie** mit Substitution von Gerinnungsfaktoren, Behandlung des Aszites (➤ Aszites) und evtl. passagerem Einsatz eines **extrakorporalen Leberersatzverfahrens** erforderlich. Die Behandlung der hepatischen Enzephalopathie bei akutem Leberversagen ist komplex. Basismaßnahme sind **Laktuloseeinläufe**. Als Ultima Ratio steht die **Lebertransplantation** zur Verfügung.

Ökonomische Aspekte bei Behandlungen chronischer Virushepatitiden

Zur Behandlung der chronischen Hepatitis B und C wurden hocheffektive Medikamente entwickelt und zugelassen. Den direkten Medikamentenkosten stehen bei indikationsgerechtem Einsatz Einsparungen im Gesundheitssystem durch Reduktionen von Folgeerkrankungen gegenüber. Bei der Verordnung sind sowohl der Zulassungsstatus, aktuelle Studienergebnisse, Leitlinienempfehlungen als auch die jeweils gültigen Beschlüsse des Gemeinsamen Bundesausschusses im Rahmen der (frühen) Nutzungsbewertung nach §35a SGB V zu beachten. Bei Vorhandensein gleichwertiger Therapieoptionen ist die kosteneffektivste Behandlung zu wählen.

R. Dinser (†), W. Hermann, U. Müller-Ladner

Wurzelkompressionssyndrom

Zur Orientierung

Als Wurzelkompressionssyndrom bezeichnet man Schmerzen oder Lähmungen, die durch Druck einer externen Struktur auf eine Nervenwurzel des Rückenmarks entstehen.

Die **Ursache** ist häufig ein Bandscheibenvorfall, seltener eine knöcherne Einengung (Spondylophyten) des Spinalkanals bzw. des Neuroforamens. Auch Raumforderungen durch Karzinommetastasen, Traumata, Lymphome oder primäre Rückenmarksprozesse kommen als Auslöser in Frage.

Die **Symptomatik** äußert sich durch einen akut auftretenden Schmerz im sensorischen Versorgungsgebiet der betroffenen Nervenwurzel (z. B. Lumbalgien, Zervikocephalgien oder Brachialgien), evtl. begleitet von segmentalen neurologischen Ausfällen wie Sensibilitätsstörungen, Reflexausfällen und schließlich Lähmungserscheinungen. Die klinische **Diagnose** wird oft in Schnittbildverfahren (CT, MRT) bestätigt ❶. Natives Röntgen ist z. B. zum Ausschluss einer Fraktur, zur Quantifizierung einer Spondylolisthesis oder Erkennung von Wirbelanomalien sinnvoll.

Formen

Therapeutisch bedeutsam ist die Unterscheidung einer isoliert **sensorischen** von einer kombiniert **sensorisch-motorischen** Wurzelkompression, da bei Letzterer oft eine rasche Dekompression zur Verhinderung bleibender Paresen notwendig ist. Weiterhin muss zwischen im weiteren Sinn **degenerativ** und **Malignom** bedingter Wurzelkompression unterschieden werden.

Therapie

Die Dringlichkeit und Reihenfolge der Interventionen richtet sich zunächst nach der An- bzw. Abwesenheit von Lähmungserscheinungen.

Bei Lähmungen ist die Art der Intervention von der zugrunde liegenden Ursache abhängig. Degenerative Veränderungen (z. B. Bandscheibenvorfälle) werden durch eine **operative Dekompression** ❷ (z. B. Laminektomie mit Spondylodese) versorgt; Malignome können **strahlentherapeutisch** oder auch **operativ** ❸ behandelt werden. Im Zweifelsfall muss das Vorgehen interdisziplinär abgestimmt werden. Zudem ist eine **Therapie der malignen Grundkrankheit** anzustreben ❹.

Bei akut aufgetretenen radikulären Schmerzen **ohne Lähmungen** wird zunächst eine **multimodale Schmerztherapie** eingeleitet ❺. Diese beinhaltet eine vorübergehende **Immobilisation** mit Entlastung der Nervenwurzeln durch z. B. Stufenlagerung und nach Eintreten einer ersten Besserung isometrischer Spannungsübungen sowie passive Anwendungen mit Wärme (Fango-Packung, heiße Rolle) oder Massagen zur Minderung reaktiver Muskelverspannungen. **Medikamentös** ist anfangs oft eine Kombination mehrerer schmerzlindernder Prinzipien notwendig. Dabei wird ein nichtsteroidales Antiphlogistikum (Ibuprofen, Diclofenac, Coxibe) in Kombination mit reinen Analgetika wie Metamizol und Opiaten (Tramadolor, Tilidin, ggf. auch höherpotente Opiate und Morphin-Präparate) verabreicht. Wichtiges Prinzip der Medikation ist eine regelmäßige Applikation retardierter Substanzen unter Berücksichtigung der Wirkdauer sowie die Bereitstellung rasch wirksamer Analgetika nach Bedarf. Lokal kann auch eine Röntgen- oder CT-gesteuerte Infiltration der Facettengelenke und/oder Nervenwurzelblockade durchgeführt werden.

Nach Schmerzreduktion ❻ ist über die folgenden Tage eine allmähliche Mobilisation unter Meidung von schmerzverschlimmernden Situationen notwendig. Die **Medikation** sollte **reduziert** werden. Durch Kräftigung der Rückenmuskulatur und Haltungsübungen über die nächsten Wochen und Monate soll **krankengymnastisch** einer Fehlstatik mit weiterer mechanischer Dekompensation der Wirbelsäule vorgebeugt werden. Spricht die konservative Therapie nicht an, ist je nach Grundkrankheit und Komorbidität eine **operative Dekompression** ❼ in Erwägung zu ziehen. In Einzelfällen kann eine Korsettversorgung sinnvoll sein.

Komplikationen

Die wichtigsten Komplikationen sind:
- **Inkontinenz** von Harn oder Stuhl bei Lokalisation im Segment S2
- **Komplikationen der Therapie:** z. B. Magenulzerationen unter nichtsteroidalen Antiphlogistika, Obstipation und Vigilanzstörungen unter Opiattherapie, Thrombose unter Immobilisation.

Notfälle

Das akute Auftreten von **Stuhl- oder Harninkontinenz** bedarf einer notfallmäßigen schnellen Diagnostik und rascher Wurzeldekompression. Anderweitige Muskellähmungen sind regelhaft als Eilfall aufzufassen.

Ökonomische Aspekte

Eine schnelle Diagnostik und Therapie verhindert meist langwierige schmerzmittelbetonte Verläufe, d. h. besser zu Beginn mehr Diagnostik als später mehr potenzielle abzuklärende Differenzialdiagnosen. Auch zugrunde liegende Erkrankungen (Malignome, Spondylarthropathien) sollten konsequent behandelt werden.

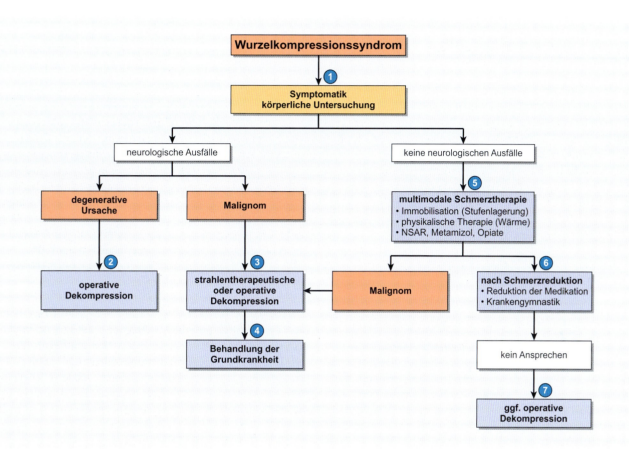

Literaturverzeichnis

Teil 1

Akute Oberbauchschmerzen
Flasar, M. H., Goldberg, E.: Acute abdominal pain. Med Clin North Am 2006; 90: 481–503

Akutes Abdomen
Mössner, J.: Akutes Abdomen. Internist 2005; 46: 974–81

Anämie
Hoffbrand, A. V. Pettit, P. A. H., Moss, J. E. (eds.): Essential Haematology. 6th edition 2011; Blackwell Publishing; www.essentialhaematology6.com/

Hillman, R. S., Ault, K. A., Rinder, H. M. (eds.): Hematology in Clinical Practice: A guide to diagnosis and management, 4th edition 2005; Mc Graw-Hill Publishing

Leitlinien: Empfehlungen der Deutschen Gesellschaft für Hämatologie und Onkologie e. V. für die Diagnostik und Therapie hämatologischer und onkologischer Erkrankungen: Eisenmangel- und Eisenmangelanämie (04/2011). www.onkopedia.com/de/onkopedia/guidelines/eisenmangel-und-eisenmangelanaemie/@@view/html/index.html

Analschmerz
Lohsirivat, V.: Anorectal emergencies. World J Gastroenterol 2016, 22 (26), 5867–5878

Patcharatrakul, T., Rao, S. S. C.: Update on the Pathophysiology and Management of Anorectal Disease. Gut Liver 2018, 12 (4), 375–384

Parès, D., Abcarian, H: Management of Common Benign Anorectal Disease. What all Physicians Need to Know. Am J Med.2018, 131 (7) 745–751

Leitlinie der Deutschen Gesellschaft für Koloproktologie: AWMF-Leitlinien, Register-Nr. 081/007. Letzte Aktualisierung: 01.04.2019

Antriebslosigkeit
Leitlinie der Deutschen Gesellschaft für Allgemeinmedizin und Familien medizin: Müdigkeit (2006, AWMF-Leitlinien-Register Nr. 053/002). www.uni-duesseldorf.de/WWW/AWMF/ll/053-002.htm

AWMF-Leitlinie Müdigkeit Stand: 30.9.2011 (in Überarbeitung), gültig bis 29.9.2016. www.awmf.org/leitlinien/detail/ll/053-002.html

Anurie/Oligurie
Kierdorf, H. P.: Organversagen der Nieren: Diagnostik und Therapie. Dtsch Med Wochenschr 2006; 131: 2475–9

Hilton, R.: Acute renal failure. British Med J 2006; 333: 786–90

Guideline Updates Team (UK): NICE Guideline, No. 148. Acute kidney injury: prevention, detection and management. London: National Institute for Health and Care Excellence (UK): Clinical Guidelines; 2019 Dec.

Appetitstörung
Legenbauer, T., Herpertz, S.: Essstörungen – Diagnostik und Therapie. Dtsch med Wochenschr 2008; 133: 961–5

Knecht, T.: Pica – eine qualitative Appetitstörung. Schweiz Med Wochenschr 1999; 129: 1287–92

Arterielle Hypertonie
National Heart, Lung, and Blood Institute: The Seventh Report of the Joint National Committee on Prevention, Detection, Evaluation, and Treatment of High Blood Pressure (JNC 7). Hypertension 2003; 42: 1206–52 (www.nhlbi.nih.gov/guidelines/hypertension/index.htm)

www.hochdruckliga.de/tl_files/content/dhl/downloads/2014_Pocket-Leitlinien_Arterielle_Hypertonie.pdf

Aszites
Gerbes, A. L., Gülberg, V.: Aszites – Diagnostik und Therapie; Dtsch Med Wochenschr 2004; 129 Suppl 2: 63–5

Bauchkolik
Gutt, C., Jenssen, C., Barreiros, A.P. et al.: Aktualisierte S3-Leitlinie der Deutschen Gesellschaft für Gastroenterologie, Verdauungs- und Stoffwechselkrankheiten (DGVS) und der Deutschen Gesellschaft für Allgemein- und Viszeralchirurgie (DGAV) zur Prävention, Diagnostik und Behandlung von Gallensteinen. Z Gastroenterol 2018; 56: 912–966. www.dgvs.de

Layer, P., Rosien, U.: Praktische Gastroenterologie. 2. Auflage 2004, Urban & Fischer Verlag

Beinschwellung
Partsch, H.: The Role of Leg Compression in the Treatment of Deep Vein Thrombosis. Phlebology 2014; 29(1 suppl): 66–70. Pubmed-ID: 24843089

Hach-Wunderle, V.: S2k Leitlinie: Diagnostik und Therapie der Venenthrombose und der Lungenembolie. 2015 [cited 2015 9.11.2015]; www.awmf.org/leitlinien/detail/ll/065-002.html

Monreal, M., et al.: Cost-effectiveness impact of rivaroxaban versus new and existing prophylaxis for the prevention of venous thromboembolism after total hip or knee replacement surgery in France, Italy and Spain. Thromb Haemost 2013. 110(5): 987–94. Pubmed-ID: 23965805

Bluthusten
Lorenz, J., Bals, R. (Hrsg.): Checkliste Pneumologie XXL. Thieme Verlag, 4. Aufl. 2015

Blutungsneigung
Luxembourg, B., Lindhoff-Last, E.: Zufallsbefund pathologischer Gerinnungsparameter. Internist (Berl). 2014; 55(10): 1139–48

Cordovilla R et al.: Diagnosis and Treatment of Hemoptysis, Arch Bronconeumol 2016; 52(7): 368–377

Bradykardie
Israel, C. W., Bänsch, D., Breithardt, O. et al.: Kommentar zu den neuen ESC-Leitlinien zur Schrittmacher- und kardialen Resynchronisationstherapie. Kardiologe 2015; 9: 35–45

Von Scheidt, W., Seidl, K., Dahm, J. B. et al.: Kommentar zu der Leitlinie zur Diagnostik und Therapie von Synkopen der europäischen Gesellschaft für Kardiologie 2009. Kardiologe 2011; 5: 5–12

Willems, S., Eckardt, L., Hoffmann, E. et al.: Leitlinie invasive elektrophysiologische Diagnostik. Clin Res Cardiol 2007; 96: 634–51

BSG-Erhöhung
Guder, W. G., Nolte, J.: Das Laborbuch für Klinik und Praxis. Urban & Fischer, München Jena, 2005

Chronische Oberbauchschmerzen
Tack, J., Talley, N. J., Camilleri, M., Holtmann, G., Hu, P., Malagelada, J. R., Stanghellini, V. l.: Functional gastroduodenal disorders. Gastroenterol 2006; 130: 1466–79

Claudicatio
2017 ESC Guidelines on the Diagnosis and Treatment of Peripheral Arterial Diseases, in Collaboration with the European Society for Vascular Surgery. European Heart Journal (2018) 39, 763–821

Deutsche Gesellschaft für Angiologie – Gesellschaft für Gefäßmedizin: S3 Leitlinie zur Diagnostik, Therapie und Nachsorge der peripheren arteriellen Verschlusskrankheit
Stand 2015. www.awmf.org/leitlinien/detail/ll/065-003.html

CRP-Erhöhung
Simon, L., Gauvin, F., Amre, D. K., Saint Louis, P., Lacroix, J.: Serum procalcitonin and C-reactive protein levels as markers of bacterial infection: a systematic review and meta-analysis. Clin Infect Dis. 2004; 39: 206–17

Durchfall
Aranda-Michel, J., Giannella, R. A.: Acute diarrhea: a practical review. Am J Med 1999; 106: 670–676

Fine, K. D., Schiller, L. R.: AGA technical review on the evaluation and management of chronic diarrhea. Gastroenterology 1999; 116: 1464–86 (Review)

Dysurie
Jocham, D., Miller, K. (Hrsg.): Praxis der Urologie. 2007 Georg Thieme Verlag Stuttgart New York, 3. Auflage.
http://uroweb.org/individual-guidelines/non-oncology-guidelines

Epileptischer Anfall
Schmitz, B., Steinhoff, B. J.: Epilepsien. Taschenatlas spezial. Thieme, Stuttgart, 2005

Wildemann, B., Steinhoff, B. J.: Epilepsien und Epilepsiesyndrome. In: Wildemann, B., Fogel, W., Grau, A. (Hrsg.): Therapieleitfaden Neurologie. Kohlhammer, Stuttgart 2002: 377–99

Epistaxis
Spielmann, P. M., Barnes, M. L., White, P. S.: Controversies in the specialist management of adult epistaxis: an evidence-based review. Clin Otolaryngol 2012; 37(5): 382–9. Pubmed-ID:;1; 23164264

Traboulsi, H., Alam, E., Hadi, U.: Changing Trends in the Management of Epistaxis. Int J Otolaryngol 2015. 2015: 263987. Pubmed-ID: 26351457

Dedhia, R. C. et al.: Cost-effectiveness of endoscopic sphenopalatine artery ligation versus nasal packing as first-line treatment for posterior epistaxis. Int Forum Allergy Rhinol 2013; 3(7): 563–6. Pubmed-ID: 23307796

Erbrechen (Emesis)
Lacy, B. E., Parkman, H. P., Camilleri M.: Chronic nausea and vomiting: evaluation and treatment. Am J Gastroenterol 2018; 113:647–659

Quigley, E. M. M., Hasler, W. L., Parkman, H. P.: AGA technical review on nausea and vomiting. Gastroenterol 2001;1:263–286

Singh, P., Yoon, S. S., Kuo, B.: Nausea: a review of pathophysiology and therapeutics. Therap Adv Gastroenterol 2016;9:98–112

Erektile Dysfunktion
S1-Leitlinie der Deutschen Gesellschaft für Neurologie zur Diagnostik und Therapie der erektilen Dysfunktion (überarbeitet Januar 2015, AWMF online, Registernummer 030–112)

Hatzimouratidis, K., Amar, E., Eardley, I. et al.: Guidelines on Male Sexual Dysfunction: Erectile Dysfunction and Premature Ejaculation. European Urology 2010; 57(5): 804–14

Exophthalmus
Wiersinga, W. M., Kahaly, E. J. (eds.): Graves' orbitopathy: a multidisciplinary approach. Karger 2007

Rootman, J.: Diseases of the orbit. 2nd ed. Wippincott, Williams & Wilkins Philadelphia 2003

Exsikkose
Huang, L. H. et al.: Dehydration (Online-Übersichtsartikel in Englisch): http://emedicine.medscape.com/article/906999-overview

Fukagawa et al.: Fluid and Electrolyte Disorders. In: Tierney, J., McPhee, S., Papadakis, M. (Hrsg.): Current Medical Diagnosis and Treatment. Lange 2008

Hensen, J.: Wasserhaushalt. In: P. Nawroth, R. Ziegler (Hrsg.): Klinische Endokrinologie und Stoffwechsel. Springer Verlag 2001

Extremitätenschmerz
2017 ESC Guidelines on the Diagnosis and Treatment of Peripheral Arterial Diseases, in Collaboration with the European Society for Vascular Surgery. European Heart Journal (2018) 39, 763–821

Fazialisparese
Heckmann. J. G. et al.: S2k-Leitlinie Therapie der idiopathischen Fazialisparese (Bell's palsy). 2017. In: Deutsche Gesellschaft für Neurologie, Hrsg. Leitlinien für Diagnostik und Therapie in der Neurologie. www.dgn.org/leitlinien

Heckmann, J.G., Urban, P. P., Pitz, S., Guntinas-Lichius, O.: Idiopathische Fazialisparese (Bell´s palsy) – Diagnostik und Therapie. Dtsch Arztebl Int 2019; 116: 692–702

Fettleber
Deutsche Leitlinie: S2k-Leitlinie nicht-alkoholische Fettlebererkrankungen. Z Gastroenterol 2015; 53: 668–723

Europäische Leitlinie: Non-invasive tests for evaluation of liver disease severity and prognosis. J Hepatol 2015; 63: 237–264

Europäische Leitlinie: Management of non-alcoholic fatty liver disease. J Hepatol 2016; 64: 1388–1402

Europäische Leitlinie: Management of acute (fulminant) liver failure. J Hepatol 2017; 66: 1047–1081

Europäische Leitlinie: Management of alcoholic liver disease. J Hepatol 2018; 69: 154–181

Europäische Leitlinie: Drug-induced liver injury. J Hepatol 2019; in press.

Fieber unbekannter Ursache (FUO)
Mulders-Manders, C., Simon, A., Bleeker-Rovers, C.P.: Fever of unknown origin, Clin Med 2015, 46, 280–284

Flush
Izikson, L. I., English, J. C., Zirwas, M. J.: The flushing patient: Differential diagnosis, workup, and treatment. J Am Acad Dermatol 2006; 55: 193–208

Geschmacksstörungen
AWMF-Leitlinie Schmeckstörung der Arbeitsgemeinschaft Olfaktologie und Gustologie der Deutschen Gesellschaft für HNO-

Heilkunde, Kopf- und Halschirurgie: www.uni-duesseldorf.de/AWMF/ll/017-052.htm

Gewichtsverlust

Gross, V.: Diagnostisches Vorgehen bei Gewichtsverlust. In: Klinik der Gegenwart. Urban & Schwarzenberg, München 1996; Kap. 15: 1–17

Hernandez, J. L. et al.: Involuntary weight loss without specific symptoms: a clinical prediction score for malignant neoplasm. Qjm, 2003; 96(9): 649–55

Valentini, L. et al.: Leitlinie der Deutschen Gesellschaft für Ernährungsmedizin (DGEM). Aktuelle Ernährungsmedizin 2013; 38(02): 97–111

Gewichtszunahme

Deutsche Adipositasgesellschaft: Leitlinie zur Prävention und Therapie der Adipositas. www.adipositas-gesellschaft.de/fileadmin/PDF/Leitlinien/050-001l_S3_Adipositas_Praevention_Therapie_2014-11.pdf

Eckel, R.: Nonsurgical Management of Obesity in Adults. N Engl J Med 2008; 358: 1941–1950

Halbseitenlähmung

Fiedler, Ch., Köhrmann, M., Kollmar, R. (Hrsg.): Pflegewissen für die Stroke Unit (2017), 2. Auflage, Springer Verlag, Heidelberg 2017. 7

Kip, M., Schönfelder, T., Bleß, H.-H. (Hrsg.): Weißbuch Multiple Sklerose. Springer-Verlag Heidelberg 2016. 95–114

Halsschmerzen

Bisno, A. L.: Acute pharyngitis. N Engl J Med 2001; 344: 205–211

Halsschwellung

Michel, O.: Eine differenzialdiagnostische Herausforderung: Halsschwellungen. HNO-Nachrichten 2015, Nr. 3

Hämaturie

Hämaturie in: Koch, K. M.: Klinische Nephrologie. Urban & Schwarzenberg 1999

Canadian guidelines for the management of asymptomatic microscopic hematurie in adults. www.ncbi.nlm.nih.gov/pmc/articles/PMC2645872/

Heiserkeit

Schwartz S. R., Cohen S. M., Dailey S. H., Rosenfeld R. M. et. al.: Clinical practice guideline: Hoarseness (Dysphonia). Otolaryngol Head Neck Surg 2009; 141: S1 – S31

Syed I., Daniels E., Bleach, N. R.: Hoarse voice in adults: an evidence-based approach to the 12 minute consultation. Clin Otolaryngol 2009; 34: 54–8

Feierabend R. H., Malik S. N.: Hoarseness in Adults. Am Fam Physician 2009; 80: 363–370

Chang J. I., Bevans S. E., Schwartz S. R.: Management of hoarseness/dysphonia. Otolaryngol Clin N Am 2012; 45: 1109–26

Hirsutismus

Essah, P. A., Wickham, E. P., Nunley, J. R., Nestler, J. E.: Dermatology of androgen-related disorders. Clinics in Dermatology 2006; 24: 289–298

Hodenschwellung

Casey, R. G. et al.: Scrotal signs and symptoms in the general population, the value of testis self-examination and the pitfalls of a scrotal screening programme: is the two-week rule relevant? World J Urol 2011; 29(3): 387–91. Pubmed-ID: 20387068

Walker, A. R., Kogan, B. A.: Cost-benefit analysis of scrotal ultrasound in treatment of adolescents with varicocele. J Urol 2010; 183(5): 2008–11. Pubmed-ID: 20303515

Agrawal, A. M. et al.: Role of ultrasound with color Doppler in acute scrotum management. J Family Med Prim Care 2014; 3(4): 409–12. Pubmed-ID: 25657954

Crawford, P., Crop, J. A.: Evaluation of scrotal masses. Am Fam Physician 2014; 89(9): 723–7. Pubmed-ID: 24784335

Hörstörungen

Kaschke, O.: Ohr. In: Behrbohm, H., Kaschke, O., Nawka T. (Hrsg.): Kurzlehrbuch Hals-Nasen-Ohrenheilkunde, Thieme Verlag 2009

Strutz, J.: Erkrankungen der Hör- und Gleichgewichtsorgane. In: Strutz, J., Mann, W. (Hrsg.): Praxis der HNO-Heilkunde, Kopf- und Halschirurgie, 2. Auflage, Thieme Verlag 2009

Hörsturz

Leitlinie der Deutschen Gesellschaft für HNO-Heilkunde, Kopf- und Halschirurgie: Hörsturz. www.uni-duesseldorf.de/WWW/AWMF/ll/017-010-m.htm

Strutz, J.: Innenohr. In: Strutz, J., Mann, W. (Hrsg.): Praxis der HNO-Heilkunde, Kopf- und Halschirurgie. Thieme Verlag 2001: S. 294–320

Husten

Kardos P et al.: Leitlinie der Deutschen Gesellschaft für Pneumologie und Beatmungsmedizin zur Diagnostik und Therapie von erwachsenen Patienten mit Husten, Pneumologie 2019; 73: 143–180

Hyperglykämie

American Diabetes Association: 2.Classification and Diagnosis of Diabetes: Standards of Medical Care in Diabetes-2019. Diabetes Care 2019; 42(Suppl 1):13–28

Petersmann, A. et al.: Definition, Klassifikation und Diagnostik des Diabetes mellitus. Diabetologie 2019;14 (Suppl 2):111–118

Inzucchi, S. E.: Clinical practice. Diagnosis of diabetes. NEJM 2012; 367: 542–50

Hyperkaliämie

Allon, M.: Hyperkalemia in end-stage renal disease: mechanisms and management. J Am Soc Nephrol 6, 1995: 1134–42

Hollander-Rodriguez, J. C., Calvert, J. F.: Hyperkalemia. Am Fam Physician 15, 2006: 283–90

Rose, B. D., Post, T. W.: Clinical Physiology of Acid-Base and Electrolyte Disorders. 5th edition, McGraw-Hill New York 2001: 898–910

Hyperkalzämie

Bringhurst, R., Demay, M. B., Kronenberg, H. M.: Hormones and disorders of mineral metabolism. In: Melmed, S., Polonsky, K. S., Larsen, P. R., Kronenberg, H. M. (eds): Williams Textbook of Endocrinology. 12th ed. Saunders Elsevier 2011: chap 28

Shepard, M. M., Smith, J. W. III: Hypercalcemia. Am J Med Sci 2007; 334: 381–85

Hypernatriämie

Rose, B. D., Post, T. W.: Clinical Physiology of Acid-Base and Electrolyte Disorders. 5th edition, Mc Graw-Hill New York 2001: 746–93

Schrier, R.W.: The sea within us: disorders of body water homeostasis. Curr Opin Investig Drugs 2007; 8: 304–11

Ellison, D. H.: Disorders of sodium and water. Am J Kidney Dis 2005; 46: 356–61

Hyperurikämie
Keith, M.P., Gilliland, W.R.: Updates in the management of gout. Am J Med 2007 (120): 221–24

Hypoglykämie
Cryer, P.E., Axelrod, L., Grossman, A.B., Heller, S.R., Montori, V.M., Seaquist, E.R., Service, F.J.: Evaluation and Management of adult hypoglycemic disorders: An endocrine society clinical practice guideline. J Clin Endocrinol Metab 2009; 94: 709–28

Kittah, N.E., Vella, A.: Management of endocrine disease: Pathogenesis and management of hypoglycemia. Eur J Endocrinol. 2017;177(1):R37–R47

Seaquist, E.R., Anderson, J., Childs, B., Cryer, P., Dagogo-Jack, S., Fish, L., Heller, S.R., Rodriguez, H., Rosenzweig, J., Vigersky, R.: Hypoglycemia and Diabetes: A report of a workgroup of the American Diabetes Association and the Endocrine Society. J Clin Endocrinol Metab 2013; 98: 1845–59

Hypogonadismus
Shalender Bhasin, S., Glenn, R., Cunningham, G.R., Frances, J., Hayes F.J., Alvin, M., Matsumoto, A.M., Snyder P.J., Swerdloff, R.S., Montori, V.M.: Testosterone Therapy in Adult Men with Androgen Deficiency Syndromes: An Endocrine Society Clinical Practice Guideline. Journal of Clinical Endocrinology & Metabolism 2006; 91:1995–2010

Hypokalzämie
Shoback, D.M.: Hypocalcemia Management. In: De Groot, L.J., Beck-Peccoz, P., Chrousos, G., Dungan, K., Grossman, A., Hershman, J.M., Koch, C., McLachlan, R., New, M., Rebar, R., Singer, F., Vinik, A., Weickert, M.O. (editors): Endotext [Internet]. MDText.com, Inc. 2000; 2015 Apr 12

Cooper, M.S., Gittoes, N.J.: Diagnosis and management of hypocalcaemia. BMJ 2008; 336: 1298–302

Hyponatriämie
Adrogue, H.J., Madias, N.E.: Hyponatremia. NEJM 2000; 342: 1581–90

Gutierrez, O.M., Lin, H.Y.: Refractory hyponatremia. Kidney Int 2007; 71: 79–82

Rose, B.D., Post, T.W.: Clinical Physiology of Acid-Base and Electrolyte Disorders. 5th edition, McGraw-Hill New York 2001: 699–716

Juckreiz
Leitlinie der Deutschen Dermatologischen Gesellschaft: Diagnostisches und therapeutisches Vorgehen bei chronischem Pruritus (07/2007). www.uni-duesseldorf.de/WWW/AWMF/ll/013-048.htm

Bigliardi, P.L.: Ursachen, Diagnose und Therapie von Pruritus. Aktuelle Dermatologie 2006; 32; 468–73

Ikterus
Heathcote, E.J.: Diagnosis and management of cholestasis liver disease. Clin Gastroenterol Heaptol 2007 5: 776–82

Zollner, G., Trauner, M.: Mechanisms of cholestasis. Clin Liver Dis 2008 12: 1–26

Infertilität
Practice Committee of the American Society for Reproductive Medicine: Optimal evaluation of the infertile female. Fertility and Sterility 2004; 82: S169 – S172

Glander, H.J., Haidl, G., Köhn, F.M., Ochsendorf, F., Paasch, U., Schuppe, H.C.: Andrologie. Journal der Deutschen Dermatologischen Gesellschaft 2007; 5: 924–34

Jucken (Pruritus)
S2k-Leitlinie zur Diagnostik und Therapie des chronischen Pruritus. www.awmf.org

Song, J. et al.: Pruritus: Progress toward Pathogenesis and Treatment. Biomed Res Int. 2018; 2018:9625936

Knochenschmerz
Novack, D.V., Teitelbaum, S.L.: The osteoclast: friend or foe? Annual Review in Pathology 2008; 3: 457–84

Kurth, A.A.: Die Behandlung des M. Paget. Der Orthopäde 2007; 36: 118–23

Knochenschwund
Jakob, F.: Metabolische Knochenerkrankungen. Internist 2007; 48: 1101–18

Dachverband Deutschsprachiger wissenschaftlichen Gesellschaften für Osteologie (DVO) e.V. (2006): Evidenz-basierte Konsensus-Leitlinien zur Osteoporose bei [a] Frauen ab der Menopause und Männern ab dem 60. Lebensjahr und bei [b] chronischer Einnahme von Glukokortikoiden. www.uni-duesseldorf.de/WWW/AWMF/ll/034-003k.htm (www.dv-osteologie.org/dvo_leitlinien/dvo-leitlinie-2009)

Körpergeruch
Reiss, M., Reiss, G.: Bad breath – etiological, diagnostic and therapeutic problems. Wiener Medizinische Wochenschrift 2000; 150: 98–100

Cantani, A.: Diagnosis of congenital amino acidopathies by phenotype markers (urine or body odors, skin, hair, eye symptoms or skeletal changes). Klinische Pädiatrie 1989; 201: 443–51

Koma
Biniek, R., Schwarz, S., Hamann, G.F.: Differentialdiagnose von Koma und Bewusstseinsstörungen. In: Schwab, S., Krieger, D., Müllges, W., Hamann, G., Hacke, W. (Hrsg): Neurologische Intensivmedizin. Springer 1999: S. 45–57

Greminger, P., Bassetti, C.L., Spinas, G., Kupferschmidt, H.: Komatöse Zustände. In: Siegenthalers Differenzialdiagnose Innerer Krankheiten – vom Symptom zur Diagnose. Thieme Verlag 2005: S. 997–1019

Kopfschmerzen
Strutz, J.: Symptomorientierte Probleme – Kopfschmerzen. In: Strutz, J., Mann, W.: Praxis der HNO-Heilkunde, Kopf- und Halschirurgie. Thieme Verlag 2001: S. 982–8

Leberherd
Schwartz, J.M. et al.: Solid liver lesions: differential diagnosis and evaluation. Uptodate 2016. www.uptodate.com

Leibesumfangszunahme
Wiest, R., Schölmerich, J.: Diagnostik und Therapie Aszites. Deutsches Ärzteblatt 2006; 103: 1972–81

Leukopenie
Wacker, A.: Leukozytopenie: Oft sind Virusinfekte oder Medikamente schuld. MMW – Fortschritte der Medizin 2010; 9 (36): 29–31

Denzlinger, C.: Leukozytose und Leukopenie: Rational abklären. Der Allgemeinarzt 10/2014 (www.allgemeinarzt-online.de)

Lipaseerhöhung
Rünzi, M.: Klinisch inapparente Pankreasenzymerhöhungen: Was ist diagnostisch und therapeutisch erforderlich? DMW 2001; Sonderausgabe Suppl. Nr. 1 und 2: 97 ff.

Metabolische Alkalose

Rose, B. D., Post, T. W.: Clinical Physiology of Acid-Base and Electrolyte Disorders. 5th ed., McGraw-Hill, New York, 2001, 559–64

Galla, J. H.: Metabolic alcalosis. J Am Soc Nephrol 2000; 11: 369

Orwoll, E. S.: The milk-alkali-syndrome: Current concepts. Ann Intern Med 1982; 97: 242

Metabolische Azidose

Rose, B. D., Post, T. W.: Clinical Physiology of Acid-Base and Electrolyte Disorders. 5th ed., McGraw-Hill, New York 2001: 583–8

Kraut, J. A., Madias, N. E.: Serumg anion gap: its uses and limitations in clinical medicine. Clin J Am Soc Nephrol 2007; 2: 162

Meteorismus

Azpiroz, F., Malagelada, J. R.: Abdominal Bloating. Gastroenterology 2005; 129: 1060–78

Mundgeruch

Scully, C., Greenman, J.: Halitosis (Breathodor). Periodontology 2000 2008; 48: 66–75

Muskelkrämpfe

Meinck, H. M., Thompson, P.: Stiff man syndrome and related conditions. Mov Dis 2002; 17: 853–66

Miller, T. M., Layzer, R. B.: Muscle cramps. Muscle Nerve 2005; 32: 431–42

Pfausler, B., Kampfl, A., Haring, H. P., Berek, K., Luef, G., Schmutzhard, E.: Verlauf und Management des Tetanus. Wr Klin Wsch 1993; 105: 527–29

Rosenbaum, H. K., Miller, J. D.: Malignant hyperthermia and myotonic disorders. Anesthesiol Clin 2002; 20: 623–64

Lindemuth R. et al.: S1-Leitlinie Crampi/Musklekrampf. 2017. In: Deutsche Gesellschaft für Neurologie (Hrsg.): Leitlinien für Diagnostik und Therapie in der Neurologie. www.dgn.org/leitlinien (abgerufen am 31.01.2020)

Muskelschmerzen

Mense, S.: Neurobiologische Grundlagen von Muskelschmerz. Schmerz 1999; 13: 3–17

Heuß D. et al.: S1-Leitlinie Diagnostik und Differenzialdiagnose bei Myalgien. 2017. In: Deutsche Gesellschaft für Neurologie, Hrsg. Leitlinien für Diagnostik und Therapie in der Neurologie. www.dgn.org/leitlinien (abgerufen am 31.01.2020)

Wiendl H. et al.: S2k-Leitlinie Myositissyndrome. 2019. In: Deutsche Gesellschaft für Neurologie, Hrsg. Leitlinien für Diagnostik und Therapie in der Neurologie. www.dgn.org/leitlinien (abgerufen am 31.01.2020)

Pongratz, D., Müller-Felber, W.: Muskelschmerz. Internist 1990; 31: W41–50

Sieb, J. P., Gillessen, T.: Iatrogenic and toxic myopathies. Muscle Nerve 2003; 27: 142–56

Muskelschwäche

Dalakas, M. C., Hohlfeld, R.: Polymyositis and dermatomyositis. Lancet 2003; 362: 971–82

Deschauer M. et al: S1-Leitlinie Diagnostik von Myopathien. 2020. In: Deutsche Gesellschaft für Neurologie, Hrsg. Leitlinien für Diagnostik und Therapie in der Neurologie. www.dgn.org/leitlinien (abgerufen am 31.01.2020)

Wiendl H. et al.: S2k-Leitlinie Diagnostik und Therapie der Myasthenia gravis und des Lambert-Eaton-Syndroms. 2019. In: Deutsche Gesellschaft für Neurologie, Hrsg. Leitlinien für Diagnostik und Therapie in der Neurologie. www.dgn.org/leitlinien (abgerufen am 31.01.2020)

Schneider-Gold C. et al: S1-Leitlinie Myotone Dystrophien, nicht dystrophe Myotonien und periodische Paralysen. 2017. In: Deutsche Gesellschaft für Neurologie, Hrsg. Leitlinien für Diagnostik und Therapie in der Neurologie. www.dgn.org/leitlinien (abgerufen am 31.01.2020)

Zierz, S., Jerusalem, F. (Hrsg.): Muskelerkrankungen. 3. Auflage 2003, Thieme, Stuttgart

Nebennierinzidentalom

Mantero, F., Arnaldi, G.: Management approaches to adrenal incidentalomas. Endocrinol Metab Clin North Am 2000; 29: 107–25

Fassnacht, M., Arlt, W., Bancos, I. et al.: Management of adrenal incidentalomas: European Society of Endocrinology Clinical Practice Guideline in collaboration with the European Network for the Study of Adrenal Tumors. Eur J Endocrinol. 2016; 175(2): G1–G34

Garrett, R. W., Nepute, J. C., Hayek, M. E., Albert, S. G.: Adrenal Incidentalomas: Clinical Controversies and Modified Recommendations. AJR Am J Roentgenol. 2016; 206(6): 1170–8

Niereninsuffizienz

www.kdigo.org/clinical_practice_guidelines/pdf/CKD/KDIGO_2012_CKD_GL.pdf

Nykturie

Asplund, R.: Nocturia in relation to sleep, health, and medical treatment in the elderly. BJU Int 2006; 96 (S1): 15–21

Bosch, J.L.,Weiss, J.P.: The prevalence and causes of nocturia. J Urol 2013; 189 (S1): 86–92

Sugaya, K., Nishijima, S., Oda, M., Owan, T., Miyazato, M., Ogawa, Y.: Biochemical and body composition analysis of nocturia in the elderly. Neurourol Urodyn 2008; 27: 205–211

Nystagmus

Kaufmann, H.: Strabismus. Thieme Stuttgart 2003 3. Aufl.: Kapitel Nystagmus: S. 476 ff. u. 558 ff.

Obstipation

Andresen, V. et al.: S2k-Leitlinie Chronische Obstipation: Definition, Pathophysiologie, Diagnostik und Therapie. Z Gastroenterol 2013; 51: 651–72

Parkinson-Syndrom

Leitlinien für Diagnostik und Therapie in der Neurologie: Idiopathisches Parkinson-Syndrom. Aktualisierung 2016 AWMF-Register-Nummer: 030–010

www.dgn.org/images/red_leitlinien/LL_2016/PDFs_Download/030010_LL_langfassung_ips_2016.pdf

Pleuraerguss

Light, R. W.: Clinical practice: Pleural Effusion. N Engl J Med 2002; 346: 1971–7

Polydipsie

Christ-Crain, M: EJE AWARD 2019: New diagnostic approaches for patients with polyuria polydipsia syndrome. Eur J Endocrinol. 2019;181:R11–R21

Chifu, I., Fenske, W.: Neuer Diagnosestandard bei Verdacht auf Diabetes insipidus. Dtsch Med Wochenschr. 2018;143:1739–1744

Nigro, N., Grossmann, M., Chiang, C., Inder, W.J.: Polyuria-polydipsia syndrome: a diagnostic challenge. Intern Med J 2018; 48:244–253

Fenske, W. et al.: A Copeptin-Based Approach in the Diagnosis of Diabetes Insipidus. N Engl J Med 2018; 379:428–439

Polyurie
Weiss, J. P.: Nocturia: „Do the math". J Urol 2006; 175: S16–8
Oster, J. R., Singer, I., Thatte, L., Grant-Taylor, I., Diego, J.: The polyuria of solute diuresis. Arch Intern Med 1997; 157: 721–9
Schrier, R. W.: Body water homeostasis: clinical disorder of urinary dilution and concentration. J Am Soc Nephrol 2006; 17: 1820–32
Fenske, W. et al.: A Copeptin-Based Approach in the Diagnosis of Diabetes insipidus. N Engl J Med 2018;379:428–439

Okkulte Blutung: Positiver Hämokkulttest
www.dgvs.de/wp-content/uploads/2019/01/LL_KRK_Langversion_2.1.pdf
Götz, M. et al.: S2k-Leitlinie Gastrointestinale Blutung. Z Gastroenterol, 2017. 55(9): 883–936

Rückenschmerzen
Diener, H. C., Weimar, C. (Hrsg.): Leitlinien für Diagnostik und Therapie in der Neurologie. Kommission „Leitlinien" der Deutschen Gesellschaft für Neurologie. Thieme, 5. Auflage 2012
Brandt, T., Diener, H. C., Gerloff, C. (Hrsg.): Therapie und Verlauf neurologischer Erkrankungen. Kohlhammer, 6. Auflage 2012

Schlafstörungen
Mayer, G. et Kotterba, S.: Parasomnien im Erwachsenenalter. Dtsch Arztebl 2004; 101: A 2323-8 (www.aerzteblatt.de/v4/archiv/artikel.asp?src=suche&p=Schlafst%F6runge&id=43122)

Schluckstörung (Dysphagie)
Jahil, A. A., Katzka, D. A., Castell, D. O.: Approach to the patient with dysphagia. Am J Med 2015; 128:1138.e.17–1138.e.23
Liu, L. W. C., Andrews, C. N., Armstrong, D. et al.: Clincal practice guidelines for the assessment of uninvestigated esophageal dysphagia. J Can Assoc Gastroenterol 2018;1:5–19

Schock
Vincent, J. L., De Backer, D.: Circulatory shock. N Engl J Med 2013; 369(18): 1726–34. Pubmed-ID: 24171518
Dellinger, R. P. et al.: Surviving Sepsis Campaign: international guidelines for management of severe sepsis and septic shock, 2012. Intensive Care Med 2013; 39(2): 165–228. Pubmed-ID: 23361625
Buerke, M., Weilemann, L. S., Blank, R.: Myokardinfarkt und kardiogener Schock. Dtsch Med Wochenschr 2014; 139 Suppl 1: 31–35. Pubmed-ID: 24446041
Tiru, B. et al.: The Economic and Humanistic Burden of Severe Sepsis. Pharmacoeconomics 2015; 33(9): 925–37. Pubmed-ID: 25935211

Schwindel
Strupp, M. et al.: AWMF-Leitlinien für Diagnostik und Therapie in der Neurologie, Kapitel Hirnnervensyndrome und Schwindel, Thieme Verlag, Stuttgart, 2012
Abbatz, H.-H., Jendyk R.: S3-Leitlinie Akuter Schwindel in der Hausarztpraxis, Deutsche Gesellschaft für Allgemeinmedizin und Familienmedizin, 2018. www.awmf.org/leitlinien/detail/ll/053-018.html

Sehstörungen
Kaufmann, H.: Strabismus. Thieme Stuttgart 2003 3. Aufl.: Kapitel Strabismus: S. 188 ff., Untersuchung des Binokularsehens: S. 333 ff., Augenmuskellähmungen: S. 442 ff.
Grehn, F.: Augenheilkunde. Springer Berlin 2008 30. Aufl.: Kapitel Schielen: S. 351 ff.

Sodbrennen
Hansen, A. N., Wahlqvist, P., Jorgensen, E. et al.: Six-month management of patients following treatment for gastroesophageal reflux disease symptoms – a Norwegian randomized, prospective study comparing the costs and effectiveness of esomeprazole and ranitidine treatment strategies in a general medical practitioners setting. Int J Clin Pract 2005;59:655–664
Koop, H., Fuchs, K. H., Labenz, J. et al.: S2k-Leitlinie: Gastroösophageale Refluxkrankheit unter Federführung der Deutschen Gesellschaft für Gastroenterologie, Verdauungs-und Stoffwechselkrankheiten (DGVS) AWMF-Registernummer 021-013. Z Gastroenterol 2014; 52:1299–1346

Splenomegalie
Motyckova, G., Steensma, D. P.: Why does my patient have lymphadenopathy or splenomegaly? Hematol Oncol Clin North Am. 2012; 26(2): 395–408

Synkope
Brignole, M. et al.: 2018 ESC Guidelines for the diagnosis and management of syncope. Eur Heart J 2018, 39, 1883–1948

Tachykardie
Priori, S. G., Blomström-Lundqvist, C., Mazzanti, A. et al.: ESC guidelines for the management of patients with ventricular arrhythmias and the prevention of sudden cardiac death. Eur Heart J 2015; 36: 2793–2867
Willems, S., Eckardt, L., Hoffmann, E. et al.: Leitlinie invasive elektrophysiologische Diagnostik. Clin Res Cardiol 2007; 96: 634–651

Tagesschläfrigkeit
Deutsche Gesellschaft für Schlafforschung und Schlafmedizin: www.charite.de/dgsm/dgsm
Sullivan C. E., Issa F. G., Berthon-Jones M., Eves L.: Reversal of obstructive sleep apnoea by continuous positive airway pressure applied through the nares. Lancet 1981; 1: 862–5
Flemons, W. W., Whitelaw, W. A., Brant, R., Remmers, J. E. Am J Respir Crit Care Med 1994; 150: 1279

Thrombophilie
Linnemann, B., Lindhoff-Last, E.: Stufendiagnostik der Becken- und Beinvenenthrombose. Dtsch Med Wochenschr 2013; 138(8): 369–74
AWMF: S2-Leitlinie: Diagnostik und Therapie der Venenthrombose und der Lungenembolie; Aktueller Stand: 10. Oktober 2015

Tinnitus
Leitlinie der Deutschen Gesellschaft für HNO-Heilkunde, Kopf- und Halschirurgie: Tinnitus. www.uni-duesseldorf.de/WWW/AWMF/ll/017-064-m.htm

Transaminasenerhöhung
Friedmann, L. S.: Approach to the patient with abnormal liver biochemical and function tests. Uptodate 2015. www.uptodate.com

Tremor
Leitlinie der Deutschen Gesellschaft für Neurologie: Tremor. AWMF-Registernummer: 030/011. www.dgn.org/leitlinien/2391-ll-13-2012-tremor

Unterbauchschmerzen
Leifeld, L. et al.: S2k-Leitlinie Divertikelkrankheit/Divertikulitis. Z Gastroenterol 2014; 52(7): 663–710. Pubmed-ID: 25026009
Adams, H. L., Jaunoo, S. S.: Hyperbilirubinaemia in appendicitis: the diagnostic value for prediction of appendicitis and appendiceal perforation. Eur J Trauma Emerg Surg 2015. Pubmed-ID: 26038057

Gans, S. L. et al.: Guideline for the diagnostic pathway in patients with acute abdominal pain. Dig Surg 2015; 32(1): 23–31. Pubmed-ID: 25659265

Shogilev, D. J. et al.: Diagnosing appendicitis: evidence-based review of the diagnostic approach in 2014. West J Emerg Med 2014; 15(7): 859–71. Pubmed-ID:;1; 25493136

Stoker, J. et al.: Imaging patients with acute abdominal pain. Radiology, 2009. 253(1): 31–46. Pubmed-ID: 19789254

Untere gastrointestinale Blutung
Pasha, S. F. et al.: The role of endoscopy in the patient with lower GI bleeding. 2014; 79(6): 875–85.

Urtikaria
Braun-Falco, O. et al. (Hrsg.): Dermatologie und Venerologie. 5. Aufl. 2005 Berlin Heidelberg, Springer

Visusverlust
Grehn, F.: Augenheilkunde. Springer Berlin 2008, 30. Aufl.

Wachstumsstörungen/Kleinwuchs
Lee, M. M.: Clinical practice. Idiopathic short stature. The New England Journal of Medicine 2006; 15: 2576–82

Zyklusstörungen
Marnach, M.L., Laughlin-Tommaso, S.K.: Evaluation and management of abnormal uterine bleeding. Mayo Clin Proc 2019; 94:326–335

Witchel, S.F., Oberfield S. E., Peña A. S.: Polycystic Ovary Syndrome: Pathophysiology, Presentation, and Treatment With Emphasis on Adolescent Girls. J Endocr Soc. 2019; 14: 1545–1573

Fourman, L. T., Fazeli, P. K.: Neuroendocrine causes of amenorrhea – an update. JCEM 2015; 100: 812–24

Rosenfield, R. L.: Clinical review: Adolescent anovulation: maturational mechanisms and implications. JCEM 2013; 98: 3572–83

Zytopenie im peripheren Blut
Hübl, W.: Erythrozytenindizes (MCV, MCH, MCHC, RDW)- Übersicht. Weber, R., Fontana, A.: Bedeutung einzelner Befunde für die Differenzierung febriler Zustände. In: Siegenthaler, W. (Hrsg.): Siegenthalers Differenzialdiagnose Innere Krankheiten – vom Symptom zur Diagnose. 19. Aufl. 2005 Stuttgart, Thieme: S. 200 ff.

Leitlinien: Empfehlungen der Deutschen Gesellschaft für Hämatologie und Onkologie e. V. für die Diagnostik und Therapie hämatologischer und onkologischer Erkrankungen: Thrombozytopenien (05/2008). www.dgho.de/onkopedia/Thrombozytopenien

Provan D., Bagin, T., Dokal, I., de Vos, J.: Oxford Handbook of Clinical Haematology. 4th ed. 2015; Kap. 1

Zytose im peripheren Blut
Kroschinsky, F., Schäkel, U., Ehninger, G.: Leukozytose – Ursachen und Differenzialdiagnostik. Der Internist 2007: 48: 1239–54 (www.springerlink.com/index/TG87883324M6T731.pdf)

Rüfer, A., Tobler, A., Tichelli, A., Wuillemin, W. A.: Myeloproliferative Syndrome: Polycythaemia vera, essentielle Thrombozythämie, Osteomyelofibrose. Schweiz Med Forum 2003; 43: 1026–33 (www.medicalforum.ch/pdf/pdf_d/2003/2003-43/2003-43-317.PDF)

Provan D., Bagin, T., Dokal, I., de Vos, J.: Oxford Handbook of Clinical Haematology. 4th ed. 2015; Kap. 1

Teil 2

Akrale Durchblutungsstörungen
Deák, Z., Treitl, M., Reiser, M. F., Degenhart, C.: Angiographische Diagnostik akraler Durchblutungsstörungen an der oberen Extremität. Radiologe 2010; 50: 879–886

Kowal-Bielecka, O. et al.: EUSTAR Coauthors Update of EULAR recommendations for the treatment of systemic sclerosis Ann Rheum Dis. 2017: 76:1327–1339

Akromegalie
Ben-Shlomo, A., Melmed, S.: Acromegaly. Endocrinol Metab Clin North Am 2008; 37(1): 101–22

Katznelson, L., Laws, E. R., Jr., Melmed, S., Molitch, M. E., Murad, M. H., Utz, A., Wass, J. A. H.: Acromegaly: An Endocrine Society Clinical Practice Guideline. J Clin Endocrinol Metab 2014; 99: 3933–51

Melmed, S.: Update in pituitary disease. J Clin Endocrinol Metab 2008; 93(2): 331–8

Akute Bronchitis
Gonzales, R., Bartlett, J. G., Besser, R. E., Cooper, R. J., Hickner, J. M., Hoffman, J. R., Sande M. A.: Principles of appropriate antibiotic use for treatment of uncomplicated acute bronchitis: background. Ann Intern Med 2001, Mar 20; 134(6): 521–9

DEGAM-Leitlinie Nr 11 Husten. AWMF Register Nr 053/013, Februar 2014

Höffken, G., Lorenz, J., Kern, W. et al.: Epidemiology, diagnosis, antimicrobial therapy and management of community-acquired pneumonia and lower respiratory tract infections in adults. Guidelines of the Paul-Ehrlich-Society for Chemotherapy, the German Respiratory Society, the German Society for Infectiology and the Competence Network CAP- NETZ Germany. Pneumologie 2009; 63: e1–68

Smith, S. M., Fahey, T., Smucny, J., Becker, L. A.: Antibiotics for acute bronchitis (Review). Cochrane Database of Systematic Reviews 2014, Issue 3. Art. No.: CD000245

Akute interstitielle Nephritis (AIN)
Cohen, S. D. et al.: Acute kidney injury in patients with human immunodeficiency virus infection. Curr Opin Crit Care 2008; 14: 647–53

Krautkramer, E. et al.: Hantavirus infection: An emerging infectious disease causing acute renal failure. Kidney Int 2012; 83: 23–7

Raissian, Y. et al.: Diagnosis of IgG4-related tubulointerstitial nephritis. J Am Soc Nephrol 2011; 22: 1343–52

Krämer, B. K., Banas, B.: Akutes Nierenversagen. In: Risler, T., Kühn, K.: Facharzt Nephrologie. Elsevier Urban & Fischer, 2008

Akute Leukämie
www.kompetenznetz-leukaemie.de
www.dgho-onkopedia.de (Deutsche Gesellschaft für Hämatologie und Onkologie; Leitlinien ALL und AML)
www.asheducationbook.hematologylibrary.org/content/vol2008/

Hunger, S. P., Mullighan, C. G.: Redefining ALL classification: toward detecting high-risk ALL and implementing precision medicine. Blood 2015; 125(26): 3977–87

Döhner, H., Weisdorf, D. J., Bloomfield, C. D.: Acute Myeloid Leukemia. N Engl J Med 2015; 373:1136–52

www.bildatlas.onkodin.de/bildatlas/content/e1352/e1838/e3068/e3197/index_ger.html (hämatologischer Bildatlas)

Akute Pankreatitis
Tenner, S., Baillie, J., DeWitt, J., Vege, S. S.: American College of Gastroenterology guideline: management of acute pancreatitis. Am J Gastroenterol 2013; 108(9): 1400–15; 1416

Ockenga, J. et al.: S3-Leitlinie der Deutschen Gesellschaft für Ernährungsmedizin (DGEM) in Zusammenarbeit mit der GESKES, der AKE und der DGVS Klinische Ernährung in der Gastroenterologie (Teil 2) – Pankreas. Aktuel Ernährungsmed 2014; 39: e43–e56

Akutes Nierenversagen
Bellomo, R., Ronco, C., Kellum, J. A., Mehta, R., Palevsky, P. and the ADQI workgroup: Acute renal failure-definition, outcome measures, animal models, fluid therapy and information technology needs: the Second International Consensus Conference of the Acute Dialysis Quality Initiative (ADQI) Group. Crit Care 2004; 8: R204–12

Kidney Disease: Improving Global Outcomes (KDIGO). Acute Kidney Injury Work Group. KDIGO clinical practice guidelines for acute kidney injury. Kidney Int Suppl 2012; 2: 1

Ronco, C., Bellomo, R., Kellum, J. A.: Acute kidney injury. Lancet. 2019; 394:1949–1964

Nusshag, C., Obermann, K., Weigand, M., Schwenger, V.: Acute Kidney Injury – Potentials to Improve AKI-Related Health Care Structure. Dtsch Med Wochenschr. 2017; 142(7):534–540

Bienholz, A., Kribben, A.: KDIGO-Leitlinien zum akuten Nierenversagen. Nephrologe 2013;8:247–251

Steven, G., Coca S.G., Swathi S et al.: Chronic Kidney Disease after Acute Kidney Injury: A Systematic Review and Meta-analysis. Kidney Int. 2012; 81(5):442–448

Ankylosierende Spondylitis
Sidiropoulos, P. I., Hatemi, G., Song, I. H., Avouc, J., Collantes, E., Hamuryudan, V. et al.: Evidence-based recommendations for the management of ankylosing spondylitis: systematic literature search of the 3E Initiative in Rheumatology involving a broad panel of experts and practising rheumatologists. Rheumatology 2008; 47: 355–61

Leitlinien der Deutschen Gesellschaft für Rheumatologie: www.dgrh.de

Rudwaleit M. et al.: The Assessment of Spondylo Arthritis International Society classification criteria for peripheral spondyloarthritis and for spondyloarthritis in general. Ann Rheum Dis 2011; 70(1): 25–31

Kiltz U. et al.: German Society for Rheumatology S3 guidelines on axial spondyloarthritis including Bechterew's disease and early forms: 9 International classification of functioning, disability and health (ICF). Z Rheumatol 2014; 73 Suppl 2: 104–8

Aortenaneurysma/Aortendissektion
S2k-Leitlinie Typ-B-Aortendissektion. www.awmf.org/leitlinien/aktuelle-leitlinien.html

S3-Leitlinie Screening, Diagnostik, Therapie und Nachsorge des Bauchaortenaneurysmas. www.awmf.org/leitlinien/aktuelle-leitlinien.html

Arthrosen
Zhang, W., Moskowitz, R. W., Nuki, G. et al.: OARSI recommendations for the management of hip and knee osteoarthritis, Part I: Critical appraisal of existing treatment guidelines and systematic review of current research evidence. Osteoarthritis Cartilage 2007; 15: 981–1000

Hunter, D. J., Felson, D. T.: Clinical review: Osteoarthritis. BMJ 2006; 332: 639–42

McAlindon, T. E., Bannaru, R. R., Sullivan, M. C. et al.: OARSI guidelines for the non-surgical management of knee osteoarthritis. Osteoarthritis and Cartilage 2014; 22: 363–88

Hochberg, M. C., Altman, R. D., April, K. T. et al.: American College of Rheumatology 2012 recommendations for the use of non-pharmacologic and pharmacologic therapies in osteoarthritis of the hand, hip, and knee. Arthritis Care Res 2012; 64: 465–74

Asthma bronchiale
Asthma-Leitlinien: www.atemwegsliga.de

Bronchialkarzinom
Goeckenjahn G. et al.: Prävention, Diagnostik, Therapie und Nachsorge des Lungenkarzinoms. Pneumologie 2010; 64: e1–e164

Shepherd, F. A. et al.: Erlotinib in previously treated non-small-cell lung cancer. N Engl J Med 2005; 353(2): 123–32

Solomon, B. J. et al.: First-line crizotinib versus chemotherapy in ALK-positive lung cancer. N Engl J Med 2014; 371(23): 2167–77

Brahmer, J. et al.: Nivolumab versus Docetaxel in Advanced Squamous-Cell Non-Small-Cell Lung Cancer. N Engl J Med 2015; 373(2): 123–35

Cholelithiasis
Gutt, C., Jenssen, C., Barreiros, A. P. et al.: Aktualisierte S3-Leitlinie der Deutschen Gesellschaft für Gastroenterologie, Verdauungs- und Stoffwechselkrankheiten (DGVS) und der Deutschen Gesellschaft für Allgemein- und Viszeralchirurgie (DGAV) zur Prävention, Diagnostik und Behandlung von Gallensteinen. Z Gastroenterol 2018; 56: 912–966. www.dgvs.de

Dasari, B. V., Tan, C. J., Gurusamy, K. S. et al.: Surgical versus endoscopic treatment of bile duct stones. Cochrane Database Syst Rev 2013; 12: CD003327

Lammert, F. et al: Gallstones. Nat Rev Dis Primers 2016; 2: 16024

Stokes, C. S., Gluud, L. L., Casper, M., Lammert, F.: Ursodeoxycholic acid and diets higher in fat prevent gallbladder stones during weight loss: a meta-analysis of randomized controlled trials. Clin Gastroenterol Hepatol 2014; 12: 1090–1100

Van Dijk, A. H., Wennmacker, S. Z., de Reuver, P. R. et al.: Restrictive strategy versus usual care for cholecystectomy in patients with gallstones and abdominal pain (SECURE): a multicentre, randomised, parallel-arm, non-inferiority trial. Lancet 2019; 393: 2322–2330

Cholezystitis und Cholangitis
Gutt, C., Jenssen, C., Barreiros, A. P. et al.: Aktualisierte S3-Leitlinie der Deutschen Gesellschaft für Gastroenterologie, Verdauungs- und Stoffwechselkrankheiten (DGVS) und der Deutschen Gesellschaft für Allgemein- und Viszeralchirurgie (DGAV) zur Prävention, Diagnostik und Behandlung von Gallensteinen. Z Gastroenterol 2018; 56: 912–966. www.dgvs.de

Da Costa, D. W., Bouwense, S. A., Schepers, N. J. et al.: Dutch Pancreatitis Study Group. Same-admission versus interval cholecystectomy for mild gallstone pancreatitis (PONCHO): a multicentre randomised controlled trial. Lancet 2015; 386: 1261–8

Luk, S. W., Irani, S., Krishnamoorthi, R. et al.: Endoscopic ultrasound-guided gallbladder drainage versus percutaneous cholecystostomy for high risk surgical patients with acute cholecystitis: a systematic review and meta-analysis. Endoscopy 2019; 51: 722–73

Reinders, J. S., Goud, A., Timmer, R. et al.: Early laparoscopic cholecystectomy improves outcomes after endoscopic sphincterotomy for choledochocystolithiasis. Gastroenterology 2010; 138: 2315–20

Chronische Bronchitis

Braman, S. S.: Chronic cough due to chronic bronchitis: ACCP evidence-based clinical practice guidelines. Chest 2006; 129: 104–15

Haidl, P., Schönhofer, B., Siemon, K., Kohler, D.: Inhaled isotonic alkaline versus saline solution and radioaerosol clearance in chronic cough. Eur Respir J 2000; 16: 1102–8

Chronische lymphatische Leukämie

Hallek, M.: CLL. Vortrag, DKK 2020

DGHO-Leitlinie Onkopedia, Stand April 2019

Chronische myeloische Leukämie

Kompetenznetz Leukämien: www.kompetenznetz-leukaemie.de

Hochhaus, A. et al.: European LeukemiaNet 2020 recommendations for treating chronic myeloid leukemia. Leukemia, 2020, #51288

DGHO-Leitlinie Onkopedia, Stand Juni 2018

Chronische Pankreatitis

Mayerle, J., Heidecke, C. D., Lerch, M. M.: Diagnostik und Therapie der chronischen Pankreatitis. Gastroenterologe 2007; 2: 275–90

Chronische venöse Insuffizienz

Hach-Wunderle, V.: Blickdiagnostik: Gefäßerkrankungen. Nekrose, Varikose und Zuavenhose. Via medici 2008; 13(4): 36–8

Hach, W.: Venenchirurgie. Schattauer, 2. Auflage 2007.

Colitis ulcerosa

Travis, S. P. L., Stange, E. F., Lémann, M. et al.: European evidence-based Consensus on the management of ulcerative colitis: Current management. Journal of Crohn's and Colitis 2008; 2: 24–62

COPD

American Thoracic Society – Medical Section of the American Lung Association: Standards for the Diagnosis and Care of Patients with Chronic Obstructive Pulmonary Disease. Am J Respir Crit Care Med 1995; 152: S77–S120

Fletcher, C. H.: Terminology in chronic obstructive lung diseases. J Epidemiol Community Health 1978; 32: 282–8

Decramer, M., Vogelmeier, C.: Global strategy for the diagnosis, management, and prevention of chronic obstructive pulmonary disease. GOLD 2016.

Chon, J., Karner, C., Poole, P.: Tiotropium versus long-acting beta-agonists for stable chronic obstructive pulmonary disease. The Cochrane database of systematic reviews 2012: CD009157

Haidl, P., Schönhofer, B., Siemon, K., Kohler, D.: Inhaled isotonic alkaline versus saline solution and radioaerosol clearance in chronic cough. The European respiratory journal: official journal of the European Society for Clinical Respiratory Physiology 2000; 16: 1102–8

Magnussen, H., Kirsten, A. M., Kohler, D., Morr, H., Sitter, H., Worth, H.: Guidelines for long-term oxygen therapy. German society for pneumology and respiratory medicine. *Pneumologie* 2008; 62: 748–56

Continuous or nocturnal oxygen therapy in hypoxemic chronic obstructive lung disease: A clinical trial. Nocturnal oxygen therapy trial group. Annals of internal medicine 1980; 93: 391–8

Long term domiciliary oxygen therapy in chronic hypoxic cor pulmonale complicating chronic bronchitis and emphysema. Report of the medical research council working party. Lancet 1981; 1: 681–6

Kohnlein, T., Windisch, W., Kohler, D., Drabik, A., Geiseler, J., Hartl, S., Karg, O., Laier-Groeneveld, G., Nava, S., Schonhofer, B., Schucher, B., Wegscheider, K., Criee, C. P., Welte, T.: Non-invasive positive pressure ventilation for the treatment of severe stable chronic obstructive pulmonary disease: A prospective, multicentre, randomised, controlled clinical trial. The Lancet Respiratory medicine 2014; 2: 698–705

Degenerative Wirbelsäulenveränderungen

Rubinstein, S. M., van Tulder, M.: A best-evidence review of diagnostic procedures for neck and low-back pain. Best Pract Res Clin Rheumatol 2008; 22: 471–482

www.neuro24.de/ruckenschmerz.htm (gute aktuelle Übersicht unter Verlinkung mit weiterführenden Websites)

NVL Kreuzschmerz, Kurzfassung, 6.8.2013, Version 4. www.leitlinien.de/nvl/kreuzschmerz

Diabetes mellitus Typ 1

www.deutsche-diabetes-gesellschaft.de: evidenzbasierte Leitlinien und Praxisempfehlungen

Petersmann, A. et al.: Definition, Klassifikation und Diagnostik des Diabetes mellitus. Diabetologie und Stoffwechsel 2019; 14(S 02): 111–118

Haak, T. et al.: Therapie des Typ-1-Diabetes – Kurzfassung der S3-Leitlinie (AWMF-Registernummer: 057-013; 2. Auflage). Diabetologie und Stoffwechsel 2019; 14(S 02): 142–S15

Deutsche Diabetes Gesellschaft: S3-Leitlinie Therapie des Typ-1-Diabetes (AWMF-Registernummer: 057-013; 2. Auflage)

Diabetes mellitus Typ 2

www.deutsche-diabetes-gesellschaft.de: evidenzbasierte Leitlinien und Praxisempfehlungen

Petersmann, A. et al.: Definition, Klassifikation und Diagnostik des Diabetes mellitus. Diabetologie und Stoffwechsel 2019; 14(S 02): 111–118

Landgraf, R. et al.: Therapie des Typ-2-Diabetes. Diabetologie und Stoffwechsel 2019; 14(S 02): 167–187

Bundesärztekammer (BÄK), Kassenärztliche Bundesvereinigung (KBV), Arbeitsgemeinschaft der Wissenschaftlichen Medizinischen Fachgesellschaften (AWMF). Nationale VersorgungsLeitlinie Therapie des Typ-2-Diabetes – Langfassung, 1. Auflage. Version 4. 2013, zuletzt geändert: November 2014.

Dumping-Syndrom

www.mayoclinic.com/health/dumping-syndrome/DS00715

Erworbene Herzklappenfehler

Guidelines on the management of valvular heart disease: The Task Force on the Management of Valvular Heart Disease of the European Society of Cardiology. Eur Heart J 2007; 28(2): 230–68

Frei verfügbar unter: www.escardio.org/guidelines-surveys/esc-guidelines/GuidelinesDocuments/guidelines-VHD-FT.pdf

Essenzielle arterielle Hypertonie

www.leitlinien.net

www.hochdruckliga.de/tl_files/content/dhl/downloads/2014_Pocket-Leitlinien_Arterielle_Hypertonie.pdf

Fettstoffwechselstörungen

Smith, S. C., Allen, J., Blair, S. N. et al.: Endorsed by the National Heart, Lung, and Blood Institute. AHA/ACC Guidelines for

Secondary Prevention for Patients With Coronary and Other Atherosclerotic Vascular Disease: 2006 Update. Circulation 2006; 113: 2363–72

Fibromyalgie-Syndrom

Themenheft „Fibromyalgiesyndrom – Eine interdisziplinäre S3-Leitlinie. Hintergründe und Ziele – Methodenreport – Klassifikation – Pathophysiologie – Behandlungsgrundsätze und verschiedene Therapieverfahren." Der Schmerz 2012; 26

Gallenblasentumoren

Zhang, H. P. et al.: Value of contrast-enhanced ultrasound in the differential diagnosis of gallbladder lesion. World J Gastroenterol 2018 February 14; 24(6): 744–751

Li, Y., Tejirian,T., Collins. J. C.: Gallbladder Polyps: Real or Imagined? Am Surg. 2018 Oct 1;84(10):1670–1674

Hickman, L., Contreras, C.: Gallbladder Cancer: Diagnosis, Surgical Management and adjuvant Therapies. Surg Clin North Am 2019 Apr, 99(2): 337–355

Gastritis

www.inneremedizincompact.at/darm-gastritis.pdf

Gastroösophageale Refluxkrankheit

Koop, H., Fuchs, K. H., Labenz, J. et al.: S2k-Leitlinie: Gastroösophageale Refluxkrankheit unter Federführung der Deutschen Gesellschaft für Gastroentreologie, Verdauungs-und Stoffwechselkrankheiten (DGVS) AMF Register No. 021-013. Z Gastroentreol 2014; 52:1299–1346

Moayyedi, P., Eikelboom, J. W., Bosch, J. et al.: Safety of proton pump inhibitors based on a large, multi-year, randomized trial of patients receiving rivaroxaban or aspirin. Gastroenterol 2019;157:682–891

Gicht

Jordan, K. M., Cameron, S. J., Snaith, M., Zhang, W., Doherty, M., Seck, J. et al.: British Society for Rheumatology and British Health Professionals in Rheumatology guideline for the management of gout. Rheumatology 2007; 46(8): 1372–4

www.rheumatology.org.uk/guidelines/guidelines_other/goutguide

Glutensensitive Enteropathie, Zöliakie

European Society for Pediatric Gastroenterology, Hepatology, and Nutrition guidelines for the diagnosis of coeliac disease. JPGN 2012; 54: 136–60

Felber, J., Aust, D., Baas, S., Bischoff, S., Bläker, H., Daum, S., Keller, R., Koletzko, S., Laass, M. et al.: Ergebnisse einer S2k-Konsensuskonferenz der Deutschen Gesellschaft für Gastroenterologie, Verdauungs- und Stoffwechselerkrankungen (DGVS) gemeinsam mit der Deutschen Zöliakie-Gesellschaft (DZG) zur Zöliakie, Weizenallergie und Weizensensitivität. Z Gastroenterol 2014; 52(7): 711–43

Schumann, M., Lebenheim, L.: Zöliakie. Dtsch Med Wochenschr 2016; 141(20): 1474–7

Granulomatose mit Polyangiitis

Holle, J. U.: ANCA-assoziierte Vaskulitiden. Der Internist 2015; 56: 41–50

Lally, L., Spiera, R.: Current therapies for ANCA-associated vasculitis. Annu Rev Med 2015; 66: 227–40

Hämorrhoidalleiden

Hämorrhoidalleiden. Leitlinie Dtsch. Ges. Koloproktologie, AWMF-Leilinien-Register Nr. 081/007. Letzte Aktualisierung: 01.04.2019

Guttenplan, M.: The Evaluation and Office Management of Hemorrhoids for the Gastroenterologist. Curr Gastroenterol Rep 2017, 19 (7), 30

Jacobs, D. O.: Hemorrhoids: What are the options in 2018. Curr Opin Gastroenterol 2018, 34 (1) 46–49

Mott, T., Latimer, K., Edwards, C.: Hemorrhoiids: Diagnosis and Tratment Options. Am Fam Physician 2018, 97 (3) 172–179

Harnblasenkarzinom

DGU-Information: www.urologenportal.de

EAU-Leitlinien: www.uroweb.org/nc/professional-resources/guidelines/online

AUA-Leitlinien: www.auanet.org/content/guidelines-and-qualitycare/clinical-guidelines.cfm

Hepatorenales Syndrom

Gerbes, A. L., Gülberg, V., Sauerbruch, T. et al.: S3-Leitlinie „Aszites, spontan bakterielle Peritonitis, hepatorenales Syndrom"., Z Gastroenterol 2011; 49:749–779. www.awmf.org/leitlinien/detail/ll/021-017.html

Gerbes, A. L., Labenz,.Appenrodt, B. et al.: Aktualisierung der S2k-Leitlinie der Deutschen Gesellschaft für Gastroenterologie, Verdauungs- und Stoffwechselkrankheiten (DGVS) „Komplikationen der Leberzirrhose". www.awmf.org/leitlinien/021-017 Version November 2018

Devuni, D., MBBS (Hrsg.): Hepatorenal Syndrome Treatment & Management: BS Anand. 2016. emedicine.medscape.com/article/178208-overviewHepatozelluläres Karzinom

Deutsche Leitlinie: Diagnostik und Therapie des hepatozellulären Karzinoms. Z Gastroenterol 2013; 51(11): 1269–326

Europäische Leitlinie: Management of hepatocellular carcinoma. J Hepatol 2018; 69: 182–236

Contratto, M., Wu, J.: Targeted Therapy or Immuntherapy? Optimal treatment in hepatocellular carcinoma. World J Gastrointest Oncol 2018; 10(5):108–114

Faivre, S., Rimassa, L., Finn, R.S.: Molecular Therapies for HCC: Looking Outside the Box. J Hepatol 2020; 72(2): 342–352

Herzinsuffizienz

ESC Guidelines for the diagnosis and treatment of acute and chronic heart failure 2008. Eur Heart J 2008; 29: 2388–442

Frei verfügbar unter: www.escardio.org/guidelines-surveys/esc-guidelines/Pages/acute-chronic-heart-failure.aspx

Herzrhythmusstörungen

Priori, S. G., Blomström-Lundqvist, C., Mazzanti, A. et al.: ESC guidelines for the management of patients with ventricular arrhythmias and the prevention of sudden cardiac death. Eur Heart J 2015; 36: 2793–867

Israel, C. W., Bänsch, D., Breithardt, O. et al.: Kommentar zu den neuen ESC-Leitlinien zur Schrittmacher- und kardialen Resynchronisationstherapie. Kardiologe 2015; 9: 35–45

HIV-Infektion und AIDS

www.daignet.de (Deutsche AIDS-Gesellschaft)

Hodgkin-Lymphom

www.ghsg.org (Deutsche Hodgkin Studiengruppe, GHSG)

Hypertensive Krise

Wenzel, R. R., Slany, J., Weber, T., Zweike, R., Watschinger, B.: Hypertensiver Notfall – hypertensive Entgleisung (Krise). Journal für Hypertonie – Austrian Journal of Hypertension 2014; 18 (3), 97–100

Kirk, J., Pak, T. H., Fee C. et al.: Acute Hypertension: A Systematic Review and Appraisal of Guidelines. The Ochsner Journal 2014; 14:655–663. www.ncbi.nlm.nih.gov/pmc/articles/PMC4295743/pdf/i1524-5012-14-4-655.pdf

https://leitlinien.dgk.org/2018/2018-esc-esh-guidelines-for-the-management-of-arterial-hypertension/

Harnwegsinfektionen
www.awmf.org/leitlinien/detail/ll/043-044.html

Hyperthyreose
Biondi, B. et al.: The 2015 European Thyroid Association Guidelines on diagnosis and treatment of endogenous subclinical hyperthyroidism. Eur Thyroid J 2015; 4: 149–163

Burch, H. B., Cooper, D. S.: Anniversary review: Antithyroid drug therapy: 70 years later. Eur J Endocrinol 2018; 179: R261–274

Ross, D. S. et al.: 2016 American Thyroid Association Guidelines for diagnosis and management of hyperthyroidism and other causes of thyrotoxicosis. Thyroid 2016: 1343–1421

Hypoparathyreoidismus
Bollerslev, J., Rejnmark, L., Marcocci, C. et al.: European Society of Endocrinology Clinical Guideline: Treatment of Chronic Hypoparathyroidism in Adults. European Journal of Endocrinology 2015; 173: G1–20

Shoback, D.: Hypoparathyroidism. N Engl J Med 2008 (359): 391–403

Hypophyseninsuffizienz
Kim, S. Y.: Diagnosis and Treatment of Hypopituitarism. Endocrinol Metab 2015; 30(4): 443–55

Toogood, A. A., Stewart, P. M.: Hypopituitarism: clinical features, diagnosis and management. Endocrinol Metab Clin North Am 2008; 37(1): 235–61

Hypothyreose
Jonklaas, J., Bianco, A. C., Bauer, A. J., Burman, K. D., Cappola, A. R., Celi, F. S., Cooper, D. S., Kim, B. W., Peeters, R. P., Rosenthal, M. S., Sawka, A. M.: Guidelines for the treatment of hypothyroidism prepared by the American Thyroid Association Task Force on thyroid hormone replacement. Thyroid 2014; 24: 1670–751

Garber, J. R. Cobin, R. H., Gharib, H., Hennessey, J.V., Klein, I., Mechanick, J.I., Pessah-Pollack, R., Singer, P.A., Woeber, K.A.: American Association of Clinical Endocrinologists and American Thyroid Association Taskforce on Hypothyroidism in Adults: Clinical practice guidelines for hypothyroidism in adults: cosponsored by the American Association of Clinical Endocrinologists and the American Thyroid Association. Endocr Pract 2012, 18: 988–1028

Koehler, V. F., Reincke, M., Spitzweg, C.: Hypothyreose – wann und wie behandeln?. Der Internist 2018, 59: 644–653

Biondi, B., Cappola, A. R., Cooper, D. S.: Subclinical hypothyroidism: a review. JAMA 2019, 322: 153–160

Immunthrombozytopenie (ITP)
Leitlinie Immunthrombozytpenie (ITP). Stand: August 2019. www.onkopedia.com

Provan, D. et al.: Updated international consensus report on the investigation and management of primary immune thrombocytopenia. Blood Adv. 2019; 3(22):3780–3817

Chaturvedi, S. et al.: Splenectomy for immune thrombocytopenia: down but not out. Blood 131:1172–1182

Napolitano, M. et al.: Combined/concomitant therapy for rapid recovery in patients with refractory/recurrent immune thrombocytopenia (ITP) and moderate/severe bleeding: an observational study. EHA 2018 Annual Meeting Abstracts, HemaSphere 2 (S1): 292

Infektiöse Arthritis
Mathews, C. J., Kingsley, G., Field, M., Jones, A., Weston, V. C., Phillips, M., Walker, D., Coakley, G.: Management of septic arthritis: a systematic review. Ann Rheum Dis 2007; 66: 440–5

Infektiöse Endokarditis
www.p-e-g.org

Leitlinien und Empfehlungen der Paul-Ehrlich-Gesellschaft für Chemotherapie:
- Leitlinien zur Diagnostik und Therapie der infektiösen Endokarditis.
- Prophylaxe der infektiösen Endokarditis.

Interstitielle Lungenerkrankungen
Travis, W. D. et al.: An Official American Thoracic Society/European Respiratory Society Statement: Update of the International Multidisciplinary Classification of the Idiopathic Interstitial Pneumonias. Am J Respir Crit Care Med 2002; 165: 277–304

Joint Statement of the American Thoracic Society (ATS) and European Respiratory Society (ERS). Idiopathic pulmonary fibrosis: diagnosis and treatment. International consensus statement. Am J Respir Crit Care Med 2000; 161: 646–64

ERS/ATS. Am J Respir Crit Care Med 2013; 188 (6): 733–48

ATS/ERS Guideline. IPF: Diagnosis and Treatment. 2000

ATS/ERS Guideline. Classification of the Idiopathic Interstitial Pneumonias. 2002

Harrison's Principles of Internal Medicine 17th ed.

Ischiassyndrom
Diener, H. C., Weimar, C. (Hrsg.): Leitlinien für Diagnostik und Therapie in der Neurologie. Thieme, 5. Aufl. 2012

Brandt, T., Diener, H. C., Gerloff, C. (Hrsg.): Therapie und Verlauf neurologischer Erkrankungen. Kohlhammer, 6. Aufl. 2012

Bewermeyer, H., Fink, G. R., Limmroth, V. (Hrsg.): Neurologische Differenzialdiagnostik. Schattauer, 1. Aufl. 2011

Kardiomyopathie
Classification of the cardiomyopathies: a position statement from the European Society of Cardiology Working Group on Myocardial and Pericardial Diseases. Eur Heart J 2008; 29: 270–6

Kardiorenales Syndrom
Schwenger, V., Remppis, B. A., Westenfeld, R. et al.: Dialyse- und Ultrafiltrationsverfahren bei kardiorenalem Syndrom. Kardiologe 2014 [jvn]:[afp]–[alp] DOI 10.1007/s12181-013-0549-5

www.leitlinien.de/nvl/herzinsuffizienz

www.kdigo.org/clinical_practice_guidelines/pdf/KDIGO-GN-Guideline.pdf

Kolorektales Karzinom
www.dgvs.de/wissen-kompakt/leitlinien/dgvs-leitlinien/kolorektales-karzinom/

Koronare Herzerkrankung
Tölg, R., Richardt, G.: Koronare Herzerkrankung – Stellenwert der koronaren Intervention. Med Klin 2007; 102: 919–928

Wijns, W. et al.: 2019 ESC guidelines for the diagnosis and management of chronic coronary syndromes. Eur Heart J 2019; 00: 1–71

Neumann, F.-J. et al.: 2018 ESC/EACTS guidelines on coronary revascularization. Eur Heart J 2018; 00: 1–98
http://leitlinien.dgk.org

Leberzirrhose
Tsochatzis, E. S., Bosch, J., Burroughs, A.K.: Liver cirrhosis. Lancet 2014; 383: 1749–1761
Ge, P. S., Runyon, B. A.: Treatment of patients with cirrhosis. New Engl J Med 2016; 375:767–777

Lungenembolie
2019 ESC/ERS Guidelines for the diagnosis and management of acute pulmonary embolism. European Heart Journal (2019); doi:10.1093/eurheartj/ehz405
AWMF-Leitlinie Venenthrombose und Lungenembolie: Diagnostik und Therapie. www.awmf.org/leitlinien/detail/ll/065-002.html

Lyme-Borreliose
Wormser, G.P. et al.: The Clinical Assessment, Treatment, and Prevention of Lyme Disease, Human Granulocytic Anaplasmosis, and Babesiosis: Clinical Practice Guidelines by the Infectious Diseases Society of America, Clin Inf Dis 2006, 43,1089–1134

Magenkarzinom
www.nccn.org/professionals/physician_gls/PDF/gastric.pdf (NCCN Clinical Practice Guidelines in Oncology: Gastric Cancer – V.2.2009)

Malassimilationssyndrom
Binder, H.: Malabsorptionssyndrome (dt. Ausgabe: Tröger, H., Schulzke, J.-D.) In: Dietel, M., Suttorp, N., Zeitz, M.: Harrisons Innere Medizin. ABW Wissenschaftsverlag, 17. Auflage 2008

Meningitis
Meyding-Lamadé, U. et al.: Virale Meningoenzephalitis. S1-Leitlinie, 2018; in: Deutsche Gesellschaft für Neurologie (Hrsg.), Leitlinien für Diagnostik und Therapie in der Neurologie. www.dgn.org/leitlinien/3702-ll-030-100-virale-meningoenzephalitis-2018
Pfister, H.-W. et al.: S2k-Leitlinie Ambulant erworbene bakterielle (eitrige) Meningoenzephalitis; in: Deutsche Gesellschaft für Neurologie (Hrsg.), Leitlinien für Diagnostik und Therapie in der Neurologie. www.dgn.org/leitlinien/3230-030-089-ambulant-erworbene-bakterielle-eitrige-meningoenzephalitis-im-erwachsenenalter-2015

Mesenterialgefäßverschluss
Klar, Ee, Rahmanian, P. B., Bücker, A., Hauenstein, K., Jauch, K. W., Luther, B.: Akute mesenteriale Ischämie – ein vaskulärer Notfall. Dtsch Ärztebl Int 2012; 109(14): 249–56
Leitlinie „Akuter Intestinalarterienverschluss" der Deutschen Gesellschaft für Gefäßchirurgie (vaskuläre und endovaskuläre Chirurgie) (DGG) (Mai 2008) www.gefaesschirurgie.de/fileadmin/websites/dgg/download/LLAkut-Mesent2011.pdf
Erbel, R., Mudra, H., Nickenig, G., Zeller, T., Churzidse, S.: ESC Pocket-Leitlinie: Diagnostik und Therapie der peripheren arteriellen Erkrankungen basierend auf „ESC Guidelines on the diagnosis and treatment of peripheral artery diseases". European Heart Journal 2011; 32: 2851–2906

Metabolisches Syndrom
Haffner, S.M.: Risk constellations in patients with the metabolic syndrome: epidemiology, diagnosis and treatment patterns. Am J Med 2006; 119: S3–9
Alberti, K.G., Eckel, R.H., Grundy, S.M. et al.: International Diabetes Federation Task Force on Epidemiology and Prevention; National Heart, Lung, and Blood Institute; American Heart Association; World Heart Federation; International Atherosclerosis Society; International Association for the Study of Obesity: Harmonizing the metabolic syndrome: a joint interim statement of the International Diabetes Federation Task Force on Epidemiology and Prevention; National Heart, Lung, and Blood Institute; American Heart Association; World Heart Federation; International Atherosclerosis Society; and International Association for the Study of Obesity. Circulation 2009; 120: 1640–5

Migräne
Diener, H.C. et al.: Therapie der Migräneattacke und Migräneprophylaxe. Empfehlungen der Deutschen Migräne- und Kopfschmerzgesellschaft (DKMG). Nervenheilkunde 2000; 19: 345–53
Diener H.-C., Gaul C., Kropp P. et al.; Therapie der Migräneattacke und Prophylaxe der Migräne, S1-Leitlinie, 2018, in: Deutsche Gesellschaft für Neurologie (Hrsg.), Leitlinien für Diagnostik und Therapie in der Neurologie. www.dgn.org/leitlinien
Diener, H. C., Bussone, G., de Liano, H. et al.: Placebo-controlled comparison of effervescent acetylsalicylic acid, sumatriptan and ibuprofen in the treatment of migraine attacks. Cephalalgia 2004b; 24: 947–54
Goldstein, J., Silberstein, S. D., Saper, J. R. et al.: Acetaminophen, aspirin, and caffeine versus sumatriptan succinate in the early treatment of migraine: results from the ASSET trial. Headache 2005; 45: 973–82
Tfelt-Hansen, P., Henry, P., Mulder, L. J. et al.: The effectiveness of combined oral lysine acetylsalicylate and metoclopramide compared to oral sumatriptan for migraine. Lancet 1995; 346: 923–6
The Diclofenac-K/Sumatriptan Migraine Study Group: Acute treatment of migraine attacks: efficacy and safety of a nonsteroidal antiinflammatory drug, diclofenac-potassium, in comparison to oral sumatriptan and placebo. Cephalalgia 1999; 19: 232–40
Misra, U. K., Kalita, J., Yadav, R. K.: Rizatriptan vs. ibuprofen in migraine: a randomised placebo-controlled trial. J Headache Pain 2007; 8: 175–9
The Multinational Oral Sumatriptan Cafergot Comparative Study Group: A randomized, double-blind comparison of sumatriptan and Cafergot in the acute treatment of migraine. Eur Neurol 1991; 31: 314–22

Morbus Basedow
Bartalena, L. et al.; European Group on Graves' Orbitopathy (EUGOGO): The 2016 European Thyroid Association/European Group on Graves'orbitopathy guidelines for the management of Graves'orbitopathy. Eur Thyroid J 2016; 5: 9–26
Genere, N., Stan, M. N.: Current and emerging treatment strategies for Graves' orbitopathy. Drugs 2019; 79:109–124
Smith, T. J., Hegedus, L.: Graves'disease. NEJM 2016; 375: 1552–1565
Smith, T. J., Bartalena, L.: Will biological agents supplant systemic glucocorticoids as the first-line treatment for thyroid-associated ophthalmopathy? Eur J Endocrinol 2019; 181: D27–D43
Sundaresh, V., Brito, J. P., Wang, Z., Prokop, L. J., Stan, M. N., Murad, M. H., Bahn, R. S.: Comparative effectiveness of therapies for Graves' hyperthyroidism: A systematic review and network meta-analysis. JCEM 2013; 98: 3671–77

Morbus Crohn
Hoffmann, J. C., Kroesen, A. J., Klump, B.: Chronisch entzündliche Darmerkrankungen. Das CED Handbuch für Klinik und Praxis. Herausgeber. Thieme, 2. Auflage 2008

www.dccv.de (Deutsche Morbus Crohn/Colitis ulcerosa Vereinigung)

AWMF online – Leitlinien zur Diagnostik und Therapie des Morbus Crohn, www.leitlinien.net

S3-Leitlinie Diagnostik und Therapie des Morbus Crohn 2014; AWMF-Registriernummer 021–004

Multiples Myelom/Plasmozytom

Rajkumar, S. V. et al.: International Myeloma Working Group updated criteria for the diagnosis of multiple myeloma. Lancet Oncol 15:e538–548, 2014. DOI:10.1016/S1470-2045(14)70442-5

Leitlinien der „Deutschen Gesellschaft für Hämatologie und Onkologie", www.onkopedia.com/de/onkopedia/guidelines/multiples-myelom

Myelodysplastisches Syndrom

www.nccn.org/professionals/physician_gls/PDF/mds.pdf

www.bloodjournal.org/content/127/20/2391?sso-checked=true

Myeloproliferative Erkrankungen

www.esmo.org/Guidelines/Haematological-Malignancies/Philadelphia-Chromosome-Negative-Chronic-Myeloproliferative-Neoplasms

Myokarditis und Perikarditis

Adler, Y., Charron, P. et al.: 2015 ESC Guideline for the diagnosis and management of pericardial disease. Eur Heart J: doi:10.1093/eurheart/ehv318

Kühl, U., Schultheis, H. P.: Myocarditis – Frühzeitige Biopsie ermöglicht differenzierte regenerative Therapie. Dtsch Ärztebl 2012, 109: 361–8

Skouri, H., Dec, G., Friedrich, M., Cooper, L. et al.: Noninvasive Imaging in Myocarditis. J Am Coll Cardiol 2006; 48(10): 2085–93

Feldmann, A. M., McNamara, D.: Myokarditis. The New England Journal of Medicine 2000; 343(19): 1388–98

Magnani, J. W., Dec, G. W.: Myocarditis. Current Trends in Diagnosis and Treatment. Circulation 2006; 113: 876–90

Nebenniereninsuffizienz

Bornstein, S. R. et al.: Diagnosis and Treatment of Primary Adrenal Insufficiency: An Endocrine Society Clinical Practice Guideline. J Clin Endocrinol Metab 2016; 101(2): 364–89

Kyriazopoulou, V.: Glucocorticoid replacement therapy in patients with Addison's disease. Expert. Opin Pharmacother 2007; 8(6): 725–9

Nephrotisches Syndrom

www.kdigo.org/clinical_practice_guidelines/pdf/KDIGO-GN-Guideline.pdf

Neuroendokriner Tumor

Modlin et al.: Gastroenteropancreatic neuroendocrine tumours. Lancet Oncology 2008; 9: 61–72

Nierenzellkarzinom

Rübben, H.: Uroonkologie. Springer, 6. Auflage 2014.

http://uroweb.org/guideline/renal-cell-carcinoma/

S3-Leitlinie Nierenzellkarzinom AWMF, www.awmf.org

Non-Hodgkin-Lymphome

Follikuläres Lymphom, DGHO-Leitlinie Onkopedia, Stand September 2019. www.onkopedia.com/de/onkopedia/guidelines/follikulaeres-lymphom/@@guideline/html/index.html

Mantelzell-Lymphom, DGHO-Leitlinie Onkopedia, Stand Apri 2019. www.onkopedia.com/de/onkopedia/guidelines/mantelzell-lymphom/@@guideline/html/index.html

Diffuses großzelliges B-Zell-Lymphom, DGHO-Leitlinie Onkopedia, Stand November 2018. www.onkopedia.com/de/onkopedia/guidelines/diffuses-grosszelliges-b-zell-lymphom/@@guideline/html/index.html

https://lymphome.de/allgemeine-einfuehrung

Obere gastrointestinale Blutung

Barkun, A. N. et al.: International consensus recommendations on the management of patients with nonvariceal upper gastrointestinal bleeding. Ann Intern Med 2010; 152: 101–13

Sarin, S. K. et al.: Diagnosis and management of acute variceal bleeding: Asian Pacific Association for Study of the Liver recommendations. 2011; 5(2): 607–24. doi: 10.1007/s12072-010-9236-9

Ösophaguskarzinom

Porschen, R. et al.: S3-Leitlinie-Diagnostik und Therapie der Plattenepithelkarzinome und Adenokarzinome des Ösophagus. AWMF-Registernummer 021/023OL. Z Gastroenterol 2019;57: 336–418

Osteoporose

www.lutherhaus.de/osteo/leitlinien-dvo

Dachverband der Deutschsprachigen Wissenschaftlichen Gesellschaften für Osteologie (DVO) e. V. (2006): Evidenz-basierte Konsensus-Leitlinien zur Osteoporose bei [a] Frauen ab der Menopause und Männern ab dem 60. Lebensjahr und bei [b] chronischer Einnahme von Glukokortikoiden.

Prophylaxe, Diagnostik und Therapie der Osteoporose bei Männern ab dem 60. Lebensjahr und bei postmenopausalen Frauen. S3-Leitlinie des Dachverbands der Deutschsprachigen Wissenschaftlichen Osteologischen Gesellschaften e. V. 2014

Pankreaskarzinom

www.clinicaltrials.gov (kontrollierte Therapiestudien des duktalen Adenokarzinoms)

www.krebsgesellschaft.de/wub_llevidenzbasiert_exokrines_pankreaskarzinom.html (Leitlinie Exokrines Pankreaskarzinom)

Phäochromozytom

Adler, J. T., Meyer-Rochow, G. Y., Chen, H., Benn, D. E., Robinson, B. G., Sippel, R. S., Sidhu, S. B.: Pheochromocytoma: current approaches and future directions. Oncologist 2008; 13(7): 779–93

Lenders, J. W., Duh, Q. Y., Eisenhofer, G., Gimenez-Roqueplo, A. P., Grebe, S. K., Murad, M. H., Naruse, M., Pacak, K., Young, W. F. Jr.; Endocrine Society: Pheochromocytoma and paraganglioma: an endocrine society clinical practice guideline. J Clin Endocrinol Metab 2014; 99(6): 1915–42

Plouin, P. F., Amar, L., Dekkers, O. M., Fassnacht, M., Gimenez-Roqueplo, A. P., Lenders, J. W., Lussey-Lepoutre, C., Steichen, O.. Guideline Working Group: European Society of Endocrinology Clinical Practice Guideline for long-term follow-up of patients operated on for a phaeochromocytoma or a paraganglioma. Eur J Endocrinol 2016; 174(5): G1–G10

Pneumonie

www.capnetz.de

Ewig, S., Lorenz, J., Müller, E.: Behandlungskonzepte ambulant erworbener Pneumonien Deutsches Ärzteblatt 2006; 103(1-2): A-40/B-29/C-29.

Ewig, S., Höffken, G., Kern, W. V., Rohde, G., Flick, H., Krause, R. et al.: Management of Adult Community-acquired Pneumonia and Prevention – Update 2016. Pneumologie, 2016; 70(3): 151–200

Höffken, G., Lorenz, J., Kern, W. et al.: Epidemiology, diagnosis, antimicrobial therapy and management of community-acquired pneumonia and lower respiratory tract infections in adults. Guidelines of the Paul-Ehrlich-Society for Chemotherapy, the German Respiratory Society, the German Society for Infectiology and the Competence Network CAP-NETZ Germany. Pneumologie 2009; 63: e1 – e68

Lim, W. S., Baudouin, S. V., George, R. C. et al.: Pneumonia Guidelines Committee of the BTS Standards of Care Committee. BTS guidelines for the management of community acquired pneumonia in adults: update 2009. Thorax 2009; 64(Suppl 3): iii1–iii55

Pneumothorax

Tschopp, J. M., Rami-Porta, R., Noppen, M., Astoul, P.: Management of spontaneous pneumothorax: state of the art. European Respiratory Journal 2006; 28(3): 637–50

Wendel, H., Diwok, K.: Pneumothorax. In: Konietzko, N., Wendel, H., Wiesner, B.: Erkrankungen der Lunge. Walter de Gruyter, 1995.

Poly- und Dermatomyositis

Choy, E. H., Hoogendijk, J. E., Lecky, B., Winer, J. B.: Immunosuppressant and immunomodulatory treatment for dermatomyositis and polymyositis. Cochrane Database Syst Rev 2005; 20: CD003643.

Polyzystische Nierenerkrankungen

Pei, Y. et al.: Unified Criteria for Ultrasonographic Diagnosis of ADPKD. 2009 JASN 2009 Jan;20(1):205–212

Torres, V. E. et al.: Tolvaptan in Later-Stage Autosomal Dominant Polycystic Kidney Disease. N Engl J Med. 2017 Nov 16;377(20):1930–1942

Porphyrie

Anderson, K. E., Bloomer, J. R., Bonkovsky, H. L., Kushner, J. P., Pierach, C. A., Pimstone, N. R., Desnick, R. J.: Recommendations for the diagnosis and treatment of the acute porphyrias. Ann Intern Med 2005; 142(6): 439

Balwani M., Gouya L., Rees D.C., Stein P., Stölzel U. et al.: ENVISION, a phase 3 study to evaluate the efficacy and safety of Givosiran, an investigational RNAi therapeutic targeting aminolevulinicacid synthase 1, in acute hepatic porphyria patients. EASL 2019

Balwani M., Wang B., Anderson K.E. et al.: Acute hepatic porphyrias: Recommendations for evaluation and long term management. Hepatology 2017; 66: 1314–1322

Bissell D.M., Anderson K.E., Bonkovsky H.L.: Porphyria. N Engl J Med 2017; 377: 862–872

Mustajoki P., Nordmann Y.: Early administration of heme arginate for acute porphyric attacks. Arch Intern Med 1993; 153: 2004–2008

Singal A.K., Parker C., Bowden C. et al.: Liver transplantation in the management of porphyria. Hepatology 2014; 60: 1082–1089

Stölzel U., Doss M.O., Schuppan D.: Clinical guide and update on porphyrias. Gastroenterology 2019; 157: 365–381

Stölzel U., Kubisch I., Stauch T.: Porphyrien – was ist gesichert? Internist 2018; 59: 1239–1248

Postcholezystektomiesyndrom

Small, A. J., Kozarek, R. A.: Sphincter of Oddi Dysfunction. Gastrointest Endosc Clin N Am 2015; 25:749–763

Cotton, P. B., Elta, G. H., Carter, C.R. et al.: Rome IV. Gallbladder and Sphincter of Oddi Disorders. Gastroenterology 2016; 150:1420–1429

Primärer Hyperparathyreoidismus

Bilezikian, J. P. et al.: Guidelines for the management of asymptomatic primary hyperparathyroidism: summary statement from the Fourth International Workshop. J Clin Endocrinol Metab 2014; 99: 3561–9

Prolaktinom

Casanueva, F. F., Molitch, M. E., Schlechte, J. A., Abs, R., Bonert, V., Bronstein, M. D., Brue, T., Cappabianca, P., Colao, A., Fahlbusch, R., Fideleff, H., Hadani, M., Kelly, P., Kleinberg, D., Laws, E., Marek, J., Scanlon, M., Sobrinho, L. G., Wass, J. A., Giustina, A.: Guidelines of the Pituitary Society for the diagnosis and management of prolactinomas. Clin Endocrinol (Oxf) 2006; 65: 265–73

Melmed S. et al.: Diagnosis and Treatment of Hyperprolactinemia: An Endocrine Society Clinical Practice Guideline. J Clin Endocrinol Metab 2011; 96: 273–88

Prostatakarzinom

DGU-Information: www.urologenportal.de/prostatakarzinom.html

EAU-Leitlinien: www.uroweb.org/nc/professional-resources/guidelines/online

AUA-Leitlinien: www.auanet.org/content/guidelines-and-qualitycare/clinical-guidelines.cfm

Psoriasisarthritis

Kavanaugh, A. F., Ritchlin, C. T. and the GRAPPA Treatment Guideline Committee: Systematic review of treatments for Psoriatic Arthritis: An Evidence based Approach and Basis for treatment Guidelines. J Rheumatol 2006; 33: 1417–21

Kyle, S., Chandler, D., Griffiths, C. E. M. et al.: Guideline for anti-TNF-alpha therapy in psoriatic arthritis. Rheumatology 2005; 44: 390–97

Coates, L. C., Kavanaugh, A., Mease, P. J. et al., Group for research and assessment of psoriasis and psoriatic arthritis (GRAPPA): Treatment recommendations for psoriatic arthritis 2015. Arthritis Rheumatol 2015; 67 (suppl 10)

Köhm, M., Behrens, F.: Pharmakotherapie der Psoriasisarthritis. Z Rheumatol 2015; 74: 398–405

Reaktive Arthritis und Reiter-Syndrom

Vorläufige diagnostische Kriterien der Deutschen Gesellschaft für Rheumatologie. Qualitätssicherung in der Rheumatologie, 2000. Teil 1, Diagnostik: 3.7.

Rheumatoide Arthritis

Singh, J. A., Saag, K. G., Bridges, S. L. Jr et al.: 2015 American College of Rheumatology Guideline for the Treatment of Rheumatoid Arthritis. Arthritis Rheumatol 2016; 68: 1–26

Sarkoidose

Costabel, U., Hunninghake, G. W.: ATS/ERS/WASOG statement on sarcoidosis. Sarcoidosis Statement Committee. American Thoracic Society. European Respiratory Society. World Association for Sarcoidosis and Other Granulomatous Disorders. Eur Respir J 1999; 14(4): 735–7

Hart, L. A., Conron, M., du Bois, R. M.: Sarcoidosis. Int J Tuberc Lung Dis 2001; 5(9): 791–806

Dietel, M., Suttorp, N., Zeitz, M., Harrison, T. R.: Harrisons Innere Medizin. ABW Wissenschaftsverlag; 16. Auflage 2005.

American Thoracic Society: Statement on sarcoidosis. Joint Statement of the American Thoracic Society (ATS), the European Respiratory Society (ERS) and the World Association of Sarcoidosis and

Other Granulomatous Disorders (WASOG) adopted by the ATS Board of Directors and by the ERS Executive Committee, February 1999. Am J Respir Crit Care Med 1999; 160: 736–55

Vorselaars, A. D., Wuyts, W. A., Vorselaars, V. M. et al.: Methotrexate vs azathioprine in second-line therapy of sarcoidosis. Chest 2013; 144: 805–12

Baughman, R. P., Drent, M., Kavuru, M. et al.: Infliximab therapy in patients with chronic sarcoidosis and pulmonary involvement. Am J Respir Crit Care Med 2006; 174: 795–802

Schlaganfall

Berlit, P.: Basiswissen Neurologie. Springer, 6. Auflage 2014

Diener, H. C., Weimar, C. et al.: Leitlinien für Diagnostik und Therapie in der Neurologie. Thieme, 5. Auflage 2012

Sepsis

Sepsis – Prävention, Diagnose, Therapie und Nachsorge: www.awmf.org/leitlinien/detail/ll/079-001.html

Caironi, P., Tognoni, G., Masson, S. et al.: Albumin Replacement in Patients with Severe Sepsis or Septic Shock. N Engl J Med 2014; 370:1412–21; www.nejm.org/doi/full/10.1056/NEJMoa1305727?af=R&rss=currentIssue

Gamper, G. Havel, Ch., Arrich, J. et al.: Cochrane Anaesthesia, Critical and Emergency Care Group. Vasopressors for hypotensive shock. Published Online: 15 FEB 2016, DOI: 10.1002/14651858.CD003709.pub4 http://onlinelibrary.wiley.com/wol1/doi/10.1002/14651858.CD003709.pub4/full

Systemischer Lupus erythematodes

Aringer, M. et al.: 2019 European League Against Rheumatism/American College of Rheumatology classification criteria for systemic lupus erythematosus. Ann Rheum Dis. 2019 Sep;78(9):1151–1159

Fanouriakis, A. et al.: 2019 update of the EULAR recommendations for the management of systemic lupus erythematosus. Ann Rheum Dis. 2019 Jun;78(6):736–745

Systemische Sklerose (Sklerodermie)

Kowal-Bielecka, O. et al.: Update of EULAR recommendations for the treatment of systemic sclerosis. Ann Rheum Dis. 2017 Aug;76(8):1327–1339

Saar, P., Müller-Ladner, U.: Die systemische Sklerose – eine rheumatologische Herausforderung. Z Rheumatol 2006; 65: 429–440

Van Laar, J. M., Farge, D., Tyndall, A.: Stem cell transplantation: a treatment option for severe systemic sclerosis? Ann Rheum Dis 2008; 67: 35–8

Thrombo- und Varikophlebitis

Dierkesmann, R., Fleig, W. E., Heidrich H. et al.: Rationelle Diagnostik und Therapie in der Inneren Medizin. Elsevier Urban und Fischer, 2007.

Thrombotische Mikroangiopathie

George, J. N., Nester, C. M.: Syndromes of Thrombotic Microangiopathy. N Engl J Med 2014; 371: 654–66. August 14, 2014. DOI: 10.1056/NEJMra1312353. www.nejm.org/doi/full/10.1056/NEJMra1312353

Bommer, M., Wölfle-Guter, M., Bommer, M. et al.: Differenzialdiagnose und Therapie thrombotischer Mikroangiopathien, Dtsch Arztebl Int 2018; 115: 327–34; DOI: 10.3238/arztebl.2018.0327

Thyreoiditis

Ferrari, S. M. et al.: Autoimmune endocrine dysfunctions associated with cancer immunotherapies. Int J Mol Sci 2019; 20: E2560

Haverkamp, W., Israel, C., Parwani, A.: Klinische Besonderheiten der Therapie mit Amiodaron. Herzschr Elektrophys 2017; 28: 307–316

Winther, K. H., Bonnema, S. J., Hegedüs, L.: Is selenium supplementation in autoimmune thyroid disease justified? Curr Opin Endocrinol Diabetes Obes 2017; 24: 348–355

Mönig, H., Harbeck, B.: Thyroiditis. DMW 2008; 133(7): 301–4

Pearce, E. N., Farwell, A. P., Bravermann, L. E.: Thyroiditis. N Engl J Med 2003; 348(26): 2646–55.Tiefe Venenthrombose

AWMF online – Diagnostik und Therapie der tiefen Bein- und Becken venenthrombose, www.leitlinien.net

Leitlinie Venöse Thrombembolien bei Tumorpatienten (Stand April 2019) www.onkopedia.com/de/onkopedia/guidelines

Toxische Leberschäden

Europäische Leitlinie: Vascular diseases of the liver. J Hepatol 2015; 64: 179–202

Europäische Leitlinie: Management of acute (fulminant) liver failure. J Hepatol 2017; 66: 1047–1081

Europäische Leitlinie: Management of alcoholic liver disease. J Hepatol 2018; 69: 154–181

Europäische Leitlinie: Drug-induced liver injury. J Hepatol 2020; *in press*

Europäische Leitlinie: Occupational liver diseases. J Hepatol 2020; *in press*

Tuberkulose

Schaberg, T., Forßbohm, M., Hauer, B., Kirsten, D., Kropp, R., Loddenkemper, R., Magdorf, K., Rieder, H., Sagebiell, D., Urbanczik, R.: DZK-Richtlinien zur medikamentösen Behandlung der Tuberkulose im Erwachsenen- und Kindesalter. Pneumologie 2001; 55: 494–511

Konietzko, N., Loddenkemper, R.: Tuberkulose. Thieme, 1999. www.rki.de (unter: Infektionskrankheiten A – Z, Tuberkulose)

Ulkuskrankheit

AWMF online – Leitlinie der DGVS und Deutschen Gesellschaft für Hygiene und Mikrobiologie: Helicobacter pylori und gastroduodenale Ulkuskrankheit, www.leitlinien.net

Urolithiasis

DGU-Arbeitskreis Harnsteine: www.urologenportal.de

AUA-Guidelines Ureterolithiasis, Ausgusssteine: www.auanet.org/content/guidelines-and-quality-care/clinical-guidelines.cfm

EAU-Guidelines Urolithiasis, Ureterolithiasis: www.uroweb.org/nc/professional-resources/guidelines/online

Varikose

Hach-Wunderle, V.: Gefäße. In: Renz-Polster, H., Krautzig, S.: Basislehrbuch Innere Medizin. Elsevier Urban und Fischer, 4. Auflage 2008.

www.gesundheitpro.de/Krampfadern

Vaskulitiden

Hellmich, B. et al.: 2018 Update of the EULAR recommendations for the management of large vessel vasculitis. Ann Rheum Dis. 2020 Jan;79(1):19–30

Hatemi, G. et al.: One year in review 2018: Behçet's syndrome. Clin Exp Rheumatol. 2018 Nov-Dec;36(6 Suppl 115):13–27

Buttgereit, F., Dejaco, C., Matteson, E. L., Dasgupta, B.: Polymyalgia Rheumatica and Giant Cell Arteritis: A Systematic Review. JAMA 2016; 315(22): 2442–2458

Yates, M., Watts, R. A., Bajema, I. M. et al.: EULAR/ERA-EDTA recommendations for the management of ANCA-associated vasculitis. Ann Rheum Dis 2016; 75(9): 1583–2594

Holle, J. U., Moosig, F., Gross, W. L.; European League Against Rheumatism (EULAR); European Vasculitis Study Group (EUVAS): Therapy of vasculitides: according to recommendations of the European League Against Rheumatism (EULAR) and European Vasculitis Study Group (EUVAS). Internist 2011; 52: 671–681

Virushepatitis

Cornberg, M. et al.: Aktualisierung der S 3-Leitlinie zur Prophylaxe, Diagnostik und Therapie der Hepatitis-B-Virusinfektion AWMF-Register-Nr.: 021/011. Z Gastroenterol 2011; 49: 871–930

Sarrazin, C. et al: Aktuelle Empfehlung zur Therapie der chronischen Hepatitis C. Z Gastroenterol 2015; 53: 320–34
www.dgvs.de/leitlinien/leitlinien-der-dgvs/

Wurzelkompressionssyndrom

Peul, W. C., van Houwelingen, H. C., van den Hout, W. B. et al.: Surgery versus prolonged conservative treatment for sciatica. N Engl J Med 2007; 356: 2245–56

Stein, V., Greitemann, B., Bork, H.: Leitlinie zur konservativen und rehabilitativen Versorgung bei Bandscheibenvorfällen mit radikulärer Symptomatik.

Krämer, J.: Behandlung lumbaler Wurzelkompressionssyndrome. Dtsch Ärztebl 2002; 99(22): A1510–6

Register

Fettdruck: Hauptstichwort in Teil 1, Symptome
Kursivdruck: Hauptstichwort in Teil 2, Diagnosen
Normalschrift: Differenzialdiagnosen, Komplikationen und andere wichtige Einträge

A

ABC-Klassifikation, Gastritis *332*
Abdomen
– akutes 2, **4**, 36, *448*
– Computertomographie 24
– prallgespanntes 18
– Röntgenaufnahme 24
Abdomensonographie 62, 146, 156
– Aszites 18
– Bauchkolik 24
– Flush 74
– gastrointestinale Erkrankungen 50
– Oberbauchschmerzen, chronische 36
abdominale Abwehrspannung 4
abdominale Adipositas *402*
abdominales Aneurysma 244
abdominales Aortenaneurysma *286*
abdominales Kompartmentsyndrom 148
Abdominalschmerzen
– gürtelförmige 156
– heftige, krampfartige 24
Abduzensparese 214
Abszess
– epiduraler *378*
– intraabdominaler 72
– Leber **146**
– periproktitischer 8
Abszessbildung
– Endokarditis, infektiöse *374*
– Harnwegsinfektionen *347*
Abtropfmetastasen
– Ovarien *395*
Abwehrspannung, abdominale 4
ACD (Anämie chronischer Erkrankungen) 6
Achalasie 22, 160, 208
Achillessehnenreflex *378*
Acrodermatitis chronica atrophicans *392*
ACTH-Kurztest 108
ADAMTS13-Antikörper *480*
ADAMTS13-Mangel *480*
Addison-Krise *418*
Addison-Syndrom 108, *366*, *418*
Adenokarzinom, Magen *394*
Adenome, Leber **146**
Adenomyomatose, Gallenblase *330*
Adipositas **82**, 148, 218, 316
– abdominale *402*
– alimentäre 82
– endokrine 82
– Hyperurikämie 114

– monogentische 82
Adnexitis 244
ADPKD (autosomal dominant polycystic kidney disease) *446*
adrenale Insuffizienz 116
Adrenalektomie *436*
adrenale Raumforderungen 176
adrenerge Symptome 116
adrenogenitales Syndrom (AGS) **258**
Adventitiadegeneration, zystische 39
Adynamie 120
Aerophagie 22
Afferent-Loop-Syndrom *318*
AFL (alkoholische Fettleber) *68*
Ageusie **78**
Agranulozytose 88, **152**, *473*, *363*
Ahornsirupkrankheit 140
aHUS *480*
AIDS 158, *356*
– Diarrhö 42, 43
AIDS-Enteropathie *338*
AIN (akute interstitielle Nephritis) *272*
AIP (akute intermittierende Porphyrie) *448*
Akanthozyten 84, 178
akrale Durchblutungsstörungen 266
akrale Embolie 266
Akrenschmerzen, nächtliche 64
Akromegalie 94, *268*, *454*
Akrozyanose, periphere 256
Akustikusneurinom 66, 98, 100, 213, 238
akute Anämie 6
akute Appendizitis 2, 4
akute arterielle Embolie *400*
akute arterielle Thrombose *400*
akute bakterielle Thyreoiditis *482*
akute Bronchitis *270*
akute Cholangitis *295*, *296*
akute Cholezystitis 2, *295*, *296*
akute Gastritis *332*
akute Gicht *336*
akute Glomerulonephritis 12
akute Heiserkeit 92
akute Hemiparese **86**
akute Hepatitis 128, *498*
akute Herzinsuffizienz *352*
akute Hyponatriämie 124
akute intermittierende Porphyrie (AIP) *448*
akute interstitielle Nephritis (AIN) *272*
akute Laryngitis *224*
akute Leukämie 260, *274*, *276*, *415*
akute Lymphadenitis 90
akute mesenteriale Ischämie *400*
akute Myokarditis *416*
akute Neuroborreliose *392*
akute Oberbauchschmerzen 2, 36
akute Otitis media 98
akute Pankreaserkrankungen 106
akute Pankreatitis 2, 4, 156, *278*, *304*
– biliäre *295*
akute Pharyngitis 88
Akute-Phase-Proteine 40

akute Pyelonephritis 2, *346*
akuter Arterienverschluss 266
akuter Gefäßverschluss *280*
akuter Glaukomanfall 144
akuter Harnverhalt 4
akuter Hypokortisolismus *419*
akuter Myokardinfarkt *234*
akutes Abdomen 2, **4**, 36, *448*
akutes Aortensyndrom *286*
akute Schmerzen, vernichtende 4
akute Schwangerschaftsfettleber *68*
akutes Glaukom 252
akutes hypophysäres Koma *367*
akutes Koronarsyndrom (ACS) *352*, *360*, *386*
akutes Lärmtrauma 98
akutes Leberversagen 128, 140, *487*
akutes Nierenversagen (ANV) *272*, *282*, *360*, *480*
akutes Schalltrauma 100
akutes Stressulkus *490*
akutes urethrales Syndrom *346*
akute tiefe Venenthrombose *484*
akute Tonsillitis 88
akute Tubulusnekrose 12
akute Urtikaria **250**
Albträume 204
Aldosteron 162
alimentäre Adipositas 82
Alkalose 122
– metabolische 120, **162**
alkoholbedingter Schwindel 213
alkoholinduzierte Hepathopathie *240*
alkoholinduzierte Pankreatitis 156
alkoholische Fettleber (AFL) *68*, *348*
alkoholische Myopathie *172*
alkoholische Steatohepatitis *68*, *348*
Alkoholismus/Alkoholmissbrauch 30, 148, 156, 164, 206, 216
– Fettleber *68*, *486*
– Hyperurikämie 114
– Hypoglykämie 116
– Hypokaliämie 120
– Pankreatitis, akute *278*
– Polyneuropathie *444*
Alkoholkrankheit, chronische *444*
alkoholtoxische (makrovaskuläre) Fettleber *486*
Allergietestungen
– Juckreiz 134
Allergiezeichen
– Nephritis, interstitielle, akute *272*
allergische Erkrankungen 70
allergische Exantheme **56**
allergisches Ekzem 134
Allodynie *328*
Alopecia cruris 38
Alpha-1-Antitrypsinmangel *240*
Alport-Syndrom 84, 178, 179, 248
Alterserythrodermien 54
Alveolitis, exogen allergische *466*
Amaurosis fugax 252, *468*
ambulant erworbene Pneumonie *438*
Amenorrhö **258**, *454*

Amnesie
– transiente, globale 46
amnestische Aphasie *222*
Amöben 146
Amyloidose 199, 200
– Polyneuropathie *444*
amyotrophe Lateralsklerose 92, 174
anale Endosonographie (EAUS) 8
Analfissuren 8, 184
Analfistel 8
Analkarzinom 8, *342*
Analschmerz **8**
Analthrombose 8
Anämie **6**, 36, 150, 152, 244, 260, 344, 345, 396
– akute 6
– aplastische 152, 260
– autoimmunhämolytische (AIHA) *301*
– chronische 6
– chronischer Erkrankungen (ACD) 6
– CLL *301*
– hämolytische *480*
– – mit thrombotischen Mikroangiopathien *476*
– hypochrome *420*
– leukerythroblastische *414*
– megaloblastäre 6, *318*
– mikrozytäre 6
– perniziöse *332*
– renale 12, *282*
– sideroachrestische 6
– urämische *248*
anaphylaktischer Schock **210**
Anaphylaxie 12
Anasarka **186**
Anastomosenulkus *490*
ANCA-assoziierte Vaskulitis *496*
Androgenmangel 132
Aneurysma 86, 266
– abdominales 244
– Embolie 266
– verum *286*
Anfälle
– dissoziative (psychogene) 46
– einfach/komplex fokale **46**
– fokale **46**
– generalisierte **46**
angeborener Nystagmus **182**
angeborene supraventrikuläre Tachykardie *230*
Angina abdominalis 36
Angina catharralis 88
Angina lacunaris 88
Angina pectoris 4, 218, 228, 234, 320
– instabile *386*
– stabile *386*
– therapierefraktäre *387*
Angiodysplasien 188, 246
angiofollikuläre Lymphknotenhyperplasie 158
angioimmunoblastisches T-Zell-Lymphom *426*
Angiomyolipom, Nebenniere 177

Angioödem 250
Angst 110, 122
Angststörung 234
Anionenlücke, normale 164
Anitis 8
ankylosierende Spondylitis 76, *284*
Ann-Arbor-Klassifikation
– Hodgkin-Lymphom 358, 359
Anorchie 118
Anorexia nervosa 14, 50, 80, 120, 166
Anosmie 78
anovulatorische Zyklen 258
Anteriorinfarkt *468*
Antikoagulanzientherapie 30
Antikörper-assoziierte Myositis *442*
Anti-Phospholipid-Syndrom 236, *480*
– sekundäres *473*
Antithrombin-III-Mangel 236
Antriebslosigkeit 10
Antrumgastritis *333*
anuläres Erythem 54
Anurie *12*, 186, *282*
ANV (akutes Nierenversagen) 272
Aortenaneurysma 4, 160, *286*
– abdominales *286*
– thorakales *286*
Aortendissektion 202, 228, 229, 234
– thorakale *286*
Aortenklappeninsuffizienz 320
Aortenklappenstenose 126, 229, 228
Aortensyndrom, akutes *286*
Apatitrheumatismus 76
APC-Resistenz **236**
Aphasie 222
aplastische Anämie 152, 260
Appendizitis 244
– akute 2, 4
Appetitstörungen **14**, 240
Appetitveränderungen, qualitative/quantitative 14
Arcus lipoides *326*
Argyrose 256
ARPKD (autosomal recessive polycystic kidney disease) *446*
arrhythmogene rechtsventrikuläre Kardiomyopathie (ARVD) *380*
Arteria-basilaris-Thrombose 86
arterielle Claudicatio intermittens 38
arterielle Durchblutungsstörungen 38, 39, 64
arterielle Embolie *374*
– akute *400*
arterielle Hypertonie **16**, 32, 52, 144, 176, 178, 316, 360, *447*
arterielle Hypotonie **126**
arterielle Thrombose
– akute *400*
arterielle Verschlusskrankheit, periphere (PAVK) *314*
– Claudicatio intermittens 38
– Extremitätenschmerz 64
– Fontaine-Rutherford-Einteilung 38
Arterienverschluss, akuter 266
Arteriitis temporalis 34, 144, 252
arterio-arterielle Embolie *281*, *468*
Arteriosklerose 266, 322
arteriosklerotische Stenosen 266

arteriosklerotisches Ulkus, penetrierendes (PAU) *286*
arteriovenöse Fistel 28
Arthralgien *272*
Arthritis *474*
– chronische *392*
– infektiöse *372*
– metabolische 76
– postinfektiöse 76
– Psoriasis 76
– reaktive 76, *460*
– rheumatoide 72, 76, 138, 172, 288, *464*, *474*
– septische *372*
arthrogenes Stauungssyndrom 306, *494*
Arthrose 39, 64, *288*
Artikulationsstörungen 222
Arzneimittelallergie 70
Arzneimittelexanthem **56**, 134, 135
Arzneimittelfieber 72
aseptische Knochennekrose 136
Aspergillom 28
Asplenie 154
Asterixis 242
Asthmaanfall, akuter *290*
Asthma bronchiale 20, 150, 226, 254
– allergisches 134
– Schwerdegrade *290*
asympathikotone Hypotonie 126
asymptomatisches Plasmozytom *410*
Aszites **18**, 26, 148, 186, *282*, *348*, *388*, 395
– chylöser 18
– entzündlicher 18
– Granulozytenkonzentration 18
– maligner 18, *435*
– Punktion 18
Ataxie, zerebelläre *392*
Atelektasen 256
Atemluftgeräusche **140**
Atemnot **20**, 194
Atemwegserkrankungen, obstruktive 20
Atemwegsverlegung 20
Atherosklerose *402*
– LDL-Cholesterinkonzentration *326*
– metabolisches Syndrom *402*
– Risikofaktoren 38
atopische Dermatitis 134
ATRA-Syndrom *275*
Atrophie blanche 306
atrophische Gastritis *333*
atrophische Glossitis 14
atypische Mykobakteriosen *466*
Aufrichtungsosteotomie
– Spondylitis, ankylosierende *284*
Aufstoßen 22
Augenhintergrunduntersuchung
– Hypertonie, arterielle 16
Augenmuskelstörungen 214
Augenveränderungen
– Gelenkschwellungen/-schmerzen 76
Augenzittern **182**
Aura, Migräne 46, *404*
Austrocknungsekzem 134
Auswurf, blutiger 292
autoimmune Hypoglykämie 116

Autoimmunenteropathie *338*
Autoimmunerkrankungen 72
autoimmunhämolytische Anämie (AIHA) *301*
Autoimmunhepatitis 240
Autoimmunsyndrom, polyglanduläres *364*
Autoimmunthrombozytopenie 30
Autoimmunthyreoiditis, chronische *368*, *482*
Autoimmunvaskulitis 100
autonomes Nervensystem, Störungen 192
autosomal dominant polycystic kidney disease (ADPKD) *446*
autosomal recessive polycystic kidney disease (ARPKD) *446*
AV-Block 32, *354*
– Endokarditis, infektiöse *374*
AV-Knoten-Reentry-Tachykardie 230, *354*
AV-Malformation 28
– Orbita 60
AV-Reentry-Tachykardie *354*
AV-Überleitungsstörungen 228, 229
axiale Hiatushernie 22
Azidose
– metabolische 20, 120, **164**, *282*, *470*
– renal tubuläre 108, 120, 164, 165

B

Babinski-Reflex 86
bacterial overgrowth 42
Bakerzyste, rupturierte *484*
bakterielle Fehlbesiedlung 22, 42, 166
bakterielle Infektionen 40, 70, 158
– Bronchitis, akute 270
bakterielle Labyrinthitis 100
bakterielle Meningitis *398*
Bakteriurie, asymptomatische 346
Balanitis circinata *460*
Balbuties 222
banale Laryngitis 92
BANA-Test *168*
Bandscheibenvorfall 190, 202, 216, 234, 312, *378*, *500*
Bannwarth-Syndrom *392*
Barotrauma 100
Barrett-Ösophagus *334*
Bartonellen *466*
Bartter-Syndrom 120, 162
basale Meningitis 66
basale Pneumonie 2, 4
Basedow-Syndrom *362*, *406*
Basophilenleukämie, akute *274*
Bauchkolik 24
Bauchschmerzen
– anhaltende 4
– kolikartige, akute, unklare *448*
Bauchwandhernien *447*
BCLC-Klassifikation
– hepatozelluläres Karzinom *350*
BCR-ABL-negative myeloproliferative Erkrankungen *414*
Bechterew-Syndrom *284*
Beckenbodendysfunktion
– Obstipation 184

Begleitschielen 214
Behçet-Syndrom *496*
beinbetonte Hemiparese *468*
Beinödeme 26
Beinschwellung **26**
Beinvenenthrombose, tiefe 27, 28
Belastungsdyspnoe 320, 352
Belastungs-EKG
– Bradykardie 32
Bell-Parese 66
benigne Prostatahyperplasie (BPH) 12, 13, 44
Berylliose, chronische *466*
Besenreiservarizen 306, *494*
Besnier-Boeck-Schaumann-Syndrom *466*
Betazellerkrankung, funktionelle 116
Bewegungsstörungen 46
Bewusstseinsstörungen *468*
Bewusstseinsverlust 228
Bezoar 14, 15, 24
biliäre Lymphadenopathie *466*
bilaterale Parästhesien 190
biliäre Pankreatitis, akute 295
biliäre Schmerzen 330, *450*
biliopankreatisches System
– Malignome 24
Bilirubinsteine *294*
Bilirubinurie 128
Billroth-II-OP *318*
Binge Eating 82, 166
Bing-Horton-Syndrom 144
binokularer Nystagmus **182**
Bi-Panzytopenie *412*
bitemporale Hemianopsie 118
Bizytopenie **260**
Bladder-Pain-Syndrom (BPS) 44
Blähtyp, Reizdarmsyndrom *462*
Blähungen **166**, *462*
– s. a. Meteorismus 148
Blasen ... s. a. Harnblasen ...
Blasenentleerungsstörungen
– funktionelle 44
– neurogene *347*
Blase, neurogene 12
Blasenkarzinom *344*
Blasenmuskulatur, Hypertrophie 44
Blasensteine 44
Blasentumoren 44
blastäres NK-Zell-Lymphom *426*
Blastenanzahl 260
Blausäureintoxikation 140
blickparetischer Nystagmus 182
Blickrichtungsnystagmus 182
Blind-Loop-Syndrom *318*
Bluthusten 28
Blut im Stuhl **188**, *246*, *384*
Blutkörperchensenkungsgeschwindigkeit s. BSG
Blutkulturen *470*
– Diarrhö **42**
Blutungen 413
– endobronchiale *298*
– gastrointestinale 36
– Harnblasenkarzinom *345*
– Immunthrombozytopenie *371*
– intraabdominale 4

– intrazerebrale 86, 112, 142, 144, 360, 446
– Leukämie, akute 275
– okkulte **188**
– peranale 342
– petechiale 370
– subarachnoidale 112, 144, 206, 360, 468
Blutungsanämie 384
Blutungsneigung 28, **30**
Blutungsstigmata 48
Blutungszeichen 262
Body-Mass-Index (BMI) 82
Bodyplethysmographie 226
– COPD 310
Borreliose 72, 202
BPH (benigne Prostatahyperplasie) 12, 13, 44
B-Prolymphozyten-Leukämie (B-PLL) *426*
BPS (Bladder-Pain-Syndrom) 44
Brachialgien 500
brachiofazial betonte Hemiparese 468
bradykardes Vorhofflimmern *354*
Bradykardie **32**, 108, *354*
Bradykardie-Tachykardie-Syndrom 32
Bradykinese **192**
branchiogene Zysten 90
Briden 24, 130, 166
Broca-Aphasie 222
Bromhidrose **140**
bronchialer Provokationstest 226
Bronchialkarzinom 28, 194, *292*
– großkleinzelliges *292*
– nichtkleinzelliges *292*
– Stadieneinteilung *292*
– TNM-Klassifikation *292*
Bronchialobstruktion 226
Bronchialsekret
– Untersuchung, mikrobiologische 28
Bronchiektasen 28
Bronchitis 28, 70, *298*
– akute *270*
– chronische *298*
– chronisch-obstruktive *310*
bronchoalveoläre Lavage (BAL) 376
bronchogene Zysten 160
Bronchoskopie 28, 376
Brown-Séquard-Syndrom 216
Brucellose 158, 466
Brudzinski-Zeichen 398
BSG-Erhöhung **34**
BSG-Veränderungen, physiologische 34
B-Symptomatik 74, 358
Budd-Chiari-Syndrom 240, *486*
Bulbi, eingesunkene
– Exsikkose 63
Bulimia nervosa 14, 50
Bulimie 162
bullöse Exantheme 56
Burkitt-Lymphom *426*
Burnout-Syndrom 14
B-Zell-Neoplasie *410*, *426*

C

C1-Esterase-Inhibitor-Mangel 36, 250
Calprotectin 408
CAP (community acquired pneumonia) *438*
Carcinoma in situ
– Harnblase 344
Carotis-Sinus-cavernosus-Fistel 60
Castleman-Syndrom 158
CBAVD (kongenitale beidseitige Aplasie des Vas deferens) 132
CD4-Zellzahl, HIV-Infektion 356
CDC-Klassifikation
– HIV-Infektion 356
Cerumen obturans 98, 238
Charcot-Marie-Tooth-Erkrankung *444*
Cheilitis granulomatosa 66
Chetismus 222
Cheyne-Stokes-Atmung 232
Chiasmasyndrom *454*
Child-Pugh-Klassifikation
– Leberzirrhose 388
Child-Score 18
Chloriddiarrhö 162
Cholangiolithiasis 24
Cholangiopathie, chronische *487*
cholangiozelluläres Karzinom **146**
Cholangitis 70, 294, *296*
– akute 295, *296*
– primär sklerosierende 294, 330
Choledocholithiasis 294, 450
Cholelithiasis 294, 296
Cholestase 128, 134, 206, 294, 296, 330, 448, 450, 486
– Pankreatitis, chronische 304
cholestatische Hepatitis 486
Cholesteatom 66
Cholesterin-Gallenblasensteine 294
Cholesterolose 330
Cholesterolpolypen 330
Cholezystektomie 294, 330
Cholezystitis 24, 156, *296*
– akute 2, 4, 295, *296*
Cholezystolithiasis 14, 24, 50, *294*, 330
Cholezystostomie 296
Chondritis 234
Chondrokalzinose 76, 288
chromophobes Nierenzellkarzinom *424*
Chronic-Pelvic-Pain-Syndrom (CPPS) 44
chronisch-aktive Myokarditis *416*
chronische Anämie 6
chronische Arthritis 392
chronische Autoimmunthyreoiditis *368*, *482*
chronische Berylliose *466*
chronische Bronchitis 298
chronische Cholangiopathie *487*
chronische Diarrhö **42**, *396*
chronische Gastritis *332*
chronische Gicht *336*
chronische Halbseitenlähmung 86
chronische Hepatitis 30, *498*
chronische Hepatitis C *498*
chronische Herzinsuffizienz *352*
chronische Hyponatriämie 124

chronische idiopathische thrombozytopenische Purpura 370
chronische inflammatorische demyelinisierende Polyneuropathie (CIDP) *444*
chronische Laryngitis 224
chronische Lebererkrankungen 128
chronische Lungenerkrankungen 10
chronische lymphatische Leukämie (CLL) 300
chronische myeloische Leukämie (CML) 302
chronische Neuroborreliose *392*
chronische Nierenerkrankungen 108
chronische Niereninsuffizienz 12, 118, 134, 165
chronisch-entzündliche Darmerkrankungen 36, 42, 244, 384, *408*
chronische Oberbauchschmerzen 2, **36**
chronische Obstipation **184**
chronische Ödeme **186**
chronische Otitis media 98
chronische Pankreaserkrankungen 106
chronische Pankreatitis 36, 80, 156, *304*
chronische Pharyngitis 88
chronische Pyelonephritis 179, 248, *347*
chronischer Husten 488
chronischer Schluckauf 206
chronisches Lärmtrauma 98
chronisches Leberversagen 128
chronisches Müdigkeitssyndrom 10, 150
chronisches Nierenversagen 272
chronisches Palmarerythem 54
chronisches Schmerzsyndrom 10
chronisches Wangenerythem 54
chronische Tonsillitis 88
chronische Unterbauchschmerzen **244**
chronische Urtikaria 250
chronische venöse Insuffizienz 126, 306
– Varikose *494*
– Venenthrombose, tiefe 484
chronische ventilatorische Insuffizienz 311
chronisch-intermittierende Urtikaria 250
chronisch-obstruktive Bronchitis *310*
chronisch-persistierende Myokarditis *416*
chronisch-venöse Insuffizienz 64
Churg-Strauss-Syndrom *496*
Chvostek-Zeichen 122
chylöser Aszites 18
Chylothorax 194
Claudicatio
– intermittens **38**, 64, **86**, 172
– spinalis 39, 64
– venosa 39
Cluster-Kopfschmerz 144
CMV-Infektion 158
Colitis-Crohn 408
Colitis ulcerosa 156, 244, 246, 254, 308, 384, 408

– extensive 308
– linksseitige 308
community acquired pneumonia (CAP) *438*
Computertomographie
– Bauchkolik 24
– Dysurie 44
Conn-Syndrom 16, **162**
Coombstest 6
COPD (chronic obstructive pulmonary disease) 20, 150, 226, 256, 298, *310*
Corneaablagerungen
– Hyperkalzämie 110
Corona phlebectatica paraplantaris 306
Cor pulmonale 311
Covertest 214
Coxarthrose *288*
Coxsackie-A-Infektion 88
CPPS (Chronic-Pelvic-Pain-Syndrom) 44
C-reaktives Protein **40**
CREST-Syndrom 266, *474*
Crohn-Colitis 408
Crohn-Krankheit 72, 80, 156, 188, 244, 246, 254, 338, *408*, 490
CRP-Erhöhung **40**
Crush-Niere 108
Cushing-Gesicht 409
Cushing-Syndrom 16, 138, 162, 176
C-Zell-Karzinom 74

D

Daktylitis, Psoriasisarthritis *458*
Dalrymple-Zeichen 60
Darmentzündungen, akute, infektiöse 166
Darmerkrankungen
– chronisch-entzündliche 36, 42, 244, 308, 384, *408*
– ischämische 166
Darmischämie 36
Darmkolik 24
D-Dimer-Bestimmung **236**
degenerative Wirbelsäulenveränderungen 312
Demenz 192
– mit Lewy-Körperchen (DLB) 192
Demyelinisation 112
demyelinisierende Polyneuropathie
– chronische, inflammatorische (CIDP) *444*
Depression 10, 14, 80, 110, 122, 150, 328
– larvierte 80
de-Quervain-Thyreoiditis, akute *482*
de-Ritis-Quotient 68
Dermatitis
– atopische 134
– peranale 8
Dermatomyositis 172, 174, *442*
Desorientiertheit 124
Diabetes insipidus 62, 112, 180, **198**
– centralis 112, *366*, *367*
– renaler 110, 112, **196**, 198, **199**
– zentraler **196**, 198, **199**

Diabetes mellitus 50, 62, 80, 106, 116, 118, 126, 134, 146, 150, 156, 164, 178, 180, 184, 196, 206, 216, 347, 386, 409, 420, 444
- entgleister 62, **164**
- pankreopriver 106
- Typ 1 106, 116, 138, 170, *314*
- Typ 2 106, 116, *316*, 402
diabetische Fazialisparese 66
diabetische Ketoazidose 50, 120, 140, 156, *314*
diabetische Nephropathie 179, 200, 248, *314, 420*
diabetische Nephrosklerose 178
diabetische Neuropathie 218, *314*
diabetische Polyneuropathie *444*
diabetische Pseudoperitonitis 2, 4
diabetische Retinopathie 179, *314*
diabetisches Fußsyndrom 316
diabetisches Koma 142
diabetische Stoffwechsellage
- Hyperkaliämie 108
dialysepflichtige Niereninsuffizienz 100
Diarrhö 42, 62, 80, 120, 128, 150, 162, 196, 338, 408, *462*
- bakterielle **42**
- chronische **42**, 396
- funktionelle **42**
- hämorrhagische 480
- infektiöse **42**
- inflammatorische **42**
- osmotische **42**, 112, 120
- sekretorische **42**
- toxische **42**
- Ursachen 42, 43
- virale **42**
Diarrhötyp, Reizdarmsyndrom *462*
diätetische Stoffwechselstörungen 68
DIC (disseminierte intravasale Gerinnung) *476*, 480
Diffusionsmessung, COPD 310
digitale rektale Untersuchung (DRU) 456
Digitalisintoxikation 108
dilatative Kardiomyopathie (DCM) 230, *380*, 392
Diphtherie 88, 158
Diplakusis 100
Diplopie **214**
disseminierte intravasale Gerinnung (DIC) *476*, 480
dissoziative (psychogene) Anfälle 46
dissoziierte Sensibilitätsstörungen 216
Diszitis 202
Diurese 196
- osmotische 62, 112, 120, 196, 198
diuretikainduzierte metabolische Alkalose **162**
Diuretikatherapie 62
Divertikel 246
Divertikulitis 70, 244
DOAKs-Einnahme 30
Doppelhören 100
Doppeltsehen **214**
Doppler-Druckmessung
- Claudicatio intermittens 38
- Extremitätenschmerz 64

Doss-Porphyrie *448*
Down-Beat-Nystagmus 182
Down-Syndrom 154
Drogenmissbrauch 80
Drogenscreening
- epileptischer Anfall 46
Drop attacks 46
DRU (digitale rektale Untersuchung) 456
Duchenne-Muskeldystrophie 174
Dumping-Syndrom *318*
Dünndarm-Lymphom 338
Dünndarmverschluss, hoher 130
Duodenalperforation 296
Duodenalstenose 490
Duodenalulkus 156, *332*, 490
Duplex-Sonographie
- Aszites 18
- Claudicatio intermittens 38
- Extremitätenschmerz 64
- Niereninfarkt 84
- Nierenvenenthrombose 84
Durchblutungsstörungen 64, 262, 414
- akrale 266
- arterielle 38, 39, 64
Durchfall s. Diarrhö
Durstversuch 198
Dysarthria-clumsy-hand-Syndrom *468*
Dysarthrie 222
Dysgeusie **78**
Dysgrammatismus 222
dyskaliämisch periodische Lähmung 174
Dyslalie 222
Dyslipidämie 316
Dyslipoproteinämie *326*, 402
Dysmorphophobie-Syndrom **140**
Dysostosen 254
Dyspepsie, funktionelle 22, 36
Dysphagie 22, 80, **208**, 218, 430
Dysphonie 92, **224**
- hormonelle 224
- hyperfunktionelle 224
- hypofunktionelle 224
Dyspnoe **20**, 230, 256, 292, 328, 340, 390, 488
- belastungsinduzierte 320
- paroxysmale, nächtliche 352
- psychogene 20
dystoner Tremor 242
Dysurie 12, **44**, 180, 346
- initiale 44
- terminale 44

E

EAUS (anale Endosonographie) 8
EBV-Infektion 88, 158
Echinokokkuszyste, Ruptur 4
Echokardiographie **230**
- Bradykardie 32
- Hyponatriämie 124
Edrophonium-(früher Tensilon®)-Test 174
Efferent-Loop-Syndrom 318
Effloreszenzen, Pruritus 134
Einblutungen 30, 250

Einflussstauung, obere 90
Einlaufschmerz 64
Einschlusskörperchen-Myositis 174, *442*
Ein- und Durchschlafstörungen **204**
Eisenmangel 6, 14
Eisenmangelanämie 318
Eisenüberladung 413
Eiweißelektrophorese
- Multiples Myelom 35
Eiweißmangel 26, 338
Eiweißverlust 396
Eiweißverlustsyndrom, enterales 26, 186
Ejakulatuntersuchung, Infertilität 132
EKG **230**
- Bradykardie 32
- Hyponatriämie 124
- Oberbauchschmerzen, chronische 36
Eklampsie 114
ektoper GH-produzierender Tumor 268
ektoper GHRH-produzierender Tumor 268
Elektrocochleographie (ECoch) 98, 100
Elektroenzephalogramm (EEG)
- epileptischer Anfall 46
Elektrogustometrie 78
Elektrolytstörungen 32, 190
Elektroneurographie
- Fazialisparese 66
Elektronystagmographie 98
Eliptozyten 6
Embolie 236
- akrale 266
- Aneurysmata 266
- arterielle 374
- - akute 400
- arterioarterielle *281*, 468
- kardiale 266
- kardiogene 387, *468*
- pulmonale 425
- septische, Endokarditis, infektiöse 374
embolischer Gefäßverschluss 280
Emesis **50**
Emphysem 20, 310
Empty-Sella-Syndrom 366
Enantheme **56**
Encephalomyelitis disseminata 184
endobronchiale Blutungen 298
Endocarditis lenta 34, 150
Endokarditis 34, 70, 72, 460
- infektiöse 374
endokrine Adipositas 82
endokrine Erkrankungen 80
endokrine Orbitopathie 60, 214, 362, *406*
endokrin-metabolische Fazialisparese 66
Endokrinopathien 10, 106
Endometriose 4
Endosonographie, anale (EAUS) 8
Endstellungsnystagmus 182
Enophthalmus 60
- kontralateraler 60
enterales Eiweißverlustsyndrom 26, 186
Enterokolitis, infektiöse 244, 408
Enteropathie

- exsudative 26, 186
- glutensensitive 338, 396
Enthesitis, Psoriasisarthritis 458
Entwicklungsverzögerung, konstitutionelle 254
entzündliche Erkrankungen 64
entzündliche Gelenkerkrankungen 64
entzündliche Hodenerkrankungen 96
entzündliche Muskelerkrankungen 76
entzündliche Reaktionen
- CRP-Erhöhung 40
entzündliche rheumatische Erkrankungen 76
Entzündungen, orbitale 60
Enuresis nocturna **180**, 447
Enzephalitis 66, 142, 199, 206
Enzephalopathie
- akute *470*
- hepatische *388*
- hypertensive 360
Enzephalopathieprophylaxe
- Ösophagusvarizenblutung *428*
eosinophile Granulomatose mit Polyangiitis *496*
Eosinophilie 154, 262, 272
Eosinophilurie 272
epididymale Zysten 96
Epididymitis 96
epiduraler Abszess 378
epigastrische Schmerzen 36, 434, 490
Epiglottitis 88, 226
Epilepsie 142
epileptische Krampfanfälle 469
epileptischer Anfall **46**, 50, 190
Epistaxis **48**
Erblindungsgefahr, endokrine Orbitopathie 407
Erbrechen 22, **50**, 62, 110, 120, 124, 162, 196, 360, 404, 408
- anhaltendes 120
- medikamenteninduziertes 50
- reflektorisches 130
- Schwangerschaft 50
- strahlentherapieinduziertes 50
erektile Dysfunktion **52**
Ergometrie 230
- Bradykardie 32
Ergotamintherapie 266
ernährungsbedingte Mangelzustände 14
Ernährungsprotokoll, Gewichtszunahme 82
Ernährungsstatus 14
Ernährungsstörungen 82
erosive Gastritis *333*
Erregungsleitungsstörungen 32
Erysipel 26, 54, 84
Erythema
- exsudativum multiforme 54
- migrans 54, *392*
- nodosum 466
erythematöse Gastritis *333*
Erytheme **54**, 272
- anuläre 54
- figurierte 54
- knotige 54
- multiforme 54
- multiple *392*
- plaqueförmige 55

Erythrodermien, akute 54
Erythroleukämie, akute 274
Erythromyalgie 414
erythropoetische (erythrohepatische) Protoporphyrie (EPP) 448
– kongenitale (CEP) 448
Erythrozytenindices 6
Erythrozytenzylinder 84, 178
Erythrozyturie 200, 360
– nichtglomeruläre 84
ESPGHAN-Kriterien, Zöliakie 338
essenzielle Halitosis 168
essenzielle Hypernatriämie 112
essenzielle Hypertonie 16, 322
essenzieller Tremor 242
essenzielle Thrombozythämie 236, 262
essenzielle Thrombozytose 414
Essstörungen 120, 166
– psychogene 62
– psychosomatische 82
eunuchoider Hochwuchs 118
Euthyreose, Thyreoiditis 482
euvolämische Hyponatriämie 124
Exantheme 56
– allergische 56
– medikamenteninduzierte 56
– parainfektiöse 56
Exazerbationen, COPD 311
exogen allergische Alveolitis 466
exokrine Pankreasinsuffizienz 396
– akute 166
Exophthalmus 60
Exsikkose 62, 126, 134, 178, 179
– klinische Zeichen 63
exspiratorisches Giemen 226
exsudative Enteropathie 26
exsudative Gastritis 333
Exsudat, Pleuraerguss 194
extensive Colitis ulcerosa 308
extensive disease (ESCLC), Bronchialkarzinom 292
extensive Kolitis 308
extraossäre Osteosarkome 160
extrapankreatische Tumoren 116
extrapulmonale Lungensequester 160
extrapulmonale Sarkoidose 466
extrapulmonale Tuberkulose 488
Extrasystolen 32
– ventrikuläre 108
Extrauteringravidität 4, 244
Extremitätenischämie 280
– kritische 64
Extremitätenschmerz 64

F

Facettengelenke 312
faktitielles Fieber 72
Faktor-H-Autoantikörper 480
Faktor-V-Mutation 236
Faktor-XIII-Mangel 30
familiäre adenomatöse Polyposis 384
familiäre hypokalziurische Hyperkalzämie (FFFC) 110
familiäres Mittelmeerfieber 2, 72
Faszienkompressionssyndrom, chronisches, venöses 306
Favismus 6

Fazialisparese 66, 466
– diabetische 66
– endokrin-metabolische 66
– idiopathische 66
– ipsilaterale vom peripheren Typ 66
– periphere 66
– zentrale 66
fecal occult blood testing (FOBT) 188
Felsenbeinfrakturen 66
Femurfrakturen, proximale
– Osteoporose 432
Ferriman-Gallwey-Score, Hirsutismus 94
Ferrochelatase-Defekt 448
Fettleber 68
– alkoholische (AFL) 68, 486
– makrovesikuläre 68, 486
– mikrovesikuläre 68, 486
– nicht-alkoholische (NAFL) 68
Fettstoffwechselstörungen 326, 402
Fettstühle 156, 338
feuchte Gangrän 140
fever of unknown origin (FUO) 72
FHHC (familiäre hypokalziurische Hyperkalzämie) 110
Fibromyalgie 34, 172
Fibromyalgie-Syndrom 76, 312, 328, 329
Fibrosarkom 136
Fieber 62, 70, 74, 84, 88, 272
– faktitielles/selbstinduziertes 72
– unbekannter Ursache (FUO) 72
Filariose, lymphatische 158
Finger-Boden-Abstand 202
Fischwirbel 312
Fistel, ösophagotracheale 430
Flankenschmerzen 186, 344
flapping tremor 242
Flimmerskotome, Migräne 404
Flush 74, 423
Foetor
– ex ore 62, 168
– hepaticus 140
– uraemicus 62, 140, 248, 282
fokale epileptische Anfälle 190
fokale Leberverfettung 146
fokal noduläre Hyperplasie (FNH) 146
fokal segmentale Glomerulosklerose (FSGS) 200, 420
Folsäuremangel 152, 260
Fontaine-Rutherford-Einteilung, PAVK 38
Fontanelle, eingesunkene
– Exikkose 63
Foramen-stylomastoideum-Läsion 66
Forrest-Klassifikation
– Ulkusblutung 428
Fragmentationssyndrome 6
Fragmentozyten 480
Freier-Androgen-Index (FAI)
– Hirsutismus 94
Fremdkörper 24
Fremdkörperaspiration 226
Fröhlich-Syndrom 82
Früh-Dumping 318
Fruktoseintoleranz 42, 166
FSGS (fokal segmentale Glomerulosklerose) 420
fulminante Hepatitis 499

fulminante Myokarditis 416
Fundus
– diabeticus 178, 200
– hypertonicus 178, 248
Funduskopie 252
funktionelle Betazellerkrankung 116
funktionelle Blasenentleerungsstörungen 44
funktionelle Diarrhö 42
funktionelle Dyspepsie 22, 36, 166
funktionelle gastrointestinale Erkrankungen 166
funktionelle Magen-Darm-Beschwerden 22
funktioneller Ileus 130
funktionelles Syndrom 76
funktionelle Störungen 450
funktionell hypophysäre Störung 258
funktionell hypothalamische Störung 258
Funktionsproktoskopie 8
FUO (fever of unknown origin) 72
Fußerythem 54

G

Galaktorrhö 454
Gallenblasenempyem 296
Gallenblasenfisteln 296
Gallenblasengangrän 296
Gallenblasenperforation 295, 296
Gallenblasenpolypen 294
Gallenblasensteine 294
Gallenblasentumoren 330
Gallengangssteine 294
Gallengangsstenose 435
Gallenkolik 2, 24, 50, 294
Gallensäuren, konjugierte, Mangel 396
Gallensteine 24, 36, 130, 156, 294, 296
Gallenwegserkrankungen 36
Gallenwegsobstruktion 146
galliger Reflux 490
Gammopathie
– Polyneuropathie 444
Gammopathie, monoklonale 410
– unklarer Signifikanz (MGUS) 34, 410
Gamstorp-Syndrom 108
Gangrän, feuchte 140
Gangstörungen 108
– bradykinetisch-rigide 192
Ganzkörper-Kaliumdefizit 120
Gardner-Syndrom 384
Gasbrand 140
Gastrinome 422
Gastritis 332
Gastroenteritis 2, 50
Gastrographin-Passage, Ileus 130
Gastrointestinalblutungen 36, 423
– obere 428
– – Ulkuskrankheit 490
– untere 246
gastrointestinale Erkrankungen 62, 80
– funktionelle 166
gastrointestinale Motilitätsstörungen 166, 474
gastrointestinale Tumoren 50
gastroösophageale Refluxkrankheit (GERD) 22, 36, 334, 430, 474

Gastroparese 22, 36, 50
Gaucher-Krankheit 158
Gedächtnisstörungen 10
Gefäßauskultation
– Claudicatio intermittens 38
– Extremitätenschmerz 64
Gefäßdissektionen 286
Gefäßsonographie 62
Gefäßverschluss
– akuter 280
– retinaler 252
Gehirntumoren 78, 86
Gelegenheitshyperglykämie 314
Gelenkbeschwerden 64
Gelenkdrainage 372
Gelenke, geschwollene/überwärmte 64
Gelenkerkrankungen
– entzündliche 64
– rheumatische 64
Gelenkschmerzen 76, 474
Gelenkschwellungen 76
generalisierte Ödeme 26
GERD (gastroösophageale Refluxkrankheit) 22, 36, 334, 430, 474
Gerinnungsstörungen 28, 48
– plasmatische 30
Gerinnungstests 30
Geruchssinn, fehlender 78
Gesamttestosteron 118
Geschmacksstörungen, medikamenteninduzierte 78
Gesichtserythem, generalisiertes 54
Gesichtsfeldeinschränkungen
– Akromegalie 269
Gesichtsfelduntersuchung 252
Gesichtsflush s. Flush
Gestationsdiabetes 106
getriggerte Tachyarrhythmie 230
Gewichtsabnahme 338, 358, 362, 384, 436
Gewichtsverlust 80, 208, 218, 314, 344, 396, 408, 434
Gewichtszunahme 82
– disproportionierte 82
– medikamenteninduzierte 82
GH-produzierender Tumor, ektoper 268
GHRH-produzierender Tumor, ektoper 268
GHRH-Sekretion, paraneoplastische 268
GH-Sekretion, paraneoplastische 268
Gicht 76, 114, 288, 336, 414
Gichtanfall, akuter 114, 336
Gichtarthopathie 336
Gichtnephropathie 336
Gichttophi 336
Giemen, exspiratorisches 226
Gigantismus 268
Gingivaerkrankungen 168
GI-Trakt-Karzinome 338
Glaskörperblutung 252
Glaukom 314
Glaukomanfall, akuter 144, 252
Gleason-Score, Prostatakarzinom 456
globale Amnesie, transiente 46
globale Aphasie 222
glomeruläre Erkrankungen

– Hypertonie, arterielle 16
glomeruläre Hämaturie **84**
glomeruläre Proteinurie **200**
Glomerulonephritis 84, 179, 200, 248
– akute 12
– membranoproliferative 200
– membranöse *420*
– mesangioproliferative 200, *420*
– postinfektiöse 200
– primäre *420*
– segmental nekrotisierende 340
Glomerulosklerose, fokal segmentale (FSGS) 200, *420*
Glossitis, atrophische 14
Glukosestoffwechselstörung 402
Glukosetoleranz, gestörte 316
Glukosetoleranzstörung 176
Glukosurie 80
Glutamatdecarboxylase-Antikörper 170
glutensensitive Enteropathie *338*, 396
Glutenunverträglichkeit 14
Glykogenose 114
Glykogenspeicherkrankheiten 114
GnRH-Stimulationstest 118
Gonadotropine 118
Gonarthrose *288*
Goodpasture-Syndrom 28
Graft versus host disease
– Leukämie, akute 275
Granulomatose 150
– eosinophile mit Polyangiitis *496*
– hartmetallassoziierte 466
– mit Polyangiitis (GPA) *340*, *496*
Granulombildung 340
Granulozytenkonzentration
– Aszites 18
Granulozytopenie 260
Granulozytose 262
Guajak-Test **188**
Guillain-Barré-Syndrom 66, 190
Günther-Syndrom *448*

H

H2-Glukose-Atemtest 22
Haarzellenleukämie *426*
Haemoccult®-Test **188**
Halbseitenlähmung **86**
– chronische **86**
Halbseitensymptome
– motorische *404*
– sensible *404*
Halitosis **168**
Hals-Rachen-Raum, Einengungen 232
Halsrippe 90
Halsschmerzen 88
Halsschwellungen **90**
Halsvenenfüllung, fehlende 126
Halsvenenstauung 18, 26, 240
Halswirbelsäule, Funktionsstörungen 100
Halszysten 206
Haltetremor 242
Haltungsinstabilität **192**
Haltungsinsuffizienz 202
Hämangiome 160
– kavernöse **146**

Hämatemesis 218, *428*
Hämatochezie **246**
hämatologische Erkrankungen 10
hämatologische Systemerkrankungen 30, 114, 150, 220
Hämatome 30, 484
– intramurale (IMH) *286*
– retroperitoneale 202
Hämatopoese
– hypoplastische 152
– megaloblastär veränderte 152
Hämatospermie 456
Hämatothorax 194
Hämaturie 24, **84**, 178, 186, 200, 446
– glomeruläre **84**
– nichtglomeruläre, renale **84**
– postrenale **84**
Hämbiosynthesestörung *448*
Hämochromatose 76, 240, 364, *448*
Hämodialyse, Leberschäden, toxische 486
hämodynamisch bedingte Synkope 228
Hämoglobinopathien 6
Hämoglobinurie 128
– nächtliche, paroxysmale (PNH) 6, 152, 236
Hämolyse, Anämie 6
hämolytische Anämie 480
hämolytisch-urämisches Syndrom (HUS) *476*, 480
Hämophilie 30
Hämoptoe **28**, 340
Hämoptyse **28**, 84
hämorrhagische Diarrhö 480
hämorrhagische Diathese 28, **30**
Hämorrhoidalleiden 8, *342*
Hämorrhoidalprolaps, inkarzerierter 8
Hämorrhoidenknoten
– inkarzerierte 8, *342*
– thrombosierte *342*
Hand-Mund-Fuß-Exanthem 56
HAP (hospital acquired pneumonia) *438*
Harnabflussstörungen 12, 347
Harnblasenkarzinom 12, *344*
– TNM-Klassifikation 344
Harnblasen … s. a. Blasen …
Harnblasenvolumen, niedriges 180
Harndrang 346
Harn, dunkler 128
Harninkontinenz **180**, 469
– Wurzelkompressionssyndrom 500
Harnleiterkoliken 244
– Urolithiasis 492
Harnleiterkonkrement 244
Harnleitersteine *492*
Harnosmolarität 112
Harnröhrenstriktur 44
Harnsäuresteine *492*
Harnstauung 108, 180
Harnstrahlabschwächung 456
Harnstrahlmessung, Dysurie 44
Harntraktobstruktion
– obere 12
– untere 12
Harntrakttumoren 84
Harnuntersuchung
– Dysurie 44
– Ikterus 128

Harnverhalt 244
– akuter 4
Harnwegsinfektionen 70, 84, 178, 180, 200, *346*, 446
– aszendierende 12
– obere *346*
– untere *346*
hartmetallassoziierte Granulomatose 466
Hashimoto-Thyreoiditis *482*
Hauteinblutungen 30
Hautemphysem *440*
Hautfalten, stehende, Hypotonie 126
Hautfibrose *475*
Hautinfektionen 70
Hautturgor, Exsikkose 63
HbA1c-Wert 106, *316*
HDL-Cholesterin 326
– Erniedrigung, isolierte *326*
Heerfordt-Syndrom 66
Heerfordt-Waldenström-Syndrom 466
Heiserkeit **92**, 224, 340
– akute 92
– psychogene 92
Heißhunger, intermittierender 14
Helicobacter-pylori-Gastritis *332*
HELLP Syndrom 480
Hemianopsie
– bitemporale 118
– homonyme 404, 468
Hemiataxie, ipsilaterale 468
Hemiblock, linksanteriorer 33
Hemiparese **86**
– akute **86**
– beinbetonte 468
– brachiofazial betonte 468
– postiktale 86
Hemiplegie 404
hemiplegische Migräne *404*
hemo CARE®-Test **188**
hemo FEC®-Test **188**
heparininduzierte Thrombozytopenie (HIT) 370, *476*
– Typ II 236
hepatische Enzephalopathie *388*
hepatische Polyneuropathie *444*
hepatische Porphyrien *448*
Hepatitis 206, 486
– akute 128
– cholestatische 486
– chronische 30
– fulminante *499*
– virale 68, 69, 156, *498*
Hepatitis A *498*
Hepatitis B 150
– akute *498*
Hepatitis C 134, 150, *498*
– chronische *498*
Hepatitis D
– akute *498*
hepatojugulärer Reflux 26
Hepatomegalie 48, 148
Hepatopathie, toxische 240, 241
hepatopulmonales Syndrom 256
hepatorenales Syndrom *348*, *388*
Hepatosplenomegalie 26, 48
Hepatotoxine 486
hepatozelluläres Karzinom **146**, 240, *350*, 388

– BCLC-Klassifikation 350
– Virushepatitis *499*
hereditäre Polyneuropathie *444*
hereditäre Schwerhörigkeit 100
hereditäre Sphärozytose 6
hereditäre Thrombophilie 236
hereditäre Thrombozytopathie 30
Heredoneuropathien *444*
Hernie(n) 24, 148
– eingeklemmte, Ruptur 96
Herpangina 88
Herzblock, kongenitaler *473*
Herzerkrankungen, strukturelle 32
Herzgeräusche 374
Herzinfarkt s. Myokardinfarkt
Herzinsuffizienz 26, 32, 80, 126, 150, 180, 186, 194, 213, 230, 256, *352*, 380, 474
– NYHA-Stadieneinteilung 352
– schwere 108
Herzklappenerkrankungen 447
Herzklappenfehler, erworbene *320*
Herzkrankheit, hypertensive 32
Herz-Kreislauf-Erkrankungen 10
Herzrasen 228
Herzrhythmusstörungen 74, *354*, 380, 474
– maligne 282
Herztod, plötzlicher 387
Heterophorien 214
Heuschnupfen 134
HHL-Insuffizienz 366
Hiatushernie 22, 206
– axiale 22
High-turnover-Osteopathie 138
Hilusverbreiterung 160
Hinterwandinfarkt 206
Hirnabszess 86
Hirnarterienaneurysmen 447
Hirnblutungen 86
Hirninfarkt 216, 468
Hirnmetastasen 86
Hirnnervenausfälle 66
Hirnödem 360
Hirnstamminfarkt 98, 216, 238, 468
Hirntumoren 86, 144, 206
Hirschsprung-Krankheit 184
Hirsutismus **94**, 132, *258*
Histiocytosis X 199
Histoplasmose 466
HIT (heparininduzierte Thrombozytopenie) 370, *476*
– Typ II 236
HIV-Infektion 80, 134, 150, 158, *356*
– CDC-Klassifikation 356
– FUO *72*
HLA-B27 *284*
Hochrisiko-MDS *413*
Hochwuchs, eunuchoider 118
Hodenerkrankungen, entzündliche 96
Hodenschwellung **96**
Hodentorsion 96
Hoden, unterentwickelte 118
Hodgkin-Lymphom 70, 158, 194, *358*
– Ann-Arbor-Klassifikation *358*, *359*
– noduläres, lymphozytenprädominantes *358*
Hodgkin-Zellen *358*
Hohlorganperforation 4

Holmestremor **242**
homonyme Hemianopsie 404, *468*
Hörminderung 238
hormonelle Dysphonie 224
hormonresistentes Prostatakarzinom 456
Hörprüfungen 98
Hörstörungen **98**, 100, 238
Hörsturz 98, **100**, 238
Hörverlust, ototoxischer 98, 238
hospital acquired pneumonia (HAP) *438*
HP-positive Ulkuskrankheit *490*
Hüftgelenksarthrose *288*
Hungerketoazidose **164**
Hungerödeme **186**
Hungerversuch, Hypoglykämie 116
HUS (hämolytisch-urämisches Syndrom) *476*, 480
Husten **102**, 292, *298*, 310, 340
– Bronchitis, akute 270
– chronischer 488
Hustenreflex 102
HVL-Insuffizienz 366
Hydrozele 96
Hyperakusis 100
Hyperaldosteronismus 120
– primärer 120
– sekundärer 120
Hyperandrogenämie 94, 258
Hyperandrogenismus 94
Hyperbilirubinämie, isolierte 128
Hyperemesis gravidarum 50
hyperfunktionelle Dysphonie 224
Hypergammaglobulinämie 72
Hyperglykämie **106**, 196, 314
Hyperkaliämie 108, 282
hyperkaliämische periodische Lähmung 108
Hyperkalzämie **110**, 196, 199, 425, 427
– Hypoparathyreoidismus *364*
– Pankreatitis, akute *278*
hyperkalzämische Krise 110
Hyperkoagulabilität 266, 420
hyperkontraktiler Ösophagus 208
Hyperkortisolismus 82, 176, **258**
Hyperlipasämie **156**
Hyperlipidämie *420*
Hyperlipoproteinämie *326*
Hypernatriämie **112**
hyperosmolares Koma 62, 156, *316*
Hyperparathyreoidismus 114, *490*
– primärer 110, 136, *452*
– sekundärer 138, 282, *452*
– tertiärer 110
Hyperprolaktinämie 258, 259, *454*
Hypersomnien **204**
– idiopathische 232
Hypersplenismus 152
– Thrombozytopenie 370
hypertensive Augenerkrankung 322
hypertensive Enzephalopathie 360
hypertensive Herzerkrankung 32, 322
hypertensive Krise 213, 360, *437*
hypertensive Nephrosklerose 178, 179, 200, 248
hypertensiver Notfall 360
Hyperthermie 62
– maligne 170

Hyperthyreose 16, 80, 92, 110, 134, 138, 150, 174, 240, 242, 362
– Basedow-Syndrom *406*
– Polyneuropathie *444*
– Schilddrüsenautonomie *362*
– Thyreoiditis *362*, *482*
– ohne TSH-Erniedrigung *362*
Hyperthyreoserezidiv *406*
Hypertonie 74, 110, 120, 162, 230, 436, 446, 459, 468
– Akromegalie 268
– arterielle **16**, 32, 48, 52, 144, 176, 178, 316, 360, 447
– essenzielle **16**, *322*
– maligne 480
– metabolisches Syndrom 402
– pulmonal-arterielle 150
– pulmonale 234, 474
– pulmonale, rezidivierende 20
– renoparenchymatöse 16
– renovaskuläre 16
– Risikostratifizierung *324*
– sekundäre **16**
– venöse 306
Hypertriglyzeridämie *326*
– Pankreatitis, akute *278*
hypertrophe Kardiomyopathie (HCM) *380*
Hyperurikämie **114**, *336*, *414*
– asymptomatische *336*
– mit klinisch-radiologischen Zeichen *336*
Hyperventilationssyndrom 122, 190
Hyperviskosität (ssyndrom) 266, 427
Hypervolämie 282
hypervolämische Hyponatriämie 124
Hypoalbuminämie *420*
Hypoaldosteronismus 108
hypobare Hypoxämie 256
hypochrome Anämie *420*
Hypodipsie, primäre 112
hypofunktionelle Dysphonie 224
Hypogeusie **78**
Hypoglycaemia factitia 116
Hypoglykämie 86, **116**, 314, 318
– autoimmune 116
– Dumping-Syndrom *318*
– NET *423*
– postprandiale 116
Hypogonadismus 52, 82, **118**, 132, 138
– hypogonadotroper *454*
– primärer 118
– sekundärer 118, *366*
– tertiärer 118
hypogonadotroper Hypogonadismus idiopathischer (IHH) *454*
hypogonadotroper Hypogonadismus, idiopathischer (IHH) 118
Hypokaliämie **120**, 130, 162, 199
Hypokalzämie **122**
hypokalzurische Hyperkalzämie, familiäre (FHHC) 110
Hypokortisolismus, akuter *419*
Hyponatriämie 108, **124**, 292
hypoosmolare Hyponatriämie 124
Hypoostosen 254
Hypoparathyreoidismus 122, *364*
hypophysäre Insuffizienz 116
hypophysäres Koma *419*

– akutes *367*
Hypophysenadenom 258, *454*
Hypophysenapoplex *366*
Hypophyseninsuffizienz 268, 269, *366*
– Akromegalie 268
– sekundäre *366*
Hypophysentumoren 118
Hypophysenvorderlappenadenom
– Akromegalie 268
Hypopituitarismus *366*
hypoplastische Hämatopoese 152
Hypoproteinämie 186
hypoproteinämische Ödeme *396*
Hyposplenismus 154
hyposympathikotone Hypotonie 126
hypothalamische Störungen 112
Hypothenar-Hammer-Syndrom 266
Hypothyreose 32, 50, 78, 82, 92, 114, 134, 138, 150, 184, 216, 240, 258, *368*, *454*
– Polyneuropathie *444*
– Thyreoiditis *482*
– unter Thyreostatikatherapie *362*
hypotone Hyponatriämie 124
Hypotonie 62, 74, 100, **126**, 213, 244
– arterielle **126**
– orthostatische **126**
Hypovolämie 126
hypovolämische Hyponatriämie 124
hypovolämischer Schock 210
Hypoxämie 256, 376, 377, 470
Hypoxanthin-Guanin-Phosphoribosyl-transferase-Mangel 114

I

iatrogene Hyperthyreose *362*
iatrogene Hypothyreose *368*
idiopathische Hypersomnie 232
idiopathische interstitielle Pneumonie *376*
idiopathische Osteoporose 138
idiopathischer Hirsutismus 94
idiopathischer hypogonadotroper Hypogonadismus (IHH) 118, *454*
idiopathischer Hypoparathyreoidismus 122
idiopathischer Nystagmus **182**
idiopathischer Schluckauf 206
idiopathisches Parkinson-Syndrom 192
idiopathische Thrombembolie **236**
idiopathische Thrombophilie 236
idiosynkratische Hepatotoxine *486*
IgA-Glomerulonephritis 200
IgG4-assoziierte Periarteritis *496*
IgG4-Syndrom 272
IHH (idiopathischer hypogonadotroper Hypogonadismus) 118, *454*
Ikterus 68, **128**, 146, 434, 448
ILD (interstitial lung disease) *376*
Ileus 24, 120, **130**, 148, 395, 409
– kolorektales Karzinom *385*
– mechanischer **130**
– paralytischer 24, **130**
Immunhämolyse 6
Immunkomplexvaskulitis 266, *496*

Immunleukopenie 152
Immunneutropenie 152
immunogene Hyperthyreose *362*
immunologic burst, letaler *473*
Immunrekonstitutionssyndrom 356
Immunstatus, reduzierter 88
immunsupprimierte Patienten
– Pneumonie *438*
Immunthrombozytopenie (ITP) 30, 260, 301, *370*
Impedanzmessung 22
indolente Lymphome *426*
Infektanfälligkeit *427*
– erhöhte 301
Infektexantheme 56
Infektionen 10, 154
– bakterielle 40, 70, 158
– – Bronchitis, akute 270
– intraabdominale 70
– Leukämie, akute 275
– systemische 34
– virale 70
infektiöse Arthritis *372*
infektiöse Endokarditis *374*
infektiöse Enterokolitis 244
infektiöse Kolitis 246
Infektsteine *492*
Infertilität 94, **132**
– Hypogonadismus 118
inflammatorische demyelinisierende Polyneuropathie, chronische (CIDP) *444*
inflammatorische Diarrhö 42
Influenza-Schnelltest
– Bronchitis, akute 270
infrabifurkale Ösophaguskarzinome *430*
infranukleäre Ophthalmoplegie 214
Innenohrschaden, toxischer 100
Inselzell-Autoantikörper 314
Insomnie **204**
Insulin-AK 116
Insulinmangel 106, 108, *316*
Insulin-Neuritis *445*
Insulinom 82, 116, *422*
Insulinresistenz 106, *402*
Insulin-Rezeptor-AK 116
Intentionstremor 242
Interferon-Gamma-Release-Assays (IGRA) 488
interkritische Gicht *336*
intermittierende Porphyrie, akute (AIP) *448*
internukleäre Ophthalmoplegie 182
interstitielle Lungenerkrankungen 20, 256, *376*
interstitielle Myositis 172
interstitielle Nephritis 12, 84, 200, 282
– akute (AIN) *272*
interstitielle Pneumonie, idiopathische *376*
intestinale Metaplasie *333*
intestinale Pseudoobstruktion 24
– chronische 166
Intoxikationen 36, 164
– medikamenteninduzierte **142**
intraabdominale Abszesse 72
intraabdominale Blutungen 4
intraabdominale Infektionen 70

intramurales Hämatom (IMH) 286
intraokulare Entzündungen 252
intrarenales Nierenversagen 12, 382
intraspinale Prozesse 378
intrathorakales Struma 160
intrazerebrale Blutungen 86, 112, 142, 144, 446
Invagination 130
Inzidentalom **176**
ipsilaterale Hemiataxie *468*
Iritis 460
Isaacs-Syndrom 170, 172
Ischämie
- Hemiparese 86
- kardiale 36
- zerebrale 86
ischämische Darmerkrankungen 166
ischämische Kardiomyopathie 387
ischämische Kolitis 246
ischämische Optikusneuropathie 252
Ischialgie *378*
Ischiassyndrom *378*

J

jodinduzierte Hyperthyreose *362*
Juckreiz 134, *414*

K

Kachexie 186
- Dumping-Syndrom *318*
- kardiale 80
- pulmonale 80
Kahler-Syndrom *410*
Kakogeusie *78*
Kala-Azar 158
Kaliumkonzentrationsgradient, transtubulärer (TTKG) 120
Kaliumverteilungsstörung 108
Kallmann-Syndrom 118
kälteinduzierte periphere Zyanose **256**
kalzipenische Osteomalazie 138
Kalzitonin 74
Kalzium
- freies 110
- ionisiertes 111
Kalziumoxalatsteine *492*
Kammerflimmern 108
Kammertachykardie *354*
Kapillaritis 28
Kaposi-Sarkom 356
kardiale Ischämie 36
kardiale Kachexie 80
kardiale Ödeme 484
kardiale Reizleitungsstörungen 392
kardialer Schwindel 213
kardiogene Embolie 266, 387, *468*
kardiogener Schock 210, *387*
kardiogene Synkope 387
Kardiomyopathie 380, 382
- arrhythmogene, rechtsventrikuläre (ARVD) *380*
- dilatative (DCM) 230, *380*, 392, *416*
- hypertrophe (HCM) *380*
- hypertrophisch obstruktive (HOCM) 228, 229
- ischämische 387

- restriktive (RCM) *380*
- unklassifizierte *380*
kardiorenales Syndrom *382*
kardiovaskuläre Erkrankungen 52
kardiovaskuläres Risiko, erhöhtes 40
Karotisglomustumor 90
Karotissinussyndrom 229, 228
Karotis, Stenosegeräusche 86
Karpopedalspasmen 190
Karzinoidkrise *423*
Karzinoid(syndrom) 28, **74**, 134, 136, *422*
Kataplexie 46
Katarakt 252, 314, 340, *409*
katecholaminproduzierende Tumoren *436*
Katzenkratzkrankheit 158
Kaudasyndrom
- Bandscheibenvorfall, lumbaler *378*
Kauschmerzen 22
kavernöse Hämangiome 146
Kehlkopferkrankungen 226
Keilwirbel 312
Keratitis 252
Keratoderma blennorrhagicum 460
Kernig-Zeichen 398
Ketoazidose 62, 114, 165
- diabetische 50, 120, 140, 156, *314*
Kinn-Sternum-Abstand 202
Kippuntersuchung, epileptischer Anfall 46
kissing ulcers *490*
Klappendestruktion
- Endokarditis, infektiöse *374*
klarzelliges Nierenzellkarzinom *424*
Kleiepilzflechte 56
Kleinhirnbrückenwinkelschädigung 66
Kleinhirninfarkt 98, 238, *468*
Kleinhirntumoren 206
Kleinwuchs **254**
Kleinzelltumoren 160
Klinefelter-Syndrom 118
klopfschmerzhaftes Nierenlager 12, 178
Kniegelenksarthrose *288*
Knöchelödeme 26
Knochenaltersbestimmung **254**
Knochendichtemessung 136, **138**
Knochenmarkinfiltration 152
Knochenmarkinsuffizienz 301
Knochenmarkkarzinose 152
Knochenmarkpunktion 152
Knochenmetastasen 136, 456
Knochennekrose, aseptische 136
Knochenschmerzen
- generalisierte **136**
- lokalisierte **136**
Knochenschwund 136, **138**, *432*
Knochenzysten 136
knotige Erytheme 54
knotige Exantheme 56
Koagulopathie 28
Kohlenhydratabsorption, mangelnde 396
Kohlenhydratmalabsorption 36, 396
Kolektomie, Colitis ulcerosa 308
Kolik **24**
kolikartige Bauchschmerzen, akute, unklare *448*

Kolikschmerzen 244
- Urolithiasis *492*
Kolitis
- extensive 308
- infektiöse 246
- ischämische 246
- linksseitige 308
kollagene Sprue 338
Kollagenosen 10, 76, 92, 150, 172, 266, 377
- Polyneuropathie *444*
Kolondivertikel 446
Kolondivertikulose 447
Kolonkarzinom 24, 184, *384*
Kolonpolypen 24
Kolonstrikturen 184
Kolontransitzeit 184
kolorektale Motilitätsstörungen 184
kolorektales Karzinom *384*
- Colitis ulcerosa 308
- TNM-Klassifikation *384*
- UICC-Klassifikation *384*
Koloskopie 184, 188, *384*, 428
- Bauchkolik 24
- Colitis ulcerosa 308
Koma 112, **142**, 452
- diabetisches 142
- hyperosmolares 62, 156, *316*
- hypophysäres *367*, *419*
- metabolisches **142**
- urämisches 142, **248**
Kompartmentsyndrom, abdominales 148
komplizierter parapneumonischer Pleuraerguss (KPPE) 194
Kompressionssonographie
- Venenthrombose, tiefe 484
Kompressionssyndrom, extravasales 306
Kompressionstherapie
- chronische venöse Insuffizienz 306
kongenitale beidseitige Aplasie des Vas deferens (CBAVD) 132
kongenitale erythropoetische Porphyrie (CEP) *448*
kongenitaler Herzblock *473*
kongenitaler Nystagmus **182**
konjunktivale Injektion 60
Konjunktivitis 460
konstitutionelle Entwicklungsverzögerung 254
Kontaktekzem 134
Kontaktendoskopie *78*
Kontrakturen *442*
kontralateraler Enophthalmus 60
Kontrollgastroskopie *428*
Konzentrationsstörungen 10
Kopfschmerzen 86, 118, **144**, 176, 252, 328, 360, 398, 414, *436*, *468*
- otogene 144
- postpunktionelle 144
- sinugene 144
- zervikogene 144
Koproporphyrin *448*
Koprostase 24, 130, 148
koronare Herzkrankheit (KHK) 32, 36, 52, 234, 314, *386*
- Ventrikelfunktion, eingeschränkte *387*

Koronarsyndrom, akutes (ACS) 352, 360, *386*
Körpergeruch **140**
körperliche Aktivität
- Gewichtszunahme 82
Korpusgastritis *333*
kortikobasale Degeneration (CBD) *192*
Kragenknopfphlebitis *478*
Krampfanfälle
- epileptische *469*
- urämische **248**
krampfartige Abdominalschmerzen
- heftige 24
Krämpfe 112, *444*
Kraniopharyngeom 118, *199*
Krätze 56
Krementobstruktion 4
Kristallarthropathien *288*
Krukenberg-Tumoren *395*
Krupp 88
kryoglobulinämische Vaskulitis 266
Kuhmilchproteinallergie 338
Kupferstoffwechselstörungen 242
Kurzdarmsyndrom *401*, *409*
Kussmaul-Atmung **164**, 314
kutane leukozytoklastische Vaskulitis 266
kutane T-Zell-Lymphome 134

L

Labyrinthitis, bakterielle 100
Labyrinthläsion 213
Lactasemangel, primärer *396*
Lagenystagmus 182
Lagerungsnystagmus 182
Lagerungsschwindel, benigner, paroxysmaler 182, O.S. 213
Lähmungen *444*
- dyskaliämische, periodische 174
- hyperkaliämische, periodische 108
Lähmungsschielen **214**
Laktatazidose 114, **164**, 165
Laktose-H2-Atemtest *396*
Laktoseintoleranz 36, 166
Laktosemalabsorption 22, 42
lakunäre Syndrome *468*
Lambliasis 338
Langerhans-Zell-Histiozytose 158
Langzeit-Blutdruckmessung
- Bradykardie 32
Langzeit-EKG, epileptischer Anfall 46
Laparoskopie 148
Lärmtrauma, akutes/chronisches 98, 238
larvierte Depression 80
Laryngitis 88, 92, 206
- akute 224
- banale 92
- chronische 224
Laryngoskopie 92
Larynxkarzinom 224
Lasègue-Zeichen 398
Late-onset Hypogonadismus (LOH) 118
Lateralsklerose, amyotrophe 92, 174
Laurén-Klassifikation
- Magenkarzinom *394*

Lawrence-Moon-Biedl-Syndrom 82
Laxanzienabusus 120, 162
Laxanzientherapie 62
LDL-Cholesterin 326
LDL-Hypercholesterinämie, isolierte *326*
L-Dopa-Test 192
Leberabszess **146**
Lebererkrankungen 10, 30, 116, 240
– chronische 128
Leberfunktion, Dekompensation *350*
Leberhautzeichen 18, 186
Leberherd **146**, *350*
Leberinsuffizienz 30, 150, 186, 194
Lebermetastasen **146**
Leberschäden, toxische *486*
Leber'sche hereditäre Optikusneuropathie 252
Lebersynthesestörung 186
Lebertransplantation
– Virushepatitis *499*
Lebertumoren, benigne 146
Lebervenenthrombose *486*
Leberverfettung **68**
– fokale *146*
Leberversagen
– akutes 128, 140, *487*
– chronisches 128
Leberzelladenom *146*
Leberzelltumoren *350*
Leberzirrhose 26, 30, 106, 118, 146, 156, 178, 186, 194, 348, *388*, 446, 454, 476
– Child-Pugh-Klassifikation *388*
– hepatozelluläres Karzinom *350*
– toxische Leberschäden *487*
– Virushepatitis *499*
Leberzysten *146*, 446, 447
Leibesumfangszunahme 148
Leichtkettennephropathie 200, *420*
Leishmaniose 158
Leistenhernien 447
Leistungsabfall 230
Leistungsknick **150**
Leistungsminderung 240
Leitveneninsuffizienz 306, *494*
Leptomeningitis *398*
Lethargie 112, 124
Leukämie 34, 80, 100, 134, 152, 154, 158, 262, 476
– akute 260, *274*, 276, 415
– – biphänotypische/undifferenzierte (BAL/AUL) *274*
– – lymphatische (ALL) 154, *274*
– – – immunphänotypische Eigenschaften *275*
– – – Prognose *276*
– – myeloische (AML) *274*
– – – Prognose *276*
– – myelomonozytäre (AMML) *274*
– – schwere *413*
– chronische
– – lymphatische (CLL) 154, *300*
– – myeloische (CML) *302*
– – myelomonozytäre (CMML) *412*
– erythrozytäre *274*
– megakaryozytäre *274*
– monozytäre *274*
– myeloisch assoziiert mit Down-Syndrom *274*

Leukenzephalopathie, progressive, multifokale *340*
leukerythroblastische Anämie *414*
Leukopenie **152**, 260, 470
Leukoplakien 224
Leukozytenzylinder 178
leukozytoklastische Vaskulitis, kutane *266*, *496*
Leukozytose **154**, 244, 262, 470
Leukozyturie 44, 178, 272
Lewy-Körperchen-Demenz (DLB) 192
Lichen ruber, exanthemischer 56
Lichtdermatose, polymorphe 54
Liddle-Syndrom 120
Lidödeme 186
Lidveränderungen 60
limited disease (LSCLC), Bronchialkarzinom *292*
Linksherzinsuffizienz 20, 382
linksseitige Colitis ulcerosa *308*
linksseitige Kolitis *308*
Linksverschiebung, pathologische *302*
Lipaseerhöhung **156**
Lipome 160
Lipoprotein(a)-Hyperlipoproteinämie *326*
Liposarkome 160
Liquordiagnostik, Fazialisparese 66
Liquorpleozytose *392*
Liquorpunktion, Hemiparese 86
Liquorverlustsyndrom 100
Lispeln 222
Löfgren-Syndrom *466*
LOH (Late-onset Hypogonadismus) 118
Loin-pain-hematuria-Syndrom 84
Los-Angeles-Klassifikation
– Ösophagitis *334*
Low-gradient-Aortenklappenstenose *320*
Low-T3-Syndrom *368*
Low-turnover-Osteopathie 138
Lues 88
– s. a. Syphilis 88
– cerebri 66
Luftschlucken 22
Lumbago 378
lumbale Nervenwurzeln, geschädigte, Leitsymptome *378*
lumbale Radikulopathien *378*
Lumbalgien *378*, 500
Lumbalstenose *378*
Lumboischialgie *378*
Lungenabszess 28, *439*
Lungenarterienembolie
– Venenthrombose, tiefe *484*
Lungenarterienverschluss *390*
Lungenbiopsie *376*
Lungenembolie 20, 28, 70, 72, 150, 194, 228, 229, 234, 236, 228
– Varikophlebitis *478*
Lungenemphysem 20, 298, 310
Lungenerkrankungen
– chronische 10
– interstitielle 20, *376*
Lungenfibrose 20, *474*
Lungenfunktionsprüfung 256
Lungenfunktionsstörungen 80, *475*
Lungengefäßerkrankungen 256

Lungeninsuffizienz 80
Lungenkrankheiten, interstitielle 256
Lungenmetastasen 28
Lungenödem 282, 360
Lungensequester, extrapulmonale 160
Lungentuberkulose *488*
Lungentumoren 28
Lupusantikoagulans 236
Lupus erythematodes, systemischer 54, 70, 72, 76, 152, 158, 266, 272, 472, 480
Lupus pernio *466*
LV-non-compaction-Kardiomyopathie *380*
Lyme-Borreliose *392*
Lyme-Radikulitis *378*
Lymphadenitis, akute 90
Lymphadenopathie **158**
– biliäre *466*
Lymphangiome 160
Lymphangitis 26
lymphatische Abflussstörung 26
lymphatische Filariose 158
Lymphknotenhyperplasie, angiofollikuläre 158
Lymphknotenschwellungen **158**, 358
Lymphknotenstatus, Fieber 70
Lymphknotenvergrößerung 14, *158*
Lymphödem 26, 484
lymphoepitheliale Tumoren 88
Lymphom(e) 34, 70, 72, 80, 88, 134, 148, 152, 158, 177
– aggressive *426*
– follikuläre *426*
– hoch maligne *301*
– indolente *426*
– maligne 34, 110, 158, 266
Lymphopenie 260
lymphoproliferative Erkrankungen 154
lymphoproliferative Systemerkrankungen 114
lymphozytäre Gastritis *332*
lymphozytäre Thyreoiditis, subakute *482*
Lymphozytom *392*, *393*
Lymphozytose 154, 262, *300*
– progressive *300*
Lympom(e) 476

M

Madelung-Fetthals 90
Magenausgangsstenose 218, *435*, 490
– peptische 22
Magenbezoar 15
Magen-Darm-Beschwerden, funktionelle 22
Magen-Darm-Tumoren 80
Magenentleerungsstörungen 22, 36, 218
Magenkarzinom *394*
– Laurén-Klassifikation *394*
– TNM-Klassifikation *394*
Magensäurereflux, chronischer 92
Magenstumpfkarzinom 318
Magenüberdehnung 206
Magenulkus 234, *332*, *490*

– s. a. Ulcus ventriculi 14
Magnesiummangel 162
Magnetresonanztomographie (MRT)
– epileptischer Anfall 46
Maintenance-of-wakefulness-Test (MWT) 204
Makroangiopathie, zerebrale *468*
Makrohämaturie **84**, *425*, *456*
makronoduläre Nebennierenrindenhyperplasie 177
Makroprolaktinämie 259, 454
Makroprolaktinom *454*
makrovesikuläre Fettleber *486*
Makrozytose 260
Makulopathien 252
makulöse Exantheme 56
Malabsorption(ssyndrom) 62, 122, 150, *338*, *396*
Malassimilationssyndrom 14, 122, *396*
Maldigestion(ssyndrom) 150, *396*
maligne Erkrankungen
– CRP-Erhöhung 40
maligne Hyperthermie 170
maligne Hypertonie 480
maligner Aszites 18, *435*
malignes Phäochromozytom *436*
Malrotation 130
Mammakarzinom 194
– Metastasen 60
Mangelerkrankungen 10
Mangelernährung 186, 446
Mangelsymptome
– Dumping-Syndrom *318*
Mantelzell-Lymphom *426*
Marginalzonenlymphom *426*
Mastoiditis 66
Mastozytose 74, 134, 250
MCTD (Mixed Connective Tissue Disease) 72
mechanische Muskelschwäche 174
mechanischer Ileus **130**
Mediainfarkt *468*
Mediastinalemphysem *440*
Mediastinalverbreiterung **160**
Mediastinoskopie 160
Medikamentenanamnese
– Geschmacksstörungen 78
– Hirsutismus 94
– Hypogonadismus 118
Medikamentenfieber s. Arzneimittelfieber
medikamenteninduzierte(r)
– Blutungsneigung 30
– Bradykardie 32, *354*
– Diabetes mellitus 106
– Diarrhö 42
– Dysphagie 208
– erektile Dysfunktion 52
– Exantheme 56
– Fettleber 68
– Geschmacksstörungen 78
– Gewichtszunahme 82
– Heiserkeit 92
– Hepatopathie 240
– Hirsutismus 94
– Hörverlust 98
– Husten 102
– Hyperglykämie 106
– Hyperkaliämie 108

– Hyperkalzämie 110
– Hyperurikämie 114
– Hypoglykämie 116
– Hypokaliämie 120
– Hypokalzämie 122
– Hypothyreose 368
– Hypotonie 126
– Intoxikationen **142**
– Juckreiz 134
– Knochenschwund 138
– Lipaseerhöhung 156
– medikamenteninduzierte Thrombozytenfunktionsstörungen 30
– Muskelkrämpfe 170
– Muskelschmerzen 172
– Muskelschwäche 174
– Nephritis, akute 272
– Nierenschädigung 179, 248
– Obstipation 184
– Ödeme 26, **186**
– Pankreatitis, akute 278
– Polydipsie 196
– Schwindel 212, 213
– Thyreoiditis 482
– Vaskulitis 266
– Zyklusstörungen 258
medikamenteninduziertes
– Erbrechen 50
– Parkinson-Syndrom 192
Medikamenten-Nebenwirkungen 14
Medikamentenüberdosierung 10
medikamentös-toxisch induzierte Cholestase 128
medulläres Schilddrüsenkarzinom 74
Megakolon, toxisches
– Colitis ulcerosa 308
megaloblastäre Anämie 6, 318
megaloblastär veränderte Hämatopoese 152
Mekoniumileus 130
Melaena *428*
MELD-Score 18
Melkersson-Rosenthal-Syndrom 66
membranproliferative GN 200
membranöse Glomerulonephritis 200
membranöse GN 420
Ménétrier-Syndrom 332
Menière-Syndrom 98, 100, 213, 238
meningeale Dehnungszeichen 398
Meningeom 199
Meningeosis carcinomatosa 66, *378*
Meningitis 50, 70, 100, 142, 144, *398*
– basale 66
Meningoenzephalopathie 392
Meningoradikulitis 392
mesangioproliferative Glomerulonephritis 200, *420*
mesenteriale Ischämie
– akute *400*
Mesenterialgefäßverschluss *400*
Mesenterialinfarkt 2, *400*
Mesenterialischämie 4, 244
Mesenterialvenenthrombose *400*
Mesotheliom 194
messtechnische Osteoporose **138**
metabolische Alkalose 120, **162**
metabolische Arthritis 76
metabolische Azidose 120, **164**, *282*, *470*

– schwere 20
metabolisch-endogene Polyneuropathie 444
metabolisches Koma **142**
metabolisches Syndrom 68, 106, 316, *402*
metachrone Karzinome
– Restleber *351*
Metanephrine 74
metastasiertes Malignom 34
Meteorismus 36, 148, **166**, 206
– s. a. Blähungen
Methämoglobinämie 256
MGUS (monoklonale Gammopathie unklarer Signifikanz) 34, *410*
Migraine accompagnée *404*
Migräne 50, 144, 252, *404*
– mit/ohne Aura 46, *404*
– hemiplegische *404*
– im Kindesalter 46
Mikroalbuminurie **200**
Mikroangiopathien
– thrombotische (TMA) *477*, *479*, *480*
– mit hämolytischer Anämie *476*
– zerebrale *468*
mikrobiologische Untersuchungen
– Fieber 70
– FUO 72
Mikrohämaturie **84**
Mikroprolaktinom *454*
mikroskopische Polyangiitis *496*
mikrovesikuläre Fettleber *486*
mikrozytäre Anämie 6
Mikrozytose 262
Miktionsstörungen 244
Miktionsverhalten 12
Milch-Alkali-Syndrom *162*
Miliartuberkulose *488*
Miller-Fisher-Syndrom 66
Milzinfarkt 2, 4
Milzruptur 4
Milz, tastbare **220**
mimische Muskulatur, Schwäche 66
Mineralokortikoidproduktion, vermehrte *162*
Minimal-Change-GN 420
Mischkollagenosen 266
Miserere 24
Mitralklappeninsuffizienz 320, *447*
Mitralklappenprolaps *447*
Mitralklappenstenose 320
Mittelmeerfieber, familiäres 2, 72
Mittelschmerz 258
Moebius-Zeichen 60
Monarthritis
– Psoriasisarthritis *458*
Monoblastenleukämie, akute 274
Monochorditis 224
monogenetische Adipositas 82
monoklonale Gammopathie unklarer Signifikanz (MGUS) 34, *410*
Mononeuronerkrankungen 174
Mononukleose, infektiöse 4, 92
Mono-Panzytopenie *412*
Monozytopenie **260**
Monozytose 154
Morbus
– Addison 108, *366*, *418*

– Basedow 362, *406*
– Bechterew 284
– Behçet *496*
– Besnier-Boeck-Schaumann *466*
– Castleman 158
– Conn 16
– Crohn 72, 80, 156, 188, 244, 246, 254, 338, *408*, *490*
– Cushing 16
– Gaucher 158
– Günther *448*
– Hirschsprung 184
– Hodgkin *358*
– Kahler *410*
– Ménétrier 332
– Menière 98, 100, 213, 238
– Ormond 12
– Osler-Rendu-Weber 48
– Paget 110, **136**
– Parkinson 92, 184, **192**
– Still 72
– Waldenström 34, *426*
– Wegener 28, 48, 340, *496*
– Werlhof 30
– Whipple 72, 158, 338
– Wilson 68, 240
– Winiwarter-Buerger *496*
Morgensteifigkeit 202
Motilitätsstörungen
– gastrointestinale 166, *474*
– kolorektale 184
– ösophageale 208
Motorikstörungen, zentrale 170, 172
motorische Halbseitensymptome *404*
M-Protein *410*
Muckle-Wells-Syndrom 250
Müdigkeitssyndrom 240
– chronisches 10, 150
Mukosakarzinom, Magen *394*
Mukoviszidose (zystische Fibrose) 102
multiforme Erytheme 54
multiple Sklerose 66, 190, 213, 216
multiples Myelom 34, 138, *410*, *420*, *426*
– Eiweißelektrophorese 35
multiple Systematrophie (MSA) 192
Mundgeruch **168**
Mundwinkelrhagaden 14
Murphy-Zeichen *296*
Muskelatrophie *442*
Muskeldystrophien 174
Muskeleigenreflexe, abgeschwächte 120
Muskelerkrankungen, entzündliche 76
Muskelfaserriss *484*
Muskelkrämpfe 124, *162*, **170**, 172
Muskelschmerzen **172**, 174
Muskelschwäche 110, 170, 172, **174**
Muskelschwund 338
muskulärer Tinnitus 238
Myalgien **172**
Myasthenia gravis 174, 214
Myasthenie 92
Mycosis fungoides *426*
myelodysplastisches Syndrom (MDS) 152, 154, 262, *412*
– mit Deletion 5q (5q-Syndrom) *412*
– mit Dysplasie

– – einer Zellreihe und Ringsideroblasten (MDS-RSSLD) *412*
– – in einer Zellreihe (MDS-SLD) *412*
– mit Exzess von Blasten 1 bzw. 2 (MDS-EB1 bzw. MDS-EB2) *412*
– mit multilinearer Dysplasie (MDS-MLD) *412*
– – und Ringsideroblasten (MDS-RSMLD) *412*
– unklassifiziertes (MDS-U) *412*
Myelofibrose (MF) 152, 260, *414*
– primäre (PMF) *414*
– sekundäre *415*
myeloide Zellreihen *414*
Myelom, multiples s. multiples Myelom 34
Myelomniere 200, *420*
myeloproliferative BCR-ABL-negative Erkrankungen *414*
myeloproliferative Erkrankungen *414*
myeloproliferative Neoplasie (MPN) 236
myeloproliferative Syndrome 154, *476*
myeloproliferative Systemerkrankungen 114
Myelosarkom *274*
Mykobakteriosen, atypische *466*
Mykosen 70
Myoglobinurie *442*
Myokardbiopsie *416*
Myokardinfarkt 2, 4
– akuter 234
– mit ST-Strecken-Elevation (STEMI) *386*
– ohne ST-Strecken-Elevation (NSTEMI) *386*
Myokarditis *416*, *460*
Myoklonus 192
Myopathie 174
– alkoholische 172
Myoperikarditis *416*
Myositis 311
– extraokulare Muskeln 214
– interstitielle 172
Myositis-assoziierte Antikörper *442*
Myxödem 26, 55
Myxödemkoma 368

N

Nachtschweiß 70, *358*
Nackensteifigkeit *398*
NAFL (nicht-alkoholische Fettleber) **68**
Nahrungsaufnahme, verminderte 80
Nahrungsmittelintoleranzen 22
Nahrungsmittelunverträglichkeiten 14
Narkolepsie 46, 204
Näseln, geschlossenes/offenes 222
Nasenbluten **48**
Nasenpolypen 48
Nasenschleimhautschädigung, chemische/physikalische 48
Nasentumoren 48
NASH (nichtalkoholische Steatohepatitis) 240
Nebennierenadenom *177*

Nebennierenerkrankungen 62
Nebenniereninsuffizienz 78, 80, 369
– sekundäre 366
Nebenniereninzidentalom **176**
Nebennierenkarzinom 177
Nebennierenmetastasen 177
Nebennierenrindeninsuffizienz 62, 108, 110, 150, *418*, 437
Nebennierenrindentumoren 94
Nebennierenrindenyperplasie, makronoduläre 177
Nebenschilddrüsenadenome 160
Nebenschilddrüsenadenom/-hyperplasie 452
Nebenschilddrüsentumor 90
Nebenschilddrüsenunterfunktion 364
Neglect 468
nekrotisierende Vaskulitis 340
Nephritis
– akute, interstitielle (AIN) 272
– interstitielle 12, 84, 200, 282
nephritisches Syndrom 186
Nephritis- und Uveitis-Syndrom, tubulointerstitielles 272
nephrogene Ödeme 484
Nephrokalzinose 84, 110, 120
Nephrolithiasis 24, 114, 120, 336, 446, *492*
Nephropathie
– diabetische 179, 200, 248, 314, *420*
– erbliche 446
– obstruktive 248
Nephrosklerose 322
– diabetische 178
– hypertensive 178, 179, 200, 248
– maligne 360
nephrotisches Syndrom 26, 34, 186, 194, 200, *420*
nephrotoxisches Nierenversagen 348
NERD (nichterosive Refluxkrankheit) 22
Nervendruckläsion, flüchtige 190
Nervus-laryngeus-recurrens-Läsion 92
neurale Schwerhörigkeit 98
Neuritis
– nervi optici 252
– radikuläre 392
– vestibularis 213
Neuroborreliose 66, *392*
neuroendokrine Tumoren (NET) *422*
Neurofibromatose, Typ 1 436
neurogene Blase 12
neurogene Blasenentleerungsstörungen 347
neurogener Schock **210**
neurogene Tumoren, paravertebrale 160
neuroglykopenische Symptome 116
neurokardiogene Synkope 228, 229
neurologische Defizite 427
neurologische Erkrankungen 10, 78
neurologische Herdzeichen, transiente *404*
neurologische Schäden
– potenziell irreversible 112
neurologische Symptome 454
neurologische Untersuchung
– erektile Dysfunktion 52
– Extremitätenschmerz 64

neuromuskuläre Erkrankungen 108, 208
Neuromyotonie 170
Neuropathie 174, 464
– diabetische 218, 314
– juvenile 252
– periphere 64
Neurosarkoidose 199
Neutropenie **152**
neutropenisches FUO **72**
Neutrophilie 154
nichtalkoholische Fettleber (NAFL) **68**
nichtalkoholische Steatohepatitis (NASH) 240
Nichtelektrolyte 198
nicht kardiogener Schock 210
nichtokklusive mesenteriale Ischämie (NOMI *400*
nichtschmerzhafte Hodenschwellung **96**
Niedrigrisiko-MDS *412*
Nierenarterienstenose 16, 162
Nierenbeckensteine 492
Nierenbiopsie 84, **248**, 282
Nierenerkrankungen 10, 62, 164
– angeborene 114
– bei Angehörigen 12
– chronische 108
– fortgeschrittene 34
– intrinsische 12
– polyurische 196
– polyzystische 84, 179, 248, 446
– – autosomal-dominante (ADPKD) 446
– – autosomal-rezessive (ARPKD) 446
– – medulläre 446
– sekundäre 447
Nierenfunktionsstörungen 474
Niereninfarkt 4, 84
Niereninsuffizienz 26, 50, 108, 110, 114, 116, 124, 150, 156, 164, **178**, 180, 186, 194, 206, 248, 347, 454
– chronische 12, 118, 134, 165
– dialysepflichtige 100
– forgeschrittene 34
– terminale 340, 446
– Vitamin-D-Therapie 110
Nierenkolik 24, 50, 425
– Urolithiasis 492
Nierenlager, klopfschmerzhaftes 12, 178, 346
Nierenretentionsparameter 12
Nierensonographie 84
– Hyponatriämie 124
Nierensteine 110, 114, 452
Nierenvenenthrombose 84
Nierenversagen
– akutes 282, 360, 480
– chronisches 272
– intrarenales 12, *282*, 382
– Leukämie, akute 275
– nephrotoxisches 348
– postrenales 12, *282*, 493
– posttraumatische 26
– prärenales 12, *282*, 348, 382
– terminales 140, 272
Nierenzellkarzinom 74, *424*
– TNM-Klassifikation 424
Nierenzelltumoren 70, 72
Nierenzysten 446

– Ruptur 446
Nikotinabstinenz/-karenz
– Aortenaneurysma 286
– Pankreatitis, chronische 304
NK-Zellen-Neoplasien *426*
NK-Zell-Leukämie *426*
NK-Zell-Lymphom, blastäres *426*
NNR-Insuffizienz 150, *418*, 437
NOAKs-Einnahme 27, 30
NOMI (Nichtokklusive mesenteriale Ischämie) *400*
Non-Hodgkin-Lymphome 70, 194, *426*
– gastrointestinale 338
Noonan-Syndrom 254
Normaldruckhydrozephalus 192
Normetanephrine 74
normosmolare Hyponatriämie 124
nosokomiale Pneumonie 438
nosokomiales FUO **72**
Notfall-Laparotomie 400
NSAR-induziertes Ulkus 490
NSCLC
NSTEMI (non ST-segment-elevation myocardial infarction) 386
Nüchternglukose 106
– abnorme 316
Nüchternhypoglykämie 116
NYHA-Stadieneinteilung
– Herzinsuffizienz 352
Nykturie 447, 456
Nystagmus **182**
– blickparetischer 182
– optokinetischer 182

O

Oberbauchschmerzen
– akute **2**, 36
– chronische 2, 36
– Gallenblasentumoren 330
– gürtelförmige 278, 304
– rezidivierende 36
obere Einflussstauung 90
obere Gastrointestinalblutungen 428
Obesitas-Hypoventilations-Syndrom 204
Obstipation 80, 110, 120, **184**, 452, *462*
Obstiptionstyp, Reizdarmsyndrom *462*
obstruktive Atemwegserkrankungen 20
obstruktive Nephropathie 248
obstruktives Schlafapnoe(-Syndrom) 204, 232
Ödeme **186**, 200, 250, 282, 352, 396, *420*, 480
– generalisierte 26
– hypoproteinämische 396
– kardiale 484
– medikamenteninduzierte 26
– nephrogene 484
– posttraumatische 26
Ohren, Druckgefühl 98
Ohrenschmerzen 98
Ohrgeräusche 60, 98, **100**, 238
ohrmikroskopische Untersuchung
– Hörstörungen 98
okkulte Blutungen **188**
okulärer Schwindel 213

Okulomotoriusparese 214
Oligoarthritis, Psoriasisarthritis 458
Oligurie **12**, 130, 186, *282*
onkologische Erkrankungen 10
ophthalmologische Symptome 252
Ophthalmoplegie
– infranukleäre 214
– internukleäre 182, 214
opportunistische Erkrankungen
– HIV-Infektion 356
Optikusneuropathie
– ischämische 252
– Leber'sche, hereditäre 252
optokinetischer Nystagmus 182
Orbitadekompression *406*
orbitale Entzündungen 60
Orbitalhämatom 60
Orbitalphlegmone 60, 252
Orbitaspitzenbestrahlung *406*
Orbitatumoren 60
Orbitaverletzungen 214
Orbitopathie, endokrine 60, 214, 362, *406*
Orchitis 96
Organomegalie 148
Organverkalkungen 110
Ormond-Syndrom 12
oropharyngeale Dysphagie **208**
Oropharynxtumoren 88
orthodrome Tachykardie 230
Orthopnoe 18, 352
orthostatische Hypotonie **126**
orthostatischer Schwindel 213
orthostatische Synkope 228, 229
Osler-Rendu-Weber-Syndrom 48
osmotische Diarrhö **42**, 112
osmotische Diurese 62, 112, 120, 198
– erworbene 196
ösophageale Dysphagie 208
Ösophagitis 50, 208, 218
– Los-Angeles-Klassifikation 334
Ösophagogastroduodenoskopie (ÖGD) 188, 218, **247**, *428*
– Aufstossen 22
– Oberbauchschmerzen, chronische 36
Ösophagoskopie 160
ösophagotracheale Fistel 430
Ösophagusdivertikel 206, 208, 218
Ösophagus-High-Resolution-Manometrie
– Aufstoßen 22
Ösophagus, hyperkontraktiler 208
Ösophaguskarzinom 50, 208, 218, *430*
– TNM-Klassifikation 430
Ösophagusmotilitätsstörungen 50, 208, 218
Ösophagusobstruktion 430
Ösophagusspasmus, diffuser 208
Ösophagusstenose 22
Ösophagusvarizenblutung *428*
Osteochondrose 312
Osteoklastom 136
Osteolyse 110
– Plasmazytom *410*
osteolytische Knochenmetastasen 136
Osteomalazie 136, 136
– kalzipenische 138
Osteomyelitis 136

Osteomyelofibrose 262
Osteopathie, renale 136, 138
Osteopenie **138**, 452
osteoplastische Knochenmetastasen 136
Osteoporose 120, 202, 259, *284*, 312, 340, 409, *432*, 452
– idiopathische 138
– manifeste 136
– messtechnische **138**
– primäre 138
– sekundäre 138
– steroidbedingte *473*
Osteosarkome, extraossäre 160
Ostitis deformans 136
Östrogenmangel 259
Oszillographie
– Claudicatio intermittens 38
Otitis externa 98
Otitis media 66, 98
– akute 98
– chronische 98
otogene Kopfschmerzen 144
Otosklerose 98, 238
ototoxischer Hörverlust 98, 238
Ott-Zeichen 202
Ovarialinsuffizienz **258**
Ovarialkarzinom, metastasiertes 72
Ovarialtumoren 94
Ovarialzysten
– rupturierte 244
– stielgedrehte 4, 244
Ovarien, Abtropfmetastasen 395
Overlap-Syndrom 474

P

Pachymeningitis *398*
Paget-Syndrom 110, **136**
Palinopsie 404
Pallhypästhesie 216
Palmarerythem, chronisches 54
Panarteriitis nodosa 266, *496*
Pangastritis *333*
Panhypopituitarismus *366*
Pankarditis *416*
Pankreaserkrankungen
– akute 106
– chronische 106
Pankreasinsuffizienz 42
– exokrine 166, *396*
Pankreaskarzinom 156, *434*
– TNM-Klassifikation 434
Pankreaskopfkarzinom *304*
Pankreaspseudozysten 160, 304
– Ruptur 4
Pankreastumor 278
Pankreaszysten 447
Pankreatitis 12, 40, 62, 110, 122, 194, 206, 294, 296, 450
– akute 2, 4, 156, *278*, 304
– alkoholinduzierte 156
– biliäre 295
– chronische 36, 80, 156, *304*
– hereditäre 434
– schwere 278
pankreopriver Diabetes mellitus 106
Panmyelose mit Myelofibrose 274

Pannikulitis 55
Panzytopenie 220, **260**
papilläres Nierenzellkarzinom *424*
Papillennekrose 84
Papillitis 252
papulöse Exantheme 56
Paragangliom *436*
Parageusie **78**
parainfektiöse Exantheme **56**
Paralyse, progressive, supranukleäre (PSP) 192
paralytischer Ileus 24, **130**
paraneoplastische GHRH-/GH-Sekretion 268
paraneoplastische Polyneuropathie *444*
paraneoplastisches Syndrom 266, *442*
– Magenkarzinom *395*
paraneoplastische Vaskulitis *496*
Parapharyngealabszess 92
parapneumonischer Pleuraerguss 194
Paraproteinämie 216, *410*
parasitäre Meningitis *398*
Parasitosen 70, 134, 172
Parasomnien 46, **204**
Parästhesien 108, 122, **190**
Parathormon (PTH) *452*
Parathyreoidektomie 122
Paresen 190
– schlaffe 86
Parkinson-Syndrom 92, 126, 184, **192**, 242
Parkinsontremor 242
Parosmien *168*
Parotis-Schwellung 466
Parotistumoren 66
paroxysmale nächtliche Dyspnoe 352
paroxysmale supraventrikuläre Tachykardie 231
– anfallsartige 230
Patellarsehnenreflex 378
Paukenhöhlenerguss 98, 238
PAU (penetrierendes arteriosklerotisches Ulkus) *286*
PAVK (periphere arterielle Verschlusskrankheit) 64, 314
– Claudicatio intermittens 38
PBG-Desaminase-Defekt 448
PCO-Syndrom 82, **258**
– Hirsutismus 94
Pelger-Hüet-Neutrophile *412*
Pemphigus 140
Pendelnystagmus *182*
Pendelperistaltik 24
penetrierendes arteriosklerotisches Ulkus (PAU) *286*
penile sympathische Hautantwort (PSHA) 52
penile Tumeszenzen, nächtliche 52
Penisanomalien 52
peptische Magenausgangsstenose 22
peptische Stenosen *334*
peptisches Ulkus 110, 423, *490*
perianale Blutungen 342
Perforansvarikose *494*
perianale Thrombose 8
Periarteritis, IgG4-assoziierte *496*
Pericarditis constrictiva *416*
Perikarderguss 282

perikardiale Zysten 160
Perikarditis 4, 206, 218, 234, 282, *416*, 460
Perilymphfistel 100
Perimyokarditis 392
periodische Lähmungen, dyskaliämische 174
periphere Akrozyanose 256
periphere arterielle Verschlusskrankheit (PAVK) 64, 314
peripher-vestibulärer Schwindel 213
periproktitischer Abszess 8
Peritonealkarzinose 36
Peritonitis 4, 130, 206
– spontan bakterielle (SBP) 18, *388*
– tuberkulöse 4
Peritonsillarabszess 88
periumbilikale Schmerzen 36
perniziöse Anämie *332*
Pertussis 102
petechiale Blutungen 370
Petechien 30, 31, 250
Peutz-Jeghers-Syndrom 384
Pfeiffersches Drüsenfieber 88
Pfortaderhochdruck 18
Pfortaderthrombose 18, 146
Pfötchenstellung 122
Phakomatosen 436
Phäochromozytom 16, 74, 176, 177, *436*
Pharmako-Cavernosometrie/-Cavernosographie 52
Pharmako-Phalloarteriographie 52
Pharyngitis
– akute 88
– chronische 88
Phenylketonurie 140
Philadelphia (Ph)-Translokation 302
Phimose 12
Phlebo-CT, tiefe Venenthrombose 484
Phlebographie, tiefe Venenthrombose 484
Phlebothrombose 26
pH-Metrie 22
– Heiserkeit 92
Phonetogramm 224
Phosphatspiegel, erniedrigter *452*
Phosphodiesterase-5-Hemmer 52
Phosphoribosyl-Pyrophosphat-Synthase-Überaktivität 114
Photodermatose 448
Pica-Syndrom 14
Pigmentsteine, braune/schwarze *294*
Pilzerkrankungen 134
Pilzinfektionen 466
Pilzmeningitis *398*
Pink Puffer *310*
Pityriasis
– rosea 56
– versicolor 56
Plantarschmerzen 26
plaqueförmige Erytheme 55
Plasmaglukose 107
plasmatische Gerinnungsstörungen 30
Plasmozytom 136, *410*
– Polyneuropathie *444*
Pleuraempyem 194, 195, *439*
Pleuraerguss 20, **194**, 282

pleurale Reizung 234
Pleurastanze, ungezielte 194
Pleuritis 206, 234, 282
– tuberculosa 194
pleuritische Schmerzen 340, 438
Plummer-Vinson-Syndrom 88
Pneumocystis-jirovecii-Pneumonie 356
Pneumonie 20, 28, 62, 70, 206, 234, *438*
– ambulant erworbene 470
– basale 2, 4
– Bronchitis, akute 270
– Bronchitis, chronische 298
– immunsupprimierte Patienten 438
– interstitielle, idiopathische 376
Pneumothorax 20, 234, *440*
PNH (paroxysmale nächtliche Hämoglobinurie) 6
Podagra *336*
Pollakisurie 12, 180, 346
Polyangiitis, mikroskopische *496*
Polyarthritis, Psoriasisarthritis *458*
Polycythaemia vera 236, 262, *414*
Polydipsie 80, 106, 110, 112, 124, **196**, 198, 314, 447, 452
– psychogene 196, **198**
polyglanduläres Autoimmunsyndrom 364
Polyglobulie 100, 262
Polygraphie, ambulante **232**
Polymyalgia rheumatica 34, 72, 76, 172, 288, *496*, 497
Polymyositis 174, *442*
Polyneuritis
– cranialis 66
– entzündliche/infektiöse *444*
Polyneuropathie 64, 126, 170, 172, 190, 216, *444*
– diabetische *444*
– distale *392*
– hepatische *444*
– urämische *444*
Polyopie **214**
Polyposis, familiäre, adenomatöse 384
Polyposissyndrome 384
Polyradikuloneuritis 66
Polyserositis 282
Polysomnographie **232**, 256
Polyurie 80, 106, 110, 112, 180, 196, **198**, 314, 447, 452
polyurische Nierenerkrankungen 196
polyzystische Nierenerkrankungen 84, 179, 248, 446
polyzystisches Ovarsyndrom (PCO)
– Hirsutismus 94
Poplitea-Entrapment 39
Porphyria
– cutanea tarda (PCT) *448*
– variegata *448*
Porphyrie 2, 4, 36, *448*
– akute, intermittierende (AIP *448*
– erythropoetische, kongenitale (CEP) *448*
– hepatische *448*
porphyrinogene Medikamente 448
portale Hypertension 26, 220, 400
portaler Hochdruck 26
Porzellangallenblase 294

Postcholezystektomiesyndrom *450*
Posteriorinfarkt *468*
Postgastrektomie-Osteopathie *318*
postglomeruläre Vasodilatation *12*
Posthyperkapniealkalose **162**
postiktale Hemiparese *86*
postinfektiöse Arthritis *76*
postinfektiöse Glomerulonephritis *200*
post nasal drip *102*
postoperativer Ikterus *128*
Post-Polypektomie *246*
postprandiale Hypoglykämie *116*
postprandiales Syndrom *116*
postpunktionelle Kopfschmerzen *144*
postrenale Hämaturie **84**
postrenales Nierenversagen *12*
postthrombotisches Syndrom *306*
– Venenthrombose, tiefe *484*
Posttransfusionspurpura *477*
posttraumatische Kopfschmerzen *144*
posttraumatisches Ödem *26*
posturale Hypotonie *126*
Prader-Willi-Syndrom *254*
Prädiabetes *106*
Präeklampsie *114*
Pränekrosen, Extremitätenschmerz *64*
prärenales Nierenversagen *12, 382*
primäre Glomerulonephritis *420*
primäre Hypophyseninsuffizienz *366*
primäre Hypothyreose *368*
primäre Myelofibrose (PMF) *414*
primäre Osteoporose *138*
primäre Polydipsie *196*
primärer Hyperparathyreoidismus *136, 452*
primärer Hypoparathyreoidismus *364*
primärer Kleinwuchs **254**
primärer Lactasemangel *396*
primäres Raynaud-Syndrom *266*
primär sklerosierende Cholangitis *294, 330*
progrediente aufsteigende Parästhesien *190*
progrediente Pneumonie *439*
progressive supranukleäre Paralyse (PSP) *192*
Prokalzitonin *40, 262*
Proktitis *308*
Proktokoloskopie *8*
Proktoskopie *247*
Prolaktinom *94, 118, 454*
Promyelozytenleukämie, akute *274*
Prostataadenom *180*
Prostatahyperplasie, benigne (BPH) *12, 44, 248*
Prostatakarzinom *34, 44, 84, 456*
– Gleason-Score *456*
Prostata-spezifisches Antigen (PSA) *456*
Prostatastanzbiopsie, transrektale *456*
Prostatitis *44, 84, 346, 460*
Protein-C-Mangel *236*
Proteinmangelernährung *68*
Protein-S-Mangel *236*
Proteinurie *12, 84, 178, 186,* **200***, 248, 360, 420, 480*
– nichtglomerulären Ursprungs *200*
– physiologische *200*
Prothrombinmutation *236*

Protoporphyrie
– erythropoetische (erythrohepatische, EPP) *448*
Protoporphyrine *448*
Protozoen, Meningitis *398*
protrahierter Schock *210*
Prurigo *56*
Pruritus **134***, 248*
– ani *8*
– mit/ohne primären Effloreszenzen *134*
– senilis *134*
PSA (Prostata-spezifisches Antigen) *456*
Pseudochylothorax *194*
Pseudoexophthalmus *60*
Pseudogicht *76*
Pseudohyperkapniealkalose *162*
Pseudohyponatriämie *124*
Pseudohypoparathyreoidismus *122, 364*
Pseudokrupp *226*
Pseudoobstruktion, intestinale *24, 166*
Pseudoperitonitis, diabetische *2, 4*
pseudoradikuläre Schmerzen *202*
Pseudospondylolisthese *312*
Pseudothrombozytopenie *30, 260, 370*
Pseudozyanose **256**
Pseudozysten, pankreatitische *160*
Psoriasis *56, 134*
– guttata *56*
Psoriasisarthritis *76, 288*
psychiatrische Erkrankungen *10, 80, 134*
psychisch bedingte erektile Dysfunktion *52*
psychogene (dissoziative) Anfälle *46*
psychogene Dyspnoe *20*
psychogene Essstörungen *62*
psychogene Heiserkeit *92*
psychogene Muskelkrämpfe *170*
psychogene Muskelschmerzen *172*
psychogene Muskelschwäche *174*
psychogene Polydipsie *196,* **198**
psychogener Schluckauf *206*
psychogener Schwindel *213*
psychogener Tremor *242*
psychosomatische Ernährungsstörungen *82*
psychosomatische Essstörungen *82*
psychosoziale Störungen *254*
pulmonal-arterielle Hypertonie *150*
pulmonale Embolie *425*
pulmonale Hypertonie *234, 474*
– rezidivierende *20*
pulmonale Kachexie *80*
pulmonale Sarkoidose *466*
Pulsoximetrie *256*
Pulstastung
– Claudicatio intermittens *38*
– Extremitätenschmerz *64*
Pupillenreaktion *214*
Purpura
– chronische, idiopathische, thrombozytopenische *370*
– Schönlein-Henoch *496*
– senilis *30*
– thrombotisch-thrombozytopenische (TTP) *370, 476, 480*

Pyelonephritis *4, 84, 178, 199, 200, 346*
– akute *2, 346*
– chronische *179, 248, 347*
Pyrogene, endogene/exogene *70*

Q

5q-Syndrom *412*
Querschnittsyndrom *216*

R

Rachitis *122*
radikuläre Neuritis *392*
radikuläre Schmerzen *202*
Radikulitis *202*
Radikulopathie, lumbale *378*
radiogene Thyreoiditis *482*
Ranson-Score, Pankreatitis, akute *278*
Raucher-Anamnese, Husten *102*
raue Stimme *88*
Raynaud-Phänomen *266*
Raynaud-Syndrom *474*
– primäres/sekundäres *266*
reaktive Arthritis *76, 460*
reaktive Leukozytose *262*
reaktive Thrombozytose *262*
Rechtsherzbelastung, Lungenembolie *390*
Rechtsherzdekompensation *311*
Rechtsherzinsuffizienz *18, 74, 240, 382*
Rechtsherzkatheter *256*
rechtsventrikuläre Kardiomyopathie, arrhythmogene (ARVD) *380*
Reed-Sternberg-Riesenzellen *358*
Reexpansionslungenödem *440*
Reflexausfälle *190*
Reflexe, pathologische *86*
Reflux
– galliger *490*
– hepatojugulärer *26*
– vesikoureteraler *347*
Refluxgastritis *333*
Refluxkankheit *218*
Refluxkrankheit *206, 234*
– gastroösophageale (GERD) *22, 36, 334, 430, 474*
– nichterosive (NERD) *22*
Refluxösophagitis *50, 206,* **334***, 474*
Regurgitation *22, 208*
Reisediarrhö *42, 43*
Reiter-Syndrom *76, 460*
Reizbildungsstörungen *32*
Reizdarmsyndrom *184, 244, 408, 462*
Reizerguss *288*
Reizschwellenmessungen
– Geschmacksstörungen *78*
rektale Untersuchung, Dysurie *44*
Rektumkarzinom *8, 342, 384*
Rektumprolaps *8*
Rekurrensparese *224, 226, 430*
renale Anämie *12, 282*
renale Krise *474*
renale nichtglomeruläre Hämaturie **84**
renale Osteopathie *138*
renale Vorerkrankungen *12*
renal tubuläre Azidose *108, 120, 164, 165*

renoparenchymatöse Erkrankungen
– Hypertonie, arterielle *16*
respiratorische Erkrankungen *62*
respiratorische Insuffizienz *440*
Restharn, Dysurie *44*
Restleber, metachrone Karzinome *351*
Restless-Legs-Syndrom *64, 232*
restriktive Kardiomyopathie (RCM) *380*
restriktiver Strabismus **214**
Retentionspneumonie *439*
retikuläre Varikose *494*
Retikulozyten-Produktions-Index (RPI) *6*
retinale Gefäßverschlüsse *252*
retinale Migräne *404*
Retinopathie, diabetische *179, 314*
retroperitoneales Hämatom *202*
Reye-Syndrom *68*
rezidivierende Oberbauchschmerzen **36**
Rhabdomyolyse *108, 110, 174, 442*
rheumatische Erkrankungen *30, 34, 40, 64, 76*
rheumatische Gelenkerkrankungen *64*
rheumatoide Arthritis *72, 76, 138, 172, 288, 464, 474*
Rhinolalia clausa *222*
rhythmogene Synkope *228*
Richter-Syndrom *301*
Riesenfaltengastritis *332, 333*
Riesenwuchs *254*
Riesenzellarteriitis *496, 497*
Rigor *192*
Rinne-Stimmgabelversuch *98*
Röntgenaufnahme, Abdomen *24*
Röntgenbreischluckuntersuchung, Aufstossen *22*
Rosacea *54*
rotatorischer Nystagmus **182**
Röteln *158*
Rubeosis faciei *54*
Rückenmarkschädigung *216*
Rückenschmerzen *144,* **202***, 344*
Rucknystagmus **182**
Rückwärtsversagen, kardiales *382*
Ruhedyspnoe *377*
Ruhetremor *192, 242*
runde Fenstermembran, Ruptur *98, 238*
Ruptur, Pankreaspseudozysten *4*

S

SA-Block *32*
Saccharoseintoleranz *166*
Sakroiliitis, bi-/unilaterale *284*
Salpingitis *4*
Salzvergiftung *112*
Salzverlustnephropathien *62*
Sarkoidose *66, 70, 72, 110, 156, 158, 172, 174, 177, 202, 272, 377, 466*
– extrapulmonale *466*
– pulmonale *466*
SBP (spontan bakterielle Peritonitis) *18*
Schädelbasistumoren *66*
Schallempfindungsschwerhörigkeit *98*
Schallleitungsschwerhörigkeit *98*

Schalltrauma, akutes 100
Schenkelblock 108
Schetismus 222
Schiefhals 202
Schielen **214**
Schilddrüsenautonomie
– Hyperthyreose *362*
Schilddrüsenentzündungen *482*
Schilddrüsenerkrankungen 52
Schilddrüsenkarzinom, medulläres 74
Schilddrüsensonographie 74
Schilddrüsenüberfunktion *362*
Schilddrüsenunterfunktion *368*
Schistosomen, Meningitis *398*
Schlafapnoe(-Syndrom) 52, 150, 180
– obstruktives 204, 232
– zentrales 204, 232
schlaffe Parese 86
Schlaflatenz-Test, multipler (MSLT) 204
Schlafstörungen 180, **204**, 328
– Faktoren, externe 232
Schlafwandeln 204
Schlaganfall *468*
Schluckauf **206**
Schluckstörungen **208**, 430, 469
Schmecktests 78
Schmerzen
– akute, vernichtende 4
– anale **8**
– biliäre 330, 450
– epigastrische 36, 434, 490
– kolikartige 244
– periumbilikale 36
– pleuritische 340, 438
– pseudoradikuläre 202
– radikuläre 202
– somatische 36
– supraumbilikale 36
– viszerale 36
schmerzhafte Hodenschwellung **96**
Schmerzsyndrom, chronisches 10
Schmerztyp, Reizdarmsyndrom *462*
Schmetterlingserythem 54
Schober-Methode 202
Schock 32, 164, **210**
– anaphylaktischer **210**
– hypovolämischer **210**
– kardiogener **210**, *387*
– Lungenembolie *390*
– neurogener **210**
– nicht kardiogener 210
– septischer **210**, 399, *470*
Schockindex, positiver **210**
Schuppenröschen 56
schuppige Exantheme 56
Schwangerschaft 148, 154, 170, 218
– Appetitstörung 14
– Erbrechen 50
Schwangerschaftsfettleber, akute **68**
Schweißgeruch **140**
Schwellkörperinjektionstestung 52
Schwerhörigkeit **98**
– hereditäre 100
– neurale 98
– zentrale 98
Schwermetallvergiftungen 242
Schwindel 98, 126, 144, 182, **212**, 320, 414

– kardialer 213
– vaskulärer 213
– zentral-vestibulärer 213
SCLC *292*
segmental nekrotisierende Glomerulonephritis *340*
Sehschärfenminderung **252**
Sehstörungen **214**, 314
Seitenastvarikose *494*
Seitenlagerung 19
sekretorische Diarrhö *42*
sekundäre Hypophyseninsuffizienz *366*
sekundäre Obstipation **184**
sekundäre Osteoporose 138
sekundärer Hyperparathyreoidismus 138, *452*
sekundärer Hypogonadismus *366*
sekundärer Kleinwuchs **254**
sekundäres Antiphospholipidsyndrom *473*
sekundäres Raynaud-Syndrom 266
selbstinduziertes Fieber **72**
selektive Proteinurie 200
senile Purpura 30
Sensibilitätsstörungen 174, 190, **216**, 500
sensible Halbseitensymptome *404*
Sepsis 12, 116, 122, 126, *470*, 480
– Meningitis 399
– Thrombozytopenie *476*
– Urolithiasis *493*
septische Arthritis *372*
septische Embolie
– Endokarditis, infektiöse *374*
septischer Schock **210**, 399, *470*
septische Venenthrombosen *72*
serologische Untersuchung, Syphilis 56
Serum-Amylase 156
Serum-Kaliumkonzentration
– Hyperkaliämie 108
Serumkalzium, erhöhtes *452*
severe inflammatory response syndrome (SIRS) 40, *470*
Sexualanamnese 52
– Hypogonadismus 118
Sézary-Syndrom *426*
Sheehan-Syndrom 199, *366*
Shuntvitien 256
SIADH (Syndrom der inadäquaten ADH-Sekretion) 124
Sicca-Symptomatik 92, *474*
Sichelzellanämie 199
Sichelzellen 6
Sick-Sinus-Syndrom 32, *354*
sideroachrestische Anämie 6
Sigmatismus 222
– interdentalis 222
– lateralis 222
Sigmoidokoloskopie 8
Sigmoidoskopie **247**
silent Thyreoiditis *482*
Silikose *466*
Simmond-Krankheit *366*
Singultus **206**
sinu-atriale (SA-)Blockierungen 32
sinugene Kopfschmerzen 144
Sinusbradykardie 32

Sinusitis 252
Sinusknotensyndrom 229, 228
Sinustachykardie 231, *354*
Sinusvenenthrombose 86, *468*
SIRS (severe inflammatory response syndrome) 40, *470*
Sjögren-Syndrom 76, 78, 92, 272
SKAT-Test 52
Sklerodaktylie *474*
Sklerodermie 208, 218, 480
Sklerose, systemische 76, 266, *474*
Skoliose 202, 312
slow transit constipation **184**
Small-fibre-Neuropathie 328
Sodbrennen 208, **218**, 334
Sofa-Score *470*
SO-Manometrie *450*
somatische Schmerzen 36
somatoforme Störung 312
somatosensorisch evozierte Potenziale (SEP) 216
Somatostatinanaloga, Akromegalie 268
Somatostatinome *422*
Somnolenz *452*
Sonographie, Abdomen 24
Soor 88, 92
Soorösophagitis 208
Sorbitintoleranz 166
Spannungskopfschmerz 144
Spannungspneumothorax *440*
Spasmus nutans 182
Spät-Dumping *318*
Speichelfluss, reduzierter 78
Speichelflusstest 78
Speicherkrankheiten 152, 220
Spermatogenese, testikuläre, gestörte 132
Spermatozele 96
Sphärozyten 6
Sphärozytose, hereditäre 6
Sphinkter-Oddi-Dysfunktion *450*
Spiegeluntersuchung des Kehlkopfes 92
Spinalkanalstenose 202, 312, 500
spinozerebelläre Atrophien (SCA) 192
Splenektomie 370
Splenomegalie 48, 148, **220**, 262, 374, 414, *476*
Spondylarthritis 76
Spondylarthrose 202, 312, 378
Spondylitis, ankylosierende 76, *284*
Spondyloarthritis *284*
Spondylodiszitis 202, *378*
Spondylolisthesis *378*
Spondylophyten 312
Spondylose 202, 312, 378
spontane bakterielle Peritonitis *388*
Spontannystagmus 98, 182
Spontanpneumothorax *440*
Sprachstörungen **222**
Sprechstörungen **222**
Sprue 80, 240
– kollagene 338
– tropische 338
Sprunggelenksarthritis *466*
Sputumuntersuchung, mikrobiologische 28
Stammeln 222

Stammvarikose 306, *494*
Stapediusreflexprüfung 98
Status
– asthmaticus *290*, *291*
– nonconvulsivus 142
Stauungsekzem 54, 134
Stauungssyndrom, arthrogenes 306, *494*
Steatohepatitis **68**, *486*
– alkoholische *348*
– nichtalkoholische (NASH) 240
Steatorrhö *396*
Steatosis *498*
EHEC-HUS *480*
Stellwag-Zeichen 60
STEMI (ST-segment-elevation myocardial infarction) *386*
stenopäische Lücke (Lochblende) 214
Sterilität **132**
steroidbedingte Osteoporose *473*
Stiff-Person-Syndrom 170, 172
Still-Sndrom 72
Stimmbandpolypen 224
Stimmbandtumoren, maligne 92
Stimmgabelversuche nach Weber und Rinne 98
Stimmprüfungen, funktionelle 224
Stimmstörungen **224**
Stoffwechselerkrankungen 10, 36
Stoffwechselstörungen, diabetische 68
Stottern 222
Strabismus 214
– concomitans 214
– incomitans 214
– paralyticus 214
Strahlenenteritis 246
strahlentherapieinduziertes Erbrechen 50
Strahlenthyreoiditis *482*
strangförmige Thrombophlebitis *478*
Strangulationsileus **130**
Streptokokkentonsillitis 88
Stressulkus, akutes *490*
Stridor **226**
Stroboskopie 224
Stroke Unit *468*
Strömungsgeräusche, Orbita/Schläfe 60
strukturelle Herzerkrankungen 32
Struma 90, 206
– intrathorakales 160
Stuhlbluttest **188**
Stuhl, Entfärbung 156
Stuhlinkontinenz *469*
– Wurzelkompressionssyndrom 500
Stuhluntersuchungen *396*
Stuhlverhaltung 130
Sturzsenkung 34
subakute lymphozytäre Thyreoiditis *482*
subakute Thyreoiditis *368*
subakute Thyreoiditis de Quervain *482*
Subarachnoidalblutungen 86, 112, 144, 206, 360, *468*
Submukosakarzinom, Magen *394*
Sugillationen 30, 31
suprabifurkale Ösophaguskarzinome *430*

supranukleäre Paralyse, progressive (PSP) 192
supraumbilikale Schmerzen 36
supraventrikuläre Tachykardie 228, 229, **230**
– paroxysmale 231
Sweet-Syndrom 54, 55
Sydney-Klassifikation, Gastritis *332*
sympathikotone Reaktion 126
sympathocholinerge Symptome 116
symptomatische Hypokalzämie 122
symptomatisches Plasmozytom *410*
Syndesmophyten 285
Syndrom
– der dünnen Basalmembran 84
– der inadäquaten ADH-Sekretion (SIADH) 124
– der polyzystischen Ovarien (PCO) 82, *258*
– des kranken Sinusknotens 32
Synkope 32, 46, **228**, 320
– hämodynamisch bedingte 228
– kardiogene 387
– neurokardiogene 228, 229
– orthostatische 228, 229
– rhythmogene 228
– vasovagale 228, 229
Syphilis 158
– s. a. Lues 88
– serologische Untersuchung 56
systematisches inflammatorisches Syndrom (SIRS) *470*
Systematrophie, multiple (MSA) 192
systemischer Lupus erythematodes 54, 70, 72, 76, 152, 158, 266, 272, *472*, *480*
systemisches inflammatorisches Syndrom (SIRS) 40
systemische Sklerose 76, 266, *474*
Szintigraphie, FUO *72*

T

Tachyarrhythmie, getriggerte 230
Tachykardie 62, 110, 176, **230**, 244, *354*, 362, 436, 470
– supraventrikuläre 229, **230**, 228
– – paroxysmale 231
– ventrikuläre 229, **230**, 231, *354*, 228
– – anhaltende *380*
Tachypnoe 256, 470
Tagesschläfrigkeit 204, **232**
Takayasu-Arteriitis 496, *497*
Takotsubo-Kardiomyopathie *380*
Teleangiektasien 48, *474*
Tenesmen 8
terminale Dysurie 44
terminale Niereninsuffizienz 340, 446
terminales Nierenversagen 140, 272
Tetanie 122, 170, 190
Tetanus 170
Thalassämie 6
therapierefraktäre Hyperkaliämie 282
Thermhypästhesie 216
Thiazidtherapie 124
Thoracic-outlet-Syndrom 266
thorakale Aortendissektion *286*

thorakale Raumforderungen, benigne 226
thorakales Aortenaneurysma *286*
Thorakoskopie, videoassistierte (VATS) 194
Thorax-CT 28
Thoraxschmerzen **234**
Thrombangiitis obliterans 39, 266, *496*
Thrombembolie, idiopathische **236**
Thrombopathie 48
Thrombopenie 30, 48, *476*, 480
Thrombophilie **236**
– hereditäre 236
– idiopathische 236
Thrombophlebitis *478*
Thrombose **236**, 262, 414
– arterielle, akute *400*
– perianale 8
thrombosierte Hämorrhoidenknoten *342*
thrombotische Mikroangiopathien (TMA) *477*, *479*, 480
– mit hämolytischer Anämie *476*
thrombotischer Gefäßverschluss *280*
thrombotisch-thrombozytopenische Purpura (TTP) 370, *476*, *480*
Thrombozytenfunktionsstörungen, medikamenteninduzierte 30
Thrombozythämie, essenzielle 236, 262
Thrombozytopathie, hereditäre 30
Thrombozytopenie 260, 370, 470, *476*
– CLL 301
– heparininduzierte (HIT) *370*, *476*
– – Typ II 236
– ohne bedrohliche Blutung 370
Thrombozytose
– essenzielle *414*
– reaktive 262
Thymuskarzinom 160
thyreoglossale Zyste 90
Thyreoidektomie 406
Thyreoiditis 368, *482*
– akute, bakterielle *482*
– Hyperthyreose *362*
– postpartale *482*
– subakute *368*
– – de Quervain *482*
– – lymphozytäre *482*
thyreotoxische Krise 362
TIA (transitorisch ischämische Attacke) 46, *190*, *468*
Tibialis-posterior-Reflex 378
Tiefensensibilität 216
tiefe Venenthrombose, akute *484*
Tinea 56
Tinnitus 98, **100**, **238**, 328
TINU-Syndrom 272
TNF-Rezeptor-Mutationen 72
TNM-Klassifikation
– Bronchialkarzinom 292
– Harnblasenkarzinom 344
– kolorektales Karzinom 384
– Magenkarzinom 394
– Nierenzellkarzinom 424
– Ösophaguskarzinom 430
– Pankreaskarzinom 434
Tonschwellenaudiometrie 98
Tonsillentumoren 88
Tonsillitis 84, 88, 92

– akute 88
– chronische 88
Toxine 68
toxische Diarrhö **42**
toxische Hepatopathie 240
toxische Leberschäden *486*
toxischer Innenohrschaden 100
toxisches Megakolon 308
toxisch-exogene Polyneuropathie *444*
Toxoplasmose 158, 199, *466*
TPO-Mangel, relativer *370*
T-Prolymphozyten-Leukämie (T-PLL) *426*
tracheobronchiale Entzündung 270
Tracheotomie 226
Transaminasenerhöhung 68, 240, *459*
– Virushepatitis *498*
transbronchiale Biopsie (TBB) *376*
transfaszial progrediente Varikophlebitis *478*
transfusionsrefraktäre Thrombozytopenie *477*
transiente globale Amnesie 46
transienter Schluckauf 206
transitorisch ischämische Attacke (TIA) 46, 190, *468*
transkranielle Magnetstimulation
– Fazialisparese 66
transrektaler Ultraschall (TRUS) 456
Transsudat, Pleuraerguss 194
transtubulärer Kaliumkonzentrationsgradient (TTKG) 120
traumatischer Pneumothorax 440
traumatische Thyreoiditis *482*
Tremor 192, **242**
Trigeminusneuralgie 144
Trikuspidalklappeninsuffizienz *447*
Trisomie 21 114
Trochlearisparese 214
Trommelfellperforation 98
tropische Sprue 338
Trousseau-Zeichen 122
TRUS (transrektaler Ultraschall) 456
Trypanosomen, Meningitis *398*
TSH-Rezeptor-AK 362
TTKG (transtubulärer Kaliumkonzentrationsgradient) 120
TTP (thrombotisch-thrombozytopenische Purpura) 370, *476*, 480
Tuberkulinhauttest (THT) *488*
Tuberkulose 28, 72, 80, 88, 110, 150, 154, 158, 177, 346, 356, 466, *488*
tuberkulöse Peritonitis 4
tubuläre Funktionsstörungen, angeborene 12
tubuläre Proteinurie *200*
tubulointerstitielles Nephritis- und Uveitis-Syndrom 272
Tubulusnekrose 282
– akute 12
Tumorblutung
– kolorektales Karzinom *385*
Tumorblutungen *430*
Tumoren, CRP-Erhöhung 40
Tumorerkrankungen 14, 80
Tumorhypoglykämie 116
Tumorlysesyndrom *427*
TUR-Blase 345
Turner-Syndrom 254

Typ-1-Diabetes 106, 138, 170, *314*
Typ-2-Diabetes 106, *316*, 402
Typ-A-Dissektionen *286*
Typ-B-Dissektionen *286*
Typ-A-Gastritis *332*
Typ-B-Gastritis *332*
Typ-C-Gastritis *332*
Typhus abdominalis 140, 156
T-Zellen-Neoplasien *426*
T-Zell-Lymphom(e)
– angioimmunoblastisches *426*
– kutane 134

U

Übelkeit 68, 110, 314, 404
Überläuferbrechen 130
UICC-Klassifikation, kolorektales Karzinom 384
Ulcus
– corneae 252
– cruris 306
– cruris venosum 484
– Dieulafoy *490*
– duodeni 2, 36, 156, *332*, *490*
– ventriculi 2, 14, 36, 234, *332*, *490*
Ulkus
– penetrierendes, arteriosklerotisches (PAU) *286*
– peptisches 110, 423, *490*
Ulkusblutung
– Forrest-Klassifikation *428*
Ulkuskrankheit *490*
Ulkusperforation 4
Ulzerationen
– NET *423*
– Zöliakie, refraktäre *338*
Unified Parkinson Disease Rating Scale III (UPDRS III) *192*
unklassifizierte Kardiomyopathie *380*
unkomplizierter parapneumonischer Pleuraerguss (UKPPE) 194
Unterbauchschmerzen **244**
untere Gastrointestinalblutungen *246*
Unterkieferfrakturen 66
Unterschenkelerythem 54
Unterschenkelglatze 38
Up-Beat-Nystagmus 182
Urämie 2, 4, 36, 50, 130, 178, 200, 206, **248**, *282*
urämische Organschäden *248*
urämische Polyneuropathie *444*
urämisches Koma 142, **248**
Uratkristallablagerungen 114
Uratnephropathie 114
Uratproduktion, vermehrte 114
Urat-Transportergene, Polymorphismen 114
Ureterolithiasis *492*
Uretersteine 44
urethrales Syndrom, akutes *346*
Urethritis 44, *346*, 460
Urin
– Dunkelfärbung 156
– schäumender 200
Urinanalyse **248**
Urin-Lipase 156
Urinsediment, Mikroskopie 84

urinzytologische Untersuchung 84
Urolithiasis 12, 84, 178, 248, *492*
urologische Untersuchung,
  Dysurie 44
Uroporphyrin *448*
Urosepsis *347*
Urtikaria 56, 134, **250**
Urtikariavaskulitis 250
urtikarielle Exantheme 56
Uveitis, anterior 466

V

Valsalva-Versuch
– Exophthalmus 60
valvuläres Vorhofflimmern 468
Varikophlebitis *478*, *494*
Varikose 126, *494*
– mit/ohne transfasziale Kommunikation *494*
Varikozele 96
Varizenblutungen *388*, *429*
Vas-deferens-Aplasie, kongenitale, beidseitige (CBAVD) 132
vaskulärer Schwindel 213
vaskulärer Tinnitus **238**
vaskuläres Parkinson-Syndrom 192
Vaskulitis 4, 12, 28, 70, 464, *496*
– kryoglobulinämische 266
– kutane, leukozytoklastische 266
– medikamenteninduzierte 266
– nekrotisierende *340*
– systemische 466
Vaskulopathie 30
Vasodilatation 126
– postglomeruläre 12
– vorübergehende **74**
Vasopathie 30
Vasopressin 112
vasovagale Synkope 228, 229
vegetative Anamnese
– Gewichtsverlust 80
Venenthrombose
– septische 72
– tiefe *390*, *484*
Venenverschlusskrankheit (VOD) *486*
venöse Abflussstörung 26
venöse Hypertonie 306
venöse Insuffizienz, chronische 64, 126, *306*
– Varikose *494*
– Venenthrombose, tiefe *484*
ventilatorische Insuffizienz, chronische 311

ventrikuläre Extrasystolen 108
ventrikuläre Tachykardie 229, **230**, 231, 228
– anhaltende *380*
Verbrauchskoagulopathie 30
Verbrennungen 62, 122, 196
Vergiftungen 10
Verschlussikterus 434
vertebragene Beschwerden 64
vesikourethraler Reflux *347*
vesikulöse Exantheme 56
Vestibularisläsion 213
Vibrationssyndrom 266
videoassistierte Thorakoskopie (VATS) 194
Vigilanzstörungen 314
VIPome 74, *422*
virale Diarrhö *42*
virale Hepatitis 68
virale Meningitis *398*
Virilisierung 94
Virushepatitis 68, 69, 156, *498*
Virusinfektionen 70
Visuserhebung **252**
Visusverlust **252**
viszerale Leishmaniose 158
viszerale Schmerzen 36
Vitamin-B12-Mangel 14, 152
Vitamin-C-Mangel 48
Vitamin-D-Mangel 122
Vitamin-D-Therapie
– Niereninsuffizienz 110
Vitamin-D-Überdosierung 110
Vitamin-K-Mangel 48
Vitaminmangel 396
Vitaminmangel-PNP *444*
Vocal-cord-dysfunction-Syndrom 20, 226
VOD (veno-occlusive disease) 240
Volvolus 24
Volvulus 130
von Graefe-Zeichen 60
von-Hippel-Lindau-Syndrom 436
von-Willebrand-Jürgens (vWJ)-Syndrom 30
Vorhofflattern 231, *354*
Vorhofflimmern 231, *354*, 468
– bradykardes *354*
– intermittierendes 32
– valvuläres 468
Vorläufer-B-lymphoblastisches Lymphom *426*
Vorläufer-T-lymphoblastisches Lymphom *426*
Vorläuferzellen (= Blasten) 274

W

Wachstumshormon (GH, Syn. Somatotropin)
– Akromegalie 268
Wachstumshormonmangel 82, 254, 366
Wachstumsstörungen 120, **254**
Wadendruckschmerzen 26
Wahrnehmungsstörungen 110
Waldenström-Syndrom 34, *426*
Wanderröte 54
Wangenerythem, chronisches 54
Wasserdiurese, nichtosmotische 196
Waterhouse-Friderichsen-Syndrom *399*
Weber-Stimmgabelversuch 98
Wegener-Granulomatose 28, 48, *496*
Weichteilinfektionen 70
WELLS-Score 26
Werlhof-Syndrom 30
Wernicke-Aphasie 222
Whipple-Syndrom 72, 158, 338
Whipple-Trias **116**
white clot syndrome 236
Wilson-Syndrom 68, 240
Windpocken 56
Windverhaltung 130
Winiwarter-Buerger-Syndrom *496*
Wirbelkörperfraktur, Osteoporose *432*
Wirbelsäulenveränderungen, degenerative *312*
Wolff-Parkinson-White-Syndrom (WPW) 230, *354*
Wortfindungsstörungen 222
Würmer, Meningitis *398*
Wurzelkompressionssyndrom *312*, *500*
Wurzeltod, drohender
– Bandscheibenvorfall, lumbaler *378*

X

Xanthinsteine *492*
Xanthome *326*
Xerostomie 78, 168

Z

Zahnerkrankungen 168
Zenkerdivertikel 208
zentrale Motorikstörungen 170, 172
zentrale Schwerhörigkeit 98

zentrales Schlafapnoe(-Syndrom) 204, 232
zentrale Zyanose 256
zentral-vestibulärer Schwindel 213
zerebelläre Ataxie *392*
zerebelläre Läsion
– Tremor 242
zerebellärer Tremor 242
zerebrale Affektionen
– Koma 142
zerebrale Ischämie 86, 190
zerebrale Makroangiopathie *468*
zerebrale Mikroangiopathie *468*
zerebrale Tumoren 144
zerebrovaskuläre Erkrankungen 216
zerebrovaskuläre Insuffizienz 213
zerebrovaskuläre Störungen 142
zervikales Ösophaguskarzinom *430*
Zervikocephalgien *500*
zervikogene Kopfschmerzen 144
Zervizitis 460
Zinkmangel 78
Zittern s. Tremor
Zöliakie 42, 166, 254, *338*, *396*
– ESPGHAN-Kriterien *338*
– therapierefraktäre *338*
Zollinger-Ellison-Syndrom 332, *490*
Zoster oticus 66
Zottenatrophie *338*
Zwerchfellhochstand 20
Zyanose **256**, 310
– periphere **256**
– – kälteinduzierte 256
Zyklusstörungen 132, **258**
– Hypogonadismus 118
Zysten
– branchiogene 90
– bronchogene 160
– epididymale 96
– perikardiale 160
– thyreoglossale 90
Zysteninfekt *446*
Zystennieren 84, *446*
Zystinsteine *492*
zystische Adventitiadegeneration 39
zystische Fibrose (Mukoviszidose) 102, 254
Zystitis 4, 244, *346*
Zystoskopie, Dysurie 44
Zytopenie **260**, *414*, *459*
Zytose **262**, *414*

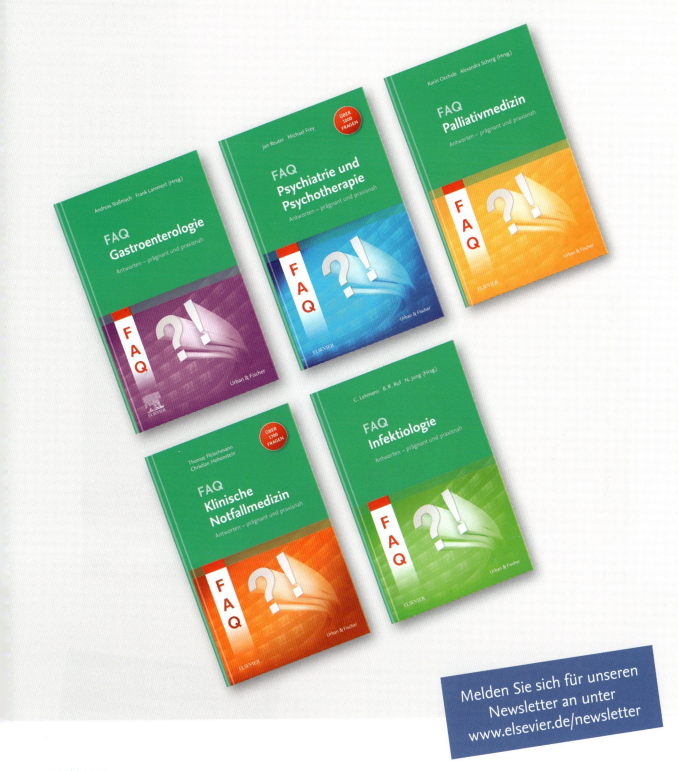
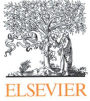

Für alle Fälle gut gerüstet

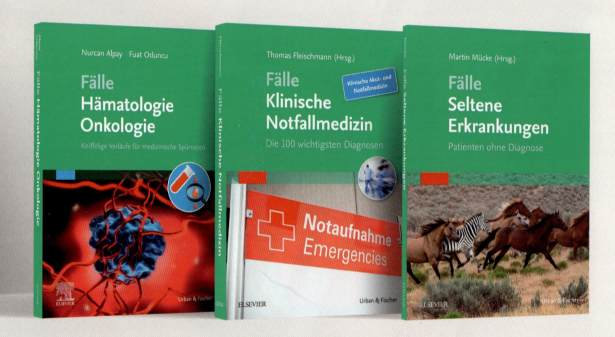

Melden Sie sich für unseren Newsletter an unter www.elsevier.de/newsletter

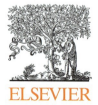

Diese und viele weitere Titel sowie die aktuellen Preise finden Sie in Ihrer Buchhandlung vor Ort und unter **shop.elsevier.de**